国家卫生健康委员会“十三五”规划教材
高等卫生职业教育应用技能型规划教材

供护理、助产专业用

成人护理

（下册）

主　编　王荣俊　周俊杰

人民卫生出版社
·北　京·

U0803762

版权所有，侵权必究！

图书在版编目（CIP）数据

成人护理. 下册/王荣俊，周俊杰主编. —北京：人民卫生出版社，2021.5（2022.12 重印）
ISBN 978-7-117-31497-8

Ⅰ.①成… Ⅱ.①王…②周… Ⅲ.①护理学-高等职业教育-教材 Ⅳ.①R47

中国版本图书馆 CIP 数据核字（2021）第 075610 号

人卫智网	www.ipmph.com	医学教育、学术、考试、健康，购书智慧智能综合服务平台
人卫官网	www.pmph.com	人卫官方资讯发布平台

成人护理（下册）
Chengren Huli（Xiace）

主　　编：王荣俊　周俊杰
出版发行：人民卫生出版社（中继线 010-59780011）
地　　址：北京市朝阳区潘家园南里 19 号
邮　　编：100021
E - mail：pmph @ pmph.com
购书热线：010-59787592　010-59787584　010-65264830
印　　刷：北京汇林印务有限公司
经　　销：新华书店
开　　本：850×1168　1/16　印张：35　插页：2
字　　数：1011 千字
版　　次：2021 年 5 月第 1 版
印　　次：2022 年 12 月第 2 次印刷
标准书号：ISBN 978-7-117-31497-8
定　　价：89.00 元
打击盗版举报电话：010-59787491　E-mail：WQ @ pmph.com
质量问题联系电话：010-59787234　E-mail：zhiliang @ pmph.com

编者名单

主　编　王荣俊　周俊杰

副主编　柴润国　张海燕　李东风　周　月

编　者　（以姓氏笔画为序）

王华荣　承德医学院附属医院
王荣俊　合肥职业技术学院
刘　丽　沧州医学高等专科学校
刘　娜　承德护理职业学院
刘　莹　重庆医药高等专科学校
李小丹　江西卫生职业学院
李东风　皖西卫生职业学院
李劲峰　山西卫生健康职业学院
何可人　深圳职业技术学院
张海燕　沧州医学高等专科学校
周　月　合肥职业技术学院
周俊杰　宜春职业技术学院
贾红红　哈尔滨医科大学护理学院
柴润国　廊坊卫生职业学院
黄笑燕　江西医学高等专科学校
戢美英　西南医科大学附属中医医院

数字资源编者名单

主　编　王荣俊　周俊杰

副主编　柴润国　张海燕　李东风　周　月

编　者　（以姓氏笔画为序）

王华荣　承德医学院附属医院
王荣俊　合肥职业技术学院
刘　丽　沧州医学高等专科学校
刘　娜　承德护理职业学院
刘　莹　重庆医药高等专科学校
许　琢　西南医科大学附属中医医院
李小丹　江西卫生职业学院
李东风　皖西卫生职业学院
李劲峰　山西卫生健康职业学院
何可人　深圳职业技术学院
张海燕　沧州医学高等专科学校
周　月　合肥职业技术学院
周俊杰　宜春职业技术学院
贾红红　哈尔滨医科大学护理学院
柴润国　廊坊卫生职业学院
黄笑燕　江西医学高等专科学校
戢美英　西南医科大学附属中医医院

修订说明

2017 年国务院办公厅印发《关于深化医教协同进一步推进医学教育改革与发展的意见》(以下简称《意见》),对医学教育的改革与发展提出了新要求,也为卫生职业教育改革指明了方向。为进一步落实《意见》精神,2018 年,在新一届高等卫生职业教育应用技能型规划教材评审委员会全程指导和参与下,人民卫生出版社启动了第二轮高等卫生职业教育应用技能型规划教材修订工作。

2019 年 1 月,国务院印发了《国家职业教育改革实施方案》(以下简称《实施方案》),指出:“建设一大批校企‘双元’合作开发的国家规划教材,倡导使用新型活页式、工作手册式教材并配套开发信息化资源”,“专业教材随信息技术发展和产业升级情况及时动态更新”,为教材体系建设与改革进一步指明了科学方向。

新一轮应用技能型规划教材修订紧密对接新时代健康中国高质量卫生人才培养需求,依据最新版《高等职业学校护理专业教学标准》,坚持立德树人,继续着力体现“以服务为宗旨,以就业为导向,以能力为本位”的人才培养模式,强调应用技能型人才成长规律,在教材编写和资源建设两个方面全面推进。尤其是教学资源,以原有成果为基础,突出新思路、新技术、新形式,体现新内涵、新资源、新变化。本轮修订基本原则:

1. 适应人才培养需求 教材修订按照《实施方案》中“从 2019 年开始,在职业院校、应用型本科高校启动‘学历证书 + 若干职业技能等级证书’制度试点(以下称 1+X 证书制度试点)工作”的要求,着重夯实“1”所代表的卫生职业院校教育教学基本要求,同时兼顾“X”所代表的卫生与健康行业需求及职业能力体现。尝试卫生职业教育与卫生行业能力需求同向同行,适应卫生职业教育人才培养需求,贯彻“思维与技能并重,医学与人文融通,学习与服务互动”的卫生职业教育改革理念,将医德养成、医学人文教育融入专业教育。

2. 服务专业发展 突出新时代育人导向,体现“敬佑生命、救死扶伤、甘于奉献、大爱无疆”的卫生与健康工作者精神。强化护理、助产专业特色,重视整体护理观,贯穿“以人的健康为中心”的优质护理理念,应用护理程序工作方法,提高学生的整体职业素养。

3. 强化“医教协同、产教融合” 校企“双元”编写,临床一线专家参与教材编写。注重学生临床思维能力训练,注重与职业岗位需求对接,将临床实践融入教材与教学资源。

4. 继续“融合”创新 融合需求、融合情感、融合标准、融合准入、融合资源,在封面设置开放式二维码——“主编说”。通过 AR、视频、动画等形式,进一步增强纸数资源的适用性与协同性,打造具有新时代内涵的高等卫生职业教育融合教材。

第二轮高等卫生职业教育应用技能型规划教材共 48 种,将于 2020 年 3 月前陆续出版,供各卫生职业院校选用。

教材目录

序号	申报教材	专业
1	人体解剖学与组织胚胎学(第 2 版)	供护理、助产、临床医学等相关专业用
2	正常人体结构(第 2 版)	供护理、助产专业用
3	正常人体功能(第 2 版)	供护理、助产专业用
4	生物化学(第 2 版)	供护理、助产、临床医学等相关专业用
5	生理学(第 2 版)	供护理、助产、临床医学等相关专业用
6	病原生物与免疫学(第 2 版)	供护理、助产、临床医学等相关专业用
7	病理学与病理生理学(第 2 版)	供护理、助产、临床医学等相关专业用
8	疾病学基础	供护理、助产等相关专业用
9	药理学(第 2 版)	供临床医学、护理、助产等相关专业用
10	护理药理学(第 2 版)	供护理、助产专业用
11	健康评估(第 2 版)	供护理、助产专业用
12	护理学基础(第 2 版)	供护理、助产专业用
13	护理学导论(第 2 版)	供护理、助产专业用
14	基础护理技术(第 2 版)	供护理、助产专业用
15	内科护理(第 2 版)	供护理、助产专业用
16	外科护理(第 2 版)	供护理、助产专业用
17	妇产科护理(第 2 版)	供护理、助产专业用
18	儿科护理(第 2 版)	供护理、助产专业用
19	母婴护理	供护理、助产专业用
20	儿童护理	供护理、助产专业用

续表

序号	申报教材	专业
21	成人护理(上册)	供护理、助产专业用
22	成人护理(下册)	供护理、助产专业用
23	老年护理(第2版)	供护理、助产专业用
24	急危重症护理(第2版)	供护理、助产专业用
25	眼耳鼻咽喉口腔科护理(第2版)	供护理、助产专业用
26	中医护理(第2版)	供护理、助产专业用
27	精神科护理(第2版)	供护理、助产专业用
28	社区护理(第2版)	供护理、助产专业用
29	营养与膳食(第2版)	供护理、助产专业用
30	传染病护理(第2版)	供护理、助产专业用
31	遗传与优生	供助产专业用
32	助产学	供助产专业用
33	妇科护理	供助产专业用
34	母婴保健	供助产专业用
35	护理管理(第2版)	供护理、助产专业用
36	护理礼仪与美学(第2版)	供护理、助产专业用
37	护理心理学基础(第2版)	供护理、助产专业用
38	护理伦理学基础(第2版)	供护理、助产专业用
39	护理技能综合实训(第2版)	供护理、助产专业用
40	医护英语	供高等卫生职业教育各专业用
41	医用化学(第2版)	供高等卫生职业教育各专业用
42	医学生应用文写作(第2版)	供高等卫生职业教育各专业用
43	计算机应用基础(第2版)	供高等卫生职业教育各专业用
44	卫生法律法规(第2版)	供高等卫生职业教育各专业用

续表

序号	申报教材	专业
45	体育与健康(第 2 版)	供高等卫生职业教育各专业用
46	大学生心理健康(第 2 版)	供高等卫生职业教育各专业用
47	人际沟通(第 2 版)	供护理、助产专业用
48	职业生涯规划与就业指导(第 2 版)	供高等卫生职业教育各专业用

前 言

为适应我国护理专业的发展以及数字化时代学习方式的改变，在借鉴参考同类教材的基础上，我们组织编写了本教材。本教材以人的“生命周期”模式设置课程，坚持以护理专业培养目标为导向、以职业技能培养为根本、以学生为主体的编写指导思想，突出高职高专护理专业的教育特色，强调护理临床思维能力的培养，在注重与岗位需求密切结合、与全国护士资格考试接轨的同时，体现强化实践、贴近临床、方便教学的基本原则。

《成人护理》分上、下两册，共 25 章。上册包括绪论、体液失衡、营养支持、休克、感染、损伤、肿瘤、麻醉、围术期、器官移植、呼吸系统疾病、循环系统疾病和消化系统疾病患者的护理；下册包括泌尿及男性生殖系统疾病，女性生殖系统及乳房疾病，血液系统疾病，内分泌、营养及代谢性疾病，神经系统疾病，运动系统疾病，传染病，眼部疾病，耳部疾病，鼻咽喉部疾病，口腔疾病和皮肤疾病患者的护理。教材突出“以人为本”和“以人的健康为中心”的理念，按照整体护理程序的基本框架进行编写。设有学习目标，通过“扫一扫，自学汇”富媒体模块概括章节重点，便于学生预习；设立“导入情景”，导入临床真实情景，根据情景内容提出“问题”，体现“学习内容与工作内容相对接”，帮助学生逐步建立临床护理工作思维模式；根据需要设置“知识链接”、微课及“考点提示”等，拓展延伸知识内容，与护士执业资格考试紧密联系；章末设有案例思考题和案例思路解析，培养学生临床思维能力；设有“扫一扫，看总结”，帮助学生总结归纳重点知识内容；设有“扫一扫，测一测”，进一步强化和巩固重要知识点和基本概念；并附有“教学大纲”“教学课件”方便教学。本教材供高等卫生职业教育护理、助产专业学生使用，同时可供护理教学及临床护理工作者参考。

本教材在编写过程中得到各编者所在院校、医院的大力支持，在此表示诚挚的谢意。由于编写时间仓促、编者学识水平有限，书中难免存在疏漏和不妥之处，恳请广大读者不吝赐教与斧正。

王荣俊　周俊杰

2021 年 1 月

教学大纲
（参考）

目录

第十四章　泌尿及男性生殖系统疾病患者的护理

扫一扫，自学汇

第一节　概　　述

学习目标

1. 掌握泌尿及男性生殖系统疾病患者常见症状的概念、身体状况及护理措施。
2. 熟悉泌尿及男性生殖系统疾病常用诊疗技术及治疗原则。
3. 了解泌尿及男性生殖系统疾病的病因及病理、标本采集的方法。
4. 能准确并且多角度地评估患者，做好常用诊疗技术操作前后的各项护理，能给予患者及家属正确的健康指导。
5. 在工作中应具有较强的严谨性，具有一定的人文关怀素养。

导入情景

患者，李某，37岁。急诊入院，查血清钾7.5mmol/L，医嘱予以紧急血液透析。

工作任务：

对此患者的护理措施有哪些？

泌尿系统由肾脏、输尿管、膀胱、尿道和相关的血管与神经等组成。肾脏分布在腹膜后脊柱两旁，左右各一个，右肾比左肾低半个至1个椎体。肾单位是肾脏最基本的结构和功能单位，由肾小体（包括肾小球毛细血管丛及肾小囊）和肾小管（包括近曲小管、髓袢降支及升支、远由小管及集合管）组成。具有生成尿液，调节水、电解质及酸碱平衡，内分泌等功能。输尿管始于肾盂，止于膀胱，全长20~30cm（图14-1）。输尿管可将肾脏所排泄的尿液通过规律性蠕动引入膀胱。膀胱为肌性、囊性器官，可储存尿液，由顶部、颈部、体部和底部组成。正常成人膀胱平均容量为350~500ml，最大可达800ml。膀胱的底部内面因无黏膜下层，黏膜与肌层紧密相贴，故为膀胱肿瘤和结核的好发部位。男性尿道细长，全长16~22cm，可排尿和排精。女性尿道较男性尿道粗而短且直，全长3~5cm，易患尿路逆行性感染。

男性生殖系统由内、外生殖器组成（图 14-2）。内生殖器是由生殖腺（睾丸）、输精管道（附睾、输精管、射精管和尿道）、附属腺（精囊腺、前列腺、尿道球腺）组成。外生殖器是由阴茎、阴囊组成。

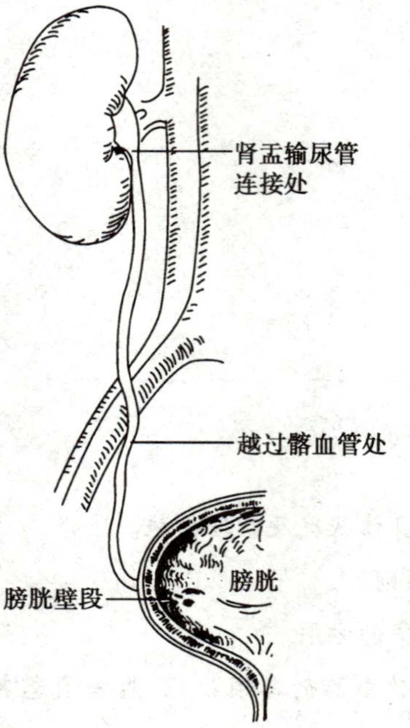

图 14-1 输尿管生理狭窄与结构

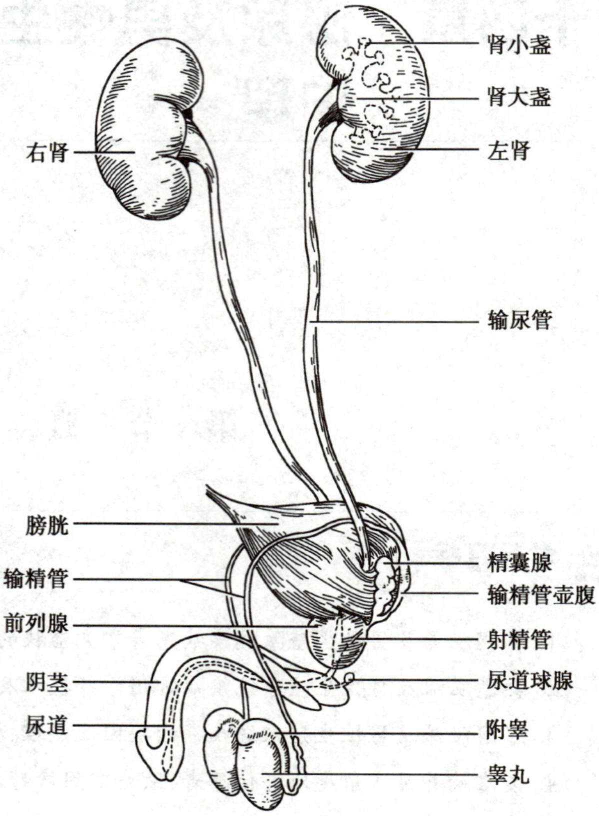

图 14-2 男性泌尿生殖系统结构

肾的位置与毗邻（视频）

膀胱的位置与毗邻（视频）

一、泌尿及男性生殖系统疾病患者的评估

（一）健康史

1. 一般项目　询问患者的姓名、年龄、籍贯、职业、文化程度等。

2. 现病史　详细询问本次主要症状的发生、发展，就诊时的主要症状及其持续时间。有无异常的排尿情况，有无水肿、腰痛、发热，有无感染前兆等。

3. 既往史　询问是否有高血压、糖尿病、肿瘤等可导致肾功能不全的疾病。是否有外伤、结石等。还应掌握患者的既往用药史，有无药物过敏史（如有，需记录药物名称），了解患者曾做过哪些检查及其结果。

4. 个人史　询问生活和居住情况，生活方式及饮食方式，有无烟酒等特殊嗜好。

5. 家族史　询问患者直系亲属中有无遗传性、慢性疾病或传染性疾病。

（二）身体状况

1. 尿液异常

（1）尿量异常：正常成人每天尿量为 1 000~2 000ml，平均尿量约为 1 500ml。

1）无尿和少尿：成人尿量少于 100ml/d 或 12h 无尿液排出称为无尿。少尿指尿量少于 400ml/d 或少于 17ml/h。少尿可因肾前性（如血容量不足或肾血管痉挛等）、肾性（如急性肾损伤、慢性肾衰竭等）和肾后性（如尿路梗阻）三个因素引起。

2）多尿：成人尿量超过 2 500ml/d。可由肾性和非肾性因素引起，肾性多尿见于各种原因所致的肾小管功能不全，非肾性多尿多见于尿崩症、糖尿病等。

（2）蛋白尿：尿蛋白定量超过 150mg/24h 或尿蛋白定性试验阳性，称为蛋白尿。按蛋白尿的发生机制，可分为 5 种类型，分别为肾小球性蛋白尿（最常见）、肾小管性蛋白尿、混合性蛋白尿、溢出性蛋白尿和生理性蛋白尿。

（3）血尿：可分为肉眼血尿和镜下血尿。肉眼血尿指可通过肉眼看得到血尿，外观多呈血样、酱油样或洗肉水样。可分为初始血尿、终末血尿、全程血尿。取新鲜尿液，若尿沉渣每高倍视野下红细胞>3 个，则称为镜下血尿。血尿时如出血量大形成血块，发生在肾盂可引起肾绞痛，发生在膀胱可引起排尿困难。

（4）脓尿：指新鲜离心尿液每高倍视野下白细胞>5 个，当患有泌尿系统感染时尿中白细胞明显增多。

（5）菌尿：是指在留取的中段尿培养后镜检看到细菌布满整个高倍视野，或尿细菌培养菌落计数超过 10^5/ml，仅见于尿路感染。

考点提示：各种尿量异常的定义

2. 肾性水肿　指由肾脏疾病引起人体组织间隙液体积聚过多而导致的组织肿胀。可分为肾炎性水肿和肾病性水肿。

（1）肾炎性水肿：由于肾小管重吸收功能相对正常，肾小球滤过率下降，造成管球失衡、肾小球滤过分数（肾小球滤过率/肾血浆流量）下降，导致水钠潴留而产生水肿。水肿特点为多从眼睑、颜面部开始，指压凹陷不明显。

（2）肾病性水肿：由大量蛋白尿导致血浆胶体渗透压降低引起。此外，继发性有效血容量减少可激活肾素-血管紧张素-醛固酮系统，抗利尿激素分泌增多，使水钠潴留进一步加重。水肿特点为多从下肢部位开始，常为全身性、体位性，常伴胸腔积液和腹水，指压凹陷明显，病情一般较严重，可无高血压的表现。

3. 疼痛

（1）肾区疼痛：系肾包膜受牵拉所致，体检时肾区压痛或叩击痛，并有明显压痛点，肾区绞痛、钝痛、胀痛。肾绞痛主要是结石、血块等移行刺激输尿管平滑肌痉挛所致，表现为疼痛难忍、大汗，伴恶心、呕吐，常突然发作，可向下腹、外阴部、大腿内侧和外生殖器等部位放射。钝痛或胀痛可见于急慢性肾炎、肾盂肾炎、肾周围脓肿等。

（2）前列腺痛：前列腺炎症可引起会阴区、直肠、腰骶部等部位的疼痛与不适感。

（3）阴囊痛：肾、前列腺炎症可放射至阴囊引起阴囊疼痛。睾丸出现扭转及急性炎症时可出现剧烈疼痛。

4. 下尿路症状

（1）膀胱刺激征

1）尿频：正常情况下，一般成人白天排尿 5~6 次，夜间 0~2 次，每次尿量约 300ml。尿频指患者感觉排尿次数增加但尿量减少，伴有排尿不尽感。

2）尿急：指当有尿意时需迫不及待要排尿并难以控制，但排出的尿量却少，常与尿频同时存在。常见于膀胱炎症或膀胱容量过小、顺应性降低的情况，亦可见于无尿路病变的焦虑患者。

3）尿痛：指排尿时伴有尿道烧灼感，可发生在排尿的各个阶段。膀胱、尿道或前列腺感染时常出现，若出现剧烈疼痛则多见于结石、结核等病变。

（2）梗阻症状

1）排尿困难：包含排尿延迟、费力、不尽感、尿线无力、排尿等待或间断、分叉、变细、滴沥等。男性患者常见于尿道狭窄、前列腺增生，女性患者则一般由于膀胱颈纤维化或心理因素所致。

2）尿流中断：排尿过程中尿流突然中断并伴有放射至远端尿道的疼痛，多见于膀胱结石、膀胱颈附近带蒂的膀胱肿瘤、输尿管膨出或膀胱异物等。

3）尿潴留：指尿液在膀胱内不能排出。分为急性和慢性两类。急性尿潴留见于膀胱出口以下尿路严重梗阻，表现为膀胱胀痛，突然不能排尿；也可见于膀胱颈部以下尿路严重梗阻，亦可出现在腹部会阴手术后，由于患者不敢用力排尿导致尿潴留。慢性尿潴留是指膀胱颈部以下尿路不完全性梗阻或神经源性膀胱，主要表现为排尿困难、膀胱充盈，常无疼痛。

（3）尿失禁：是指膀胱括约肌受损或神经功能障碍而丧失排尿自控能力，从而尿液不自主地流出。尿失禁可分为持续性尿失禁、充盈性尿失禁、急迫性尿失禁、压力性尿失禁。

5. 肾性高血压　可分为肾血管性和肾实质性高血压两类。前者较少见，多为单侧或双侧肾动脉狭窄所致，高血压程度较重，易进展为急进性高血压。后者较多见，主要由急性或慢性肾小球肾炎、慢性肾盂肾炎、慢性肾衰竭等肾实质性疾病引起。

（三）辅助检查

1. 尿液检查

（1）尿液一般性状检查：用清洁容器取新鲜尿液（最好是清晨第一次尿），女性要避免在月经期间留取标本，男性包皮过长者需清洁龟头后留取。尿蛋白定量试验应留取24h尿标本，并加防腐剂。尿细菌学培养需用无菌试管留取清晨第一次清洁中段尿。留好的尿标本要及时送检。

（2）尿液化学检查：①蛋白质，正常人排出为40~80mg/d，常规定性检测为阴性，病理性多见于肾小球肾炎等疾病。②尿糖，正常人尿内可有微量葡萄糖，尿糖定性为阴性。③尿酮，正常人为阴性，糖尿病酮症、妊娠剧吐、重症不能进食者可呈阳性。

（3）尿细菌学检查：主要有尿沉渣涂片找细菌、尿液细菌培养、结核菌检查（阳性率较低，尿液浓缩涂片抗酸染色找结核菌 10^4~10^5/ml 为阳性）。对尿路感染的诊断与治疗有决定意义。

分段尿检测结果解读（动画）

（4）尿三杯试验：第一杯为初始尿液5~10ml，第三杯为最后尿液5~10ml，中间部分为第二杯。尿三杯试验可用于判断血尿的病变部位。如初始段血尿提示病变在尿道；终末段血尿提示病变在膀胱颈部、三角区或后尿道的前列腺和精囊腺；三段尿均呈红色即全程血尿，提示血尿来自膀胱、输尿管和肾脏。

2. 肾功能检查　①尿比重：反映肾浓缩功能和排泄功能。正常成人尿比重范围为1.015~1.025。②血肌酐和血尿素氮测定：两者均升高提示肾功能受损。③内生肌酐清除率：肾在单位时间内，把若干毫升血浆中的内生肌酐全部清除的能力。④分侧肾功能试验：通过ECT检查测得单侧肾小球滤过率和有效肾血流量。

3. 精液检查　有助于男性不育的诊断。检查前5d内应无排精。经手淫或性交体外排精收集标本，排精后20min内送检，送检途中要注意保温。

4. 前列腺液检查　正常呈乳白色，较稀薄。涂片镜检可见多量磷脂小体，白细胞<10个/HP。若白细胞>10个/HP，提示炎症。

5. 前列腺特异性抗原　健康男性血清PSA<4ng/ml，若>10ng/ml应高度怀疑前列腺癌的可能。

6. 影像学检查

（1）B超：是最常用的首选检查方法。对肾肿块的性质、结石及其位置、肾积水、测定膀胱内残余尿量、测量前列腺体积及有无结节等改变有指导价值。在检查前，应要求患者憋尿。

(2) X 线检查

1) 尿路平片：常作为判断肾和尿路病变的方法，同时也是各种尿路 X 线造影检查前的重要环节。

2) 排泄性尿路造影：检查前应少渣饮食，避免摄入豆类等产气食物，做碘过敏试验。检查前晚应清洁肠道，检查当日需禁食，造影前 12h 禁水，但嘱患者检查后多饮水，以促进造影剂尽快排出体外，减少对肾脏的毒性作用。

(3) 磁共振(MRI)：在无需造影剂、无 X 线辐射情况下，能显示被检查器官组织的功能和结构，但体内有起搏器或金属植入物的患者不能进行该项检查。

(四) 心理-社会状况

首先应正确评估患者对疾病的认识及其心理状态(如焦虑、气愤、失落等)。其次还应对患者的家庭情况、社会支持系统和常用的应对机制进行评估，如慢性肾衰竭患者，是否有足够的经济基础和耐心保证终身用药及透析治疗，有无医疗保险等情况。

二、泌尿系统疾病常用诊疗技术与护理

(一) 尿道扩张术

尿道扩张术是指用金属材料制成的尿道探条探测尿道是否通畅以及尿道狭窄的部位与程度，对治疗尿道狭窄有一定作用。

【适应证】

1. 探测尿道有无狭窄及狭窄的部位和程度。
2. 用于各种原因所致的尿道狭窄及膀胱颈部梗阻。

【禁忌证】

急性尿道炎、前列腺炎；慢性尿道炎有较多脓性分泌物；尿道损伤者；疑有尿道肿瘤者；每次尿道扩张后均有尿道热者。

【操作前准备】

1. 患者准备　患者于平卧位，用 0.1%苯扎溴铵消毒尿道口。
2. 器械准备　用无菌生理盐水冲洗干净各种型号的尿道探条备用。

【护理】

遵医嘱应用抗生素预防感染，指导患者术后多饮水，保证尿量应在 2 000ml/d 以上，以减轻排尿不适感。

(二) 肾活组织检查

肾活组织检查对临床确定肾脏疾病的病理类型及诊断、指导治疗与判断预后有着重要的意义。分为两种：经皮肾活检(在 B 超定位和引导下，用穿刺针直接经皮肤抽取肾脏组织标本)和开放性肾活检(通过外科手术，在肉眼直视下直接取肾脏组织标本)。

【操作前准备】

让患者了解穿刺的目的、操作方法与安全性，指导患者如何屏气和床上排尿等，给予患者心理支持。评估患者是否适应该项检查。

【护理】

1. 腹带加压包扎，取砂袋压迫穿刺点 24h。

2. 卧床休息24h，前6h应仰卧于硬板床，不可翻身及活动。

3. 观察有无腹痛、腰痛及肉眼血尿，监测生命体征。

4. 嘱患者多饮水（以预防出血形成血块堵塞尿路），术后24h内应在床上排尿，不可离床活动。术后10d内避免举重物及进行其他剧烈活动。

（三）膀胱尿道镜检查

可钳取活体组织做病理检查，也可经膀胱尿道镜逆行肾盂造影、安置输尿管支架引流等。

【适应证】

1. 经一般检查、B超及X线检查等仍不能明确的膀胱、尿道病变。

2. 了解泌尿系统以外疾病对泌尿系统的影响。

3. 确定血尿的原因及出血部位。

4. 确定膀胱肿瘤部位及大小。

5. 确诊结石及取出膀胱异物等。

【禁忌证】

1. 尿道狭窄。

2. 膀胱容量小于50ml。

3. 一周内做重复检查。

4. 急性炎症期原则上不做检查。

5. 全身出血性疾病患者。

【操作前准备】

1. 做好术前宣教，告知患者检查的必要性和方法，消除恐惧心理，主动配合检查。

2. 根据不同目的准备不同的器械。使用前应消毒，用甘油或甘油制剂润滑，但不能用液状石蜡，由于它与水的折光度不同，油珠进入膀胱后容易被误认为病变部位或遮盖病变部位。

3. 患者取仰卧位，双腿适当托起，使会阴部放松，铺消毒单，露出外生殖器。

【护理】

1. 指导患者多饮水、勤排尿，保证尿量在2 000ml/d以上。

2. 遵医嘱应用抗生素，预防感染。

3. 注意观察以下并发症并进行相应护理

（1）发热：操作前应严格消毒及检查器械，检查后遵医嘱采用物理和药物降温，及时应用抗生素。

（2）腰痛：遵医嘱对症止痛。

（3）血尿：多饮水后即可自愈，一般不严重。

（4）尿道损伤：多见于尿道梗阻的患者，插镜遇有阻力时不能盲目用暴力插入。

（5）膀胱损伤：发生于膀胱容量明显缩小，按常规方法插入膀胱时造成穿孔，甚至穿至腹膜外或腹腔内。

（四）输尿管镜检查

输尿管镜检查指将输尿管镜经尿道、膀胱置入输尿管及肾盂，直接探查输尿管有无病变，并可对直视下的结石、肿瘤、息肉等进行治疗或取活体组织检查。

【适应证】

1. 特发性血尿。

2. 尿石症。

3. 尿路造影发现肾盂、输尿管有充盈缺损，临床不能确定诊断。

4. 不明原因的输尿管狭窄或梗阻，不完全梗阻的患者，可直接行扩张或狭窄段切除。

【禁忌证】

1. 泌尿系统感染急性期。

2. 尿道狭窄、前列腺增生等，输尿管镜不能插入并易造成局部穿孔。

3. 有盆腔外伤、手术史、放射治疗史，输尿管固定、扭曲、纤维化，插管困难并易造成输尿管穿孔等并发症。

【操作前准备】

1. 按一般手术进行准备（需硬膜外麻醉）。

2. 检查前需携带肾-输尿管-膀胱摄影（KUB）及静脉尿路造影（IVU）等影像学检查图片。

【护理】

1. 术后 4~6h 可指导患者进食饮水。

2. 患者术后置尿管和留置尿管及输尿管支架管（又称双 J 管），尿管 1~2d 即可拔除，双 J 管 2~4 周后在膀胱镜下拔除（图 14-3）。嘱患者多饮水、勤排尿，尿量应在 1 500ml/d 以上，可减轻血尿的颜色，防止形成结石。

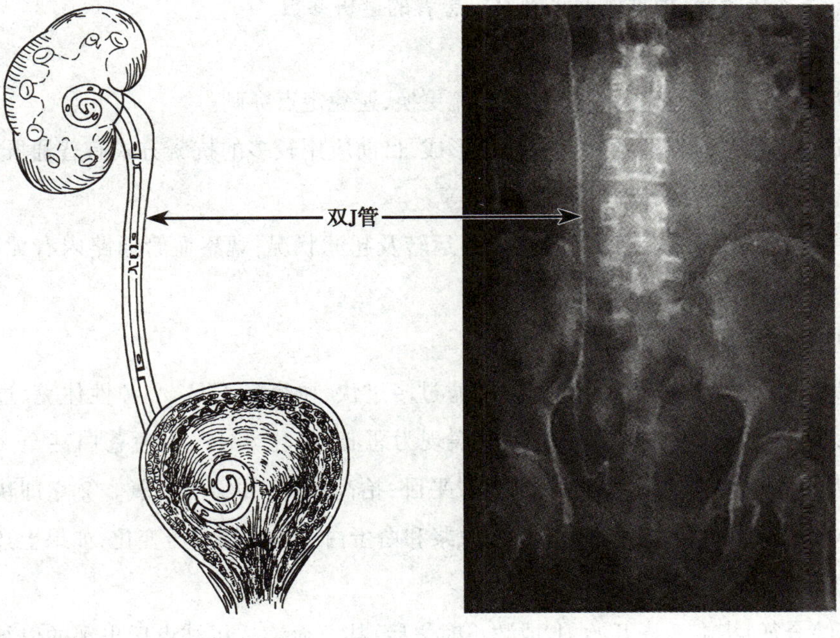

图 14-3 双 J 管

3. 遵医嘱指导患者常规口服抗生素预防感染。

4. 注意观察有无输尿管穿孔、尿液外渗情况。

（五）血液透析

血液透析（hemodialysis，HD）简称血透，是利用人工半透膜替代肾脏排泄功能的治疗方法。将血液、透析液同时引入透析器（人工肾），借助于膜两侧的溶质浓度梯度和渗透梯度，利用扩散、对流、吸附的方式清除毒素，通过超滤和渗透的方法清除体内潴留过多的水分，纠正电解质和酸碱平衡紊乱，以替代肾脏的排泄功能。

【适应证】

急性肾损伤、慢性肾衰竭、急性药物或毒物中毒、其他(如难治性充血性心力衰竭、急性肺水肿的急救和水电解质紊乱等)。

【相对禁忌证】

1. 老年高危患者,不合作的婴幼儿或精神病患者。

2. 严重心肌病变或心律失常不能耐受体外循环者。

3. 大手术后 3d 内或严重活动性出血。

4. 恶性肿瘤晚期导致肾衰竭者。

5. 低血压或休克。

6. 脑血管意外。

【设备与装置】

主要包括透析器、透析液、透析机与供水系统等。

【操作前准备】

1. 血管通路的建立 分为临时性血管通路和永久性血管通路(包括直接动静脉内瘘和移植血管内瘘)。

2. 血液透析前准备 应评估患者生命体征和血管通路情况,准确测量并记录体重;检查透析管路与透析器是否连接紧密;根据医嘱正确设定患者的透析参数。

【操作过程】

1. 消毒瘘管处,进行穿刺,穿刺部位要轮流更换,避免定点穿刺。

2. 血液透析过程中为防止凝血甚至血栓形成,目前应用较多的抗凝方式有普通肝素抗凝、低分子肝素抗凝、无抗凝剂抗凝及局部枸橼酸抗凝等。

3. 透析中应严密观察病情变化,观察机器运转及超滤状况;观察血管通路内有无凝血,如有异常及时处理。

4. 并发症的观察与护理

(1)症状性低血压:可能与透析过程中超滤过多过快、血容量不足、心源性休克、过敏反应及醋酸盐对心肌及外周血管张力的抑制等有关。表现为恶心、呕吐、出汗、面色苍白甚至一过性意识丧失。处理措施:①立即减慢血流速度,协助患者平卧,抬高床尾,并给予吸氧。②立即快速静注生理盐水 100~200ml,必要时可给予高渗葡萄糖、血浆和白蛋白。③监测血压变化,如果上述处理后仍不好转,应立即使用升压药。

(2)失衡综合征:指在透析开始 1h 或数小时之后,甚至血液透析结束后出现的以神经和精神症状为主的症候群。轻者给予吸氧,静脉注射高渗溶液,缩短透析治疗时间。重者应立即终止透析,静脉滴注 20%甘露醇并根据病情采取必要的抢救措施。

(3)出血:常见的有消化道出血、颅内出血等。一旦明确有出血,应立即停止透析,通知医生。

(4)肌肉痛性痉挛:可能与超滤过多、过快,使用低钠透析液有关。轻者可不必处理,重者可用 10% NaCl 溶液 10~20ml 或生理盐水 100~200ml 静脉注射,低血钙者可静脉注射葡萄糖酸钙。

(5)发热:可分为致热原性发热和感染性发热。预防与处理措施包括:①严格无菌操作。②发生致热原反应,应立即停止透析,遵医嘱给予异丙嗪 25mg 肌内注射,地塞米松 2~5mg 静脉注射,并注意保暖。

【护理】

1. 透析针拔除后指导患者按压针眼处 20~30min，针眼处覆盖无菌敷料，以防感染。

2. 嘱患者休息 10~20min，血压正常后再起床活动。

（六）腹膜透析

腹膜透析（peritoneal dialysis，PD）简称腹透，是利用腹膜作为透析膜，反复向腹腔灌入透析液，通过弥散和超滤的原理，使腹膜毛细血管内血液和腹膜透析液之间进行水和溶质交换的过程。

【设备及材料】

1. 腹膜透析管　采用小孔硅胶管。

2. 腹膜透析液　电解质组成和浓度与正常血浆相近，但不含 K^+；渗透压一般不低于血浆渗透压；根据患者病情可适当加入抗生素、肝素等药物。

【适应证】

与血液透析的适应证相同，但具有以下情况的患者应优先考虑腹膜透析：①儿童及年龄>65 岁的肾衰竭患者。②有严重心血管疾病，严重高血压患者。③糖尿病肾病并伴有严重视网膜病变者。④有出血倾向不适于肝素化者。⑤建立血管通路有困难者。⑥血液透析中发生严重并发症者。

【禁忌证】

1. 绝对禁忌证　①腹膜有缺陷者。②各种腹部病变导致腹膜清除率降低者。③严重的慢性呼吸衰竭患者。

2. 相对禁忌证　①腹部手术 3d 内，腹腔置有引流管。②腹腔、盆腔有局限性炎症或脓肿。③晚期妊娠或腹部内有巨大肿瘤者。④腹腔内血管疾患、严重肺功能不全。⑤高分解代谢者或严重营养不良患者。⑥不合作或精神病患者等。

【操作过程】

1. 掌握各种管道连接系统，注意严格无菌操作。

2. 透析液输入腹膜腔前应加热至 37℃。

3. 密切观察患者病情、透析液灌入和排出情况，定期送腹透透出液做各种检查。

4. 观察透析管皮肤出口处有无渗血、漏液及红肿等。

【护理】

1. 透析液引流不畅或腹膜透析管堵塞的处理

（1）排除腹膜透析管扭曲、受压等。

（2）改变患者体位。

（3）服用导泻剂或灌肠，促使患者肠蠕动。

（4）排空膀胱。

（5）腹膜透析管内注入肝素、尿激酶、生理盐水等使堵塞透析管的纤维块溶解。

（6）若以上措施处理均无效，可在 X 线透视下调整透析管的位置或拔管重新置管。

2. 腹膜炎　为腹膜透析的最主要并发症，处理措施如下：

（1）遵医嘱，用 1 000ml 透析液连续腹腔冲洗 3~5 次。

（2）在腹透液中加入抗生素及肝素，感染严重者同时全身应用抗生素。

（3）若经过 2~4 周后感染仍无法控制，应考虑拔除透析管，停止透析。

3. 腹痛　应首先排除腹膜炎的可能性，腹膜透析时应使透析液的温度接近体温，减慢透析液流入速度，排出透析管道中的气体，必要时可应用镇痛药和镇静剂。

1405 案例思路解析

1406 扫一扫，看总结

1407 扫一扫，测一测

案例

患者男性，56 岁，晨起连续一周自觉颜面部水肿，遂就医。体检时发现，患者颜面部水肿，尤其眼部较明显，但四肢与躯干正常，腰部有轻微酸痛，叩击痛(-)。医生开具尿常规、血常规、肾功能检查的化验单。

请问：

1. 患者该如何正确收集尿标本？
2. 该患者相关的护理措施有哪些？

（李小丹）

第二节　肾小球肾炎患者的护理

1408 扫一扫，自学汇

学习目标

1. 掌握肾小球肾炎患者主要身体状况、护理诊断/问题、护理措施。
2. 熟悉肾小球肾炎的治疗原则。
3. 了解肾小球肾炎的发病机制。
4. 能运用护理程序为肾小球肾炎患者实施正确护理。
5. 具有严谨求实的工作态度，体现出护士的爱伤精神和人文关怀。

导入情景

患者男性，最近一周发现晨起偶尔出现眼睑和颜面水肿，下肢无明显水肿。小便时虽无疼痛等不适，但尿液颜色呈洗肉水样，于是到门诊就诊。体检时发现除血压偏高外，体温、脉搏及呼吸等均正常。

工作任务：

1. 该患者的护理诊断/问题有哪些？
2. 针对该患者，应采取的护理措施有哪些？

肾小球疾病(glomerulonephritis)是一组以血尿、蛋白尿、水肿、高血压和不同程度肾功能损害为主的临床症状。可分为原发性、继发性和遗传性肾小球病。原发性肾小球病发病率较高，但病因多不明。继发性肾小球病指继发于全身性疾病(如系统性红斑狼疮、糖尿病等)之后的肾小球损害。遗传性肾小球病是由遗传变异基因而致病。其中，原发性肾小球病是我国引起慢性肾衰竭最主要的原因，本节将着重介绍。

本病发病机制尚未完全明确，但多数肾小球疾病与免疫介导性炎症有关。免疫反应是该病发生的起始因素，在某些炎症介质(如补体、细胞因子、活性氧等)的参与下导致肾小球受损。此外，在该病发展为慢性进展甚至恶化的过程中，非免疫、非炎症机制也有参与。

1. 免疫反应　包含体液免疫和细胞免疫。

(1)体液免疫：通过在血液循环中形成循环免疫复合物(circular immune complex，CIC)和在肾局部形成原位免疫复合物(immune complex in situs，IC)两种方式而致病。一方面，CIC 是由外源性或内源性抗原刺激机体产生相应抗体积聚在血液中而形成，在某些情况下沉积于肾小球(主要位于肾小球系膜区和基底膜的内皮细胞下)，使有关介质系统受到激活，从而引起肾小球损伤。另一方面，来自肾小球结构成分的肾性抗原(如肾小球基底膜内的胶原纤维等)或来自外源(如阳离子铁蛋白等)的非肾性抗原刺激机体产生相应抗体，抗原和抗体在肾脏局部结合形成 IC，导致肾脏损伤。

(2)细胞免疫：近来许多学者较重视细胞免疫机制，提出了肾炎动物模型，为细胞免疫提供了证据。具体机制包括：①T 淋巴细胞与固定于肾小球的抗原相互作用。②循环中的 T 淋巴细胞与抗原相互作用，导致一系列淋巴因子释放、趋化、激活吞噬细胞。③发挥细胞毒作用。

2. 炎症反应　有研究显示，炎症反应在始发的免疫反应与肾小球损伤及其临床表现之间起到了促进作用。炎症介导系统包括炎症细胞(包括单核细胞、中性粒细胞、嗜酸性粒细胞、巨噬细胞、内皮细胞等)和炎症递质(包括补体、白细胞介素、凝血因子及纤溶因子等)，二者相互作用、共同参与引起肾脏损害。

3. 非免疫反应　在肾小球疾病慢性进程中，非免疫机制起重要作用。健存肾单位代偿性高灌注、高滤过，可使肾小球硬化，出现高脂血症以及大量蛋白尿等致病因素。当肾实质受损后，由于血流动力学的变化，肾小球毛细血管内压力增高，进而引起肾小球硬化。

一、急性肾小球肾炎患者的护理

急性肾小球肾炎(acute glomerulonephritis，AGN)，简称急性肾炎，是以急性肾炎综合征为主要表现的一组疾病。表现为起病急，出现血尿、蛋白尿、水肿和高血压，可伴有一过性氮质血症。本病好发于儿童，男性居多，男女比为(2~3)∶1。本病常有前驱感染，多见于链球菌感染后。可在数个月内痊愈，具有自愈倾向。本部分主要介绍链球菌感染后的急性肾炎。

本病常发生于乙型溶血性链球菌引起的上呼吸道感染(多为扁桃体炎)或皮肤感染后，感染导致机体产生免疫反应，引起双侧肾脏弥漫性的炎症反应。目前多认为，链球菌的主要致病抗原是胞质或分泌蛋白的某些成分，抗原刺激机体产生相应抗体并形成免疫复合物，沉积于肾小球而致病。同时，肾小球内的免疫复合物可激活补体，引起肾小球内皮细胞及系膜细胞增生，再加上中性粒细胞及单核细胞浸润，从而导致肾脏病变。本病病变呈弥漫性，病理类型为毛细血管内增生性肾炎，以肾小球内皮细胞及系膜细胞增生为主，肾小管病变不明显。

【护理评估】

(一)健康史

详细评估患者是否为初次患病，发病前是否有链球菌感染、劳累等诱因。评估时应重点了解患者现有的症状和体征。患病治疗经过，用药情况、效果、用药依从性及是否有遗传性肾炎等家族病史。

知识链接

急性肾炎前驱感染潜伏期

急性肾炎多发生于前驱感染后，潜伏期一般为1~3周，平均10d左右，相当于致病抗原初次免疫后诱导机体产生免疫复合物所需的时间。不同感染部位，潜伏期的长短不同。一般来说，咽炎为6~12d，平均10d，而皮肤感染为14~28d，平均20d。由此可以看出，呼吸道感染潜伏期通常较皮肤感染潜伏期短。

（二）身体状况

本病起病较急，病情轻重不一，轻者仅尿常规及血清补体C3异常。本病大多预后良好，常在数月内自愈，典型患者出现急性肾炎综合征。重者可有急性肾衰竭、急性左心衰竭、高血压脑病等。

1. 尿液异常　为常见症状或患者就诊的原因，几乎所有患者均有肾小球源性血尿，肉眼血尿约占半数，持续1~2周后即可转为镜下血尿，该状态下可持续数月。有时可出现轻、中度蛋白尿，少数患者（<20%）可出现大量蛋白尿。

1409

肾小球滤过（动画）

2. 水肿　肾小球毛细血管病变及血管被压迫，导致肾小球滤过率下降，但肾小管重吸收功能相对正常，造成管球失衡，从而导致水钠潴留，这是水肿的主要原因。80%以上患者，常为首发症状，表现为晨起眼睑水肿，可伴有下肢轻度凹陷性水肿，少数严重者可波及全身。一般2~4周可利尿消肿，如水肿持续发展，提示预后不良。

3. 高血压　约80%患者患病初期由于水钠潴留出现一过性轻、中度高血压，主要与水钠潴留有关，因此经利尿后血压恢复正常。若持续不降，则表明病情严重，有可能进展为慢性肾小球肾炎。严重时可发生高血压脑病、急性左心衰竭等。

4. 肾功能异常　大部分患者早期起病时，在肾小球滤过率下降和水钠潴留的作用下出现尿量减少（400~700ml/d），甚至少尿（<400ml/d），然而无尿者较少见。患者也可出现一过性轻度氮质血症。一般于1~2周后，肾功能随尿量增加而恢复正常。

5. 全身症状　常有乏力、食欲减退、恶心、呕吐、腰部钝痛等症状。

6. 并发症

（1）急性充血性心力衰竭：主要是由于肾小球滤过率降低和某些内分泌因素引起水钠潴留，使得循环血容量急剧增加。多在起病后1~2周内发生，有时可为首发症状，出现颈静脉怒张、奔马律和肺水肿等症状，多见于老年人。由于病情危急，如治疗不及时可迅速致死，反之，若抢救及时，患者的症状可迅速好转。

（2）高血压脑病：在全身高血压的基础上，由于脑内阻力小血管自身调节紊乱，血压急剧升高、脑血管痉挛引起脑缺血和脑水肿所致。多发生于病程早期，以儿童多见。

（3）急性肾衰竭：极少见，常为急性肾小球肾炎的主要死因，但多数可逆。

考点提示：急性肾小球肾炎患者的身体状况

（三）实验室及其他检查

1. 尿液检查　可有镜下血尿，呈多形性红细胞。尿蛋白多为（+~++）。尿沉渣中可见红细胞管型、颗粒管型等。

2. 免疫学检查　血清C3及总补体在发病初期下降，6~8个月内恢复正常，此为本病的特征性表现。血清抗链球菌溶血素“O”滴度增高，提示近期有链球菌感染。

3. 肾功能检查　内生肌酐清除率（Ccr）降低，血尿素氮（BUN）、血肌酐（Cr）升高。

（四）心理-社会状况

由于急性肾小球肾炎起病急，可能会出现并发症，加之缺乏疾病相关知识，可出现家庭应对无效。针对此情况，护士应充分评估患者及家属的心理状况，了解其是否伴有抑郁、焦虑、恐惧等负性情绪。

（五）治疗要点

以休息和对症治疗为主。急性期应卧床休息，直至肉眼血尿消失、水肿消退及血压恢复正常。急性肾炎发作时感染灶多数已经得到控制，如无感染证据，则不应使用抗生素。若出现反复发作慢性扁桃体炎，病情稳定后可考虑扁桃体切除。本病为自限性疾病，不宜用糖皮质激素及细胞毒性药物。急性肾衰竭患者应予透析治疗。

1. 对症治疗　利尿治疗可消除水肿，降低血压。利尿后降压效果不佳时，可加用其他降压药物。

2. 控制感染灶　因急性肾炎常有链球菌等细菌感染，故应给予青霉素治疗，剂量为 80 万 U，每天 2 次，肌内注射，持续 2 周。急性肾炎迁延 3 个月至半年以上未愈，或病情反复且扁桃体病灶明显者，应考虑行扁桃体摘除术。

3. 透析治疗　对于少数发生急性肾衰竭者，应予血液透析或腹膜透析治疗，帮助患者度过急性期，一般不需长期维持透析。

【护理诊断/问题】

1. 体液过多　与肾小球滤过率下降导致水钠潴留有关。

2. 有皮肤完整性受损的危险　与皮肤水肿、营养不良有关。

3. 活动无耐力　与水钠潴留、血压升高有关。

4. 焦虑　与缺乏诊断及治疗的相关知识或对治疗和预后不可知有关。

5. 潜在并发症：急性充血性心力衰竭、高血压脑病、急性肾衰竭。

【护理目标】

1. 患者水肿可减轻，水、电解质处于平衡状态。

2. 患者维持皮肤完整性。

3. 患者体力增强，可正常活动。

4. 患者情绪稳定，具备一定的疾病相关知识，对治疗和预后有信心。

5. 患者未发生并发症或并发症得以及时发现和治疗。

【护理措施】

1. 一般护理

（1）休息与运动：急性期患者应绝对卧床休息，以增加肾血流量和减少肾脏负担。卧床休息 6~8 周，待肉眼血尿消失、水肿消退、血压正常后方可离床活动。病情稳定后可逐渐增加运动量，避免劳累和剧烈活动，坚持 1~2 年，待完全康复后才能恢复正常的体力劳动。

（2）饮食护理：根据患者的不同病情制订不同的饮食计划。

1）钠盐：当患者有水肿、高血压或心力衰竭时，应严格限制钠盐的摄入，一般低于 3g/d，对于病情特别严重者应完全禁盐。若血压下降、水肿消退、病情好转，则可逐渐转为正常饮食，但应注意，食物应具有充足热量，易于消化和吸收。

2）血钾：当患者出现少尿或高钾血症时，应限制摄入富含钾的食物（如海带、香蕉、橘子、枣、坚果、浓肉汤、菜汤等）。

3）液体量：根据患者水肿程度及每天尿量确定摄入的液体量。每天尿量达 1 000ml 以上，可不严格限水，但不可多饮水。若每天尿量小于 500ml 或有严重水肿者需限制水的摄入，每天液体入量（包括饮食、饮水、服药、输液等）为前一天 24h 尿量加上非显性失水量（约 500ml/d），遵循“量出为入”的原则。

4）蛋白质量：肾功能正常者一般认为应按 1.0g/（kg · d）的蛋白质量正常摄入。然而，当患者出现氮质血症及明显少尿阶段时，蛋白质的摄入应受到限制，按 0.6~0.8g/（kg · d）供给，且供给的蛋白质应属于优质蛋白，即富含必需氨基酸的动物蛋白如牛奶、鸡蛋、瘦肉等，以保证在一定营养的基础上，减轻肾脏排泄氮质的负担，但应注意，为避免因尿蛋白增多而加重病情，不宜给予高蛋白饮食。

5）热量：为避免患者发生负氮平衡，应补充足够的热量。尤其对于低蛋白饮食的患者，热量供给不应低于 30kcal/（kg · d）。对于热能摄入的来源，主要是碳水化合物及脂肪，且脂肪应以植物性脂肪为主。

2. 病情观察　注意观察水肿的出现时间、范围及程度，有无胸腔积液、腹水，有无急性左心衰竭的征象（如呼吸困难、肺部湿啰音等）；观察尿液的变化及肾功能变化，及早发现是否出现肾衰竭；监测血压动态变化，若出现高血压脑病（如血压突然升高、呕吐、头痛、复视及躁动等），应及时报告医生。

3. 维持皮肤完整性的护理　做好患者皮肤的护理，可防止皮肤损伤而导致感染。

（1）卧床期间，为避免皮肤某一部位长时间受压，应鼓励患者经常变换体位。协助年老体弱者翻身或用软垫支撑受压部位。

（2）告知患者清洗皮肤时动作要轻柔，切不可过分用力。另外，根据需要，协助患者做好全身皮肤护理。

（3）肌内注射时，为防进针口渗液发生感染，应先将水肿皮肤推向一侧后进针，拔针后用无菌干棉球按压穿刺部位。

（4）对于严重水肿者，应着宽松柔软衣物，避免肌内注射，可采用静脉途径以保证药物准确、及时地输入。

4. 用药护理　急性肾炎主要的病理生理改变是由于水钠潴留，细胞外液容量增大，患者出现水肿、高血压，进而导致循环负荷增加，心功能不全，甚至威胁生命。因此，利尿和降血压是对症治疗的重点内容。应注意利尿药和降压药的使用情况，密切观察患者尿量、血压的变化及药物不良反应。

（1）利尿药：高度水肿者应使用利尿药，可降压、消肿，预防心、脑并发症。利尿药包括袢利尿药、噻嗪类利尿药及保钾利尿药。若根据病情要长期使用利尿药，应监测血清电解质和酸碱平衡情况（如有无低钾血症、低钠血症、低氯性碱中毒等）。此外，少尿时应慎用保钾利尿药，防止诱发高钾血症。

（2）降压药：当休息、控制水钠、利尿等措施控制血压不理想时，可服用降压药物。常用的药物为血管紧张素转换酶抑制剂（ACEI）、血管紧张素Ⅱ受体拮抗剂（ARB）和钙通道阻滞剂（CCB）。如果患者的血压能得到有效控制，那么肾血流量将增加，肾功能逐步改善，心、脑并发症也可得到有效的预防。

（3）抗炎药物：对于有感染病史，如上呼吸道或皮肤感染的患者，为减轻对肾的损害，应选用无肾毒性抗生素如青霉素（过敏者选用大环内酯类，如红霉素）、头孢菌素等治疗。但由于应用抗生素具有一定的耐药性，故一般不主张长期预防性用药。当慢性扁桃体炎出现反复发作时，应先治疗急性肾炎，待病情稳定后，根据需要可行扁桃体摘除，以防反复出现炎症。

(4)中药治疗：在中医范畴里，急性肾小球肾炎属于“水肿”“尿血”，病因多为风寒、风热及湿邪，为外感表证。中医治疗中，常采用清肺利水、清热凉血、解毒利湿等治疗法则治疗本病。据现有的文献报道，防己、厚朴和马兜铃等中药可引起肾间质炎症和纤维化，应注意避免使用。

5. 透析治疗的护理　发生急性肾衰竭的患者具备透析指征时，应及时给予透析治疗。下列两种情况应尤其注意：①发生高钾血症者（血钾>6.5mmol/L）。②严重水钠潴留，引起左心衰竭者。由于本病具有自愈倾向，肾功能多可逐渐恢复，此阶段的透析多为临时性治疗方案，在大多情况下不需要长期维持透析。

6. 心理护理　观察患者是否有焦虑、抑郁等负性情绪，要及时疏导。告知患者通过1~4周的治疗后，可出现利尿、消肿、血压下降等情况。然而，有少数患者（6%~18%）可转成慢性肾炎，伴有尿异常和高血压。另外，只有不到1%的患者可因急性肾衰竭救治不当而死亡。护士可通过介绍疾病相关知识，给患者树立战胜疾病的信心，建立有效的支持和应对系统。

【护理评价】

1. 患者的水肿是否减轻，水、电解质是否维持平衡。

2. 患者皮肤是否完整。

3. 患者体力是否增强，是否可以正常活动。

4. 患者焦虑情绪是否减轻。

5. 患者是否发生并发症，或并发症是否得以及时发现和治疗。

【健康教育】

1. 预防指导　注意个人卫生，积极预防上呼吸道及皮肤感染，有上呼吸道或皮肤感染时，应及时治疗。另外，发病期应注意休息和保暖，限制活动量。

2. 生活指导　急性期应严格卧床休息，痊愈后可适当增加活动量。注意饮食护理，切实遵循饮食计划。指导患者及其家属掌握本病的基本知识和护理方法，防止疾病进一步加重。

3. 用药指导　遵医嘱正确使用抗生素、利尿药及降压药等，掌握不同药物的名称、剂量、给药方法，观察各种药物的疗效和副作用。

4. 随访　急性肾炎的完全康复可能需要1~2年，临床症状消失后，蛋白尿、镜下血尿可能仍然存在，应定期随访，监测病情。

二、慢性肾小球肾炎患者的护理

慢性肾小球肾炎（chronic glomerulonephritis，CGN），简称慢性肾炎，是指起病缓慢，病情迁延，最终发展成慢性肾衰竭的一组肾小球疾病。主要表现为蛋白尿、血尿、水肿、高血压及肾功能损害。

慢性肾炎大多数是由各种原发性肾小球疾病迁延不愈发展而来，其病因、发病机制和病理类型各不相同。其中病因大多尚不清楚，但免疫介导的炎症反应多为起始因素，在导致病程慢性化的机制中，除了原发病的免疫介导性炎症导致进行性肾实质受损外，非免疫非炎症因素（如高血压、大量蛋白尿、高血脂等）占有重要作用。主要表现为：①原发病的免疫介导性炎症导致持续性进行性肾实质受损。②脂质代谢异常引起肾小血管和肾小球硬化。③健存肾单位代偿性肾血管慢性损伤。④高血压引起缺血性改变，导致肾小动脉狭窄、闭塞，产生肾小动脉硬化性损伤。

慢性肾炎有多种病理类型，主要有系膜增生性肾小球肾炎（IgA 和非 IgA）、系膜毛细血管性肾小球肾炎、膜性肾病及局灶节段性肾小球硬化等。上述所有类型到晚期均可发展为硬化性肾小球肾炎。

慢性肾炎可发生于任何年龄，以中青年为主，尤以男性多见。本病起病缓慢、隐匿，部分患者因感染、劳累呈急性发作。本病的病理类型多数决定了病情发展进程，如系膜毛细血管性肾小球肾炎进展较快，而膜性肾病进展较慢，但劳累、感染、妊娠、应用肾毒性药物、预防接种以及高蛋白、高脂或高磷饮食等因素可促使肾功能急剧恶化。

知识链接

IgA 肾病

IgA 肾病不仅是我国最常见的肾小球疾病，而且也是终末期肾病的重要原因之一。它是指肾小球系膜区以 IgA 免疫复合物沉积为主的肾小球疾病。好发于青少年，尤以男性多见。本病具有原发性肾小球疾病可能出现的各种临床表现，血尿是其中最常见的临床表现。本病起病前大多有上呼吸道（最常见）、消化道、肺部和泌尿系感染等前驱感染征象。部分患者受到上呼吸道感染（1~3d）后，可出现持续数小时至数日的肉眼血尿，之后可转为镜下血尿。大部分患者为无症状性血尿和/或无症状性蛋白尿。目前，IgA 肾病的治疗方法尚未统一，医生一般根据临床表现、病理类型和程度予以综合治疗，预后也具有较大的差异。

【护理评估】

（一）健康史

评估时应详细询问患者是否有原发性急性肾炎、反复发作的肾盂肾炎及其他肾病史；是否有糖尿病、高血压、结缔组织病等；是否有家族史，如多囊肾、遗传性肾炎等疾病；曾做过哪些检查、治疗效果及用药依从性如何；是否长期服用对肾脏有害的药物；详细询问此次发病的发生、发展等。

重点评估患者肾病史、服药史及曾经做过的检查。

（二）身体状况

早期可无特殊症状。临床表现多样，可有纳差、乏力、疲倦及腰部疼痛，水肿可有可无。此外，患者可有不同程度的高血压。随着病情的发展可逐渐出现夜尿增多、肾功能进行性减退，最后发展为慢性肾衰竭而出现相应的症状。慢性肾炎临床表现具有多样性，个体间差异较大，故应综合考虑表现出的临床症状而不能因某一表现突出而得到错误的诊断。如慢性肾炎高血压突出而易误诊为原发性高血压，应予以注意。

1. 一般表现

（1）水肿：多以水肿为首发，轻重不一，多为眼睑和/或下肢的轻、中度水肿，疾病晚期可持续存在。

（2）蛋白尿：是本病的必有表现，尿蛋白定量常在 1~3g/d，部分患者可出现大量蛋白尿。

（3）血尿：多有镜下血尿，也可有肉眼血尿。

（4）高血压：血压可正常或轻度升高，以舒张压升高为特点。

（5）肾功能损害：肾功能正常或轻度受损。以上情况持续数年，甚至数十年，肾功能逐渐恶化发展为尿毒症。

考点提示：慢性肾小球肾炎患者的身体状况

2. 特殊表现　有的患者可表现为血压（特别是舒张压）持续性升高，导致眼底出血、渗出，甚至视盘水肿，如血压控制不好，肾功能恶化较快，预后较差。另外，疾病若急性发作或使用肾毒性药物导致病情急剧恶化者，可能引起不可逆慢性肾衰竭。

知识链接

无症状性血尿和/或蛋白尿

无症状性血尿和/或蛋白尿既往又称为隐匿型肾小球肾炎，系指仅表现为肾小球源性血尿和/或轻至中度蛋白尿，不伴水肿、高血压及肾功能损害的一组肾小球疾病，通常通过实验室检查发现并诊断。在未明确病因之前无需给予特殊的治疗，但应注意避免加重肾损伤的因素。由于患者蛋白尿较轻，激素和细胞毒性药物不必使用，中草药治疗不必过度使用，以免用药不慎反致肾功能损害。无症状性血尿和/或蛋白尿可长期迁延，预后较好，也可时轻时重；大多数患者的肾功能可长期维持稳定，少数患者自动痊愈，有部分患者尿蛋白增多，出现高血压和肾功能损害。

（三）实验室及其他检查

1. 尿液检查　尿蛋白（+～+++），尿蛋白定量<3.5g/d，尿中可见红细胞管型和多形性红细胞。

2. 血液检查　肾功能不全患者可出现 BUN、Cr 增高。并发贫血时可有红细胞、血红蛋白下降。部分患者可有血脂升高、血浆白蛋白降低。血清补体 C3 始终正常，或持续降低 8 周以上不恢复正常。

3. B 超检查　晚期可有肾皮质变薄或肾内结构紊乱、双肾缩小等改变。

4. 肾活组织检查　可确定慢性肾炎的病理类型。

（四）心理-社会状况

慢性肾炎患者由于病程长，病情反复迁延，担心预后及经济负担，应评估患者的心理状况，是否伴有抑郁、悲观、紧张、焦虑、恐惧等负性情绪，评估患者家庭和社会支持系统等。

（五）治疗要点

本病治疗要点应以改善或缓解现有的临床表现，防止或延缓肾功能进行性恶化为目标。

1. 一般治疗

（1）避免劳累、感染、妊娠、应用肾毒性药物（如氨基糖苷类抗生素）等可加重肾损害的因素。

（2）给予优质低蛋白饮食，限制食物中蛋白质及磷的摄入量，不仅可降低血尿素氮、血磷，减轻肾小球滤过负担，又可满足机体对蛋白质的需求。

2. 降压治疗　血压升高可加速肾小球硬化，故控制高血压十分重要。对明显水钠潴留的容量依赖型高血压患者选用噻嗪类利尿药。有肾素依赖型高血压患者，应首选对肾脏有保护作用的降压药物，如 ACEI 和 ARB，不仅可降压还可减少尿蛋白和延缓肾功能恶化。其他还可选用钙通道阻滞剂和 β 受体阻断药。

3. 抗血小板聚集　对系膜毛细血管性肾小球肾炎有降低尿蛋白的作用，可口服双嘧达莫（300～400mg/d）、阿司匹林（40～300mg/d）等。

4. 免疫抑制剂治疗　对于肾功能正常或轻度异常、病理类型轻及尿蛋白较多者可试用。但由于慢性肾炎的病因、病理类型、临床表现和肾功能等变异较大，故一般不主张积极应用。

【护理诊断/问题】

1. 体液过多 与肾小球滤过率下降有关。

2. 营养失调:低于机体需要量 与限制蛋白质摄入、低蛋白血症等有关。

3. 有感染的危险 与皮肤水肿、营养失调、应用糖皮质激素和细胞毒性药物导致机体抵抗力下降有关。

4. 焦虑 与疾病的反复发作、预后不良有关。

5. 潜在并发症:慢性肾衰竭。

【护理目标】

1. 患者的水、电解质维持平衡。

2. 患者营养状况得到改善。

3. 患者未出现感染。

4. 患者自述焦虑减轻,表现为情绪稳定。

5. 患者未发生并发症或并发症得以及时发现和治疗。

【护理措施】

1. 一般护理

(1)休息与活动:急性发作患者或有明显水肿、严重高血压、大量血尿和蛋白尿、肾功能不全时应绝对卧床休息。下肢明显水肿者,卧床休息时应抬高下肢,以增加静脉回流,减轻水肿。轻度水肿、高血压,血尿和蛋白尿不显著且无肾功能不全者,可适当活动,避免感染及过度劳累。

(2)饮食护理

1)一般水肿、高血压及心力衰竭者,给予低盐饮食(<3g/d),除有明显水肿外,不必过分限制水分的摄入。

2)为减轻肾小球毛细血管高灌注、高压力和高滤过状态,延缓肾小球硬化和肾功能减退,应给予优质低蛋白(如牛奶、鸡蛋、鱼肉等)、低磷饮食。

3)慢性肾炎患者肾功能减退时应予以优质低蛋白饮食,且宜给予富含必需氨基酸的优质动物蛋白[<0.6g/(kg·d)且50%以上为优质蛋白]。

4)同时注意补充多种维生素及锌元素(因锌有刺激食欲的作用)。

5)应给予高维生素、易消化的饮食。低蛋白饮食时,应指导患者适当增加碳水化合物的摄入,以满足机体生理代谢所需要的热量。

6)为避免因热量供给不足加重负氮平衡,应给予足够热量,热量不应低于126kJ/(kg·d),即30kcal/(kg·d),适当调节高糖和脂类在饮食中的比例,以减少自体蛋白质的分解,减轻肾脏负担。

7)根据患者水肿程度及每天尿量确定摄入的液体量,详见急性肾小球肾炎的饮食护理中液体摄入量的计算与控制。

2. 病情观察

(1)详细记录24h出入液量,密切监测尿量变化。

(2)观察并记录患者的进食情况,评估饮食的营养成分结构是否合理,总热量是否足够,观察口唇、指甲及皮肤有无光泽,检测血红蛋白浓度和血清白蛋白浓度有无下降。

(3)定期测量患者体重和上臂肌围。

(4)注意观察水肿的消长情况,注意患者有无出现胸闷、气急及腹胀等胸腔积液、腹水的征象。

(5)应特别注意观察血压的变化,因血压突然升高或持续高血压可加重肾功能的恶化。

(6)监测尿量及肾功能,若血 Cr、BUN 升高和尿量迅速减少,应警惕肾衰的发生。

3. 用药护理　高血压和尿蛋白是加速肾小球硬化、导致肾功能恶化的重要因素,积极控制高血压和减少尿蛋白是两个重要的环节。

(1)利尿药:由于水钠潴留引起的容量依赖性高血压是慢性肾衰竭时高血压的主要原因,故通过休息、限盐和使用利尿药大部分患者即可达到降压效果,药物可选用噻嗪类利尿药(如氢氯噻嗪)。但在使用利尿药时注意监测有无电解质、酸碱平衡紊乱,如低钾血症(可出现肌无力、腹胀、恶心、呕吐以及心律失常)、低钠血症(可出现无力、恶心、嗜睡和意识淡漠)等,并且利尿药一般不宜过多、长久使用。

(2)降压药:应用降压药时应向患者介绍各类降压药的疗效、不良反应(如血钾升高、持续性干咳等)及使用时的注意事项。在选用降压药时,应尽可能选择对肾脏有保护作用的药物,如 ACEI 和 ARB。常用的 ACEI 类药物有卡托普利、贝那普利等。注意其持续性干咳等不良反应。常用的 ARB 有氯沙坦、缬沙坦等。

(3)使用血小板解聚药时,注意观察有无出血倾向,监测出、凝血时间等。

(4)激素或免疫抑制剂常用于慢性肾炎伴肾病综合征的患者,随时观察药物的疗效及监测不良反应。

(5)禁用具有肾毒性药物(如氨基糖苷类抗生素、先锋霉素、两性霉素、顺铂及造影剂等)。

(6)根据医嘱静脉补充营养素,如必需氨基酸、营养液等。

4. 心理护理　本病病程长,病情反复,长期服药疗效差、副作用大,预后差,患者易产生悲观、恐惧等不良情绪,且长期患病使患者生活、工作能力下降,经济负担加重,因此心理护理尤为重要。护士应耐心细致地做好解释及护理工作,减轻患者心理负担。

考点提示:慢性肾小球肾炎患者的护理措施

【护理评价】

1. 患者水、电解质是否平衡。
2. 患者营养状况是否改善。
3. 患者是否出现感染。
4. 患者焦虑情绪是否减轻。
5. 患者是否发生并发症,或并发症是否得以及时发现和治疗。

【健康教育】

1. 预防感染　保持环境清洁、空气流通。注意休息,避免剧烈运动和过重的体力劳动。讲究卫生,预防呼吸道和泌尿系感染,如出现感染症状时,应及时治疗。

2. 饮食指导　指导患者进食高热量、高维生素、优质低蛋白、易消化饮食。另外根据病情合理安排每天食物的含盐量和饮水量。避免进食含钠丰富的食物(如腌制食品、罐头食品、啤酒、汽水、味精、面包、豆腐干等)。

3. 用药指导　向患者详细介绍有关药物的名称、用法、剂量、作用和不良反应,并告诉患者不可擅自加量、减量和停药,尤其是糖皮质激素和环磷酰胺等免疫抑制剂。

4. 定期随访　告知患者病情变化的特点,教会患者正确记录每天 24h 出入量、体重等;如出现水肿或水肿加重、尿液泡沫增多、血压升高或急性感染等情况,应及时就医。

1410 案例思路解析

案例

患者男性,45岁,患有慢性肾小球肾炎5年。5年前无明显病因出现间断性水肿,偶有食欲减退、乏力、疲倦。出现肉眼血尿1次,无尿路刺激征。近日,患者上述症状逐渐加重,全身水肿,血压监测显示升高,以舒张压升高为主。

请问:

1. 该患者的首优护理问题是什么?
2. 护士应配合医生做哪些护理措施?

1411 扫一扫,看总结

1412 扫一扫,测一测

(李小丹)

第三节 肾病综合征患者的护理

1413 扫一扫,自学汇

学习目标

1. 掌握肾病综合征患者主要身体状况、护理诊断/问题、护理措施。
2. 熟悉肾病综合征的治疗原则。
3. 了解肾病综合征的发病机制。
4. 能运用护理程序对肾病综合征患者实施正确的护理措施。
5. 具有严谨求实的工作态度,体现出护士的爱伤精神和人文关怀。

导入情景

患者女性,29岁,结婚2年,准备生育,总自觉全身乏力,未引起重视。近期两小腿出现水肿且食欲有所减退,遂到门诊就诊。体检结果显示血压偏高,尿液检查结果:尿蛋白(+++)。

工作任务:

1. 该患者的主要问题是什么?
2. 应首先采取的处理措施有哪些?
3. 针对该患者,应如何护理?

肾病综合征(nephrotic syndrome,NS)是指由各种肾脏疾病所致的,以大量蛋白尿(尿蛋白>3.5g/d)、低蛋白血症(血浆白蛋白<30g/L)、水肿、高脂血症为临床表现的一组综合征,有时也称为"三高一低"。按照病因可分为原发性及继发性两大类。

原发性肾病综合征是指原发于肾脏本身的肾小球疾病,病因暂不明确,发病机制主要为免疫介导性炎症使肾小球毛细血管壁通透性增高导致肾脏的损害。病理类型有微小病变型肾病;系膜增生性肾小球肾炎、局灶性节段性肾小球硬化、系膜毛细血管性肾小球肾炎;膜性肾病等。原发性肾病综合征为本节详细介绍的内容。

继发性肾病综合征是指由全身性或其他系统的疾病继发而来。系统性红斑狼疮肾炎、过敏性紫癜肾炎、乙型肝炎病毒相关性肾炎则可见于青少年患者，对于中老年患者多见于糖尿病肾病、肾淀粉样变性、骨髓瘤性肾病或淋巴瘤等。

【护理评估】

（一）健康史

原发性肾病综合征的发病率、起病缓急程度与其病理类型有关，起病过程有缓有急，发病过程有时可自然缓解，但有时易反复发作且加重。评估时应详细询问患者是否有原发性肾脏病史，治疗效果如何等。询问患者有无糖尿病、系统性红斑狼疮等病史，有无感染等诱发因素（如扁桃体炎、皮肤感染等）。评估患者水肿的部位、程度、特点及消长情况，有无出现胸闷、气促、腹胀等胸腔积液、心包积液、腹水的表现，有无肉眼血尿、高血压、尿量减少等。评估患者有无并发血栓、栓塞及肾功能衰竭等表现。还应掌握患者的用药史（如是否用过青霉素，是否有长期服用具有肾毒性的药物等）。询问患者家族史，了解患者家族中是否有类似疾病发生。重点应评估患者现有的身体状况、肾脏病史、治疗效果等。

（二）身体状况

典型肾病综合征表现为"三高一低"，其中大量蛋白尿、低蛋白血症是本病的标志。

1. 大量蛋白尿　每天尿蛋白定量>3.5g。当肾小球滤过膜的屏障（如电荷屏障）作用受损时，原尿中蛋白（多以白蛋白为主）的含量将增加，当肾小球对蛋白的滤过量超过近曲小管重吸收量时，可形成大量蛋白尿。在此状态下，肾小球内压力增加、高灌注、高滤过的各类因素（如高血压、高蛋白饮食或大量输注血浆蛋白等）均可使尿蛋白的排出增多。

2. 低蛋白血症　由于从尿液中丢失了大量的白蛋白，通常血浆白蛋白<30g/L。同时，还有些因素也可导致白蛋白降低，如肝白蛋白合成增加不足以克服分解和丢失，而出现低白蛋白血症。又如胃肠黏膜水肿导致蛋白摄入不足、吸收不良同样也可加重低蛋白血症。另外，某些免疫球蛋白和补体、抗凝及纤溶因子、金属结合蛋白及内分泌素蛋白也可减少。当出现肾小球病理损伤严重时，尿液中非选择性蛋白和大量蛋白尿尤其明显。

3. 水肿　为最明显的体征。低蛋白血症使血浆胶体渗透压下降，是肾病综合征水肿的基本病因。另外，某些原发于肾内的水、钠潴留因素在水肿机制中起到了一定作用。水肿严重者甚至可出现心包积液、胸腔积液和腹水。

4. 高脂血症　肾病综合征患者常伴有此症状，以高胆固醇血症最为常见，并且甘油三酯、低密度脂蛋白（LDL）、极低密度脂蛋白（VLDL）和脂蛋白 a 也常可增加。高脂血症的发生与低蛋白血症刺激肝脏代偿性地增加脂蛋白合成有关。另外，脂蛋白分解减少也是其促成的因素之一。

5. 并发症

（1）感染：是肾病综合征中常见的并发症，与大量蛋白尿、营养不良、免疫功能紊乱及激素治疗有关。常见的感染部位依次为呼吸道、泌尿系、皮肤，这些部位的感染是导致肾病综合征感染复发和疗效不佳的主要原因。

（2）血栓、栓塞：血栓或栓塞可在一定程度上直接影响肾病综合征治疗效果和预后，其中以肾静脉血栓最为多见，肺血管血栓、栓塞，下肢静脉、脑血管、冠状血管血栓次之。临床表现为腰痛、血尿及肾功能下降等。血栓或栓塞时，由于有效血容量减少，故出现血液浓缩和高脂血症，这可增加血液的黏稠度；另外，由于自尿液中可丢失某些蛋白质，同时肝脏代偿性合成的蛋白增加，导致机体凝血、抗凝和纤溶系统失衡。再加上前期的利尿药和糖皮质激素的应用，进一步加重血液的高凝状态。

(3)急性肾功能衰竭:为肾病综合征的严重并发症。肾病综合征时,有效循环血容量的减少导致肾血流量不足,易诱发肾前性氮质血症,在经过扩容、利尿治疗后多可恢复。少数患者可出现急性肾功能衰竭,尤以微小病变型肾病者居多,表现出无明显诱因的少尿,甚至无尿,经过扩容利尿无效,其发生机制可能是肾间质高度水肿压迫肾小管及大量蛋白管型阻塞肾小管,导致肾小管高压,肾小球滤过率骤减所致。

肾病综合征病理类型(拓展阅读)

(4)其他:长期高脂血症易引起动脉粥样硬化、冠心病。长期低蛋白血症可导致营养不良、儿童生长发育障碍。免疫球蛋白减少可使免疫力低下。金属结合蛋白丢失可导致铜、铁、锌等微量元素含量减少。

考点提示:肾病综合征患者的身体状况

(三)实验室及其他检查

尿液检查及肾穿刺活检结果对指导治疗和明确预后具有重要意义。

1. 一般检查

(1)尿液检查:24h 尿液的收集是常用的检查方法。一般来说,24h 尿蛋白定量>3.5g,定性一般为(+++~++++),尿中可有红细胞及管型等。

(2)血液检查:血浆白蛋白<30g/L,血中甘油三酯、胆固醇、低密度脂蛋白及极低密度脂蛋白增高。肾功能衰竭时血尿素氮、血肌酐可见升高。

2. 肾穿刺活检　不仅可以明确肾小球的病理类型,还可指导临床治疗和判断预后。

3. 肾 B 超检查　双肾正常或缩小。

(四)心理-社会状况

应了解患者有无因疾病预后不良而产生自卑、悲观、失望等负性情绪。同时,还应评估患者及其家庭成员对疾病的反应和接受程度,了解患者的社会支持情况如何。另外,肾病综合征患者因全身水肿而担心自身的容貌及形象的改变,对此类患者要做好心理护理。

(五)治疗要点

以抑制免疫与炎症反应为主,同时防治并发症。

1. 一般治疗　患病期间应以卧床休息为主,直至水肿消退。长期卧床可增加血栓形成的概率,因此应指导患者保持适度的床上和床旁活动。肾病综合征症状缓解后,可根据患者的病情逐步增加活动量。治疗期间,应指导患者低脂、低盐、高热量及富含可溶性纤维的饮食。肾功能良好者可给予正常量的优质蛋白饮食,肾功能不全患者则应给予优质低蛋白饮食。

2. 对症治疗

(1)利尿消肿:多数患者在经过糖皮质激素和限水、限钠的治疗后,可达到利尿、消肿的作用。但也有部分患者经上述治疗后水肿尚不能消退,这种情况下可应用利尿药,如噻嗪类利尿药和保钾利尿药。两者合用时,一方面可提高利尿的疗效,另一方面还可维持血钾的平衡。各药物具体用法如下:①噻嗪类利尿药,常用氢氯噻嗪 25mg,口服,3 次/d。②保钾利尿药,常用基础治疗为氨苯蝶啶 50mg 或螺内酯 20mg,口服,3 次/d。若上述治疗无效时,可改用其他利尿药,如袢利尿药,常用呋塞米(速尿),可口服或静脉注射,20~120mg/d。又如渗透性利尿药,常用不含钠的低分子右旋糖酐静脉滴注,若为增强利尿效果还可再加用袢利尿药。因渗透性利尿药易与蛋白一起形成管型,阻塞肾小管,故少尿患者应慎用该药。此外,利尿药的应用不宜过重,以免引起血容量不足,从而诱发血栓的形成和肾脏的损害。一般以每天体重下降 0.5~1.0kg 为宜。

对于严重低蛋白血症、高度水肿且少尿的患者,为提高血浆胶体渗透压,可考虑从静脉输注白蛋白或血浆。通常为提高利尿效果，还可同时加用袢利尿药。使用时应注意以下几点：①输注白蛋白或血浆利尿时，要严格掌握其适应证。病情严重的患者应在必须利尿时方可使用，同时要避免过频、过多应用。②患有心脏病的水肿患者在利尿时应慎用此方法。③利尿药的用量不宜过猛，以免引起有效血容量不足，而使血液黏稠度加重，诱发血栓和栓塞等并发症。

少尿机制（动画）

（2）减少尿蛋白：若蛋白尿持续大量存在，可使肾小球处于高滤过状态，促进肾小球硬化，加重肾损伤。此时，应用血管紧张素转换酶抑制剂（ACEI）和血管紧张素Ⅱ受体拮抗剂（ARB）类降压药，不仅可有效地控制高血压，同时通过降低肾小球内压和直接影响肾小球基膜对大分子的通透性，可在不同程度上减少尿蛋白，使肾功能的恶化得到延缓。

（3）抗凝：肝素、华法林、小剂量阿司匹林及尿激酶等。

（4）降脂治疗：高脂血症可增加心、脑血管疾病发生的概率，使肾小球疾病加速发展，故对于高脂血症的肾病综合征患者的治疗应给予降脂药物。

3. 抑制免疫与炎症反应

（1）糖皮质激素：该药可通过抑制免疫与炎症反应，减轻、修复滤过膜的损害，还可抑制醛固酮和抗利尿激素的分泌，影响肾小球基膜通透性以达到治疗的作用。依据患者对糖皮质激素的治疗效果，可分为“激素敏感型”“激素依赖型”及“激素抵抗型”3 大类。“激素敏感型”是指在使用糖皮质激素 8~12 周内症状即缓解的类型。“激素依赖型”是指当激素的用药量减到一定程度后，疾病即复发的类型。“激素抵抗型”则是指对糖皮质激素治疗无效的类型。应用原则：①起始足量。如泼尼松始量为 1mg/（kg·d），共口服 8~12 周。②缓慢减药。足量用药后每 1~2 周减少原用量的 10%，当减至 20mg/d 时疾病易反跳，应更加缓慢减量。③长期维持。最后以最小有效剂量（10mg/d）作为维持量，再服半年至 1 年或更久。④糖皮质激素也可采用全天量顿服的治疗方式，以减轻激素的不良反应，在维持用药期间，两天的用药量，应隔天一次顿服。

（2）细胞毒性药物：最常用的药物为环磷酰胺，常用于“激素依赖型”或“激素抵抗型”肾病综合征，配合激素治疗有可能提高疗效。一般不首选及单独应用细胞毒性药物。用法：每天 1~2 次口服，共 100~200mg，或隔天静脉注射，总量达到 6~8g 后停药。

（3）环孢素：环孢素可用于治疗激素及细胞毒性药物都无效的难治性肾病综合征。该药通过选择性抑制 T 辅助细胞及 T 细胞毒效应细胞而起作用。但此药昂贵，且停药后病情易复发，副作用大，故在用药期间应注意监测和维持血药浓度。用法：3~5mg/（kg·d），分 2 次空腹口服，用药期间应维持血药浓度在 100~200ng/ml。服药 2~3 个月后缓慢减量，至少需 1 年的疗程。

（4）霉酚酸酯：可治疗部分难治性肾病综合征，效果较好。霉酚酸是由霉酚酸酯在体内代谢而得，可选择性阻止 T、B 细胞增殖及抗体形成而起效。常用剂量为 1.5~2g/d，分 2 次口服，服药 3~6 个月后逐步减量，疗程 1 年。

4. 并发症的防治

（1）感染：在应用激素治疗的同时，因不仅不能预防感染，反之可能诱发真菌出现二重感染，故可不必预防性使用抗生素。一旦患者出现感染，应及时选用强效、敏感及无肾毒性的抗生素。

（2）血栓、栓塞：应给予抗凝剂（如肝素），并辅以抗血小板药（如双嘧达莫）。若患者一旦出现血栓或栓塞，在及早给予尿激酶或链激酶溶栓的同时配合应用抗凝剂。

（3）急性肾功能衰竭：利尿无效且达到透析指征时，应进行血液透析或腹膜透析。

5. 中医中药治疗　一般主张与激素、细胞毒性药物联合使用。在降低尿蛋白的同时，还可对抗激素及细胞毒性药物（如雷公藤制剂等）的不良反应。

【护理诊断/问题】

1. 体液过多　与低蛋白血症导致血浆胶体渗透压下降等有关。

2. 营养失调:低于机体需要量　与大量蛋白尿、胃肠黏膜水肿致蛋白质吸收障碍等因素有关。

3. 焦虑　与疾病造成的形象改变及病情复杂、易反复有关。

4. 有感染的危险　与皮肤水肿,大量蛋白尿致机体营养缺乏,激素、细胞毒性药物的应用导致机体免疫功能低下有关。

5. 潜在并发症:血栓形成、急性肾衰竭、心脑血管疾病等。

【护理目标】

1. 患者的水、电解质维持平衡。

2. 患者营养状况得到改善。

3. 患者自述焦虑减轻,表现为情绪稳定。

4. 患者未出现感染。

5. 患者未发生并发症或并发症得以及时发现和治疗。

【护理措施】

1. 一般护理

(1)休息与活动:患者以卧床休息为主,直至患者水肿减轻后方可进行一些简单的室内活动,当尿蛋白定量<2g/d时,则可依据病情适当恢复室外活动。恢复期应依据患者的体能情况,指导患者适当进行活动,以避免血栓形成。

(2)饮食护理

1)蛋白质:肾功能正常时,提倡正常量的优质蛋白(富含必需氨基酸的动物蛋白)摄入,按1g/(kg·d)供给。但当肾功能不全时,应根据肌酐清除率调整蛋白质的摄入量。

2)热量供给要充足,不少于126~147kJ/(kg·d)[30~35kcal/(kg·d)]。

3)为减轻高脂血症,应少食富含饱和脂肪酸的食物如动物油脂,多食富含多聚不饱和脂肪酸的食物(如植物油及鱼油),以及富含可溶性纤维的食物(如燕麦、豆类等)。

4)勿食腌制食品,宜低盐饮食。

5)适当补充维生素及微量元素(如铁、钙),且定期测量机体营养指标(如血浆白蛋白、血红蛋白等)。

2. 病情观察　应重点监测生命体征、尿量、体重及腹围,指导患者严格记录24h出入量。定期监测各种辅助检查结果。根据临床表现判断病情的进展情况,如:①根据患者有无体温升高,有无出现咳嗽、咳痰、肺部湿啰音、尿路刺激征、皮肤破溃等,来判断是否合并感染。②根据患者有无胸痛、腰痛、下肢疼痛等,判断是否合并冠状血管及脑血管血栓、肾静脉及下肢静脉栓塞。③根据患者有无少尿、无尿及肾功能指标(如血BUN、Cr升高)等,判断有无肾衰竭。同时,注意观察有无营养不良及微量元素缺乏等。另外,对于眼睑肿胀者,为减轻水肿可抬高头部,同时使用生理盐水棉球擦拭分泌物。还应协助患者经常更换体位,防止身体某部位长期受压。

3. 感染的预防及护理　保持病房环境清洁,要定时通风、换气,定期做好病室的空气消毒,使室内温湿度保持适宜。同时避免有上呼吸道感染者的访视,要尽量减少探视者数量和次数。应指导患者少去公共场所等人群聚集的地方;遇寒冷季节,嘱患者减少外出,注意保暖。水肿皮肤应保持清洁、干燥,避免皮肤受摩擦或损伤。出现感染情况时,按医嘱正确采集患者的血、尿、痰、腹水等标本送检,根据药敏试验结果使用抗生素,观察用药后感染的控制效果。

4. 用药护理

(1)糖皮质激素:长期服用糖皮质激素可产生许多不良反应,如满月脸、水牛背、皮肤变薄、多毛、痤疮、低血钾、高血压等。护士应向患者解释,由于长期服用糖皮质激素而导致的类肾上腺皮质功能亢进症状,在停药后可自行消退,嘱患者无需焦虑。除此之外,长期应用糖皮质激素的患者还可出现感染、药物性糖尿病、骨质疏松等副作用,少数病例可能发生股骨头无菌性缺血性坏死,需加强监护,若一旦出现此症状,应立即通知医生及时采取对症处理措施。

(2)细胞毒性药物:主要不良反应为骨髓抑制及中毒性肝损害,还可出现胃肠道反应、脱发、出血性膀胱炎和性腺抑制(主要为男性患者)等。因此,未婚青年应避免使用。当静脉注射细胞毒性药物时,护士应选择粗且大的血管,注射药物前,一定要确保针头在血管内,一旦发生药液渗出应立即将针头拔出,局部进行封闭,避免静脉炎的产生。口服环孢素的患者,服药期间应注意监测血药浓度,观察有无出现副作用(如肝、肾毒性,高血压,高尿酸血症,高血钾,多毛及牙龈增生等)。

(3)利尿药物:使用利尿药的护理详见本章第二节的相关内容。

(4)中药:使用雷公藤制剂时,因其可造成性腺抑制、肝肾损害及外周血白细胞减少等不良反应,应注意监测尿量、性功能及肝肾功能、血常规。

(5)抗凝药物:使用肝素、双嘧达莫等抗凝药物时,若皮肤黏膜、口腔、胃肠道等有出血倾向,应及时减药并给予对症处理,必要时停药。

5. 心理护理　关爱患者,鼓励其说出内心感受,强调积极配合治疗的重要性,对所提疑问耐心解答,使患者及其家属树立对疾病的正确认识,增强信心,稳定情绪。解释劳累、感染对病情反复、预后的影响。恢复期可组织合适的娱乐活动。

> **考点提示:**肾病综合征患者的饮食、用药护理

【护理评价】

1. 患者水、电解质是否平衡。
2. 患者营养状况是否改善。
3. 患者焦虑情绪是否减轻。
4. 患者是否出现感染。
5. 患者是否发生并发症,或并发症是否得以及时发现和治疗。

【健康教育】

1. 休息与活动　指导患者多休息、避免劳累,水肿患者更是需要注意休息。长期卧床的同时,指导患者保持适度的床上及床旁活动,以减少血栓发生的概率。病情减轻后,患者可进行简单的室内活动甚至适量的室外活动。

2. 饮食指导　指导患者进食优质蛋白、高热量、高膳食纤维和低盐饮食。根据病情,指导患者选择合适的食物并合理安排每天的饮食。

3. 预防感染　肾病综合征患者由于免疫功能低下,较易发生感染,故应指导患者保持床铺清洁,勤剪指(趾)甲,勤换内衣,保持个人卫生(如女性患者注意会阴局部清洁干燥)。水肿严重时,要保护好皮肤,防止由于皮肤破溃而发生感染。同时应避免受凉感冒。

4. 用药指导　告诉患者按时服药的重要性,切勿自行减量或停用激素,对各类药物的使用方法、注意事项以及可能发生的不良反应进行详细介绍。

5. 自我病情监测与随访的指导　监测水肿、腰围、体重、尿蛋白和肾功能变化,定期随访。

1416
案例思路解析

1417
扫一扫，看总结

1418
扫一扫，测一测

1419
扫一扫，自学汇

案例

患者男性，22 岁。颜面水肿 8d，全身凹陷性水肿 3d，对预后十分担心，查体：T 36.5℃，BP 155/95mmHg，血浆白蛋白 20g/L，尿蛋白（++++），血总胆固醇 6.8mmol/L，拟诊断为肾病综合征。

请问：

1. 目前该患者存在哪些护理诊断/问题？
2. 该患者拟采用激素治疗，其用药护理有哪些？

（李小丹）

第四节 肾衰竭患者的护理

学习目标

1. 掌握肾衰竭患者主要身体状况、护理诊断/问题及护理措施。
2. 熟悉肾衰竭的发病因素。
3. 了解肾衰竭的发病机制。
4. 能按护理程序对肾衰竭患者实施正确的护理措施。
5. 具有严谨求实的工作态度，体现出护士的爱伤精神和人文关怀。

导入情景

患者男性，34 岁。因下肢水肿、乏力 6 个月入院。患者 6 个月前因受凉后感觉全身乏力，晨起颜面、双下肢水肿明显，午后有所好转。患者伴头晕、恶心、腹胀，不伴关节痛。尿量减少，约 500ml/24h，夜尿明显增多。

检查结果显示：T 36.5℃，P 80 次/min，R 18 次/min，血压 165/90mmHg。患者呈慢性病容，未触及浅表淋巴结，双侧扁桃体无肿大，双肺未闻及干湿啰音。腹稍隆，无压痛，未触及肝脾。双肾无叩击痛，移动性浊音阳性，肠鸣音亢进，双下肢重度凹陷性水肿。实验室检查：内生肌酐清除率 45ml/min，尿蛋白（++），血红蛋白 85g/L。拟诊断为慢性肾炎，慢性肾衰竭。

工作任务：

1. 该患者现存的最主要的护理诊断/问题是什么？
2. 依据患者病情，如何进行正确的饮食指导？

一、急性肾衰竭患者的护理

急性肾衰竭（acute renal failure，ARF）是指由于各种病因引起的短期内（数小时或数日）肾功能急剧、进行性减退而出现的临床综合征。主要由于肾小球滤过率下降时，原来应随尿液排出的废物（如肌酐、尿素氮等）聚集于体内，出现水、电解质和酸碱平衡紊乱，重者甚至出现多系统的并发症。

急性肾衰竭可分为广义和狭义，广义的急性肾衰竭是指肾前性、肾性和肾后性。狭义的急性肾衰竭仅指急性肾小管坏死（acute tubular necrosis，ATN），为急性肾衰竭最常见的类型，占全部发病率的75%~80%，通常是由于肾毒性或缺血因素所致。①肾前性：又称为肾前性氮质血症，是指肾脏血流灌注在各种原因作用下（如有效血容量不足、心排血量降低、全身血管扩张、肾动脉收缩和肾自主调节反应受损）而降低所致的缺血性肾损伤，约占急性肾衰竭的55%，是急性肾小管坏死最常见的病因。缺血性肾损伤包括起始期、进展期、持续期和恢复期4个阶段。②肾性：约占急性肾衰竭的40%，此类型有肾实质性损伤，是由各种原因导致的肾小管、肾间质、肾血管和肾小球性损伤所致。肾小管上皮细胞损伤（如ATN）最为常见，是由肾缺血及肾毒性物质（如外源性毒素包括生物毒素、化学毒素、抗菌药物、造影剂等；内源性毒素包括血红蛋白和肌红蛋白等）导致的。另外，肾小球和肾微血管病变、急性肾间质病变、肾移植排异反应和肾大血管疾病也可致病。③肾后性：约占总发病率的5%，是指由急性尿路梗阻、双侧尿路梗阻或孤立肾单侧尿路梗阻所致。梗阻可发生在尿路从肾盂到尿道的任何一处。常见原因包括尿路结石、双侧肾盂积液、前列腺肥大、肿瘤等。尿路功能性梗阻主要指神经源性膀胱。肾后性因素多为可逆性，及时解除病因常可使肾功能恢复。

本病的病因及病变严重程度可有不同，病理改变差异较显著。因肾缺血，肉眼见肾脏为苍白，髓质常呈暗红色。缺血性急性肾衰竭典型表现常为从基底膜上脱落坏死的肾小管上皮细胞，使肾小管管腔堵塞。严重肾缺血患者，可破坏肾小管基底膜，若尚有完整性的基底膜，肾小管上皮细胞可迅速再生，若不完整则上皮细胞不能再生。近端肾小管的曲部和直部为肾毒性急性肾损伤形态学变化最明显的部位。

本病发病机制尚未完全明确，病因和病理损害类型不同，其始动机制和持续发展因素也有所不同。主要与肾小球滤过率（glomerular filtration，GFR）的下降和肾小管上皮细胞损伤有关。

1. 肾前性　常见因素为肾脏灌注不足，如细胞外液容量减少，或虽正常但有效循环血量下降，或应用了一些可引起肾小球毛细血管灌注压降低的药物。在肾前性急性肾衰竭早期，肾脏通过扩张入球小动脉和收缩出球小动脉，来维持肾小球滤过率和肾血流量，可使肾功能维持正常。肾小球滤过率可在血容量严重不足超过肾自我调节能力时降低。若肾处于持续低灌注状态超过6h且未得到及时的纠正，肾内血流将重新分布，引起肾皮质缺血、髓质淤血，从而使肾小管发生坏死。

2. 肾性　可能与肾小管和炎症因子等方面有关。

（1）肾小管上皮细胞损伤：肾小管上皮细胞可因急性肾缺血或肾毒性物质损伤，使肾小管重吸收减少，管球反馈增强使肾血管和入球小动脉收缩，肾血管阻力增加引起GFR下降。肾小管由于其上皮细胞脱落产生管型可致梗阻，在梗阻近端肾小管内压力增高，肾小球囊内压力进而升高，使肾小球停止滤过。当肾小管严重受损时，肾小球滤过液会反漏至肾间质，使肾间质发生水肿从而压迫肾单位，加重肾缺血。上述各因素相互影响，最终使得GFR降低更加明显。

（2）炎症因子：其实缺血性急性肾损伤为一种炎症性疾病，肾缺血在炎症反应作用下，使血管内皮细胞直接受损，同时小管细胞产生炎症介质（如TNF-α、IL-6、IL-8、IL-18、IL-1β、TGF-β等）也可使内皮细胞受损。炎症反应导致肾脏进一步损伤，GFR下降。

3. 肾后性　当发生尿路梗阻时，首先尿路内的反向压力将传输到肾小球的囊腔里，扩张了肾小球入球小动脉。在早期，GFR尚能暂时维持正常。若梗阻持续存在，可因肾皮质处于大面积无灌注或低灌注状态，使GFR逐渐降低。

知识链接

常见的肾毒性物质

1. 肾毒性药物

(1)抗菌药物:氨基糖苷类(阿米卡星、庆大霉素、链霉素)、糖肽类抗生素(万古霉素、替考拉宁)等。

(2)造影剂:泛碘酸、泛影葡胺等。

(3)肿瘤化疗药物:顺铂、卡铂、甲氨蝶呤、丝裂霉素。

(4)免疫抑制剂:环孢素、他克莫司、青霉胺。

(5)其他药(毒)物:利尿药、非甾体抗炎药、麻醉剂、中药。

2. 工业毒物

(1)重金属、化合物:铅、镉、汞、砷、铬;甲苯、甲醇、甲醛、甲酚、四氯化碳、氰化物、乙烯二醇、氯仿、间苯二酚等。

(2)杀虫剂和除草剂(百草枯、有机磷等)、毒鼠强(四亚甲基二砜四胺)等。

3. 生物毒素　蛇毒、青鱼胆毒、蝎毒、黑蜘蛛毒、毒蕈等。

【护理评估】

(一)健康史

应详细评估患者是否有导致急性肾损伤的原因(如失血、失液等所致的血容量不足),是否有引起周围血管扩张而导致有效循环血量不足(如败血症等)的原因。是否有出血及肾动脉栓塞史,是否有梗阻病史(泌尿系结石等),是否有动脉硬化、糖尿病等病史,是否有原发的肾脏病史。询问患者的起病时间、特点、治疗经过和效果等。治疗期间,护士还应了解患者在不同病情阶段尿量发生的变化。

重点评估患者急性肾损伤史、肾病史。

(二)身体状况

临床急性肾衰竭典型病程可分为3期。

1. 起始期　是指肾脏受到肾毒性物质或缺血的影响,患者常有低血压、缺血、脓毒血症和肾毒素等病因,但肾实质尚未发生明显损伤的阶段。若治疗及时,病情可以得到控制。但随着肾小管上皮损伤的进一步加重,GFR突然下降,临床表现开始明显,进入维持期。

2. 维持期　又称少尿期。典型患者可持续7~14d,也可短至几天或长达4~6周。大部分患者可出现少尿甚至无尿,但部分患者也可无此症状,称为非少尿型急性肾衰竭。此期患者病情较轻,预后较好。但无论尿量是否减少,随着肾功能减退,临床上可出现一系列尿毒症表现。

(1)全身并发症:①消化系统症状。为最早出现的症状,表现为食欲减退、恶心、呕吐、腹胀、腹泻等,严重患者有消化道出血症状。②呼吸系统症状。除肺部感染的症状外,还可因容量负荷增大而出现呼吸困难、咳嗽、憋气、胸闷等呼吸系统症状。③循环系统症状。大多患者是因尿少及未控制水份的摄入,导致体液过多,而出现高血压和心力衰竭;也可因毒素滞留在体内、电解质紊乱、酸中毒及贫血等引起各种心律失常及心肌病变。④其他。急性肾衰竭常伴有肺部和尿路感染,感染是本病的主要死亡原因。此外,患者也可出现神经系统表现,如意识不清、昏迷等。严重患者还可有贫血、出血倾向,如DIC等。

(2)水、电解质和酸碱平衡紊乱:以高钾血症和代谢性酸中毒最为常见。①高钾血症:其发生与肾排钾量减少、组织分解过快、酸中毒等因素有关。高钾血症对心肌细胞有毒性作用，可诱发各种心律失常，严重者甚至出现心室颤动、心搏骤停，同时也是少尿期的重要死因。②代谢性酸中毒：主要是当肾小球滤过率下降时，酸性代谢产物排出减少引起，同时急性肾衰竭常合并高分解代谢状态，又使酸性产物明显增多。③其他：主要有低钠血症，多由水潴留过多引起。还可出现低钙、高磷血症，但严重程度远不及慢性肾衰竭所表现的明显。

3. 恢复期　主要为肾小管细胞的再生及修复，肾小管恢复其完整性，肾小球滤过率逐渐达到正常或接近正常范围的状态。少尿患者在利尿治疗初期，可有多尿表现，每天尿量达3 000~5 000ml，通常可持续1~3周，继而再逐渐恢复至正常尿量。对于少数患者，可遗留不同程度的肾结构和功能的永久性损害。

考点提示： 急性肾衰竭患者不同时期的身体状况

（三）实验室及其他检查

1. 一般检查

（1）血液检查：少尿期可有轻至中度贫血，血肌酐、尿素氮进行性上升。血肌酐每天升高44.2~88.4μmol/L，血尿素氮每天可升高3.6~10.7mmol/L（10~30mg/dl）；血清钾浓度常大于5.5mmol/L，可有血钠正常或偏低、低钙血症、高磷血症；血气分析提示为代谢性酸中毒。

（2）尿液检查：尿蛋白多为（+~++），尿沉渣可见肾小管上皮细胞、颗粒管型及少许红、白细胞，上皮细胞管型和颗粒管型等。由于肾小管重吸收功能下降，尿液浓缩受阻，尿比重降低且较固定，大多<1.015。尿中钠含量增高，多在20~60mmol/L。肾衰竭指数（尿钠浓度与尿肌酐、血肌酐比值之比）常大于1，滤过钠排泄分数（尿钠、血钠之比与尿肌酐、血肌酐之比的比值×100%）常大于1。注意在做尿液相关指标的检查时，应在输液、使用利尿药及高渗药物前进行，否则会影响检查结果。

2. 肾活检　在排除肾前性及肾后性病因的前提下，为明确急性肾损伤的病因（如肾缺血、肾毒素等），肾活检为重要的诊断手段。活检结果可确定包括急性肾小球肾炎、系统性血管炎、急进性肾炎及急性间质性肾炎等肾脏疾病，此外，原有肾脏疾病出现急性肾衰竭以及肾功能不能恢复情况，也需行肾活检以明确诊断。

3. 其他　尿路超声显像对排除尿路梗阻和慢性肾功能不全很有帮助。如高度怀疑疾病是由梗阻引起的，则可做逆行性或下行性肾盂造影。

（四）心理-社会状况

患者及其家属心理压力较大，可能会出现各种负性情绪（如抑郁、焦虑、恐惧等），护士应细心观察，及时了解患者的心理变化。评估患者的社会支持情况，包括家庭经济情况、家庭成员对该患者的态度、患者的工作单位所能提供的支持等。

（五）治疗要点

尽早诊断，及时采取干预措施，纠正可逆的病因（如各种严重外伤、心力衰竭、急性失血等），积极扩容，纠正血容量不足、休克和感染等。停用影响肾灌注或具有肾毒性的药物。尿路梗阻（如前列腺增生）引起的肾后性急性肾衰竭应及时解除梗阻，以保护肾脏，避免肾功能进一步受损。另外，还应防治并发症，维持水、电解质和酸碱平衡，根据病情需要采取肾脏替代治疗。具体包括以下几个方面：

1. 饮食和营养支持　补充营养以维持机体的营养状况和正常代谢，有助于损伤细胞的修复和再生，提高存活率。

2. 少尿期的治疗　限制水分摄入（每天入液量应按前一天尿量加500ml计算），以减少水潴留。

发热患者在不增加体重前提下，可适当增加入液量。为防止高钾血症的发生，应严格控制钾盐和含钾食物的摄入。要限制蛋白质摄入，纠正酸中毒，预防感染。

3. 多尿期的治疗　此期威胁生命的并发症依然存在，治疗重点仍为维持水、电解质和酸碱平衡，控制氮质血症，防治各种并发症。对已进行透析者应维持透析，当一般情况改善后可逐渐减少透析，直至病情稳定后停止透析。

4. 恢复期治疗　恢复早期肾小球滤过功能尚未完全恢复，肾小管浓缩功能仍较差，每天尿量较多，治疗重点仍为维持水、电解质和酸碱平衡，控制氮质血症，治疗原发病和防治各种并发症。已进行透析患者应维持透析，直至血肌酐和尿素氮降至正常或接近正常。后期肾功能恢复，尿量正常，一般无须特殊处理，应定期随访肾功能，避免肾毒性药物的使用。

5. 纠正高钾血症　最有效的治疗方法是血液透析。密切监测患者的血钾浓度，当血钾>6.5mmol/L、心电图显示为 QRS 波增宽等变化异常时，需紧急处理：①为拮抗钾离子对心肌的毒性作用，应予以 10%葡萄糖酸钙 10~20ml 稀释后缓慢静脉注射（时间不得少于 5min）。②为纠正酸中毒，使钾离子向细胞内转移，可应用 5%碳酸氢钠 100~200ml 静脉滴注。③为促进糖原的合成，应在 50%葡萄糖溶液 50~100ml 中加入普通胰岛素 6~12U 缓慢静脉滴注。④由于离子交换树脂的治疗效果效慢，因此不宜用作高钾血症的急救措施。

6. 纠正代谢性酸中毒　一旦发生，应及时予以处理。当 HCO_3^-<15mmol/L 时，应用 5%碳酸氢钠 100~250ml 静脉滴注。酸中毒严重患者应立即开始透析。

7. 控制感染　应尽早依据细菌培养及药物敏感试验的结果，选取对肾无毒性或毒性低的抗生素进行治疗，并根据 GFR 调整用药的剂量。

8. 急性左心衰竭的处理　当发生急性肾衰竭并发心力衰竭时，利尿药和洋地黄类药物的治疗效果较差，并且容易发生洋地黄中毒。主要应用以扩血管、减轻后负荷的药物为主。尽快进行透析治疗对容量负荷过重的心力衰竭最为有效。

9. 透析治疗　透析治疗的指征为严重高钾血症（>6.5mmol/L）、严重代谢性酸中毒（pH<7.15）、容量负荷过重且对利尿药治疗无效等。重症患者应早期开始透析，治疗目的包括：①可将体内多余的水分、炎症介质和尿毒症毒素清除。②为稳定机体的内环境，应纠正高钾血症和代谢性酸中毒。③可补充液体、蛋白质、热量和其他营养物质。

【护理诊断/问题】

1. 体液过多　与肾小球滤过功能受损、尿量减少等因素有关。

2. 营养失调：低于机体需要量　与患者食欲减退、限制饮食中的蛋白质、透析、原发疾病等因素有关。

3. 有感染的危险　与限制蛋白质摄入、透析、机体抵抗力降低等有关。

4. 焦虑　与肾功能急剧恶化、症状加重等因素有关。

5. 潜在并发症：急性左心衰竭、心律失常、心包炎、DIC、多脏器功能衰竭等。

【护理目标】

1. 患者的水、电解质维持平衡。

2. 患者营养状况得到改善。

3. 患者未出现感染。

4. 患者自述焦虑减轻，表现为情绪稳定。

5. 患者未发生并发症或并发症得以及时发现和治疗。

【护理措施】

1. 一般护理

(1)休息与活动:少尿期要绝对卧床休息,以减轻肾脏的负担,对意识障碍者,应加床护栏。当尿量增加、病情好转时,可逐渐增加活动量,但应注意利尿后的过分代谢,患者会有肌肉无力的现象,患者应避免独自下床。

(2)饮食护理:应遵医嘱给予充足热量和优质蛋白饮食,还需控制水、钠、钾的摄入量。护士还应告知患者及其家属保证营养摄入的重要性,少量多餐,以清淡、流质或半流质食物为主,不能经口进食者可用鼻饲或肠外营养。另外,还应注意监测患者营养状况的指标(如血浆清蛋白等)。

1)糖及热量:每天供给热量为35kcal/kg(147kJ/kg),应分别由2/3碳水化合物和1/3脂类组成。在发病初期,因恶心、呕吐以致无法经口进食者,为维持基本热量,可经静脉补充葡萄糖。在少尿期,应给予足够的糖类(150g/d)。若患者能进食,可将乳糖75g、葡萄糖和蔗糖各37.5g溶于指定溶液中,使患者在一天内饮完。多尿期则可自由进食。

2)蛋白质:少尿期的患者,一般蛋白质的量限制为0.5g/(kg·d),其中总摄入量的60%以上应为优质蛋白。接受透析治疗的患者应予以高蛋白饮食,摄入量为1.0~1.2g/(kg·d),腹膜透析患者摄入量为1.2~1.3g/(kg·d)。到达多尿期,如尿素氮低于8.0mmol/L,可给予正常量的蛋白质。

3)其他:对少尿期患者,尽可能减少钠、钾、磷和氯的摄入量。多尿期时不必过度限制。

(3)维持水平衡:急性肾衰竭少尿时,应准确测量和记录水分的出入量,按照"量出为入"的原则补液。

2. 病情观察　一旦诊断为急性肾衰竭,应监测患者的生命体征、尿量、神志、体重、尿常规、肾功能、电解质及血气分析的变化。观察患者有无高钾血症、低钠血症或代谢性酸中毒的发生;有无严重头痛、恶心、呕吐及不同程度的意识障碍等高血压脑病的表现;有无呼吸困难、肺部湿啰音等急性左心衰竭的征象;有无出现水中毒或稀释性低钠血症的症状,如头痛、嗜睡、共济失调、昏迷、抽搐等表现。

3. 用药护理　应用甘露醇、呋塞米进行利尿治疗时,应观察患者有无水、电解质紊乱、乏力及腹胀等表现;应用血管扩张剂时,应注意监测血压的变化;纠正高钾血症及酸中毒时,要注意监测电解质;使用肝素或双嘧达莫时要注意有无皮下或内脏出血;输血禁用库存血;抗感染治疗时避免选用有肾毒性的抗生素。

4. 预防感染　感染是急性肾衰竭少尿期的主要死亡原因,故应采取切实措施,在护理的各个环节预防感染的发生。具体措施如下:

(1)尽量将患者安置在单人房间,做好病室的清洁消毒,避免与上呼吸道感染者接触。

(2)避免不必要的检查和留置导尿。

(3)需留置尿管的患者应加强消毒,定期更换尿管和进行尿液检查,以确定是否有尿路感染。

(4)卧床及虚弱患者应定期翻身,协助做好全身皮肤的清洁,防止皮肤感染的发生。

(5)对于意识清醒者,应鼓励患者每小时进行深呼吸和有效排痰。意识不清者定时吸痰,防止肺部感染的发生。

(6)口腔中的尿素可引起口角炎及腮腺炎,故应协助患者做好口腔护理,保持口腔清洁与舒适。

(7)对进行腹膜或血液透析治疗的患者,应按外科无菌技术操作及避免其他意外损伤。

5. 心理护理　病情危重会使患者对死亡产生恐惧,同时因治疗费用的昂贵又会进一步加重患者及家属的心理负担。观察患者的心理变化及家庭经济状况,讲述各种检查和治疗

考点提示:急性肾衰竭患者的饮食护理及感染的预防

进展情况，解除患者的恐惧心理，帮助患者树立战胜疾病的信心。此外，应以高度的责任心认真护理，使患者具有安全感及良好的心理状态。

【护理评价】

1. 患者水、电解质是否平衡。

2. 患者营养状况是否改善。

3. 患者是否出现感染。

4. 患者焦虑情绪是否减轻。

5. 患者是否发生并发症，或并发症是否得以及时发现和治疗。

【健康教育】

1. 生活指导　合理休息，避免劳累。严格遵守饮食计划，并注意增加营养。注意个人清洁卫生和保暖。

2. 病情监测　教会患者自测体重、尿量，掌握高血压脑病、左心衰竭、高钾血症及代谢性酸中毒的表现。

3. 预防指导　禁用库存血。慎用氨基糖苷类抗生素。误服或误食毒物，立即进行洗胃或导泻，并采用有效的解毒剂。

4. 随访　定期门诊随访，监测肾功能、电解质等。

二、慢性肾衰竭患者的护理

慢性肾衰竭（chronic renal failure，CRF）简称慢性肾衰，是指在各种慢性肾脏病的基础上，肾功能缓慢减退至衰竭而出现的一组临床综合征。主要表现为代谢产物潴留，水、电解质和酸碱平衡紊乱以及全身各系统症状。它是各种肾脏疾病持续发展的共同转归和进行性恶化的结果。

按照肾小球滤过功能降低的程度，可将慢性肾衰竭分为4期。①肾功能代偿期：GFR降为正常值的50%～80%，血肌酐常正常，患者无症状。②肾功能失代偿期：为肾衰竭早期，GFR降为正常值的25%～50%，可出现氮质血症，查肾功能显示血肌酐已升高，但通常小于450μmol/L，患者无明显症状。③肾衰竭期：为尿毒症前期，GFR降为正常值的10%～25%，血肌酐显著升高，值为450～707μmol/L，患者出现较明显的贫血，夜尿增多和水、电解质平衡紊乱，还可伴有轻度胃肠道、心血管和中枢神经系统症状。④尿毒症期：为慢性肾衰竭的晚期，GFR减至正常值的10%以下，血肌酐通常大于707μmol/L，临床出现各系统症状。

1420

糖尿病肾病发生发展机制（动画）

原发性和继发性肾小球肾炎、糖尿病肾病、高血压肾小动脉硬化、肾小管间质性疾病、肾血管疾病、遗传性肾病等为慢性肾衰竭的常见病因。在我国，常见的病因依次为原发性肾小球肾炎、糖尿病肾病、高血压肾小动脉硬化、狼疮性肾炎、梗阻性肾病、多囊肾等。而在西方发达国家，慢性肾衰竭的两大主要病因为糖尿病肾病、高血压肾小动脉硬化。

肾功能恶化的机制尚未完全明确。目前多数学者认为，当肾单位破坏至一定数量，使“健存”肾单位代偿性地增加排泄负荷，发生肾小球内“三高”（即肾小球毛细血管的高灌注、高压力和高滤过），此“三高”会引起肾小球硬化、肾小球通透性增加，促进肾功能进一步恶化。同时，蛋白尿、血管紧张素Ⅱ和遗传因素都在慢性肾衰竭的恶化中起着重要的作用。尿毒症各种症状的发生与水、电解质紊乱和酸碱失衡、尿毒症毒素、肾的内分泌功能障碍等有关。此外，参与肾小球硬化和间质纤维化过程的有细胞因子、生长因子（如IL-1、TGF-β等）和血管活性物质（如血管紧张素Ⅱ）、细胞外基质降解不足、细胞凋亡等。

【护理评估】

(一)健康史

评估时应详细询问患者有无各种原发性肾脏病史,有无其他导致继发性肾脏病的疾病史,有无导致肾功能进一步恶化的诱因。询问患者家族成员有无患有肾脏病史。因有些药物具有肾毒性,可致肾损害,护士还应了解患者既往用药史。另外,应评估患者的生命体征、精神意识状态有无异常;有无出现贫血面容,尿毒症面容;皮肤有无出血点、尿素霜的沉积等;皮肤水肿的部位、程度、特点,有无胸腔、心包积液、腹水;有无心力衰竭、心脏压塞的征象;肾区有无叩击痛;神经反射有无异常等。

评估时还应重点了解患者有无出现恶心、呕吐、口臭、厌食等消化道症状;有无头晕、胸闷、气促等缺血的表现;有无出现皮肤瘙痒及皮下等部位出血症状;有无兴奋、淡漠、嗜睡等精神症状。

(二)身体状况

肾衰竭早期仅表现为原发病的症状,当超过残余肾单位的代偿能力时,各器官功能失调的症状就会表现出来,出现各种代谢紊乱。

1. 水、电解质和酸碱平衡失调 具体可有以下表现:①水、钠平衡失调,出现高钠或低钠血症、水肿或脱水。②钾平衡失调,表现出高钾或低钾血症。③代谢性酸中毒、高磷血症、低钙血症、高镁血症等。

2. 各系统表现

(1)呼吸系统:当体液过多或酸中毒时可引起肺水肿,出现气促,严重酸中毒可致深长呼吸。尿毒症毒素可引起"尿毒症肺炎",肺部X线检查出现"蝴蝶翼"征,若利尿或透析治疗及时,则可迅速改善上述症状。

(2)心血管系统

心血管病变为肾衰竭主要并发症和最常见的死因。主要有以下几个方面;

1)高血压和左心室肥厚:由于水钠潴留、肾素活性增高,可导致大部分患者出现不同程度的血压升高。高血压可使动脉硬化、左心室肥厚、心力衰竭,还可使肾损害加重。

2)心力衰竭:为本病常见死亡原因之一,大多与高血压、尿毒症心肌病变及水钠潴留有关。尿毒症心肌病的病因可能与贫血和代谢废物的潴留等有关。发生急性左心衰竭时,可出现不能平卧、呼吸困难和肺水肿等症状,但一般发绀症状不明显。

3)心包炎:主要见于透析不充分者,出现透析相关性心包炎,一般与心包炎的临床表现相同,但心包积液多为血性,可能是毛细血管破裂所致。轻者可无症状,严重者有心脏压塞。

4)血管钙化和动脉粥样硬化:钙化和硬化多见于冠状动脉、脑动脉和周围动脉。本病患者可出现高甘油三酯血症及轻度胆固醇升高,动脉粥样硬化发展较迅速,为本病主要的死亡原因之一。

(3)血液系统

1)贫血:尿毒症患者常有贫血,为正常色素性正细胞性贫血。主要原因为肾脏产生的促红细胞生成激素(EPO)减少,铁摄入不足和叶酸、蛋白质缺乏。

2)出血倾向:常表现为鼻出血、皮下出血、月经过多等,病情严重者可出现胃肠道出血、脑出血等。出血倾向与外周血小板破坏增多、血小板功能下降等有关。

(4)神经、肌肉系统:包含了中枢、外周神经病变。早期可出现失眠、注意力不集中、疲乏等精神症状,后期可有抑郁、记忆力下降、性格改变、谵妄、昏迷等。晚期患者常有周围神经病变,患者可出现肢体麻木、肌肉萎缩和肌无力、深反射迟钝或消失等。但最常见的是肢端袜套样分布的感觉丧失。

(5)消化系统:常见的早期临床症状为食欲减退、恶心、呕吐、腹胀、口腔有尿味等。由于胃黏膜糜烂和消化性溃疡，患者可出现消化道出血，尤以胃黏膜糜烂常见。

(6)皮肤表现：常有皮肤瘙痒，面色暗而萎黄，轻度水肿，呈尿毒症面容，与贫血、尿素霜的沉积等有关。

(7)肾性骨营养不良：简称肾性骨病，常见病因依次为纤维囊性骨炎、肾性骨软化症、骨质疏松症和肾性骨硬化症。骨病有临床症状者较少见。早期诊断主要依据骨活组织检查。其发生与维生素 D_3 不足、继发性甲状旁腺功能亢进、营养不良、骨化三醇缺乏、代谢性酸中毒等有关。

1421

影响慢性肾衰竭进展的危险因素(拓展阅读)

(8)内分泌系统功能紊乱：慢性肾衰竭时内分泌功能出现紊乱。患者常有性功能障碍，晚期可闭经、不孕，男性出现性欲缺乏和阳痿。

考点提示：慢性肾衰竭患者出现的各系统临床表现

(9)易并发感染：与机体免疫功能低下、白细胞功能异常等有关。以肺部和尿路感染常见，透析患者易发生动静脉瘘或腹膜入口感染等。

(三)实验室及其他检查

1. 一般检查

(1)血液检查：白细胞可升高或降低，红细胞计数下降，血红蛋白含量降低。内生肌酐清除率降低，血肌酐增高。血清电解质增高或降低。血气分析有代谢性酸中毒等。

(2)尿液检查：夜尿增多，尿比重降低。尿沉渣中有红细胞、白细胞、颗粒管型、蜡样管型等。

2. B 超或 X 线平片　显示双肾缩小，皮质变薄，肾脏内结构紊乱。

(四)心理-社会状况

应了解患者及其家属对疾病的了解程度。由于慢性肾衰竭治疗需要昂贵的费用，患者及家属可能有较重的思想、经济负担，故应评估患者心理变化及社会支持情况，如有无抑郁、恐惧、绝望等负性情绪；家庭、单位、社区的支持度如何等。

(五)治疗要点

早期应首先治疗原发疾病以及纠正使本病加重的因素。另外，依据慢性肾衰竭的不同分期阶段，制订不同的治疗方案，达到延缓肾功能减退、减少并发症、提高患者生活质量的目的。

1. 治疗原发疾病和纠正加重肾衰竭的因素　如治疗狼疮性肾炎可使肾功能有所改善，纠正水钠缺失、控制感染、解除尿路梗阻、控制心力衰竭等可使肾功能得到不同程度的恢复。

2. 为延缓慢性肾衰竭的发展，应在肾衰竭的早期进行治疗。

(1)饮食治疗：饮食控制可以延缓肾单位的破坏速度，缓解尿毒症的症状，因此要注意严格按照饮食原则制订个体化治疗方案，保证蛋白质、热量、钠、钾、磷及水的合理摄入，并应监测营养指标，以免发生营养不良。

(2)应用必需氨基酸：适当应用必需氨基酸可使尿毒症患者维持较好的营养状态，有助于减轻尿毒症症状。

(3)控制高血压和肾小球内压力：肾小球内高压力会促使肾小球硬化，高血压不仅会促使肾小球硬化，并且能促进心血管并发症的发生，故必须控制。可选择 ACEI、ARB、CCB、袢利尿药及 β 受体阻断药等联合应用。在用药过程中，需监测血清钾及血肌酐水平。一般血压宜控制在 130/80mmHg 以下，慢性肾脏病(chronic kidney disease，CKD)尿毒症期患者的血压应控制在 140/90mmHg 以下。

(4)其他：积极治疗高脂血症、有痛风发作的高尿酸血症。

3. 并发症的治疗

(1)水、电解质和酸碱平衡失调

1）水、钠平衡失调：对单纯水肿者，除限制盐和水的摄入外，可使用呋塞米利尿，每次 20mg 口服或静脉注射，每天 2~3 次。对水肿且伴稀释性低钠血症的患者，应严格限制水的摄入。当常规方法治疗无效时，可选用透析治疗。

2）高钾血症：尿毒症患者易发生高钾血症，应定期监测血钾浓度。当血钾>6.5mmol/L，心电图有高钾表现时，则应紧急处理。具体措施见急性肾衰竭患者的护理部分内容。

3）钙、磷失调：一般进餐时口服碳酸钙补钙，减少肠道内磷的吸收。

4）代谢性酸中毒：一般口服碳酸氢钠，严重者宜静脉补碱。若效果差，需透析治疗。

（2）心血管系统和肺部

1）高血压：通过减少水和钠盐的摄入，清除水、钠潴留，多数患者的血压可恢复正常。

2）心力衰竭：除应特别强调清除水、钠潴留外，其他与一般心力衰竭治疗相同，但疗效较差。

3）心包炎：若积极透析，病情可望改善。当出现心脏压塞时，应紧急心包穿刺或心包切开引流。

4）尿毒症肺炎：透析治疗可迅速获得疗效。

（3）血液系统：常用 EPO 皮下注射，治疗效果较显著。同时注意补充造血原料如铁、叶酸等。

血液透析的原理和过程（动画）

（4）感染：治疗与一般感染相同，但要注意在疗效相近时，尽量选择肾毒性小的药物。

（5）其他：充分透析、肾移植、使用骨化三醇和 EPO 可改善肾衰竭患者神经精神和肌肉系统症状；口服抗组胺药及强化透析对部分患者的皮肤瘙痒有效。

4. 替代治疗　透析疗法、肾移植。血液透析和腹膜透析在一定程度上可替代肾脏的排泄功能，但不能替代肾脏的内分泌和代谢功能。目前，肾移植是治疗终末期肾衰竭最有效的方法。成功的肾移植可使肾功能恢复正常。另外，肾移植后需长期使用免疫抑制剂。

5. 中医中药治疗　在以上治疗的基础上，进行中医辨证施治，加用川芎、黄芪、大黄、冬虫夏草等中药，有助于保护残余肾功能，使病情进展延缓。

【护理诊断/问题】

1. 营养失调：低于机体需要量　与长期限制蛋白质摄入、消化吸收功能紊乱、水电解质紊乱、贫血等因素有关。

2. 体液过多　与肾小球滤过功能降低导致水钠潴留、补液不当等因素有关。

3. 活动无耐力　与心脏病变、贫血，水、电解质和酸碱平衡失调有关。

4. 有感染的危险　与机体免疫功能低下、白细胞功能降低、透析等有关。

5. 焦虑　与病情危重及预后差有关。

6. 有皮肤完整性受损的危险　与体液过多致皮肤水肿、瘙痒、凝血机制异常、机体抵抗力下降有关。

【护理目标】

1. 患者营养状况得到改善。

2. 患者的水、电解质维持平衡。

3. 患者可正常活动。

4. 患者未出现感染。

5. 患者自述焦虑减轻，表现为情绪稳定。

6. 患者皮肤完好无破损。

【护理措施】

1. 一般护理

（1）休息与活动：为尽可能减少对患者的干扰，慢性肾衰竭患者以休息为主。护士应协助患者做好日常的一般护理，对因尿素霜沉积致皮肤瘙痒的患者，每天用温水擦浴；对不同病情程度的患者应制订不同的休息与活动方案，如症状不明显、病情稳定者，可在护士或家属的陪伴下活动，活动以不出现疲劳、胸痛、呼吸困难、头晕为宜；对症状明显、病情较重的患者，应嘱其绝对卧床休息，保证患者的安全与舒适；对长期卧床者，为防止压力性损伤或肌肉萎缩，应定时为患者翻身和做被动肢体活动。

（2）饮食护理

1）蛋白质：在进食高热量饮食的前提下，应根据患者的 GFR 来调整蛋白质的摄入量。当 GFR<50ml/min 时，应限制蛋白质的摄入，其中 50%～60%或以上的蛋白质必须是富含必需氨基酸的蛋白（即高生物效价优质蛋白），如鸡蛋、鱼、牛奶、瘦肉等。当 GFR<5ml/min 时，每天摄入蛋白约为 20g（0.3g/kg）；GFR 在 5～10ml/min 时，每天摄入的蛋白约为 25g（0.4g/kg）；GFR 在 10～20ml/min 时，每天摄入的蛋白约为 35g（0.6g/kg）。花生、豆类等植物蛋白制品含非必需氨基酸多，故应尽量少摄入。必要时，米、面中所含的植物蛋白也要设法去除，如采用麦淀粉作主食。

2）热量与糖类：患者每天应摄取足够的热量，以阻止体内蛋白质过度分解。每天供应热量至少 125.6kJ/kg（30kcal/kg），主要由碳水化合物和脂肪供给。

3）盐分与水分：在肾衰竭早期，若患者无法排出浓缩的尿液，需要比正常人摄入更多的水分才能排出尿液中的溶质。又因肾小管对钠的重吸收能力减退，而每天从尿中流失的钠增加，所以应增加水分和盐分的摄入。当处于肾衰竭末期时，由于肾小球的滤过率降低，尿量减少，此时应注意限制水分和盐分的摄入。

2. 病情观察　严密监测生命体征及意识状态；每天准确记录出入液量，定时测量体重。注意观察有无体液过多的症状和体征（如短期内体重迅速增加、血压升高、心率加快、肺底湿啰音等）。另外，结合血清电解质、肾功能、血气分析结果，观察患者有无高血压脑病、心力衰竭、尿毒症性肺炎等并发症。观察有无感染的征象等。

3. 预防感染　具体措施可见急性肾衰竭患者的护理部分内容。慢性肾衰竭患者由于尿素霜的刺激，皮肤常感瘙痒，注意勿用力搔抓，可每天用温水清洗后涂抹止痒剂。此外，慢性肾衰竭患者口腔容易发生出血、溃疡和口唇干裂，护士应加强口腔护理。

4. 用药护理　应用 EPO 纠正贫血时，注意观察用药后不良反应，如头痛、高血压、癫痫发作等，定期查血红蛋白和血细胞比容等。当有感染发生时，应合理使用对肾无毒性或毒性低的抗菌药物，并观察疗效和不良反应。

5. 血液净化　是指应用物理、化学或免疫等技术，清除体内多余的水分及血中代谢废物、自身抗体、毒物、免疫复合物等致病物质，同时补充人体所需的电解质和碱基，从而维持机体水、电解质和酸碱平衡。常用的血液净化疗法包括血液透析术和腹膜透析术（详见本章第一节概述）。目前，同种肾移植是治疗终末期肾衰竭最有效的方法。

6. 心理护理　慢性肾衰竭患者的预后不佳，时常会有焦虑、消极、自杀等行为。护士应以热情的态度护理患者，使其感受到真诚与温暖，并鼓励家属理解并接受患者的改变。对于患者的病情和治疗，应使患者和家属都有所了解，不仅自身要树立战胜疾病的信心，而且还需要得到家人的支持、鼓励和细心的照顾。

考点提示：慢性肾衰竭患者的护理措施

【护理评价】

1. 患者营养状况是否得到改善。
2. 患者的水、电解质是否维持平衡。

3. 患者是否可以正常活动。

4. 患者是否出现感染。

5. 患者自述焦虑是否减轻。

6. 患者皮肤是否完好无破损。

【健康教育】

1. 生活指导 注意劳逸结合，避免劳累。严格遵从饮食治疗的原则，注意水、钠限制和蛋白质的合理摄入。

2. 预防指导 注意个人卫生，保持口腔、皮肤及会阴部的清洁。皮肤瘙痒时避免用力搔抓且注意保暖。

3. 病情观察指导 准确记录每天的尿量、血压、体重。定期检查肾功能、血清电解质等。

4. 用药指导 严格遵医嘱用药，避免使用肾毒性的药物，如氨基糖苷类抗生素等。

5. 治疗指导 慢性肾衰竭患者应注意保护和有计划地使用静脉，尽量保留前臂、肘等部位的大静脉，以便用于血液透析治疗。定期复查肾功能、血清电解质等。

案例

患者女性，43 岁。慢性肾小球肾炎病史 20 年，近 7 个月来，患者出现无明显诱因的食欲减退、恶心呕吐，晨起症状尤为明显，患者未予以重视。近 1 个月来，患者出现了胸闷、气短、夜间阵发性呼吸困难等症状，主诉夜尿增多。体格检查结果显示：T 36.6℃，P 92 次/min，R 24 次/min，BP 170/110mmHg。患者呈贫血貌，血红蛋白 78g/L，面色深且黄，轻度水肿。肾功能检查：血肌酐 870μmol/L，尿素氮 20mmol/L；血钾 7.3mmol/L。

请问：

1. 对于该患者，护士病情观察的重点内容有哪些？

2. 对于该患者，适合的饮食护理有哪些？

案例思路解析

扫一扫，看总结

扫一扫，测一测

（李小丹）

第五节 尿路感染患者的护理

扫一扫，自学汇

学习目标

1. 掌握尿路感染患者主要身体状况、护理诊断/问题及护理措施。

2. 熟悉尿路感染的发病因素、实验室及其他检查要点。

3. 了解尿路感染的发病机制。

4. 能按护理程序对尿路感染患者实施正确的护理措施。

5. 具有严谨求实的工作态度，尊重尿路感染患者的身心需求，体现出护士的爱伤精神和人文关怀。

导入情景

患者女性,26 岁。近日突然发热,随后出现肉眼血尿,伴尿频、尿痛。尿常规结果显示:尿蛋白(+),红细胞 30~40 个/HP,白细胞 10~20 个/HP。

工作任务:

1. 该患者可能出现了什么问题?
2. 针对该患者,应采取的护理措施有哪些?

尿路感染(urinary tract infection,UTI),是由于各种病原微生物在尿路定植、繁殖所引起的尿路感染性疾病。可分为上尿路和下尿路感染。上尿路感染主要是肾盂肾炎,下尿路感染主要是膀胱炎。本病好发于育龄期女性、老年人、免疫功能低下者、女幼婴和尿路畸形者。

按照起病的急缓程度可分为急、慢性尿路感染。按照是否有尿路功能结构异常,又可分为复杂性尿路感染和非复杂性尿路感染。复杂性尿路感染是指伴有尿路结石、畸形、引流不畅、膀胱输尿管反流等结构功能异常,或者在慢性肾实质性疾病的基础上发生的尿路感染。若无上述情况者则称为非复杂性尿路感染。

本病 90%以上的病因为单一细菌感染所致,大肠埃希氏菌为最常见的病原体,为全部发病因素的 85%,其他致病菌好发率依次为克雷伯菌、变形杆菌、柠檬酸杆菌属等。由革兰氏阳性菌(如肠球菌和凝固酶阴性的葡萄菌)引起的尿路感染占 5%~15%。无症状性细菌尿、非复杂性尿路感染或首次发生的尿路感染最常见于大肠埃希氏菌的感染。医院内感染、复杂性或复发性尿路感染、尿路器械检查后发生的尿路感染,则多为肠球菌、克雷伯菌、变形杆菌及铜绿假单胞菌所致。变形杆菌常多见于伴有尿路结石者,铜绿假单胞菌可见于尿路器械检查后,金黄色葡萄球菌多见于血源性感染,白色或柠檬色葡萄球菌多见于性生活频繁的女性患者,对于糖尿病、免疫功能低下患者则可出现真菌感染。

本病发病机制具体如下:

1. 感染途径

(1)上行感染:是指病原体经尿道上行感染至膀胱、输尿管及肾盂,约占总尿路感染发病率的 95%。正常情况下,在尿道口及其周围定植着少量的细菌,可不致病。但在一些因素(如抵抗力降低、尿路梗阻、性生活、医源性操作等)的作用下,可发生上行感染。

(2)血行感染:是指病原菌通过血液循环到达肾脏及尿路其他部位引起的感染。此种情况不多见,慢性疾病或接受免疫抑制剂治疗的患者一般可出现血行感染,金黄色葡萄球菌、白念珠菌属等为常见的病原菌。

(3)直接感染:当感染出现在泌尿系统周围器官及组织时,病原菌有时可直接侵入泌尿系统而出现感染。

(4)淋巴道感染:当盆腔及下腹部的器官感染时,病原菌可以从淋巴道感染泌尿系统,但此种情况较罕见。

2. 病原菌侵入人体后是否致病,不仅与细菌的数量和毒力有关,而且还与机体的防御功能有关。机体的防御功能主要有:①排尿过程对尿道的冲刷作用。②尿道及膀胱黏膜对细菌的抵抗能力。③尿液中的高渗透压、高浓度尿素及低 pH 等。④男性患者前列腺的分泌物中是否含有抗菌成分。⑤感染出现以后，白细胞迅速进入膀胱黏膜上皮组织和尿液中，可清除细菌。⑥输尿管膀胱连接处的活瓣可防止尿液和细菌进入输尿管。

3. 易感因素

(1)尿路梗阻：由各种原因(如肿瘤、前列腺增生、结石等)使泌尿道梗阻，发生尿潴留，细菌在此环境下易繁殖，进而出现感染。另外，肾下垂、肾盂积水、妊娠期子宫压迫输尿管等，均可使尿液排泄不畅而导致尿路感染。

(2)泌尿系统功能异常或畸形：当有多囊肾、肾发育不全、双肾盂或双输尿管畸形和巨大输尿管时，局部组织抵抗细菌的能力降低，易导致感染。具有异常功能的神经源性膀胱在一定程度也可导致尿潴留及细菌感染。

1427 男性尿道（动画）

(3)医源性因素：一切医源性的侵入性操作(如导尿或留置尿管、膀胱镜或输尿管检查、逆行性尿路造影等)均可使尿路黏膜损伤，细菌入侵尿道，易出现尿路感染。

(4)泌尿系统解剖及生理因素：女性尿道短且直，离肛门又较近，故易被细菌污染。另外，尿道周围的局部刺激(如月经期)、妇科疾病(宫颈炎、阴道炎等)、性激素变化(性生活、妊娠期及产后等)都易使致病菌入侵阴道及尿道黏膜。在中老年男性患者中，包茎、包皮过长可诱发尿路感染。此外，前列腺增生使尿路梗阻，也为尿路感染的另一个重要因素。

1428 女性尿道（视频）

(5)机体抵抗力低下：一些可以导致机体抵抗力下降的因素(如长期使用免疫抑制剂、长期卧床、严重的慢性病、糖尿病和艾滋病等)，较易诱发尿路感染。

【护理评估】

(一)健康史

在排除婴儿和老年人群体后，尿路感染发病率中女性明显高于男性，比例约为8∶1，其中未婚女性发病率为1%～3%，而已婚女性发病率约5%，这可能与性生活、妊娠、月经等有关。对于60岁以上女性群体，尿路感染发生率较高，为10%～12%，发病类型大多是无症状性菌尿。然而对于男性患者来说，50岁以下的健康男性发病率较低，但在50岁以后，男性因前列腺增生的发生率增高，尿路感染发生率相应增高。

护士评估时应重点评估患者有无感染、尿路结石、外伤、前列腺增生、输尿管畸形、多囊肾及膀胱输尿管反流等。有无妇科炎症、长期使用免疫抑制剂、糖尿病等。询问患者生育史，既往有无类似情况发生及诊疗情况。

(二)身体状况

1. 膀胱炎　约占尿路感染的60%，患者主要表现为尿频、尿急、尿痛，伴下腹部疼痛、排尿不适等，有些患者甚至会迅速出现排尿困难。一般不出现全身感染症状，尿液混浊、有异味。此外，常有脓尿，约30%的患者有血尿。

2. 肾盂肾炎

(1)急性肾盂肾炎：临床表现常与感染程度有关。①全身表现：起病急骤，常有寒战、高热(体温常大于38℃，多为弛张热、稽留热或间歇热)、头痛、食欲减退、恶心呕吐、血白细胞计数升高等。血培养可呈阳性，一般无高血压和氮质血症。②泌尿系统表现：可有或无尿频、尿急、尿痛症状，多数伴有腰痛、肋脊角压痛或/和叩击痛。③体格检查：患者出现心动过速、全身肌肉伴压痛。另外，体检时一侧或双侧肋脊角或输尿管点可出现压痛和/或肾区叩击痛。

(2)慢性肾盂肾炎：①全身临床症状较轻，甚至可无症状。泌尿系统表现亦不典型，可间断出现尿频、尿急、尿痛等。②病程中若多次急性发作，则表现为类似急性肾盂肾炎，该类型又称为复发型；

若以长期低热为主要表现称为低热型;若以血尿为主要表现,并伴有较明显的肾区疼痛不适称血尿型;若无临床表现或仅有低热、疲乏等,但多次尿细菌培养阳性者,称隐匿型,也称"无症状性菌尿"。

(3)导管相关性尿路感染:是指患者留置导尿管后或拔出导尿管48h内发生的泌尿系感染。2009年美国感染学会出版的国际临床实践指南《成人导管相关尿路感染的诊断、预防和治疗》中指出,在全球范围内,导管相关性尿路感染最常见。细菌在现有的导管上形成了生物被膜,以利于定植及繁殖。抗生素的全身应用、膀胱冲洗、局部应用消毒剂等方法都消除不了这些细菌。因此,避免非必要的留置导管,且尽早拔除导尿管是最有效的清除方式。

知识链接

导管相关性尿路感染的管理

应严格遵守导管引流的适应证及拔除指征,尽量减少非必需的插管和不恰当的长期留管。具体管理为:①应在无菌的环境下进行置管操作。②操作中应对导管进行充分润滑,尽可能挑选小号的导管。③留管的患者应给予足量的液体来确保有足够的尿流。④更换导管的时间不得大于产品说明书推荐的时限。⑤如患者出现感染、导管结壳、导管破损等造成引流不畅,均需及时更换。⑥当患者出现发热,在未能排除是否为泌尿系感染症状时,应更换导管并进行尿培养等相关检查。

此外,不建议对导尿管、尿道或集尿袋应用抗菌药物。不建议长期留管的患者进行膀胱冲洗。对于留置尿管10年及以上的患者,建议应行膀胱癌筛查。

3. 并发症

(1)肾乳头坏死:是指肾乳头及其邻近肾髓质缺血性坏死。常发生于伴有糖尿病或尿路梗阻的严重肾盂肾炎,可出现败血症、急性肾衰竭等。主要表现为肾盂肾炎症状加重,高热、剧烈腰痛、血尿。可见坏死组织脱落从尿中排出,出现肾绞痛。

(2)肾周围脓肿:常由严重的肾盂肾炎直接扩散而来,患者多有尿路梗阻和糖尿病等易感因素。除原有肾盂肾炎症状加重外,还可出现明显的单侧腰痛,向健侧弯腰时疼痛加剧。

考点提示:尿路感染的分类及其对应的身体状况

(三)实验室及其他检查

1. 一般检查

(1)血液检查:急性肾盂肾炎患者的血白细胞计数升高,中性粒细胞增多,核左移。血沉可增快。

(2)尿常规和尿白细胞计数:尿蛋白多为阴性或微量蛋白。少部分有较明显的镜下血尿,极少数有肉眼血尿。大部分尿沉渣白细胞显著增多,若出现白细胞管型,则有助于诊断肾盂肾炎。新鲜尿液1h白细胞计数超过40万或12h计数超过100万,或新鲜离心尿液每个高倍视野白细胞超过5个,称为脓尿。

2. 尿细菌学检查　是诊断尿路感染的主要依据。通过尿沉渣镜检细菌是一种快速诊断且有意义的方法,用高倍镜查找清洁中段尿沉渣,如平均每个视野≥20个细菌,即为有意义的细菌尿。新鲜清洁中段尿的尿细菌培养临床意义为:清洁中段尿定量培养含菌量$\geq 10^5$/ml,为有意义的细菌尿;$10^4 \sim 10^5$/ml为可疑阳性,需复查;如$<10^4$/ml,则可能是污染。膀胱穿刺尿细菌定性培养有细菌生

长,则提示有真性菌尿。

3. 影像学检查 对于慢性、反复发作或经久不愈的肾盂肾炎,可行腹部平片、静脉肾盂造影(IVP)、排尿期膀胱-输尿管反流造影及逆行性肾盂造影等,以确定有无梗阻、结石、泌尿系统先天性畸形及膀胱-输尿管反流等导致尿路感染反复发作的因素。另外,在尿路感染急性期不宜做 IVP 检查。

(四)心理-社会状况

了解患者对尿路感染的认识及了解程度;患者对高热、尿频、尿急、尿痛等症状的心理反应、应对措施及效果;患病对工作、学习及生活的影响;家庭及亲友对患者的态度、对尿路感染的了解程度等。

(五)治疗要点

在药物敏感试验结果出来之前,选用的抗菌药物应对革兰氏阴性杆菌有效,常用喹诺酮类药物或复方磺胺甲嘧唑。

1. 急性膀胱炎 可不做尿细菌培养,先给予治疗。

(1)当处于急性期时,应嘱患者多休息,多饮水,勤排尿。当膀胱刺激征和血尿明显时,应予碳酸氢钠片口服,每次 1g,每天 3 次,以碱化尿液,使症状得以缓解,抑制细菌生长和避免血凝块形成。对于反复发作的患者,应积极寻找病因,且及时去除诱发因素。

(2)初诊用药:常用方法为单剂量疗法和短程疗法。①单剂量疗法:可选用磺胺甲嘧唑 2.0g、甲氧苄啶 0.4g、碳酸氢钠 1.0g,一次顿服(简称 STS 单剂),或氧氟沙星 0.4g,一次顿服。②短程疗法:可选择磺胺类、喹诺酮类、半合成青霉素或头孢菌素类等,连用 3d;其优点为可减少复发和增加治愈率。药物及用法有甲氧苄啶 0.1g,每天 2 次,或复方磺胺甲嘧唑(每片含磺胺甲嘧唑 0.4g,甲氧苄啶 0.08g)2 片,每天 2 次,或氧氟沙星 0.2g,每天 2 次。机体免疫力低下、妊娠期妇女、老年患者、糖尿病患者及男性患者不宜使用单剂量和短程疗法,而应采用较长的 7 日疗程法。

(3)复诊处理:停服抗菌药 7d 后,复诊时有以下两种情况:①无膀胱刺激征者,留取清洁中段尿做细菌定量培养。结果若为阴性,表示急性膀胱炎治愈。若结果为细菌≥10^5/ml,且为同样细菌,则按肾盂肾炎处理。②对于仍有膀胱刺激征者,行尿常规和清洁中段尿细菌定量培养检查。结果若显示有细菌尿及脓尿,则按症状性肾盂肾炎处理,且应作 IVP,以明确是否有尿路解剖异常。若无细菌尿但有脓尿,则可能为感染性尿道综合征。若细菌尿和脓尿都没有,则可能为非感染性尿道综合征。

2. 肾盂肾炎

(1)一般治疗:症状明显者需卧床休息,多饮水以增加尿量,以利于细菌、炎性渗出物由尿液排出,并给予富含维生素、易消化饮食。

(2)抗菌治疗:①对于轻型急性肾盂肾炎的尿路感染,应口服有效抗菌药物 14d。具体药物有喹诺酮类(剂量同急性膀胱炎)、半合成青霉素类(如阿莫西林)或头孢菌素类(如头孢呋辛),用药后一般 72h 有治疗效果,若无效则应根据药物敏感试验更改药物。②对于较严重的急性肾盂肾炎需静脉输注肾毒性小的敏感抗生素,如青霉素类(如氨苄西林等)、头孢菌素类(如头孢噻肟等)、喹诺酮类(如左氧氟沙星等),必要时可联合用药,至患者退热 72h 后,改用口服有效抗菌药,完成 2 周疗程。

(3)碱化尿液:口服碳酸氢钠 1.0g,每天 3 次,可增强上述抗生素的疗效,使尿路刺激症状减轻。

(4)及早排除引流不畅:肾盂肾炎患者在病情允许时,应尽早进行影像学检查,以判断是否有尿路梗阻,并予以及时处理。

3. 无症状细菌尿 对于老年患者及非妊娠期妇女的无症状细菌尿,排尿通畅则不予以治疗。对妊娠期妇女必须治疗,治疗与一般尿路感染相同,宜选用肾毒性较小的抗生素,如青霉素类、头孢菌素类等,慎用氨基糖苷类及复方磺胺甲嘧唑。学龄前儿童的无症状细菌尿也应予以治疗。

4. 再发性尿路感染　是指尿路感染经过治疗，细菌尿转阴后再次发生真性细菌尿。再发性尿路感染分为复发及重新感染。复发是指原先的致病菌再次引起的感染，通常在停药1个月内发生。重新感染是指另一种新的致病菌侵入尿路引起的感染。为了预防再发，对于重新感染引起的再发性尿路感染，目前多用长疗程、低剂量抑菌疗法作为预防性治疗，如每晚临睡前排尿后口服复方磺胺甲噁唑、氧氟沙星、呋喃妥因，每7~10d更换药物，可明显降低再发率，疗程半年较佳。

【护理诊断/问题】

1. 体温升高　与泌尿系统感染引起产热过多有关。

2. 排尿型态异常　与炎症刺激膀胱有关。

3. 焦虑　与膀胱刺激征引起的不适、疾病反复发作及担心预后有关。

4. 急性疼痛　与尿路感染有关。

5. 潜在并发症：肾乳头坏死、肾周脓肿、中毒性休克。

【护理目标】

1. 患者体温得到控制。

2. 患者排尿正常。

3. 患者焦虑减轻，情绪稳定。

4. 患者疼痛减轻。

5. 患者未发生并发症或并发症得以及时发现和治疗。

【护理措施】

1. 一般护理

(1)休息与活动：尿路刺激征急性发作期，应多卧床休息，取屈曲位，尽量勿站立。因精神过度紧张可使尿频加重，故应指导患者放松情绪。指导患者从事一些感兴趣的活动(如看电视、听音乐、聊天等)，可分散患者的注意力，减轻焦虑。使皮肤黏膜保持清洁，增加会阴清洗次数(女性月经期间应更加注意会阴部的清洁)，减少肠道细菌侵入尿路而引起感染。

(2)饮食护理：给予清淡、营养丰富、易消化食物。鼓励患者多饮水，增加尿量，以冲淡尿中的细菌和稀释炎症渗出物，促进炎症物质的排出，减弱对尿道的刺激。肾功能良好的成人，每天饮水量应为3 000ml左右，并使每天尿量维持在1 500ml以上，且每2~3h排尿1次。肾功能减退者不可多饮水。高热者注意补充水分，同时做好口腔护理。

2. 病情观察　定期测量患者生命体征尤其是体温的变化，对高热患者注意做好降温和一般护理，同时观察热型、发热持续时间、尿路刺激征、腰痛情况及伴随症状。如患者经治疗后高热不退、腰痛加剧，应考虑是否出现肾周脓肿、肾乳头坏死等并发症，及时通知医生处理。

3. 尿细菌学检查的护理　向患者解释检查的意义和方法。做尿细菌定量培养时，为保证培养结果的准确性，尿细菌定量培养需注意：①在应用抗菌药之前或停用抗菌药5d之后留取尿标本。②取清晨第一次的清洁、新鲜的中段尿送检。③留取尿液时要严格无菌操作，并在1h内做细菌培养，若无法及时送检应冷藏保存。④尿标本中勿混入消毒药液，女性患者留尿时注意避开月经期。⑤注意保护好患者隐私。

4. 用药护理　向患者解释有关药物的作用、用法、疗程及其副作用。要求必须按时、按量用药，不可擅自换、减、停药。交代患者口服复方磺胺甲噁唑期间要注意多饮水和同时服用碳酸氢钠，以增强疗效、减少磺胺结晶的形成。

> 考点提示：尿路感染患者的护理措施

【护理评价】

1. 患者体温是否得到控制。

2. 患者排尿是否正常。

3. 患者焦虑是否减轻。

4. 患者疼痛是否减轻。

5. 患者是否发生并发症，或并发症是否得以及时发现和治疗。

【健康教育】

1. 预防疾病指导　让患者及家属了解本病的病因、发病机制。嘱患者要生活规律，避免劳累，坚持体育运动，增加机体免疫力。另外，应多饮水、勤排尿，不留残尿，以保证足够的尿量及排尿次数，预防尿路感染。对于与性生活有关的反复尿路感染的患者，应指导患者在性生活后立即排尿。

2. 对患者的指导　向患者及家属进行有关尿路感染的疾病知识教育，如疾病过程、治疗药物、疗程、药物不良反应、预后等。如使患者及家属明白多饮水、勤排尿的重要性，学会正确清洁外阴部的方法，避免擦便纸污染尿道口，女性患者需经常清洗外阴，以保持外阴清洁干燥，确保患者出院后仍能严格遵从。饮食方面应注意均衡营养，以增强机体的抵抗力。嘱患者按医嘱服药，切勿随意减量或停药，如有不适立即随访。

3. 对于反复发作的慢性肾盂肾炎患者应定期复查尿常规及尿培养。

1429 案例思路解析

案例

患者女性，35岁，已婚。乏力、腰酸4d，排尿次数增加且伴有排尿不尽感。1d前出现发热、尿急及恶心。体格检查显示：体温达39℃，神志清楚，两肾区有叩击痛，双下肢无水肿。血常规显示：白细胞14.2×10^9/L。尿常规显示：尿蛋白(+)，尿沉渣白细胞7/HP，红细胞0~1/HP。

请问：

1. 首先应考虑该患者出现了什么状况？
2. 若要对本病进行确诊，患者需做哪些(或哪项)检查？
3. 根据此患者病情，恰当的护理措施有哪些？

1430 扫一扫，看总结

1431 扫一扫，测一测

（李小丹）

第六节　尿石症患者的护理

学习目标

1. 掌握尿石症患者的身体状况、护理措施、健康教育。
2. 熟悉尿石症常见的发病原因、护理诊断/问题。
3. 了解尿石症的实验室及其他检查、治疗要点。
4. 能按护理程序对尿石症患者实施正确的护理措施。
5. 具有敏锐的观察能力及解决问题的能力，体现出护士的爱伤精神和人文关怀。

1432 扫一扫，自学汇

导入情景

李先生,32岁。突发右侧腰腹部绞痛1h急诊入院。患者于凌晨3点突发右侧腰腹部绞痛,放射至右下腹和会阴部,伴恶心呕吐、冷汗。既往体健。平素喜食肉食,每天饮水量为200~300ml。体格检查:右肾区叩击痛。辅助检查:尿液检查提示镜下血尿;B超提示右侧输尿管上段结石,大小1.2cm×0.7cm;肾功能正常。

工作任务:

1. 针对该患者,应采取的紧急处理措施是什么?
2. 患者拟行体外冲击波碎石术,围手术期间主要的护理诊断/问题有哪些?
3. 针对患者的护理诊断/问题,应该采取哪些护理措施及健康指导?

尿石症(urolithiasis)是指发生在泌尿系统的结石,又称尿路结石,是泌尿外科常见病之一。尿路结石分为上尿路结石(肾结石和输尿管结石)和下尿路结石(膀胱结石和尿道结石)。本病发病率男多于女,男女比例约3∶1。

尿路结石以草酸盐结石最多见,磷酸盐结石、尿酸盐结石、碳酸盐结石次之,胱氨酸结石罕见,通常是以其中一种成分为主的混合性结石。

结石形成的常见病因包括代谢异常、尿路梗阻、感染、异物、药物因素和遗传等。影响结石形成的因素有年龄、性别、种族、职业、环境因素和饮食习惯等。

1. 代谢异常

(1)形成尿结石的物质增加:因代谢异常导致尿液中钙、草酸、尿酸排出量增加。

(2)尿pH改变:酸性尿中易形成尿酸结石和胱氨酸结石,碱性尿中易形成磷酸镁铵结石和磷酸钙结石。

(3)尿中抑制晶体形成物质不足:如枸橼酸、焦磷酸盐、镁及其他微量元素等。

(4)尿量减少,尿液浓缩。

2. 局部因素

(1)尿路梗阻:机械性因素、尿动力学改变、肿瘤压迫等原因均可引起尿路梗阻。

(2)尿路感染:尿路感染时,细菌、脓块、坏死组织均可成为结石的核心。

(3)尿路异物:长期留置尿管、小线头等也可成为结石的核心。

3. 药物因素

(1)药物在尿液中容易结晶而形成结石,如磺胺类药物。

(2)诱发结石形成的药物,如维生素C、维生素D和皮质醇激素。

一、肾及输尿管结石患者的护理

【护理评估】

(一)健康史

评估时应详细询问患者的年龄、职业、饮食饮水习惯、生活环境;既往发病情况,有无泌尿系统梗阻、感染史;有无长期卧床史及用药史等。

（二）身体状况

1. 症状

(1)疼痛:肾盂内大结石和肾盏内结石较固定,一般无明显症状,常在活动后出现上腹或腰部钝痛。肾盂小结石和输尿管结石发生梗阻时,可引起平滑肌痉挛而出现肾绞痛。肾绞痛常于夜间发作,典型临床表现为突发腰部或上腹部剧烈疼痛,可沿输尿管放射至同侧腹股沟或会阴部,常伴恶心、呕吐、面色苍白、冷汗,甚至休克。

(2)血尿:可见肉眼血尿,以镜下血尿多见。

(3)膀胱刺激症状:结石伴感染时,可有尿频、尿急、尿痛。

(4)感染和梗阻:结石继发感染或肾积脓时,可有畏寒、发热等全身症状,重者可出现尿脓毒血症或感染性休克。双侧上尿路完全梗阻时可导致肾功能损害,甚至出现尿毒症。

> **考点提示:** 尿石症患者的身体状况

2. 体征　患侧肾区可有轻度叩击痛。结石梗阻引起肾积水时,可触及增大的肾脏。

> **知识链接**
>
> **尿脓毒血症**
>
> 尿脓毒血症是由尿路感染引起的脓毒血症,临床特征表现为全身炎症反应、器官功能障碍、持续性低血压及组织缺氧。尿脓毒血症十分凶险,住院患者死亡率高达17.9%~27.8%,是泌尿外科疾病中常见的急危重症。普通的泌尿系统感染在某些危险因素的影响下也可迅速发展为尿脓毒血症。危险因素包括:全身因素如高龄、糖尿病、免疫抑制;局部因素如尿路结石、尿路梗阻、神经源性膀胱和尿路内镜手术。近年来,随着人们对尿脓毒血症越来越重视、研究逐步深入及治疗措施改善等,尿脓毒血症的死亡率呈逐年下降趋势。

应重点评估患者有无疼痛和血尿,其程度与结石的部位、大小、活动与否是否有关,以及有无损伤、感染、梗阻等。了解患者肾功能及营养状况。

（三）实验室检查及其他检查

1. 实验室检查

(1)尿液分析:可见肉眼血尿或镜下血尿。伴感染时有脓尿,偶尔可见晶体尿。还可测定尿中钙、磷、镁、尿酸、草酸盐等的水平。

(2)血液检查:检测血液中钙、磷、肌酐、尿酸、尿素氮和肌酸等的水平。

(3)结石成分分析:可根据结石性质,制订结石的预防措施和选择溶石疗法。

2. 影像学检查

(1)X线检查

1)尿路平片(KUB):是诊断尿路结石的重要方法。能发现90%以上的泌尿系结石(图14-4)。结石过小、钙化程度不高或纯尿酸结石常不显影。

2)排泄性尿路造影:可显示结石所致的尿路形态和肾功能改变。透X线的尿酸结石可显示充盈缺损。

3)逆行肾盂造影:一般不作为初始检查手段,常用于其他方法不能确定结石部位或结石以下尿路系统病情不明确时。

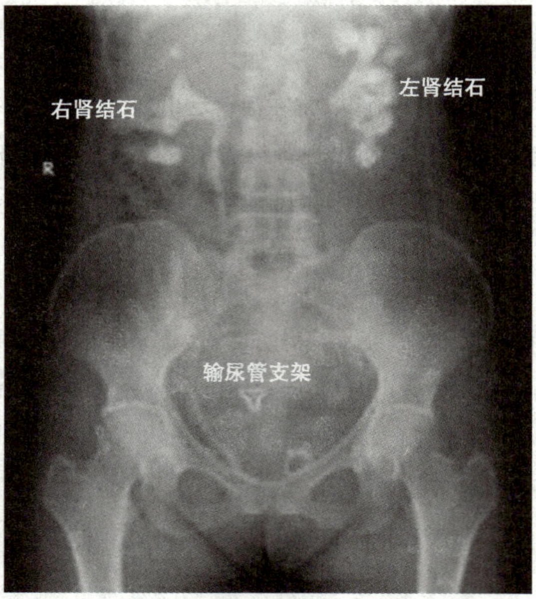

图 14-4 双肾结石

(2)超声检查:可发现平片不能显示的小结石和透 X 线结石,还能显示肾结构改变和肾积水等。

3. 内镜检查 包括肾镜、输尿管镜及膀胱镜检查。可明确诊断 X 线未显影结石和进行治疗。

(四)心理-社会状况

了解患者和家属对结石造成的危害、并发症和预防复发知识的认知程度,对疼痛等症状的心理反应以及家庭经济承受能力。

(五)治疗要点

1. 非手术治疗 适用于结石直径<0.6cm,表面光滑,无尿路梗阻、无感染、纯尿酸结石或胱氨酸结石等患者。

(1)解痉止痛:肾绞痛发作时,予以局部热敷或中药外敷,必要时使用解痉镇痛药。常用解痉药物:阿托品、黄体酮、钙通道阻滞剂;常用镇痛药物:非甾体抗炎药(如双氯芬酸钠、吲哚美辛)和阿片类镇痛药物(如哌替啶、曲马多)。

(2)促进排石

1)水化疗法:每天饮水 2 500~3 000ml,保持每天尿量≥2 000ml。大量饮水配合适当运动有利于小结石排出,同时有助于稀释尿液和减少晶体沉淀,延缓结石形成和术后结石复发。

2)药物溶石:根据结石成分分析结果,选择药物溶石。①调节尿 pH 的药物:尿酸结石可口服枸橼酸氢钾钠、碳酸氢钠碱化尿液;胱氨酸结石可口服氯化铵酸化尿液。②调节代谢的药物:α-巯丙酰甘氨酸、乙酰半胱氨酸可溶石;别嘌醇可治疗尿酸结石。

3)中药和针灸:常用中草药金钱草、车前子等清热利水,通淋排石。针刺穴位可解痉止痛,有利于结石的排出。常用腧穴有肾俞、膀胱俞、三阴交、阿是穴等。

(3)控制感染:对尿培养有细菌感染者,选择敏感药物积极抗感染。

2. 体外冲击波碎石术(external shock wave lithotrity,ESWL) 是在 X 线或 B 超定位下,将冲击波聚焦后作用于结石使之粉碎,然后随尿流排出体外的治疗方法。适用于直径≤2cm 的肾、输尿管上段结石。常见并发症有出血、“石街”形成、肾绞痛、高血压等。

3. 手术治疗

(1)微创手术

1)经皮肾镜碎石取石术(percutaneous nephroscope lithoipsy,PCNL):俗称“打洞取石”,即利用超声或 X 线定位,通过患者腰部开 0.5cm 左右的切口,建立取石通道,置入肾镜,直视下取石或碎石。取石后酌情放置双 J 管和肾造瘘管。适用于直径≥2cm 的肾结石、输尿管上段结石及 ESWL 治疗失败的结石。术中及术后出血是 PCNL 最常见及危险的并发症。

2)输尿管镜碎石取石术(ureteroscopic lithotomy or lithotripsy,URL):将输尿管镜经过尿道、膀胱插入输尿管,在直视下将输尿管结石或肾脏结石击碎取出。输尿管镜分硬性输尿管镜和软性输尿管镜。软性输尿管镜可到达输尿管上段甚至肾脏,适用于输尿管上段及肾脏结石;硬性输尿管镜适用于输尿管中、下段结石,也可用于 ESWL 治疗后“石街”的处理。常见并发症主要有感染、黏膜下损伤、穿孔、撕裂伤等。

3)腹腔镜输尿管取石(Laparoscopic ureterolithotomy,LUL):适用于直径≥2cm 的输尿管结石,经 ESWL、URL 手术失败者。一般不作首选治疗方案。

(2)开放手术:主要术式有肾盂切开取石术、肾实质切开取石术、肾部分切除术、肾切除术、输尿管切开取石术等。开放手术创伤较大,且复发率高。随着微创手术和 ESWL 的普遍开展,泌尿系统结石大多数不再采用开放手术。

【护理诊断/问题】

1. 疼痛　与结石刺激引起的炎症、损伤及平滑肌痉挛有关。

2. 焦虑　与结石引起尿路梗阻及损伤有关。

3. 有感染的危险　与结石梗阻、尿液淤积和侵入性诊疗有关。

4. 知识缺乏:缺乏有关病因和预防复发的知识。

【护理目标】

1. 患者疼痛得到缓解。

2. 患者情绪稳定,能主动配合治疗、护理。

3. 感染未发生或及时被控制。

4. 患者能说出预防结石复发的措施,并主动避免诱因。

【护理措施】

1. 非手术治疗患者的护理

(1)病情观察:观察患者的生命体征变化;观察疼痛的部位、性质、程度、持续时间以及疼痛缓解情况;观察尿液的色、质、量,以及是否有结石排出。

(2)多饮水,遵医嘱使用药物溶石。

2. 体外冲击波碎石术治疗患者的护理

(1)术前护理

1)心理护理:向患者及家属讲解体外冲击波碎石方法、碎石效果及配合要求,解除患者的思想顾虑。

2)术前准备:完善肾功能、B 超,血、尿常规及心电图等检查。

3)治疗前一天服用缓泻剂,以减少肠内气体,避免肠积气、积粪干扰影像,阻碍冲击波传播。

(2)术后护理

1)饮食:若患者无腹胀、呕吐,可正常进食,多饮水,以增加尿量,促进结石排出。

2)休息与活动:适当活动或变换体位,以增加输尿管蠕动、促进碎石排出。肾下盏结石可采用头低位,并叩击背部加速排石;较大肾结石碎石后,应采用患侧卧位,3d 内应卧床休息,尽可能减少下床活动,以减缓结石排出的速度,避免或减少"石街"形成。

> **考点提示:**体外冲击波碎石术治疗患者的护理

3)病情观察:观察初次排尿时间、尿液的性状、尿量及排石情况;有无肾绞痛、血尿及尿路梗阻等。①收集结石碎渣做成分分析。②通常 7~10d 复查 KUB。若需再次行 ESWL 治疗,间隔时间不少于 1 周。

3. 手术治疗患者的护理

(1)术前护理

1)心理护理:关心体贴患者,帮助患者解除思想顾虑,消除恐惧心理。

2)术前准备:输尿管结石患者入手术室前需再行腹部平片定位。

(2)术后护理

1)休息和活动:PCNL手术者应卧床2~3d,勿剧烈活动及用力排便,以减少出血机会,床上活动四肢,预防血栓形成;URL手术者,通常第2天就可下床活动。

2)饮食:无腹胀者可进食少量流质或半流质食物;多饮水,促进排石和预防继发感染。

3)病情观察:观察患者生命体征;观察尿液颜色、性状及量。

4)引流管的护理

肾造瘘管:用于引流尿液及残余结石。护理:①妥善固定管道。②防止引流液逆流引起感染。③管道常规夹闭2h开放,保持引流通畅。④观察记录引流液的色、质、量。⑤拔管指征:术后3~5d,体温正常,引流液清亮,可夹闭引流管观察24~48h,若无排尿困难、腰腹疼痛、发热等,可拔管。

双J管:放置输尿管内,一端在肾盂,一端在膀胱。主要用于扩张输尿管、尿液内引流,也有助于小结石排出,防止输尿管内"石街"形成。护理:①避免活动不当(如剧烈活动、过度弯腰、突然下蹲等)、咳嗽、便秘等,防止引起双J管滑脱或移位。②一般留置管道4~6周,复查无结石残留,在膀胱镜下取出。

5)并发症的护理:①出血。PCNL术后,若肾造瘘管短时间引流出大量鲜红色血性液体,须警惕出血。应安慰患者,嘱其卧床休息,及时报告医生处理。②感染。术后密切观察患者生命体征,遵医嘱使用抗生素。留置尿管者做好会阴护理。

> 考点提示:尿石症患者的术后护理

6)开放手术:①肾实质切开取石者应卧床2周,以减少出血机会;指导深呼吸和有效咳嗽,避免发生肺部感染。②肠功能恢复后可进食。③观察并记录尿液的色、质、量。④做好伤口及引流管的护理。⑤控制感染。

【护理评价】

1. 患者疼痛是否缓解。
2. 患者情绪是否稳定,是否能主动配合治疗、护理。
3. 患者感染是否发生或及时被控制。
4. 患者能否说出预防结石复发的措施,并主动避免诱因。

【健康教育】

1. 尿石症的预防

(1)饮食指导:每天饮水2 500~3 000ml。根据结石成分调节饮食:含钙结石患者应合理摄入钙量;草酸盐结石患者应限制浓茶、菠菜、巧克力、草莓、芦笋和各种坚果(松子、核桃、板栗等);尿酸结石患者不宜食用含嘌呤高的食物,如动物内脏,限制各种肉类和鱼虾等;胱氨酸结石,限制富含蛋氨酸的食物,包括蛋、奶、花生等。

(2)药物预防:遵医嘱使用药物。

(3)病因预防:积极治疗原发病,尽早解除尿路梗阻、感染、异物等因素。

2. 双J管的自我观察与护理 部分患者行碎石术后带双J管出院,因管道刺激,可能出现排尿疼痛、尿频、血尿,一般经多饮水、减少活动或改变体位后均能缓解。定期行X线或超声检查,若出现腰痛、血尿无法缓解,或出现管道滑出尿道口,勿自行回纳,应及时就诊。

> 考点提示:尿石症患者的健康教育

二、膀胱结石患者的护理

膀胱结石(vesical calculi)中,原发性结石多见于男童,与营养不良和低蛋白饮食有关;继发性结石常见于尿道狭窄、前列腺增生、神经源性膀胱、异物和感染。

【护理评估】

(一)健康史

评估时应详细询问患者既往有无上尿路结石、尿路狭窄、前列腺增生等病史;询问有无排尿改变、血尿,有无尿频、尿急、尿痛。有无营养不良情况。

(二)身体状况

膀胱结石的典型症状为排尿突然中断、排尿困难、疼痛和血尿。疼痛常放射至阴茎头部和远端尿道,常伴终末血尿;并发感染时,可出现膀胱刺激症状。

(三)实验室检查及其他检查

1. X线检查　膀胱结石能显示绝大多数结石(彩图14-5)。

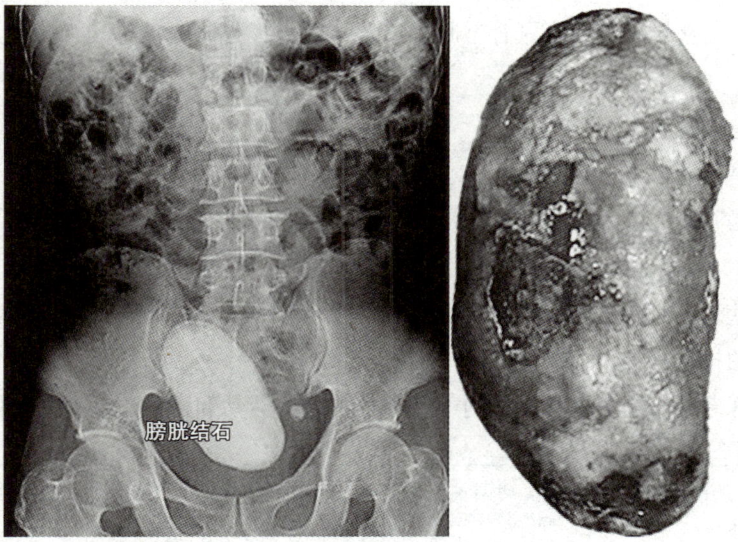

图14-5　膀胱结石

2. B超检查　可探及膀胱内结石声影。
3. 膀胱镜检查　可直观结石,并可发现膀胱病变。

(四)心理-社会状况

了解患者和家属对膀胱结石的认知程度,患者对疼痛、排尿困难等症状的心理反应,对预防结石复发知识的了解程度,以及家庭经济承受能力。

(五)治疗要点

主要采取手术治疗。

1. 经尿道膀胱镜取石或碎石术　直径2~3cm的结石可用碎石钳机械碎石,并将结石取出。较大结石可采用超声、激光或气压弹道碎石。
2. 耻骨上膀胱切开取石术　为传统的开放手术方式。

【护理诊断/问题】

1. 疼痛　与结石刺激引起的炎症、损伤及平滑肌痉挛有关。

2. 排尿异常　与结石阻塞尿路有关。

3. 有感染的危险　与结石可直接损伤和侵入性诊疗有关。

【护理目标】

1. 患者疼痛缓解。

2. 患者结石取出或排出。

3. 患者感染未发生或及时被发现和控制。

【护理措施】

1. 经尿道膀胱镜取石或碎石术后的护理

(1)观察并记录碎石后排尿及排石情况,并收集结石做成分分析。

(2)观察尿液的色、性状和量,若尿色鲜红提示有出血;观察有无膀胱穿孔症状。

2. 耻骨上膀胱切开取石术后的护理

(1)切口护理:保持切口敷料清洁干燥,及时更换敷料,防止切口感染。

(2)预防感染:嘱患者多饮水,并遵医嘱适量应用抗生素,预防尿路感染。

(3)遵医嘱适当应用镇痛药。

(4)管道护理:留置导尿管或有耻骨上膀胱造瘘管者行管道护理,并按医嘱拔除管道。

【护理评价】

1. 患者疼痛是否缓解。

2. 患者结石是否取出或排出。

3. 患者感染是否发生或及时被控制。

【健康教育】

1. 嘱患者多饮水,多走动以利于结石排出。

2. 养成良好的排尿习惯,不要憋尿。

3. 嘱膀胱切开取石术后患者1个月内不宜参加重体力劳动和剧烈运动,防止继发出血。

1433 案例思路解析

1434 扫一扫,看总结

1435 扫一扫,测一测

案例

李先生,45岁。反复出现排尿中断3个月,伴尿频、尿急、尿痛、血尿1d。患者自诉反复出现排尿时尿流中断,伴阴茎头部疼痛,活动后再次排出尿液,症状缓解。1d前出现尿频、尿急、尿痛,伴排尿后少量出血,遂就医。体格检查:T 36.5℃,P 88次/min,R 22次/min,BP 128/78mmHg。血常规:白细胞 11.0×10^9/L,中性粒细胞占79%。尿常规:白细胞(++)。

请问:

1. 该患者的身体状况有何特点?初步评估有哪些?
2. 为明确诊断,需要进一步做哪些检查?
3. 该患者存在哪些护理问题?

(戢美英)

第七节　泌尿系统结核患者的护理

1436

扫一扫，
自学汇

学习目标

1. 掌握肾结核患者的身体状况、护理措施、健康教育。
2. 熟悉肾结核的治疗要点及护理诊断/问题。
3. 了解肾结核的实验室检查及其他检查、发病机制。
4. 能按护理程序对肾结核患者实施正确的护理措施。
5. 具有敏锐的观察能力及解决问题的能力，体现出护士的爱伤精神和人文关怀。

导入情景

患者，男，24 岁，消瘦。因反复尿频、尿急、尿痛 1 个月入院。一般抗生素治疗无效。尿常规检查发现尿中有红、白细胞，尿液当中找到结核分枝杆菌。

工作任务：

1. 该患者首先考虑的临床诊断是什么？
2. 该患者存在哪些护理问题？

泌尿系统结核包括肾、输尿管、膀胱和尿道结核。泌尿系统结核起源于肾，常继发输尿管、膀胱和尿道结核。单肾结核约占 90%，双侧受累者不足 10%。本节只介绍肾结核。

肾结核（renal tuberculosis）由结核杆菌感染所致，主要由肺结核、消化系统或骨关节结核病灶中的结核菌经血行播散至肾脏所致。早期多无临床表现，发病过程一般较为缓慢。肾结核好发于 20~40 岁的青壮年男性。近年来，平均发病年龄有上升趋势。

【护理评估】

（一）健康史

评估时应详细询问患者的性别、年龄、发病时间，既往有无肺结核、骨关节结核病史。

（二）身体状况

1. 膀胱刺激症状　肾结核的典型症状。其中尿频常出现最早。膀胱病变越严重，膀胱刺激症状越明显。晚期膀胱挛缩，尿频次数可达数十次，甚至出现尿失禁。

2. 血尿　肾结核的常见症状，多为终末血尿，常在膀胱刺激症状之后出现。

3. 脓尿　常为镜下脓尿，少数严重病例可见米汤样脓尿，混有血液时呈脓血尿。

4. 腰痛和肿块　少数肾结核严重病变或梗阻，可发生腰部钝痛或绞痛。较大肾积脓或肾积水时，可出现腰部肿块。

5. 全身症状　晚期肾结核常出现消瘦、乏力、午后发热、盗汗等全身结核病征象。

> **考点提示：**肾结核患者的身体状况

应重点评估患者的病变程度，包括膀胱刺激症状、单侧或双侧病变、是否合并非特异性感染、肾功能损害情况及营养状况、有无肾外结核以及抗结核药物治疗等。

（三）实验室及其他检查

1. 实验室检查

(1)尿液检查:连续3次检查晨尿中是否有结核杆菌,若结果为阳性即可诊断泌尿系统结核。

(2)血常规和生化检查:有助于了解全身和其他脏器情况。

2. 影像学检查

(1)腹部X线平片:了解有无钙化灶及其部位。

(2)泌尿系统造影:早期肾结核表现为肾盏、肾盂边缘不光滑如虫蛀状,继而肾盏、肾盂不规则地扩大或模糊变形,形成空洞。

(3)CT及MRI检查:多在泌尿系统造影图像不清时采用。

(4)B超检查:可作为筛查手段,有助于发现肾积水和肾实质的钙化灶。

3. 膀胱镜检查　可见膀胱黏膜炎性充血,严重者可见黄色粟粒状结节和溃疡。多用于逆行尿路造影,膀胱挛缩状态时禁忌做膀胱镜。

（四）心理-社会状况

重点评估患者和家属对泌尿系结核、治疗和预后的认知程度,以及对晚期病变多次手术治疗的心理状态和家庭经济承受能力。

（五）治疗要点

1. 非手术治疗

(1)支持疗法:通风良好,加强营养,注意休息,保持身心愉快。

(2)药物治疗:规范抗结核治疗。目前最常用的一线抗结核药物有异烟肼、利福平、吡嗪酰胺、乙胺丁醇和链霉素。

2. 手术治疗

(1)病灶清除术:术前应用抗结核药4周后,手术清除干酪样坏死组织。

(2)部分肾切除术:将病变肾组织及部分正常肾组织一并切除。

(3)肾切除术:术前应用抗结核药2周,完全切除已破坏的无功能肾,彻底清除病灶。

【护理诊断/问题】

1. 恐惧/焦虑　与病程长、病肾切除、晚期并发症有关。

2. 排尿障碍　与结核性膀胱炎、膀胱挛缩有关。

3. 潜在并发症:感染。

【护理目标】

1. 患者恐惧/焦虑程度减轻或消失。

2. 患者能维持正常的排尿状态。

3. 患者并发症得到有效预防,或发生后得到及时发现和处理。

【护理措施】

1. 减轻焦虑/恐惧　主动关心患者,解释引起严重尿频、尿急、尿痛的原因是结核性膀胱炎所致。做各项检查及治疗前耐心解释,稳定情绪。

2. 促进排尿功能　诊断明确者,可遵医嘱给予抗结核药物治疗,同时应用碱性药物调节pH,应用解痉药物缓解膀胱刺激症状。对已形成挛缩小膀胱患者,建议行膀胱扩大手术治疗,做好术前准备。

3. 预防和处理继发性感染

(1)术后采取半卧位。

(2)观察生命体征,特别是体温的变化,观察伤口有无出血。

(3)保持各引流管通畅,并观察引流物的色、质和量。

(4)遵医嘱正确使用抗菌药物。

> **考点提示:**肾结核患者的术后护理要点

【护理评价】

1. 患者恐惧/焦虑是否减轻。
2. 患者排尿形态是否正常,膀胱刺激症状是否消失。
3. 患者是否发生并发症,或并发症是否得以及时发现和治疗。

【健康教育】

1. 康复指导　加强营养,适当活动,避免劳累,促进康复。带管出院者注意自身观察和护理,防止继发感染。

2. 用药指导

(1)术后继续抗结核治疗 6 个月以上,以防结核复发。

(2)要求联合、规律、全程用药,不可随意间断或减药、减量,避免不规范用药产生耐药性而影响治疗效果。

(3)用药期间须注意药物的不良反应,定期复查肝、肾功能,测听力、视力等。若出现恶心、呕吐、耳鸣、听力下降等症状,应及时就诊。

3. 定期复查　术后应每月检查尿常规和尿结核杆菌,连续半年尿中无结核杆菌称为稳定转阴,5 年不复发者可视为治愈。

1437 案例思路解析

案例

男性,40 岁。尿频、尿急、尿痛 5 年,有时出现肉眼血尿。体格检查:贫血貌,血尿素氮 33mmol/L,肌酐 612mmol/L。尿常规:白细胞 20~30 个/HP,B 超显示:膀胱容量小,每次排尿 50ml。

请问:

1. 该患者最可能的临床诊断是什么?
2. 该病最有意义的诊断方法是什么?
3. 该病不宜检查的项目是什么?

1438 扫一扫,看总结

1439 扫一扫,测一测

(戢美英)

第八节　泌尿系统肿瘤患者的护理

1440 扫一扫,自学汇

学习目标

1. 掌握肾癌、膀胱癌患者的身体状况、护理措施。
2. 熟悉肾癌、膀胱癌患者的治疗要点及健康教育。
3. 了解肾癌、膀胱癌的实验室检查及其他检查、发病原因、护理诊断/问题。
4. 能按护理程序对肾癌、膀胱癌患者实施正确的护理措施。
5. 具有敏锐的观察能力及解决问题的能力,体现出护士的爱伤精神和人文关怀。

导入情景

患者,男性,58 岁。反复出现右侧腰部钝痛、无痛性肉眼血尿 1 周,伴神疲乏力、焦虑、食纳差,遂就医。尿常规:RBC(+++)。B 超:右肾有一直径约 5cm 的占位。

工作任务:

1. 该患者首先考虑的临床诊断是什么?
2. 应首先采取哪些处理措施?

一、肾癌患者的护理

肾癌(renal carcinoma)是指起源于肾实质泌尿小管上皮系统的恶性肿瘤,亦称肾细胞癌,占成人恶性肿瘤的 2%~3%。高发年龄为 50~70 岁,男女比例约为 2∶1。

肾癌的确切病因尚不清楚,但可能与吸烟、接触染料化工毒物、病毒、饮食、肥胖、遗传、高血压与抗高血压治疗等有关。

肾癌常累及一侧肾脏,肿瘤多单发,10%~20%为多发。多发病灶病例常见于遗传性肾癌以及肾乳头状腺癌的患者。主要组织学分类:肾透明细胞癌占 70%~80%;乳头状肾细胞癌占 10%~15%;嫌色性肾细胞癌约占 5%。肾癌可侵及相邻脂肪、肌肉、血管、淋巴管,远处转移最常见的部位是肝、大脑、肺、骨骼。

【护理评估】

(一)健康史

评估时应详细询问患者一般情况,如年龄、性别、职业、饮食习惯,有无吸烟嗜好,家族中有无肿瘤病史等。

肾癌身体状况(微课)

(二)身体状况

1. 肾癌三联症　即血尿、疼痛和肿块。全程间歇无痛性肉眼血尿为常见症状;疼痛常为腰部钝痛、隐痛及胀痛,血块通过输尿管时可引发肾绞痛。肿瘤较大时可在腹部或腰部触及肿块,质坚硬。

2. 肾外症候群　肾癌肾外临床表现有发热、高血压、红细胞增多症、血沉快、消瘦、贫血、高钙血症、高血糖、肝功能异常等。

3. 转移症状　肾癌因转移部位和程度不同可出现咳嗽和咯血、瘙痒、黄疸、骨痛和病理性骨折、神经系统症状等。

> **考点提示:** 肾癌患者的身体状况

评估时应重点了解患者有无血尿、肿块和疼痛。早期无明显症状,晚期三者可同时出现。

(三)实验室及其他检查

1. 实验室检查　血、尿常规检查可提示贫血、血尿、血沉增快。

2. 影像学检查

(1)超声检查:能检查出 1cm 以上的肿瘤,准确鉴别肾实质性肿块与囊性病变;是发现肾肿瘤最简便、最常用的方法。

(2)X 线检查:KUB 可见肾外形增大;IVU 可见肾盏肾盂因肿瘤挤压或侵犯,出现不规则变形、狭窄、拉长、移位或充盈缺损。

(3)腹部 CT/MRI:CT 有助于肾癌早期诊断、临床分期和肾脏肿瘤性质的鉴别,对肾脏肿块检出率近 100%、肿瘤诊断正确率达 95%以上。MRI 在肾癌与出血性肾囊肿的鉴别诊断以及确定静脉癌栓范围方面具有优势。

3. 肾穿刺活检　影像检查诊断为肾癌且适于手术治疗者，不主张术前做肾肿瘤穿刺活检。不能手术治疗的晚期肾癌患者、不宜手术治疗的肾癌患者、选择消融治疗的肾癌患者，治疗前均应行肾肿瘤穿刺活检，明确病理诊断，有助于选择治疗方法及用药(图 14-6)。

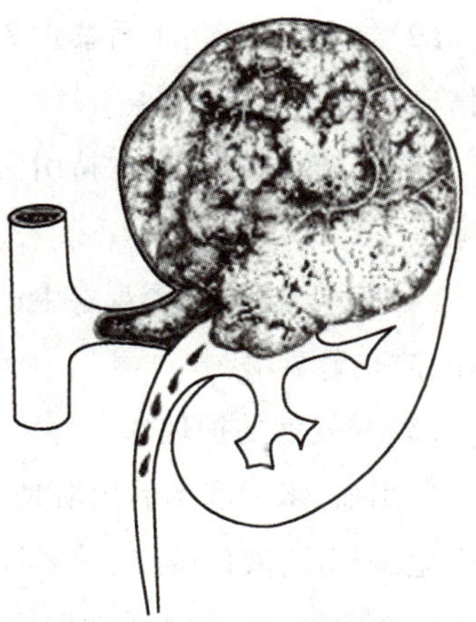

图 14-6　肾癌的病理改变

(四)心理-社会状况

评估患者及家属对病情、拟采取的手术方式、手术并发症、排尿形态改变的认知程度，评估患者的心理状态和家庭经济承受能力。

(五)治疗要点

1. 非手术治疗　干扰素(INF-α)、白细胞介素-2(IL-2)对预防和治疗转移癌有一定疗效。酪氨酸激酶抑制剂分子靶向治疗可提高肾癌的治疗有效率。对放疗及化疗均不敏感。

2. 手术治疗

(1)根治性肾切除术(radical nephrectomy)是治疗肾癌最主要的手段。

(2)对孤立肾肾癌或双侧肾癌，可考虑做保留肾单位的肾部分切除术。

(3)腹腔镜根治性肾切除术或肾部分切除术具有创伤小、术后恢复快等优点，得到广泛应用。

3. 消融治疗　包括射频消融、冷冻消融、高强度聚焦超声，主要治疗不适合手术的小肾癌患者。

【护理诊断/问题】

1. 恐惧/焦虑　与对癌症的恐惧、害怕手术有关。

2. 营养失调:低于机体需要量　与长期血尿、癌肿消耗、手术创伤及营养摄入不足有关。

3. 潜在并发症:出血、感染。

【护理目标】

1. 患者恐惧/焦虑程度减轻或消失。

2. 患者营养失调得到纠正或改善。

3. 患者并发症得到有效预防或及时发现和处理。

【护理措施】

1. 术前护理

(1)心理护理:主动关心患者，适当解释病情，给予耐心疏导，消除其恐惧、焦虑、绝望的心理，树立战胜疾病的信心。

(2)鼓励多饮水，以稀释尿液，避免血块堵塞尿路。

(3)改善患者的营养状况:提供良好的就餐环境和色香味俱佳、营养丰富的食品，以促进患者食欲。对胃肠功能障碍者，给予肠外营养支持;贫血者可少量多次输血，以提高血红蛋白水平及患者抵抗力。

2. 术后护理

(1)一般护理:患者术后麻醉清醒、生命体征平稳后可取半卧位，有利于呼吸、循环及引流。行肾癌根治术的患者，建议早期下床活动;行肾部分切除术的患者，需卧床 5~7d，避免过早下床活动引起手术部位出血。

(2)饮食与营养:术后禁食 2~3d,待肛门排气后开始进食,给予高蛋白、高维生素饮食,促进术后伤口恢复。

(3)引流管的护理:保持引流通畅,观察引流液的颜色、性质及量,若无引流物排出,术后 2~3d 拔除。

(4)病情观察:严密观察生命体征,保证输血、输液通畅,防治休克。监测 24h 尿量、尿蛋白及肾功能,防止肾衰竭。

(5)并发症的护理

1)出血:术中和术后出血是肾部分切除术最主要的并发症。护理时应密切观察患者生命体征的变化,若引流液色鲜红、量多且很快凝固,同时伴有血压下降、脉搏增快等低血容量休克表现,常提示活动性出血,应及时通知医生并协助处理。可遵医嘱应用止血药物。对出血量大、血量不足的患者给予输液和输血。对经处理出血未能停止者,积极做好手术止血准备。

考点提示:肾癌患者的术后护理要点

2)感染:密切观察体温变化;保持伤口清洁干燥;保持引流通畅;遵医嘱应用抗生素,防止感染的发生。

【护理评价】

1. 患者恐惧/焦虑是否减轻、情绪是否稳定,是否能主动配合手术、治疗及护理。

2. 患者术后营养状况是否逐渐改善。

3. 患者在治疗过程中是否发生出血、全身或局部伤口感染,或是否能及时发现并发症并妥善处理。

【健康教育】

1. 生活指导　保证充分休息和充足睡眠,适度运动,戒烟酒,减肥,避免重体力活动,加强营养,避免感冒。

2. 饮食护理　给予高热量、高蛋白、高维生素营养丰富饮食;进食补气、补血的食物,如红枣、枸杞、四红汤等;鼓励患者多饮水,稀释尿液,避免血块堵塞尿路。

3. 定期复查　定期复查超声检查、CT 和血尿常规,及时发现肾癌是否复发或转移。

二、膀胱癌患者的护理

膀胱癌(carcinoma of bladder)是泌尿系统中最常见的肿瘤。40 岁以后发病率逐渐增加,60~70 岁达到高峰,男女发病比例约为 4:1,城市居民发病率高于农村居民。按组织类型可分为上皮性肿瘤、鳞癌和腺癌。其中上皮性肿瘤约占 95%以上,鳞癌和腺癌各占 2%~3%。按分化程度可分为 3 级:Ⅰ级为高分化乳头状癌,低度恶性;Ⅱ级为中分化乳头状癌,中度恶性;Ⅲ级为低分化乳头状癌,属高度恶性。按生长方式可分为原位癌、乳头状癌和浸润性癌。移行细胞癌多为乳头状,鳞癌和腺癌常有浸润。多采用 TNM 分期,是肿瘤临床(T)和病理分期(P)的依据。

肿瘤扩散以直接向膀胱壁内浸润为主。淋巴转移常见,晚期血行转移到肝、肺、骨和皮肤等处。

相关发病因素包括吸烟、职业因素、非职业因素。

1. 吸烟　吸烟者膀胱癌发病率是非吸烟者的 1.8~2 倍。目前对吸烟诱发膀胱癌的机制尚缺乏直接、明确的证据,普遍认为与香烟中的多种芳香胺有关。膀胱癌发病风险和吸烟的量、时间、初始年龄有关。

2. 职业因素　目前认为,β-萘胺、联苯胺、4-氨基联苯等化合物是膀胱癌发病的第二危险因素,橡胶、皮革、燃料、染发、钢铁铸造等从业人员，膀胱癌发病危险性显著增加。

3. 非职业因素

(1)膀胱慢性感染与异物刺激，遗传、炎症、结石、电离辐射与膀胱癌的发病密切相关。

(2)摄入大量脂肪、胆固醇、油煎食物、红肉(如牛肉、猪肉)可增加膀胱癌的发病风险。

(3)长期大量服用镇痛药物。

【护理评估】

(一)健康史

评估时应详细询问患者一般情况，如年龄、性别；饮食习惯，家族史、用药史，有无吸烟嗜好；职业，是否长期接触联苯胺、β-萘胺、环磷酰胺等。

> **考点提示**：膀胱癌常见的发病原因

(二)身体状况

1. 血尿 是膀胱癌最常见和最早出现的症状。典型临床表现为间歇性无痛性肉眼血尿或镜下血尿。出血量多少与肿瘤大小、数目、恶性程度不成正比。

2. 膀胱刺激症状 多为原位膀胱癌和浸润性膀胱癌的晚期表现。常因肿瘤坏死、溃疡、并发感染所致，表现为尿频、尿急、尿痛。

3. 其他 排尿困难，甚至尿潴留；骨转移者有骨痛；腹膜后转移或肾积水者可出现腰痛。评估时应重点了解患者排尿型态、血尿程度，肿瘤的位置、数量、大小及浸润程度，癌细胞分化程度，了解重要器官功能状况，有无转移灶及恶病质的表现。

> **考点提示**：膀胱癌患者的身体状况

(三)实验室及其他检查

1. 实验室检查 检测新鲜尿液中脱落肿瘤细胞，可作为肿瘤初步筛选，但分化良好者不易发现。可通过尿液膀胱肿瘤抗原检查(BTA)、纤维蛋白和纤维蛋白降解产物(FDPs)、核基质蛋白(NMP-22)等检查提高膀胱癌检出率。

2. 影像学检查

(1)超声检查：可分辨直径0.5cm以上的膀胱肿瘤，经尿道超声扫描可了解肿瘤浸润范围及深度，为临床首选检查。

(2)静脉尿路造影(intravenous urography，IVU)：可了解肿瘤浸润范围、深度，是否肾积水、输尿管浸润及浸润程度等。膀胱造影可见充盈缺损。

(3)CT检查：可检查膀胱肿瘤的范围和深度，显示有无淋巴结及远处转移。

(4)MRI检查：可显示膀胱壁肌层及邻近器官受侵情况。

3. 膀胱镜检查 能直接观察肿瘤生长的部位、大小、数目、形态、浸润范围等，并可取活组织检查，有助于确定诊断和治疗方案。这是诊断膀胱癌最直接、重要的方法。

(四)心理-社会状况

了解患者及家属对病情、拟采取的手术方式、术后并发症、排尿型态改变的认知程度，患者的心理状态和家庭经济承受能力。

(五)治疗要点

治疗原则是以手术治疗为主的综合治疗。

1. 手术治疗

(1)经尿道膀胱肿瘤切除术(transurethral resection of badder tumor，TURBT)：适用于表浅膀胱肿

瘤的治疗,切除范围包括肿瘤基底部周边 2cm 的膀胱黏膜。

(2)膀胱部分切除术(partial cystectomy):适用于分化良好、局限的膀胱肿瘤。切除范围包括距离肿瘤边缘 2cm 以内的全层膀胱壁。

(3)根治性膀胱全切术(radical total cystectomy):适用于多发、反复发作或侵犯膀胱颈、三角区的膀胱肿瘤。切除的范围包括膀胱、前列腺和精囊。膀胱切除术后须行尿流改道或膀胱替代,最常用的是回肠、结肠代膀胱术及原位新膀胱术。

2. 放射治疗　适用于膀胱癌各期病变。包括根治性、辅助性、姑息性放射治疗。

3. 化学治疗　包括全身化疗和膀胱灌注化疗等。全身化疗多用于有转移的晚期膀胱癌患者,常用药物有甲氨蝶呤、长春新碱、阿霉素等。膀胱灌注化疗常用于保留膀胱手术后的患者,常用药物有丝裂霉素、吡柔比星、羟喜树碱等。如病情允许,术后半个月开始,每周灌注 1 次,8 周后改为每月 1 次,共 1~2 次,可预防或推迟肿瘤复发。

知识链接

原位新膀胱术

原位新膀胱术是指膀胱全切后,截取一段肠管(回肠或乙状结肠),制成新膀胱,放在膀胱原来的位置,将输尿管新膀胱进行吻合,然后将新膀胱与尿道残端吻合,以重建下尿路,达到储尿、控尿、排尿等正常生理功能。实施该手术的膀胱癌患者应满足以下条件:①尿道完整性和外括约肌功能良好。②术中尿道切缘肿瘤阴性。③肾脏功能良好,可保证电解质平衡及废物排泄。④肠道无明显病变。此术式的优点是不需要腹壁造口,提高生活质量,并维护自身形象,减少护理费用,患者更容易接受;缺点是手术步骤繁琐,手术时间长,创伤大,可能出现尿失禁、排尿困难等并发症。

【护理诊断/问题】

1. 恐惧/焦虑　与对癌症的恐惧、害怕手术及对预后的认知不足有关。
2. 营养失调:低于机体需要量　与长期血尿、癌肿消耗、手术创伤及营养摄入不足有关。
3. 体象紊乱　与膀胱全切尿流改道,不能主动排尿有关。
4. 潜在并发症:术后出血、感染、尿失禁、尿瘘、穿孔。

【护理目标】

1. 患者恐惧/焦虑程度减轻或消失。
2. 患者营养失调得到纠正或改善。
3. 患者能接受自我形象改变的现实,并学会造口自我护理。
4. 患者无并发症发生,或并发症及时被发现并得到有效处理。

【护理措施】

1. 术前护理

(1)心理护理:根据患者的具体情况,做好心理疏导。

(2)一般护理:注意休息,加强营养,预防感冒。

(3)病情观察:监测生命体征,观察并记录尿量、颜色和性状。

(4)术前准备:行膀胱全切除、肠道代膀胱术的患者,按肠切除术进行术前准备。

2. 术后护理

(1)休息与活动:生命体征平稳后,可取半坐卧位。膀胱全切除术后卧床8~10d,防止引流管脱落。术后1~3个月,适当活动,避免久坐、重体力劳动、性生活等。

(2)饮食:经尿道膀胱肿瘤电切术后6h,可进食。膀胱部分切除、膀胱全切输尿管皮肤造口术后患者,待肛门排气后开始进食。回肠代膀胱术、可控膀胱术后按肠吻合术后饮食护理。禁食期间给予静脉营养。每天入量2 000~3 000ml。

(3)病情观察:密切观察生命体征,尿量、颜色、性状以及患者反应,准确记录。

(4)引流管的护理:妥善固定,引流通畅。床旁引流袋低于引流管出口水平,防止逆流。回肠膀胱或可控膀胱因肠黏膜分泌黏液,易堵塞引流管,注意及时挤压将黏液排出。

(5)膀胱灌注治疗的护理:①灌注前避免大量饮水,排空膀胱。②灌注时,病室保持适宜温湿度,充分润滑导尿管,以减少尿道黏膜损伤。③药液在膀胱内保留1~2h,期间每15min变换一次体位,使药液与膀胱壁充分接触。④灌注后,大量饮水,稀释尿液,降低药物浓度,减少尿道黏膜刺激。⑤如出现化学性膀胱炎、出血等,遵医嘱延长灌注时间间隔、减小剂量、使用抗生素等,严重者暂停膀胱灌注。

(6)造口护理:尿流改道术后患者,需佩戴造口集尿袋。应观察造口及周围皮肤情况,保持局部清洁干燥,及时清理分泌物,保证尿流通畅。

(7)新膀胱冲洗护理:患者平卧,用生理盐水或碳酸氢钠溶液,温度36℃左右,每次30~50ml,低压缓慢冲洗,如此反复多次,至冲洗液澄清为止。一般术后3d开始冲洗,每天1~2次,肠黏液多者可适当增加次数。

(8)并发症护理

1)出血:密切观察病情,若患者出现血压下降、脉搏加快,引流管内引出鲜血,每小时超过100ml以上,提示有活动性出血,应及时报告医生处理。

2)感染:监测体温,保持伤口清洁干燥,及时更换渗湿敷料。保持引流通畅。定时翻身、叩背咳痰,若痰液黏稠予以雾化吸入,适当活动等,预防感染发生。

3)尿瘘:①指导患者养成定时排尿习惯,避免长时间憋尿。②采取盆腔引流管低负压吸引,同时使用抗生素,并保持引流通畅,一般尿瘘可自行愈合。

> **考点提示:**膀胱癌患者的术后护理要点

4)尿失禁:睡前排空膀胱,夜间用闹钟唤醒2~3次,以帮助减少夜间尿失禁;坚持盆底肌功能锻炼。

【护理评价】

1. 患者恐惧/焦虑是否减轻、情绪是否稳定。

2. 患者术后营养状态是否逐渐改善。

3. 患者能否接受自我体象的改变,患者及家属是否学会造口自我护理。

4. 患者是否发生出血、全身和伤口感染等并发症,或是否及时发现和处理。

【健康教育】

1. 出现无痛性肉眼血尿应及时就诊检查。

2. 术后适当锻炼,加强营养,增强体质;戒烟,对密切接触致癌物质者加强劳动保护,防止或减少膀胱肿瘤的发生。

3. 教会尿流改道术后腹部佩戴接尿器者自我护理,避免集尿器的边缘压迫造瘘口,保持清洁,定时更换尿袋。保持会阴或瘘口周围皮肤清洁,防止尿路逆行感染。

4. 向患者强调肿瘤治疗后的复发倾向,及定期复查的重要性,说服患者主动配合。术后每3个月复查膀胱镜1次;2年无复发者,改为每半年复查1次。

1442 案例思路解析

1443 扫一扫,看总结

1444 扫一扫,测一测

案例

李先生,60岁。因间歇性全程肉眼血尿2个月余入院。2个月前,无明显诱因出现肉眼血尿,呈间断性、全程肉眼血尿,伴夜尿增多,7~8次/晚,无尿急、尿痛、排尿困难等症状。结合全身检查,诊断为膀胱癌($T_{2b}N_0M_0$)。完善各项检查后,患者在全麻下行腹腔镜根治性膀胱全切术+回肠原位新膀胱术。

请问:

1. 该患者术后的护理评估应重点关注哪些问题?
2. 针对护理评估出现的问题,应采取哪些护理措施?

(戢美英)

第九节　泌尿系统损伤患者的护理

1445 扫一扫,自学汇

学习目标

1. 掌握泌尿系统损伤患者的身体状况、治疗要点、护理措施。
2. 熟悉肾、膀胱、尿道损伤的临床分型和健康教育。
3. 了解泌尿系统损伤的实验室检查及其他检查、护理诊断/问题。
4. 能按护理程序对泌尿系统损伤患者实施正确的护理措施。
5. 具有敏锐的观察能力及解决问题的能力,体现出护士的爱伤精神和人文关怀。

导入情景

患者男性,31岁。半小时前因高处坠落撞击右侧腰背部,出现右腰部疼痛,伴血尿,急诊入院。

工作任务:

1. 针对该患者,应采取的紧急处理原则是什么?
2. 针对该患者,目前应当如何护理?
3. 针对该患者,应如何健康指导?

泌尿系统损伤以男性尿道损伤最多见,其次为肾、膀胱,最少见的为输尿管损伤。由于泌尿系统各器官受到周围组织和脏器的良好保护,通常不易受伤,多为胸部、腹部、腰部或骨盆严重损伤时的合并损伤。泌尿系统损伤的主要表现为出血和尿外渗。大出血可引起休克,尿外渗可继发感染,严重时可导致脓毒症、肾周脓肿或尿瘘。

一、肾损伤患者的护理

肾损伤(injury of kidney)按暴力方式分为开放性损伤和闭合性损伤。

1. 开放性损伤　因枪弹、刀刃等锐器贯穿致伤,常伴有胸部、腹部损伤,伤情复杂而严重。

2. 闭合性损伤　①直接暴力损伤:因腰部和腹部受到挤压或撞击等导致的肾脏损伤。②间接暴力损伤:因高处跌下发生对冲伤或突然暴力扭转所致。

闭合性肾损伤在临床上多见,上腹部或腰背部受到外力撞击或挤压是肾损伤最常见的病因。根据损伤程度,临床上可分为以下类型(图 14-7)。

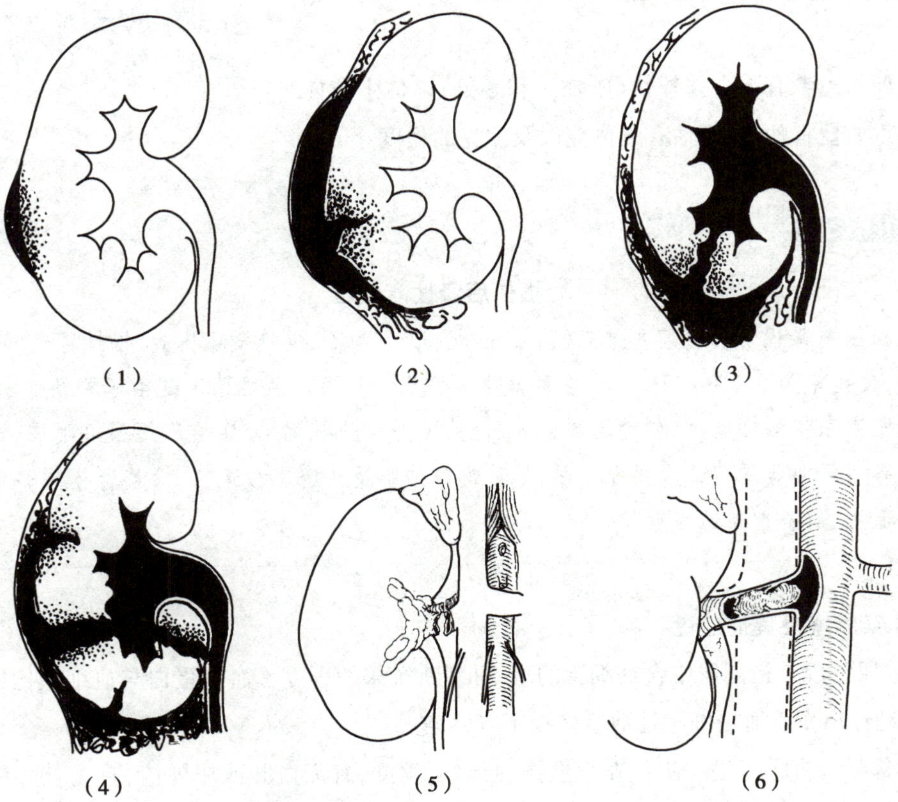

(1)肾瘀斑及包膜下血肿;(2)表浅肾皮质裂伤及周围血肿;(3)肾实质全层裂伤、血肿及尿外渗;(4)肾横断;(5)肾蒂血管断裂;(6)肾动脉内膜断裂及血栓形成。

图 14-7　肾损伤的类型

1. 肾挫伤　包膜及肾盂黏膜完整,仅限于肾实质内损伤或包膜下血肿。血尿症状轻,可自愈。

2. 肾部分裂伤　肾实质部分裂伤伴肾包膜破裂或肾盂、肾盏黏膜破裂,可引起肾周血肿或明显血尿。

3. 肾全层裂伤　肾实质、肾包膜、肾盂及肾盏黏膜深部裂伤,可引起广泛的肾周血肿、严重血尿及尿外渗,需积极手术治疗。

4. 肾蒂损伤　严重的肾损伤。肾蒂或肾段血管的部分或全部撕裂,可引起大出血、休克,常来不及诊治便死亡,应立即施行手术或介入治疗。

【护理评估】

(一)健康史

评估时应详细询问患者受伤的时间、地点、暴力性质、强度和作用部位;是开放性肾损伤还是闭合性肾损伤;损伤的程度及治疗经过等。

(二)身体状况

1. 休克 严重肾裂伤,肾蒂裂伤或合并胸、腹部器官损伤时,可导致休克发生,严重者可危及生命。

2. 血尿 肾损伤最常见的症状。血尿程度与肾损伤程度不一致。肾挫伤时血尿较轻;严重肾裂伤时出现大量肉眼血尿;当血凝块阻塞输尿管时,血尿可不明显或无血尿。

3. 疼痛或压痛 肾包膜下血肿、肾周软组织损伤、肾周出血或尿外渗均可引起受累侧腰、腹部疼痛。当血凝块阻塞输尿管时可发生肾绞痛。

4. 腰腹部肿块 血液、尿液可渗入肾周围组织引起局部肿胀,在上腹部及腰部可扪及肿块,伴有明显触痛和肌强直。

5. 发热 血肿、尿外渗继发感染,可出现发热等全身中毒症状。

重点评估患者有无合并外伤、尿外渗和感染;评估生命体征情况和重要器官功能;评估有无休克以及休克的程度。

> **考点提示:** 肾损伤患者的身体状况

> **知识链接**
>
> **损伤后肾性高血压**
>
> 高血压是肾损伤后晚期并发症(高血压、肾积水、结石、慢性肾盂肾炎、慢性肾衰竭等)中最常见的,发生率为0.7%~33%。大多数发生于伤后1年内。主要原因是由于肾缺血引起肾素-血管紧张素系统活性增加,如肾周围血肿、肾被膜下血肿机化、肾实质广泛瘢痕形成、肾内假性动脉瘤等对肾实质压迫造成供血不足,导致近球细胞及致密斑被激活,分泌肾素增多而继发肾素性高血压,应长期随访观察。

(三)实验室及其他检查

1. 血、尿常规 检测尿中含红细胞的量,可判断血尿的程度。血红蛋白与血细胞比容持续降低提示有活动性出血。血白细胞计数增多提示有感染。

2. 影像学检查 可进一步明确肾损伤的部位、程度、有无血肿或尿外渗,有无合并伤及肾功能损害等。

(1)X线:肾阴影增大,提示肾包膜下血肿。

(2)超声检查:有助于了解肾损害程度、尿外渗、血肿范围及对侧肾的情况。

(3)CT:可显示肾皮质裂伤、尿外渗及血肿范围。

(4)排泄性尿路造影:可评估肾脏损伤的程度和对侧肾功能。

(四)治疗原则

下胸、腹外伤后出现血尿、腰腹部疼痛及肿块等可初步诊断肾损伤。疑似肾损伤可通过尿常规、B超、X线、CT检查结果明确诊断。根据肾损伤的严重程度采取不同的治疗方案。

1. 紧急处理 如出现大出血、休克等危及生命的情况,应立即采取如下紧急抢救措施:

(1)立即建立静脉双通道,快速补液。

(2)吸氧、监测生命体征。

(3)急诊鉴定血型、配血、输血。

(4)急查血常规、生化指标。

(5)急诊床旁心电图、B超检查。

(6)留置尿管,观察尿液颜色和量,留取尿标本送检。

(7)尽快明确有无合并其他重要器官损伤,必要时急诊手术。

2. 保守治疗

(1)绝对卧床休息2~4周,待病情稳定,尿检正常才能离床活动。

(2)密切观察生命体征。

(3)观察血尿颜色和腰腹部肿块的变化。

(4)应用抗生素预防感染。

(5)应用止血、镇静、镇痛药物对症治疗。

3. 手术治疗　严重肾裂伤、肾碎裂、肾蒂损伤及肾开放性损伤,应及早施行手术。

(五)心理-社会状况

了解患者对伤情、手术危险性、术后并发症产生的恐惧、焦虑程度,家属的认知程度,以及患者和家属对治疗所需费用的承受能力。

【护理诊断/问题】

1. 疼痛　与肾损伤和尿外渗有关。

2. 组织灌注量改变　与肾损伤或同时合并其他器官损伤引起休克、大出血有关。

3. 有感染的危险　与损伤后血肿、尿外渗和免疫能力低有关。

4. 恐惧/焦虑　与外伤打击、肾损伤程度及担心预后不良有关。

【护理目标】

1. 患者疼痛缓解。

2. 患者组织灌流恢复正常,休克得到控制。

3. 患者感染未发生或及时被发现和控制。

4. 患者情绪稳定,能正确对待受伤的事实,积极配合治疗护理。

【护理措施】

1. 非手术治疗患者的护理

(1)病情观察

1)每隔1~2h测量一次生命体征;动态观察尿色变化,如果血尿颜色逐渐加深,说明出血加重,应及时报告医生处理。

2)记录腰腹部肿块大小,根据腹膜刺激症状,判断渗血、渗尿情况。若肿块逐渐增大,则提示进行性出血或尿外渗。

3)定时检测血红蛋白和血细胞比容,了解出血情况及其变化。

4)定期观察体温和白细胞计数,判断是否有继发性感染。

> **考点提示:** 肾损伤患者的卧床时间

(2)一般护理:绝对卧床休息2~4周,过早离床活动,可能引发再次出血。卧床期间,注意适当翻身和改变体位,避免压力性损伤发生。患侧腰部禁忌按摩,以免出血。

(3)维持水、电解质平衡:遵医嘱静脉补液,适当补充电解质,防止休克的发生。

(4)对症护理:遵医嘱使用止血药物;高热患者予以物理或药物降温;腰腹疼痛者,给予止痛、镇静治疗,避免躁动加重出血;使用抗生素来预防或控制感染。

2. 手术治疗患者的护理

(1)术前护理:①病情观察。密切观察病情及生命体征变化。②防治休克。建立静脉双通道,及时补充血容量。③术前准备。有手术指征者,在抗休克的同时进行术前准备。危重患者尽量减少搬动,以免加重休克和再损伤。④心理护理。安慰患者,耐心解释,讲解卧床的重要性,消除紧张情绪,取得主动配合。

(2)术后护理:①一般护理。术后血压平稳者,可取半卧位。肾切除术后患者需卧床休息2~3d;肾损伤修补、肾周引流术后患者需卧床休息2~4周。术后禁食2~3d,待肠蠕动恢复后开始进食。②预防感染。定时观察体温,了解血、尿白细胞计数,及时发现感染。③伤口护理。保持手术切口清洁干燥,换药时注意无菌操作。④引流管的护理。妥善固定,保持引流通畅,翻身活动时避免引流管折叠、牵拉或引流袋接口脱落。观察引流物的量、色、质。引流管一般于术后3~4d拔除,若发生感染或尿瘘,则应延长拔管时间。⑤心理护理。关心患者,解释术后恢复过程,鼓励患者积极配合。

考点提示:肾损伤患者的身体状况

【护理评价】

1. 患者疼痛是否缓解。

2. 患者组织灌流量是否恢复正常,休克是否得到控制。

3. 患者感染是否发生或是否及时被发现和控制。

4. 患者是否情绪稳定,能否正确对待受伤的事实并积极配合治疗护理。

【健康教育】

1. 严重肾损伤患者,卧床期间应适时翻身和改变体位,预防压力性损伤;并进行股四头肌收缩锻炼,防止四肢肌肉萎缩;伤后2~3个月内不宜参加体力劳动或剧烈运动。

2. 说明保留各引流管的意义及注意事项。

3. 严重损伤导致肾切除后,告知患者保护对侧肾脏的重要性和方法。

二、膀胱损伤患者的护理

膀胱位于骨盆深处,受到周围组织的保护;当膀胱空虚时,不容易受到外界暴力的伤害;膀胱充盈时,膀胱壁紧张而薄,膀胱壁顶部高于耻骨联合,失去骨盆保护,在外力作用下容易发生膀胱损伤(injury of bladder)。

根据损伤的病因不同,分为开放性损伤和闭合性损伤。

1. 开放性损伤　多由锐器或枪弹贯通所致。

2. 闭合性损伤　膀胱过度充盈时,重力、挤压等因素易导致膀胱损伤。

3. 医源性膀胱损伤　经尿道膀胱镜检查或治疗、下腹部手术可造成膀胱损伤或穿孔。

根据损伤的病理不同,分为膀胱挫伤和膀胱破裂。

1. 膀胱挫伤　仅膀胱黏膜或浅肌层损伤,局部血肿形成或出血,可出现血尿。

2. 膀胱破裂　分腹膜内型和腹膜外型(图14-8)。

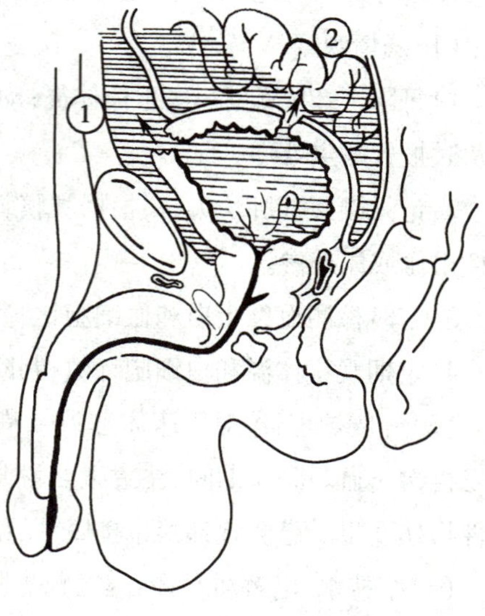

①腹膜内型;②腹膜外型。

图14-8　膀胱破裂类型

前者膀胱壁和腹膜均发生破裂，尿液流入腹腔，引起腹膜炎。后者膀胱壁破裂，但腹膜完整，尿液外渗到膀胱周围组织及耻骨后间隙。常见于骨盆骨折损及膀胱。

【护理评估】

（一）健康史

评估时应详细询问患者下腹部受伤史、手术史，女性患者还应评估难产生育史。

（二）身体状况

1. 腹痛　膀胱壁轻度挫伤时仅有下腹部疼痛。膀胱破裂，尿外渗至腹腔，引起急性腹膜炎症状。

2. 血尿和排尿困难　有尿意，但不能排尿或仅排出少量终末血尿。

3. 休克　骨盆骨折引起的剧痛、大出血可导致休克。

> 考点提示：膀胱损伤患者的身体状况

4. 尿瘘　开放性膀胱破裂伴体表、直肠或阴道破裂，造成伤口漏尿、膀胱直肠瘘或膀胱阴道瘘。评估时应重点了解患者病情经过、生命体征，有无腹痛、血尿、尿瘘及排尿困难等。

（三）实验室及其他检查

> 考点提示：膀胱损伤注水试验

1. 注水试验　经导尿管注入膀胱 200ml 无菌生理盐水，5min 后抽出。如果注入量与抽吸量有较大出入，提示膀胱破裂。

2. X 线检查　腹部平片可显示骨盆骨折。膀胱造影发现造影剂外渗膀胱外可诊断膀胱破裂。

（四）心理-社会状况

评估患者对受伤、手术所产生的恐惧、焦虑程度，患者及家属对伤情的认知程度，以及对治疗所需费用的承受能力。

（五）治疗要点

尽早闭合膀胱壁缺损或尿流改道，充分引流外渗尿液，保持引流通畅。

1. 急救处理　积极抗休克治疗，如输液、输血、止血、镇静、止痛等。尽快使用抗生素，预防感染。

2. 非手术治疗　适用于轻度膀胱损伤，如膀胱挫伤。可留置尿管引流尿液 7～10d，合理使用抗生素，预防感染。

3. 手术治疗　腹膜内膀胱破裂应行剖腹探查膀胱修补，同时处理其他脏器损伤；腹膜外膀胱破裂，手术处理尿外渗，膀胱修补。

【护理诊断/问题】

1. 疼痛　与损伤后局部肿胀和尿外渗有关。

2. 排尿异常　与膀胱损伤有关。

3. 有感染的危险　与损伤后血肿、尿外渗和尿瘘有关。

【护理目标】

1. 患者局部肿胀及疼痛缓解。

2. 患者排尿恢复正常。

3. 患者感染未发生或及时被发现和控制。

【护理措施】

1. 病情观察　密切观察生命体征、尿液颜色和尿量；观察腹痛和腹膜刺激症，如尿色加深、腹痛加剧,应及时报告医生处理。

2. 预防感染

(1)定时监测生命体征,遵医嘱应用抗生素。

(2)鼓励患者多饮水,加强营养,多休息。

(3)做好导尿管护理和伤口护理。

(4)指导深呼吸和有效咳嗽,预防肺部感染。

3. 导尿管的护理

(1)妥善固定导尿管,避免过度牵拉或扭曲折叠,定时挤压,保持引流通畅。

(2)观察并记录尿液颜色、性状和量。

(3)每天消毒尿道口及尿管周围2次,预防泌尿系感染。

(4)导尿管留置7~10d,予以夹闭,训练膀胱排尿1~2d拔管。

(5)鼓励患者多饮水,增加尿液冲洗作用。

4. 膀胱造瘘管的护理

(1)定时观察,定时挤压,保持引流管通畅。

(2)造瘘口周围及时换药。

(3)每周行尿常规、尿培养检查1次。

(4)膀胱造瘘管留置10d左右,予以夹闭,观察患者自行排尿情况,若排尿正常,即可拔管。拔管后造瘘口用凡士林纱布覆盖,2~3d可自行愈合。

考点提示:膀胱损伤患者的护理要点

【护理评价】

1. 患者局部肿胀及疼痛是否缓解。

2. 患者排尿是否恢复正常。

3. 患者感染是否发生或是否及时被发现和控制。

【健康教育】

1. 讲解留置导尿管的意义,告知其注意事项。

2. 解释多饮水和拔除留置导尿管前闭管训练排尿的意义。

3. 指导带膀胱造瘘管出院的患者学会管道自我护理。

三、尿道损伤患者的护理

尿道损伤(urethral injuries)多见于男性。男性尿道以尿生殖膈为界,分为前尿道和后尿道。前尿道包括球部和阴茎体部;后尿道包括前列腺部和膜部。前尿道损伤多发生于球部,后尿道损伤多发生于膜部。

根据尿道损伤是否与体表相通,分为开放性损伤和闭合性损伤。

1. 开放性损伤 因锐器、弹片损伤,常伴有阴茎、阴囊、会阴部贯通伤。

2. 闭合性损伤 会阴部骑跨伤,可引起尿道球部损伤。骨盆骨折引起尿道膜部撕裂或撕断。经尿道器械操作不当,可引起尿道损伤。

尿道损伤有以下4种病理类型:

1. 尿道挫伤 尿道内层损伤,仅有出血和水肿,可自愈。

2. 尿道裂伤 尿道壁部分断裂,引起尿道周围血肿和尿外渗,愈后可引起瘢痕性尿道狭窄。

3. 尿道断裂　尿道完全离断，断端退缩、分离，血肿和尿外渗明显，可发生尿潴留。

4. 尿外渗　①尿道球部损伤时，尿液及血液渗入会阴、阴茎、阴囊和下腹壁，出现局部肿胀、淤血。②骨盆骨折致尿道膜部断裂时，血液及尿液外渗至耻骨后间隙和膀胱周围；若耻骨前列腺韧带撕裂，前列腺向后上方移位。

【护理评估】

（一）健康史

评估时应详细询问患者受伤时的姿势，有无骑跨伤或骨盆骨折史等，受伤的经过。

（二）身体症状

1. 休克　骨盆骨折致后尿道损伤，常合并大出血，引起创伤性、失血性休克。

2. 疼痛　前尿道损伤时，受伤处疼痛，排尿时加重。后尿道损伤时，下腹部痛，局部肌紧张，并有压痛。

3. 尿道出血　前尿道损伤可出现尿道周围血肿、尿道外口滴血或血尿、会阴部肿胀，皮下瘀斑，阴囊及阴茎肿大，呈青紫色。后尿道受伤，无出血或少量出血。

4. 排尿困难与尿潴留　尿道挫伤致疼痛，引起尿道括约肌痉挛，出现排尿困难；尿道断裂可发生尿潴留。

5. 尿外渗　尿道断裂后，尿液渗入周围组织，形成尿外渗，并发感染时，易出现尿脓毒血症。

重点评估患者生命体征，有无休克表现，有无血尿、疼痛、排尿困难、血肿、瘀斑及尿外渗等表现，损伤程度、范围和伴发其他脏器损伤的情况。

考点提示：尿道损伤患者的身体状况

尿道损伤
（微课）

（三）实验室及其他检查

1. 导尿试验　检查尿道是否完整、连续。如果尿管插入顺利，说明尿道连续完整。

2. X线　骨盆前后位片显示是否骨盆骨折。尿道造影可显示尿道损伤的部位和范围。

（四）心理-社会状况

评估患者焦虑或恐惧的程度，患者及家属对伤情、并发症及手术治疗的认知程度和承受能力，能否承担尿道损伤治疗的费用。

（五）治疗要点

尿道损伤的治疗原则：纠正休克、引流尿液、恢复尿道连续性、引流外渗液、预防和治疗尿道狭窄。

1. 紧急处理　严重损伤引起出血性休克的患者，应给予抗休克治疗，并明确是否存在其他器官的联合损伤，留置尿管。对于不适合导尿或不能立即手术的尿潴留患者，应进行耻骨上膀胱穿刺从膀胱中抽取尿液；切忌反复试插尿管，以免加重尿道损伤。

2. 保守治疗　尿道挫伤或轻度裂伤，尿道连续性尚未破坏且症状轻微者，无需特殊治疗。

3. 手术治疗

（1）经会阴尿道修补术：适用于骑跨伤等所致的球部尿道损伤，如导尿失败，应立即行经会阴尿道修补术。术后保留导尿管至少3~4周，定期尿道扩张。

（2）经尿道会师术：后尿道损伤时，常由于合并其他脏器严重外伤，病情危重，患者不能耐受大手术，应早期行经膀胱尿道会师复位术。术后需定期行尿道扩张。会师术失败或一般情况差的患者，可行耻骨上膀胱高位造瘘。

知识链接

尿道扩张术

尿道扩张术是将金属探条由细到粗依次插入尿道内，逐渐扩张尿道，使其狭窄段变粗，达到排尿通畅的目的。方法：患者排空膀胱，取仰卧位。消毒尿道外口，行局部麻醉后，向尿道内注入无菌液体石蜡 5~10ml。取 16F 金属尿道探条，探条涂上石蜡油。右手持金属尿道探条柄，左手扶持患者的阴茎，将其向上拉直，将探条缓慢插入尿道内，通过尿道狭窄部位并固定 1h，再缓慢取出。扩张成功后根据排尿情况选择尿道扩张周期，可每周 1 次、每 2 周 1 次到每月 1 次或更长时间，直至可通过 22F 金属尿道探条。尿道扩张术后嘱患者多饮水，并密切观察尿线、射程及排尿困难的改善情况。有急性尿道感染者禁行此术。

【护理诊断/问题】

1. 疼痛　与损伤后局部肿胀和尿外渗有关。
2. 排尿异常　与尿道损伤有关。
3. 感染　与损伤后血肿、尿外渗和免疫功能低下有关。
4. 潜在并发症：尿道狭窄、感染和尿瘘。

【护理目标】

1. 患者疼痛缓解。
2. 患者排尿恢复。
3. 患者感染得到控制。
4. 患者未发生并发症或被及时发现并控制。

【护理措施】

1. 心理护理　尿道损伤多发生于青壮年男性，常因合并骨盆骨折、大出血，甚至休克等，导致焦虑、恐惧、精神负担重。应主动关心、安慰患者和家属，稳定情绪，取得配合。

2. 观察和预防　密切观察病情及生命体征，观察引流液量、色、性状、气味，观察体温及白细胞变化；保持手术切口清洁干燥。遵医嘱使用抗生素。留置尿管者，每天消毒尿道口 2 次，预防感染发生。

3. 一般护理　鼓励多饮水，进食高热量、高蛋白饮食。骨盆骨折患者，应睡硬板床，卧床期间防止压力性损伤发生。

4. 尿道扩张术后护理　术后若出现尿道疼痛、排尿困难、出血等情况，应鼓励患者多饮水，遵医嘱口服抗生素或止血药，留院观察 2~3h，防止发生休克。

> **考点提示：**尿道损伤患者的护理要点

【护理评价】

1. 患者疼痛是否缓解。
2. 患者排尿是否恢复。
3. 患者感染是否得到控制。
4. 患者是否发生并发症或并发症是否被及时发现并控制。

【健康教育】

1. 鼓励患者多饮水，勤排尿。
2. 告知患者及家属尿道损伤术后均有尿道狭窄可能，以及留置导尿、膀胱造瘘及后期尿道扩张的意义和预后。

3. 指导带管出院的患者自我护理。

案例

患者，男性，45岁。不慎被汽车撞击下腹部，觉下腹部剧痛，不能活动，当即被送往医院救治。入院检查：患者面色苍白，呼吸急促，P 125次/min，BP 67/48mmHg；下腹膨隆，压痛，反跳痛，肌紧张；会阴部有青紫，导尿管插入引出300ml血性液后再无尿液引出。X线检查：骨盆骨折。B超：盆腔有较多积液。患者自述不能自主排尿。疑有尿道损伤。

请问：

1. 该患者出现休克最可能的原因是什么？
2. 该患者尿道损伤的部位可能是什么？
3. 目前最主要的护理诊断/问题是什么？
4. 针对护理诊断/问题，首要的护理措施是什么？

（耿美英）

1447 案例思路解析

1448 扫一扫，看总结

1449 扫一扫，测一测

第十节　前列腺增生患者的护理

1450 扫一扫，自学汇

学习目标

1. 掌握前列腺增生患者的身体状况、护理措施、健康教育。
2. 熟悉前列腺增生常见的发病原因、发病机制及治疗要点。
3. 了解前列腺增生的实验室检查及其他检查、护理诊断/问题。
4. 能按护理程序对前列腺增生患者实施正确的护理措施。
5. 具有敏锐的观察能力及解决问题的能力，体现出护士的爱伤精神和人文关怀。

导入情景

张大爷，68岁。2年前开始出现排尿时间延长、尿等待、尿线变细等现象。口服特拉唑嗪治疗效果尚可。今日饮酒后6h不能排尿，来院就医。查体：T 36.6℃，P 79次/min，R 21次/min，BP 148/91mmHg，下腹部憋胀，叩诊浊音。直肠指诊：前列腺增大。B超提示前列腺5.3cm×5.6cm×3.8cm，残余尿700ml。

工作任务：

1. 该患者可能出现了什么问题？
2. 患者目前的主要护理问题是什么？
3. 应首先采取什么处理措施？

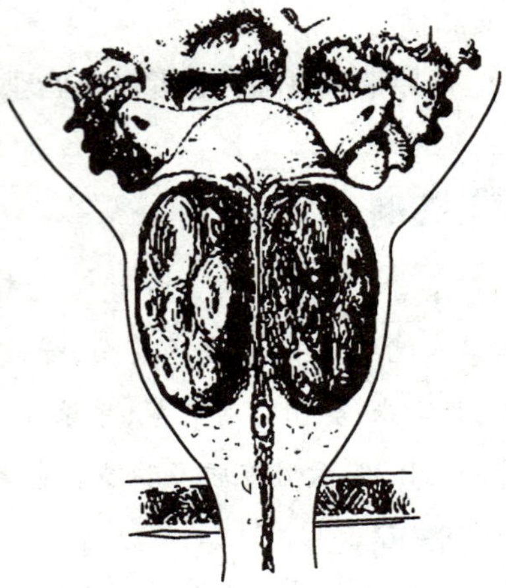
图 14-9 前列腺增生并引起尿道及膀胱改变

前列腺增生(benign prostatic hyperplasia,BPH)俗称"前列腺肥大",是由于前列腺细胞增生导致泌尿系统梗阻而出现的一系列病理生理改变和临床表现(图 14-9),是中老年男性的常见病。多在 50 岁以后出现症状,60 岁以后更加明显。

现病因尚不明确,目前认为前列腺增生的主要发病因素是高龄和有功能的睾丸。随着年龄增长,睾酮、双氢睾酮以及雌激素的改变和失去平衡是前列腺增生的重要病因。

前列腺腺体增大压迫尿道,使之伸长、弯曲、受压变窄,尿道阻力增加,从而引起排尿困难。长期膀胱出口梗阻可致膀胱内高压;若逼尿肌失代偿可出现残余尿,严重时出现充溢性尿失禁;亦可发生尿液的膀胱输尿管反流,最终引起肾积水和肾功能损害。梗阻后膀胱内尿液潴留,易继发感染和结石。

【护理评估】

(一)健康史

1. 一般情况　患者年龄、饮食习惯、生活习惯、烟酒嗜好、排尿及睡眠情况等。

2. 既往史　有无手术及外伤史,既往有无慢性病,如腹股沟疝、高血压、糖尿病等。

3. 用药史　有无服用性激素药物及使用治疗前列腺增生的药物。

(二)身体状况

1. 症状

(1)尿频:前列腺增生症患者最常见的早期症状,夜间较明显。

(2)排尿困难:进行性排尿困难是前列腺增生最主要的症状,进展缓慢。典型表现为排尿迟缓、断续、尿流细而无力、射程短、尿不尽、终末滴沥、排尿时间延长。

(3)尿潴留:严重者可发生尿潴留,并可出现充盈性尿失禁。

(4)并发症

1)继发感染或结石,可有膀胱刺激症状。

2)长期梗阻,可引起严重肾积水、肾功能损害。

3)长期排尿困难导致腹压增加,可引起腹股沟疝、脱肛或痔疮等。

4)无痛性血尿。

2. 体征　直肠指诊可触及增大的前列腺,表面光滑、质韧、有弹性,边界清楚,中央沟变浅或消失。

> 考点提示:前列腺增生患者的身体状况

(三)实验室及其他检查

1. 超声检查　可显示前列腺的大小、形态结构,是否突入膀胱,测定膀胱残余尿量。

2. 尿流率学检查　明确前列腺增生患者排尿梗阻程度,对比治疗效果。如需进一步评估逼尿肌功能,应行尿流动力学检查。

知识链接

尿流率测定

尿流率测定是一项用于检查排尿功能是否正常的辅助检查方法。要求排尿量在150~200ml，如最大尿流率<15ml/s表示排尿不畅；最大尿流率<10ml/s则提示梗阻严重，为手术指征之一。

3. 血清前列腺特异抗原(PSA)测定　前列腺有结节或质地较硬时，测定PSA有助于排除前列腺癌。

(四)心理-社会状况

评估患者是否因夜尿、排尿困难、尿潴留感到焦虑及生活不便，对疾病知识的了解、对拟采取的治疗方案及手术方式的认知程度，以及家庭经济承受能力等。

(五)治疗要点

1. 症状轻，不影响生活和睡眠的患者，可观察，门诊随访。

2. 药物治疗

(1)α受体阻滞剂：如坦索罗辛和特拉唑嗪等，可降低前列腺平滑肌张力，使尿道阻力减轻，改善排尿功能。

(2)5α-还原酶抑制剂：如非那雄胺和度他雄胺，可阻止前列腺内睾酮转变为有活性的双氢睾酮，使前列腺缩小，改善排尿功能。

3. 手术治疗　由于前列腺增生导致严重梗阻、残余尿>60ml、尿潴留、尿结石、反复尿路感染等情况，或药物治疗效果不佳且能耐受手术者，应考虑手术。

(1)微创手术：经尿道前列腺切除术(transurethral resection of prostate，TURP)临床常用，是国际上治疗前列腺增生的金标准。

知识链接

TUR综合征

TUR综合征是指患者经尿道前列腺切除术(TURP)后，因术中大量的冲洗液被吸收，导致血容量急剧增加，形成稀释性低钠血症，在几小时内出现烦躁、神志淡漠、胡言乱语，严重者出现肺水肿、脑水肿、心力衰竭等一系列综合症状。

(2)开放手术：耻骨上经膀胱前列腺切除术、耻骨后前列腺切除术等，少数前列腺增生过大可考虑。

4. 其他疗法　包括激光治疗、冷冻治疗、经尿道气囊高压扩张术、经尿道高温治疗、前列腺尿道支架网放置等。

术后评估需要了解患者手术及麻醉方式、术中出血、补液、排尿情况，评估生命体征、意识、伤口敷料、膀胱冲洗及引流管等情况。

【护理诊断/问题】

1. 排尿障碍/急性尿潴留　与前列腺增生有关。

2. 焦虑　与患病时间长、影响睡眠与活动以及担心手术及预后有关。

3. 急性疼痛　与手术或膀胱痉挛有关。

4. 潜在并发症：出血、膀胱痉挛、感染、TUR综合征、尿失禁。

【护理目标】

1. 患者解除急性尿潴留。

2. 患者情绪稳定，主动配合治疗和术前护理。

3. 患者疼痛缓解。

4. 患者无并发症发生或并发症被及时发现并处理。

【护理措施】

1. 术前一般护理

(1)忌饮酒及辛辣食物；多进食粗纤维、易消化食物，以防便秘。

(2)避免受凉、过劳、饮酒、便秘等诱发因素。

(3)白天多饮水，勤排尿；睡前少饮水。

2. 急性尿潴留的护理　及时留置尿管，或耻骨上膀胱穿刺及膀胱造瘘，做好管道护理；嘱多饮水。

3. 心理护理　向患者及家属讲解疾病相关知识，消除紧张情绪，取得配合。

4. 安全护理　床旁为患者备好便器；夜间起床，需家属或护士陪伴，以防跌倒。α受体阻滞剂有头晕、直立性低血压等副作用，宜睡前服用，用药后要卧床休息，定时监测血压。

5. 术前准备

(1)评估手术耐受力。

(2)尿路感染者，遵医嘱应用抗生素。

(3)指导患者有效咳嗽、排痰。

(4)术日前一晚灌肠，防止术后便秘。

6. 术后护理

(1)一般护理：①卧位。一般平卧1d后改半卧位，床上活动四肢，注意固定气囊尿管，防止气囊移位导致出血。术后3~5d，可逐渐离床活动。②术后6h无恶心、呕吐、腹胀者，可进少量流质饮食。留置尿管期间，鼓励每天饮水2 000~3 000ml。

(2)病情观察：观察患者意识、生命体征，尿量、尿色和性状。

(3)膀胱冲洗的护理：术后用生理盐水持续冲洗膀胱2~5d，预防血凝块形成堵塞尿管。①冲洗液温度为25~30℃，预防膀胱痉挛。②冲洗速度根据尿色而定，色浅则慢，色深则快。③确保管道通畅。④准确记录引流液量、颜色和性状。

7. 引流管拔管时间　①耻骨后引流管：术后3~4d。②导尿管：TURP术后5~7d。③耻骨上前列腺切除：术后7~10d。④膀胱造瘘管：术后10~14d，排尿通畅可拔除，拔除后用凡士林油纱布填塞瘘口，排尿时用手指压迫瘘口敷料以防尿漏，一般2~3d愈合。

8. 并发症的护理

(1)膀胱痉挛的护理：因术后逼尿肌不稳定、导管刺激、血块堵塞冲洗管等，可引起膀胱痉挛，出现阵发性剧痛，诱发出血。应安慰患者，缓解其紧张、焦虑情绪；保持膀胱冲洗液温度；减少气囊液体；保持引流通畅；遵医嘱予以解痉、止痛药物。

(2)预防感染：因患者手术后免疫力低下及留置导尿管，易引起尿路感染。护理：①监测体温及脉搏。②早期应用抗生素。③消毒棉球擦拭尿道外口，每天2次。④尿袋低于膀胱水平，防止逆流。⑤及时更换尿袋，严格无菌操作。

（3）预防便秘：多食蔬菜、水果，多饮水，保持大便通畅；必要时低压灌肠；避免腹压增高引起前列腺窝出血。

（4）预防压力性损伤：注意翻身、活动。

（5）TUR综合征的护理：减慢输液速度，给予利尿药、脱水药对症处理。

考点提示：前列腺增生患者的护理要点

（6）尿失禁的护理：术前、术后指导患者做肛提肌训练与膀胱训练。方法：吸气时缩肛，呼气时放松肛门括约肌。

【护理评价】

1. 患者是否解除急性尿潴留。

2. 患者情绪是否稳定，是否主动配合治疗和术前护理。

3. 患者疼痛是否缓解。

4. 患者有无并发症发生，或并发症是否被及时发现并处理。

【健康教育】

1. 避免受凉、劳累、饮酒、便秘。

2. 进食易消化、富含纤维素的营养食物，保持大便通畅。术后1~2个月内避免剧烈活动，如跑步、骑自行车、性生活等。

3. 告知患者术后前列腺窝的修复需3~6个月，可能仍会有排尿异常现象。嘱多饮水，定期门诊随访，检测尿常规、尿流率及残余尿量。

考点提示：前列腺增生患者的健康教育

4. 告知前列腺切除术后可能出现逆行射精，但不影响性生活。

案例

张先生，66岁。自诉近一个星期，夜尿次数多，每晚排尿7~8次，排尿费力，易尿湿裤子。近1年来有排尿等待、尿线变细现象。查体：前列腺鸽子蛋大小。前列腺B超示：前列腺5.1cm×4.4cm×4.0cm，残余尿量91ml；最大尿流率为9.1ml/s。

请问：

1. 考虑该患者患有何种疾病？

2. 医生建议其行手术治疗，为什么？

3. 术后应如何护理？

（戢美英）

1451 案例思路解析

1452 扫一扫，看总结

1453 扫一扫，测一测

1454 教学课件

第十五章　女性生殖系统及乳房疾病患者的护理

第一节　概　　述

扫一扫，自学汇

学习目标

1. 掌握女性生殖系统及乳房疾病患者的评估内容、常用诊疗技术的护理配合。
2. 熟悉妇科检查和常用诊疗技术的操作方法。
3. 了解女性生殖系统及乳房疾病患者常见的心理-社会问题。
4. 能对女性生殖系统及乳房疾病患者进行护理评估并书写护理文书，能配合医生实施常用诊疗技术。
5. 具有严谨求实的工作态度，尊重女性生殖系统及乳房疾病患者的身心需求，体现出护士的爱伤精神和人文关怀。

导入情景

李某，34岁，已婚。因月经量增多半年到某医院就诊，需要进行妇科检查。

工作任务：

1. 检查前，接诊护士应告知患者哪些注意事项？
2. 对李某做妇科检查时，护士应配合医生做好哪些工作？

一、女性生殖系统及乳房疾病患者的评估

（一）健康史

1. 一般项目　询问患者的姓名、年龄、籍贯、职业、民族、文化程度、宗教信仰、家庭住址等。

2. 主诉　询问患者就诊的主要症状（或体征）及其持续时间。女性生殖系统疾病常见症状有外阴瘙痒、阴道流血、月经异常、白带异常（增多、性状异常、异味）、下腹疼痛或包块等。乳房疾病常见临床表现有肿块、局部破溃、乳头溢液、乳头内陷、外形改变、橘皮征、酒窝征等。

3. 现病史　详细询问本次主要症状的发生、发展，可能的原因，检查、治疗的全部过程，有无伴随症状及其特点，发病以来的睡眠、饮食、体重、大小便、活动能力及心理反应等一般情况的变化。

4. 月经史　询问初潮年龄、月经周期及经期持续时间、经量、颜色及性状，有无血块及痛经。如初潮13岁，周期28~30d，经期4~5d，49岁绝经，可简写为：$13\frac{4\sim5}{28\sim30}49$。记录末次月经（last menstrual period，LMP）日期、经量及持续时间。

考点提示：月经史的简写

5. 婚育史　询问结婚年龄（初婚、再婚、婚次及每次结婚年龄），配偶的年龄及健康情况，是否近亲结婚，不孕者需了解性生活情况。询问孕产次（包括足月产、早产及流产次数以及现存子女数）。如足月产2次，无早产，流产1次，现存子女1人，可简写为“2-0-1-1”，或用孕3产2（G_3P_2）表示。询问分娩方式，有无难产史，新生儿出生情况，产后有无大量出血或感染史，采用何种避孕措施及效果等。

考点提示：孕产次的简写

6. 既往史　询问既往一般健康状况、疾病史、哺乳史、传染病史、预防接种史，手术史、外伤史、输血史，食物、药物过敏史（记录药物名称）。

7. 个人史　询问患者生活和居住情况，出生地和曾居住地区，有无烟酒等特殊嗜好。

8. 家族史　直系亲属中有无遗传性、慢性疾病或传染性疾病，如血友病、白化病、糖尿病、高血压、肿瘤、结核等。

（二）身体状况

1. 全身检查　常规测量体温、脉搏、呼吸、体重及身高。注意患者神志、精神状态、面容、体态、全身发育及毛发分布情况，皮肤、浅表淋巴结（特别是左锁骨上淋巴结和腹股沟淋巴结）、头部器官、颈、乳房（注意乳房发育情况、皮肤有无凹陷、有无包块及分泌物），心、肺、脊柱及四肢情况。

2. 腹部检查　为女性生殖系统疾病患者体格检查的重要组成部分。视诊主要观察腹部有无隆起或凹陷，腹部有无皮疹、疤痕、静脉曲张、妊娠纹、腹壁疝、腹直肌分离等。触诊主要了解腹壁厚度、质地、有无反跳痛或肌紧张、能否扪到包块，肝、脾、肾有无增大或压缩。有包块时应当描述其部位、大小、形状、质地、活动度、表面是否光滑、有无高低不平以及有无压痛等。叩诊时注意鼓音和浊音分布范围，有无移动性浊音。必要时听诊了解肠鸣音情况。如为孕妇还应检查宫底高度、子宫大小、胎位、胎心音及胎儿大小等。

3. 盆腔检查　又称妇科检查。检查前需提醒患者排空膀胱，大便充盈者应在排便后或灌肠后进行。患者一般取膀胱截石位。检查者应体贴患者，动作轻柔。月经期或有阴道流血者一般不做阴道检查，必须检查者应严格消毒外阴、阴道，使用无菌手套，以防发生感染。对未婚女子禁行阴道检查并禁用阴道窥器，如确需检查应向家属说明情况并征得本人和家属签字同意。男医生检查应有其他女性医护人员在场。

考点提示：妇科检查的注意事项

（1）外阴部检查：观察外阴的发育情况、阴毛疏密及分布，有无畸形、充血、水肿、溃疡、赘生物及肿块等。注意皮肤和黏膜色泽及质地变化，有无增厚、变薄或萎缩。观察处女膜的完整性，有无残痕。

（2）阴道窥器检查：选择大小合适的阴道窥器，保持其前后两叶呈合拢状态。检查者一手以拇指和示指分开小阴唇暴露阴道口，一手持窥器沿阴道后壁斜行轻轻插入，边插入阴道边将两叶转平，缓慢张开，直到完全暴露子宫颈。取出窥器时，应旋松侧部螺丝，待两叶合拢后取出（图15-1）。

1502
阴道窥器检查
（视频）

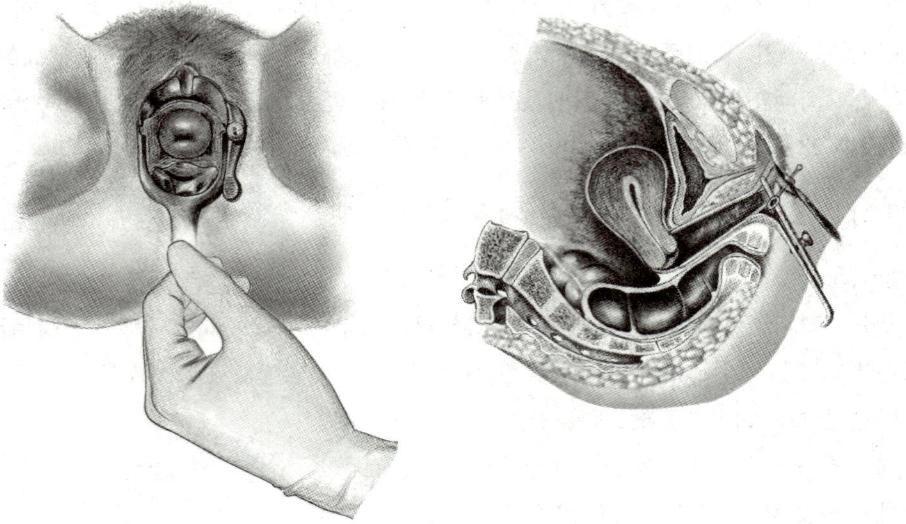

图 15-1 阴道窥器的使用方法
（阴道窥器放置完毕所显示的下面及侧面观）

观察宫颈大小、位置、颜色、外口形状，有无出血、肥大、裂伤、糜烂样改变、撕裂、外翻、腺囊肿、息肉、赘生物及接触性出血，宫颈管内有无出血或分泌物。观察阴道前后壁和侧壁及穹隆黏膜颜色、皱襞多少，有无红肿、溃疡、赘生物或囊肿等，是否有阴道膈或双阴道等先天畸形。观察阴道分泌物量、性状、颜色及有无臭味。

1503
双合诊（视频）

（3）双合诊：右手需戴无菌手套，示、中两指蘸滑润剂，顺阴道后壁轻轻插入，检查阴道通畅度和深度、弹性，有无畸形、瘢痕、肿块，阴道穹隆情况，扪触宫颈大小、形状、硬度及外口情况。将阴道内两指放在宫颈后方，向上、向前抬举宫颈，同时左手掌心朝下放在患者腹部，手指平脐，往下、往后按压腹壁，并逐渐向耻骨联合部移动。通过内、外手指相互协调，扪清子宫的位置、大小、形状、软硬度、活动度以及有无压痛。扪清子宫后，两手分别向左右侧附件移动对合，检查附件有无增厚、压痛或包块（图 15-2）。正常卵巢偶可扪及，可活动，触之稍有酸胀感。正常输卵管不能扪及。

1504
三合诊（视频）

（4）三合诊：即直肠、阴道、腹部联合检查。检查者一手示指放入阴道，中指插入直肠，以替代双合诊时的两指，其余检查步骤与双合诊相同（图 15-3）。通过三合诊能更清楚地了解后屈子宫大小，发现子宫后壁、宫颈旁、直肠子宫陷凹、宫骶韧带和盆腔后部病变，特别是癌肿与盆壁间的关系，以及扪诊阴道直肠膈、骶骨前方及直肠内有无病变等。

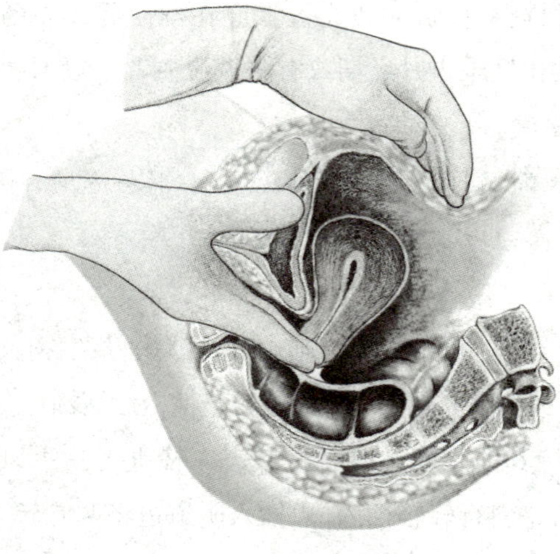

图 15-2 双合诊

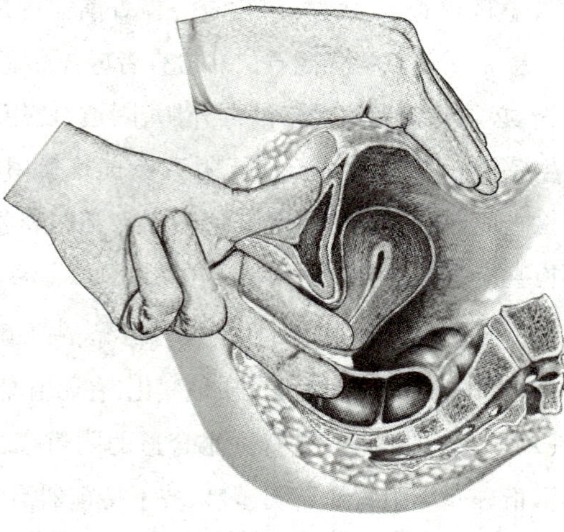

图 15-3 三合诊

(5)直肠-腹部诊:检查者一手示指深入直肠,另一手在腹部配合检查。适用于未婚、阴道闭锁、经期或其他原因不宜行双合诊的患者。

考点提示:盆腔检查的内容

(三)辅助检查

血、尿、大便常规及其他相关检查。白带多或手术前患者,检查阴道滴虫、念珠菌及清洁度。根据需要进行心电图、超声、X 线、CT、内镜、活组织病理等检查。30 岁以上已婚妇女,常规做宫颈刮片细胞学检查。

(四)心理-社会状况

女性生殖系统及乳房疾病患者常因不同疾病或不同生理时期而更易产生心理-社会问题。面临妇科手术及乳房手术时,常因惧怕手术、担心丧失女性性征或影响夫妻关系等产生忧郁心理。当某些疾病病程长、病情反复发作、治疗效果不明显时,患者常忧心忡忡。如因疾病造成不孕,患者易产生自卑、自责心理等。手术花费可能会给患者家庭带来经济问题。

二、女性生殖系统及乳房疾病常见诊疗技术与护理

(一)生殖道脱落细胞学检查

生殖道脱落上皮细胞检查,可以反映女性体内性激素水平,定期连续观察可以正确掌握卵巢功能的动态变化。可协助诊断生殖道不同部位的肿瘤,并观察其治疗效果。阴道脱落组胞主要来自阴道上段、宫颈阴道部,受体内激素的影响发生周期性变化。

【适应证】

1. 阴道涂片了解卵巢或胎盘功能。
2. 宫颈刮片筛查宫颈癌。

【禁忌证】

月经期、生殖器官急性炎症期。

【操作前准备】

1. 患者准备　取膀胱截石位。
2. 用物准备　阴道窥器、长棉签、干棉球、宫颈刮板、玻片、装有固定液的标本瓶等。

【操作过程】

1. 阴道涂片　用阴道窥器扩张阴道,用刮片在阴道侧壁上 1/3 轻轻刮取少许分泌物,将其薄而均匀地涂于玻片上,干燥后放入 95%乙醇中固定后送检。对未婚女性,将卷紧的无菌棉签蘸少许生理盐水浸湿后伸入阴道,在其侧壁的上 1/3 轻卷后缓慢取出,横放在玻片上往一个方向滚涂,同法固定。

2. 宫颈刮片法　用阴道窥器暴露子宫颈,用无菌干棉签轻轻拭去宫颈表面黏液,在子宫颈外口鳞柱状上皮交界处,将宫颈刮板以外口为中心轻轻旋刮一周,将刮取物涂片检查。应注意取材全面,操作忌过度用力而致组织损伤出血。

【护理】

1. 检查前 24h 内禁止性生活、阴道检查、阴道冲洗及上药。
2. 操作过程中患者如有不适应及时采取应对措施。

（二）宫颈活组织检查

宫颈活组织检查（biopsy of cervix）是取部分宫颈组织做病理学检查，以确定病变性质。临床上分为点切法和宫颈锥切术。

【适应证】

1. 宫颈脱落细胞学涂片检查巴氏Ⅲ级或以上者；宫颈脱落细胞学涂片检查巴氏Ⅱ级经抗炎治疗后复查仍为Ⅱ级；TBS（the Bethesda system）分类低度鳞状上皮内病变（low-grade squamous intraepithelial lesion，LSIL）及以上者。

2. 疑有宫颈癌或慢性特异性炎症者。

3. 阴道镜检查反复可疑或阳性者。

【禁忌证】

1. 妊娠期、月经期。

2. 各种原因引起的阴道炎。

3. 患血液病有出血倾向者。

【操作前准备】

1. 患者准备　排空膀胱后取膀胱截石位。

2. 用物准备　阴道窥器、活检组织钳、刮匙、无齿长镊子、装有固定液的标本瓶、带尾线的纱条、棉球、棉签、消毒液等。

【操作过程】

1. 点切法

（1）常规消毒外阴及阴道，窥器暴露宫颈，用干棉球擦净宫颈黏液及分泌物，局部消毒。

（2）用活检钳在宫颈外口柱状上皮与鳞状上皮交接处或特殊病变处取材，可疑宫颈癌者可选3、6、9、12点处多点取材，钳取时要有一定深度，含足够间质，钳取后宫颈局部填塞带尾纱条压迫止血。若疑宫颈管病变时，同时做宫颈管搔刮术。

（3）钳取的组织分别装入标本瓶内，注明取材部位。10%甲醛固定，送检。

2. 锥切术

（1）月经干净后3~7d进行。

（2）麻醉后常规消毒外阴和阴道，导尿。

（3）宫颈钳钳夹宫颈前唇。宫颈涂碘液，在病灶或碘不着色区外0.5cm处作环形切口，深约0.2cm。根据病情，可深入宫颈管1~2cm作锥形切除。用无菌纱布压迫止血。

（4）10%甲醛固定，送检。

（5）术后留置24d导尿管，持续开放。

【护理】

1. 嘱患者24d后取出带尾纱布，注意观察阴道出血量。若出血量多、发热、腹痛应及时就医。

2. 遵医嘱口服抗生素预防感染。

3. 保持会阴局部清洁，点切法术后1个月内禁止盆浴及性生活，锥切术后2个月内禁止性生活。

4. 术后6周复查有无宫颈管狭窄。

（三）诊断性刮宫

通过刮取子宫腔内容物（子宫内膜或其他组织）做病理检查，以协助诊断，指导治疗。怀疑有宫颈管病变时，需分别对宫颈管和宫腔进行诊刮。

【适应证】

1. 子宫异常出血或阴道排液，需证实或排除子宫内膜癌、宫颈管癌或其他病变。

2. 月经失调，需要了解子宫内膜变化及其对性激素的反应（刮宫不仅有助于诊断，还有助于止血）。

3. 不孕症，需了解有无排卵或子宫内膜病变。

【禁忌证】

1. 急性阴道炎、宫颈炎、盆腔炎，炎症未控制。

2. 可疑妊娠。

3. 体温>37.5℃。

【操作前准备】

1. 患者准备　排空膀胱后取膀胱截石位。

2. 用物准备　灭菌刮宫包。

【操作过程】

1. 常规消毒外阴及阴道后，铺治疗巾，摸清子宫位置、大小及附件情况，暴露宫颈。清除阴道分泌物，消毒宫颈及颈管。

2. 分段诊刮时，刮宫前不探查宫腔深度，以免将宫颈管组织带入宫腔而混淆诊断。先用小刮匙自宫颈内口至外口顺序刮宫颈管一周，然后刮匙进入宫腔刮取子宫内膜。

3. 刮出物分别装瓶，固定，送病理检查。

【护理】

1. 指导患者选择合适的检查时间。不孕或功能失调性子宫出血内膜增生者，应选择月经前1~2d或月经来潮6h内进行诊刮；疑为子宫内膜不规则脱落时，应于月经第5~7天取材。

2. 术中注意观察患者的生命体征及一般情况。

3. 术后保持外阴清洁，2周内禁止盆浴及性生活。

（四）经阴道后穹隆穿刺术

子宫直肠陷凹是盆腔最低部位，与阴道后穹隆紧贴，腹腔内积血、渗出液、脓液及腹水等常积聚于此。在无菌条件下用长穿刺针从后穹隆刺入盆腔可抽取标本，以协助诊断、指导治疗。

【适应证】

1. 疑有腹腔内出血，如异位妊娠、卵巢黄体破裂等。

2. 疑盆腔内有积液、积脓，了解积液性质，局部药物注射。

3. 盆腔肿块位于直肠子宫陷凹内，可经后穹隆穿刺直接抽吸肿块内容物做涂片，行细胞学检查。

4. B型超声介导下行卵巢子宫内膜异位囊肿或输卵管妊娠部位注药治疗。

5. B型超声介导下经阴道后穹隆穿刺取卵，用于各种助孕技术。

【禁忌证】

1. 盆腔严重粘连或疑有肠管与子宫后壁粘连。

2. 临床高度怀疑恶性肿瘤。

3. 异位妊娠准备采用非手术治疗者，应避免穿刺以免引起感染。

【操作前准备】

1. 患者准备　排空膀胱后取膀胱截石位。

2. 用物准备　弯盘、阴道窥器、卵圆钳、宫颈钳、10ml无菌注射器、22号穿刺针、无菌试管、弯盘、无菌治疗巾、棉签、棉球、消毒液。

【操作过程】

1. 常规消毒外阴、阴道，铺无菌巾。双合诊检查了解子宫、附件情况，注意阴道后穹隆。

2. 用阴道窥器暴露宫颈，消毒阴道和宫颈。用宫颈钳钳夹宫颈后唇，向前提拉，充分暴露阴道后穹隆，再次消毒后穹隆部阴道壁。

3. 将10ml注射器接上22号穿针刺后，于宫颈阴道黏膜交界下方1cm后穹隆中央部，与宫颈平行方向刺入，当针穿过阴道壁失去阻力有落空感后(进针深约2cm)，开始抽吸，必要时适当调整针头方向或深浅度，如无液体抽出时可边退针边抽吸。

4. 抽出液体后拔出针头，局部以无菌纱布或棉球压迫片刻，止血后取出宫颈钳和阴道窥器。

5. 先肉眼观察抽出液性状，再送检或培养。

【护理】

1. 向患者解释检查目的和要求，消除患者思想顾虑，取得配合。

2. 术中应密切观察患者生命体征变化，注意有无面色苍白及剧烈腹痛等。

3. 术后观察阴道流血情况，嘱患者保持外阴清洁。

4. 观察抽出液的性状并及时送检，如抽出暗红、不凝固血液(静置6min以上仍不凝固)为腹腔内出血，应遵医嘱迅速做好剖腹探查的术前准备。

(五)阴道镜检查

阴道镜检查(olposcopy)是利用阴道镜在强光源照射下将宫颈阴道部黏膜放大10~40倍直接观察，以观察肉眼看不到的较微小病变，从而正确选择可疑部位行定位活检，提高确诊率。

【适应证】

1. 宫颈刮片细胞学检查结果为巴氏Ⅲ级或以上者；宫颈细胞学涂片检查发现异常者。

2. 肉眼可疑宫颈癌变者。

3. 阴道可疑癌变者。

【禁忌证】

严重阴道炎和宫颈炎。

【操作前准备】

1. 患者准备　排空膀胱后取膀胱截石位。

2. 用物准备　阴道窥器、宫颈钳、卵圆钳、活检组织钳、手术刀、装有固定液的标本瓶、纱布、棉签、棉球、消毒液等。

【操作过程】

1. 常规消毒后以阴道窥器充分暴露阴道、宫颈。拭去阴道、宫颈分泌物，暴露宫颈或阴道病灶。

2. 打开照明开关，将目镜调节到与被检部位同高度，调整焦距至物像清楚为止。

3. 正确选择可疑部位并取组织，放入装有固定液的标本瓶中送检。

【护理】

1. 操作前应行妇科检查，排除阴道毛滴虫、念珠菌、淋病奈瑟球菌等感染。检查前 24h 避免阴道冲洗、阴道上药、宫颈刮片、双合诊及性生活。

2. 经阴道镜检查并取组织时，术后告知患者保持外阴清洁，注意观察阴道出血情况，量多时及时就医。遵医嘱使用抗生素预防感染。检查后 1 周复查，2 周内禁止性生活及盆浴。

（六）宫腔镜检查

宫腔镜检查（hysteroscopy）是应用膨宫介质扩张宫腔，通过光导玻璃纤维束和柱状透镜将冷光源导入宫腔内，直接观察宫颈管、子宫内膜及输卵管开口，了解宫腔内的生理与病理变化，可取病变组织送病理检查，还可直视下行宫腔内手术治疗。

知识链接

宫腔镜手术

宫腔镜手术是指用宫腔镜来进行的微创手术。利用宫腔镜技术可直接检视子宫腔内病变，进行定位采集病变组织送检，诊断准确、及时、全面、直观，可早期发现癌变。宫腔镜手术切除子宫内膜、黏膜下肌瘤、内膜息肉、子宫纵隔，解除宫腔粘连和取出异物，疗效好，创伤小，出血少，痛苦轻，康复快。

【适应证】

1. 原因不明的异常子宫出血。

2. 节育器的定位与取出。

3. 不孕的诊断。

4. 宫腔粘连。

【禁忌证】

1. 绝对禁忌证　急性生殖道感染；急性心、肝、肾功能衰竭不能耐受手术者；近 3 个月内有子宫穿孔或子宫手术史者。

2. 相对禁忌证　宫颈瘢痕、宫颈裂伤或松弛。

【操作前准备】

1. 患者准备　排空膀胱后取膀胱截石位。

2. 用物准备　阴道窥器、宫颈钳、卵圆钳、子宫腔探针、刮匙、宫颈扩张器、小药杯、弯盘、纱布、棉签、棉球、消毒液、5%葡萄糖溶液或生理盐水等。

【操作过程】

1. 常规消毒后用阴道窥器充分暴露阴道、宫颈，并用宫颈钳牵引宫颈。

2. 探测宫腔的屈度、深度。宫颈扩张器逐号扩张宫颈至 6.5 号扩张器能送入。

3. 将镜管送入宫颈内口，在 80~160mmHg 的压力下，将 5%葡萄糖溶液或生理盐水注入宫腔，将宫腔清洗至流出液清亮为止。

4. 继续注入，使宫腔扩张至可看清宫腔和宫颈管。

【护理】

1. 在月经干净后1周内检查为宜。检查前患者应进行全身检查、妇科检查、宫颈脱落细胞检查及阴道分泌物检查。

2. 术中记录膨宫液的出入量，观察患者有无胸闷、心悸、头痛、恶心、呕吐等症状，预防过度水化综合征的发生。扩张宫颈和膨宫时可引起迷走神经功能亢进，导致心脑综合征，表现为面色苍白、头晕、胸闷、恶心、呕吐，甚至大汗淋漓、血压下降，伴心动过速、心律失常等，严重者发生晕厥，可静脉缓慢注入阿托品缓解。

3. 术后观察患者有无子宫穿孔、肠管损伤、出血等征象。

4. 遵医嘱使用抗生素，预防盆腔感染。

5. 告知患者术后注意事项。保持会阴清洁，术后2~7d阴道有少量血性分泌物是正常现象。术后2周禁止性生活。

（七）输卵管通液术

输卵管通液术（hydrotubation）是检查输卵管是否通畅的一种方法，且具有一定的治疗功效。通过导管向宫腔内注入液体，根据注液时阻力大小、注入的液体量多少、停止注射后有无回流及受检者的感觉等来判断其输卵管是否通畅。

【适应证】

1. 不孕症（性生活和男方精液正常）疑有输卵管阻塞者。

2. 输卵管复通、成形术后疗效评价。

3. 输卵管轻度粘连的诊断和治疗。

【禁忌证】

1. 生殖器官炎症急性发作或慢性发作，药物治疗尚未控制。

2. 月经期或不规则阴道出血。

3. 全身状况差，不能耐受手术。

4. 体温>37.5℃。

【操作前准备】

1. 患者准备　排空膀胱后取膀胱截石位。

2. 用物准备　子宫颈导管、阴道窥器、卵圆钳、宫颈钳、子宫腔探针、宫颈扩张器、妇科长钳、弯盘、纱布、治疗巾、孔巾、棉签、棉球、消毒液等。

【操作方法】

1. 外阴、阴道常规消毒后铺无菌孔巾，双合诊了解子宫位置及大小。

2. 放置阴道窥器，充分暴露宫颈，再次消毒阴道穹隆部及宫颈。用宫颈钳夹宫颈前唇，以子宫探针测子宫深度并证实其屈度。

3. 检查通液装置完善无漏液。沿宫腔的方向置入子宫通液导管，并使其橡皮塞抵紧宫颈外口。

4. 向宫腔内缓慢注入20ml液体，压力不超过160mmHg。若注入20ml液体无阻力感，宫颈外无漏液，患者无明显不适，表示输卵管通畅；若遇阻力，稍加压力，患者有腹部不适即可顺利注入，宫颈外无漏液，说明原有的粘连已分离或痉挛解除；当阻力大，液体自宫颈外口溢出，患者腹胀难忍，多为输卵管完全不通。

【护理】

1. 指导患者选择在月经干净后3~7d进行检查。术前3d禁止性生活，耐心向患者解释检查的意义和方法，消除其思想顾虑并取得其配合。

2. 通液所用液体应接近体温，以免液体过冷造成输卵管痉挛。术中密切观察患者反应，若患者过于紧张，可肌注阿托品0.5mg。若患者腹痛剧烈应立即停止操作。

3. 告知患者术后有少量阴道出血为正常现象，应保持外阴清洁，2周内禁止盆浴和性生活。

案例思路解析

案例

王女士，29岁。因婚后2年继发不孕来院，拟行输卵管通液检查。月经史：$13\frac{4\sim5}{28\sim30}$，末次月经：2018-04-08。孕产史：0-0-1-0。无药物过敏史。

请问：

1. 根据月经史，王女士的月经初潮是多少岁？月经周期是多少天？
2. 根据孕产史，王女士足月产、早产、流产各多少次？
3. 输卵管通液术宜在月经周期的什么时间进行？
4. 术前术后要告知王女士哪些注意事项？

扫一扫，看总结

扫一扫，测一测

（周俊杰）

第二节 女性生殖系统炎症患者的护理

扫一扫，自学汇

学习目标

1. 掌握女性生殖系统炎症患者的护理评估和护理措施。
2. 熟悉女性生殖系统的自然防御机制、妇科炎症的病因、传播途径。
3. 了解女性生殖系统炎症的常见病原体和致病特点。
4. 能应用护理程序对女性生殖系统炎症患者进行整体护理。
5. 具有严谨求实的工作态度、良好的沟通能力和人文关怀意识。

导入情景

张女士，60岁。外阴瘙痒伴烧灼感1周，50岁绝经。妇科检查：外阴、阴道呈萎缩性改变，阴道皱襞消失，阴道黏膜充血，伴有散在小出血点，白带呈淡黄色，有臭味。

工作任务：

1. 请针对张女士的病情进行护理评估。
2. 根据张女士的病情对其进行健康指导。

女性生殖系统炎症是妇科常见病、多发病，各年龄段均可发病，以生育期妇女多见。女性生殖系统具有天然的自我防御机制，但是在特殊生理时期如月经期、妊娠期、分娩期及产褥期，防御功能容易被破坏，而且其解剖位置与肛门、尿道相邻，病原体容易入侵。常见女性生殖系统炎症有外阴炎、阴道炎、子宫颈炎、盆腔炎等，其中以阴道炎和子宫颈炎最为多见。

（一）女性生殖系统的自然防御功能

1. 外阴　双侧大阴唇自然合拢，遮盖阴道口、尿道口。

2. 阴道　由于盆底肌肉的作用，阴道口闭合，阴道前后壁紧贴，可以防止病原体入侵。阴道复层鳞状上皮在雌激素作用下增生变厚，上皮细胞内糖原含量增加，糖原在阴道乳杆菌的作用下分解产生乳酸，使阴道维持酸性环境（pH≤4.5，多在3.8~4.4），可抑制适于弱碱性环境中生长繁殖的病原体，称为阴道“自净”作用。

3. 子宫颈　宫颈阴道部覆盖复层鳞状上皮，具有较强的防御损伤和抗感染能力。宫颈阴道黏膜分泌碱性“黏液栓”堵塞宫颈管，且宫颈内口多为紧闭，可防止病原体侵入。

4. 子宫内膜　生育期妇女子宫内膜周期性剥脱，有利于及时清除宫腔内的感染。

5. 输卵管　输卵管蠕动及黏膜上皮细胞的纤毛向子宫腔方向摆动，有利于阻止病原体的入侵和生长繁殖。

6. 生殖道的免疫系统　生殖道黏膜如子宫和宫颈，有不同数量的淋巴组织及散在的淋巴细胞分布，包括T细胞和B细胞。另外，中性粒细胞、巨噬细胞等参与免疫反应。

当生殖道防御功能遭到破坏、机体免疫力降低或外界病原体侵入时，均可引起炎症。

（二）病原体

正常情况下，阴道内兼有需氧菌与厌氧菌，这些菌群在阴道内形成菌群平衡。临床上，引起女性生殖系统感染的病原体通常为混合感染。

1. 细菌　大多数为化脓菌，如葡萄球菌、链球菌、厌氧菌、大肠埃希氏菌、淋病奈瑟球菌、结核分枝杆菌等。

2. 原虫　以阴道毛滴虫最为常见，其次是阿米巴原虫。

3. 真菌　以白色念珠菌为主。

4. 病毒　以人乳头瘤病毒（HPV）和疱疹病毒多见。

5. 螺旋体　以梅毒螺旋体（苍白密螺旋体）多见。

6. 衣原体　以沙眼衣原体常见。

7. 支原体　以人型支原体和解脲支原体多见。

（三）感染途径

1. 沿生殖道黏膜上行蔓延　病原体侵入外阴阴道后，沿生殖道黏膜上行，经宫颈管、子宫内膜、输卵管黏膜至卵巢及盆腔。淋病奈瑟球菌、沙眼衣原体及葡萄球菌等，常沿此途径蔓延（图15-4）。

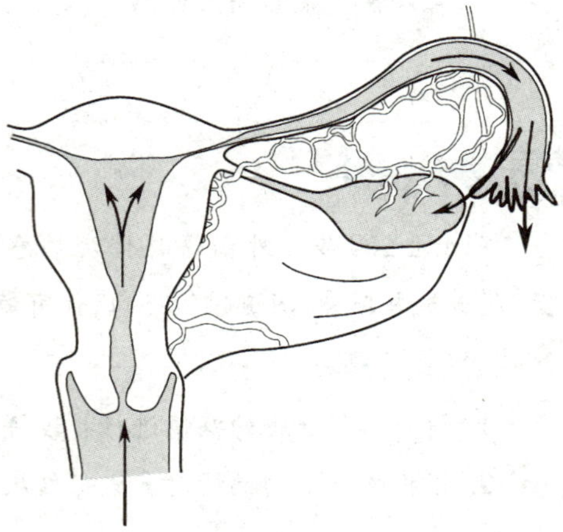

图15-4　炎症沿黏膜上行蔓延

2. 经淋巴系统蔓延　病原体经生殖道创伤处的淋巴管侵入，扩散至盆腔结缔组织及子宫附件与腹膜。链球菌、大肠埃希氏菌、厌氧菌多经该途径感染，是产褥感染、流产后感染和宫内节育器放置术后感染的主要途径(图 15-5)。

3. 经血液循环播散　病原体先侵入人体的其他器官组织，再经血液循环感染生殖器官，是结核分枝杆菌的主要传播途径(图 15-6)。

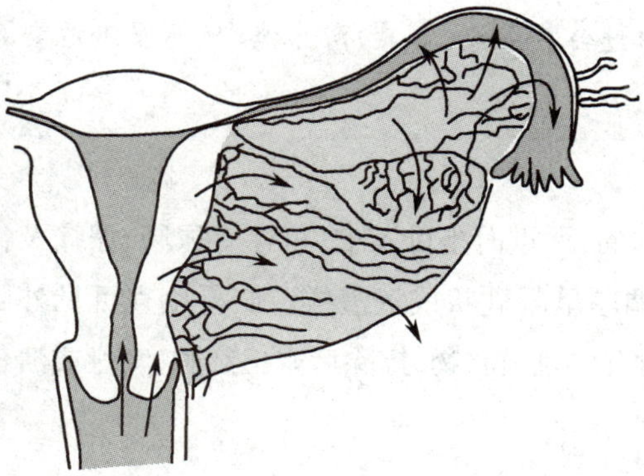

图 15-5　炎症经淋巴蔓延

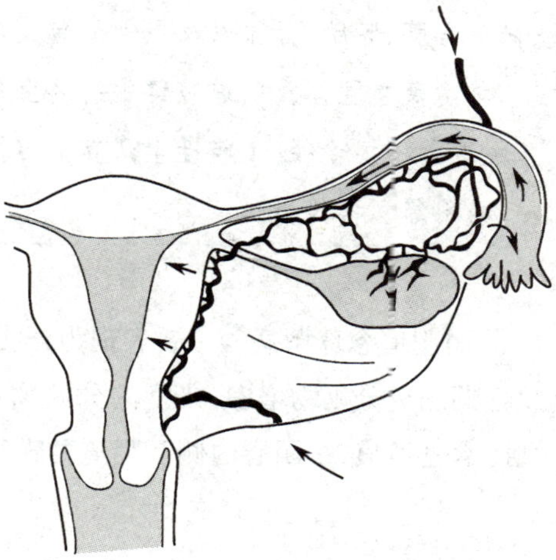

图 15-6　炎症经血行播散

4. 直接蔓延　腹腔其他脏器感染可直接蔓延到内生殖器官，如阑尾炎可引起右侧输卵管炎。

考点提示：感染途径

一、外阴及阴道炎症患者的护理

【护理评估】

(一) 健康史

询问患者的年龄、可能的诱发因素，如个人卫生习惯、性伴侣的健康状况及有无不洁性生活史，询问既往阴道炎病史，有无念珠菌病发生的诱因等。

(二) 身体状况

1. 非特异性外阴炎　表现为外阴皮肤黏膜瘙痒、灼热感、疼痛，在排尿、排便、性交、活动时加重。急性期见外阴皮肤充血、肿胀、糜烂，严重时形成溃疡或湿疹。慢性期外阴部皮肤增厚、粗糙、皲裂，甚至出现苔藓样变。腹股沟淋巴结肿大、压痛。

2. 前庭大腺炎　炎症多发生于一侧大阴唇下 1/3，表现为肿胀、疼痛、烧灼感，行走不便。局部皮肤红肿、发热、压痛，可形成脓肿或囊肿。脓肿形成时皮肤变薄，触之有波动感。脓肿直径可达 5~6cm，疼痛加剧，若自行破溃，脓液流出则疼痛减轻。

3. 滴虫性阴道炎　潜伏期 4~28d，主要表现为白带增多及外阴瘙痒，伴外阴灼痛、性交痛或有蚁行感。若合并泌尿系感染，可有下腹痛、尿频、尿急、尿痛。阴道毛滴虫能吞噬精子，并阻碍乳酸形成，影响精子在阴道内存活，可导致不孕。妇科检查可见阴道壁充血，严重者有散在出血点，甚至宫颈有出血点，形成“草莓样”宫颈；后穹隆有大量的分泌物，典型的分泌物为灰黄色、稀薄泡沫状，或呈黄绿色脓性。

知识链接

阴道毛滴虫的致病特点

滴虫性阴道炎的病原体为阴道毛滴虫。阴道毛滴虫呈梨形，为厌氧性原虫，适宜在温度为25~40℃、pH为5.2~6.6的潮湿环境中生长繁殖。阴道毛滴虫不仅寄生于阴道，还可侵入尿道、尿道旁腺、膀胱、肾盂以及男性的包皮皱褶、尿道及前列腺中。月经前后、产后等阴道环境改变时，隐藏在腺体及阴道皱襞中的滴虫易生长繁殖导致炎症发生。

主要的传播途径：①经性生活直接传播。②通过公共浴池、浴具、游泳池、坐便器或污染的器械、敷料等间接传播。

4. 外阴阴道念珠菌病　主要表现为外阴瘙痒、灼痛，严重时坐卧不安，可伴有尿频、尿痛及性交痛。急性期阴道分泌物增多，典型的分泌物为白色稠厚呈凝乳状或豆渣样。妇科检查可见外阴红斑、水肿，常见抓痕，小阴唇内侧及阴道黏膜红肿并附有白色膜状物，擦除后露出红肿、糜烂或溃疡的黏膜。

知识链接

外阴阴道念珠菌病的诱因

外阴阴道念珠菌病，80%~90%病原体为白念珠菌。白念珠菌属条件致病菌，正常情况下存在于人体口腔、肠道、阴道黏膜，菌量极少，不引起症状。当机体免疫力下降或阴道酸性增强时发病。

常见发病诱因：①妊娠、糖尿病及大量雌激素治疗时，阴道内糖原增多，酸度增加。②长期应用广谱抗生素改变了阴道内微生物之间的相互制约关系，抑制阴道内乳酸杆菌生长而引起念珠菌大量生长繁殖。③使用免疫抑制剂致机体抵抗力下降。④肥胖、穿紧身化纤内裤可使会阴局部的温度及湿度增加，念珠菌易于生长繁殖而引起感染。

5. 萎缩性阴道炎　主要表现为外阴灼热不适、瘙痒及阴道分泌物增多。阴道分泌物呈稀薄、淡黄色，感染严重时呈血样脓性，有臭味。有时可伴有尿频、尿痛、尿失禁及性交痛。阴道检查可见阴道呈萎缩性改变，上皮皱襞萎缩、变薄、消失，阴道黏膜充血、伴有散在小出血点或浅表溃疡。慢性炎症、溃疡可导致阴道粘连、狭窄甚至闭锁。炎症分泌物引流不畅可形成阴道积脓或宫腔积脓。

> **考点提示：**女性生殖系统炎症患者的身体状况

（三）实验室及其他检查

阴道分泌物检查了解有无特殊感染，如滴虫、念珠菌、阿米巴原虫等。必要时查尿糖、寄生虫卵、前庭大腺取分泌物做细菌培养等。

（四）心理-社会状况

患者因外阴局部不适、外阴瘙痒而影响工作、睡眠和性生活，易产生情绪低落、焦虑、烦躁不安等心理反应。当久治不愈或反复发作时，有烦恼和无助感，部分患者因为羞怯心理不敢就医。评估患者亲属对患者所患疾病的了解程度，能否给予社会支持。

（五）治疗要点

1. 非特异性外阴炎　查找病因，注意个人卫生，积极治疗糖尿病。局部治疗以清洁、坐浴为主。可用1∶5 000高锰酸钾溶液，保持坐浴水温35～37℃，每次20min，每天2次。若有溃疡可用抗生素软膏局部涂抹。

2. 前庭大腺炎　应卧床休息，局部热敷或坐浴，合理使用抗生素，脓肿形成者行脓肿切开引流术。去除病因，如及时治疗宫颈炎、阴道炎、糖尿病、肠道蛲虫病等。

3. 滴虫性阴道炎　首选甲硝唑或替硝唑。甲硝唑可单独局部给药，也可全身和局部联合用药，联合用药效果更佳。先用1%乳酸或0.1%～0.5%醋酸阴道灌洗或坐浴，亦可用中药洗剂，改善阴道内环境，然后阴道用药，如甲硝唑泡腾片200mg每晚塞入阴道后穹隆1次，7～10d为一疗程。要求性伴侣同时治疗，治疗期间避免无保护性交。治愈标准：治疗后检查滴虫阴性者，仍应每月月经后复查阴道分泌物，连续3个月检查均阴性方为治愈。性伴侣需同时治疗。

4. 外阴阴道念珠菌病　消除诱发因素，如积极治疗糖尿病，及时停用广谱抗生素、皮质激素、雌激素及免疫抑制剂。选择抗真菌药物咪康唑、伊曲康唑、克霉唑或制霉菌素治疗，可局部或全身给药。局部给药时，先用2%～4%碳酸氢钠溶液坐浴或阴道灌洗以提高疗效。因为经前期容易复发，故治疗后应于月经前复查白带。妊娠期患外阴阴道念珠菌病者，应局部治疗至妊娠32周，避免新生儿感染。

> 考点提示：女性生殖系统炎症的治疗要点

5. 萎缩性阴道炎　针对病因，补充雌激素是治疗萎缩性阴道炎主要方法，乳腺癌和子宫内膜癌患者禁用雌激素。雌激素制剂可局部给药，也可全身给药。另外，用1%乳酸或0.5%醋酸液灌洗阴道，增强阴道酸度后局部用抗生素甲硝唑或保妇康栓等。

【护理诊断/问题】

1. 皮肤完整性受损　与炎症刺激引起的局部瘙痒有关。

2. 舒适度减弱　与外阴瘙痒、疼痛、分泌物增多有关。

3. 焦虑　与脓肿易复发、久治不愈有关。

4. 知识缺乏：缺乏防治阴道炎的相关知识。

【护理目标】

1. 患者局部炎症消退，受损组织痊愈，黏膜完整。

2. 患者阴道分泌物转为正常，瘙痒症状减轻。

3. 患者情绪稳定，能积极配合治疗。

4. 患者能叙述该病的有关知识并积极配合治疗，配偶同时接受治疗。

【护理措施】

1. 一般护理

（1）休息与活动：炎症急性期卧床休息，注意个人卫生，保持外阴清洁、干燥，勤换内裤，避免搔抓。治疗期间禁止到浴池、游泳池等公共场所，避免交叉感染。

（2）饮食指导：饮食宜清淡易消化，忌辛辣刺激性食物。

2. 病情观察　监测体温，观察外阴局部皮肤颜色、有无脓肿形成、阴道分泌物性状等。

3. 治疗护理

（1）遵医嘱局部热敷或坐浴。指导患者坐浴时注意溶液浓度、温度和坐浴时间，坐浴时应将会阴部浸没于溶液中。月经期禁止坐浴。

(2)告知患者阴道灌洗要注意溶液温度、浓度和灌洗方法,指导正确阴道给药的方法。月经期间暂停阴道灌洗及阴道用药。

(3)遵医嘱给予抗生素。服用甲硝唑者,告知甲硝唑可透过胎盘到达胎儿体内,亦可从乳汁中排泄,故孕20周内或哺乳期妇女禁用。甲硝唑用药期间及停药24h内、替硝唑用药期间及停药72h内禁止饮酒。

4. 心理护理 认真倾听患者的诉说,关心患者,解答患者及家属的疑问,解释炎症发生的原因和诱因,说明防护措施,告知目前的治疗方案和护理措施。鼓励患者积极配合并坚持治疗,增强其战胜疾病的信心。

【护理评价】

1. 患者局部炎症是否消退,受损组织是否痊愈。
2. 患者阴道分泌物是否转为正常,瘙痒症状是否减轻。
3. 患者情绪是否平稳,能否积极配合治疗。
4. 患者能否叙述该病的有关知识,是否积极配合治疗。

【健康教育】

1. 指导患者纠正不良的饮食习惯,不饮酒、限制辛辣刺激性的食物。
2. 保持外阴清洁、干燥,穿透气性好的棉质内裤,内裤要勤换勤洗。外阴瘙痒时禁用刺激性药物或肥皂擦洗,避免搔抓和热水烫洗等。坐浴毛巾及内裤用开水烫洗并在阳光下晾晒。
3. 做好围绝经期、老年期自我保健宣传,使其正确掌握萎缩性阴道炎的预防措施,出现血性白带时应及时检查,排除妇科恶性肿瘤。告知患者雌激素治疗的适应证和禁忌证,不正确的使用会增加子宫内膜癌和乳腺癌发生的危险,指导患者遵医嘱规范用药。年轻患者卵巢切除或盆腔放射治疗后,及时给予激素替代治疗的指导。
4. 妊娠期应常规进行阴道炎的筛查,确诊后应及时治疗,治疗时应注意用药的禁忌证。
5. 指导随访,向患者说明随访的重要性,强调治愈标准,避免交叉感染。

二、宫颈炎症患者的护理

子宫颈炎症是女性生殖系统常见疾病之一,多见于生育期妇女,包括宫颈阴道部炎症及宫颈管黏膜炎症,临床上后者多见。按照病程分为急性和慢性两种。

急性子宫颈炎指子宫颈发生急性炎症,常因流产、分娩、宫腔操作等损伤所致。

慢性子宫颈炎可由急性子宫颈炎症迁延而来,也可为病原体持续感染所致。

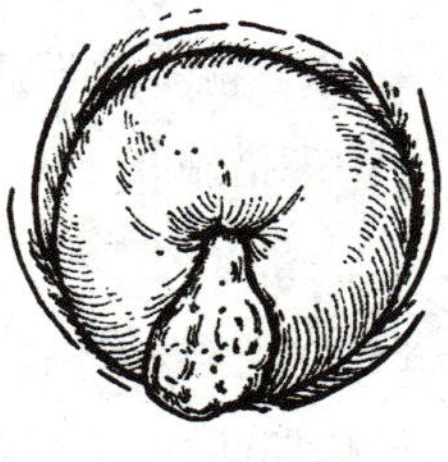
图15-7 子宫颈息肉

常见的病理改变:①慢性子宫颈管黏膜炎,表现为子宫颈管黏液增多及脓性分泌物,反复发作。②子宫颈息肉,慢性炎症的长期刺激使子宫颈腺体和间质局限性增生,并向子宫颈外口突出形成息肉(图15-7)。息肉通常为单个,也可为多个,红色、质软而脆,成舌形。③子宫颈肥大:慢性炎症的长期刺激导致腺体和间质增生,使宫颈呈不同程度的肥大,硬度增加,表面多光滑。

子宫颈炎症的病原体主要为葡萄球菌、链球菌、大肠埃希氏菌和厌氧菌,其次为性传播疾病的病原体,如淋病奈瑟球菌、沙眼衣原体。

【护理评估】

(一)健康史

询问有无分娩、流产或手术致子宫颈损伤、感染等病史,有无性传播疾病,有无不良卫生习惯等诱因。询问发病时间、病情发展及诊治经过。

(二)身体状况

1. 急性子宫颈炎　大部分患者无症状,有症状者主要表现为白带增多,呈黏液脓性,伴有外阴瘙痒及灼热感。还可出现经间期出血、性交后出血等症状。若合并尿路感染,可出现尿频、尿急、尿痛。妇科检查:宫颈充血、水肿、外翻,宫颈管有脓性或黏液性分泌物。宫颈黏膜质脆,擦拭时易出血。若为淋病奈瑟球菌感染常侵犯尿道口、阴道口,尿道黏膜充血、水肿及大量脓性分泌物。

2. 慢性子宫颈炎　轻者无不适感,表现为白带增多,呈乳白色黏液状或呈淡黄色脓性。重者有血性白带、性交后出血、经间期出血,偶有外阴瘙痒或不适、不孕。妇科检查:有黄色分泌物覆盖子宫颈口或从子宫颈口流出,或在糜烂样改变的基础上同时伴有子宫颈充血、水肿、脓性分泌物增多或接触性出血,也可表现为子宫颈息肉或子宫颈肥大。

知识链接

子宫颈糜烂样改变

子宫颈糜烂样改变是一个临床征象,可以是生理性改变,也可能是病理性改变。

生理性改变多为宫颈柱状上皮异位,多见于青春期、生育期妇女雌激素分泌旺盛者,也可见于口服避孕药或妊娠期者。由于雌激素的作用,鳞柱交界部外移,子宫颈局部呈糜烂样改变外观。

病理性改变除可能是慢性子宫颈炎,也可能是子宫颈鳞状上皮内病变或早期子宫颈癌。

(三)实验室及其他检查

1. 阴道分泌物检查　白细胞>10/高倍视野。

2. 宫颈管内分泌物涂片检查　中性粒细胞>30/高倍视野。

3. 宫颈分泌物病原体检测　应检测有无衣原体、淋病奈瑟球菌,有无滴虫性阴道炎或细菌性阴道病。

4. 宫颈刮片或宫颈TCT检查(液基细胞学检查)　排除子宫颈瘤样变或子宫颈恶性肿瘤的可能,必要时做阴道镜检查及宫颈活组织检查。

(四)心理-社会状况

出现血性白带或接触性出血,易引起患者及家属的恐惧心理。患者因疾病而害怕、拒绝性生活,影响夫妻感情。有不洁性生活史者担心失去家庭和社会支持,常出现明显的焦虑、烦躁不安等心理反应。病程长者因担心癌变出现焦虑。了解患者的家庭组成、经济状况、教育背景等基本情况;询问主要照顾者对患者所患疾病的认识及对患者的关怀和支持程度。

(五)治疗要点

1. 急性子宫颈炎　主要是抗生素治疗,可根据不同情况采用经验性抗生素治疗或针对病原体的抗生素治疗。

2. 慢性子宫颈炎

(1)宫颈糜烂样改变若无临床症状,不需治疗,仅需要做细胞学筛查。

(2)呈糜烂样改变、有分泌物增多或接触性出血者,主要给予物理治疗。常用的方法有激光、冷冻、微波治疗和红外线凝结等。通过物理方法使宫颈柱状上皮脱落,并由新生的鳞状上皮覆盖,创面愈合期3~4周,病变较深者需6~8周,宫颈恢复光滑外观。进行物理治疗前首先要排除子宫颈上皮内瘤样改变和宫颈癌。

(3)慢性子宫颈管黏膜炎可针对病因进行治疗,病原体不清者,尚无有效治疗方法。

(4)子宫颈息肉可行息肉摘除术并送检。

(5)子宫颈肥大一般无需治疗。

【护理诊断/问题】

1. 组织完整性受损　与宫颈损伤、分泌物刺激有关。

2. 舒适度减弱　与白带增多有关。

3. 焦虑　与病程长、担心癌变有关。

【护理目标】

1. 患者子宫颈组织得到修复。

2. 患者不适感减轻或缓解。

3. 患者焦虑减轻。

【护理措施】

1. 一般护理　适当休息,给予高蛋白、高热量、高维生素饮食。

2. 病情观察　监测体温,注意观察患者有无下腹痛、腰骶部酸痛,白带性状变化。因常合并子宫内膜炎、阴道炎,注意观察有无相关症状。慢性子宫颈炎采取物理治疗后注意观察有无感染症状,脱痂期注意观察阴道分泌物性状及阴道流血情况。

3. 治疗护理

(1)急性宫颈炎:按医嘱使用抗生素,观察药物副作用。

(2)慢性宫颈炎:指导患者进行物理治疗。①治疗前应常规做子宫颈刮片细胞学检查以排除子宫颈上皮内瘤样改变和宫颈癌。②有急性生殖器炎症者禁止物理治疗。③治疗时间应选择在月经干净后3~7d内进行。④物理治疗后炎症组织坏死,阴道分泌物增多,嘱患者每天清洗外阴2次,保持外阴清洁,禁止性交和盆浴2个月。⑤术后1~2周脱痂时可有少量血水或少许流血,如出血量多者需急诊处理,局部用止血粉或压迫止血,必要时加用抗生素。⑥连续两次月经干净后3~7d进行复诊,观察创面愈合情况,注意有无子宫颈管狭窄。

4. 心理护理　关心、理解患者的内心感受,耐心向患者及家属解释疾病的病因及治疗措施,消除患者的心理顾虑,配合治疗。寻求家属对患者的心理支持。

【护理评价】

1. 患者子宫颈组织黏膜是否修复。

2. 患者的舒适状态是否改善。

3. 患者的焦虑情绪是否减轻。

【健康教育】

1. 养成良好的卫生习惯,保持外阴清洁、干燥,避免不洁及无保护性生活。

2. 及早、规范治疗阴道炎、急性宫颈炎,避免炎症迁延。慢性迁延者坚持随访。

3. 做好避孕措施，避免因非计划妊娠多次人工流产造成宫颈损伤。

4. 30岁以上已婚妇女定期行妇科检查。

三、盆腔炎性疾病患者的护理

盆腔炎性疾病是常见的女性上生殖道感染性疾病，是指女性内生殖器及其周围的结缔组织、盆腔腹膜发生的炎症，主要包括子宫内膜炎、输卵管炎、输卵管卵巢脓肿、盆腔腹膜炎，以输卵管炎和输卵管卵巢炎最常见。若未及时处理或治疗不彻底，可导致盆腔炎性疾病后遗症，引起不孕、输卵管妊娠、慢性盆腔痛等，炎症反复发作，严重影响妇女的生殖健康，增加家庭与社会经济负担。

病原体有外源性和内源性两个来源。两种病原体可以单独存在，但通常为混合感染。外源性病原体主要为性传播疾病的病原体，如沙眼衣原体、淋病奈瑟球菌、支原体等；内源性病原体主要来自寄居于阴道内的菌群，包括需氧菌和厌氧菌，以需氧菌和厌氧菌混合感染多见。

好发于性活跃期妇女，初潮前、绝经后或未婚妇女较少发生盆腔炎。

高危因素：①多个性伴侣、性交过频以及性伴侣有性传播疾病。②经期卫生不良，经期性交。③下生殖道感染。④子宫腔内手术操作后感染。⑤邻近器官炎症直接蔓延。⑥盆腔炎性疾病再次急性发作。

【护理评估】

（一）健康史

了解患者月经史、孕产史、宫腔手术史、月经期卫生习惯及性伴侣健康状况。询问发病诱因，腹痛性质、时间、程度，治疗方法及效果。

（二）身体状况

患者症状可因炎症轻重及范围大小而有不同。轻者无症状或症状轻微，常见症状为下腹痛、阴道分泌物增多。腹痛为持续性，活动或性交后加重。若病情严重，可出现发热甚至高热、寒战、头痛、食欲缺乏。经期发病可出现经量增多、经期延长。伴发腹膜炎时，可有消化系统症状，如恶心、呕吐、腹胀、腹泻等。

患者体征差异较大，轻者无明显异常发现，或仅发现子宫颈抬举痛或子宫体压痛或附件区压痛。严重者呈急性病容，体温升高，心率加快，下腹部有压痛、反跳痛和肌紧张，甚至出现腹胀、肠鸣音减弱或消失。妇科检查：阴道可见脓性臭味分泌物；子宫颈充血、水肿，若有脓性分泌物自宫颈口流出，说明子宫颈管黏膜或宫腔有急性炎症。子宫颈举痛；宫体稍大，有压痛，活动受限；子宫两侧压痛明显，若为单纯输卵管炎，可触及增粗的输卵管，压痛明显；若为输卵管积脓或输卵管卵巢积脓，可触及包块且压痛明显，不活动；宫旁结缔组织炎时，可扪及宫旁一侧或两侧片状增厚；若有盆腔脓肿且位置较低时，则后穹隆触痛明显，可在子宫直肠陷凹处触及包块，有波动感。

（三）实验室及其他检查

1. 血常规检查　急性感染者可见白细胞总数及中性粒细胞数均增加，血沉增快。

2. 宫颈分泌物检查　取宫颈管分泌物行涂片检查、细菌培养及药敏试验。

3. 阴道后穹隆穿刺　怀疑子宫直肠陷凹脓肿形成者行阴道后穹隆穿刺检查，抽出脓液即可确诊。

4. 阴道超声或磁共振检查　显示输卵管增粗或积液，伴或不伴有盆腔积液、输卵管卵巢肿块。

5. 腹腔镜检查　发现盆腔炎性疾病征象。

(四)心理-社会状况

患者因发热、疼痛而烦躁不安,因起病急、病程发展快或需手术而产生恐惧,因担心治疗效果不佳或转为盆腔炎性疾病后遗症而焦虑。了解患者医疗费用的来源或医疗负担水平及出院后继续就医的条件,包括居住地有无比较完备的初级卫生服务等资源。

(五)治疗要点

1. 支持疗法 卧床休息,取半卧位有利于脓液积聚于子宫直肠陷凹而使炎症局限。保证营养,必要时补充液体,注意纠正电解质紊乱及酸碱失衡。

2. 抗生素治疗 为主要治疗方法,积极采取经验性、广谱、及时和个体化抗生素治疗,绝大多数盆腔炎能彻底治愈。

3. 手术治疗 主要用于抗生素控制不满意的输卵管卵巢脓肿或盆腔脓肿。可根据情况选择经腹手术或腹腔镜手术,也可行超声或 CT 引导下的穿刺引流。

4. 中药治疗 主要采取活血化瘀、清热解毒等疗法。

【护理诊断/问题】

1. 急性疼痛 与盆腔急性炎症有关。
2. 焦虑 因病情严重或治疗效果不佳及担心预后有关。
3. 知识缺乏:缺乏有关盆腔炎性疾病的防治知识。

【护理目标】

1. 患者疼痛缓解。
2. 患者焦虑减轻或消失。
3. 患者能说出盆腔炎性疾病的防治方法。

【护理措施】

1. 一般护理

(1)休息与活动:指导患者卧床休息,取半卧位,利于炎症局限和吸收。

(2)饮食指导:鼓励患者多饮水,给予高热量、高蛋白、高维生素饮食。

2. 病情观察 监测体温、脉搏、呼吸,注意观察恶心、呕吐及腹胀、阴道分泌物性状等病情变化。

3. 治疗护理

(1)抗感染:遵医嘱给予抗生素,注意观察输液反应和药物副作用。

(2)对症护理:高热患者及时采取物理降温措施,必要时药物降温。食欲减退者遵医嘱静脉补液,纠正水电解质紊乱及酸碱失衡。有腹胀者行胃肠减压术。

(3)手术治疗:输卵管卵巢脓肿和盆腔脓肿拟行手术者,做好术前准备、术中配合和术后护理。

4. 心理护理 关心体贴患者,耐心倾听患者诉说,让患者及家属共同参与病情分析、护理计划的制订,寻求家属对患者的支持,增强治疗信心。

【护理评价】

1. 患者疼痛症状是否消失。
2. 患者的焦虑情绪是否减轻或缓解。
3. 患者能否说出盆腔炎性疾病的防治方法。

【健康教育】

1. 保持外阴干燥清洁,做好经期保健,避免无保护性交,杜绝性传播疾病。
2. 做好计划生育宣教工作,注意孕期及产褥期卫生,减少流产、分娩引起的感染。

3. 提醒患者盆腔炎性疾病诊断48h内及时规范用药将明显降低后遗症的发生，应积极治疗。

4. 加强营养，注意劳逸结合，坚持锻炼身体，如瑜珈、跳绳、散步、打太极拳等，以增强体质和免疫力。

案例

李女士，38岁。因阴道分泌物持续增多3个月，经治疗无效就诊。妇科检查：宫颈呈糜烂样改变，有淡黄色分泌物覆盖在子宫颈口。阴道镜检查排除子宫颈鳞状上皮内病变和宫颈癌。医生建议采取激光治疗。

请问：

1. 李女士应在月经周期的哪个阶段接受宫颈部激光治疗？
2. 治疗后护士要对李女士告知哪些注意事项？

（周俊杰）

1509 案例思路解析

1510 扫一扫，看总结

1511 扫一扫，测一测

第三节　月经失调患者的护理

1512 扫一扫，自学汇

学习目标

1. 掌握异常子宫出血、痛经、绝经综合征的定义、护理诊断/问题、护理措施。
2. 熟悉异常子宫出血、痛经、绝经综合征患者的身体状况和治疗要点。
3. 了解异常子宫出血、痛经、绝经综合征的病因与分类。
4. 能按护理程序对月经失调患者实施护理并进行健康教育。
5. 具有良好的职业素养和必备的人文关怀精神。

导入情景

小娟，18岁，大一学生，15岁月经来潮。2年内一直不规律，经期长，经量多，此次月经期长达1月余未止，伴有头晕、乏力。首次来院就诊。

工作任务：

1. 对小娟进行护理评估时，应注意收集哪些临床资料？
2. 小娟还需要做哪些相关的辅助检查？

一、异常子宫出血患者的护理

异常子宫出血（abnormal uterine bleeding，AUB）是妇科常见的症状和体征，是指与正常月经的周期频率、周期规律性、经期长度、经期出血量中的任何一项不相符、源自子宫腔的异常出血。本节内容仅限定于生育期非妊娠妇女、源自子宫腔的异常出血。

知识链接

正常的子宫出血

正常的子宫出血即月经，是伴随卵巢周期性排卵，卵巢分泌雌、孕激素的周期性变化而发生的子宫内膜周期性剥脱及出血。规范的月经临床评价指标包括：周期的频率(21~35d)、周期的规律性即近1年的周期之间的变化(<7d)、经期长度(2~8d)、经期出血量(20~60ml)4个要素。

异常子宫出血病因涵盖范围大。2011年国际妇产科联盟发表了育龄期非妊娠妇女AUB病因新分类系统PALM-COEIN，依据病因将其分为两大类9个类型(表15-1)。“PALM-COEIN”为英语首字母缩写，“PALM”是存在结构性改变、可采用影像学技术和/或组织病理学方法明确诊断的异常子宫出血，“COEIN”是无子宫结构性改变的异常子宫出血。

表15-1 异常子宫出血的分类

异常子宫出血 AUB	结构性改变 PALM	AUB-P	子宫内膜息肉(polyp)所致AUB
		AUB-A	子宫腺肌病(adenomyosis)所致AUB
		AUB-L	子宫平滑肌瘤(leiomyoma)所致AUB
		AUB-M	子宫内膜恶变和不典型增生(malignancy and hyperplasia)所致AUB
	无结构性改变 COEIN	AUB-C	全身凝血相关疾病(coagulopathy)所致AUB
		AUB-O	排卵障碍相关(ovulatory dysfuncion)的AUB
		AUB-E	子宫内膜局部异常(endometrial)所致的AUB
		AUB-I	医源性(iatrogenic)AUB
		AUB-N	未分类(not yet classified)的AUB

根据中华医学会妇产科学分会内分泌学组《异常子宫出血诊断与治疗指南(2014)》，不再使用“功能失调性子宫出血(功血)”术语。既往所使用的“功能失调性子宫出血(功血)”术语，包括“无排卵功血”和“排卵性月经失调”两类，前者属于排卵障碍相关的异常子宫出血(AUB-O)；后者涉及排卵障碍相关的异常子宫出血(AUB-O)和子宫内膜局部异常所致的异常子宫出血(AUB-E)。

本节主要介绍排卵障碍相关的异常子宫出血(AUB-O)。该类型包括无排卵、稀发排卵和黄体功能不足，是临床上最常见的异常子宫出血原因，约占异常子宫出血的50%。子宫内膜不规则脱落所致的经期延长也是临床常见病变，国内多认为其与黄体功能异常有关，故本节一并介绍。其中，无排卵、稀发排卵属于无排卵性异常子宫出血，黄体功能不足、子宫内膜不规则脱落属于排卵性异常子宫出血。

1. 无排卵性异常子宫出血　好发于青春期和绝经过渡期，也可发生于生育期。

(1)无排卵的病因：青春期患者由于下丘脑-垂体-卵巢轴激素间的反馈调节尚未成熟，大脑中枢对雌激素的正反馈作用反应低下，促卵泡素(FSH)持续处于低水平状态，不能形成黄体生成素(LH)陡直高峰，故不能排卵。绝经过渡期的患者因卵巢功能不断衰退，卵巢对垂体促性腺激素的反应性降低，雌激素分泌量下降致卵泡未能发育成熟，而导致无排卵。生育期患者可因应激等因素的干扰，或因多囊卵巢综合征(PCOS)、肥胖、高催乳素血症、甲状腺和肾上腺疾病等引起不能排卵。

(2)出血机制:由于无排卵,子宫内膜受单一雌激素作用而无孕激素对抗,从而引起雌激素突破性出血(breakthrough bleeding)。雌激素突破性出血有两种类型:一种是低水平雌激素维持在阈值水平,可发生间断性少量出血,内膜修复慢,出血时间长;另一种是高水平雌激素维持在有效浓度,雌激素超过阈值水平引起长时间闭经,内膜增厚但不牢固,易发生急性突破性出血,血量汹涌。由于无排卵,子宫内膜还可发生雌激素撤退性出血(withdrawal bleeding),即在单一雌激素刺激下子宫内膜持续增生,与此同时,一批卵泡退化闭锁,雌激素水平骤降,子宫内膜失去激素支持而剥脱出血。

(3)子宫内膜的病理变化:子宫内膜受雌激素持续作用而无孕激素拮抗故发生改变,改变类型根据体内雌激素水平的高低和持续作用时间长短,以及子宫内膜对雌激素反应的敏感性不同,可表现为增殖期子宫内膜、子宫内膜增生、萎缩性子宫内膜。

知识链接

无排卵性异常子宫出血的子宫内膜病理改变

增殖期子宫内膜:子宫内膜同正常月经周期的增生期内膜一致,只是在月经周期后半期甚至月经期仍未出现增生期形态。

子宫内膜增生:根据2014年世界卫生组织(WHO)女性生殖系统肿瘤学分类,将其分为两类。一类为不伴有不典型的增生(hyperplasia without atypia),指子宫内膜腺体过度增生,大小和形态不规则,腺体和间质比例高于增殖期子宫内膜,但无明显的细胞不典型。该类型发生子宫内膜癌的风险极低。一类为不典型增生(atypical hyperplasia,AH)/子宫内膜上皮内瘤变(endometrioid intraepithelial neoplasia,EIN),指子宫内膜增生伴有细胞不典型。该类型发生子宫内膜癌风险较高,属于癌前病变。

萎缩性子宫内膜:表现为子宫内膜菲薄萎缩,腺体少而小,腺管狭而直,腺上皮为单层立方形或低柱状细胞,间质少,胶原纤维增多。

2. 排卵性异常子宫出血　较无排卵性少见,多见于生育期妇女。患者有周期性排卵,因此临床上有可辨认的月经周期。主要类型包含黄体功能不足和子宫内膜不规则脱落。

(1)黄体功能不足:患者月经周期中有卵泡发育及排卵,但黄体过早衰退或孕激素分泌不足,引起子宫内膜分泌反应不良和黄体期缩短。子宫内膜形态表现为分泌期内膜、腺体分泌不良、间质水肿不明显或腺体与间质发育不同步,子宫内膜病理活检提示分泌反应较实际周期日至少落后2d。

(2)子宫内膜不规则脱落:患者月经周期有排卵,黄体发育良好,但由于下丘脑-垂体-卵巢轴调节功能紊乱,或者溶黄体机制失常,引起黄体萎缩不全,子宫内膜持续受孕激素影响,导致不能如期脱落。子宫内膜病理常表现为混合型子宫内膜,即残留的分泌期内膜与出血坏死组织及新增生的内膜混合共存。

> **考点提示:** 无排卵性异常子宫出血患者子宫内膜的病理变化特点

【护理评估】

(一)健康史

了解患者年龄、月经史、婚育史、性生活情况和避孕措施;有无慢性病史(如肝病、血液病、高血压、代谢性疾病等);有无特殊的手术史(如剖宫产史、子宫动脉栓塞史等);发病前有无诱发月经紊乱的因素存在(如精神创伤、过度疲劳、营养问题、环境改变等);发病后的诊治经过,所用药物名称、剂量和效果;有无贫血和感染征象。

(二)身体状况

1. 症状 详细询问并记录异常子宫出血情况,包括出血量、出血频率、出血规律性、出血持续时间。

(1)无排卵性异常子宫出血:出血类型取决于血雌激素水平及其下降速度、雌激素对子宫内膜持续作用的时间以及子宫内膜的厚度。多数患者表现为月经紊乱,即失去正常周期和出血自限性,出血间隔长短不一,短者几天,多者可达数月;出血量多少不一,少者点滴出血,多者大量出血,不能自止,导致贫血或休克。出血期间患者一般无下腹痛或其他不适。

(2)排卵性异常子宫出血:黄体功能不足的患者常表现为月经周期缩短,月经频发(周期<21d)。有时月经周期虽在正常范围内,但卵泡期延长、黄体期缩短(<11d),以致患者不易受孕或在妊娠早期流产。子宫内膜不规则脱落的患者月经周期正常,但经期延长,长达9~10d,且出血量多。

2. 体征 观察患者的精神和营养状况,及时发现相关体征,如性征、身高、肥胖、泌乳、体毛、贫血貌、出血点、黄疸、腹部包块等。全身体格检查,了解淋巴结、甲状腺、乳房发育情况。有过性生活者应使用阴道窥器并行盆腔检查,无性生活者必要时经肛门直肠检查,确定出血来源并排除阴道、宫颈、子宫结构异常和明显器质性病变。

(三)实验室及其他检查

1. 血常规检查 评估患者有无贫血、感染,从而判断出血严重程度。

2. 凝血功能检查 评估患者凝血功能,排除全身凝血相关疾病所致的异常子宫出血。

3. 妊娠试验 通过尿妊娠试验或血HCG(人绒毛膜促性腺激素)检测,以排除妊娠及妊娠相关疾病。

4. B超检查 明确子宫大小、形状、子宫内膜厚度及回声,以明确有无宫腔占位性病变或其他生殖道器质性病变等,从而排除子宫存在结构性改变而导致的异常子宫出血(即"育龄期非妊娠妇女AUB病因新分类系统-PALM-COEIN"中的PALM型)。

5. 基础体温测定 是测定排卵、了解黄体功能的简易方法,也是判断排卵障碍相关的异常子宫出血常用的手段。无排卵的患者,基础体温呈单相型(图15-8)。黄体功能不足的患者,基础体温呈双相型,但高温相小于11d(图15-9)。子宫内膜不规则脱落的患者,由于黄体萎缩不全,基础体温呈双相型但下降缓慢(图15-10)。

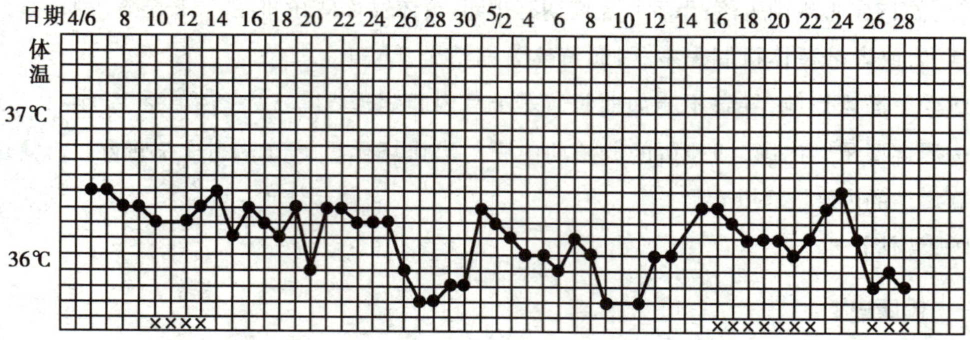

图15-8 基础体温呈单相型(无排卵异常子宫出血)

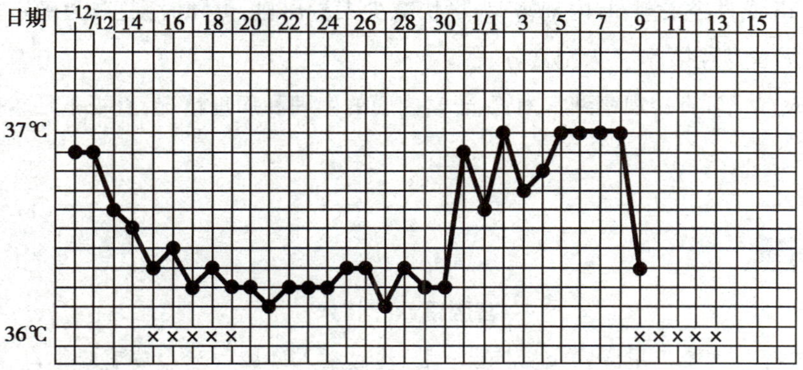

图 15-9 基础体温呈双相型（黄体功能不足）

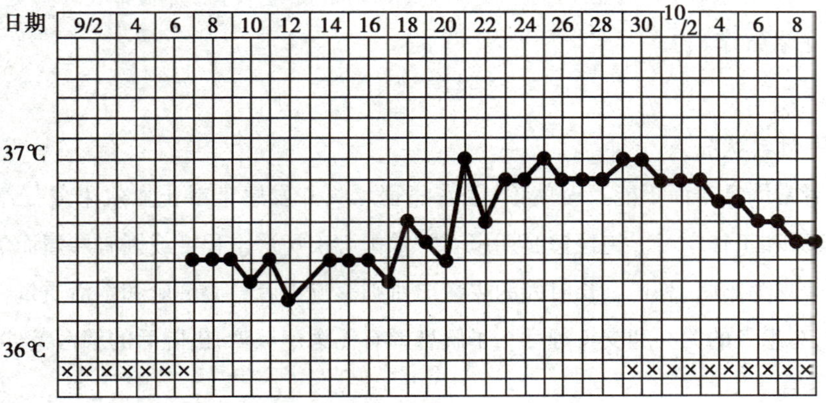

图 15-10 基础体温呈双相型（黄体萎缩不全）

知识链接

指导患者自测基础体温

指导患者每天清晨睡醒后，不讲话、不活动、不起床，立即测量口温（至少测量 5min）或腋下体温（至少测量 10min），然后将体温记录到专门的记录表上。

告知患者以下注意事项：

1. 从月经第 1 天开始测量体温直到下一次月经来潮，期间不能间断。
2. 始终用同一种方法测量体温（口温或者腋温）。
3. 用“×”代表月经来潮。
4. 如有感冒、腹泻、失眠、饮酒、发热等情况，应在备注栏记录。
5. 如漏测体温要注明。
6. 建议患者每晚睡前把体温表的水银柱甩到 35℃以下，放在床头备用。

6. 生殖内分泌测定　于下次月经前 5~9d（相当于黄体中期）测定血清孕酮水平，了解有无排卵，孕酮浓度<3ng/ml 提示无排卵。于卵泡期早期测定血清 LH（黄体生成素）、FSH（促卵泡素）、催乳素（PRL）、雌二醇（E_2）、睾酮（T），以了解无排卵的病因。测定甲状腺功能，以排除甲亢等内分泌疾病。

7. 诊断性刮宫　即诊刮，兼有止血和明确子宫内膜病理诊断的双重作用。适用于年龄>35 岁、药物治疗无效或存在子宫内膜癌高危因素的异常子宫出血患者。为确定有无排卵和黄体功能，应在月经来潮前1~2d或月经来潮6h内刮宫；为尽快减少大量出血，可随时刮宫；为确定是否为子宫内膜不规则脱落，需在月经第5~7天刮宫。

8. 宫腔镜检查 可直接观察到宫颈管、子宫内膜的生理和病理情况，直视下活检的诊断准确率显著高于盲取。

宫腔镜（视频）

知识链接

宫腔镜诊疗技术

宫腔镜诊疗技术是应用膨宫介质扩张宫腔，通过插入宫腔的光导玻璃纤维窥镜，直视下观察宫颈管、宫颈内口、子宫内膜以及输卵管开口的生理与病理变化，并通过摄像系统将所见图像放大显示在监视屏幕上。宫腔镜诊疗技术既可以对病变组织直观、准确取材并送病理检查，也可以直接手术治疗。

（四）心理-社会状况

青春期患者常因害羞而不能及时就诊，随着病程延长并发感染或止血效果欠佳产生焦虑和恐惧，影响身心健康和工作学习。绝经过渡期患者常常担心疾病严重程度或疑有肿瘤而焦虑不安。大量出血的患者表现为紧张、恐惧。长时间的少量出血则影响患者身心健康和生活质量。了解患者的家庭经济状况，对患者的关心和支持程度。了解患者有无医疗保障，出院后的就医条件，居住地的社区保健资源等。

（五）治疗要点

1. 无排卵性异常子宫出血 治疗原则是急性出血期尽快止血并纠正贫血；止血后调整周期，预防子宫内膜增生和病情复发，有生育要求者促排卵治疗。青春期少女以止血、调整月经周期为主；生育期妇女以止血、调整月经周期和促排卵为主；绝经过渡期妇女以止血、调整月经周期、减少经量、防止子宫内膜癌变为主。止血治疗的首选药物是性激素，还可辅以促进凝血和抗纤溶药物，促进止血。对于激素治疗效果不佳或无效，无生育要求者，可采用子宫内膜切除术。以上各种治疗效果不佳，在患者及家属知情同意下可行子宫切除术。

2. 排卵性异常子宫出血 主要应用性激素治疗。黄体功能不足的患者，治疗方案包括促进卵泡发育、促进月经中期LH峰形成、黄体功能刺激疗法、黄体功能补充疗法以及口服避孕药。子宫内膜不规则脱落的患者，治疗方案包括促使黄体及时萎缩、促进黄体功能以及口服避孕药。

【护理诊断/问题】

1. 体液不足 与短期内子宫大量出血有关。
2. 有贫血的危险 与子宫异常出血导致继发性贫血有关。
3. 有感染的危险 与子宫不规则出血、出血量多导致严重贫血，机体抵抗力下降有关。
4. 知识缺乏：缺乏正确服用性激素的知识。

【护理目标】

1. 患者生命体征平稳。
2. 患者不发生贫血，或贫血能及时被纠正。
3. 患者不发生感染，或感染征象能及时被发现和控制。
4. 患者能实施并且说出正确服用性激素的方法。

【护理措施】

1. 一般护理　适当休息，保持充足睡眠，避免过度疲劳，出血量多者，应卧床休息。加强营养，改善全身状况，补充含铁、维生素C和蛋白质丰富的食物。

2. 病情观察

（1）观察出血量：观察并记录患者的生命体征、出入量，嘱患者保留出血期间使用的卫生巾和内裤，准确估计出血量。遵医嘱做好止血、配血、输血措施。

（2）观察感染征象：观察体温、脉搏、子宫体压痛等与感染有关的征象。监测血白细胞计数和分类。做好会阴部护理，每天消毒会阴2次。若有感染征象，及时报告医生并遵医嘱进行抗生素治疗。

3. 治疗护理

（1）无排卵性异常子宫出血：性激素是主要的治疗药物，治疗期间严格遵医嘱按时、按量正确用药，以保持激素在血液中的有效浓度，不得随意停服或漏服，防止造成反复出血。药物减量必须按照医嘱规定在血止后才能开始，每3d减量一次，每次减量不得超过原剂量的1/3，直至维持量。

1）出血期止血：首选性激素药物止血。尽量使用最低有效剂量，为尽快止血而药量较大时应及时合理调整剂量。治疗过程中要严密观察，以免因性激素应用不当而引起医源性出血。大出血的患者，要求性激素治疗8h内明显见效，24~48h内出血基本停止，若96h仍不能止血，应考虑有器质性病变存在的可能。

有多种用药方案。①雌、孕激素联合用药：适用于青春期和生育期患者。目前应用的是第3代短效口服避孕药，如去氧孕烯炔雌醇、复方醋酸环丙孕酮等。性激素联合用药止血效果优于单一药物。②雌激素：适用于急性大量出血的患者。止血机制是大剂量雌激素可迅速提高患者体内血雌激素水平，促使子宫内膜生长，短期内修复创面而止血，故又称"大剂量雌激素内膜修复法"。常用戊酸雌二醇、结合雌激素。所有雌激素疗法在患者血红蛋白增加至80g/L以上后，均必须加用孕激素，使子宫内膜转化，并在与雌孕激素同时撤退后同步脱落。③孕激素：适用于血红蛋白大于80g/L、生命体征稳定、体内有一定水平雌激素的患者。因其止血机制是使雌激素作用下持续增生的子宫内膜转化为分泌期，停药后内膜脱落较完全，故又称"子宫内膜脱落法"。常用地屈孕酮、微粒化黄体酮胶囊等。④高效合成孕激素：适用于血红蛋白含量较低的围绝经期患者。止血机制是通过应用大剂量高效合成孕激素可使内膜萎缩，也称为"内膜萎缩法"，因此不适用于青春期患者。常用药物如炔诺酮、左炔诺孕酮等。

大量出血且药物治疗无效、需立即止血的患者，以及绝经过渡期、育龄期但病程长的患者，止血可首先考虑使用刮宫术，既能迅速止血，又能同时能了解子宫内膜病理类型，排除子宫内膜器质性病变。

2）调整月经周期：是无排卵性异常子宫出血治疗的根本，也是巩固疗效、避免复发的关键。止血后青春期和育龄期妇女须恢复正常月经周期的内分泌调节。绝经过渡期患者，须控制出血和预防子宫内膜增生症。具体方法根据患者的年龄、激素水平、生育要求等而有所不同。①雌、孕激素联合用药：适合于有避孕需求的患者。一般在止血用药撤退性出血第5天起，每天1片，连服21d，1周为药物撤退性出血间隔，连续3个周期为1个疗程，病情反复者酌情延至6个周期。②雌、孕激素序贯疗法：适用于青春期及生育期内源性雌激素水平较低的患者。如孕激素治疗后不出现撤退性出血，考虑是内源性雌激素水平不足；或绝经过渡期有雌激素缺乏症状的患者，可使用雌、孕激素序贯治疗。雌、孕激素序贯疗法即人工周期。通过模拟自然月经周期中卵巢的内分泌变化，序贯应用雌、孕激素，使子宫内膜发生相应变化，引起周期性脱落。一般在撤退性出血第5天起，口服戊酸雌二醇或结合雌激素片，每晚 1 次，连服 21d，服雌激素第 11~16 天起加用孕激素，如醋酸甲羟孕酮或地屈孕酮，连用 10~14d，连续 3 个周期为 1 个疗程（图 15-11）。③孕激素：使用范围相对广泛，适用于体内有一定雌激素水平的各年龄段患者。常用地屈孕酮或微粒化孕酮。酌情应用 3~6 个周期。④左炔诺孕酮宫内缓释系统（LNG-IUS）：适用于生育期或围绝经期、无生育需求的患者。通过宫腔内局部释放左炔诺酮 20μg/d，抑制子宫内膜生长。多种药物治疗失败且无生育要求者，选择 LNG-IUS 常有效。

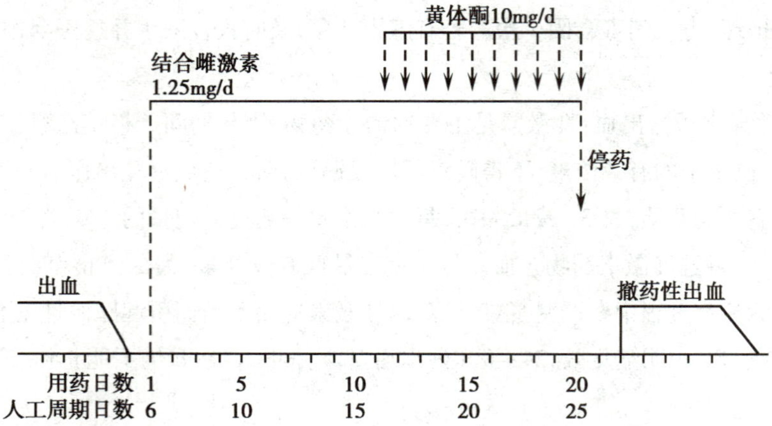

图 15-11 雌、孕激素序贯疗法示意图

促排卵治疗：适用于生育期、有生育需求者，特别是不孕症患者。如能排卵，即使暂时不能妊娠，排卵后产生的孕激素可以调整月经。青春期患者不应采用促排卵药物来控制月经周期。常用药物.有氯米芬、人绒毛膜促性腺激素和尿促性素等。

手术治疗：对于激素治疗效果不佳或无效，无生育要求者，可采用子宫内膜切除术。以上各种治疗效果不佳，在患者及家属知情同意下可行子宫切除术。

> 考点提示：无排卵性异常子宫出血患者的护理措施

（2）排卵性异常子宫出血

1）黄体功能不足：采取多种治疗方法。①促进卵泡发育：促进卵泡发育和排卵，能促使正常黄体形成。卵泡期用小剂量雌激素，如口服妊马雌酮或戊酸雌二醇，可协同 FSH 促进优势卵泡发育。口服氯米芬可促使垂体释放 FSH 和 LH。②促进月经中期 LH 峰形成：在卵泡成熟后，予以 HCG 5 000~10 000U 一次或分两次肌内注射，加强月经中期的 LH 排卵峰，防止黄体过早衰退和提高黄体分泌孕激素量。③黄体功能刺激疗法：基础体温上升后开始，隔日肌内注射 HCG 1 000~2 000U，共 5 次。④黄体功能补充疗法：一般选用天然黄体酮制剂，自排卵后开始，每天肌内注射黄体酮 10mg，共 10~14d。⑤口服避孕药：适用于有避孕需求的患者，一般周期性使用口服避孕药 3 个周期。

2）子宫内膜不规则脱落：①可应用孕激素如口服甲羟孕酮或天然微粒化孕酮、肌内注射黄体酮等，促使黄体及时萎缩，内膜按时完整脱落。②可肌内注射人绒毛膜促性腺激素，促进黄体功能。③对于无生育要求者，还可适用复方短效口服避孕药，抑制排卵，调整月经周期。

4. 心理护理 鼓励患者表达内心感受及疑虑，耐心倾听患者的诉说。向患者解释病情并提供相关信息，帮助患者澄清疑问，解除思想顾虑和焦虑不安。也可交替使用放松技术，如看电视、听广播、看书等分散注意力。

【护理评价】

1. 患者是否能进行日常的生活与工作且精神良好。

2. 患者是否出现贫血等并发症。

3. 患者是否出现感染征象,体温和白细胞计数是否正常。

4. 患者是否按规定准确服用性激素且服药期间药物不良反应程度轻。

【健康教育】

1. 指导患者严格遵医嘱按时、按量服药,血止后不可随意停药或漏服,说明药物的副作用。仍出现不规则出血者,应及时就诊。

2. 阴道出血期间禁止性生活、游泳、盆浴及坐浴,避免过度疲劳,保持外阴清洁。

3. 青春期女性,如出现阴道出血应及时就诊,不可因害羞或其他顾虑延误诊治。

二、痛经患者的护理

痛经(dysmenorrhea)为妇科最常见的症状之一,指月经期出现下腹疼痛、坠胀、腰酸或其他不适,症状严重者影响生活和工作。痛经分为原发性痛经和继发性痛经两类,原发性痛经是指生殖器官无器质性病变的痛经,占痛经90%以上;继发性痛经是指因盆腔器质性疾病如子宫内膜异位症、盆腔炎等引起的痛经。本节仅叙述原发性痛经。

原发性痛经常见于青少年期,其疼痛与月经来潮时子宫内膜合成、释放前列腺素(PG)增多有关。前列腺素含量高可引起子宫平滑肌痉挛性收缩、血管挛缩,造成子宫缺血、缺氧而导致痛经。增多的前列腺素进入血液循环还可引起消化道和心血管等症状。此外,痛经的发生还与患者精神紧张、忧虑、寒冷刺激、月经期剧烈运动、疼痛的主观感受、疼痛阈值及遗传有关。无排卵的增殖期子宫内膜无孕酮刺激,所含前列腺素浓度低,一般不发生痛经。

【护理评估】

(一)健康史

询问患者年龄、月经史与婚育史;了解有无精神过度紧张、过于疲劳等诱发因素;询问疼痛与月经的关系,疼痛发生的时间、部位、性质、程度及伴随症状,是否服用镇痛药缓解疼痛。

(二)身体状况

痛经多发生于青春期女性,初潮后1~2年发病。主要表现为月经期阵发性、痉挛性下腹疼痛;疼痛最早出现在经前12h,以月经来潮后第1天最为剧烈,持续2~3d后随着月经血排出通畅后即可缓解。疼痛多位于耻骨联合处,可放射到外阴、肛门、腰骶部,并伴有恶心、呕吐、腹泻、头痛等;同时还可出现四肢厥冷、面色苍白、出冷汗等症状;妇科检查无阳性体征。

(三)实验室及其他检查

检查手段包括B超、腹腔镜检查、子宫输卵管造影、宫腔镜检查等,用于排除子宫内膜异位症、子宫肌瘤、盆腔粘连、感染、充血等疾病引起的继发性痛经。

(四)心理-社会状况

痛经引起的下腹胀痛或腰酸,使患者有意识或无意识地对自己是女性而产生怨恨等负性情绪。因疼痛反复发作,患者常感到焦虑。患者家属对患者所患疾病的认识,对患者的关心和支持程度对疾病的治疗起着重要的作用。

(五)治疗要点

重视精神心理治疗,避免精神过度紧张和顾虑。疼痛不能忍受时采用药物辅助治疗。

【护理诊断/问题】

1. 急性疼痛　与经期子宫收缩、子宫肌组织缺血缺氧、刺激疼痛神经元有关。

2. 焦虑　与长时间痛经造成的精神过度紧张有关。

3. 睡眠型态紊乱　与月经期疼痛有关。

【护理目标】

1. 患者疼痛症状缓解或消失。

2. 患者月经来潮前及月经期无焦虑情绪。

3. 患者能保证足够睡眠,睡眠质量好。

【护理措施】

1. 一般护理　进行月经期保健的教育工作,注意经期清洁卫生,经期禁止性生活。保持足够的休息和睡眠,规律、适度进行体育锻炼。喝热饮、腹部局部热敷或按摩,以促进血液循环也可减轻疼痛。戒烟等均对缓解疼痛也有一定帮助。

2. 病情观察　观察痛经症状有无进行性加重,以及是否有其他伴随症状。

3. 治疗护理

(1)前列腺素合成酶抑制剂:通过抑制前列腺素合成酶的活性,减少前列腺素的产生,防止出现子宫痉挛性收缩过强,从而减轻或消除痛经。常用布洛芬200~400mg或酮洛芬50mg,3次/d,月经来潮即开始服药,连续3d。该类药物治疗有效率可达80%。

(2)口服避孕药:通过抑制排卵,减少月经血中前列腺素的含量。适用于有避孕要求的痛经患者,有效率可达90%以上。

(3)中医中药:中医治疗以调通气血为主。可选用八珍益母丸、乌鸡白凤丸、益母草膏、当归芍药散等。

4. 心理护理　鼓励患者倾诉,关心理解患者的不适和恐惧心理,说明月经时的轻度不适是生理现象,避免过度紧张和焦虑。保持心情舒畅,合理休息,保证睡眠。

【护理评价】

1. 患者疼痛症状是否减轻或消失。

2. 患者焦虑情绪是否缓解。

3. 患者睡眠质量是否提高。

【健康教育】

1. 注意经期卫生　经期保持外阴清洁、干燥,勤换卫生垫及内裤;注意保暖,避免淋雨、冷水浴,禁止盆浴、游泳、性生活、阴道冲洗或上药。

2. 月经期养成良好生活习惯　劳逸结合,合理安排休息,不宜参加剧烈运动和重体力劳动;体力劳动者或运动员应减轻劳动量和运动量。

3. 加强营养　经期应多饮水,多吃新鲜蔬菜和水果,保持大小便通畅,减轻盆腔充血。避免进食辛辣、刺激性食物,增加铁剂、维生素、蛋白质和钙质的摄入。

三、绝经综合征患者的护理

绝经综合征(menopause syndrome,MPS)是指妇女在绝经前后,随着卵巢功能减退,血中雌、孕激素水平降低,使正常的下丘脑-垂体-卵巢轴之间平衡失调,从而出现一系列躯体及精神心理症状。多发生在45~55岁,一般持续至绝经后2~3年,少数人可持续至5~10年。

知识链接

绝　经

绝经(menopause)提示卵巢功能衰退、生殖能力终止、永久无月经的状态。绝经分为自然绝经和人工绝经。自然绝经是卵巢内卵泡生理性耗竭引起的绝经,是女性一生中必然发生的生理过程;人工绝经是因手术切除双侧卵巢或放射治疗破坏卵巢,使卵巢功能丧失导致绝经。人工绝经的妇女比自然绝经的妇女更易发生绝经综合征。

【护理评估】

(一)健康史

对40岁以上的女性,若出现月经紊乱或不规则阴道流血,应询问其月经史、生育史;了解既往健康状况,排除肝病、高血压、糖尿病、高血压、其他内分泌疾病以及精神疾病;了解既往有无切除子宫、卵巢的手术,有无接受盆腔放疗等;注意收集乳腺癌、子宫内膜癌、动静脉血栓、骨折、骨质疏松等病史和家族史。

(二)身体状况

1. 近期症状

(1)月经紊乱:是绝经过渡期最早出现的症状。由于稀发排卵或无排卵,表现为月经周期不规则、经期延长、经量增加或减少。此期症状的出现取决于卵巢功能状态的波动性变化。

(2)血管舒缩症状:是雌激素下降的特征性症状。主要表现为阵发性潮热,为血管舒缩功能不稳定所致,其特点是反复短暂的面部、颈部和胸部皮肤阵阵发红,伴有轰热,继之出汗,一般持续1~3min。症状轻者每天发作数次,严重者十余次或更多,夜间或应激状态容易促发。该症状可持续1~2年,有时长达5年或更久。潮热严重时可影响女性日常工作、生活和睡眠,是绝经后期女性需要性激素治疗的主要原因。

(3)自主神经失调症状:包括心悸、眩晕、头痛、失眠、耳鸣等自主神经失调症状。

(4)精神神经症状:表现为注意力不易集中,情绪波动大,如激动易怒、焦虑不安或者情绪低落、忧郁、不能自我控制、记忆力减退等症状。

2. 远期症状

(1)泌尿生殖器绝经后综合征(genitourinary syndrome of menopause,GSM):半数以上的绝经期女性会出现该综合征,主要表现为泌尿生殖道萎缩症状,包括阴道干燥、性交困难、反复阴道感染、排尿困难、张力性尿失禁、反复尿路感染等。

(2)绝经后骨质疏松(postmenopausal osteoporosis):绝经后女性雌激素水平下降,骨质吸收速度>骨质生成速度,导致骨量快速丢失而出现骨质疏松。50岁以上妇女中,发生绝经后骨质疏松者超过50%,最常见于绝经后5~10年,一般发生在椎体。

(3)阿尔茨海默病(Alzheimer's disease):绝经后期妇女比老年男性患病风险高,可能与绝经后内源性雌激素水平降低有关。表现为老年痴呆、记忆丧失、失语失认、定向计算判断障碍、性格行为及情绪改变。

(4)心血管症状:糖脂代谢异常增加,动脉硬化、冠心病的发病风险较绝经前明显增加,可能与雌激素水平低下有关。

(5)皮肤和毛发的变化:皮肤皱纹增多、加深,皮肤变薄、干燥,皮肤色素沉着、出现斑点,严重者发生围绝经期皮炎、瘙痒等。

（三）实验室及其他检查

卵巢功能评价可协助诊断。

1. 血清FSH值及E_2值测定　检查血清FSH值及E_2值了解卵巢功能。绝经过渡期血清FSH>10U/L，提示卵巢储备功能下降；闭经、FSH>40U/L且E_2<10pg/ml，提示卵巢功能衰竭。

2. 抗米勒管激素（anti-Müllerian hormone，AMH）测定　AMH低至1.1ng/ml提示卵巢储备下降；若低于0.2ng/ml提示即将绝经；绝经后AMH一般测不出。

3. 抑制素B（inhibin B）　血清抑制素B≤45ng/L，是卵巢功能减退的最早标志，比FSH更敏感。

4. 超声检查　基础状态卵巢的窦状卵泡数量减少、卵巢容积缩小、子宫内膜变薄。

（四）心理-社会状况

女性进入绝经期以后，由于家庭和社会环境的变化（包括子女长大离家自立、父母年老或去世、自己健康与容颜改变、工作压力大等）可加重精神和身体负担，引起忧虑、多疑、孤独等不良情绪。了解患者家庭的成员组成，对患者的关心和支持程度。

（五）治疗要点

对绝经综合征患者的治疗目标是能缓解近期症状，能早期发现、有效预防骨质疏松、动脉硬化等老年性疾病。治疗方法采用一般治疗和药物综合治疗。药物常用激素补充治疗（hormone replacement therapy，HRT），在有适应证而无禁忌证的情况下，科学、合理、规范地应用并定期监测。

【护理诊断/问题】

1. 自我认同紊乱　与出现月经紊乱、神经精神症状等有关。
2. 焦虑　与内分泌改变、担心衰老和出现阵发性潮热、出汗、精神神经症状有关。
3. 有感染的危险　与激素水平下降、局部抵抗能力下降有关。

【护理目标】

1. 患者能积极参加社会活动，正确评价自己。
2. 患者焦虑情绪缓解或消失。
3. 患者在围绝经期不发生尿路感染、阴道炎等。

【护理措施】

1. 一般护理　为预防骨质疏松，应鼓励患者进行适当的户外活动和体育锻炼，合理饮食，增加蛋白质和钙的摄入。如有睡眠障碍，影响生活质量，每晚睡前可服用艾司唑仑2.5mg。

2. 病情观察　观察患者绝经综合征的症状持续时间、严重程度、变化情况以及治疗的疗效。

3. 治疗护理　有适应证且无禁忌证时选用激素补充治疗（hormone replacement therapy，HRT），可有效缓解绝经相关症状，从而改善生活质量。激素补充治疗使用的原则：生理性补充、个体化处理，以小剂量达到最好效果。用药前应告知患者必须在医生指导下用药，指导患者了解用药目的、适应证、禁忌证、剂量、用药时间及可能出现的反应。如患者长期使用性激素治疗，应督促其定期随访。除了激素补充治疗外，还可用非激素药物改善症状，如钙剂、维生素D，可缓解骨质丢失，利于钙的吸收完全；选择性5-羟色胺再摄取抑制剂，可改善血管舒缩症状及精神神经症状。

（1）制剂主要为雌激素，辅以孕激素。联合应用雌、孕激素适用于有完整子宫的妇女，单用雌激素治疗仅适用于子宫已切除者，单用孕激素适用于绝经过渡期排卵障碍相关的异常子宫出血。

1）雌激素：原则上应选用天然制剂，常用戊酸雌二醇、结合雌激素、17β-雌二醇、尼尔雌醇。

2）组织选择性雌激素活性调节剂：替勃龙。其在不同靶组织上表现出雌激素、孕激素、弱雄激素三种激素活性。

3)孕激素:倾向于选择天然孕激素制剂,如微粒化黄体酮胶丸和黄体酮胶丸,或接近天然的孕激素,如地屈孕酮。

(2)用药途径以口服用药为主,此外还可经胃肠道以外途径给药。

1)口服:因其血药浓度稳定,口服是最常规应用的给药途径。但口服用药对肝脏有一定的损害,还能刺激产生肾素底物和凝血因子,因此有肝脏疾病或血栓栓塞性疾病者禁用。

2)胃肠道以外途径给药:能消除肝脏首过效应,对人体血脂影响小。阴道栓 E_3 或结合雌激素霜阴道给药,适用于泌尿生殖道局部低雌激素症状。17β-雌二醇皮肤贴膜及涂胶经皮扶给药,常用每周 1~2 次。

(3)用药时间原则:以最小剂量、达到治疗目的的最短时间给药。从患者卵巢功能开始减退出现相关症状就可以开始服用,服用期间至少每年进行 1 次个体化危险/受益评估,内容包括体重、身高、血压、乳腺和妇科检查等体格检查,盆腔 B 超、血糖、血脂、肝肾功能等,明确受益大于风险方可继续应用。停药时,为防止复发应缓慢减量或间歇用药,逐步停药。

(4)适应证和禁忌证:①适应证包括绝经相关症状,泌尿生殖道萎缩相关问题以及低骨量和骨质疏松症等。②禁忌证主要包括已知或可疑妊娠、不明原因的阴道流血、乳腺癌、性激素依赖性恶性肿瘤、近 6 个月内活动性静脉或动脉血栓栓塞病、重症肝脏疾病和肾功能障碍、血卟啉病、耳硬化症、不明原因的阴道流血、脑膜瘤(禁用孕激素)等。

(5)副作用及危险性:应注意观察服用性激素的副作用。

1)性激素副作用:①激素补充治疗可能引起异常子宫出血,多为突破性出血,必须高度重视,查明原因,必要时性诊断性刮宫,排除子宫内膜病变。②雌激素剂量过大可引起乳房胀、白带多、头痛、水肿、色素沉着等。③孕激素副作用包括抑郁、易怒、乳房痛和水肿。④雄激素有发生高血脂、动脉粥样硬化、血栓栓塞性疾病危险,大量应用可出现体重增加、多毛和痤疮,口服用药影响肝功能。

2)长期应用激素补充治疗可增加患者子宫内膜癌、卵巢癌的发病风险。

考点提示: 激素补充治疗的治疗护理

4. 心理护理　加强与患者的沟通,应注意用通俗的语言、和蔼的态度,让患者充分表达内心的困惑和忧虑,以倾诉和宣泄不良情绪。同时向患者及家属讲解绝经综合征的相关知识,使家人给予理解、同情和及时的安慰。通过护患的共同努力,减轻患者的症状。

【护理评价】

1. 患者是否能积极参加社会活动,正确评价自己。

2. 患者焦虑情绪是否得到改善。

3. 患者围绝经期有无感染性疾病发生。

【健康教育】

1. 向患者和家属进行相关知识宣教,使其了解绝经是一个生理过程,解释可能发生的身体变化,以减轻由绝经综合征引发的焦虑情绪。

2. 鼓励适当规律的运动、适当补充钙剂和维生素 D 等。

3. 积极防治绝经过渡期女性常见全身性疾病,如高血压、糖尿病、骨质疏松症;常见妇科疾病,如阴道炎、绝经后出血、子宫脱垂、尿失禁等。同时指导防癌普查,重点是女性生殖道肿瘤和乳腺肿瘤。

知识链接

健康饮食推荐

健康饮食的基本组成如下：

1. 每天进食水果和蔬菜不少于250g，全谷物纤维，每周2次鱼类食品，低脂饮食。
2. 应限制食盐摄入量（<6g/d）。
3. 妇女每天饮酒量不应超过20g。

中国地域广大，各地饮食习惯差异很大，可视当地情况适当调整。

1514 案例思路解析

案例

护士对小娟进行护理评估时，小娟诉说近半年"学业紧张，压力较大"。体格检查：面色、口唇苍白，BP 96/50mmHg，P 118次/min，T 36.8℃。实验室检查：白细胞计数 8.7×10^9/L，中性粒细胞占79.3%，血红蛋白51g/L；凝血功能检查未发现异常；尿妊娠试验阴性。B超提示：子宫双附件未见异常。

请问：

1. 小娟可能属于哪一种类型的子宫异常出血？
2. 小娟目前主要的护理诊断是什么？应采取怎样的护理措施？
3. 如何对小娟进行健康指导？

1515 扫一扫，看总结

1516 扫一扫，测一测

（何可人）

第四节 子宫内膜异位症患者的护理

1517 扫一扫，自学汇

学习目标

1. 掌握子宫内膜异位症的定义、好发部位及护理措施。
2. 熟悉子宫内膜异位患者的身体状况、护理诊断/问题、实验室及其他检查、治疗方法。
3. 了解子宫内膜异位症的发病机制和病理变化。
4. 能按护理程序对子宫内膜异位症患者实施护理。
5. 具有严谨求实的工作态度，尊重子宫内膜异位症患者的身心需求。

导入情景

李女士，28岁，已婚。婚后一直未孕，平素月经规律，近1年来出现经期腹痛，并呈进行性加重，严重影响日常生活和工作，2个月前诊断为子宫内膜异位症。

工作任务：

1. 该患者目前最主要的护理问题是什么？
2. 应如何对该患者进行健康指导？

子宫内膜组织(腺体和间质)出现在子宫体以外的部位时,称为子宫内膜异位症(endometriosis, EMT),简称内异症。异位的子宫内膜可侵犯全身任何部位,如卵巢、宫骶韧带、肾、输尿管,甚至手臂、大腿等部位;绝大多数位于盆腔脏器和壁腹膜,以卵巢和宫骶韧带最多见(图 15-12)。

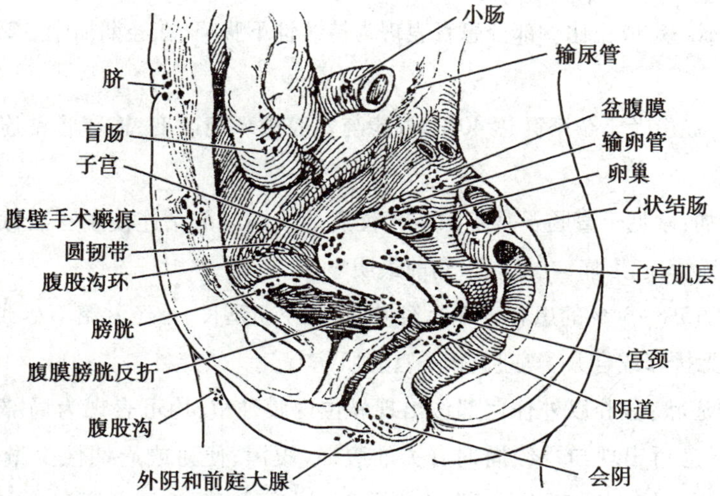

图 15-12 子宫内膜异位症的发生部位

内异症具有激素依赖性,绝经(包括自然绝经和人工绝经)后异位的内膜组织可逐渐萎缩消失。妊娠或使用性激素抑制卵巢功能,能暂时阻止疾病发展。内异症在形态学上呈良性表现,但在临床行为学上具有类似恶性肿瘤的特点,如种植、远处转移等。

内异症好发于生育期妇女,近年来发病率呈逐渐升高,与剖宫产率增高、经宫腔腹腔操作增多有关。在慢性盆腔疼痛及痛经者中发病率为 20%~90%,在妇科手术中有 5%~15%的患者被发现内异症。内异症的基本病理变化为异位子宫内膜随卵巢激素变化,发生周期性出血,导致周围纤维组织增生、囊肿和粘连形成,在病变区出现紫褐色斑点或小泡,最终发展成为大小不等的紫褐色实质性结节或包块。

关于内异症的发病机制迄今尚不明确,主要有以下 3 种学说:

1. 种植学说 经期内膜腺上皮和间质细胞可随经血逆流,经输卵管进入盆腔 种植于卵巢邻近的盆腔腹膜,并继续生长蔓延,形成盆腔内异症,又称为"经血逆流学说"。子宫内膜也可通过淋巴或静脉向远处播散,发生异位种植,如发生在肺、四肢等部位的内异症。发生在剖宫产术后腹壁切口或阴道分娩后会阴切口的内异症,可能是手术中将子宫内膜直接带至切口种植所致。

2. 体腔上皮化生学说 卵巢表面上皮、盆腔腹膜都是由胚胎期具有高度化生潜能的体腔上皮分化而来,受经血或卵巢激素及慢性炎症长期刺激后,被激活转化成子宫内膜样组织。

3. 诱导学说 在内源性生化因素诱导下,未分化的腹膜组织可发展为子宫内膜组织,此学说是体腔上皮化生学说的延伸。

此外,内异症的形成还可能与遗传因素、炎症及免疫因素等有关。

【护理评估】

(一)健康史

了解患者有无痛经、性交不适和不孕,有无剖宫产、流产、多次妊娠分娩或多次宫腔操作史,有无宫颈狭窄或阴道闭锁等引起经血潴留的因素。

（二）身体状况

1. 症状　与内膜异位部位有关，一般呈周期性发作，部分患者无自觉症状。

（1）疼痛：典型症状是继发性痛经、进行性加重。疼痛多位于腰骶部、下腹部及盆腔中部，可放射至会阴、肛门及大腿，通常在月经来潮时出现并持续整个经期。疼痛程度与病灶部位和浸润深度有关，与病灶大小不一定成正比。部分患者表现为持续性下腹痛，在经期加剧。27%~40%的患者无痛经。

（2）不孕：内异症患者不孕率高达40%，可能与盆腔微环境改变、输卵管粘连、卵巢功能异常等有关。

（3）深部性交痛：常见于直肠子宫陷凹有异位病灶或因局部粘连使子宫后倾固定者，性交时碰撞或子宫收缩上提而引起疼痛，在月经来潮前最明显。

（4）月经异常：15%~30%的患者表现为经量增多、经期延长、月经淋漓不尽或经前期点滴出血。与卵巢实质病变、无排卵或合并子宫肌瘤、子宫腺肌病有关。

（5）其他特殊症状：盆腔以外任何部位出现异位内膜种植，均可表现为局部周期性疼痛、出血或肿块。肠道内异症可出现与月经周期有关的腹痛、腹泻、便秘或周期性少量便血，严重者可出现肠梗阻症状；泌尿系统内异症可在经期出现尿频、尿痛或血尿；手术瘢痕内异症可出现周期性腹部瘢痕疼痛和逐渐增大的包块。此外，卵巢子宫内膜异位囊肿破裂时，可出现急性下腹部疼痛。

2. 体征　子宫多后倾固定，直肠子宫陷凹、宫骶韧带或子宫后壁下段等部位可扪及触痛性结节，一侧或双侧附件处可扪及囊实性、活动度较差的包块。若病变累及直肠阴道膈，可在阴道后穹隆扪及隆起的小结节，触痛明显，或见到蓝紫色斑点。卵巢子宫内膜异位囊肿较大时，妇科检查可触及，囊肿破裂时可出现腹膜刺激征。

（三）实验室及其他检查

1. 超声检查　可确定卵巢子宫内膜异位囊肿的大小、形状及位置。

2. CA125测定　内异症患者血清CA125值升高，重症者更明显，适用于重度内异症或怀疑有深部异位病灶者。由于其特异性和敏感性均不高，常用于评估疗效和监测病情。

3. 腹腔镜检查　是目前国际公认的诊断内异症的最佳方法。在腹腔镜下见到的病变组织进行活检即可确诊。妇科检查和超声检查均无阳性发现的慢性腹痛及进行性加重的痛经者、疑有内异症的不孕症患者、血清CA125升高者应首选腹腔镜检查。

（四）心理-社会状况

由于长期疼痛、不孕、性交疼痛影响夫妻感情或病程长、治疗效果不明显等原因，患者往往存在巨大的心理压力，表现为焦虑、抑郁、自卑、治疗依从性差。了解患者家属对患者所患疾病的认识，对患者的关怀和支持程度；患者出院后继续就医条件，居住地的初级卫生保健设施等资源情况。

（五）治疗要点

内异症的治疗目标是“缩小和去除病灶，减轻和控制疼痛，治疗和促进生育，预防和减少复发”，根据患者年龄、症状、病变部位和范围、对生育的要求等选择个体化的治疗方法。

1. 药物治疗　目的是抑制卵巢功能，控制疾病发展。适用于慢性盆腔痛、痛经明显、有生育需求、无卵巢囊肿形成的患者。常用药物有非甾体抗炎药、孕激素、孕激素受体拮抗剂、孕三烯酮、达那唑、促性腺激素释放激素激动剂等。

2. 手术治疗　目的是切除病灶。适用于药物治疗效果不佳、局部病变加重、较大卵巢内膜异位囊肿的患者。腹腔镜手术是首选的手术方法，腹腔镜确诊、手术+药物治疗是内异症治疗的金标准。

【护理诊断/问题】

1. 舒适度改变　与痛经、下腹部疼痛等有关。

2. 焦虑　与不孕、周期性疼痛、担心预后有关。

3. 性生活型态无效　与性交痛和不孕有关。

【护理目标】

1. 患者疼痛减轻，舒适度提高。

2. 患者焦虑症状减轻或消失。

3. 患者性生活质量改善。

【护理措施】

1. 用药护理　激素治疗时间一般需要6个月以上，鼓励患者坚持用药，不能随意停药，以免出现子宫出血、月经紊乱等问题；告知其因药物治疗引发不良反应会在停药后消失，消除其担忧；指导患者用药期间要定期复查肝功能。

2. 手术治疗的护理　手术前后护理同妇科手术患者的一般护理。术后1个月内禁止性生活。由于内异症极易复发，除行根治术外，术后需坚持服药，定期门诊复查。

3. 卵巢子宫内膜异位囊肿患者的护理　注意观察有无囊肿破裂或扭转的表现，若患者出现急腹症、腹膜刺激征、休克等表现，需立即报告医生并做好急诊手术准备。

4. 疼痛护理　经期注意保暖，保持心情愉悦。疼痛剧烈者，可遵医嘱给予前列腺素合成酶抑制剂或其他镇痛药物；还可采取按摩、热敷等物理方法缓解疼痛。

5. 心理护理　向患者耐心细致地讲解疾病知识，消除患者的恐惧心理；鼓励患者表达情绪并进行积极疏导和安慰。鼓励家属给予患者理解、关心和支持，增强其治愈的信心。

【护理评价】

1. 患者疼痛是否减轻，舒适感是否增强。

2. 患者焦虑程度是否减轻。

3. 患者治疗后性生活是否恢复正常。

知识链接

子宫腺肌病

当子宫内膜腺体和间质侵入子宫肌层时，称为子宫腺肌病(adenomyosis)。多发生于30~50岁的经产妇，约50%合并子宫肌瘤，约15%合并内异症。多次妊娠和分娩、人工流产、慢性子宫内膜炎等造成子宫内膜基底层损伤，与本病的发生密切相关。主要症状为经量过多、经期延长及进行性加重的痛经。

【健康教育】

1. 防止经血逆流　及时发现并治疗可能引起经血潴留的疾病，如处女膜闭锁、阴道闭锁、宫颈管闭锁、宫颈粘连、阴道狭窄等。

2. 适龄婚育和药物避孕　妊娠可延缓内异症的发生发展，已有子女者可口服避孕药抑制排卵，减少内异症的发生。

3. 防止医源性异位内膜种植　经期避免盆腔检查，避免多次宫腔手术操作。进入宫腔的手术，缝合时注意勿将缝线穿过子宫内膜层，术后注意冲洗腹壁切口。月经前禁做输卵管通液术及宫颈阴道手术。

1518 案例思路解析

1519 扫一扫，看总结

1520 扫一扫，测一测

案例

王女士，28 岁。已婚 2 年。患者表情痛苦，主诉剧烈痛经且逐年加重，口服镇痛药效果不明显。备孕 2 年未怀孕，婆婆和丈夫都认为是她的问题，患者感觉心理压力很大。经诊断为子宫内膜异位症。

请问：

1. 该患者目前主要存在哪些护理问题？
2. 针对患者的问题给予健康指导。

（刘　莹）

第五节　女性生殖系统肿瘤患者的护理

1521 扫一扫，自学汇

学习目标

1. 掌握女性生殖系统常见肿瘤患者的身体状况、实验室及其他检查、护理措施。
2. 熟悉女性生殖系统常见肿瘤的护理评估及相关致病因素。
3. 了解女性生殖系统常见肿瘤的治疗要点。
4. 能对女性生殖系统常见肿瘤患者进行整体护理及健康教育。
5. 具有严谨求实的工作态度，尊重患者的身心需求，体现出护士的爱伤精神和人文关怀。

导入情景

张女士，35 岁。G_3P_1。经量增多，经期延长 1 年，无痛经。平素月经 5~7d/30d。近 1 年来月经周期正常，经期延长至 10~12d，经量明显增多，因此前来就诊。查体：贫血貌，外阴、阴道检查无异常，子宫如孕 3 个月大小。实验室检查：血红蛋白 65g/L。

工作任务：

1. 患者可能的临床诊断是什么？如何明确诊断？
2. 患者主要的治疗措施是什么？

一、子宫肌瘤患者的护理

子宫肌瘤（uterine myoma）是女性生殖系统最常见的良性肿瘤，由子宫平滑肌及少量结缔组织组成，多见于30~50岁女性。部分子宫肌瘤患者无症状或症状轻微未就诊，通常在体检时发现，故临床报道发病率远低于真实发病率。

子宫肌瘤的确切病因尚不明确，因其好发于生育期女性，青春期前少见，绝经后逐渐萎缩或消失，表明其发病可能与女性性激素相关。研究显示，肌瘤组织对雌激素具有高敏感性，孕激素能促进肌瘤有丝分裂，刺激肌瘤生长。此外，其发病还与遗传有关。

根据肌瘤生长的部位，子宫肌瘤可分为宫体肌瘤（约占90%）和宫颈肌瘤（约占10%）。根据肌瘤与子宫肌壁的关系，可分为3类（图15-13）。①肌壁间肌瘤：最常见，占60%~70%，肌瘤位于肌壁间，周围均被肌层包围。②浆膜下肌瘤：约占20%，肌瘤向子宫浆膜面生长，突出于子宫表面，肌瘤表面由子宫浆膜覆盖。当瘤体继续向浆膜面生长，仅有一蒂与子宫相连，称带蒂浆膜下肌瘤，营养由蒂部血管供应。若蒂扭转断裂，肌瘤脱落形成游离性肌瘤。若肌瘤位于宫体侧壁向宫旁生长，突入阔韧带两叶之间，称阔韧带肌瘤。③黏膜下肌瘤：占10%~15%，肌瘤向宫腔方向生长，突出于宫腔，表面仅由子宫内膜覆盖。黏膜下肌瘤多有蒂，在宫腔内犹如异物，常引起子宫收缩，易被挤出宫颈外口凸入阴道。

考点提示：子宫肌瘤的分类

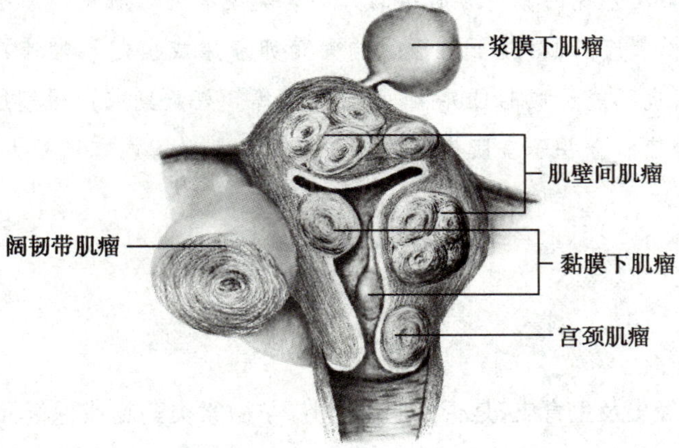

图15-13 子宫肌瘤分类示意图

子宫肌瘤常有多个，各种类型肌瘤可发生在同一子宫，称多发性子宫肌瘤。

子宫肌瘤为实质性球形结节，表面光滑，质地较子宫肌层硬，压迫周围肌壁纤维组织形成假包膜。肌瘤与假包膜间有一层疏松网状间隙，易被剥出。肌瘤呈灰白色，切面呈漩涡状或编织状结构。肌瘤的颜色和硬度与纤维结缔组织多少有关。镜下可见肌瘤由梭形平滑肌细胞和纤维结缔组织构成。肌细胞大小均匀，成漩涡状，核为杆状。

肌瘤的血供来自假包膜，当肌瘤逐渐增大，包膜受压使肌瘤中央供血不足时，将会发生变性，失去原有典型结构。常见的变性有：

（1）玻璃样变：最常见，又称透明变性。肌瘤剖面失去漩涡状或编织状结构，由均匀透明样物质取代。镜下见病变区肌细胞消失，为均匀透明无结构区。

（2）囊性变：玻璃样变继续进展，肌细胞坏死液化形成囊性变。此时肌瘤质软，不易与卵巢囊肿和妊娠期子宫相鉴别。肌瘤内形成多个大小不等的囊腔，或融合成大囊腔，其间有结缔组织相隔，腔内含清亮无色液体，可凝固成胶冻状。镜下见囊腔由玻璃样变的肌瘤组织构成，内壁无上皮覆盖。

(3)红色样变:多发生于妊娠期或产褥期,发生机制尚不清楚,可能与肌瘤内小血管退行性变有关。患者主要表现为剧烈腹痛伴发热、恶心及呕吐,白细胞计数升高。肌瘤剖面呈暗红色,如半熟的牛肉,质软,漩涡状或编织状结构消失。镜下见肌瘤组织高度水肿,假包膜或瘤体内形成静脉血栓,广泛出血伴溶血,肌细胞明显减少,细胞核多溶解消失,有较多脂肪小球沉积。

(4)肉瘤样变:属恶性变,较为罕见,多见于绝经后子宫肌瘤伴疼痛和出血的患者。若绝经后发现肌瘤增大,应警惕恶变可能。

考点提示:子宫肌瘤的常见变性

(5)钙化:多见于蒂部狭小、血供不足的浆膜下肌瘤及绝经后妇女的肌瘤。镜下见钙化区为层状沉积,X 线摄片清晰可见钙化阴影。

知识链接

子宫肌瘤合并妊娠

子宫肌瘤合并妊娠占肌瘤患者的 0.5%~1%,占妊娠 0.3%~0.5%。肌瘤小且无症状者易被忽略。

子宫肌瘤对妊娠及分娩的影响与肌瘤的大小和类型有关。肌壁间肌瘤过大可使宫腔变形或内膜供血不足引起流产;黏膜下肌瘤影响受精卵着床或引起早期流产。位置较低的肌瘤会影响胎儿下降,也可能造成胎位异常、胎盘早剥等。妊娠期或产褥期肌瘤易发生红色样变,一般采取保守治疗。合并子宫肌瘤分娩后易出现胎盘滞留或宫缩乏力,应注意预防产后出血。

【护理评估】

(一)健康史

询问患者年龄、月经史及生育史,是否长期使用雌、孕激素类药物或保健品;发现肌瘤后月经有无改变及治疗经过等。

(二)身体状况

1. 症状 主要与肌瘤的大小、部位及是否变性有关,部分患者无明显症状。常见症状如下:

(1)经量增多及经期延长:是子宫肌瘤最常见的症状,多见于较大的黏膜下肌瘤及肌壁间肌瘤,原因是肌瘤使子宫内膜面积增大,且影响子宫收缩。肌瘤压迫引起子宫内膜静脉丛充血扩张,也可造成经量增多、经期延长。黏膜下肌瘤伴坏死感染时,可出现阴道不规则流血或脓血性分泌物。长期经量增多患者可继发贫血。

(2)下腹部包块:肌瘤增大超过妊娠 3 个月大小时可在腹部触及,较大的黏膜下肌瘤可脱出于阴道外。

(3)白带增多:肌壁间肌瘤使宫腔面积增大,内膜腺体分泌增加,使白带增多;发生感染时可有大量脓样白带。若出现溃烂、坏死、出血时,会伴血性或脓血性带恶臭的阴道流液。

(4)压迫症状:子宫前壁下段肌瘤压迫膀胱引起尿频、尿急;宫颈肌瘤压迫尿道引起排尿困难、尿潴留;子宫后壁肌瘤压迫直肠引起肛门坠胀、便秘等症状;子宫两侧的肌瘤(如阔韧带肌瘤、宫颈巨型肌瘤)嵌入盆腔压迫输尿管,引起输尿管扩张甚至肾盂积水。

(5)其他:如腰背酸痛、下腹坠胀,偶有不孕或流产。

2. 体征　与肌瘤的数目、大小、位置及是否变性有关。肌瘤较大时可在腹部扪及肿块。妇科检查发现子宫增大，表面可有单个或多个不规则结节状突起。浆膜下肌瘤可扪及球状肿块与子宫有蒂相连；黏膜下肌瘤位于宫腔内时，子宫均匀增大，突出于阴道内时，阴道窥器检查可见宫颈口处有肿物，表面光滑，呈粉红色，宫颈外口边缘清楚。合并有感染时可见坏死、出血及脓性分泌物。

考点提示： 子宫肌瘤患者的身体状况

（三）实验室及其他检查

B 超检查最常用。MRI 检查可明确肌瘤大小、数目及位置。宫腔镜、腹腔镜、子宫输卵管造影等可协助诊断。血常规检查可了解有无感染及贫血。

（四）心理-社会状况

无明显症状的患者，多在体检时发现，加之缺乏相关疾病知识，部分患者会表现过于紧张、恐惧，担心疾病预后。部分患者认为子宫肌瘤属良性疾病而不予重视，不配合观察及治疗。有明显症状的患者，会表现出更明显的焦虑、失眠等。了解患者家属对患者所患疾病的认识，对患者的关怀和支持程度；患者出院后的继续就医条件，居住地的初级卫生保健设施等资源情况。

（五）治疗要点

根据患者的年龄、症状、生育要求以及肌瘤的类型、数目、大小等制订合适的治疗方案。

1. 随访观察　适用于无症状的子宫肌瘤或症状轻微的围绝经期患者，每 3~6 个月随访一次，监测肌瘤生长情况，若出现明显症状可进一步治疗。

2. 药物治疗　适用于症状轻、近绝经年龄或不能耐受手术的患者。药物治疗的主要作用是缓解症状，抑制肌瘤生长，并使其萎缩。

3. 手术治疗　适用于症状明显、肌瘤较大、生长较快、已发生变性、有恶变倾向或药物治疗效果不佳的患者。有生育需求的患者宜行肌瘤切除术，无生育需求或疑有恶变的患者宜行子宫切除术。

4. 其他　子宫动脉栓塞术能减少肌瘤血供，限制肌瘤生长，但可能引起卵巢功能减退，故不适用于有生育需求的妇女。此外还有高能聚焦超声、微波消融、子宫内膜切除术等，均较少使用。

考点提示： 子宫肌瘤患者的治疗要点

【护理诊断/问题】

1. 知识缺乏：缺乏子宫肌瘤相关防治知识。
2. 营养失调：低于机体需要量　与经量过多、经期延长有关。
3. 焦虑　与缺乏疾病知识，担心预后，害怕手术有关。

【护理目标】

1. 患者能陈述子宫肌瘤的相关知识，积极配合治疗。
2. 患者的营养状况得到改善。
3. 患者的焦虑减轻，能正确对待疾病。

【护理措施】

1. 一般护理　指导患者进食高蛋白、高热量、高维生素、富含铁的食物，补充营养。注意休息和卫生，预防感染。观察患者阴道出血、腹痛及大小便情况。

2. 治疗护理

（1）随访观察的患者：随访观察的患者应每 3~6 个月做一次 B 超检查，了解肌瘤生长情况。告知患者定期坚持随访的重要性，注意询问患者月经情况。

(2)药物治疗患者的护理:注意观察患者症状是否缓解,有无药物不良反应。①促性腺激素释放激素类似物(GnRH-a):常用药物有亮丙瑞林或戈舍瑞林。应注意观察有无绝经综合征、骨质疏松等症状出现。②米非司酮:常用作术前用药或提前绝经使用,长期服用会增加子宫内膜病变的风险。③雄激素:雄激素每月用量不能超过300mg,以防出现男性化症状。

(3)手术治疗患者的护理:遵医嘱做好妇科手术常规术前准备,指导患者进行术后卧床生活习惯改变的锻炼,指导患者进行肛提肌收缩练习。术后观察患者生命体征,切口、分泌物及引流情况,有无腹痛腹胀及排便情况。腹腔镜手术患者术后若出现肩背疼痛,应向患者说明是由二氧化碳气体残留所致,鼓励患者尽早下床活动,可促进气体排出,减轻疼痛。

3. 心理护理　与患者建立良好的护患关系,多与患者沟通,了解其担忧及需求。向患者讲解疾病相关治疗护理知识,使患者能正确认识疾病,积极配合治疗。鼓励家属给予患者理解和支持,减轻患者的心理负担。

> 考点提示:子宫肌瘤患者的护理措施

【护理评价】

1. 患者能否正确叙述子宫肌瘤的相关知识。
2. 患者的贫血表现及月经过多是否得到有效改善。
3. 患者焦虑是否减轻,能否配合医生选择治疗方案。

【健康教育】

1. 加强疾病预防知识宣传,育龄期妇女应定期进行妇科检查,纠正女性使用对美容保健品的误区。
2. 患者出院后1个月复查,术后3个月内禁止性生活及重体力劳动。肌瘤切除术患者术后一般需避孕2年,待确认子宫已恢复正常才能妊娠,以免增加子宫破裂或宫外孕等风险。

二、子宫颈癌患者的护理

子宫颈癌(cervical cancer)是妇科最常见的恶性肿瘤,高发年龄为50~55岁。由于子宫颈癌筛查的普及,其发病率和死亡率已明显降低。临床研究显示子宫颈癌的发生主要与性乱史、早婚、早育、多产、慢性宫颈炎、HPV感染、与子宫颈癌高危男子结婚等因素有关。

子宫颈癌的好发部位在宫颈外口鳞状上皮与柱状上皮的交界处(又称移行带区,见图15-14)。子宫颈癌发生发展过程缓慢,子宫颈鳞状上皮内病变(cervical squamous intraepithelial lesion,SIL)形成后继续进展,突破上下皮基底膜,浸润间质而形成子宫颈浸润癌(图15-15)。

> 考点提示:子宫颈癌的好发部位

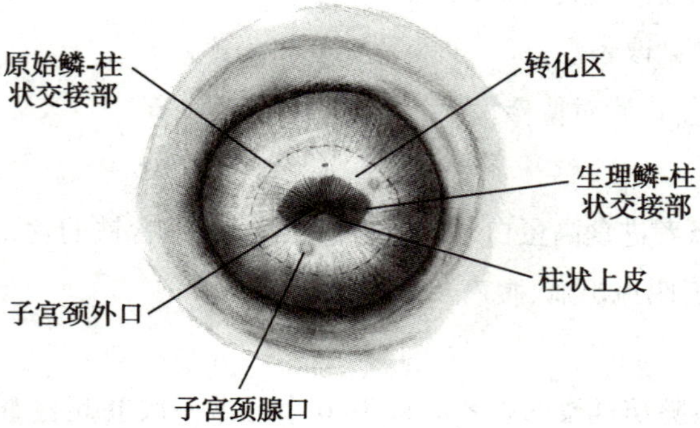

图15-14　子宫颈转化区部和生理性鳞-柱状交接部

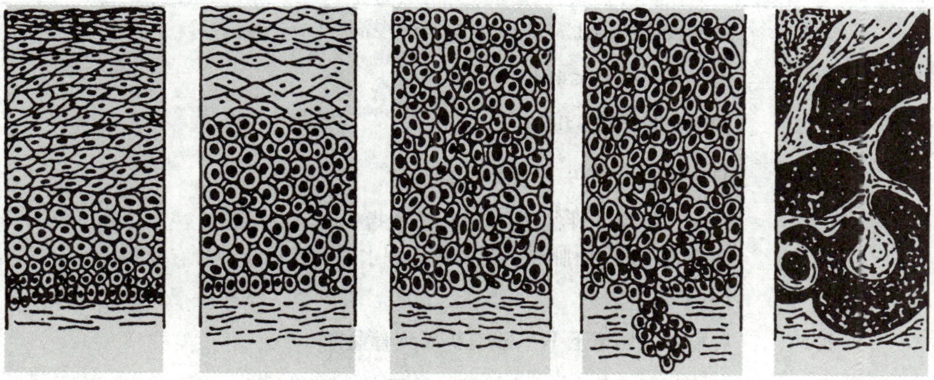

图 15-15 子宫颈正常上皮-上皮内病变-浸润癌

子宫颈癌的病理类型以浸润性鳞状细胞癌为主（占75%~80%）。微小浸润性鳞状癌大体观无明显异常，可进展为4种类型（图 15-16）。①外生型：最常见，癌组织向外生长呈乳头状或菜花样，质脆、触之易出血，阴道常受累。②内生型：癌组织向子宫颈深部组织浸润，子宫颈肥大而硬，呈桶状；子宫颈表面光滑或仅有柱状上皮异位；宫旁组织常受累。③溃疡型：外生型或内生型继续进展合并感染坏死，形成溃疡或空洞，如火山口状。④颈管型：癌组织发生在子宫颈管内，常侵入子宫颈管、子宫峡部的供血层及向盆腔淋巴结转移。

镜检：①微小浸润性鳞状细胞癌。在原位癌的基础上发现小滴状、锯齿状癌细胞团突破基底膜，浸润间质。②浸润性鳞状细胞癌。癌组织呈网状或团块状浸润间质。腺癌的发生率也有所升高（占20%~25%），神经内分泌癌、上皮性癌等较少见。

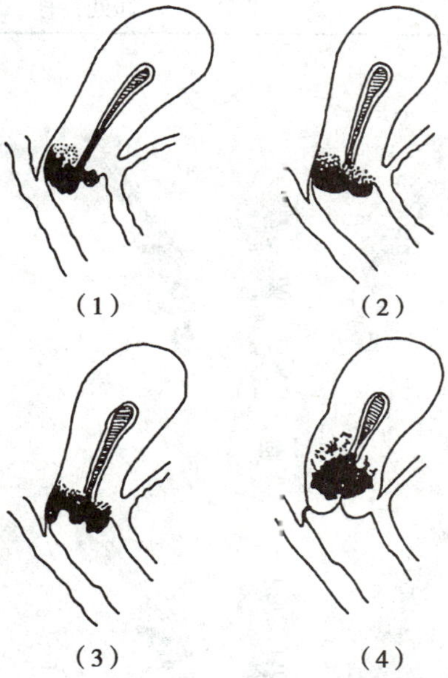

图 15-16 子宫颈癌类型（巨检）

子宫颈癌主要以直接蔓延的形式向邻近组织或器官转移，其次是淋巴转移，血行转移极为少见。子宫颈癌临床分期采用国际妇产科联盟（FIGO，2009 年）的标准（表 15-2），在治疗前确定临床分期，治疗后不再更改（图 15-17）。

表 15-2 子宫颈癌临床分期（FIGO，2009 年）

Ⅰ期		肿瘤局限在子宫颈
	ⅠA	镜下浸润癌，间质浸润深度<5mm，宽度≤7mm
	ⅠA1	间质浸润深度≤3mm，宽度≤7mm
	ⅠA2	间质浸润深度>3mm 且<5mm，宽度≤7mm
	ⅠB	肉眼可见癌灶局限于子宫颈，或者镜下病灶>ⅠA
	ⅠB1	肉眼可见癌灶≤4cm
	ⅠB2	肉眼可见癌灶>4cm
Ⅱ期		肿瘤超越子宫，但未达骨盆壁或未达阴道下 1/3

续表

	ⅡA	肿瘤侵犯阴道上2/3,无明显宫旁浸润
	ⅡA1	肉眼可见癌灶≤4cm
	ⅡA2	肉眼可见癌灶>4cm
	ⅡB	有明显宫旁浸润,但未达盆壁
Ⅲ期		肿瘤已扩展到骨盆壁,在进行直肠指检时,在肿瘤和盆壁之间无间隙。肿瘤累及阴道下1/3。由肿瘤引起的肾盂积水或无肾功能的所有病例,除非已知道由其他原因所引起
	ⅢA	肿瘤累及阴道下1/3,没有扩展到骨盆壁
	ⅢB	肿瘤扩展到骨盆壁,或引起肾盂积水或无肾功能
Ⅳ期		肿瘤超出了真骨盆范围,或侵犯膀胱和/或直肠黏膜
	ⅣA	肿瘤侵犯邻近的盆腔脏器
	ⅣB	远处转移

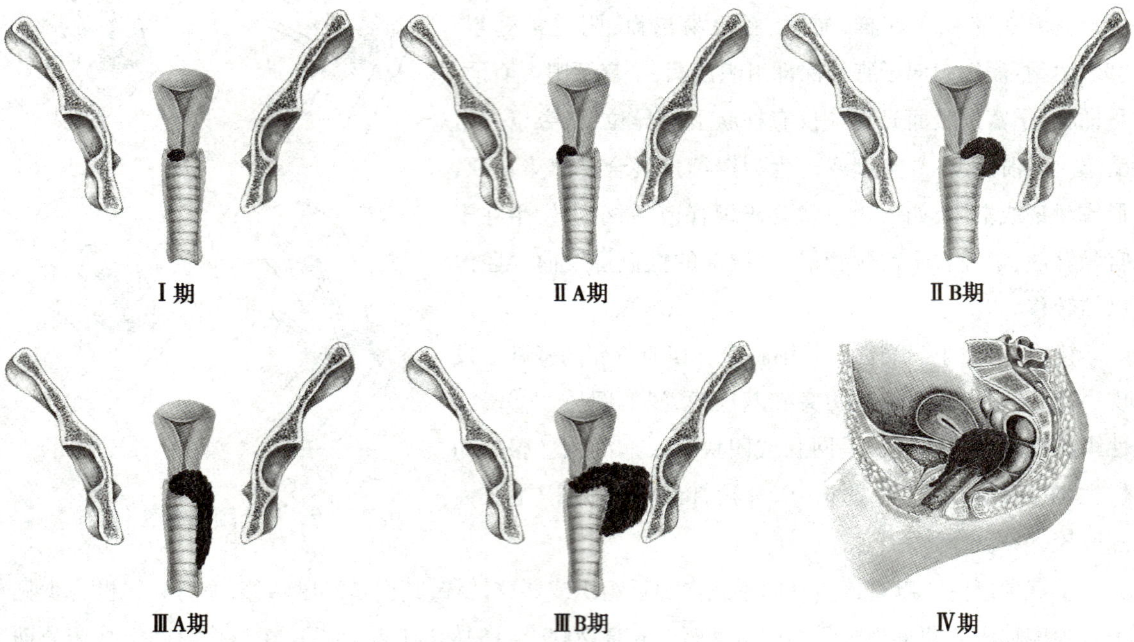

图 15-17 子宫颈癌临床分期示意图

【护理评估】

(一)健康史

仔细询问患者月经史、婚育史、性生活史、高危男子性接触史、慢性宫颈炎史等。询问有无阴道不规则流血或接触性出血。

(二)身体状况

1. 症状

(1)阴道流血:常为接触性出血,即性生活或妇科检查后阴道出血。部分患者表现为不规则出血或经期延长、经量增多。出血量与病灶大小及浸润血管情况有关;外生型出血早且量多,内生型出血较晚。

(2)阴道排液:大多数患者有白色或血性、稀薄如水样或米泔状腥臭味阴道排液。晚期患者因癌组织坏死继发感染出现大量脓性或米泔样恶臭白带。

(3)晚期症状:根据癌灶累及范围可出现不同的继发症状。如癌肿压迫或累及输尿管时,会引起输尿管梗阻、肾盂积水,甚至尿毒症;晚期可出现贫血、恶病质等全身衰竭症状。

2. 体征 微小浸润癌可无明显病灶,子宫颈光滑或糜烂样改变。随病情发展可出现不同体征。外生型子宫颈癌可见息肉状或菜花状赘生物,常伴随感染,质脆易出血;内生型则表现为子宫颈肥大、子宫颈管膨大、质硬;晚期癌组织坏死脱落,形成溃疡或空洞且伴恶臭。累及宫旁组织时,妇科检查可扪及子宫颈旁组织增厚、结节状、质硬或形成“冰冻骨盆”;累及阴道时,阴道壁变硬,可见阴道赘生物。

> 考点提示:子宫颈癌患者的身体状况

(三)实验室及其他检查

早期病例诊断采用“三阶梯”程序,即子宫颈细胞学检查和/或 HPV 检测、阴道镜检查和子宫颈活组织检查。

1. 子宫颈刮片细胞学检查 常用巴氏涂片法或液基细胞涂片法。开始性生活 3 年后或 21 岁以后应定期检查。细胞学检查结果推荐使用 TBS 分类系统。

知识链接

液基细胞学检查

液基细胞学检查简称 TCT 检查,是采用液基薄层细胞检测系统检测宫颈细胞并进行细胞学分类诊断。它是目前国际上最先进的一种宫颈癌细胞学检查技术,与传统的宫颈刮片巴氏涂片检查相比,明显提高了标本的满意度及宫颈异常细胞检出率。TCT 宫颈防癌细胞学检查对宫颈癌检出率为 100%,同时还能发现部分癌前病变,微生物感染如真菌、滴虫、病毒、衣原体等。目前,TCT 技术是应用于宫颈癌筛查最先进的技术。用专门的采样器采集子宫颈细胞样本,将采集器置入装有细胞保存液的小瓶中进行漂洗,获得了几乎全部的细胞样本,用全自动细胞检测仪将样本分散并过滤,以减少血液、黏液及炎症组织的残迹。

2. HPV 检测 敏感性高但特异性低,通常联合细胞学检查用于子宫颈癌的筛查。

3. 阴道镜检查 筛查有异常者,如 HPV 16 型或 18 型阳性,非典型鳞状细胞伴 HPV 阳性者,建议行阴道镜检查。

4. 子宫颈活组织检查 是确诊宫颈癌最可靠依据。通常在子宫颈鳞-柱状上皮交界处 3、6、9、12 点方向取材;子宫颈有明显病灶者,可直接在病灶部位取材。

5. 宫颈锥切术 适用于宫颈活检为高级别鳞状上皮内病变需排除浸润癌,或可疑微小浸润癌需确定范围者,切除组织需做连续病理检查。

(四)心理-社会状况

有明显症状的患者会出现焦虑、恐惧等情绪反应。确诊后患者会经历癌症患者共同的心理特点,即否认、愤怒、妥协、忧郁和接受等心理变化过程。了解患者家属对患者所患疾病的认识,对患者的关怀和支持程度;患者手术费用来源,可支付手术费用情况;患者出院后的继续就医条件,居住地的初级卫生保健设施等资源情况。

(五)治疗要点

采用手术和放疗为主、化疗为辅的综合治疗。根据临床分期、年龄、生育需求、全身情况、医疗条件等，制订个体化治疗方案。

1. 手术治疗　主要用于早期子宫颈癌（ⅠA～ⅡA期）患者，优点是年轻患者可以保留卵巢和阴道的功能。

2. 放射治疗　适用于各期患者，包括腔内放疗和体外照射。

考点提示：子宫颈癌患者的治疗要点

3. 化疗　主要用于晚期、复发转移、根治性同期放化疗及手术前后的辅助治疗。

【护理诊断/问题】

1. 恐惧/预感性悲哀　与担心疾病威胁生命，害怕手术或放化疗有关。

2. 营养失调：低于机体需要量　与癌肿消耗及放、化疗致消化道反应有关。

3. 情境性自尊低下　与手术切除子宫等女性特有生殖器官有关。

4. 潜在并发症：尿潴留、感染。

【护理目标】

1. 患者能正确面对患病现实，积极配合治疗。

2. 患者营养摄入能满足机体需求。

3. 患者能正确适应术后身体变化。

4. 患者术后恢复排尿功能，未发生感染。

【护理措施】

1. 一般护理　指导患者进食高蛋白、高能量、高维生素、易消化食物；保持会阴清洁干燥。

2. 病情观察　密切观察患者的生命体征、阴道流血、阴道排液及全身情况。

3. 治疗护理

（1）手术患者的护理：①术前准备。遵医嘱做好妇科腹部手术常规术前准备。外生型子宫颈癌患者有活动性出血可能，需用消毒纱条填塞止血。②术后护理。子宫颈癌根治术涉及范围广，可能损伤支配膀胱的神经组织或输尿管，术后应严密观察排尿情况。注意保持导尿管及各种引流管通畅，认真观察并记录引流液的颜色、性状和量。术后2～3d拔除引流管，7～14d拔除尿管。拔除尿管前应进行膀胱功能锻炼，拔管后1～2h督促患者排尿。排尿后测残余尿量，如超过100ml则需重新留置尿管；若不足100ml者，每天测1次，连续2～4次均在100ml以内则说明膀胱功能恢复。其余护理同腹部手术患者护理常规。

（2）放疗、化疗患者的护理：本节介绍放疗患者的护理，化疗患者的护理详见第十五章第六节。①放疗前护理：遵医嘱做好放疗前准备，放置当天起停用口服药物，向患者详细讲解放疗注意事项。放射源放置前1日用肥皂水清洁灌肠，剃除阴毛，行阴道冲洗。评估患者有无生殖系统急性炎症，配合放射科医生摆好患者体位，一般取膀胱截石位。②放置放射源后，嘱患者绝对仰卧位休息，限制床上翻身等活动，防止放射源脱落移位；嘱患者多饮水、进食高热量低渣饮食，减少排便；限制或尽量缩短家属探视时间，禁止孕妇或准备怀孕的妇女及18岁以下青少年探视和护理患者。同时，护士应做好自身防护，护理操作尽量集中进行，减少床旁操作时间。③教会患者使用阴道扩张器扩张阴道，直至恢复性生活，以防发生阴道狭窄。④注意观察是否出现放射性皮炎、放射性直肠炎和放射性膀胱炎等不良反应，及时报告医生处理，做好放射野皮肤的护理。

4. 心理护理　评估患者目前的身心状况及应对方式，鼓励患者说出内心的感受与想法，给予患者针对性的心理疏导。通过治疗成功案例现身说法等方式增强患者的治疗信心。指导家属给予患者更多的理解和关怀,让患者与家属共同参与到疾病治疗护理计划的制订中,以增强其治疗的依从性。

> 考点提示:子宫颈癌患者的护理措施

【护理评价】

1. 患者是否积极态度配合治疗护理。

2. 患者营养摄入能否满足机体需求。

3. 患者能否接受治疗后身体的改变。

4. 患者术后排尿是否恢复正常,有无发生感染。

【健康教育】

1. 普及疾病相关知识　开展性卫生教育,建立健康的生活方式;大力宣传子宫颈癌的高危因素及防治措施,强调子宫颈癌的可预防性及早期发现、早期诊断和早期治疗的重要性。

2. 做好子宫颈癌的筛查工作和 HPV 疫苗的推广接种工作,做好三级预防。

3. 定期随访　出院后 1 个月门诊复查,治疗后 2 年内每 3~6 个月复查 1 次;第 3~5 年内每 6 个月复查 1 次。出现任何症状均应及时随诊。随访内容包括妇科检查、阴道脱落细胞学检查、超声、胸部 X 线、CT 或磁共振等。

1522

走近宫颈癌疫苗(微课)

三、子宫内膜癌患者的护理

导入情景

张女士,60 岁。绝经 11 年,因少量阴道出血 4d 就诊。妇科检查:外阴、阴道呈老年性改变,宫颈、宫体无异常,附件区无压痛及包块。门诊诊刮病理检查示"子宫内膜"腺癌。

工作任务:

1. 子宫内膜癌的高危因素有哪些?

2. 如何对该患者实施护理?

子宫内膜癌(endometrial carcinoma)是发生在子宫内膜的一组上皮性恶性肿瘤 以腺癌最常见,平均发病年龄为 60 岁,75%发生于 50 岁以上妇女,近年来发病率逐渐升高。子宫内膜癌的病因尚不明确,通常将其分为两大类型。Ⅰ型即雌激素依赖型,较多见,其发病可能与长期雌激素作用而无孕激素拮抗,子宫内膜增生或不典型增生,继而癌变有关。此类型患者较为年轻,常伴有子宫内膜癌三联症(肥胖、高血压、糖尿病)、长期服用雌激素类药物、绝经延迟、功能性卵巢肿瘤等。Ⅱ型即非雌激素依赖型,发病与雌激素无明确关系,较为少见,多发生于老年妇女,恶性程度高,预后较差。约 5%的子宫内膜癌发生与遗传有关。子宫内膜癌生长缓慢,转移较晚,主要通过直接蔓延和淋巴转移,晚期可发生血行转移。

【护理评估】

(一)健康史

重点询问患者有无子宫内膜癌发病的高危因素及治疗过程,了解患者有无肿瘤病史或家族史。

(二)身体状况

1. 症状　约 90%的患者有阴道流血或阴道排液症状。

(1)阴道流血:主要表现为绝经后阴道流血,量较少。未绝经者表现为经量增多,经期延长或月经紊乱。

(2)阴道排液:多为血性或浆液性分泌物,合并感染时呈脓血性并伴恶臭。

(3)下腹痛及其他:癌肿累及宫颈内口,引起宫腔积脓,导致下腹胀痛及痉挛样疼痛;癌肿浸润宫旁组织或压迫神经,可引起腰骶部疼痛;晚期患者会出现消瘦、贫血及恶病质表现。

考点提示:子宫内膜癌患者的身体状况

2. 体征 早期患者妇科检查无明显异常,随病情进展可出现子宫增大,晚期患者可有癌组织脱出宫口,质脆易出血。癌组织浸润周围组织时,子宫固定,宫旁可扪及不规则结节状物。

(三)实验室及其他检查

1. 诊断性刮宫 常用且有价值的诊断方法,多采取分段诊刮,先刮宫颈再刮宫腔内膜组织,分瓶标记后送病理检查。若刮出豆腐渣样组织,应警惕子宫穿孔。组织学检查是子宫内膜癌的确诊依据。

2. B 超检查 经阴道 B 超检查可明确子宫大小、宫腔形状、有无赘生物等。典型子宫内膜癌超声图像有宫腔内不均匀回声区,或宫腔线消失、肌层内有不均匀回声区。

3. 宫腔镜检查 可直接观察有无病灶及病灶生长情况,并可取活组织送检。能更准确地诊断局灶性子宫内膜癌和评估宫颈受累情况。

4. 其他 子宫内膜微量组织学或细胞学检查、血清 CA125 测定、腹部 CT、磁共振等。

(四)心理-社会状况

由于患者多为老年人,患者会有更明显的紧张、焦虑,确诊后会出现癌症患者共有的心理特点。老年人顾虑较多,在治疗过程中依从性较差,且容易出现悲观、恐惧、逃避等情绪。家属的态度对患者的心理状态影响较大。了解患者家属对患者所患疾病的认识,对患者的关怀和支持程度;患者手术费用来源,可支付手术费用情况;患者出院后的继续就医条件,居住地的初级卫生保健设施等资源情况。

(五)治疗要点

根据患者全身情况、癌变累及范围及组织学类型等选取合适的治疗方案。早期患者以手术治疗为主,晚期患者采用手术、药物、放疗等综合治疗。

1. 手术治疗 手术的目的是进行手术病理分期,切除病变子宫及其他可能的转移病灶。子宫内膜癌的分期采用国际妇产科联盟(FIGO,2009 年)修订的手术病理分期,见表 15-3。

表 15-3 子宫内膜癌手术病理分期(FIGO,2009 年)

Ⅰ期		肿瘤局限于子宫体
	ⅠA	肿瘤浸润深度<1/2 肌层
	ⅠB	肿瘤浸润深度≥1/2 肌层
Ⅱ期		肿瘤侵犯宫颈间质,但无宫体外蔓延
Ⅲ期		肿瘤局部和/或区域扩散
	ⅢA	肿瘤累及子宫浆膜和/或附件
	ⅢB	肿瘤累及阴道和/或宫旁组织
	ⅢC	盆腔淋巴结和/或腹主动脉淋巴结转移

续表

	ⅢC1	盆腔淋巴结转移
	ⅢC2	腹主动脉旁淋巴结转移伴或不伴盆腔淋巴结转移
Ⅳ期		肿瘤侵犯膀胱和/或直肠黏膜，和/或远处转移
	ⅣA	肿瘤侵犯膀胱和/或直肠黏膜
	ⅣB	远处转移，包括腹腔内和/或腹股沟淋巴结转移

2. 放疗　包括近距离照射和体外照射。有手术禁忌证或无法手术切除的晚期患者可选择单纯放疗，放疗联合手术可提高治疗效果。

3. 化疗　适用于晚期或复发患者，也可用于预防术后有复发高危因素患者的治疗。

> 考点提示：子宫内膜癌的治疗要点

4. 孕激素治疗　适用于有生育需求的早期患者，也可作为晚期或复发患者的综合治疗方法之一。水钠潴留、药物性肝炎等副作用在停药后可消失，有血栓性疾病史者慎用。

【护理诊断/问题】

1. 焦虑　与担心疾病预后及治疗费用等有关。

2. 知识缺乏：缺乏子宫内膜癌预防、治疗护理知识。

3. 营养失调：低于机体需要量　与癌肿消耗、放化疗导致营养摄入不足有关。

【护理目标】

1. 患者能说出内心的感受，焦虑症状减轻。

2. 患者能正确认识疾病，积极配合治疗护理。

3. 患者营养摄入能满足集体需求。

【护理措施】

1. 一般护理　指导患者注意休息，给予高蛋白、高热量、高维生素饮食，协助患者完成生活护理。

2. 病情观察　观察患者生命体征、阴道流血或阴道排液情况、有无下腹痛等表现。

3. 治疗护理

(1)手术治疗患者的护理：做好患者的围术期护理，术后注意观察生命体征，切口、引流、阴道出血或分泌物情况。术后6~7d阴道残端羊肠线吸收或感染时可有少量出血。

(2)放疗或化疗患者的护理：向患者及家属耐心解释治疗的目的、方法及注意事项，减轻其紧张、恐惧心理。

(3)孕激素用药护理：孕激素长期使用应注意观察有无水钠潴留、水肿等副反应，用药至少应坚持12周以上。

4. 心理护理　根据老年患者的心理特点，做好患者的思想工作；鼓励家属及子女跟患者多沟通交流，给予患者理解和支持；尽量不在患者面前过多讨论病情或治疗，以免引起患者恐慌。

> 考点提示：子宫内膜癌患者的护理措施

【护理评价】

1. 患者焦虑症状是否减轻。

2. 患者是否具备子宫内膜癌相关防治知识。

3. 患者能量摄入是否满足机体需求。

【健康教育】

1. 普及防癌知识　宣传子宫内膜癌相关疾病知识，绝经后出现阴道出血及时诊治；对有子宫内膜癌高危因素的人群，如长期应用雌激素、肥胖、不孕、绝经延迟等加强监测。

2. 出院指导　指导患者合理饮食、休息，建立良好的生活方式，遵医嘱用药，出现异常情况及时就诊。

3. 随访指导　出院后应定期随访，75%~95%的子宫内膜癌在术后2~3年内复发，因此术后2~3年内应每3个月随访1次，3年后每6个月随访1次，5年后每年随访1次。随访内容包括妇科检查、阴道脱落细胞检查、CA125监测及胸片等。

四、卵巢肿瘤患者的护理

卵巢肿瘤是女性生殖系统常见肿瘤，可发生于任何年龄。恶性卵巢肿瘤在早期难以发现，晚期病例尚无有效治疗手段，死亡率居妇科恶性肿瘤之首。

卵巢肿瘤的病因尚不明确，20%~25%的卵巢恶性肿瘤患者有家族史，另外，女性初潮年龄较早、绝经年龄晚、不孕、少育、使用激素替代疗法、服用促排卵药物、高胆固醇饮食等都是卵巢肿瘤的易发因素。

卵巢肿瘤组织成分非常复杂，是全身各脏器原发肿瘤类型最多的器官。根据WHO制订的《女性生殖器肿瘤组织学分类（2014版）》，分为14大类。其中主要包括以下几类：①上皮性肿瘤。最常见，占50%~70%，分为黏液性、浆液性、浆黏液性、子宫内膜样、移行细胞和透明细胞5类；各类别根据生物学特性又可分为良性肿瘤、恶性肿瘤和癌。②生殖细胞肿瘤。来源于生殖细胞的一组肿瘤，占20%~40%，分为畸胎瘤、无性细胞瘤、胚胎性癌、混合型生殖细胞肿瘤等。③性索间质肿瘤。来源于原始性腺中的性索及间叶组织，占5%~8%，分为纯型间质肿瘤、纯型性索肿瘤和混合型性索间质肿瘤。④转移性肿瘤。继发于胃肠道、乳腺、生殖道等部位的原发性癌转移到卵巢形成，如印戒细胞癌。

卵巢恶性肿瘤主要进行直接蔓延、淋巴转移和腹腔种植，形成盆腔、腹腔内广泛转移灶，包括横膈、大网膜、腹腔脏器表面、壁腹膜及腹膜后淋巴结转移等。原发部位外观为局限的肿瘤亦可发生广泛转移，以上皮性癌最典型。

恶性卵巢肿瘤采用国际妇产科联盟（FIGO）的手术病理分期（表15-4）。

表15-4　卵巢癌、输卵管癌、原发性腹膜癌的手术病理分期（FIGO，2014年）

Ⅰ期		病变局限于卵巢或输卵管
Ⅱ期		肿瘤累及单侧或双侧卵巢并有盆腔内扩散（在骨盆入口平面以下）或原发性腹膜癌
	ⅡA	肿瘤蔓延或种植到子宫和/或输卵管和/或卵巢
	ⅡB	肿瘤蔓延至其他盆腔组织
Ⅲ期		肿瘤累及单侧或双侧卵巢、输卵管或原发性腹膜癌，伴有细胞学或组织学证实的盆腔外腹膜转移或证实存在腹膜后淋巴结转移
Ⅳ期		超出腹腔外的远处转移
	ⅣA	胸腔积液细胞学阳性
	ⅣB	腹膜外器官实质转移

【护理评估】

(一)健康史

早期患者多无特殊症状,应注意询问患者是否有与发病相关的高危因素,如家族史、月经史、生育史、服用诱发排卵药物等。

(二)身体状况

1. 卵巢良性肿瘤　肿瘤较小时常无症状,仅在妇科检查时偶然发现。肿瘤增大时,患者可感腹胀或腹部扪及肿块。肿瘤占据盆、腹腔时,出现压迫症状,如尿频、便秘、气急、心悸等。检查见腹部膨隆,叩诊呈实音,无移动性浊音。可在一侧或双侧附件区触及肿块,表面光滑,活动性好。

2. 卵巢恶性肿瘤　早期多无自觉症状,晚期主要症状为腹胀、腹水、腹部肿块及胃肠道症状,部分患者呈恶病质表现。功能性肿瘤可出现不规则阴道流血或绝经后阴道流血。妇科检查扪及肿块多为双侧,实性或囊实性,表面凹凸不平,活动度差。

考点提示:卵巢肿瘤患者的身体状况

卵巢良性肿瘤与恶性肿瘤的鉴别(表15-5)。

表15-5　卵巢良性肿瘤和恶性肿瘤的鉴别

鉴别项目	卵巢良性肿瘤	卵巢恶性肿瘤
病史	病程长,生长缓慢	病程短,生长迅速
全身情况	良好	较差,晚期易出现腹胀、腹痛、恶病质
体征	多为单侧,囊性,表面光滑,活动,一般无腹水,后穹隆检查多无异常	多为双侧,实性或囊性,表面不规则呈结节状,活动度差,常伴腹水且多为血性,可查到癌细胞,后穹隆检查多触及乳头状或结节状物
B超	液性暗区、边缘清晰	液性暗区内有杂乱光点(光团)、边界不清

3. 并发症

(1)蒂扭转:最常见的并发症,也是妇科急腹症,一经确诊应尽快手术。好发于瘤蒂长、中等大小、活动度好、重心偏于一侧的肿瘤,如成熟畸胎瘤。常在患者突然改变体位、妊娠期或产褥期子宫大小及位置发生改变时出现(图15-18)。发生急性蒂扭转后,静脉回流受阻,瘤内充血或血管破裂导致瘤内出血,瘤体迅速增大;动脉血流受阻时可发生瘤体坏死、破裂和继发感染。典型症状为体位改变后突然发生一侧下腹剧痛,常伴恶心、呕吐甚至休克。妇科检查可扪及压痛的肿块,以瘤蒂处最

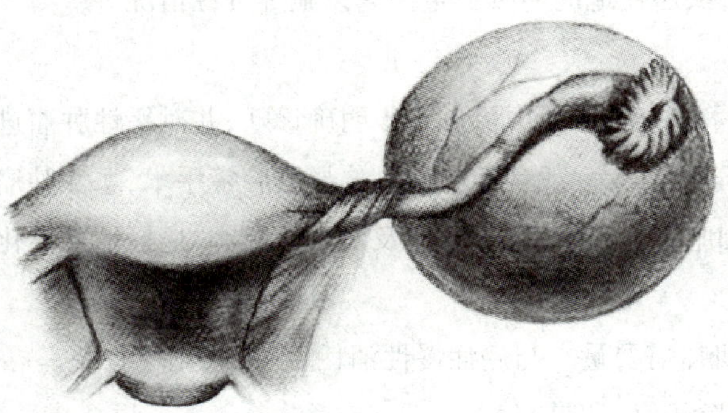

图15-18　卵巢肿瘤蒂扭转

明显。部分不全扭转可自然复位，而后腹痛消失。

(2)破裂：包括外伤性破裂和自发性破裂，诊断后应立即手术。外伤性破裂多因腹部受重击、性交、分娩、盆腔检查或穿刺引起；自发性破裂多因肿瘤浸润性生长穿破囊壁引起。症状轻重取决于破裂口的大小、流入腹腔的囊液性质和量。轻者仅感轻度腹痛，重者表现为剧烈腹痛，伴恶心、呕吐，还可出现腹腔内出血、腹膜炎及休克。体征为腹部压痛、腹肌紧张，可有盆腔积液征，盆腔原有的肿块缩小或消失。

(3)感染：较少见，多由蒂扭转或破裂后引起，也可因邻近器官感染灶扩散引起，如阑尾脓肿。患者表现为发热、腹痛、腹部压痛及反跳痛、肌紧张、腹部肿块及白细胞计数升高等。应先进行抗感染治疗，然后手术切除肿瘤。

> **考点提示：**卵巢肿瘤的常见并发症

(4)恶变：肿瘤生长迅速尤其双侧者，应考虑有恶变的可能，确诊后应尽早手术。

（三）实验室及其他检查

1. 影像学检查

(1)超声检查：可根据肿块的囊性或实性、囊内有无乳头等判断肿块的性质。彩色多普勒超声可测定肿块血流变化。

(2)CT、磁共振、PET检查：磁共振可显示肿块及肿块与周围组织的关系，CT可判断周围侵犯和转移情况，一般在初次诊断时不用PET或PET-CT。

2. 肿瘤标志物

(1)血清CA125：80%的患者血清CA125升高，但早期病例约半数不升高，主要用于病情监测及疗效评估。

(2)血清AFP：对卵巢卵黄囊瘤有特异性诊断价值。

(3)性激素：颗粒细胞癌、卵泡膜细胞瘤可产生较高水平的雌激素。

(4)血清HCG：对非妊娠性绒癌有特异性。

3. 腹腔镜检查　可直视肿物外观，在可疑部位进行多点活检，抽取腹水进行细胞学检查。

4. 细胞学检查　可抽取腹水或腹腔冲洗液查找癌细胞。

（四）心理-社会状况

年龄、生育情况、家庭经济条件、疾病性质等均会影响患者的心理状态。患者担心肿瘤的性质及预后，处于焦急、恐惧、烦躁状态；确诊肿瘤是恶性时，会出现癌症患者的共同心理特点。了解患者家属对患者所患疾病的认识，对患者的关怀和支持程度；患者手术费用来源，可支付手术费用情况；患者出院后的继续就医条件，居住地的初级卫生保健设施等资源情况。

（五）治疗要点

一旦发现应采取手术治疗。手术中可进一步明确诊断，并对恶性肿瘤进行分期。术中切除肿瘤组织应做冰冻切片组织学检查。一般良性肿瘤可选择腹腔镜手术，恶性肿瘤选择经腹手术。恶性肿瘤术后根据组织类型、细胞分化程度、病理分期及残余灶大小，选择辅助性化疗。

【护理诊断/问题】

1. 营养失调：低于机体需要量　与癌症慢性消耗、手术或化疗有关。

2. 自尊紊乱　与切除子宫、卵巢有关。

3. 焦虑/恐惧　与担心病情、预后、手术有关。

4. 有感染的危险　与抵抗力下降、手术或化疗有关。

【护理目标】

1. 患者营养状态得到改善。

2. 患者情绪稳定，能正确面对疾病，配合治疗。

3. 患者焦虑、恐惧感减轻。

4. 患者未发生感染。

【护理措施】

1. 一般护理　指导患者合理饮食，保证营养，充分休息以增强抵抗力。肿瘤过大或腹水过多而无法平卧的患者，帮助取半卧位。

2. 病情观察　观察患者的生命体征、腹痛、腹胀情况，注意有无并发症。

3. 治疗护理

(1)手术患者的护理：协助医生完成各项检查及术前准备，做好解释工作，消除患者及家属的紧张、恐惧感。卵巢肿瘤蒂扭转或破裂的患者，遵医嘱做好急症手术准备。术后加强腹腔引流管和尿管的护理，教会患者翻身和有效咳嗽的方法。

(2)化疗患者的护理：化疗前应认真核对药物，配合医生操作；腹腔化疗时应协助患者变换体位；严密观察患者生命体征及穿刺部位情况。

(3)放疗患者的护理：无性细胞瘤对放疗最敏感，应协助医生做好放疗前后的护理，注意观察放疗副反应，及时报告医生处理。

(4)腹水患者的护理：指导患者取半卧位，以减轻呼吸困难症状。做好皮肤护理，防止发生皮肤破溃、感染或压力性损伤。定期测量腹围和体重，记录24h出入量。限制水钠摄入；使用利尿剂者应注意监测电解质变化。行腹腔穿刺放腹水时，一次放腹水量不能超过3 000ml，速度应慢，过程中注意观察患者生命体征、腹水性质等，放完后用腹带加压包扎。

> 考点提示：卵巢肿瘤患者的护理措施

4. 心理护理　评估患者的焦虑程度以及应对压力的能力，为患者提供表达情感的机会和环境，耐心解答患者的疑问，稳定患者情绪，增强其治疗信心。

【护理评价】

1. 患者营养状态是否得到改善。

2. 患者能否正确面对疾病，积极配合治疗。

3. 患者焦虑、恐惧感是否减轻。

4. 患者是否发生感染。

【健康教育】

1. 普及防癌知识并做好筛查工作　大力宣传卵巢癌的高危因素，提倡高蛋白、富含维生素、低胆固醇饮食。30岁以上妇女每1~2年应进行一次妇科检查，高危人群最好每半年检查一次。对于有卵巢癌、输卵管癌、腹膜癌、乳腺癌家族史的患者加强加测，建议行遗传咨询和相关基因检测。

2. 做好随访工作　术后定期随访，与患者及家属说明定期随访的重要性。良性患者术后1个月常规复查。卵巢恶性肿瘤术后1年内，每月1次；术后第2年，每3个月1次；术后3~5年视病情每 4~6 个月 1 次;5 年以上,每年 1 次。

案例思路解析

扫一扫,看总结

扫一扫,测一测

案例

吕女士,25 岁。半月前 B 超检查发现右侧卵巢有一囊肿,准备择期去医院手术。今晨解大便后突感右下腹持续性疼痛,伴恶心、呕吐,急诊入院。查体:体温 37.4℃,右下腹有一压痛明显肿块,腹肌紧张、无反跳痛。妇科检查:子宫前位、正常大小,子宫右后方可触及一 8cm×7cm×6cm 张力较大的囊性肿块,触痛明显,活动。

请问:

1. 患者最可能的诊断是什么?
2. 目前的处理原则是什么?
3. 患者存在哪些护理问题?

(刘 莹)

第六节 妊娠滋养细胞疾病患者的护理

扫一扫,自学汇

学习目标

1. 掌握葡萄胎、妊娠滋养细胞肿瘤患者的身体状况及护理措施。
2. 熟悉葡萄胎、妊娠滋养细胞肿瘤的实验室及其他检查、护理评估及治疗要点。
3. 了解葡萄胎、妊娠滋养细胞肿瘤病理类型。
4. 能按护理程序对妊娠滋养细胞疾病患者实施护理。
5. 具有严谨求实的工作态度,尊重患者的身心需求,体现出护士的爱伤精神和人文关怀。

导入情景

陆女士,30 岁。停经 85d,近 1 周出现阴道不规则出血。检查子宫底位于脐耻之间,质软,HCG 阳性。超声见宫腔内密集雪花样亮点,未见胎体。

工作任务:

1. 陆女士最可能的临床诊断是什么?
2. 应如何进行治疗和护理?

妊娠滋养细胞疾病(gestational trophoblastic disease,GTD)是一组来源于胎盘绒毛滋养细胞的疾病,主要包括葡萄胎、侵蚀性葡萄胎、绒毛膜癌(简称绒癌)和胎盘部位滋养细胞肿瘤。侵蚀性葡萄胎属于交界性或不确定性肿瘤,其在临床表现、诊断及处理原则与绒癌相似,临床上将两者合称为妊娠滋养细胞肿瘤。病变局限于子宫的称为无转移性滋养细胞肿瘤,病变出现在子宫以外的身体其他部位称为转移性滋养细胞肿瘤。绝大部分滋养细胞疾病继发于妊娠;极少数来源于卵巢或睾丸生殖细胞，不属于本节讨论范围。

一、葡萄胎患者的护理

妊娠后胎盘绒毛滋养细胞增生、间质水肿，形成大小不等的水泡，水泡间借蒂相连成串，形如葡萄而得名，亦称水泡状胎块(hydatidiform mole，HM)。葡萄胎属于良性滋养细胞疾病，包括完全性葡萄胎和部分性葡萄胎。

完全性葡萄胎大体检查水泡状物大小不一，有纤细的纤维素相连，常混有血块蜕膜碎片(彩图 15-19)。水泡状物占满整个宫腔，无胎儿及其附属物。镜下见绒毛高度水肿，弥漫性滋养细胞增生，胚胎或胎儿组织缺失。部分性葡萄胎仅部分绒毛呈水泡状，合并胚胎或胎儿组织，胎儿多已死亡，且伴发育异常。镜下见胚胎或胎儿组织存在，滋养细胞增生局限，绒毛呈显著扇贝样轮廓。

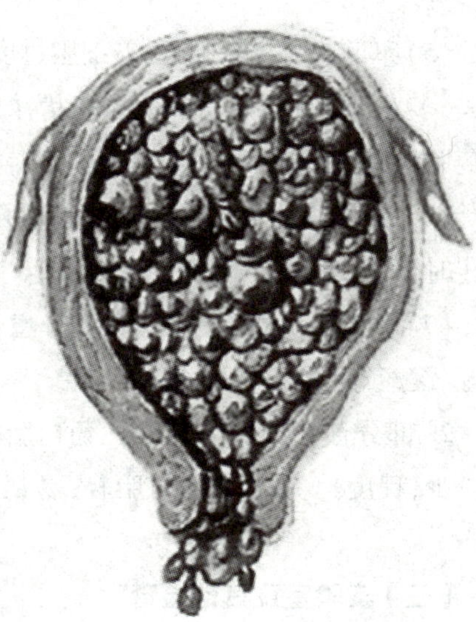

图 15-19 完全性葡萄胎

【护理评估】

(一)健康史

了解患者的月经史、避孕方式、妊娠史及生育史；询问患者此次妊娠反应发生的时间、程度，阴道流血情况，注意询问是否有水泡状物排出；询问患者及其家族的既往病史，尤其是滋养细胞疾病史；询问患者年龄、饮食等疾病相关因素。

知识链接

葡萄胎发病的相关因素

葡萄胎的病因尚未明确。完全性葡萄胎发病主要与以下因素相关：①地域因素。亚洲和拉丁美洲国家的发病率较高，北美和欧洲国家的发病率较低，我国发病率约为0.78‰。②饮食因素。饮食中缺乏维生素A及其前体胡萝卜素和动物脂肪者，其发病率较高。③孕妇年龄。35岁以上妇女发生葡萄胎的风险是年轻妇女的2倍，20岁以下的孕妇发生葡萄胎的风险也相应增加。④既往葡萄胎史。发生过1次和2次葡萄胎的患者，再次发生的概率为1%和15%~20%。⑤流产和不孕史。

部分性葡萄胎的发病相关因素主要是不规则的月经和口服避孕药，与饮食因素和孕母年龄无关。

(二)身体状况

1. 完全性葡萄胎　由于诊疗技术的进步，葡萄胎患者在早期妊娠时便得到诊治，临床上典型症状较少见。典型症状如下：

(1)停经后阴道流血：为最常见的症状。通常在停经后8~12周出现不规则阴道流血，呈咖啡色或暗红色黏液，量多少不定，可伴水泡状组织排出。反复阴道出血可引起患者继发贫血、感染、休克甚至死亡。

(2)子宫异常增大、变软:由于葡萄胎组织增长迅速及宫腔内积血,导致子宫大于停经月份,质地变软,伴 HCG 水平异常升高。部分患者子宫与停经月份相符或略小于停经月份,可能与水泡退行性变有关。

(3)妊娠呕吐:出现时间较正常妊娠早,持续时间长且症状重。严重呕吐未及时纠正者可导致水、电解质紊乱。

(4)子痫前期征象:多见于子宫异常增大者,可在妊娠 24 周前出现高血压、蛋白尿和水肿,但子痫罕见。

(5)卵巢黄素化囊肿:滋养细胞过度增生产生大量 HCG,刺激卵巢卵泡内膜细胞发生黄素化而形成,多发于双侧。通常无明显症状,妇科检查较难发现,多经超声检查发现,一般无需特殊处理,在葡萄胎清宫后 2~4 个月自然消退。

(6)腹痛:多发生在阴道流血前,为阵发性下腹痛,程度不剧烈。若发生卵巢黄素化囊肿破裂或扭转时,可出现急腹痛。

(7)甲状腺功能亢进征象:部分患者出现心动过速、皮肤潮湿、震颤等,突眼少见。

考点提示:葡萄胎患者的身体状况

2. 部分性葡萄胎　部分性葡萄胎除阴道流血外,其余症状较少,程度比完全性葡萄胎轻,易误诊为不全流产或过期流产。

(三)实验室及其他检查

1. 超声检查　是最常用的辅助检查,最好行阴道彩色多普勒超声检查。完全性葡萄胎的典型 B 超影像为子宫大于孕周,无妊娠囊或胎心搏动,宫腔内充满不均质密集状或短条状回声,呈“落雪状”,水泡较大时呈“蜂窝状”。部分性葡萄胎还可见到胎体或羊膜腔,胎儿常有畸形。

2. HCG 测定　血清 HCG 测定也是重要的辅助检查方法。葡萄胎时血清 HCG 滴度明显高于正常值,且在停经 8~10 周后仍持续上升,HCG>80 000U/L 支持诊断。近半数患者 HCG 水平超过 100 000U/L,也有少数患者因绒毛退行性变而致 HCG 升高不明显。

3. DNA 倍体分析　流式细胞计数是最常用的倍体分析方法。完全性葡萄胎的染色体核型为二倍体,部分性葡萄胎为三倍体。

4. 印迹基因检测　部分性葡萄胎拥有双亲染色体,而完全性葡萄胎无母源染色体,可通过免疫组化染色进行区分。

考点提示:葡萄胎患者的超声检查

5. 其他检查　血常规、X 线检查、肝肾功能检查等。

(四)心理-社会状况

由于缺乏葡萄胎相关疾病知识,患者及家属会担心治疗效果及预后。因不能得到正常的妊娠结局,患者及家属会出现焦虑、失望及对今后生育的担忧。了解患者的家庭成员组成、家庭经济状况、家属对患者所患疾病的认知及家属对患者的关心和支持程度。评估患者出院后的就医条件,能否得到及时有效的医疗保健服务。

(五)治疗要点

一旦确诊应及时清除宫腔内容物。卵巢黄素化囊肿一般会在清宫后自行消退,不需特殊处理。对具有高危因素或随访困难的完全性葡萄胎患者,可考虑进行预防性化疗。无生育需求的女性可考虑切除子宫,但术后仍需定期随访。

考点提示:葡萄胎患者的治疗要点

【护理诊断/问题】

1. 焦虑/恐惧　与担心疾病预后或对今后生育的影响，害怕清宫手术有关。

2. 自尊紊乱　与分娩期望得不到满足有关。

3. 有感染的危险　与阴道长期反复出血有关。

4. 知识缺乏：缺乏葡萄胎相关知识。

【护理目标】

1. 患者焦虑、恐惧症状减轻，愿意配合治疗。

2. 患者能接受葡萄胎及流产的结局。

3. 患者无感染发生或感染得到及时处理。

4. 患者熟悉葡萄胎相关知识，能陈述随访目的及随访内容。

【护理措施】

1. 病情观察　严密观察患者腹痛、阴道流血情况及生命体征。检查阴道排出物内有无水泡状组织，一旦发现及时送检。注意观察患者有无呼吸困难、咯血、头晕、头痛等转移灶征象。

2. 做好清宫手术的护理　清宫前应先控制子痫前期、贫血、甲亢等合并症。葡萄胎清宫时出血较多，且易发生子宫穿孔，故因在手术室进行，由经验丰富的妇科医生操作。术前除常规检查外，应建立静脉双通道，配血备用，并准备好缩宫素和抢救用品。为减少出血，防止子宫穿孔，应在充分扩张宫颈、开始吸宫后静脉滴注缩宫素。吸宫时尽量选用大号吸管，待葡萄胎组织大部分吸出，子宫明显缩小后，改用刮匙轻轻刮宫。术中严密观察患者生命体征变化。术后仔细检查刮出内容物，选取靠近宫壁种植、新鲜无坏死的组织送检。若子宫持续出血或有妊娠组织物残留，可于1周后再次刮宫。

3. 心理护理　详细评估患者对疾病的心理承受能力，鼓励患者诉说内心的想法。向患者及家属解释葡萄胎的相关知识及治疗方法，说明尽快进行清宫手术的必要性。告知患者疾病治愈后可正常生育，以减轻患者的担忧，使其积极配合治疗。

> 考点提示：葡萄胎患者的护理措施

【护理评价】

1. 患者情绪是否稳定，能否叙述清宫手术的重要性并积极配合治疗。

2. 患者能否接受葡萄胎及流产的结局。

3. 患者体温是否正常，会阴是否清洁，阴道分泌物是否有臭味。

4. 患者是否了解随访的重要性，能否按时随访。

【健康教育】

正常情况下，葡萄胎排空后血清HCG稳定下降，首次降至阴性的平均时间约为9周，最长不超过14周。如果葡萄胎排空后HCG持续异常，应考虑为滋养细胞肿瘤。葡萄胎清宫术后必须定期随访，以便及时发现滋养细胞肿瘤并尽早处理。随访内容包括：①HCG定量测定。葡萄胎清宫后每周1次，直至连续3次阴性；之后每月1次，共6个月；再每2个月一次，共6个月，自第一次阴性后共计1年。②询问月经情况。有无异常阴道流血，有无咳嗽、咯血及其他转移病灶症状。③妇科检查、B超或X线胸片检查。葡萄胎患者随访期间应严格避孕。推荐使用避孕套，不宜口服避孕药或放置宫内节育器，以免混淆子宫出血原因。

二、妊娠滋养细胞肿瘤患者的护理

妊娠滋养细胞肿瘤是滋养细胞的恶性病变，主要包括侵蚀性葡萄胎和绒毛膜癌（简称绒癌）。妊娠滋养细胞肿瘤60%继发于葡萄胎，30%继发于流产，10%继发于足月妊娠或异位妊娠。其中，侵蚀性葡萄胎完全继发于葡萄胎妊娠，恶性程度较低，多数仅造成局部侵犯，预后较好。绒癌可继发于葡萄胎、流产、足月产或异位妊娠，恶性度极高，早期即可广泛转移，随着诊疗技术的不断发展和化疗药物的应用，其死亡率已明显下降。

知识链接

侵蚀性葡萄胎和绒毛膜癌的病理

侵蚀性葡萄胎大体检查可见子宫肌壁内有大小不等的水泡状组织，宫腔内可无原发病灶。病灶接近子宫浆膜层时，子宫表面可见紫蓝色结节。镜下可见水泡状组织侵入子宫肌层或转移病灶，有滋养细胞显著增生及绒毛结构。

绒癌大体检查见肿瘤位于子宫肌层内，可穿破浆膜或突出于宫腔，单个或多个，大小不等，无固定形态，与周围组织分界清；质地脆而软，海绵样，暗红色，常伴出血坏死。镜下见滋养细胞高度增生，明显异型，无绒毛或水泡状结构。

【护理评估】

（一）健康史

询问患者的既往史，尤其注意询问婚育史、滋养细胞疾病史和用药史。对曾患葡萄胎的患者，应详细了解葡萄胎刮宫的时间、次数、水泡大小及量，刮宫后阴道流血及子宫复旧情况；了解血、尿HCG随访情况和肺部X线检查结果。询问原发病灶及生殖道、肺、脑等转移灶症状的主诉；是否进行过化疗及化疗的时间、药品、剂量、疗效及机体反应等。

（二）身体状况

1. 无转移滋养细胞肿瘤

（1）阴道流血：在葡萄胎排空后、流产或足月产后，出现持续不规则阴道流血，量多少不定。部分表现为月经恢复正常后再次停经，然后又出现阴道流血。长期阴道流血者可继发贫血或感染。

（2）子宫复旧不全或不均匀增大：葡萄胎排空后4~6周子宫未恢复到正常大小，质软；也可受肌层内病灶部位和大小的影响，表现为子宫不均匀增大。

（3）卵巢黄素化囊肿：由于HCG持续作用，在葡萄胎排空、流产或足月产后，卵巢黄素化囊肿持续存在。

（4）腹痛：一般无腹痛，若病灶穿透浆膜层时可引起腹腔内出血症状和急腹痛。若子宫病灶坏死继发感染也可出现腹痛和阴道脓性分泌物。黄素化囊肿发生扭转或破裂时可出现急腹痛。

（5）假孕症状：在HCG及雌、孕激素的作用下，患者闭经，乳房增大，乳头及乳晕着色，外阴、阴道、宫颈色素沉着，生殖道变软。

2. 转移性滋养细胞肿瘤　主要经血行播散，转移发生早且广泛。最常见转移部位是肺（80%），其次是阴道（30%）、盆腔（20%）、肝（10%）、脑（10%）等。各转移部位症状的共同特点是局部出血。转移性妊娠滋养细胞肿瘤可同时出现原发灶和转移灶的症状，但临床也有不少患者仅表现为转移灶症状。

(1)肺转移:可无症状,仅有X线胸片或肺部CT异常。典型症状为胸痛、咳嗽、咯血及呼吸困难。少数患者因肺动脉滋养细胞瘤栓形成导致急性肺梗死。

(2)阴道转移:转移灶常见于阴道前壁和穹隆部,呈紫蓝色结节,破溃后出现阴道不规则出血或大出血。

(3)肝转移:多同时伴有其他部位转移,预后较差。表现为右上腹或肝区疼痛、黄疸等;病灶穿破肝包膜可造成腹腔内出血,引起患者死亡。

(4)脑转移:为患者死亡的主要原因,常伴肺转移或阴道转移。脑转移分3个时期。①瘤栓期:表现为突然跌倒、失明、暂时性失语等一过性脑缺血症状。②脑瘤期:表现为头痛、喷射性呕吐、抽搐、偏瘫、昏迷等症状。③脑疝期:脑瘤增大及周围组织水肿、出血,颅内压进一步增高,形成脑疝,压迫生命中枢而致死亡。

考点提示:妊娠滋养细胞肿瘤患者的身体状况

(三)实验室及其他检查

1. 妇科检查 子宫增大、变软,发生阴道转移时可见紫蓝色结节。

2. 血清HCG测定 血清HCG水平异常是主要诊断依据。葡萄胎清宫后HCG随访中,排除再次妊娠和妊娠物残留,凡符合以下任何一项,即可确诊为妊娠滋养细胞肿瘤。①HCG测定4次呈高水平状态(±10%),并持续3周或以上。②HCG测定3次上升(>10%),并至少持续2周或以上。③HCG水平持续异常达6个月或以上。流产、足月产、异位妊娠后,出现异常阴道出血或肺、脑等其他脏器出血,或肺部、神经系统症状时,应及时进行血HCG测定。若HCG异常,在排除妊娠物残留或再次妊娠的情况下,结合临床表现可诊断为滋养细胞肿瘤。

3. 胸部X片 为常规检查,肺转移的典型X线表现为棉球状或团块状阴影。

4. 超声检查 是诊断子宫原发病灶的常用方法,可见子宫正常大小或不同程度增大,有回声增高或回声不均区域。彩色多普勒超声主要显示丰富的血流信号和低阻力型血流频谱。

5. CT和MRI检查 CT对发现肺部较小转移病灶和肝、脑等部位转移灶有较高诊断价值。MRI主要用于脑、肝和盆腔病灶的诊断。

6. 组织学诊断 在子宫肌层或宫外转移灶中见到绒毛或退化的绒毛阴影,诊断为侵蚀性葡萄胎;若组织学检查仅见大量滋养细胞出血、坏死,无绒毛结构,则诊断为绒癌。若原发灶和转移灶诊断不一致,只要在任一组织切片中见有绒毛结构,均诊断为侵蚀性葡萄胎。

(四)心理-社会状况

患者因反复不规则阴道流血而出现恐惧;缺乏相关疾病知识,不能接受现实,出现悲观、抑郁情绪;多次化疗加重患者经济负担,部分患者担心失去生育功能或改变女性特征后遭遇家庭和社会歧视。了解患者的家庭成员组成、家庭经济状况、家属对患者所患疾病的认知及家属对患者的关心和支持程度;患者医疗费用的来源及支付方式。评估患者出院后的就医条件,能否得到及时有效的医疗保健服务。

(五)治疗要点

治疗原则以化疗为主、手术和放疗为辅。应根据患者的临床分期、预后评估(低危型和高危型)、肝肾功能、骨髓功能及全身情况进行综合评估,实施个体化分层治疗。

1. 化疗 常用的化疗药物有甲氨蝶呤、放线菌素D、环磷酰胺、5-氟尿嘧啶、长春新碱等。低危型患者常使用单一药物化疗,高危型患者常使用联合化疗。

2. 手术　主要用于辅助化疗。对无生育需求的患者可采取全子宫切除术,有生育需求的患者可行病灶切除+子宫修补术,肺转移患者可行肺叶切除术。

考点提示:妊娠滋养细胞肿瘤患者的治疗要点

3. 放疗　主要用于脑、肺转移及肺部耐药病灶的治疗。

【护理诊断/问题】

1. 预感性悲哀　与担心预后不良有关。

2. 潜在并发症:肺转移、阴道转移或脑转移。

3. 营养失调:低于机体需要量　与癌肿消耗及化疗引起的消化道反应有关。

4. 有感染的危险　与阴道流血及免疫力低下有关。

【护理目标】

1. 患者能积极配合医护人员进行治疗。

2. 患者未出现并发症,或并发症得到及时处理。

3. 患者能满足机体营养需要。

4. 患者未发生感染或感染得到及时控制。

【护理措施】

1. 严密观察病情　严密观察并记录患者阴道流血情况、生命体征及血清 HCG 的情况;重视患者主诉,腹痛加剧并伴有腹腔内出血征象时,应及时做好手术准备;发现转移灶症状时及时通知医生并配合处理。

2. 转移灶症状的护理

(1)肺转移:卧床休息,呼吸困难时给予半卧位、间断吸氧;观察有无咳嗽、咯血、呼吸困难等转移症状;大量咯血时有窒息、休克甚至死亡的危险,应立即给予头低侧卧位以保持呼吸道通畅,并轻叩背部,帮助排出积血。配合医生进行止血、抗休克治疗。

(2)阴道转移:观察患者生命体征,阴道流血的量、性状、颜色,有无恶性组织流出;尽量卧床休息,减少走动;避免不必要的阴道检查,严禁阴道冲洗及性生活;需局部注射化疗药物者配合医生在严格无菌技术操作的情况下进行,并注意观察化疗效果;床边准备好抢救大出血用物,配血备用;发生大出血时应积极配合医生抢救,用消毒大纱条填塞阴道进行局部止血,24~48h 如数取出纱条。每天外阴擦洗 2 次,保持外阴清洁,并按医嘱给予抗生素预防感染。

(3)脑转移:观察患者生命体征和神志变化情况;有无头痛、呕吐、抽搐等颅内压增高症状;有无电解质紊乱,记录 24h 出入量。遵医嘱给予静脉补液,配合医生给予止血、脱水、镇静等抢救治疗。严格控制液体摄入量,避免补液速度过快,防止颅内压升高。指导患者尽量卧床休息,预防跌倒、咬伤、吸入性肺炎、角膜炎、压力性损伤等并发症;及时做好 HCG 测定、CT、腰穿等相关项目的检查,协助医生进行鞘内注射化疗药物。

3. 治疗配合　根据患者的治疗方法提供相应的护理。手术治疗患者做好妇科手术围术期护理,化疗患者做好化疗前后用药护理。

(1)化疗用药护理

1)准确测量体重:根据患者体重计算用药剂量,应在一个疗程用药前、用药中分别测量。测量体重应选择在清晨、空腹情况下进行。

2)正确使用化疗药物:严格执行查对制度,化疗药物应现配现用,常温下放置不能超过1h;放线菌D及顺铂等需避光的药物应使用避光输液器;联合用药时应注意药物的使用顺序。严格控制输液速度,保证药物在规定时间内输入。

3)合理选用血管:最好选用深静脉置管途径给药。若选用外周静脉,应遵循从远心端到近心端选取;刺激性大、需要快速输入时应选择大血管;刺激性小、输注速度宜慢的药物可选用小血管,最好使用微量泵输入。

4)预防药液外渗:用药前先用少量生理盐水冲管,确保针头在静脉中再用化疗药。用药过程中加强巡视,重视患者主诉,疑有化疗药物外渗时应立即停药,局部冷敷并用生理盐水或普鲁卡因局部封闭后外敷金黄散。

(2)化疗副反应的护理

1)消化道反应:是化疗患者最常见的副反应。指导患者进食易消化的软食,避免吃生、冷、硬及刺激性大的食物;应少食多餐,鼓励患者呕吐后再进食;进食前后用生理盐水漱口,保持口腔清洁。对口腔溃疡疼痛难以进食的患者,在进食前15min可给予丁卡因溶液涂抹溃疡面,减轻疼痛;对恶心呕吐、食欲缺乏的患者提供其喜欢的食物和良好的进餐环境。合理安排治疗时间,化疗前后给予镇吐剂;呕吐严重者及时补充水和电解质;对不能自行进餐的患者给予喂食。腹泻患者应做细菌培养和涂片检查;病情较重、腹泻次数多的患者遵医嘱给予禁食,静脉补充液体,按医嘱给予抗生素。

2)骨髓抑制:是化疗患者最严重的副反应。主要表现为白细胞和血小板减少,增加感染和出血的危险。白细胞低于$3.0\times10^9/L$或血小板低于$80\times10^9/L$时应考虑停药,白细胞低于$1.0\times10^9/L$者应进行保护性隔离。同时,遵医嘱使用抗生素、成分输血等。

3)动脉化疗并发症的护理:动脉穿刺损伤动脉壁或凝血机制异常,可能引起穿刺局部血肿甚至大出血。术后用沙袋压迫穿刺部位6h,穿刺侧肢体制动8h,卧床休息24h。密切观察穿刺点有无渗血、皮下淤血或大出血。及时更换敷料,保持穿刺部位清洁干燥。

4)其他:对肝、肾功能受到损伤者应进行保肝、护肾的治疗,严重者停止用药;皮肤出现色素沉着、脱发者停药后仍可恢复,可以指导患者佩戴假发或帽子进行修饰。

4. 心理护理　与患者建立良好的护患关系,耐心倾听患者的诉说,疏导患者的不良情绪;告知患者和家属滋养细胞肿瘤对化疗很敏感,化疗的副反应在停药后即会消失,介绍成功治愈的案例,帮助其树立战胜疾病的信心。

> 考点提示:妊娠滋养细胞肿瘤患者的护理措施

【护理评价】

1. 患者能否积极配合医护人员进行治疗。
2. 患者是否出现并发症,出现并发症后是否得到及时发现和处理。
3. 患者摄入量能否满足机体需要。
4. 患者住院期间是否发生感染,出现感染后是否得到及时处理。

【健康教育】

1. 鼓励患者加强锻炼,进食高蛋白、高维生素、易消化饮食,以增强机体免疫力。

2. 保持外阴清洁，节制性生活。有阴道转移者应禁止性生活，做好避孕指导。

3. 出院后注意休息，避免过度劳累。注意严密随访，2 年内的随访内容同葡萄胎患者；2 年后仍需每年 1 次，持续 3~5 年，随访内容同葡萄胎。随访期间严格落实避孕措施，化疗停止≥12 个月方可妊娠。

1527 案例思路解析

1528 扫一扫，看总结

1529 扫一扫，测一测

案例

刘女士，23 岁。停经 86d，近 1 周有不规则阴道出血。检查子宫底位于脐耻之间，质软。HCG 阳性。超声见宫腔内密集雪花样亮点，未见胎体影像。

请问：

1. 该患者最可能的临床诊断是什么？
2. 对该病的治疗原则是什么？
3. 治疗后如何制订随访内容？

（刘　莹）

第七节　子宫脱垂患者的护理

1530 扫一扫，自学汇

学习目标

1. 掌握子宫脱垂的病因及临床分度。
2. 熟悉子宫脱垂患者的身体状况、护理评估及护理措施。
3. 了解子宫脱垂的主要治疗方法。
4. 能指导子宫脱垂患者正确使用子宫托。
5. 具有严谨的工作态度，尊重患者的身心需求，体现出护士的爱伤精神和人文关怀。

导入情景

王女士，53 岁。G_5P_4，有产钳助产史。主诉近来下蹲后或久站后感腰背酸痛，清洗外阴时发现有一肿物脱出。妇科检查：宫颈已脱出阴道口，宫体仍在阴道内。

工作任务：

1. 该患者可能的临床诊断是什么？
2. 应如何对该患者进行护理？

子宫脱垂（uterine prolapse）是指子宫从正常位置沿阴道下降，宫颈外口达坐骨棘水平以下，甚至整个子宫全部脱出于阴道口以外，常伴有阴道前后壁膨出（图 15-20）。

子宫脱垂的病因主要有：①分娩损伤是子宫脱垂最主要的病因，特别是有阴道助产史、难产史、多产、密产的妇女。②衰老。随着年龄的增加，尤其是绝经后雌激素水平下降，导致盆底支持结构萎缩。③长期腹压增加，如长期慢性咳嗽、习惯性便秘、持续负重、长时间站立或蹲位等使腹压增加的因素，均可引起子宫脱垂。④先天性盆底组织发育不良或医源性损伤。

考点提示：子宫脱垂的病因

以患者平卧最大用力向下屏气时子宫下降的最低点为分度标准，将子宫脱垂分为3度（图15-21）。

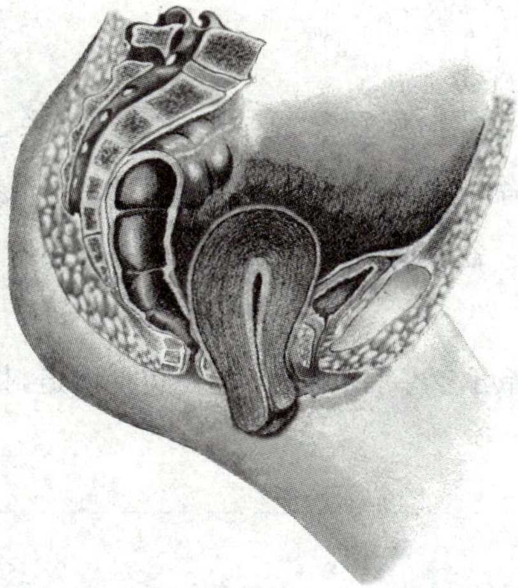

图15-20 子宫脱垂示意图

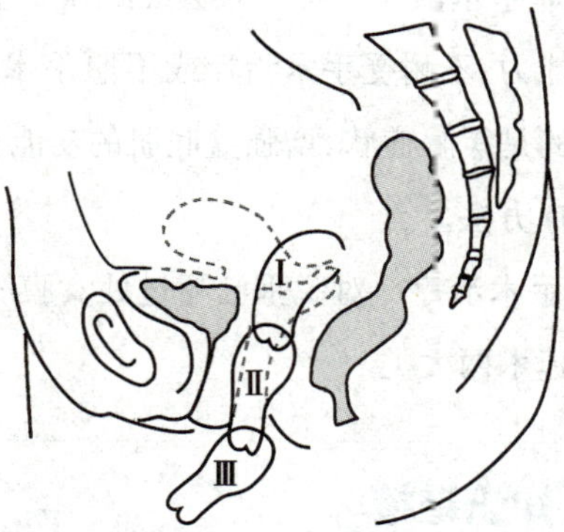

图15-21 子宫脱垂分度示意图

Ⅰ度轻型：宫颈外口距处女膜缘<4cm，但未达处女膜缘；重型：宫颈外口已达处女膜缘，阴道口可见子宫颈。

Ⅱ度轻型：宫颈已脱出阴道外口、宫体仍在阴道内；重型：宫颈及部分宫体已脱出阴道口外。

考点提示：子宫脱垂的分度

Ⅲ度：宫颈及宫体全部脱出阴道口外。

【护理评估】

（一）健康史

详细询问生育史、分娩方式及经过，了解有无产程延长、阴道助产、外阴或阴道裂伤等病史；询问有无使腹压增加的疾病，如长期慢性咳嗽、习惯性便秘、盆腹腔肿瘤等；询问发病时间及治疗经过。

（二）身体状况

Ⅰ度患者一般无自觉症状，Ⅱ、Ⅲ度患者主要有以下表现：

1. 腰骶部酸痛或下坠感　重度脱垂者由于子宫对韧带筋膜的牵拉，使盆腔充血，引起不同程度的腰骶部酸痛或下坠感。长时间站立或劳累后症状加重，卧床休息后可缓解。

2. 阴道肿物脱出　轻者经卧床休息后，肿物能自行回纳，重者不能回纳。子宫长期脱出阴道口外，使患者行走不便。脱出的子宫长期与衣裤摩擦，易引发溃疡、感染、脓性分泌物及出血等。

3. 排尿或排便异常　伴阴道前壁膨出的患者，可出现尿频、排尿困难、尿潴留等，早期部分患者还会出现压力性尿失禁。伴阴道后壁膨出的患者，可出现便秘、排便困难。

（三）实验室及其他检查

1. B超检查　了解生殖系统各器官情况，排除其他妇科疾病。

2. 妇科检查 了解子宫大小、脱垂情况，附件区有无包块等，注意盆底肌肉组织的检查，尤其是肛提肌肌力。

（四）心理-社会状况

因子宫脱垂使患者行动不便，不能从事体力劳动；同时大小便异常、身体出现异味、性生活受影响，患者常出现焦虑、抑郁和自卑心理。了解患者的家庭经济状况、家属对患者所患疾病的认识及家属对患者的关心和支持程度；患者医疗费用的来源及支付方式。

（五）治疗要点

1. 非手术治疗 是所有盆腔脏器脱垂性疾病首选的一线治疗方法，适用于脱垂程度轻、要求保留生育能力、不耐受手术治疗或不愿手术治疗的重度患者。主要是使用子宫托和进行盆底肌肉锻炼。目的是缓解症状，增强盆底肌的功能，防止脱垂加重。盆底肌肉锻炼也可作为手术治疗前后的辅助治疗方法。

2. 手术治疗 对脱垂已超过处女膜缘、有症状的患者可考虑手术治疗，主要包括阴道封闭术和盆底重建术两大类。

知识链接

子宫脱垂的手术治疗

阴道封闭术分为阴道全封闭术和阴道半封闭术（又称 LeFort）手术。该手术将阴道前后壁分别剥离长方形黏膜面，然后将阴道前后壁剥离创面相对缝合一部分或完全封闭阴道，术后患者失去性交功能。该手术方式仅适用于年老体弱不能耐受较大手术者。

盆底重建术主要针对中盆腔的建设，通过吊带、网片和缝线把阴道穹隆组织或宫骶韧带悬吊固定于骶骨前、骶棘韧带，也可行自身宫骶韧带缩短缝合术。主要的术式有子宫/阴道骶前固定术、骶棘韧带固定术、高位骶韧带悬吊术和经阴道植入网片盆底重建术等。

【护理诊断/问题】

1. 慢性疼痛 与脱垂子宫牵拉韧带、筋膜，阴道壁溃疡有关。

2. 焦虑 与子宫脱垂影响正常生活及担心手术效果有关。

3. 组织完整性受损 与脱出阴道口外的子宫与衣裤长期摩擦形成溃疡有关。

【护理目标】

1. 患者能应用减轻疼痛的方法，出院后疼痛减弱或消失。

2. 患者能说出焦虑的原因并有效应对，焦虑程度减轻。

3. 患者脱出的子宫未发生溃疡。

【护理措施】

1. 一般护理 指导患者进行盆底肌肉（肛提肌）锻炼，用力收缩盆底肌肉至少 3s 后放松，每天 2~3 次，每次 10~15min。积极治疗慢性咳嗽、便秘等疾病，注意加强营养，保持会阴部清洁干燥。

2. 教会患者正确使用子宫托 子宫托是支持子宫和阴道壁，使其维持在阴道内不脱出的工具，包括支撑型和填充型两大类（图 15-22）。以喇叭型子宫托为例，选择大小合适的子宫托;放置前先将手洗净,患者半卧于床上或蹲在地上,两腿分开,一手托柄,使托盘呈倾斜位进入阴道口,逐渐将托柄向上旋转,使托盘全部进入阴道内,直至托盘达子宫颈,然后屏气使子宫下降,同时用手指将托柄向上推,使托盘牢牢地吸附在宫颈上,放妥后将托柄弯度朝前对正耻骨弓即可。取子宫托时,手指捏住托柄,上下左右轻轻摇动,等负压消失后向后外方牵拉即可。注意事项:①子宫托应每天睡前取出,用温水洗净,次日晨再放入阴道,避免放置过久引起生殖道瘘。②放置前阴道应有一定水平的雌激素,绝经后的女性可使用阴道雌激素霜剂。③上托后,分别于第1、3、6个月时到医院检查1次,以后每3~6个月到医院检查1次。④经期和妊娠期禁用。

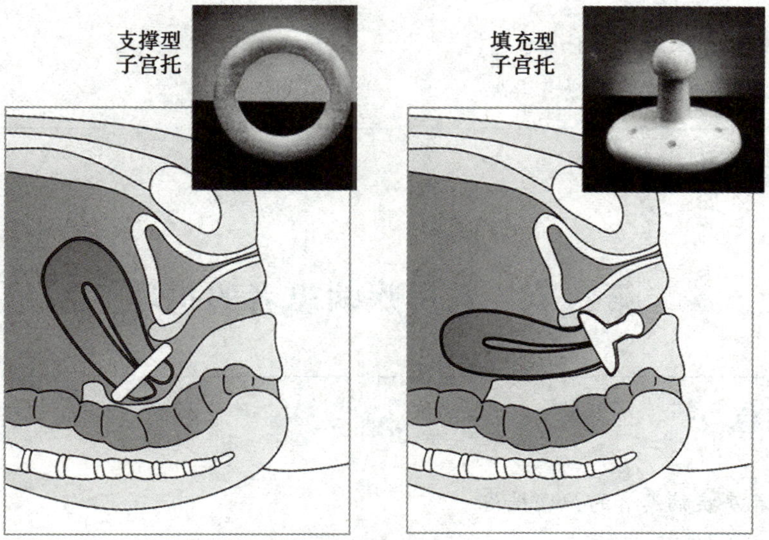

图15-22 各种子宫托示意图

3. 手术患者的护理

(1)术前准备:术前3d开始进行阴道准备。Ⅰ度子宫脱垂患者用1∶5 000高锰酸钾或0.2‰碘伏坐浴,每天2次。Ⅱ度、Ⅲ度子宫脱垂者,每天阴道冲洗2次。有溃疡者,局部涂40%紫草油或含抗生素的软膏,然后戴无菌手套将脱垂的子宫还纳于阴道内,再平卧半小时。皮肤准备及肠道准备同妇科经外阴、阴道手术。

(2)术后护理:术后应卧床休息7~10d,留置尿管5~7d。避免增加腹压的动作,术后口服缓泻剂预防便秘,避免产气食物,每天行外阴冲洗,注意观察阴道分泌物的情况。

4. 心理护理 护士应主动与患者交流,疏导其不良情绪,向患者及家属介绍子宫脱垂的知识,做好家属的思想工作,理解并鼓励患者积极配合治疗。

> 考点提示:子宫脱垂患者的护理措施

【护理评价】

1. 患者疼痛是否减轻或消失。
2. 患者焦虑症状是否减轻,能否采取有效的应对策略。
3. 患者脱出的子宫是否发生溃疡。

【健康教育】

1. 术后休息3个月,半年内应避免体力劳动、禁止盆浴和性生活;遵医嘱按时复查,医生确认完

1531
关注女性盆底健康(微课)

1532
案例思路解析

1533
扫一扫,看总结

1534
扫一扫,测一测

1535
扫一扫,自学汇

全恢复以后方可有性生活。

2. 坚持进行盆底肌和肛提肌的锻炼。

3. 加强锻炼,合理饮食,养成良好的排便习惯,保持会阴清洁干燥。

案例

患者女性,38 岁。孕 2 产 1,2 年前产钳分娩。近半年来长时间站立、下蹲后腰背酸痛有下坠感,清洗外阴时发现有一肿物脱出。妇科检查:见宫颈已脱出阴道口,宫体仍在阴道内。

请问:

1. 该患者的临床诊断是什么?
2. 如何对该患者进行健康指导?

(刘 莹)

第八节 乳房疾病患者的护理

学习目标

1. 掌握乳房疾病患者的护理措施。
2. 熟悉乳房疾病患者的身体状况和治疗原则。
3. 了解乳房疾病的病因与病理生理。
4. 能对患者的乳房自我检查进行正确指导,能运用乳房疾病的护理知识对乳房疾病患者实施整体护理。
5. 具有严谨求实的工作态度,尊重女性乳房疾病患者的身心需求,体现出护士的爱伤精神和人文关怀。

导入情景

张女士,45 岁,因“右侧乳房肿块待查”入院。

工作任务:

1. 对张女士进行护理评估时,应注意收集哪些资料?
2. 张女士还需要做哪些相关的辅助检查?

一、乳腺囊性增生病患者的护理

乳腺囊性增生病(breast cystic hyperplasia)是乳腺组织的良性增生,病程较长,发展缓慢,常见于中年女性。本病与内分泌失调有关。雌、孕激素比例失调,使乳腺实质过度增生和复旧不全;部分乳腺实质组织中女性激素受体异常，使乳房各部分的增生程度不一。由于本病的临床表现有时与乳腺癌混淆，因此正确认识本病十分重要。

【护理评估】

（一）健康史

应重点询问患者既往乳房发育情况，乳房胀痛是否与月经周期有关，有无乳头异常溢液等病史。

（二）身体状况

1. 症状　乳房周期性胀痛。疼痛与月经周期相随，经前疼痛加重，经期后疼痛减轻或消失。

2. 体征　一侧或双侧乳房内可有大小不一、单个或为多个、质韧而不硬、有触痛、与周围组织分界不清的结节，亦可表现为一侧或双侧乳房的弥漫性增厚。

（三）实验室及其他检查

1. 影像学检查　乳腺钼靶X线摄片广泛用于乳腺癌的普查（图15-23）；乳腺超声对囊性病变有检出优势，可以进行血供情况观察。

2. 活组织病理检查　常用方法有空芯针穿刺活检术、真空辅助旋切活检系统。

（四）心理-社会状况

了解患者的心理状态、患者及家属对疾病的认知程度，患者家属对患者的关心和支持程度。

（五）治疗要点

1. 非手术治疗　主要是对症和观察治疗。缓解症状可用逍遥散、小金丹等中药治疗。乳腺囊性增生有无恶性的可能尚有争议，应每隔2～3个月、在月经干净后5d内到医院复查。

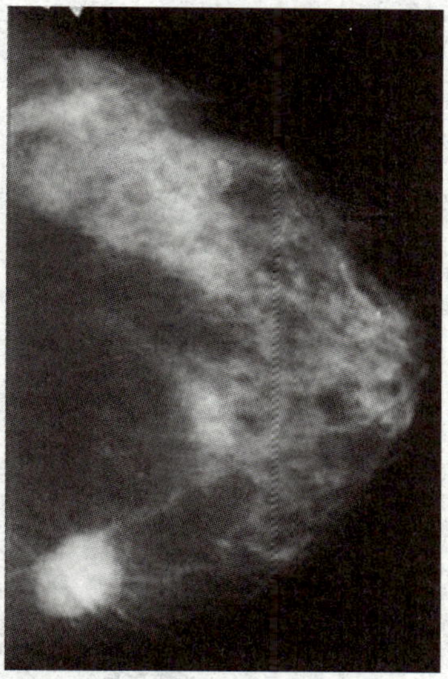

图15-23　钼靶，乳癌毛刺状肿块

2. 手术治疗　对怀疑有恶变可能者，应取活组织病理检查，证实有不典型上皮增生者，应采取手术治疗。

【护理诊断/问题】

1. 慢性疼痛　与内分泌失调导致乳腺实质过度增生有关。

2. 焦虑　与病程长、担心疾病的预后有关。

【护理目标】

1. 患者疼痛症状减轻或消失。

2. 患者接受慢性疾病的过程，焦虑减轻，无心理负担。

【护理措施】

1. 减轻疼痛　佩戴适合的乳罩，通过托起乳房，减轻疼痛。

2. 心理护理　耐心倾听患者诉说，了解其对疾病的心理感受；向患者解释引起疼痛的原因和缓解方法，讲明疾病发生、发展过程和治疗措施，解除患者顾虑，增强其对治疗的信心。

【护理评价】

1. 患者疼痛症状是否减轻或消失。

2. 患者焦虑情绪是否缓解。

【健康教育】

通过健康指导，普及女性乳房自查能力，有助于尽早发现乳房的病变。

1. 自查对象　20岁以上女性、高危女性群体、乳腺癌术后的患者。

2. 自查时间　绝经前女性选择月经周期的第7~10天或月经结束后的第2~3天自查为宜，自我检查1次/月；绝经期女性应每月固定一天自我检查。

3. 自查方法

(1)视诊：站在镜前，以各种姿势（两臂放松垂于身体两侧、向前弯腰或双手上举置于头顶）观察双侧乳房的大小和外形是否对称；有无局限性隆起、凹陷或皮肤橘皮样改变；有无乳头回缩或抬高。

(2)触诊：可取直立位或者仰卧位，将示指、中指、环指并拢，用指腹在对侧乳房上触压，从乳房外上象限开始，顺时针环形移动，依次为外上—外下—内下—内上象限—乳头及乳晕—腋窝，若发现肿块和乳头溢液，应及时到医院做进一步检查（图15-24）。

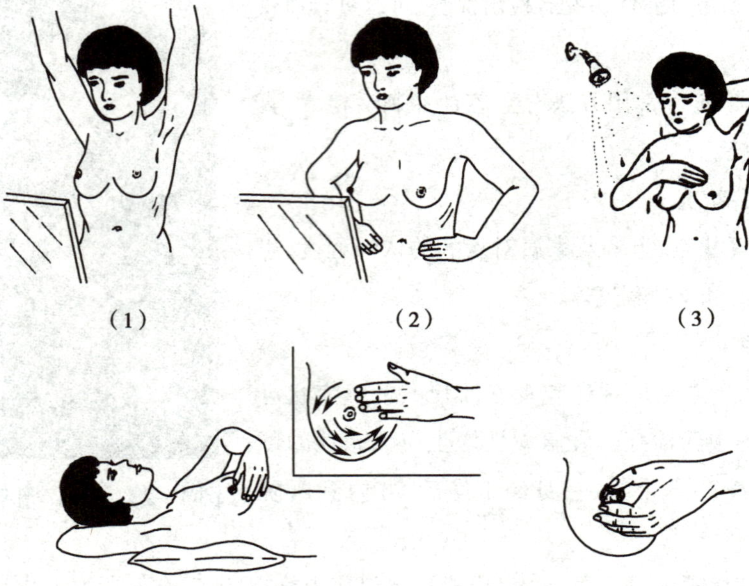

图 15-24　乳房自我检查

二、乳房肿瘤患者的护理

女性乳房良性肿瘤中以乳房纤维腺瘤(fibroadenoma)最多见，其次为乳管内乳头状瘤(intraductal papilloma)。乳房纤维腺瘤的病因与小叶内纤维细胞对雌激素的敏感性异常增高有关，可能与纤维细胞所含雌激素受体量和质异常有关，雌激素是本病发生的刺激因子，所以本病发生于卵巢功能期。乳管内乳头状瘤大部分发生在大乳管近乳头的壶腹部，瘤体细小，带蒂并有绒毛，血管丰富且壁薄、质脆，极易出血。

女性乳房恶性肿瘤的绝大多数是乳腺癌(breast cancer)，也是女性最常见的恶性肿瘤，好发于更年期和绝经期前后的女性，男性有偶发病例。

乳腺癌多起源于乳腺管上皮，少数发生于腺泡。国内目前采用以下几种病理分型：

1. 非浸润性癌　癌细胞生长局限于末梢乳管或腺泡的基底膜内，无间质浸润，又称原位癌，属早期乳腺癌，预后较好。

2. 早期浸润性癌　癌细胞突破基底膜开始向间质浸润，仍属早期乳腺癌，预后较好。

3. 浸润性特殊癌　此型细胞分化较高，预后尚好，包括乳头状癌、髓样癌（伴大量淋巴细胞浸润）、小管癌（高分化腺癌）、腺样囊性癌、黏液腺癌、大汗腺样癌、鳞状细胞癌等。

4. 浸润性非特殊癌　此型是最常见的乳腺癌类型，约占80%，细胞分化低，预后较差，包括浸润性小叶癌、浸润性导管癌、硬癌、髓样癌（无大量淋巴细胞浸润）、单纯癌、腺癌等。

5. 其他　罕见癌如炎性乳癌。

乳腺癌的转移途径如下：

1. 局部浸润　癌细胞可沿导管或筋膜间隙蔓延，继而侵及Cooper韧带和皮肤。

2. 淋巴转移　最常见，常经胸外侧淋巴管转移至同侧腋下、锁骨下淋巴结；位于乳房内侧和中央区的乳腺癌常首先转移到胸骨旁淋巴结。

3. 血运转移　癌细胞可直接侵入血液循环而转移至远处肺、骨、肝等。

知识链接

发生乳腺癌的高危女性群体

乳腺是多种内分泌激素的靶器官，其中雌酮及雌二醇与乳腺癌的发病有直接关系，激素变化可使乳腺腺体上皮细胞过度增生。20岁以后发病率逐渐上升，40~50岁发病率较高，可能与更年期卵巢功能逐渐减退，脑垂体功能增强，促使肾上腺皮质产生雌激素有关。绝经后发病率继续上升，与年老者雌酮含量升高相关。

较易发生乳腺癌的高危女性群体：未生育、晚生育、未哺乳者；月经初潮早于12岁，绝经晚于52岁者；一侧乳房曾患乳腺癌者；脂肪的超量摄入与乳腺癌有明显关系，尤其是绝经后肥胖的女性；家族有乳腺癌倾向者，如一级亲属中有乳腺癌病史者，其发病率比普通女性高2~3倍。

【护理评估】

（一）健康史

询问患者的年龄、营养状况、饮食结构、家族史、月经史及生育史、长期应用激素史、生活环境及生活史，特别是既往乳房发育情况和有无既往乳腺疾病史。由于患者常于乳房自检或乳房普查中发现肿块而就医，故应着重注意了解患者发现肿块时间，肿块增长情况，有无乳房胀痛等病史。

（二）身体状况

1. 症状

（1）乳房良性肿瘤：①乳房纤维腺瘤以无痛性乳房肿块为主要症状。肿块生长缓慢，月经周期对肿块大小无影响。②乳管内乳头状瘤以乳头溢液为主要症状。溢液可为血性、暗棕色或黄色液体。

（2）乳腺癌：无痛性、单发乳房肿块是乳腺癌最常见的症状。少数患者出现乳头溢液，液体以血性分泌物多见。

2. 体征

（1）乳房良性肿瘤：①乳房纤维腺瘤好发于乳房的外上部位，多为单发肿块。肿块表面光滑，质似硬橡皮球的弹性感，圆形或卵圆形，与周围组织分界清楚，易于推动。②乳管内乳头状瘤瘤体小，

1536
如何才能早期发现乳腺癌呢？（微课）

常不能触及。大乳管内乳头状瘤,可在乳晕区内扪及数毫米大小、质软、可被推动的小结节,轻按可从乳头溢出液体。

(2)乳腺癌:应重点评估患者乳房肿块的位置、大小和数量、质地、形状、表面及边界、有无活动度;皮肤、乳房改变等。

1)乳房肿块:最多见于外上象限,为无痛性、单发、质硬、分界不清、表面不光滑、不易推动的小肿块。

2)乳房皮肤和外形改变:癌肿较大者,可使乳房局部隆起;癌肿侵及连接腺体及皮肤的 Cooper 韧带,使之收缩并失去弹性,可导致肿瘤表面皮肤凹陷,呈"酒窝征";癌肿表面皮肤可因皮内和皮下淋巴管被癌细胞堵塞,皮肤淋巴水肿,导致皮肤在毛囊处形成许多凹陷,呈"橘皮样"改变;炎性乳癌的特征为乳房明显增大,类似急性炎症改变,但无明显肿块;乳头湿疹样乳腺癌在乳头和乳晕区呈现湿疹样改变,病变继续发展可扪及肿块。

3)淋巴结肿大:乳腺癌的淋巴转移多表现为同侧腋窝,初为散在、无痛、质硬、活动的结节;后期肿大的淋巴结数目增多,互相粘连成团,与皮肤或腋窝深部组织粘连而固定。

考点提示:乳腺癌患者的身体状况

4)远处转移征象:乳腺癌远处转移至肺时,可出现胸痛、气促、胸腔积液等;椎骨转移时,出现患处剧痛甚至截瘫;肝转移时,可出现黄疸、肝大等。

(三)实验室及其他检查

1. 影像学检查 乳腺钼靶 X 线摄片是目前诊断乳腺疾病的首选,由于可显示乳房软组织结构,也是早期发现乳腺癌最有效的方法,广泛用于乳腺癌的普查。此外,乳腺超声、磁共振(MRI)也是有价值的检查手段。

2. 活组织病理检查 常用方法有空芯针穿刺活检术、真空辅助旋切活检系统、细针针吸细胞学检查。对可疑乳腺癌患者,上述方法不能明确时,可将肿块连同周围少许正常组织整块切除,做快速病理学检查,同时做好进一步手术准备。

(四)心理-社会状况

评估患者、家属尤其配偶对疾病的了解程度和心理状态;对乳腺癌患者还应了解患者及配偶对乳腺癌的治疗特别是对手术的认知程度、疾病预后的心理承受能力和应对能力。了解患者医疗费用来源、支付方式,出院后的就医条件,能否得到及时有效的医疗保健服务。

(五)治疗要点

1. 乳房良性肿瘤 以手术治疗为主。①乳房纤维腺瘤有恶变可能,应尽早手术切除。手术应将肿瘤连同其包膜整块切除,以周围包裹少量正常乳腺组织为宜,肿块必须常规做病理检查。②乳管内乳头状瘤恶变率为 6%~8%,明确诊断者应妥善手术治疗。

2. 乳腺癌 采用以手术治疗为主的综合治疗策略。

(1)手术治疗:是治疗早期乳腺癌患者的首选治疗方法,但全身情况差、主要脏器有严重疾病、不能耐受手术者禁忌手术治疗。手术方式的选择应结合患者本人意愿,根据病理分型、疾病分期及辅助治疗的条件而定。常用的术式是乳腺癌改良根治术,手术切除的范围包括患侧全部乳腺组织,覆盖肿瘤表面的皮肤,腋窝和锁骨下脂肪及淋巴组织。其他手术方式还有乳腺癌根治术、全乳房切除术、保留乳房的乳腺癌切除术等。

(2)化学药物治疗:乳腺癌是实体瘤中应用化疗最有效的肿瘤之一。常用化疗药物有环磷酰胺(C)、甲氨蝶呤(M)、氟尿嘧啶(F)、多柔比星(A)、表柔比星(E)、紫杉醇(T)等。化疗方案:①术后化疗。由于手术已尽量去除了肿瘤负荷,因此术后化疗易杀灭残存的肿瘤细胞,可提高生存率。一般认为术后早期联合化疗的效果优于单药化疗,联合化疗方案有CMF(环磷酰胺、甲氨蝶呤、氟尿嘧啶)或CEF(环磷酰胺、表柔比星、氟尿嘧啶)方案。②术前化疗。又称新辅助化疗,主要用于局部晚期的病例,目的是缩小肿瘤,提高手术成功机会以及探测肿瘤对药物的敏感性。药物可采用蒽环类联合紫杉醇方案。

(3)内分泌治疗:适用于雌激素受体(ER)、孕酮受体(PgR)检测阳性的患者。常用药物为雌激素受体拮抗剂他莫昔芬,用量为每天20mg,至少服用3年,一般为5年。

(4)放射治疗:是乳腺癌局部治疗的手段之一,主要应用于保留乳房的乳腺癌手术后。单纯乳房切除术后,可根据患者年龄、疾病分期分类等情况,决定是否应用放疗。

(5)生物治疗:通过转基因技术制备曲妥珠单抗注射液,对人类表皮生长因子受体2(human epidermal growth factor receptor-2,HER2)过度表达的乳腺癌患者有一定效果,可降低乳腺癌患者术后的复发转移风险,提高无病生存期。

【护理诊断/问题】

1. 焦虑　与乳房良性肿瘤患者发现乳房肿块或乳房溢液,乳腺癌患者对癌症的恐惧、担心预后、手术后乳房缺失致形体改变、死亡的威胁等有关。

2. 体象紊乱　与手术造成术后乳房瘢痕、乳房缺失有关。

3. 潜在并发症:气胸、皮下积液、皮瓣坏死和患肢水肿等。

4. 知识缺乏:乳房良性肿瘤患者缺乏乳房肿块、乳头溢液等相关知识;乳腺癌患者缺乏有关手术、疾病治疗、术后上肢功能锻炼及乳腺癌预防的知识。

【护理目标】

1. 患者焦虑减轻,情绪稳定。

2. 患者能够积极面对自我形象的变化。

3. 患者未发生气胸、皮下积液、皮瓣坏死和患肢水肿等并发症,或并发症发生时得到及时发现和处理。

4. 患者能陈述乳房肿瘤的相关知识,主动配合治疗。

【护理措施】

乳房良性肿瘤患者以手术治疗为主,多不需住院,术后保持切口敷料干燥、清洁。乳腺癌患者以手术治疗为主,辅以化学药物治疗、放射治疗等。现以乳腺癌为例,重点介绍乳腺癌患者的护理措施。

1. 术前护理

(1)妊娠与哺乳:妊娠期或哺乳期患者,因激素作用活跃可加速乳腺癌生长,因此应及时终止妊娠或立即断乳。

(2)控制感染:晚期乳腺癌皮肤破溃患者术前应注意保持病灶局部清洁,应用抗生素控制感染。

(3)皮肤准备:按照手术要求的范围备皮,尤其应注意乳头和乳晕部位的清洁。对切除范围大、考虑植皮的患者,需做好供皮区的皮肤准备。

2. 术后护理

(1)按乳腺手术术后护理常规、麻醉后护理常规等常规护理。

(2)体位管理:麻醉清醒、生命体征平稳后可采取半卧位,以利于引流和呼吸。

(3)饮食护理:手术后麻醉解除后,无恶心、呕吐等麻醉反应者可给予正常饮食,注意提供充足的热量、优质的蛋白质、丰富的维生素,以利于伤口愈合。

(4)病情观察:密切观察生命体征变化,防止休克发生。胸骨旁淋巴结清除的患者,注意观察其呼吸变化、有无胸闷和呼吸困难的症状,警惕气胸发生。

(5)伤口护理

1)妥善包扎:为确保皮瓣和所植皮片与胸壁的紧密贴合,防止皮下积液积气,术后伤口常用胸带或绷带加压包扎,包扎时松紧度以能容纳一手指、维持正常血供、不影响患者呼吸为宜。包扎过紧,可导致皮瓣和术侧上肢的血运障碍;包扎过松,则易出现皮瓣下积液,导致皮瓣或植皮片与胸壁分离,不利愈合。胸带或绷带加压包扎一般维持7~10d,包扎期间告知患者不能自行松解绷带,瘙痒时不能将手指伸入敷料下搔抓。

2)观察术侧上肢远端的血液循环:注意观察患者有无手指发麻、皮肤发绀、皮温下降、动脉搏动不能扪及等情况。如若出现以上情况,提示包扎过紧,腋窝部血管受压,应及时调整胸带或绷带的松紧度。

3)观察皮瓣情况:更换敷料时注意观察皮瓣情况。正常皮瓣颜色红润、与胸壁紧贴,皮瓣下无积液、积气。若皮瓣颜色暗红,则提示血液循环欠佳,有可能坏死,应报告医生及时处理。

4)保护伤口:创面愈合后,可轻柔清洗局部,用软毛巾轻吸皮肤上的水分,用护肤膏轻涂于皮肤表面,促进血液循环,防止干燥脱屑。

(6)引流管护理:乳腺癌根治术后,皮瓣下常规放置引流管并接负压吸引,以便及时、有效地吸出残腔内的积液、积血,并使皮肤紧贴胸壁,从而有利于皮瓣愈合。护理时应注意以下几方面:

1)妥善固定:引流管的长度适宜;患者卧床时将其固定于床旁,起床时固定于上身衣服。告知患者及家属勿牵拉引流管,以免脱落。

2)保持有效的负压吸引:负压吸引的压力大小适宜。若负压过高可致引流管腔瘪陷,致引流不畅;过低则不能达到有效引流的目的,易致皮下积液、积血。若引流管外形无改变,但未闻及负压抽吸声,应观察连接是否紧密、压力调节是否适当。

3)通畅引流:防止引流管受压和扭曲。引流过程中若有局部积液、皮瓣不能紧贴胸壁且有波动感,应报告医生,并协助其做抽吸后加压包扎。观察和记录引流液的颜色和量,术后1~2d每天引流血性液体50~100ml,以后颜色逐渐变淡、量减少。

4)适时拔管:术后4~5d,每天引流液转为淡黄色、量少于10~15ml,无皮下积液,无感染征象,皮瓣生长良好,即可考虑拔管。

(7)术侧上肢功能锻炼:术后加强肩关节活动可增强肌肉力量,松解和预防粘连,最大限度地恢复肩关节的活动范围。故应鼓励和协助患者循序渐进地开始术侧上肢的功能锻炼,锻炼宜每天坚持,每天3~4次,每次20~30min。为防止皮瓣移位影响愈合,术后7d内,术侧肩关节不能上举;术后10d内,术侧肩关节不能外展;不能以术侧上肢支撑身体重量;他人扶持时不能扶持术侧。

知识链接

术侧上肢功能锻炼

乳腺癌术后术侧上肢功能锻炼应循序渐进，具体的方法如下：

1. 术后24h内　鼓励患者活动手指及腕部，可做伸指、握拳、屈腕等锻炼。

2. 术后1~3d　通过上肢肌肉等长收缩练习，利用肌肉泵作用促进血液、淋巴回流。可用健侧上肢或他人协助患侧上肢进行屈肘、伸臂等锻炼，逐渐过渡到肩关节的小范围前屈（小于30°）、后伸运动（小于15°）活动。

3. 术后4~7d　鼓励患者用术侧上肢进行自我照顾，如洗脸、刷牙、进食等，并做以术侧手触摸对侧肩部及同侧耳朵的锻炼。

4. 术后1~2周　术后1周皮瓣基本愈合后，开始做肩关节活动；以肩部为中心，前后摆臂。

5. 术后10d左右　皮瓣与胸壁黏附已较牢固，应循序渐进地做爬墙、转绳、举杆、拉绳、展肘、推墙等运动。

（8）手术后并发症防治和护理

1）皮下积液：发生率10%~20%，是较常见的术后并发症。除手术因素外，术后要特别注意保持引流通畅，包扎胸带松紧度适宜，避免过早外展术侧上肢，发现积液应及时引流。

2）皮瓣坏死：发生率10%~20%，主要与皮瓣缝合张力过大有关。术后应注意观察皮瓣情况，发现异常应及时报告医生并协助处理。

3）上肢水肿：主要与术侧腋窝淋巴结清除、腋部感染或积液等导致上肢淋巴回流不畅或静脉回流障碍有关。术后护理应注意：①体位管理。平卧时术侧上肢垫枕抬高10°~15°，肘关节轻度屈曲；半卧位时屈肘90°放于胸腹部，避免损伤；勿在患侧上肢测血压、抽血、静脉或皮下注射等；下床活动时用吊带托或用健侧手将术侧上肢抬高于胸前；需他人扶持时只能扶健侧，以防腋窝皮瓣滑动而影响愈合。②促进肿胀消退。按摩术侧上肢或进行握拳，屈、伸肘运动，以促进淋巴回流；严重肿胀者，可戴弹力袖促进淋巴回流；也可采取腋区及上肢热敷等措施。

4）气胸：见于乳腺癌扩大根治术后。患者若有胸闷、呼吸困难，需做胸部叩诊、听诊和X线检查，明确诊断后按损伤性气胸处理。

3. 放疗、化疗护理　放疗患者常出现皮肤症状如鳞屑、脱皮、干裂、瘙痒、红斑等。局部护理要求保持照射野清洁干燥，告知患者选择柔软的内衣，不要戴胸罩，局部忌用粗毛巾搓擦和肥皂擦洗。化疗患者常出现恶心、呕吐、食欲减低、脱发及白细胞、血小板降低等，医护人员要鼓励患者树立战胜疾病的信心，坚持完成化疗，并采取降低副作用的措施。

4. 心理护理　疾病本身的威胁、术后乳房外形的改变甚至缺失等，都会对患者的自信心、工作、生活、家庭、婚姻乃至人际交往带来巨大影响，患者思想顾虑大，心理负担重。因此医护人员应尽可能给患者更多的理解和关心，鼓励患者说出顾虑和担心，进行针对性的心理护理，告知患者术后乳房重建的可能，增强患者生活的信心。

> 考点提示：乳腺癌患者的护理措施

【护理评价】

1. 患者是否焦虑减轻，情绪稳定。

1537 如何降低乳腺癌的发病风险（微课）

1538 案例思路解析

1539 扫一扫，看总结

1540 扫一扫，测一测

1541 教学课件

2. 患者是否能够积极面对自我形象的变化。

3. 患者是否发生气胸、皮下积液、皮瓣坏死和患肢水肿等并发症，或并发症发生时是否得到及时发现和处理。

4. 患者是否能陈述乳房肿瘤的相关知识、主动配合治疗。

【健康教育】

1. 定期检查　指导女性掌握乳房自查技能，如发现乳房有异常变化，应及早诊治。40 岁以上女性或乳腺癌术后患者，应每年定期行钼靶 X 线摄片。

2. 鼓励患者坚持治疗　乳腺癌是一种全身性疾病，癌细胞易全身扩散，是否进行全身治疗以有效控制远处转移是影响远期疗效的关键。因此要鼓励患者坚持放疗或化疗，并在治疗期间定期监测肝、肾功能和白细胞计数。

3. 康复训练　鼓励乳腺癌患者术后坚持术侧上肢功能锻炼。

4. 自我防护　乳腺癌患者术后应做好自我防护，术侧上肢不宜搬动、提举重物，避免在术侧上肢测血压和静脉穿刺。

5. 避孕　乳腺癌患者术后 5 年内避免妊娠，以防乳腺癌复发。

案例

张女士，45 岁。因“右侧乳房肿块待查”入院。入院后经一系列检查初步诊断为“右乳腺癌”，行手术治疗，并拟定 CMF 方案术后化疗 2~3 个疗程。今为右乳腺改良根治术后第 3 天，护理查房发现张女士情绪极度低落，上肢水肿，不愿用右侧上肢进行任何活动。

请问：

1. 目前张女士存在哪些护理问题，应采取怎样的护理措施？
2. 张女士康复出院前，应对她进行怎样的健康指导？

（何可人）

第十六章　血液系统疾病患者的护理

第一节　概　　述

扫一扫，
自学汇

学习目标

1. 掌握血液系统疾病患者的常见症状、身体状况。
2. 熟悉血液系统常用诊疗技术。
3. 了解血液疾病常用的辅助检查，并学会查看检验结果。
4. 能按护理程序对血液系统疾病患者实施正确的护理措施。
5. 具有团结合作、解决问题的能力，学会用同理心体会患者的感受。

导入情景

患者女性，26岁。因“头晕、乏力、面色苍白4个月，加重2周”，以“贫血原因待查”入院。患者近1年来自述月经量增多，4个月前出现头晕、乏力、面色苍白。自起病以来，无发热、口腔黏膜出血或皮下出血等。查体：患者重度贫血貌，神情疲倦，巩膜无黄染；皮肤无特殊皮疹、出血点；全身浅表淋巴结无肿大；双肺呼吸音清；心尖搏动位置正常，HR 90次/min，律齐；其余无异常。血常规：红细胞 2.4×10^{12}/L，血红蛋白75g/L，网织红细胞0.005，白细胞 3.8×10^{9}/L，血小板 200×10^{9}/L。

工作任务：

1. 初步判断，该患者的临床诊断可能是什么？
2. 为了有效促进患者康复，作为护士，你会如何进行健康指导？

一、血液系统疾病患者的评估

（一）健康史

1. 一般项目　询问患者的姓名、年龄、籍贯、职业、文化程度等。

2. 现病史　详细询问本次主要症状的发生、发展，就诊的主要症状及其持续时间。

3. 既往史　患者有无可引起贫血的其他疾病，如消化性溃疡、慢性肾脏疾病、慢性肝脏疾病、痔疮等。掌握患者既往用药史，有无药物过敏史；了解患者曾做过的相关检查及其结果；了解患者有无可引起出血的病因或诱因，如出血前是否有手术、创伤、应激、服用某些药物、接触有毒物质等；了解患者有无受凉、进食不洁饮食、感染性疾病接触史。患者是否有白血病、再生障碍性贫血、淋巴瘤等疾病。

4. 个人史　询问患者工作和居住情况，了解患者的饮食习惯，有无挑食、偏食，有无烟酒等特殊嗜好等。女性患者应询问月经史和婚育史。

5. 家族史　询问患者直系亲属中有无遗传性、慢性疾病或传染性疾病。

（二）身体状况

1. 贫血（anemia）　指单位容积外周血液中血红蛋白浓度（Hb）、红细胞计数（RBC）和红细胞比容（HCT）低于相同年龄、性别和地区正常范围下限的一种常见临床症状。

> 考点提示：贫血的症状和体征

（1）症状：疲乏、困倦、软弱无力是贫血最常见和出现最早的症状；贫血常出现头痛、头晕、耳鸣、晕厥、注意力不集中和记忆力减退等表现；呼吸及循环系统常有活动后心悸、气促，严重时发生贫血性心脏病；消化系统常有食欲减退、腹胀、恶心等；泌尿系统可见蛋白尿、夜尿增多；女性患者影响激素分泌，导致月经失调；男性可出现性功能减退。

（2）体征：皮肤黏膜苍白是贫血最突出的体征，检查以睑结膜、口腔黏膜、口唇、甲床及手掌部位较为可靠，但应注意周围环境温度、肤色、水肿等可影响皮肤颜色的判断。

2. 出血（bleeding）　是指机体止血和凝血机制障碍导致的自发性出血和/或血管损伤后出血不止的症状。出血部位可遍及全身，以皮肤、牙龈及鼻腔出血常见。重症患者会出现内脏出血，如消化道出血、泌尿道出血以及颅内出血，严重者可因颅内出血危及生命。

（1）出血常见的病因：①血管壁异常，如遗传性出血性毛细血管扩张症、过敏性紫癜及某些感染性疾病等。②血小板异常，如血小板减少和功能异常（特发性血小板减少性紫癜、再生障碍性贫血等）。③凝血异常，如血友病。

（2）出血的部位：①皮肤黏膜出血，最多见，常见于血管性疾病及血小板异常。②内脏出血，多见于凝血异常性疾病和有出血倾向的疾病，常发生在消化道（呕血、便血）、呼吸道（咯血）、泌尿道（血尿）、女性生殖道（月经量多）。如发生颅内出血，症状最严重，可导致昏迷或死亡。多部位出血是血液病出血的特点。

知识链接

皮肤黏膜出血的表现

皮肤黏膜出血表现为血液淤积于皮肤或黏膜下，形成红色或暗红色斑，压之不褪色。根据出血面积大小可分为3种类型。①瘀点：即出血点，直径不超过2mm。②紫癜：直径3~5mm。③瘀斑：直径大于5mm。

因血小板数量减少导致的出血为皮肤出血点、紫癜和瘀斑、鼻出血、牙龈出血、月经过多、血尿及黑便等，严重者可导致颅内出血，危及生命。

血小板功能异常患者，出血轻微，主要为皮下出血、鼻出血及月经过多，一旦手术时可出现出血不止。

(3)伴随症状:如伴有口腔黏膜血疱,提示血小板明显减少,是严重出血的征兆;如突然出现视物模糊、呼吸急促、喷射性呕吐、颈项强直甚至昏迷,提示颅内出血;伴贫血,肝、脾、淋巴结大,骨骼疼痛时,提示血液系统恶性肿瘤;大量出血特别是急性出血者,伴头晕、乏力、心悸、心动过速、血压下降、大汗淋漓,提示失血性休克。

3. 继发感染　由于白细胞数量减少和/或功能缺陷、机体免疫力降低以及营养不良,贫血、化疗等因素的影响,患者可继发感染。继发感染是血液病患者最常见的死亡原因。

发热是继发感染最常见的症状,故要观察患者体温。感染可发生于身体的各部位,其中以口腔炎、咽峡炎和牙龈炎最常见;其次是肺部感染、皮肤或皮下软组织化脓性感染、肛周炎及肛周脓肿等,泌尿系感染以女性居多,严重时可发生败血症。

(三)辅助检查

1. 血常规检查　血红蛋白浓度测定是确定贫血的最可靠指标;血涂片检查可对贫血的病因、性质、类型提供诊断依据;网织红细胞计数可作为判断贫血治疗效果的早期指标;任何不明原因的贫血都应做骨髓穿刺检查,必要时做骨髓活检。

2. 其他检查　血小板计数、凝血时间测定、出血时间测定、束臂试验、凝血因子、骨髓检查等辅助检查有助于血液系统疾病的诊断。

(四)心理-社会状况

贫血引起的疲乏无力、活动后气促、记忆力减退、失眠多梦,会影响正常工作和生活,使患者感到烦躁、不安;某些贫血治疗费用高,甚至不能根治,给患者及家属带来沉重的心理负担。出血较大量或首次出血的患者,易感到恐惧、紧张。慢性出血的患者,因病情迁延影响正常工作和生活,易产生焦虑、抑郁等心理反应。反复感染常使患者产生焦虑和忧郁心理,对治疗失去信心。

二、血液系统疾病常见诊疗技术与护理

(一)骨髓穿刺术

骨髓穿刺术(bone marrow puncture)是一种常用诊疗技术,目的是采取骨髓液做骨髓象检查,用于观察骨髓内细胞形态及分类,是诊断血液病的重要依据。通过做骨髓涂片或细菌培养,还可用于检查某些传染病和寄生虫病。骨髓移植时,经骨髓穿刺采集骨髓液。

【适应证】

1. 各类白血病、再生障碍性贫血等疾病的诊断和鉴别诊断。

2. 协助诊断骨髓中可出现异常细胞的疾病,如骨髓病、淋巴瘤、恶性组织细胞增多症、癌转移等。

3. 采取骨髓液做细菌培养。

4. 骨髓造血干细胞的分离、培养和骨髓移植。

【禁忌证】

1. 有出血倾向者,慎行骨髓穿刺术。

2. 血友病患者禁止进行骨髓穿刺。

3. 穿刺局部有感染者禁止进行骨髓穿刺。

【术前护理】

1. 患者准备　向患者解释本次操作的目的、简单操作过程,以取得患者配合。

2. 用物准备　常规消毒治疗盘、无菌骨髓穿刺包、棉签、2%利多卡因、无菌手套、载玻片、培养

基、酒精灯、火柴、胶布等。

3. 辅助检查和皮试　术前做血小板计数，出、凝血时间测定，评估患者有无出血倾向。若用普鲁卡因局部麻醉，术前需做皮试。

【术中配合】

1. 选择穿刺部位　协助患者采取适宜的体位，选用髂前上棘穿刺者取仰卧位；选用髂后上棘穿刺者取侧卧位或俯卧位；选用胸骨部位穿刺者，取仰卧位且后背垫软枕；选用棘突穿刺点则取坐位，尽量弯腰，头俯屈于胸前充分暴露棘突。

2. 常规皮肤消毒、铺巾　用2%的利多卡因溶液进行局部皮肤、皮下及骨膜麻醉。

3. 穿刺抽吸骨髓液（以髂前上棘穿刺为例）　患者取仰卧位，穿刺点位于髂前上棘后1～2cm，该部位骨面较平，易于固定。术者以左手拇指和示指固定局部皮肤，右手持针垂直刺入，当针尖接触骨膜后则将穿刺针左右旋转，缓慢钻刺骨质（进针深度约1.5cm）。当阻力突然消失，穿刺针固定不动时，表示针尖已进入骨髓腔。此时取出针芯，接干燥注射器，抽吸骨髓液0.1～0.2ml滴于载玻片上，制成骨髓涂片，并及时送检。如需做细菌培养，再抽吸1～2ml。如果有“干抽”现象，可多部位穿刺。

4. 抽吸完毕，左手取无菌纱布置于针孔处，右手将穿刺针一起拔出，随即将纱布盖于针孔上，并按压1～2min，再用胶布将纱布加压固定。

【术后护理】

1. 止血　拔针后局部加压，有出血倾向者要延长压迫时间（血小板减少者至少按压3～5min，甚至更长时间）。

2. 观察　注意观察穿刺处有无出血，如有渗血，立即换无菌纱布。

3. 卧床休息　穿刺局部会有轻微疼痛。患者可卧床休息一天，限制肢体活动。

4. 防止感染　穿刺后3d内禁止弄湿穿刺部位，禁止沐浴，以免污染伤口。

（二）成分输血

成分输血（blood component therapy）是将全血中的各种有效成分，如血浆、红细胞、白细胞或血小板等通过物理和/或化学方法分离，并安全地输给患者的方法。成分输血是临床上一项重要的抢救和治疗措施，还可以一血多用，节约血源，是现代输血的发展方向。

【常用血液制品种类及适应证】

1. 红细胞制剂

(1)浓缩红细胞：适用于各类慢性贫血、心肝肾功能不全的患者输血、外科失血。

(2)少白细胞的红细胞：适用于反复输血及屡有发热的非溶血性输血反应的患者、准备行骨髓移植或器官植移者。

(3)洗涤红细胞：适用范围与少白细胞的红细胞相同，更适用于血浆过敏者。

(4)冰冻红细胞：稀有血型和自身血的长期保存。

(5)年轻红细胞：适用于珠蛋白生成障碍性贫血及再生障碍性贫血。

2. 血小板制剂　适用于各种原因所致的血小板计数 $<20\times10^9/L$ 或血小板功能异常所致的严重出血及需要外科手术者、大量输血所致的稀释性血小板减少伴严重出血者。

3. 血浆制剂

(1)新鲜冰冻血浆：可用于多种凝血因子缺乏引起的出血和需要补充血容量或血浆蛋白的患者。

(2)普通冰冻血浆：目前应用较少。

(3)冷沉淀物:适用于血友病A、纤维蛋白原缺乏症、Ⅷ因子缺乏症、严重创伤、大面积烧伤和严重感染者。

4. 蛋白质制剂

(1)清蛋白:适用于低血容量休克、低蛋白血症、烧伤患者。

(2)丙种球蛋白:适用于低丙种球蛋白血症,以及破伤风、狂犬病等疾病的预防和治疗。

5. 粒细胞制剂 粒细胞输注疗效不肯定,且不良反应重,近年来很少应用。

【禁忌证】

急性肺水肿、充血性心力衰竭、肺栓塞、恶性高血压、真性红细胞增多症、功能极度衰竭的患者及对输血有变态反应的患者应禁忌输血。

【操作前准备】

1. 备血 遵医嘱填写输血申请单,抽取患者静脉血标本2ml,进行血型鉴定和交叉配血试验。

2. 取血 认真执行“三查八对”制度,确认无误后方可取血。血袋不要剧烈震荡,在室温下放置15~20min后再输入。

3. 签署知情同意书 向患者解释输血的目的、过程以及如何配合等,取得患者的合作,并签署知情同意书。

【操作过程】

1. 输血前 需两名护士再次进行核对,确保无误并检查血液无凝块后方可输血。

2. 输血中 先输入少量生理盐水,冲洗输血器管道后,连接血袋进行输血。开始输血时速度宜慢,在输血初期15min左右或开始输注的30~50ml时,护士应密切观察受血者的反应及有无输血反应(发热反应、过敏反应、溶血反应等)。如无输血反应,可根据病情及年龄调节滴速。若发生输血反应,应立即减慢或停止输血。

3. 输血后 将针头从储血袋中拔出,插入生理盐水瓶中输入生理盐水,直到将输血器内的血液全部输入体内再拔针,拔针后用无菌纱布按压穿刺点至无出血。

【操作后护理】

输血结束后,护士应认真检查受血者静脉穿刺部位有无血肿或渗血,并做相应处理。输完的血袋送回输血科保留24h,以备患者在输血后发生输血反应时检查、分析原因。

案例

张某,女,37岁。以“不明原因的反复出现皮肤紫癜伴月经量增多4个月,加重1周”收入院。查体:T 37℃,P 95次/min,R 20次/min,BP 105/75mmHg;神志清,轻度贫血貌,巩膜无黄染;皮肤可见大小不一、散在的瘀斑、出血点,以四肢为主。全身浅表淋巴结无肿大;双肺呼吸音清;心尖搏动位置正常;肝脾未触及;四肢无水肿。实验室检查:红细胞2.6×10^{12}/L,血红蛋白80g/L,白细胞5.7×10^{9}/L;血小板18×10^{9}/L。

请问:

1. 该患者的护理诊断/问题是什么?
2. 治疗期间,护士应采取哪些护理措施?

1602 案例思路解析

1603 扫一扫,看总结

1604 扫一扫,测一测

(刘 丽)

第二节 贫血患者的护理

扫一扫，自学汇

学习目标

1. 掌握缺铁性贫血、巨幼细胞贫血、再生障碍性贫血的概念，患者的身体状况、护理措施。
2. 熟悉缺铁性贫血、再生障碍性贫血的护理诊断/问题、治疗方法。
3. 了解缺铁性贫血、再生障碍性贫血的发病机制、实验室及其他检查。
4. 能应用护理程序完成贫血患者的整体护理。
5. 具有关心、爱护、尊重患者的职业素质及团队协作精神。

导入情景

张先生，34岁。因“乏力、面色苍白4个月，皮肤黏膜出血2个月，加重2周”入院。实验室检查：血红蛋白40g/L，白细胞计数2.5×10^9/L，血小板计数20×10^9/L，查体无肝、脾大及淋巴结肿大。

工作任务：

1. 写出患者目前存在的主要护理诊断/问题。
2. 为了促进患者康复，护士应采取哪些护理措施？

贫血（anemia）是指单位容积外周血液中血红蛋白浓度（Hb）、红细胞计数（RBC）和红细胞比容（HCT）低于相同年龄、性别和地区正常范围下限的一种常见临床症状。在贫血的诊断及严重程度的判断中，以血红蛋白浓度降低最为重要。我国海平面地区，成年男性血红蛋白<120g/L，红细胞$<4.5\times10^{12}$/L，血细胞比容<0.42；成年女性血红蛋白<110g/L，红细胞$<4.0\times10^{12}$/L，血细胞比容<0.37；孕妇血红蛋白<100g/L，血细胞比容<0.30，均可诊断为贫血。

贫血的分类有多种方法，主要包括：

1. 按贫血的病因与发病机制分类

（1）红细胞生成减少：包括造血原料不足或造血功能障碍，如铁缺乏引起的缺铁性贫血，叶酸、维生素B_{12}缺乏引起的巨幼细胞贫血。

（2）红细胞破坏过多：常见于各种溶血性贫血、遗传性球形细胞增多症、脾功能亢进等疾病。

（3）急、慢性失血：如消化道大出血、特发性血小板减少性紫癜、消化性溃疡、痔、月经过多等。

2. 按血红蛋白浓度分类　根据血红蛋白浓度将贫血按严重程度分为轻度、中度、重度、极重度贫血（表16-1）。

3. 按红细胞形态分类　根据红细胞形态将贫血分为大细胞性、正常细胞性、小细胞低色素性贫血（表16-2）。

> 考点提示：贫血严重程度的划分标准

表 16-1 贫血严重程度的划分标准

贫血的严重程度	血红蛋白浓度/(g·L^{-1})	临床表现
轻度	>90	症状轻微或无
中度	60~90	活动后感心悸、气促
重度	30~59	静息状态仍感心悸、气促
极重度	<30	常并发心脏病变

表 16-2 贫血的细胞形态特点分类

类型	MCV/fl	MCHC/%	常见疾病
大细胞性贫血	>100	32~35	巨幼细胞贫血
正常细胞性贫血	80~100	32~35	再生障碍性贫血、溶血性贫血、急性失血性贫血
小细胞低色素性贫血	<80	<32	缺铁性贫血、铁粒幼细胞性贫血

4. 按骨髓红系增生情况分类 可分为骨髓增生不良性贫血,如再生障碍性贫血;骨髓增生性贫血,如缺铁性贫血。

一、缺铁性贫血患者的护理

缺铁性贫血(iron deficiency anemia,IDA)是指体内贮存铁缺乏,使血红蛋白合成减少而引起的一种小细胞低色素性贫血。缺铁性贫血是最常见的贫血类型,全球有6亿~7亿人患有此病,以生长发育期儿童和育龄妇女的发病率较高。特别是在发展中国家,约有2/3的儿童和育龄妇女缺铁,其中1/3患有缺铁性贫血。

铁在机体中的代谢过程较为复杂,主要包括:

1. 铁的分布 铁在体内分布广泛,可分为功能状态铁(血红蛋白、肌红蛋白、转铁蛋白、乳铁蛋白及酶和辅因子结合的铁)和贮存铁(铁蛋白和含铁血黄素)两大部分。正常成人体内含铁总量男性为50~55mg/kg,女性为35~40mg/kg。其中,血红蛋白铁约占67%,贮存铁29%,余下的4%为组织铁,存在于肌红蛋白、转铁蛋白及细胞内某些酶类中。

2. 铁的来源和吸收 正常成人每天用于造血的铁量为20~25mg,大部分来自衰老的红细胞破坏后释放的铁,食物中摄取的铁虽然较少,但也是铁的重要来源。为维持体内铁平衡,成人每天需从食物中摄取的铁为1~2mg。含铁丰富的食物有肉类、肝、蛋黄、豆类、海带、紫菜、木耳及香菇等,而乳类含铁量最低。其中以动物性食物中铁吸收率最高(可达20%),植物性食物中铁吸收率低(为1%~7%)。食物中的铁以三价铁为主,胃酸将食物中的铁游离化,由维生素C等还原物质将高铁转变成无机亚铁被肠黏膜吸收。十二指肠及空肠上段是铁的主要吸收部位,亚铁离子被小肠吸收后,大部分进入血液,小部分与肠黏膜上皮细胞内的去铁蛋白结合形成铁蛋白。

3. 铁的转运和利用 吸收入血的亚铁(二价铁)被铜蓝蛋白氧化为高铁(三价铁)后,一部分与血浆中的转铁蛋白结合成为转铁蛋白复合体即血清铁,将铁转运至需要的各组织中,主要是骨髓。通过幼红细胞膜转铁蛋白受体胞饮入细胞内,细胞内的铁与转铁蛋白分离,再次还原成亚铁,然后在线粒体内与原卟啉相结合成为血红素,血红素再与珠蛋白结合生成血红蛋白。生理情况下,转铁蛋白仅33%~35%与铁结合。剩余部分的高铁以贮存铁的形式储存起来。

4. 铁的贮存和排泄 正常成人体内铁总量的67%组成血红蛋白,贮存铁约占29%。贮存铁主要以铁蛋白和含铁血黄素形式贮存在肝脏、脾脏、骨髓、肠黏膜的单核吞噬细胞系统中。正常男性的贮存铁约为1 000mg，女性仅为300~400mg。

正常成年人铁排泄不超过1mg/d，主要由胆汁或粪便排泄，少量可通过尿液、汗液、哺乳期妇女的乳汁排出。

导致缺铁性贫血的主要病因有：

1. 铁的需要量增加而摄入不足　是儿童、妊娠和哺乳期妇女缺铁性贫血的主要原因。婴幼儿需铁量较大，若不及时添加含铁丰富的辅食，易造成缺铁。青少年挑食或偏食，也是导致缺铁的重要原因。妊娠后期的妇女，需铁量高达3~7mg/d，哺乳期的妇女每天需额外增加铁0.5~1mg，补充不足均会导致铁的负平衡，发生缺铁性贫血。

2. 铁吸收障碍　铁的吸收部位主要在十二指肠及空肠上段，胃大部切除及胃空肠吻合术后，由于胃酸分泌减少，可造成铁吸收障碍。此外，长期不明原因的腹泻、慢性胃肠炎或服用制酸剂及H_2受体拮抗剂会导致胃肠道功能紊乱，也可造成铁的吸收障碍。

3. 铁丢失过多　慢性失血是成人缺铁性贫血的主要原因。反复多次小量失血可使体内贮存铁逐渐消耗，如消化道溃疡出血、肠息肉、月经过多、钩虫病、肠道癌肿、痔出血等。

【护理评估】

（一）健康史

询问患者是否出现如头昏、头痛、失眠、全身乏力、心慌、气促等贫血共有的表现，了解患者皮肤、黏膜苍白开始的时间及程度。青少年应询问是否挑食、偏食，有无精神、行为异常的表现如烦躁、易怒、注意力不集中等。

评估时应详细询问患者是否有消化道溃疡、肿瘤、痔疮导致的黑便；女性患者是否有月经量过多等。

（二）身体状况

1. 缺铁原发病的表现　如消化性溃疡、子宫肌瘤、慢性胃炎或痔疮等疾病相应的表现。

2. 一般贫血的表现　如面色苍白（但无发绀）、乏力、易疲倦、头晕、头痛、心悸、气急、耳鸣等。

3. 缺铁性贫血的特殊表现

（1）组织缺铁的表现：皮肤干燥、角化、萎缩、无光泽，毛发干枯易脱落，指（趾）甲扁平、不光整、脆薄易裂、甚至反甲（匙状甲）。黏膜损害多表现为口角炎、舌炎、舌乳头萎缩，出现食欲缺乏，严重者引起吞咽困难。

（2）神经、精神系统异常：儿童、青少年较多见，如过度兴奋、易激动、烦躁不安、注意力不集中、发育迟缓。少数患者有异食癖，如喜食泥土、石子、肥皂、生米等。

（三）实验室及其他检查

1. 血象　典型血象为小细胞低色素性贫血。血涂片可见红细胞体积缩小，中心淡染区扩大。平均红细胞浓度等指标均降低，网织红细胞正常或轻度增高。白细胞和血小板计数可正常或减低。

2. 骨髓象　红细胞系增生活跃或明显活跃，以中、晚幼红细胞为主，其体积小、核染色质致密、细胞质少，血红蛋白形成不良，呈“核老浆幼”现象。粒系和巨核系无明显异常。

3. 铁代谢的生化检查

（1）血清铁（ST）降低，ST<8.95μmol/L。

（2）血清总铁结合力（TIBC）升高，TIBC>64.44μmol/L。

（3）血清铁蛋白（SF）降低，SF<12μg/L，是早期诊断贮存铁缺乏的一个重要依据。

(4)转铁蛋白饱和度(TS)降低,TS<15%。骨髓铁染色消失,在骨髓小粒中无深蓝色的含铁血黄素颗粒。在幼红细胞内铁小粒减少或消失,铁粒幼红细胞少于15%。

(四)心理-社会状况

由于缺铁性贫血多为慢性失血造成,病程长,病情复杂,患者易产生焦虑情绪。严重贫血并发心脏病对患者及家属造成较大的心理压力。

(五)治疗要点

1. 病因治疗 是根治缺铁性贫血的关键。应积极寻找病因,治疗原发病,如消化性溃疡、慢性胃肠炎、子宫肌瘤等;针对儿童和妊娠妇女应增加含铁丰富且吸收率高的食物或铁强化的食物。原发病的治疗是纠正贫血、防止复发的前提条件。

2. 补充铁剂

(1)口服铁剂:治疗缺铁性贫血首选口服铁剂,常用药物有硫酸亚铁、琥珀酸亚铁和富马酸亚铁,硫酸亚铁每次0.3g,每天3次。新型口服铁剂,如多糖铁复合物,其不良反应少、易于吸收,临床上应用较广泛。

(2)注射铁剂:若口服铁剂不能耐受、胃肠道病变影响铁的吸收或因病情需要尽快纠正贫血(妊娠后期、急性大出血)的患者,可用铁剂肌内注射。常用右旋糖酐铁。注射铁剂前,需计算补铁总量,避免过量导致铁的中毒。

【护理诊断/问题】

1. 活动无耐力 与缺铁性贫血引起全身组织缺血、缺氧有关。

2. 营养失调:低于机体需要量 与铁摄入不足、吸收不良、需要量增加或丢失过多有关。

3. 知识缺乏:缺乏有关缺铁性贫血的预防保健知识。

【护理目标】

1. 患者缺氧症状得到改善或消失,活动耐力恢复正常。

2. 患者机体缺铁得到纠正,贫血症状逐渐消失。

3. 患者及家属能知晓缺铁性贫血相关知识,能主动配合治疗和护理。

【护理措施】

1. 一般护理

(1)环境护理:为患者提供安静、舒适、温湿度适宜的病室环境,保持室内空气清新、洁净。

(2)休息与活动:轻度贫血者应限制活动,可从事轻体力劳动。中、重度贫血者应减少不必要的活动,必要时卧床休息。

(3)饮食护理

1)纠正不良饮食习惯:不良的饮食习惯是导致铁摄入不足的主要原因,指导患者保持均衡饮食,避免挑食、偏食;避免无节制、无规律的大量食用刺激性强的食物,以免影响铁的吸收;养成良好的进食习惯,定时、定量、少量多餐、细嚼慢咽。

2)摄入含铁丰富的食物:鼓励患者多吃含铁丰富且吸收率高的食品,如动物肉类、肝脏、血、蛋黄、海带、黑木耳等;婴儿避免缺铁,应及时添加辅食,早期可从蛋黄、含强化铁的米粉开始。

3)促进食物铁吸收:可同时食用富含维生素C的蔬菜和水果,有利于食物铁的吸收。富含铁的食物不宜与浓茶、咖啡、牛奶同服,避免辛辣刺激性食物。

2. 病情观察 密切观察病情,协助医生寻找病因,判断有无失血的可能。观察患者的皮肤和黏膜颜色,以及自觉症状如心悸、气促、头晕等有无改善,定期监测血象、血清铁蛋白等生化指标,判断药物的疗效。

3. 对症护理

（1）给氧：严重贫血者由于出现机体缺氧，出现安静状态下气促，此时可给予间断吸氧，改善组织缺氧。

（2）输血：遵医嘱给予成分输血，减轻贫血症状并改善机体缺氧，同时密切观察患者的病情变化，及时发现和处理输血反应。

4. 用药护理

（1）口服铁剂的护理

1）口服铁剂对胃肠道刺激性较大，容易引起胃肠道反应，如恶心、呕吐及胃部不适，故口服铁剂应在餐后或餐中服用。

2）为促进铁的吸收可同服维生素 C、橘汁、稀盐酸等药物或食物。

3）避免与牛奶、浓茶、咖啡同时服用，因茶中鞣酸与铁结合成沉淀物质，牛奶含磷较高，均可影响铁的吸收。同时，避免同时服用抗酸药及 H_2 受体拮抗剂，因其也可抑制铁的吸收。

4）口服液体铁剂容易导致牙齿染黑，故需要使用吸管将药液吸至舌根部咽下，再喝温开水并漱口。

5）铁剂可将粪便变成黑色，这是由于铁与肠道内硫化氢作用产生黑色硫化铁的原因，需在用药前向患者做好解释。

1606

口服铁剂的注意事项（微课）

6）铁剂治疗后网织红细胞数逐渐上升，1 周左右达高峰，可用于早期疗效判断；2 周左右血红蛋白开始上升，1~2 个月恢复至正常。血红蛋白正常后仍需继续服用铁剂 3~6 个月，以补充体内贮存铁；或待血清铁蛋白超过 50μg/L 后方可停药。

（2）注射铁剂的护理：注射铁剂的不良反应有注射部位肿痛、形成硬结、过敏反应和皮肤发黑，严重时还会出现过敏性休克。

1）为减轻或避免注射局部疼痛和形成硬结，可采用深部肌内注射，并经常更换注射部位。

2）初次用药须用 0.5ml 试验剂量进行深部肌内注射，同时备用肾上腺素等急救物品，1h 后无过敏反应可遵医嘱给予常规用药。这是预防过敏性休克的重要方法。

3）由于注射铁剂溢出可引起皮肤染色，故要避开皮肤暴露部位；抽取药液后，更换针头注射，可采用 Z 形注射法或空气注射法。

考点提示：铁剂的用药护理

知识链接

Z 形注射法

Z 形注射法是注射前以左手手指使待注射部位皮肤及皮下组织侧移（皮肤侧移 1~2cm），固定皮肤直至拔针后迅速松开。此时侧移的皮肤和皮下组织恢复位置，形成原来垂直的针刺通道即变成 Z 形，故称为 Z 形肌内注射法，此方法可减少药液外渗。

（3）铁中毒的预防及护理

1）急性铁中毒：常发生于儿童，主要是由于超量使用或误服铁剂引起。临床表现为恶心、呕吐、头晕、腹泻、腹痛、消化道出血，严重时会导致休克、昏迷、惊厥，甚至死亡。

2)慢性铁中毒:多发生在45岁以上的中老年人群,男性多见。当机体内铁含量超过正常水平的10~20倍,就可能出现慢性中毒症状。临床表现:肝硬化、骨质疏松、软骨钙化、皮肤呈棕黑色或灰暗、胰岛素分泌减少而导致糖尿病。对青少年还可使生殖器官的发育受到影响。

为了避免铁中毒,提醒患者注意:①告诫患者严格遵医嘱服药,切勿自行加大服药剂量,或一次大剂量服药。②严防儿童误服。③注射铁剂前要计算用铁总量,防止长期服用铁剂或从食物中摄铁过多。

5. 心理护理　帮助患者及家属了解本病的有关知识,解释缺铁性贫血是完全可以治愈的,且痊愈后对身体无不良影响,以解除患者的心理压力。

【护理评价】

1. 患者机体缺铁是否得到纠正,贫血症状是否逐渐消失。

2. 患者缺氧症状是否得到改善或消失,活动耐力是否恢复正常。

3. 患者及家属是否了解缺铁性贫血的相关知识,能否积极配合治疗和护理。

【健康教育】

1. 疾病知识的指导　向患者和家属介绍缺铁性贫血的原因,加强病因预防和治疗,积极防治钩虫病,及时治疗溃疡病、月经过多等慢性失血性疾病。

2. 饮食指导　提倡均衡饮食,荤素搭配,避免偏食、挑食,以保证足够热量、蛋白质、维生素及相关营养素(尤其铁)的摄入,可同时服用维生素C、果汁或弱酸类食物或药物,以促进铁的吸收。尽量避免与抑制铁吸收的食物、药物同服。

对妊娠后期、哺乳期妇女可给予小剂量铁剂预防缺铁性贫血。婴儿提倡母乳喂养,并应及时添加含铁丰富的辅食,如蛋黄、肉末、肝泥、菜泥、含强化铁的米粉等。婴幼儿生长期注意合理搭配膳食,人工喂养婴幼儿食品中可加入适量铁剂进行强化。消化不良者应少量多餐,细嚼慢咽。家庭烹饪建议使用铁制器皿,从中可以得到一定量的无机铁。

二、巨幼细胞贫血患者的护理

巨幼细胞贫血(megaloblastic anemia,MA)是指由于叶酸、维生素B_{12}缺乏或某些影响核苷酸代谢的药物作用,导致细胞核脱氧核糖核酸(DNA)合成障碍所引起的贫血。其中90%为叶酸、维生素B_{12}缺乏所致的营养性巨幼细胞贫血。该类型贫血的主要特点是大细胞性贫血,骨髓内出现巨幼红细胞、粒细胞及巨核细胞。

在我国巨幼细胞贫血以叶酸缺乏最多见,约占90%,常见于妊娠妇女和婴幼儿。其中山西、陕西、河南等地的农村地区为高发区。在欧美国家,则以维生素B_{12}缺乏及体内产生内因子抗体所致的恶性贫血多见。叶酸和维生素B_{12}在体内代谢情况如下:

1. 叶酸的代谢　在人体内,主要吸收叶酸的部位在十二指肠及近端空肠,吸收后还原为二氢叶酸和四氢叶酸,后者再转化为具有生物活性N5-甲基四氢叶酸,最后贮存在肝脏。人体内叶酸的贮存量为5~20mg,约有一半都贮存在肝脏中。人体不能合成叶酸,所需要的叶酸必须由食物供给。为保证机体内叶酸平衡,每天从食物中摄入量约为200μg。新鲜水果、蔬菜和肉类都是含叶酸较高的食物,但烹煮时间过长或腌制均可使叶酸损失,损失率高达50%~90%。

2. 维生素B_{12}的代谢　维生素B_{12}完全是水溶性B族维生素,是DNA合成过程中不可而缺少的辅酶。正常成人每日需要量为2~5μg,全部来自食物,如动物肝脏、肾脏、肉类、鱼类、牛奶等食品。

维生素 B_{12} 在胃内与胃壁细胞分泌的内因子结合后，在回肠被吸收，最终贮存在肝脏中。人体中维生素 B_{12} 的贮存量为 2~5mg，50%~90%在肝脏。

巨幼细胞贫血的病因与下列因素有关：

1. 叶酸缺乏 包括摄入不足和需要量增加。摄入不足的主要原因是食物中缺少新鲜蔬菜、水果或食物加工不当使叶酸丢失（如过量腌制食物、烹饪时高温、时间过长等）。患者患有肠炎及手术切除会导致叶酸吸收障碍。需要量增加主要见于婴幼儿及儿童、妊娠期和哺乳期的妇女以及慢性消耗性疾病患者。此外，一些药物如甲氨蝶呤、乙胺嘧啶、苯妥英钠、苯巴比妥及柳氮磺吡啶等也可影响叶酸吸收。

2. 维生素 B_{12} 缺乏 由于维生素 B_{12} 需要量极少且可通过肠肝循环再吸收，因此要造成维生素 B_{12} 缺乏常需较长时间。①摄入减少：长期素食者和老年人、胃炎患者可有维生素 B_{12} 摄入减少。②内因子缺乏：主要见于全胃切除后和恶性贫血患者。恶性贫血患者常有特发性胃黏膜萎缩和内因子抗体存在，对食物中维生素 B_{12} 重吸收有障碍，导致维生素 B_{12} 缺乏。③其他：回肠疾病、外科手术后的盲袢综合征等可影响维生素 B_{12} 吸收；长期接触氧化亚氮者可影响维生素 B_{12} 的转运。

在巨幼细胞贫血的发病机制中起关键作用的是四氢叶酸和维生素 B_{12}，二者作为辅酶在细胞合成 DNA 的过程中起到重要作用，维生素 B_{12} 还可以促进叶酸进入细胞并产生生化反应。当叶酸和维生素 B_{12} 缺乏时，DNA 合成速度减慢，细胞分裂和增殖时间延长，而细胞质内 RNA 合成几乎不受影响，这样就造成细胞体积增大，细胞核成熟滞后细胞质，细胞出现巨幼变。由于红细胞生成速度减慢，进入循环中的成熟红细胞减少，导致贫血。细胞的巨幼变还可发生在粒细胞和巨核细胞，直接影响粒细胞和血小板的生产，最终造成全血细胞减少。

【护理评估】

（一）健康史

应仔细询问既往是否患有慢性消化道疾病如胃体糜烂性胃炎、萎缩性胃炎、肿瘤等；是否有胃肠道手术史如胃大部切除、回肠切除；询问个人生活习惯，如是否挑食、偏食，饮食中是否缺少新鲜水果、蔬菜的摄入，烹饪时温度过高、时间过长等；是否有烟酒嗜好，或服用某些药物如抗癫痫药等。

（二）身体状况

1. 症状

（1）消化系统表现：早期胃肠道黏膜受损可有轻微食欲不振、腹胀、大便次数增加及性状改变等。严重时还出现口角炎、舌炎引起局部溃烂和疼痛。

（2）贫血的表现：多缓慢起病，除贫血的一般表现外，严重时可出现全血细胞减少，引起出血及继发感染。

（3）神经、精神系统表现：维生素 B_{12} 缺乏者可出现周围神经、脊髓后侧束联合变性或脑神经受损，表现为手足麻木、深感觉障碍、共济失调，部分患者有腱反射消失及锥体束阳性。精神症状：叶酸缺乏者表现为烦躁、易激惹；维生素 B_{12} 缺乏者可有抑郁、失眠、健忘、幻觉、妄想等。

2. 体征 由于舌乳头萎缩而使舌面呈“镜面样舌”，或舌质绛红呈“牛肉样舌”。

知识链接

恶性贫血

由于缺乏内因子导致维生素 B_{12} 吸收障碍，可能与自身免疫紊乱有关。恶性贫血好发于50~70岁。除营养性巨幼细胞贫血的表现外，主要临床特点是出现较严重的神经系统改变，如末梢神经炎、四肢麻木无力、共济失调等。

（三）心理-社会状况

严重的巨幼细胞贫血可致全血细胞减少，除贫血以外，还易发生感染和/或出血，可引起患者及家属产生焦虑、恐惧心理。

（四）实验室及其他检查

1. 血象　典型血象呈大细胞性贫血，多数患者血红蛋白小于60g/L。严重者红细胞、白细胞、血小板均减少，中性粒细胞呈多分叶现象（核右移），可见巨大血小板。血涂片可见红细胞大小不等、中央淡染色区消失。红细胞减少和血红蛋白减少不成比例（红细胞减少比血红蛋白减少更显著）。

2. 骨髓检查　骨髓增生活跃，以红系增生为主，呈巨幼变。其特点是胞体大，细胞核发育晚于细胞质，称"核幼浆老"现象。粒细胞系、巨核系也有巨幼变。

3. 血清叶酸和维生素 B_{12} 测定　是诊断本病的重要指标。血清叶酸<6.8nmol/L，红细胞叶酸<227nmol/L，血清维生素 B_{12}<74pmol/L。

4. 其他　胃液分析、维生素 B_{12} 吸收试验、内因子抗体测定等均有助于诊断。

（五）治疗要点

积极治疗原发病，针对不同病因采取相应的治疗措施。补充叶酸和维生素 B_{12}，直至贫血症状完全消失。叶酸缺乏者给予叶酸5~10mg，每天2~3次口服；胃肠道不能吸收者可用四氢叶酸钙5~10mg，每天一次肌内注射；维生素 B_{12} 缺乏者可用维生素 B_{12} 100μg，每天一次肌内注射。

【护理诊断/问题】

1. 营养失调：低于机体需要量　与叶酸、维生素 B_{12} 摄入不足、吸收不良以及需要量增加有关。
2. 活动无耐力　与贫血引起组织、器官缺氧有关。
3. 有感染的危险　与血细胞减少致免疫力低下有关。
4. 口腔黏膜受损　与贫血引起舌炎、口腔溃疡有关。

【护理目标】

1. 患者营养状况得以改善，体内叶酸、维生素 B_{12} 缺乏得到纠正。
2. 患者活动耐力恢复正常。
3. 患者的感染能及时控制。
4. 患者受损的口腔黏膜得到修复。

【护理措施】

1. 一般护理

（1）休息与活动：提供整洁、舒适、安静的环境，保持室内温、湿度适宜。指导患者合理安排休息，减少机体的耗氧量，重症者需卧床休息，病情好转后逐渐增加活动，以提高患者的活动耐力。对于四肢乏力者，注意保暖、避免受伤；出现共济失调者，避免单独出行。

（2）饮食护理：①多食富含叶酸和维生素 B_{12} 的食物，如动物肝脏、肾脏、肉类、海产品、绿色蔬菜、水果等。烹调时注意温度不宜过高，时间不宜过长，减少对叶酸的破坏。②改变不良饮食习惯，平衡膳食，避免偏食和长期素食。③对于口腔炎患者，为了减少对口腔的刺激，应进食温凉清淡的软食。④对于胃肠道症状明显或吸收不良的患者，出现食欲下降、腹胀时，应建议患者细嚼慢咽、少量多餐。

（3）皮肤和口腔护理：注意保持皮肤、口腔的清洁，饭前、饭后、晨起、睡前用硼酸漱口液或生理盐水漱口；避免刺激性食物。

2. 病情观察　注意观察患者的症状和体征，观察有无食欲不振、恶心、腹胀等消化系统的表现。

3. 对症护理

（1）口腔炎、舌炎：重视口腔卫生，保持口腔清洁湿润，进餐前后用生理盐水等漱口液漱口。

（2）预防受伤：末梢神经炎、四肢麻木无力、深感觉障碍者注意局部保暖，避免受伤。

4. 用药护理　遵医嘱正确指导患者用药：①维生素 B_{12} 肌注给药偶见过敏反应，甚至休克，护士应密切观察用药后患者的生命体征及一般情况，如有反应要及时处理。②在治疗过程中，由于红细胞生成增多，可造成细胞外钾离子内移，导致血钾浓度降低，尤其是有心血管疾病患者、老年人及进食少的患者，必要时遵医嘱补钾。③应注意观察患者的自觉症状、血象的变化，以了解用药效果。一般用药 1~2d 食欲好转，2~4d 网织红细胞增加。随后血红蛋白上升，一般于治疗 1~2 个月后，血象、骨髓象可以恢复正常。如有神经系统症状，治疗应维持半年到 1 年，恶性贫血应终身治疗。

5. 心理护理　加强沟通，向患者解释疾病的相关知识、用药情况，解除患者焦虑、烦躁的心理。

【护理评价】

1. 患者营养状态是否改善，机体叶酸、维生素 B_{12} 缺乏是否得到纠正。

2. 患者活动耐力是否恢复正常。

3. 患者的感染是否及时控制。

4. 患者受损的口腔黏膜是否得到修复。

【健康指导】

加强营养，纠正不良饮食习惯，合理的烹饪方式是预防本病的有效措施。使患者及家属了解本病的病因、临床表现、治疗等方面的知识。指导患者遵医嘱用药，定期门诊复查血象。

三、再生障碍性贫血患者的护理

再生障碍性贫血（aplastic anemia，AA）简称再障，是一种由多种原因导致的骨髓造血干细胞的数量减少和/或功能异常引起的一类贫血，又称骨髓造血功能衰竭症。外周血中红细胞、白细胞、血小板均明显减少，临床主要表现为进行性的贫血、感染和出血。我国再障发病率为 7.4/100 万人口，欧美为（4.7~13.7）/100 万人口，日本为（14.7~24.0）/100 万人口，可以发生在各年龄段，多见于青壮年，老年人发病率有增高趋势，男、女发病率无明显差异。

有半数以上再生障碍性贫血的患者没有明确病因。大量临床研究结果发现，再障的发生可能与下列因素有关：

1. 药物及化学物质　药物是引起再障最常见的原因。最常见的是氯霉素，其余有磺胺类药物、抗肿瘤化疗药物、解热镇痛药、抗癫痫药等。化学物质以苯及其衍生物最常见，如油漆、塑料、燃料等是最严重的骨髓抑制剂。

2. 物理因素　长期接触各种电离辐射,如 X 射线、γ 射线及其他放射性核素等。

3. 病毒感染　各型肝炎病毒、EB 病毒、风疹病毒等均可引起再障。

4. 其他因素　再障还可由阵发性睡眠性血红蛋白尿、系统性红斑狼疮等疾病演变而成。

目前认为,再障通过三种机制发病:造血干细胞缺陷("种子"学说)、造血微环境异常("土壤"学说)及免疫异常("虫子"学说)。主要是免疫异常。①造血干细胞数量和质量的异常,致使生产血细胞的"种子"缺乏,血细胞生成减少。②造血微环境异常,除骨髓造血细胞减少外,还有骨髓"脂肪化"、毛细血管坏死、出血等,也使血细胞生成减少。

【护理评估】

(一)健康史

应重点评估患者居住环境和工作环境,有无化学物质和电离辐射接触史,有无病毒感染史,有无服用引起骨髓抑制的药物史。

(二)身体状况

再生障碍性贫血主要表现为贫血、出血及感染,但多无肝、脾、淋巴结肿大。由于起病方式与症状严重程度不一,通常将该病分为重型再障(severe aplastic anemia,SAA)和非重型再障(non-severe aplastic anemia,NSAA)。

1. 重型再障　起病急、病情重、进展快,临床上较少见,感染和出血是首发症状。反复感染且较严重,以呼吸道感染最为常见,其次有消化道、泌尿道、皮肤黏膜感染,感染严重者可因败血症而死亡。出血可见于皮肤瘀点、瘀斑、鼻出血、牙龈出血、便血、血尿、呕血、咯血、阴道出血及眼底出血,严重者有颅内出血,可危及生命。早期贫血较轻、呈进行性加重,伴有乏力、头晕、心悸、气短等症状。肝、脾、淋巴结均不肿大。预后极差。

2. 非重型再障　起病缓、病情轻、进展慢,较多见。贫血为首发症状和主要表现,感染和出血较轻,感染以呼吸道感染多见;出血以皮肤黏膜为主,少见内脏出血。肝、脾、淋巴结均不肿大。少数患者病情可恶化,演变成重型再障。

(三)实验室及其他检查

1. 血象　重型再障呈重度全血细胞减少,网织红细胞绝对值低于正常,白细胞明显减少,中性粒细胞$<0.5\times10^9$/L,血小板$<20\times10^9$/L。非重型再障也呈全血细胞减少,但达不到重型再障的程度,属正细胞正色素性贫血。

2. 骨髓象　是确诊再障的重要依据。重型再障骨髓增生低下或极度低下,粒系和红系细胞减少,淋巴细胞、浆细胞、组织嗜碱性粒细胞相对增多。非重型再障增生低下或有局部增生灶。

(四)心理-社会状况

重型再障病情凶险,进展迅速,严重的出血、感染常威胁患者的生命,导致患者精神紧张、情绪低落。非重型再障病程长,疾病常反复甚至恶化,影响患者的正常生活与工作,使患者产生焦虑不安、悲观失望,甚至绝望。

(五)治疗要点

去除病因,预防和控制感染,改善症状,加强支持治疗。非重型再障治疗首选雄激素,雄激素可刺激肾脏产生促红细胞生成素(EPO),刺激骨髓造血。常用丙酸睾酮,成人 50~100mg,每天 1 次,肌内注射;司坦唑醇每次 2mg,每天 3 次口服;达那唑每次 0.2g,每天 3 次口服。重型再障以免疫抑制治疗(主要包括抗胸腺细胞球蛋白或抗淋巴细胞球蛋白和环孢素)或异基因造血干细胞移植为首选，可联合应用重组人粒细胞集落刺激因子（G-CSF）。

【护理诊断/问题】

1. 有感染的危险　与骨髓增生低下导致白细胞减少有关。

2. 组织完整性受损　与骨髓增生低下导致血小板减少及毛细血管脆性增加导致出血有关。

3. 活动无耐力　与贫血、组织缺氧及感染发热使体力下降有关。

4. 潜在并发症：颅内出血、心力衰竭。

【护理目标】

1. 患者感染能被及时发现并能有效控制。

2. 患者出血能够有效控制。

3. 患者活动耐力能明显提高或完全恢复。

4. 患者未出现并发症，或出现并发症时能得到有效处理。

【护理措施】

1. 一般护理

（1）环境护理：为患者提供安静、舒适、温湿度适宜的病室环境，保持室内空气清新。为减少感染，应限制探视，必要时应予以保护性隔离。应注意患者保暖，避免受凉，积极做好呼吸道感染的预防。

（2）休息和活动：合理安排休息和活动，重症患者应卧床休息，症状较轻的患者应适当休息，避免劳累，减低氧耗。待病情稳定后，与患者及家属共同制订日常活动计划，在活动中应特别注意避免碰伤、擦伤，以免加重出血。

（3）饮食护理：给予高热量、高蛋白、丰富维生素、易消化的流质或半流质饮食，以补充能量消耗，大出血患者应暂禁食。感染、发热时，若病情许可，鼓励患者多饮水。

2. 病情观察　注意观察生命体征的变化，有无体温升高、脉搏增快、呼吸频率和节律改变、血压下降等。尤其注意患者神经系统的变化，警惕颅内出血的发生。同时注意皮肤黏膜有无出血点、瘀点、瘀斑，以及感染、出血的相关症状和体征。密切观察血象和骨髓象的变化。

3. 对症护理

（1）预防感染：做好个人卫生和环境的清洁消毒，减少感染的机会。严格执行无菌操作和探视制度。发生感染时，早期使用有效的抗生素，必要时输注白细胞。

（2）预防出血：做好饮食护理，避免过硬、过粗的食物，保持病室湿度，防止鼻黏膜干燥而出血，各项护理操作应轻柔。

4. 用药护理　雄激素是治疗非重型再障首选药物。①常见不良反应有男性化作用，如面部痤疮、声音变粗、毛发增多，女性患者停经或男性化等，用药前应向患者解释，消除疑虑；并说明当病情缓解后，随着药物的逐渐减量，不良反应会慢慢消失。②丙酸睾酮为油剂，不易吸收，注射部位常形成硬块，甚至发生无菌性坏死，故需深部缓慢分层肌内注射，并注意更换注射部位，经常检查局部有无硬结，发现硬结应及时处理。③口服司坦唑醇、达那唑等易引起肝脏损害和药物性肝内胆汁淤积，治疗过程中应注意有无黄疸，并定期检查肝功能。④定期监测血红蛋白、白细胞计数及网织红细胞计数，通常治疗有效者于1个月左右网织红细胞开始上升，随后血红蛋白升高，经3个月后红细胞开始上升，而血小板计数上升需要更长的时间。

5. 心理护理　再障患者常因为起病急、症状重、预后差等原因出现焦虑，甚至绝望等负面情绪，这些负面情绪会影响患者康复的信心以及配合诊疗与护理的态度，从而影响疾病的康复和预后。为此，护理人员应向患者介绍疾病及用药的有关知识，帮助患者正确认识疾病，指导患者学会自我调整，积极配合治疗。

【护理评价】

1. 患者感染是否被及时发现并能有效控制。
2. 患者出血是否能有效控制。
3. 患者活动耐力是否明显提高或完全恢复。
4. 患者是否出现的并发症，或并发症是否能得到有效处理。

【健康教育】

1. 疾病知识指导　向患者及家属说明日常生活不可滥用药物，特别是对造血系统有害的药物，如氯霉素、磺胺类药物、保泰松、安乃近、阿司匹林等。避免接触油漆、橡胶、印刷品、油墨和装修材料等危险品。注意保暖，避免受凉感冒，尽量少去公共场所，防止交叉感染，避免外伤。教会患者防治出血的简单方法等。

2. 用药指导　向患者解释再障的治疗措施，说明坚持按医嘱用药的重要性，使患者认识到再障治疗的长期性和艰苦性，不得自行减量或停药；定期门诊复查血象，以便了解病情变化及其疗效。

3. 自我防护　对长期因职业关系接触毒物如 X 线、放射性物质、农药、苯及衍生物等的人员，帮助其增强对工作环境的危害的认识，做好防护工作，严格遵守操作规程，加强营养，定期检查血象。

案例

王某，男，62 岁。因“头晕、乏力伴面色苍白 1 年，加重 1 个月”收住入院。起病以来无发热、皮下及牙龈出血。既往有消化性溃疡 5 年。近 1 年来自觉腹痛频率增加，嗳气症状加重。否认特殊药物、毒物、放射性物质接触史。平素喜饮浓茶。查体：T 37℃，P 89 次/min，R 20 次/min，BP 95/70mmHg；神志清，贫血貌；全身浅表淋巴结无肿大；双肺呼吸音清；HR 89 次/min，律齐；肝脾未触及。实验室检查示：红细胞 3.4×10^{12}/L，血红蛋白 80g/L，网织红细胞 2%；白细胞 5.7×10^{9}/L；血小板 235×10^{9}/L。

请问：

1. 该患者的贫血类型是哪一种？
2. 患者出现贫血的病因有哪些？
3. 治疗期间，护士应如何进行健康教育，以促进患者的康复？

（刘　丽）

案例思路解析

扫一扫，看总结

扫一扫，测一测

第三节 特发性血小板减少性紫癜患者的护理

扫一扫，自学汇

学习目标

1. 掌握特发性血小板减少性紫癜患者的护理措施。
2. 熟悉特发性血小板减少性紫癜患者的护理诊断/问题、治疗要点。
3. 了解特发性血小板减少性紫癜的发病机制、实验室及其他检查。
4. 能按护理程序对特发性血小板减少性紫癜患者实施正确的护理措施。
5. 具有敏锐的观察能力及解决问题的能力，体现出护士对患者的人文关怀。

导入情景

于女士，40岁。反复皮肤紫癜伴月经量明显增多2月余，牙龈有渗血。血象：红细胞 $3.1\times10^{12}/L$，血红蛋白 90g/L，白细胞 $4.5\times10^{9}/L$，血小板 $20\times10^{9}/L$。查体：全身皮肤可见散在性、大小不一的皮肤紫癜，以四肢为甚。胸骨无压痛，肝脾未触及。初步诊断为“特发性血小板减少性紫癜”。

工作任务：

1. 写出患者目前存在的主要护理诊断/问题。
2. 护士应采取哪些护理措施？

特发性血小板减少性紫癜(idiopathic thrombocytopenic purpura，ITP)又称原发免疫性血小板减少症(primary immune thrombocytopenia)是一种复杂的多种机制共同参与的获得性自身免疫性疾病。为临床最常见的血小板减少性疾病。主要是由于患者对自身血小板抗原免疫失耐受，产生体液免疫和细胞免疫介导的血小板过度破坏与血小板生成受抑，导致血小板减少，伴或不伴皮肤黏膜出血。

特发性血小板减少性紫癜的发病率为(5~10)/10万人口，男女发病率相近，育龄期女性发病率高于男性。60岁以上人群的发病率为60岁以下人群的2倍，且出血风险随年龄增长而增加。

> **考点提示：**特发性血小板减少性紫癜的发病机制

病因未明，发病机制与自身免疫功能紊乱有关。首先是血小板过度破坏，半数以上的ITP患者，血浆和血小板表面可检测到一种或多种抗血小板膜糖蛋白自身抗体，自身抗体致敏的血小板被单核-巨细胞系统吞噬破坏，导致血小板减少；另外，ITP患者的细胞毒T细胞可直接破坏血小板。其次，血小板生成不足是ITP发病的另一个重要机制，自身抗体损伤巨核细胞或抑制巨核细胞释放血小板，导致血小板生成不足；另外，$CD8^+$细胞毒T细胞可通过抑制巨核细胞凋亡，使血小板生成障碍。

【护理评估】

(一)健康史

应重点评估患者有无反复发生局部出血、皮肤瘀斑、外伤后不易止血，有无经常乏力。如果是女性应重点评估有无月经过量。

知识链接

血小板计数的安全值

下列为临床过程中得到国内外专家广泛认同的血小板计数的安全值。①口腔科:常规口腔检查≥$10×10^9$/L,拔牙或补牙≥$50×10^9$/L。②手术:小手术≥$50×10^9$/L,大手术≥$80×10^9$/L。③产科:正常阴道分娩≥$50×10^9$/L,剖宫产≥$80×10^9$/L。④其他:对必须服用阿司匹林等非甾体抗炎药、华法林等抗凝药物者,应维持在>$50×10^9$/L。

对ITP患者,无明显出血倾向,血小板≥$30×10^9$/L,无创伤、手术,不从事增加出血危险的工作或活动,可临床观察而不进行药物治疗。

(二)身体状况

1. 症状　成人ITP多起病隐匿,常表现为反复的皮肤黏膜出血如瘀点、紫癜,瘀斑及外伤后止血不易等,常见鼻出血、牙龈出血、月经过多等。严重内脏出血较少见。患者病情可因感染等而骤然加重,出现广泛、严重的皮肤黏膜及内脏出血。部分患者仅有血小板减少而没有出血症状。乏力是ITP的另一常见临床症状,部分患者有明显的乏力症状。出血过多或长期月经过多可出现失血性贫血。

2. 体征　查体可发现皮肤紫癜或瘀斑,以四肢远侧端多见,黏膜出血以鼻出血、牙龈出血或口腔黏膜血疱多见。本病一般无肝、脾、淋巴结肿大,不到3%的患者因反复发作,脾脏可轻度肿大。

(三)实验室及其他检查

1. 血常规检查　血小板计数减少,血小板平均体积偏大。反复出血或短期内失血过多者,红细胞和血红蛋白可出现不同程度的下降,白细胞多正常。可有程度不等的正常细胞或小细胞低色素性贫血。

2. 骨髓象检查　骨髓巨核细胞数正常或增加,巨核细胞发育成熟障碍,表现为体积变小,胞质内颗粒减少,幼稚巨核细胞增加,产板型巨核细胞显著减少(<30%);红系、粒系及单核系正常。

3. 其他　束臂试验阳性、出血时间延长、血浆血小板生成素水平正常或轻度升高。

(四)心理-社会状况

患者是否存在对疾病性质的恐惧和治疗费用的担心,了解患者和家人对疾病的认知程度。

(五)治疗要点

ITP为自身免疫性疾病,目前尚无根治的方法,治疗目的是使患者血小板计数提高到安全水平,降低病死率。成人ITP的治疗应根据病情采取不同方法,血小板数超过$30×10^9$/L而无症状的患者,不需要治疗。

1. 一般治疗　出血严重者应卧床休息,血小板小于$20×10^9$/L者,应严格卧床,避免外伤。

2. 糖皮质激素　一般为首选药物,近期有效率约为80%。其作用机制为:①减少血小板自身抗体生成及减轻抗原抗体反应。②抑制单核-巨噬细胞破坏血小板。③降低毛细血管通透性。④刺激骨髓造血及促进血小板向外周的释放。常用泼尼松1mg/(kg·d),口服,待血小板接近正常,可于1个月内逐渐减到最小剂量维持,无效者4周后停药。

3. 丙种球蛋白　常用剂量为400mg/(kg·d),静脉滴注,5d为1个疗程。主要用于ITP的急症处理、不能耐受糖皮质激素、脾切除术前、ITP合并妊娠或分娩前等的一线治疗。

4. 其他　脾切除可减少血小板抗体产生及减轻血小板的破坏;免疫抑制剂一般不作首选,主要药物有抗CD20单克隆抗体、长春新碱等;达那唑及促血小板生成药可用于难治性ITP的治疗。

5. 急症处理　主要的治疗措施有血小板输注,静脉输注丙种球蛋白和静脉注射大剂量甲泼尼龙。适用于:①血小板计数<20×10^9/L者。②出血严重而广泛者。③疑有或已发生颅内出血者。④近期将实施手术或分娩者。

考点提示:特发性血小板减少性紫癜患者的急症处理

【护理诊断/问题】

1. 有受伤的危险:出血　与血小板减少有关。

2. 有感染的危险　与糖皮质激素及免疫抑制剂治疗有关。

3. 恐惧　与血小板过低,随时有出血的危险有关。

4. 潜在并发症:颅内出血。

【护理目标】

1. 患者出血状况得到改善。

2. 患者正确使用糖皮质激素及免疫抑制剂。

3. 患者自述恐惧减轻,表现为情绪平稳。

4. 患者未发生并发症或并发症得以及时发现和治疗。

【护理措施】

1. 出血情况的护理　应注意观察患者出血的发生、发展或消退情况;特别是出血部位、范围和出血量。注意患者自觉症状、情绪反应、生命体征、神志及血小板计数的变化等,及时发现新发出血或内脏出血,一旦发现血小板计数<10×10^9/L、严重而广泛出血、疑有或已发生颅内出血者,要及时通知医生,配合救治。

2. 用药护理　正确执行医嘱,注意药物不良反应的观察和预防。长期使用糖皮质激素会引起身体外形的变化、胃肠道反应或出血、诱发感染、骨质疏松等。应向患者做必要的解释和指导,如餐后服药、自我监测粪便颜色、预防各种感染、监测骨密度或遵医嘱预防性用药等。使用免疫抑制剂、大剂量免疫球蛋白时,要注意保护局部血管并密切观察,一旦发生静脉炎要及时处理。

3. 预防或避免加重出血　为了避免增加出血的危险或加重出血,应做好患者的休息与饮食指导,若出血仅限于皮肤黏膜,无需太多限制,若血小板计数<50×10^9/L应减少活动,增加卧床休息时间;严重出血或血小板计数<20×10^9/L者,必须绝对卧床休息,协助做好各种生活护理,鼓励患者进食高蛋白、高纤维素、易消化的软食或半流质。保持排便通畅,排便时不可用力,以免腹压骤增而诱发内脏出血,尤其颅内出血。便秘者可使用开塞露或缓泻剂。

4. 眼底及颅内出血的预防与护理　保证充足睡眠,避免情绪激动、剧烈咳嗽和屏气用力等;伴高热患者需及时而有效地降温;伴有高血压者需监测血压。若突发视野缺损或视力下降,常提示眼底出血。应尽量让患者卧床休息,减少活动,避免揉擦眼睛,以免加重出血。

考点提示:特发性血小板减少性紫癜患者颅内出血的护理措施

5. 成分输血或输注血浆制品的护理　出血明显者,遵医嘱输注浓缩血小板悬液、新鲜血浆或抗血友病球蛋白浓缩剂等。输注前认真核对;血小板取回后,应尽快输入;新鲜血浆最好与采集后6h

内输完；抗血友病球蛋白浓缩剂用生理盐水稀释时，沿瓶壁缓缓注入生理盐水，勿剧烈冲击或振荡，以免形成泡沫而影响注射。观察有无输血反应，如溶血反应、过敏反应等。

6. 恐惧

（1）心理支持：加强沟通，耐心解释与疏导。要善于观察，耐心倾听，加强与患者及其家属的沟通，及时了解患者及其家属的需求与忧虑，并能给予必要的解释与疏导。如简要解释出血的成因、如何减轻或避免加重出血、目前治疗与护理的主要措施及其配合要求，特别要强调紧张与恐惧不利于控制病情。还可通过介绍治疗效果较好的成功案例，增强患者战胜疾病的信心，减轻恐惧感。

（2）增加安全感：在关心和同情患者的同时，注意营造良好的住院环境，建立良好互信的护患关系，促进病友与家属间的相互支持与帮助，尽可能避免不良刺激的影响。当患者出血突然加重时，护士应保持镇静，迅速通知医生，并配合做好止血等救治工作，及时清除血迹以免对患者产生不良刺激。

【护理评价】

1. 患者出血状况是否得到改善。
2. 患者是否正确使用糖皮质激素及免疫抑制剂。
3. 患者恐惧情绪是否减轻。
4. 患者是否发生并发症，或并发症是否得以及时发现和治疗。

【健康教育】

1. 疾病知识指导　做好解释工作，让患者及家属了解疾病的发病机制、主要表现及治疗方法，以主动配合治疗与护理。指导患者避免人为损伤而诱发或加重出血；避免服用可能引起血小板减少或抑制其功能的药物，特别是非甾体抗炎药，如阿司匹林等。

2. 用药指导　服用糖皮质激素者，应告知必须按医嘱、按时、按计量、按疗程用药，不可自行减量或停药，以免加重病情。为减轻药物的不良反应，应饭后服药，必要时可加用胃黏膜保护药或制酸药；注意预防各种感染。定期复查血象，以了解血小板计数的变化，指导疗效的判断和治疗方案的调整。

3. 病情监测指导　皮肤黏膜出血的情况，如瘀点、瘀斑、牙龈出血、鼻出血等；有无内脏出血的表现，如月经量明显增多、呕血或便血、咯血、血尿、头痛、视力改变等。一旦发现皮肤黏膜出血加重或内脏出血的表现，应及时就医。

案例

李某，女，38岁。因反复皮肤紫癜伴月经量明显增多2月余，症状加剧1周，拟诊断为“ITP”而收入院。入院查体：中度贫血貌，牙龈有渗血，全身皮肤可见散在性、大小不一的皮肤紫癜，以四肢为甚。胸骨无压痛，肝脾未触及。血象：红细胞 3.2×10^{12}/L，血红蛋白 80g/L，白细胞 4.5×10^{9}/L，血小板 18×10^{9}/L。

请问：

1. 若为ITP，在询问病史中哪些发现有助于临床判断？
2. 上述评估中，还有哪些内容值得进一步完善或关注？
3. 上述血象结果提示目前该患者最值得关注的问题是什么？该如何预防？

案例思路解析

扫一扫，看总结

扫一扫，测一测

（王华荣）

第四节 过敏性紫癜患者的护理

扫一扫，自学汇

学习目标

1. 掌握过敏性紫癜患者的护理措施。
2. 熟悉过敏性紫癜护理诊断/问题、治疗要点。
3. 了解过敏性紫癜患者的病因、实验室及其他检查。
4. 能按护理程序对过敏性紫癜患者实施正确的护理措施。
5. 具有敏锐的观察能力及解决问题的能力，体现出护士对患者的人文关怀。

导入情景

明女士，42 岁。因上呼吸道感染 3d，进而出现腹痛、腹泻、双膝关节疼痛，伴四肢皮肤散在出血点。查体：患者下肢远端散在瘀点；双膝关节、腕关节肿胀、压痛及功能障碍。初步诊断为过敏性紫癜。

工作任务：

1. 患者目前存在的主要护理诊断/问题。
2. 疼痛患者护士应采取哪些护理措施？

过敏性紫癜（allergic purpura）又称 Henoch-Schönlein 综合征，是一种常见的血管变态反应性疾病，因机体对某些致敏物质产生变态反应，导致毛细血管脆性及通透性增加，血液外渗，产生紫癜、黏膜及某些器官出血，可同时伴发血管神经性水肿、荨麻疹等其他过敏表现。

本病青少年多见。女性发病率少于男性。本病有季节性，春秋季节发病较多，夏季较少。

过敏性紫癜的致病因素很多，密切相关的主要因素包括：摄入动物异体蛋白过敏所致（摄入鱼、虾、蛋、牛奶、鸡肉等）；感染（细菌、病毒、寄生虫等）；药物（抗生素、解热镇痛药、磺胺类药物、阿托品等）；花粉、尘埃、昆虫叮咬及预防接种等。

【护理评估】

（一）健康史

应重点评估患者 1~3 周内有无上呼吸道感染病史、有无接触花粉、有无接种疫苗、有无昆虫叮咬病史；有无使用抗生素，如青霉素及头孢菌素类抗生素；有无使用水杨酸类及奎宁类的解热镇痛药物；有无食用鱼虾、蛋、奶等食物。

知识链接

过敏性紫癜的病理学

过敏性紫癜的主要病理变化为血管炎，可累及微动脉和微静脉及毛细血管。皮肤病理变化主要为真皮层的微血管和毛细血管周围可见中性粒细胞和嗜酸性粒细胞浸润、浆液及红细胞外渗以致间质水肿。血管壁可有纤维素样坏死，微血管可因血栓形成而堵塞管腔；肠道改变为出血和水肿，以黏膜下最为显著，重者可发生黏膜溃疡；肾脏改变多为局灶性肾小球病变、毛细血管内皮增生、局部纤维化和血栓形成、灶性坏死，亦可见新月形病变；病变严重时整个肾小球均受累，呈弥漫性肾小球肾炎改变。此外，关节受累时可见滑膜片状出血；肺、胸膜、心脏、肝及颅内血管受侵犯时，分别出现肺血管周围炎、心肌炎、肝脏损害及颅内出血等改变。

(二)身体状况

1. 单纯型过敏性紫癜(紫癜型)　最常见主要表现为皮肤紫癜，多见于下肢远端，踝关节周围密集，其次见于臀部。其他部位如上肢、面部也可出现，躯干部罕见。一般1~2周内消退。

2. 腹型过敏性紫癜(Henochpurpura)　较为常见约2/3患者出现消化道症状，最常见症状为腹痛，多位于脐周、下腹或全腹，可出现呕吐、腹泻及便血等。一般出现在皮疹发生一周以内，偶可发生于紫癜之前。

3. 关节型过敏性紫癜(Schönlein-purpura)　常见部位膝关节、踝关节，其他关节如腕关节、肘关节及手指也可受累，表现为受累关节肿胀、疼痛、压痛及功能障碍等。关节病变常为一过性，多在数日内消失而不留关节畸形。

4. 肾型过敏性紫癜　在皮肤紫癜的基础上出现血尿、蛋白尿及管型尿，偶见水肿、高血压及肾衰竭等表现。多数患者能完全恢复，少数病例因反复发作而演变为慢性肾炎和肾功能不全。

5. 混合型过敏性紫癜　皮肤紫癜合并上述两种以上临床表现。

> **考点提示：** 过敏性紫癜患者的身体状况

6. 其他　少数患者还可因病变累及眼部、脑及脑膜血管而出现视神经萎缩、虹膜炎，视网膜出血、水肿以及中枢神经系统相关的症状、体征。

(三)实验室及其他检查

本病缺乏特异性实验室检查，凝血功能相关检查出血时间(BT)可能延长，其他指标均为正常。肾型或混合型过敏性紫癜可有血尿、蛋白尿、管型尿；肾功能损伤时可能会出现血尿素氮升高、内生肌酐清除率下降等。消化道出血者粪便隐血试验阳性。

(四)心理-社会状况

评估患者是否存在对疾病性质的恐惧和治疗费用的担心，了解患者和家人对疾病的认知程度。

(五)治疗要点

1. 病因防治　寻找致病因素并消除，如消除感染病灶，清除肠道内寄生虫，尽量不要接触能致敏的食物、药物、花粉等。

2. 药物治疗

> **考点提示：** 过敏性紫癜患者的药物治疗

(1)一般药物治疗：应用异丙嗪、阿司咪唑(息斯敏)、氯苯那敏(扑尔敏)等抗组胺类药物；应用维生素C、曲克芦丁、卡巴克洛等改善血管通透性的药物。

(2)糖皮质激素:常用泼尼松30mg/d,顿服或分次口服,重者可用氢化可的松或地塞米松静脉滴注,症状减轻后改为口服。疗程一般不超过30d,肾型患者可酌情延长。糖皮质激素可抑制抗原-抗体反应,降低毛细血管通透性和减轻炎症渗出。

(3)免疫抑制剂:上述治疗效果不佳或反复发作者可酌情使用免疫抑制剂,如环磷酰胺、硫唑嘌呤和环孢素等。

(4)对症治疗:腹痛较重的腹型患者可口服或皮下注射解痉药,如阿托品或山莨菪碱(6-542)等;关节痛的患者可酌情使用镇痛药;肾型患者可使用肝素抗凝;消化道出血的患者可用奥美拉唑等治疗。

【护理诊断/问题】

1. 有受伤的危险:出血 与血管壁的通透性和脆性增加有关。

2. 急性疼痛:腹痛、关节痛 与局部过敏性血管炎性病变有关。

3. 知识缺乏:缺乏有关病因预防的知识。

4. 潜在并发症:慢性肾炎、肾病综合征、慢性肾衰竭。

【护理目标】

1. 患者出血状况得到改善。

2. 患者疼痛得到缓解。

3. 患者能自述了解病因预防的相关知识。

4. 患者未发生并发症或并发症得以及时发现和治疗。

【护理措施】

1. 出血的护理

(1)避免诱因:避免使用与本病发病有关的药物或食物,避免接触花粉、粉尘等。

(2)一般护理:根据具体病情对休息与饮食给予不同的指导。①卧床休息:临床资料显示,无论何种类型的患者,充分的卧床休息都会缓解症状,加快病情恢复,而行走、负重等活动则可使症状加重或复发。因此发作期患者应增加卧床休息时间,防止过度或过多的行走、负重等。②饮食指导:避免摄取鱼、虾、蛋类、奶类等易过敏食物。发作期可根据病情选择清淡、少刺激、易消化的食物、软食或半流饮食。若有消化道出血或肾炎、肾功能不全,应按照消化道出血、肾炎、肾功能不全的饮食要求给予指导。

(3)治疗配合与护理:按医嘱规律用药。做好相应的解释工作再给药,以取得患者的充分理解使患者更加能够配合。使用糖皮质激素时,应向患者及家属说明可能出现的不良反应及规律用药的重要性,加强护理,预防感染的发生;使用环磷酰胺时,督导患者多饮水,促进排泄,日常生活中注意观察尿量及尿色改变;出血严重或进食者,建立静脉通道,遵医嘱静脉补液或补充营养,必要时做好配血与输血的各项护理。

(4)病情观察:重症患者密切观察患者的病情变化,观察患者皮肤紫癜的形状、数量、分布及消退的情况;是否有新发出血、肾功能损害、关节疼痛或活动障碍等表现;有无下肢水肿以及尿量、尿色的变化;观察粪便性质及颜色是否有变化。

2. 疼痛的护理

(1)病情监测:对于腹痛的患者,应密切观察患者腹部体征,注意疼痛的部位、性质、严重程度及其持续时间，有无伴随恶心、呕吐、腹泻、便血等症状；注意检查有无肌紧张、有无压痛和反跳痛、局部有无包块和肠鸣音的变化等，如果出现肠鸣音活跃或亢进，常提示肠道内渗出增加或有出血。对于有关节痛的患者，应重点评估受累关节的部位、局部有无红肿、压痛与功能障碍等。

(2)对症护理：协助患者采取舒适体位，如腹痛者可取屈膝平卧位或患者感觉可减轻疼痛的体位等；关节疼痛者，受累关节要局部制动，冷湿敷可以缓解疼痛，但肿胀的关节禁止热敷。必要时可遵医嘱用消炎镇痛药；紫癜部位的皮肤避免抓挠、刺激。

> **考点提示：**过敏性紫癜患者疼痛的护理措施

【护理评价】

1. 患者出血状况是否得到改善。
2. 患者疼痛是否得到缓解。
3. 患者自述对病因预防的相关知识是否了解。
4. 患者是否发生并发症，或并发症得以及时发现和治疗。

【健康教育】

1. 疾病知识指导　向患者介绍本病的病因、诱因、身体状况及治疗的主要方法。说明本病为过敏性疾病，主要在于预防，预防过敏性紫癜的重要措施是在日常生活中应避免接触与发病有关的药物、食物、花粉等。养成良好的个人卫生习惯，饭前便后要洗手，避免食用不洁食物，厨房用品应分开使用，以预防寄生虫感染。充分休息可以减缓症状，营养与运动可以增强体质；注意自我防护，预防上呼吸道感染。

2. 病情监测指导　教会患者对消化道出血、关节疼痛、肾功能损伤等情况及伴随症状或体征的自我监测。一旦新发大量瘀点或紫癜、明显腹痛或出现便血、血尿、水肿、泡沫尿，甚至少尿者，多提示病情复发或加重，应及时就诊。

3. 本病大多数患者预后良好，一般病程2周左右。极少数肾型患者可转为肾炎或肾病综合征，预后相对较差。

案例

李某，女，32岁。3d前因上呼吸道感染门诊就诊，进而出现腹痛、腹泻、双膝关节疼痛，伴四肢皮肤散在出血点。查体：患者下肢远端，踝关节周围密集皮肤紫斑；阵发性脐周疼痛，可有压痛，无反跳痛及紧张；受累关节红肿、肿胀。

请问：

1. 该患者的身体状况有何特点？
2. 治疗期间，护士应采取哪些护理措施？

（王华荣）

1615 案例思路解析

1616 扫一扫，看总结

1617 扫一扫，测一测

第五节 弥散性血管内凝血患者的护理

扫一扫，自学汇

学习目标

1. 掌握弥散性血管内凝血患者的护理措施。
2. 熟悉弥散性血管内凝血患者的身体状况、护理诊断/问题、治疗要点。
3. 了解弥散性血管内凝血的病因、实验室及其他检查。
4. 能按护理程序对弥散性血管内凝血患者实施正确的护理措施。
5. 具有敏锐的观察能力及解决问题的能力，体现出护士对患者的人文关怀。

导入情景

患者，女，29 岁。因胎盘早期剥离，急诊入院。妊娠 8 个多月，昏迷，牙关紧闭，手足强直；眼球结膜有出血斑，身体多处有瘀点、瘀斑，消化道出血，血尿。BP 75/50mmHg，P 102 次/min。实验室检查：血红蛋白 70g/L，红细胞 2.5×10^{12}/L，血小板 85×10^{9}/L；纤维蛋白原 1.78g/L；凝血酶原时间 20s；鱼精蛋白副凝试验（3p 试验）阳性；尿蛋白+++，红细胞++。拟诊断为 DIC。

工作任务：

1. 写出患者目前存在的主要护理诊断/问题？
2. 此患者应采取哪些护理措施？

弥散性血管内凝血（disseminated intravascular coagulation，DIC）是指微血管体系被致病因素损伤，导致血液内凝血机制被弥散性激活，促发全身微血管内广泛纤维蛋白沉着导致血栓形成，从而使凝血因子大量消耗并继发纤溶亢进，引起以全身出血倾向及微循环衰竭为特征的临床综合征。

DIC 的病死率高达 20%～40%，在 DIC 已被启动的患者中，多器官衰竭将是主要死亡原因。因此 DIC 与多器官衰竭的关联性应予以重视。诊断不及时或治疗不恰当是影响 DIC 预后的主要因素。

弥散性血管内凝血的发病与多种因素有关。①严重感染：约占 DIC 总数的 2/3。细菌感染如革兰氏阴性菌、革兰氏阳性菌、铜绿假单胞菌、大肠埃希氏菌、克雷伯菌、肺炎链球菌、金黄色葡萄球菌感染；病毒感染如流行性出血热、重症肝炎等；立克次体感染如斑疹伤寒等；其他感染如脑型疟疾等。②恶性肿瘤：诱发 DIC 的主要病因之一，近年来有上升趋势，常见者如急性早幼粒细胞白血病、淋巴瘤、前列腺癌、胰腺癌等。③病理产科：见于羊水栓塞、感染性流产、死胎综合征、胎盘早剥、葡萄胎、感染性流产等。④手术及创伤：颅脑外伤常导致 DIC，脑组织富含组织凝血活酶，进入血液可引起血管内凝血；灼烧、大面积烧伤、严重挤压伤、骨折、休克等也易致 DIC。⑤严重中毒或免疫反应：如毒蛇咬伤、输血反应、移植排斥等。⑥其他：如恶性高血压、急性胰腺炎、溶血性贫血、糖尿病酮症酸中毒、中暑、脂肪栓塞等。

【护理评估】

（一）健康史

询问患者既往病史，评估是否存在易诱发 DIC 的基础疾病。了解患者本次发病的主要表现，如有无出血、面色苍白、皮肤湿冷、少尿或无尿、黄疸等表现。了解患者治疗与护理经过及其疗效等。

知识链接

DIC 的病理生理过程

1. 血管内凝血微血栓形成　血管内皮损伤、组织损伤、外来化学物质进入血流，致凝血因子活化等都可诱发广泛、散在的微血管内凝血形成微血栓，这是 DIC 的基本和特异性病理变化，发生部位广泛，多见于肺、脑、肝、心、肾等，主要为纤维蛋白血栓及纤维蛋白-血小板血栓。

2. 血管内继发纤溶凝血功能异常　①高凝状态：为 DIC 的早期改变。②消耗性低凝状态：出血倾向、PT 显著延长、血小板减少、多种凝血因子被消耗，此期常构成 DIC 的主要临床特点及实验检测异常。③继发性纤溶亢进状态：多出现在 DIC 后期，但亦可成为某些 DIC 的主要病理过程。

3. 微循环障碍　毛细血管微血栓形成、血容量减少、血管舒缩功能失调、心功能受损等因素造成微循环障碍。

（二）身体状况

1. 出血倾向　特点为自发性，多发性出血，部位可遍及全身，多见于皮肤、黏膜、伤口及穿刺部位，其次为某些内脏出血，严重者可发生颅内出血。

2. 休克或微循环衰竭　为一过性或持续性血压下降，早期即出现肾、肺、脑等器官功能不全，表现为肢体湿冷、少尿、呼吸困难、发绀及神志改变等。休克程度与出血量常不成比例。顽固性休克是 DIC 病情严重，预后不良的征兆。

3. 微血管栓塞　可发生在浅层的皮肤、消化道黏膜的微血管，但临床上较少出现局部坏死和溃疡。而由于深部器官微血管栓塞导致的器官衰竭在临床上却更为常见，可表现为顽固性的休克、呼吸衰竭、意识障碍、颅内高压和肾衰竭等。

> **考点提示：**弥散性血管内凝血患者的身体状况

4. 溶血　表现为进行性贫血，贫血程度与出血量不成比例，偶见皮肤、巩膜黄染。

（三）实验室及其他检查

1. 血象检查　血小板 $<100\times10^9/L$ 或进行性下降。肝病、白血病患者血小板 $<50\times10^9/L$。

2. 出凝血检查　PT 缩短或延长 3s 以上，肝病、白血病延长 5s 以上，APTT 缩短或延长 10s 以上。

3. 3P 试验　阳性或血浆 FDP>20mg/L，肝病、血病 FDP>60mg/L。

4. D-二聚体　水平升高或阳性。

5. 血浆纤维蛋白原　<1.5g/L 或进行性下降，或>4g/L。白血病及其他恶性肿瘤患者<1.8g/L，肝病患者<1.0g/L。

（四）心理-社会状况

由于病情变化突然，患者往往会出现焦虑、恐惧等心理，护士应鼓励、安慰患者，给予心理支持，使患者主动配合治疗。同时向患者及家属讲解疾病相关知识，以争取家属的理解与支持，消除患者紧张、恐惧等负性情绪。

（五）治疗要点

1. 消除病因、治疗基础疾病　纠正缺氧、缺血及酸中毒等，是终止DIC病理过程的最为关键和根本的治疗措施。控制感染、治疗肿瘤、病理产科及外伤等病因的治疗。

2. 抗凝治疗　抗凝治疗是终止DIC病理过程、减轻器官损伤、重建凝血-抗凝平衡的重要措施。一般认为，DIC的抗凝治疗应在处理基础疾病的前提下，与凝血因子补充同步进行。

（1）临床上常用的抗凝药物为肝素，主要包括普通肝素和低分子量肝素。①普通肝素：急性DIC时10 000~30 000U/d，一般为12 500U/d左右。每6h用量不超过5 000U/d，静脉滴注。根据病情可连续使用3~5d。②低分子量肝素：与肝素钠相比，其半衰期较长，较少出现血小板减少，引起出血并发症较少。常用剂量为75~150IUAⅩa（抗活化因子Ⅹ国际单位）/（kg·d），一次或两次皮下注射，连用3~5d。因其抑制FⅩa作用较强，较少依赖AT，生物利用度较高，临床应用广泛。

（2）适应证：DIC早期（高凝期）；血小板及凝血因子呈进行性下降，微血管栓塞表现（如器官功能衰竭）明显的患者；消耗性低凝期但病因短期内不能去除者，在补充凝血因子情况下使用。

（3）禁忌证：手术后或损伤创面未经良好止血者；近期有大咯血或有大量出血的活动性消化性溃疡；蛇毒所致的DIC；DIC晚期患者有多种凝血因子缺乏及明显纤溶亢进。

3. 替代治疗　适用于有明显血小板或凝血因子减少证据，已进行病因及抗凝治疗，DIC未能得到良好控制，有明显出血表现者。①新鲜冷冻血浆等血液制品：每次10~15ml/kg。②血小板悬液：未出血的患者血小板计数低于20×10^9/L，或者存在活动性出血且血小板计数低于50×10^9/L的DIC患者。③纤维蛋白原：首次剂量2.0~4.0g，静脉滴注，由于纤维蛋白原半衰期较长，一般3d用药一次。

> 考点提示：弥散性血管内凝血患者的治疗要点

【护理诊断/问题】

1. 有出血的危险　与DIC所致的凝血因子被消耗、继发性纤溶亢进、肝素应用有关。
2. 气体交换障碍　与肺栓塞致通气/血流比例失调有关。
3. 潜在并发症：急性肾衰竭、呼吸衰竭、多器官衰竭、休克、多发性微血管栓塞。

【护理目标】

1. 患者出血状况得到改善。
2. 患者的气体交换功能恢复。
3. 患者未发生并发症或并发症得以及时发现和治疗。

【护理措施】

1. 出血的观察与护理　注意观察出血的部位、范围及其严重程度，观察有无出血的症状，如瘀点、紫癜、血肿、黏膜出血、消化道出血、泌尿道出血、阴道出血等。护士密切观察以帮助判断病情轻重及治疗效果。发生DIC的特征是持续、多部位的出血或渗血，特别是手术伤口、穿刺点和注射部位；出血加重多提示病情进展或恶化，反之可视为病情有效控制。

2. 抢救配合与护理

（1）迅速建立两条静脉通路，以保证液体补充和抢救药物的应用。注意维持静脉通路的通畅。

(2)用药护理:熟悉救治 DIC 过程中各种常用药物的名称、给药方法、主要不良反应及其预防和处理的方法,遵医嘱正确配制和应用有关药物,尤其是肝素等抗凝血药物。普通肝素的主要不良反应是出血,用药过程中应密切观察患者的出血状况,监测相应实验室指标,其中 APTT 为肝素应用最常用的临床监测指标。普通肝素治疗时,APTT 较正常参考值延长 1.5~2.0 倍为合适剂量,若过量而致出血,可用鱼精蛋白中和。鱼精蛋白 1mg 可中和肝素 100U。低分子肝素常规剂量使用时,一般不发生出血,无需严格的血液学检测。

3. 并发症的预防与护理

(1)一般护理:严格卧床休息,按病情采取合适的体位。休克患者应采取仰卧中凹位,呼吸困难严重的患者可取半坐卧位。注意保暖,但应避免局部用热;加强皮肤护理,预防压力性损伤的发生;协助排便,必要时采取留置导尿。按医嘱进食清淡、易消化的流质或半流质食物,必要时禁食。给予吸氧,以改善重要脏器的缺氧状态。

考点提示: 弥散性血管内凝血患者的抢救配合与护理

(2)病情观察:严密观察病情变化,及时发现休克或重要器官功能衰竭的征象。及时准确记录 24h 出入量,定时监测患者的生命体征、神志和尿量变化;观察皮肤的颜色与温、湿度的变化。观察有无皮肤、黏膜及重要器官栓塞的症状和体征。肾栓塞时,患者出现腰痛、血尿、少尿或无尿,甚至急性肾损伤;肺栓塞时表现为突然呼吸困难、胸痛和咯血;胃肠黏膜栓塞后坏死可出现消化道出血;皮肤栓塞可出现手指、足趾、鼻、颈、耳部苍白疼痛,甚至引起局部皮肤的干性坏死;脑栓塞时可出现头痛、抽搐、昏迷或神经系统的定位表现。此外,应同时加强对原发病的观察和监测,以及时终止 DIC 的病理过程。

【护理评价】

1. 患者出血状况是否得到改善。
2. 患者的气体交换功能是否能恢复。
3. 患者是否发生并发症,或并发症是否得以及时发现和治疗。

【健康教育】

1. 指导患者及其家属 尤其是向家属讲解本病的相关知识,告知反复进行实验室检查的重要性和必要性、特殊治疗的目的以及不良反应,劝导家属多关心和支持患者,以缓解患者的不良情绪,提高战胜疾病的信心,主动配合治疗。

2. 指导患者保证充足的休息和睡眠 根据患者的饮食习惯提供可口、易消化、易吸收、富含营养的食物,少量多餐,循序渐进地增加运动,促进身体康复。

案例

患者男性,59 岁。因颅脑外伤 3d 后,眼球结膜有出血斑,身体多处有瘀点、瘀斑,消化道出血,血尿。查体:BP 75/50mmHg,P 102 次/min。实验室检查:血红蛋白 70g/L,红细胞 2.5×10^{12}/L,血小板 85×10^{9}/L。

请问:

1. 该患者的身体状况有何特点?
2. 临床评估需要进一步做哪些检查?
3. 治疗期间,护士应采取哪些护理措施?

(王华荣)

1619 案例思路解析

1620 扫一扫,看总结

1621 扫一扫,测一测

第六节 血友病患者的护理

扫一扫，自学汇

学习目标

1. 掌握血友病患者的护理措施。
2. 熟悉血友患者的身体状况、护理诊断/问题、治疗要点。
3. 了解血友病的病因、实验室及其他检查。
4. 能按护理程序对血友病患者实施正确的护理措施。
5. 具有敏锐的观察能力及解决问题的能力，能正确评估血友病患者，给患者提供健康指导。

导入情景

于女士，25岁。5个月前分娩一名男婴，10d前，自发性左下肢皮下出血、血肿。实验室检查：APTT 111.2s，FⅧ:C 2.4%，FⅧ抗体阳性0.23BU/ml。初步诊断为血友病A。

工作任务：

1. 写出患者目前存在的主要护理诊断/问题？
2. 患者出血，护士应采取哪些护理措施？

血友病（hemophilia）是一种X染色体连锁的隐性遗传性出血性疾病，可分为血友病A和血友病B两种。前者为凝血因子Ⅷ（FⅧ）质或量的异常所致，后者系凝血因子Ⅸ（FⅨ）质或量的异常所致。血友病以阳性家族史、幼年发病、自发或轻度外伤后出血不止、血肿形成及关节出血为特征。血友病的社会人群发病率为（5~10）/10万。我国血友病登记信息管理系统数据显示，国内血友病A患者占80%~85%，血友病B患者占15%~20%。

血友病A又称FⅧ缺乏症，是临床上最常见的遗传性出血性疾病。FⅧ在循环中与vWF以复合物形式存在。前者被激活后参与FX的内源性激活；后者作为一种黏附分子参与血小板与受损血管内皮的黏附，并有稳定及保护FⅧ的作用。

FⅧ基因位于X染色体长臂末端（Xq28），当其因遗传或突变而出现缺陷时，人体不能合成足量的FⅧ，导致内源性途径凝血障碍及出血倾向的发生。

血友病B又称遗传性FⅨ缺乏症。FⅨ为一种单链糖蛋白，被FⅨa等激活后参与内源性FX的激活。FⅨ基因位于X染色体长臂末端（Xq26-q27）。遗传或突变使之缺陷时，不能合成足够量的FⅨ，造成内源性途径凝血障碍及出血倾向。

【护理评估】

（一）健康史

应重点评估有无家族史；评估关节、肌肉、深部组织是否有自发性出血；轻度损伤、小型手术后是否出血不止；关节是否畸形。

知识链接

血友病诊断参考标准

1. 血友病A ①临床表现：男性患者有或无家族史，有家族史者符合X连锁隐性遗传规律；关节、肌肉、深部组织出血，可呈自发性或发生于轻度损伤、小型手术后，易引起血肿及关节畸形。②实验室检查：出血时间、血小板计数及PT正常；APTT延长；FⅧ:C水平明显降低；vWF:Ag正常。

2. 血友病B ①临床表现：基本同血友病A，但程度较轻。②实验室检查：出血时间、血小板计数及PT正常；APTT重型延长，轻型可正常；FⅨ抗原及活性减低或缺乏。

（二）身体状况

考点提示：血友病患者的身体状况

1. 出血 出血的轻重与血友病类型及相关因子缺乏程度有关。血友病A出血较重，血友病B则较轻。按血浆FⅧ:C的活性，可将血友病A分为3型。①重型：FⅧ:C活性低于1%。②中型FⅧ:C活性1%~5%。③轻型FⅧ:C活性6%~30%。

血友病的出血多为自发性或轻度外伤、小手术后如拔牙、扁桃体切除等出血不止，且具备下列特征：①与生俱来，伴随终身。②常表现为软组织或深部肌肉内血肿。③负重关节如膝、踝关节等反复出血甚为突出，最终可致关节肿胀、僵硬、畸形，可伴骨质疏松、关节骨化及相应肌肉萎缩（血友病关节）。

2. 血肿压迫症状及体征 血肿压迫周围神经可导致局部疼痛、麻木及肌肉萎缩；压迫血管可致相应供血部位缺血性坏死或淤血、水肿；口腔底部、咽后壁、喉及颈部出血可致呼吸困难甚至窒息；压迫输尿管致排尿障碍；腹膜后出血可引起麻痹性肠梗阻。

（三）实验室及其他检查

1. 筛选试验 出血时间、凝血酶原时间、血小板计数及血小板聚集功能正常，APTT延长，但APTT不能鉴别血友病的类型。

2. 临床确诊试验 FⅧ活性测定辅以FⅧ:Ag测定和FⅨ活性测定辅以FⅨ:Ag测定可以确诊血友病A和血友病B，同时根据结果对血友病进行临床分型；同时应行vWF:Ag测定（血友病患者正常），可与血管性血友病鉴别。

3. 基因诊断试验 建议对患者进行基因检测，以便确定致病基因，为同一家族中的携带者检测和产前诊断提供依据。

（四）心理-社会状况

由于病情终身存在，患者往往会出现焦虑、恐惧、烦躁等心理。护士应鼓励安慰患者，给予心理支持，使患者主动配合治疗，同时向患者及家属讲解疾病相关知识，以争取家属的理解与支持，消除患者紧张、恐惧等负性情绪。

（五）治疗要点

治疗原则是以替代治疗为主的综合治疗。加强自我保护，预防损伤出血极为重要；尽早有效的处理患者出血，避免并发症的发生和发展；禁用阿司匹林等非甾体抗炎药及其他可能干扰血小板聚集的药物；家庭治疗及综合性血友病诊治中心的定期随访；出血严重患者提倡预防治疗。

1. 一般治疗 包括加强自我防护、预防损伤出血、及早有效地处理出血、避免并发症的发生，出血严重的患者提倡预防治疗等。

2. 替代治疗 目前血友病的治疗仍以替代疗法为主，既补充缺失的凝血因子，它是防治血友病出血最重要的措施。主要制剂有基因重组的纯化FⅧ、FⅧ浓缩剂、新鲜冷冻血浆、冷沉淀物（FⅧ浓度较血浆高5~10倍）以及凝血酶原复合物等。FⅧ及FⅨ的半衰期分别为8~12h及18~24h，故补充FⅧ需连续静脉滴注或每天2次，FⅨ每天1次即可。FⅧ及FⅨ剂量：每千克体重输注1U FⅧ:C能使体内FⅧ:C水平提高2%；每千克体重输入1U FⅨ能使体内FⅨ:C水平提高1%。最低止血要求FⅧ:C或FⅨ水平达20%以上，出血严重或欲行中型以上手术者，应使FⅧ或FⅨ水平达40%以上。凝血因子的补充一般可采取下列公式计算：FⅧ剂量(U)=体重(kg)×所需提高的活性水平(%)÷2。FⅨ剂量(U)=体重(kg)×所需提高的活性水平(%)。血友病患者反复输注血液制品后会产生FⅧ或FⅨ抑制物，其发生率约为10%，通过检测患者血浆FⅧ或FⅨ抑制物滴度可确定。主要通过免疫抑制治疗（包括糖皮质激素、静脉注射人免疫球蛋白等）及旁路治疗来改善出血，后者包括使用凝血酶原复合物及重组人活化因子Ⅶ（rhFⅦa）。rhFⅦa具有很好的安全性，常用剂量是90μg/kg，每2~3h静脉注射，直至出血停止。

3. 其他药物治疗

(1)去氨加压素（desmopressin，DDAVP）：是一种半合成的抗利尿激素，可促进内皮细胞释放储存的vWF和FⅧ。常用剂量为0.3μg/kg，置于30~50ml生理盐水内快速静脉推注，1次/12h。由于水潴留等原因，此药在幼儿慎用，2岁以下儿童禁用。

(2)抗纤溶药物：通过保护已形成的纤维蛋白凝块不被溶解而发挥止血作用。常用的有氨甲环酸等。泌尿系统出血时禁用。避免与凝血酶原复合物同时使用。

> **考点提示：**血友病患者的替代治疗

4. 其他治疗 如家庭治疗、外科治疗、基因治疗等。血友病患者的家庭治疗在国外应用广泛，除传授注射技术外，还应向患者和家属传授血液病学、矫形外科、物理治疗、精神心理治疗和血液传播疾病的知识等。对于关节强直、畸形的患者，可在补充足量相应凝血因子的基础上行关节成形术或置换术。基因治疗在实验研究中已取得成功，临床应用有待进一步的研究和探索。

【护理诊断/问题】

1. 有受伤的危险：出血 与某些凝血因子缺乏有关。
2. 有废用综合征的危险 与反复多次关节腔出血有关。
3. 焦虑 与终身出血倾向、担心丧失劳动能力有关。
4. 恐惧 与害怕出血不止、危及生命有关。
5. 慢性疼痛 与深部组织血肿或关节腔出血有关。

【护理目标】

1. 患者无出血或出血情况得到改善。
2. 患者关节腔出血情况得到改善，未出现废用综合征。
3. 患者自述焦虑减轻，表现为情绪稳定。
4. 患者自述恐惧情绪有所减轻，表现为可以面对疾病。
5. 患者疼痛缓解。

【护理措施】

1. 出血的护理

(1)预防出血:限制患者的活动范围和程度,禁止从事危险作业及重体力活动;避免外伤,告诉患者不要过度负重或进行剧烈的接触性运动比如拳击、足球、篮球等,不要穿硬底鞋或赤脚走路。使用刀、剪、锯等工具时应小心操作,必要时戴防护性手套;避免或减少各种不必要的穿刺或注射,必须时,拔针后局部按压10min以上,直至出血停止;禁止使用静脉留置套管针,以免穿刺点渗血难止;尽量避免手术治疗,必须手术时,术前应根据手术规模大小常规补充足够量的凝血因子;加强口腔卫生;遵医嘱用药,避免使用阿司匹林等抑制凝血作用的药物。

(2)局部出血处理的配合:按医嘱实施或配合止血处理,紧急情况下配合医生抢救患者。

1)皮肤表面的出血,局部可采用压迫止血法。

2)鼻黏膜出血,可按医嘱使用巴曲酶(立止血)、凝血酶、止血海绵等加压或填塞止血。

3)拔牙后出血不止或出血较多的伤口,可用含相关凝血因子的粘贴物覆盖伤口或创面。

4)对局部深组织血肿形成和关节腔出血患者,休息(制动)、局部压迫、冷敷及抬高患肢是最重要的非药物性治疗措施。可根据情况使用夹板、模具、拐杖或轮椅等,使患者出血的肌肉和关节处于休息位,局部予以冷敷或冷湿20min/次,每4~6h一次,直至局部肿胀或疼痛减轻。肌肉出血常为自限性,不主张进行血肿穿刺,以防感染。

5)咽喉部出血或血肿形成时,要避免血肿压迫呼吸道引起窒息,应协助患者取侧卧位或头偏向一侧,必要时用吸引器将血吸出,并做好气管插管或切开的准备。

6)一旦出现颅内出血,遵医嘱紧急输注凝血因子,配合做好其他抢救工作。

2. 关节腔出血的护理

(1)评估关节腔出血与病变:定期评估关节外形、局部有无压痛、关节活动能力有无异常等,以判断关节病变是否处于急性出血期(局部可有红、肿、热、痛及功能障碍)、慢性炎症期(关节持续肿胀及功能障碍)或病情进一步发展导致关节纤维强直、畸形以致功能丧失。

(2)关节康复训练:针对病变关节进行科学合理的康复训练是预防血友病患者发生关节失用的重要措施。康复训练应从出血停止、肿胀消退后开始。包括:①向患者及家属解释康复训练的目的、意义、主要方法、注意事项及配合要求。②急性期应局部制动并保持肢体、关节处于功能位,以避免出血加重和促进关节腔内出血的吸收。③肿胀未完全消退、肌肉力量未恢复前,切勿使患肢负重,适当增加卧床时间,避免过早行动,以预防反复的关节腔出血。④指导患者进行股四头肌收缩功能训练,以利局部肌肉的恢复。⑤关节腔出血控制后,帮助患者循序渐进地进行受累关节的被动或主动活动,也可给予理疗促进受累关节功能的康复。

3. 用药护理　快速静脉滴注去氨加压素可出现头痛、心率加快、颜面潮红、血压升高及少尿等不良反应,要注意观察,必要时遵医嘱对症处理。治疗前后配合医生做好血浆FⅧ水平检测的标本采集及送检工作,以预测该药的治疗效果。正确输入各种凝血因子制品,凝血因子取回后应立即输注;输注冷冻血浆或冷沉淀物前,应将冷冻血浆或冷沉淀物置于37℃温水(水浴箱)中解冻、融化,并快速输入(以患者可耐受的速度为宜)。输入过程密切患者观察有无输血反应。

> **考点提示:** 血友病患者出血的护理措施

4. 病情观察 监测患者出血情况的变化，及时发现重症患者，为有效救治挽救患者生命赢得时间。观察内容包括患者的自觉症状、各部位出血的量和临床表现等。

【护理评价】

1. 患者出血状况是否得到改善。
2. 患者的关节腔出血是否得到改善，是否出现废用综合征。
3. 患者焦虑情绪是否减轻。
4. 患者恐惧情绪是否减轻。
5. 患者疼痛是否缓解。

【健康教育】

1. 疾病预防的指导 本病目前尚无根治方法，因此预防更为重要。建立遗传咨询、严格婚前检查和加强产前诊断，是减少血友病发病率的重要措施。对于有家族史的患者，婚前应常规进行血友病的遗传咨询。做好婚前检查，不仅可发现血友病患者，也可发现血友病基因的女性携带者。血友病患者及女性携带者不宜婚配，已婚者应避免生育，以减少本病的遗传。为了减少血友病患儿的出生，女性携带者均应进行产前诊断。一般于妊娠13~16周进行羊水穿刺，确定胎儿性别及基因表型，从而明确胎儿是否为血友病患儿，决定是否终止妊娠。

2. 疾病知识指导 目的在于充分调动患者及家属的主观能动性，使其积极配合治疗和康复。向患者及家属介绍疾病的原因、遗传特点、主要表现、诊断与治疗的主要方法与预防等，说明本病为遗传性疾病，需终身治疗，并应预防出血的发生；指导患者及家属掌握预防出血的相应措施；提供有关血友病社会团体的信息，鼓励患者及家属参与相关的社团及咨询活动。通过与医护人员或患者间的信息交流，相互支持，共同应对这一慢性病给患者及家庭带来的困难与烦恼。

3. 病情监测指导 患者应学会自我监测出血症状与体征，如碰撞后出现关节腔出血表现、外伤后伤口的渗血情况等。一旦发生出血，常规处理效果不好或出现严重出血，如关节腔出血等，应及时就医。

4. 出血的应急处理指导 指导患者及家属掌握常见出血部位的止血方法。有条件者，可教会患者及家属注射凝血因子的方法，以便紧急情况下及时处理严重出血，告诉患者外出或远行时，应携带血友病的病历卡，以备发生意外时可得到及时救助。

1623 案例思路解析

案例

杨女士，28岁。6个月前拔牙后出血不止，10d前，自发性左下肢皮下出血、血肿，膝关节肿胀、活动异常。查体：患者左下肢肿胀，膝关节压痛。实验室检查：APTT 109s，FⅧ:C 2.1%，FⅧ抗体阳性0.2BU/ml。

请问：

1. 该患者的身体状况有何特点？
2. 治疗期间，护士应采取哪些护理措施？

1624 扫一扫，看总结

1625 扫一扫，测一测

（王华荣）

第七节 白血病患者的护理

扫一扫，自学汇

学习目标

1. 掌握白血病患者的身体状况及护理措施。
2. 熟悉白血病的概念、分类、常见护理诊断/问题、实验室及其他检查。
3. 了解白血病的病因、发病机制及治疗要点。
4. 学会应用护理程序对白血病患者实施整体护理，进行健康指导。
5. 具有关心、爱护、尊重患者的职业素质及团队协作精神，认真、负责的工作态度及遇突发状况时的沉着、冷静的心理素质。

导入情景

大学生，男，18 岁。2d 前，在学校上完晚自习回宿舍的途中淋雨后，出现打喷嚏、流鼻涕，自觉着凉感冒，服用 1 包“999 感冒灵”和 1 片“克感敏”后入睡。当天晚上出现高热，T 39.5℃，连续 2d 持续高热，伴头晕、全身骨骼疼痛。老师和同学将其送到医院住院治疗，诊断为“急性非淋巴细胞白血病”。当患者获悉病情后忧心忡忡，感到绝望。

工作任务：

1. 如何对该患者进行出血预防指导？
2. 如何对该患者进行感染预防指导？
3. 如何对该患者进行心理支持？

白血病（leukemia）是一类造血干细胞恶性克隆性疾病，其克隆中的异常细胞（即白血病细胞）分化障碍、增殖失控、凋亡受阻，而停滞在细胞发育的不同阶段，在骨髓和其他造血组织中白血病细胞大量增生累积，抑制正常造血并浸润其他器官和组织。临床上以进行性贫血、持续发热或反复感染、出血和组织器官的浸润等为主要表现，以外周血中出现形态各异、为数不等的幼稚细胞为特征。

我国白血病发病率为（3~4）/10 万。在恶性肿瘤所致的死亡率中，白血病居第 6 位（男性）和第 7 位（女性），在儿童和 35 岁以下成人中居第 1 位。我国急性白血病比慢性白血病多见，其中急性髓系白血病最多，其次是急性淋巴细胞白血病。慢性白血病中又以慢性粒细胞白血病较多见。成人急性白血病以急性髓系白血病多见，儿童以急性淋巴细胞白血病多见。

人类白血病的病因尚不完全清楚，其发病可能与多种因素有关。①生物因素：主要包括病毒感染和免疫功能异常。目前已经证实人类 T 淋巴细胞病毒 I 型能引起成人 T 细胞白血病/淋巴瘤。此外，EB 病毒、HIV 病毒与淋巴系统恶性肿瘤相关。部分免疫功能异常者，如某些自身免疫性疾病患者白血病危险度会增加。②物理因素：X 射线、γ 射线等电离辐射。日本广岛和长崎原子弹爆炸后的幸存者、英国强直性脊柱炎患者接受放疗后，以及宫颈癌放疗者，其白血病发病率明显高于普通人群。致白血病与否主要取决于人体吸收辐射的剂量。③化学因素：多种化学物质或药物可诱发白血病，如苯及其衍生物、氯霉素、保泰松、乙双吗啉、抗肿瘤药物等。化学物质所致的白血病以急性髓系白血病为主。④遗传因素：单卵孪生子，如果一个人发生白血病，另一个人的发病率比双卵孪生者高12倍。有染色体异常的遗传性疾病，如Down综合征（唐氏综合征，又称先天愚型）、先天性再生障碍性贫血（Fanconi综合征）等较易发生白血病。另外，某些血液病最终可能发展为白血病，如骨髓增生异常综合征、淋巴瘤、多发性骨髓瘤等。

白血病发病机制复杂，上述各种因素均可促发遗传因素的突变或染色体的畸变，而使白血病细胞株形成，联合人体免疫功能的缺陷，使已形成的肿瘤细胞不断增殖，最终导致白血病的发生。

知识链接

白血病的分类

1. 根据病程和白血病细胞的成熟度分类

（1）急性白血病（acute leukemia）：起病急，进展快，病程短，仅为数月。细胞分化停滞在较早阶段，骨髓和外周血中以原始细胞及早期幼稚细胞为主。

（2）慢性白血病（chronic leukemia）：起病缓，进展慢，病程长，可达数年。细胞分化停滞在较晚阶段，骨髓及外周血中多为较成熟的幼稚细胞和成熟细胞。

2. 根据白血病细胞的类型分类　根据主要受累细胞系列，FAB分型将急性白血病分为急性淋巴细胞白血病（ALL）和急性髓系白血病（AML）或急性非淋巴细胞白血病（ANLL），急性白血病分型见表16-3。慢性白血病分为慢性髓系白血病（CML）、慢性淋巴细胞白血病（CLL）及少见类型的白血病。

1627

急性白血病的发生发展（微课）

一、急性白血病患者的护理

急性白血病是造血干细胞的恶性克隆性疾病，发病时骨髓中大量白血病细胞增殖并抑制正常造血，可广泛浸润肝、脾、淋巴结等各种脏器。临床表现为贫血、发热、出血和浸润等征象。急性白血病分为急性淋巴细胞白血病和急性非淋巴细胞白血病（表16-3）。

表16-3　急性白血病分型（FAB分型）

急性淋巴细胞白血病		急性非淋巴细胞白血病	
L_1型	原始和幼淋巴细胞以小细胞为主（直径≤12μm）	M_0	急性髓细胞白血病微分化型
		M_1	急性粒细胞白血病未分化型
		M_2	急性粒细胞白血病部分分化型
L_2型	原始和幼稚淋巴细胞以大细胞为主（直径>12μm）	M_3	急性早幼粒细胞白血病（APL）
		M_4	急性粒-单核细胞白血病
L_3型	原始和幼稚淋巴细胞以大细胞为主，大小一致，胞浆内有明显空泡胞浆嗜碱性，染色深	M_5	急性单核细胞白血病
		M_6	急性红白血病
		M_7	急性巨核细胞白血病

【护理评估】

（一）健康史

询问患者有无反复的病毒感染史；是否接触过放射性物质或化学毒物；是否用过易诱发本病的

药物;了解患者的职业、工作环境及家族史,以及是否有其他血液系统疾病。应重点评估患者从事的职业、工作环境、药物使用情况,有无反复的病毒感染史。

(二)身体状况

起病缓急不一。急者多为突然高热或严重出血,患者常为面色苍白、皮肤紫癜、月经过多或拔牙后出血不止而就医后被发现。

1. 正常骨髓造血功能受抑制的表现

(1)贫血:常为首发症状,呈进行性加重,半数患者就诊时已有重度贫血。贫血的原因主要是骨髓中白血病细胞极度增生与干扰,造成正常红细胞生成减少。

(2)发热:半数患者以发热起病。可低热,亦可高达39~40℃以上,伴畏寒、出汗等。白血病本身可以发热,但高热往往提示有继发感染,常不易控制,这是导致白血病患者死亡的最常见原因之一。感染主要与正常粒细胞缺乏或功能缺陷有关,化疗及激素可使机体的免疫功能进一步下降。感染的常见部位是口腔、咽喉、肺部及肛周等,严重时导致菌血症或败血症。最常见的致病菌是革兰氏阴性杆菌,长期应用抗生素者,可出现真菌感染。

(3)出血:几乎所有的患者在整个病程中都有不同程度的出血。主要原因是血小板减少。出血可发生在全身各部位,以皮肤瘀点、紫癜、鼻出血、牙龈出血、月经过多为常见,严重者发生颅内出血可致死,是急性白血病主要的死亡原因。急性早幼粒细胞白血病(M_3)易并发DIC而出现全身广泛性出血,是出血倾向最明显的一种白血病。

2. 白血病细胞增殖浸润的表现

(1)肝、脾、淋巴结肿大:可有轻至中度肝、脾大,淋巴结肿大以急性淋巴细胞白血病多见。

(2)骨和关节:常有胸骨下段局部压痛,也可出现关节、骨骼疼痛,尤以儿童多见。

(3)眼部:粒细胞白血病形成的粒细胞肉瘤或绿色瘤累及眼眶骨膜,引起眼球突出、复视或失明。

(4)口腔和皮肤:尤其是M_4和M_5。可出现牙龈增生、肿胀;皮肤出现蓝灰色斑丘疹,局部隆起、变硬,呈紫蓝色结节。

(5)中枢神经系统白血病(CNSL):可发生在疾病的各个时期,但常发生在化疗后缓解期,这是由于多种化疗药物难以通过血脑屏障,隐藏在中枢神经系统的白血病细胞不能被有效杀灭,因而引起CNSL。以急性淋巴细胞白血病最常见,儿童患者尤甚,其次为M_4、M_5和M_2。轻者表现为头痛、头晕,重者出现呕吐、颈项强直,甚至抽搐、昏迷。

(6)睾丸:无痛性肿大,多为单侧,另一侧虽无肿大,但活检时往往也发现有白血病细胞浸润;睾丸白血病多见于急性淋巴细胞白血病化疗缓解后的幼儿和青年,是仅次于CNSL髓外复发的根源。

> **考点提示:** 急性白血病患者的身体状况

(三)实验室及其他检查

1. 血象　白细胞多在$(10\sim50)\times10^9/L$,少部分低于$4\times10^9/L$或高于$100\times10^9/L$,白细胞过高或过低者预后较差。血涂片分类检查可见数量不等的原始细胞及幼稚细胞;正常细胞性贫血;早期血小板轻度减少或正常,晚期明显减少。

2. 骨髓象　是诊断急性白血病的必检项目和确诊的主要依据,对临床分型、指导治疗、估计预后等有重大意义。多数患者骨髓增生明显活跃或极度活跃,以原始细胞为主。FAB分型将原始细胞占全部骨髓有核细胞的30%以上作为诊断标准,WHO分型降为20%以上。正常粒细胞系、红细胞系及巨核细胞系均显著减少。奥尔(Auer)小体仅见于急性非淋巴细胞白血病,有独立诊断的意义。

3. 其他 细胞化学、免疫学、染色体和基因检查等，对白血病的诊断、分型、治疗和预后有意义。急性白血病常伴有特异的染色体和基因异常改变，如99%的 M_3 有t(15;17)(q22;q12)，即15号染色体上的PML(早幼粒白血病基因)与17号染色体上的RARA(维甲酸受体基因)形成PML/RARA融合基因，这正是 M_3 发病及使用全反式维甲酸治疗有效的分子学基础。此外，患者血清尿酸浓度及尿液中尿酸排泄均增加，化疗期间显著，是由于大量白血病细胞被破坏所致。

考点提示：诊断急性白血病的依据；急性白血病的血象特点

(四)心理-社会状况

白血病患者与其他恶性肿瘤患者的心理反应过程一样，常经历震惊否认期、愤怒期、磋商期、抑郁期和接受期。未确诊的患者主要表现为由怀疑而引起焦虑；一旦确诊为白血病，多数患者会产生强烈的恐惧、忧伤、悲观失望等负性情绪，甚至企图轻生。随着治疗病情好转，恐惧感会逐渐消失，此时可较坦然地正视自己的疾病。当白血病复发时，患者的恐惧感会再度出现，表现为紧张、抑郁、易激惹，常感孤独、绝望等。

(五)治疗要点

急性白血病的治疗主要包括支持治疗、联合化疗及造血干细胞移植。化疗是目前白血病最主要的治疗方法，也是造血干细胞移植的基础。对于急性白血病及CNSL患者需进行化疗药物如甲氨蝶呤等鞘内注射或脑脊髓放疗。强有力的支持治疗是化疗和造血干细胞移植取得成功的关键。造血干细胞移植是治愈白血病的有效手段。我国于2001年成立中国造血干细胞捐献者资料库管理中心(简称中华骨髓库)，图16-1为注册标志。急性早幼粒细胞白血病多选用全反式维甲酸(ATRA)和三氧化二砷诱导分化治疗。

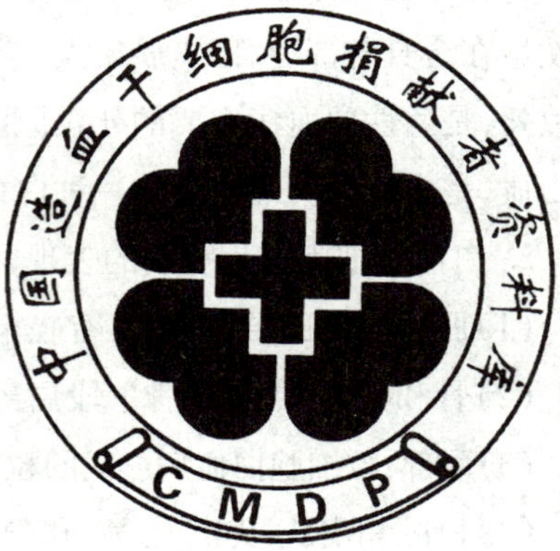

图16-1 中华骨髓库

知识链接

化疗药物分类

根据化疗药物外渗对皮下组织损伤的程度，化疗药物可分为3类。

1. 发疱性化疗药物 一旦渗到血管外，短时间内可发生红、肿、热、痛，甚至皮肤及组织坏死，也可导致永久性溃烂，如阿霉素、表柔比星、柔红霉素、放线菌素D、丝裂霉素、氮芥、长春新碱、长春碱、长春地辛、长春瑞滨、胺苯丫啶、美登素等。

2. 刺激性化疗药物 可引起轻度组织炎症和疼痛，一般不会导致皮下及组织坏死，如环磷酰胺、氟尿嘧啶、博来霉素、替尼泊苷、依托泊苷、喜树碱、卡铂、顺铂等。

3. 非刺激性化疗药物 对皮肤及组织无明显的刺激，如阿糖胞苷、左旋门冬酰胺酶、甲氨蝶呤等。

【护理诊断/问题】

1. 有出血的危险 与血小板、白血病细胞浸润等有关。

2. 有感染的危险 与正常粒细胞减少、化疗有关。

3. 潜在并发症：化疗药物的不良反应。

4. 悲伤 与急性白血病治疗效果差、死亡率高有关。

5. 活动无耐力 与大量、长期化疗，白血病引起代谢增高及贫血有关。

【护理目标】

1. 患者能积极配合，采取正确、有效的预防措施，减少或避免出血。

2. 患者能说出预防感染的重要性，积极配合，减少或避免感染的发生。

3. 患者能说出化疗可出现的不良反应，并能积极应对。

4. 患者能正确对待疾病，悲观情绪减轻或消除。

5. 患者能认识到化疗期间合理休息与活动的重要性，体力逐渐恢复，生活自理。

【护理措施】

1. 一般护理

(1)休息与活动：急性白血病患者应根据患者体力情况安排休息和活动，以休息为主，保证每天睡眠7~9h。缓解期和化疗间歇期坚持每天适量活动。

(2)饮食护理：给予高蛋白、高维生素、高热量、清淡易消化的饮食。有消化道出血时，暂禁食或进少量流质；化疗时饮食宜清淡，少量多餐，多饮水和果汁，必要时遵医嘱给予鼻饲或静脉高营养等。并向患者和家属解释化疗期间保证足够的营养，可补充机体的热量消耗，提高患者对化疗的耐受性，减少并发症发生。

2. 对症护理

(1)感染的预防和护理：在诱导缓解期间容易发生感染，此时应行保护性隔离。定时空气和地面消毒，谢绝探视以避免交叉感染。加强口腔、皮肤及肛周护理。若患者生命体征显示有感染征象，应立即协助医生做血液、咽部、尿液、粪便和伤口分泌物的培养和药敏试验，严格遵医嘱应用抗生素。

(2)贫血的预防和护理：对严重贫血、乏力明显者，遵医嘱输血或浓缩红细胞，使血红蛋白上升至80g/L，以利于完成化疗计划。

(3)出血的预防和护理：监测血小板计数，及时发现出血及出血先兆。给予积极地预防及护理。

3. 病情观察 观察生命体征的变化；观察有无出血、贫血、感染等；警惕DIC和颅内出血的发生；定期监测血象和骨髓象，每天监测白细胞计数和分类。

4. 化疗护理

(1)白血病常用化疗药物及其药理作用、主要不良反应(表16-4)。

表16-4 白血病常用化疗药物

药物分类	药物名称(英文缩写)	药理作用	主要不良反应
生物碱类	长春新碱(VCR)	抑制有丝分裂	末梢神经炎、脱发、消化道反应
	高三尖杉酯碱(H)	抑制有丝分裂	骨髓抑制、心脏毒性、消化道反应
	依托泊苷(VP-16)	干扰DNA、RNA合成	骨髓抑制、脱发、消化道反应
抗代谢类	巯嘌呤(6-MP)	抗嘌呤代谢，阻碍DNA合成	骨髓抑制、消化道反应、肝功能损害
	氟达拉滨(FLU)	抗嘌呤代谢，阻碍DNA合成	神经毒性、骨髓抑制
	阿糖胞苷(Ara-C)	抗嘧啶代谢，阻碍DNA合成	消化道反应、骨髓抑制、肝功能损害
	羟基脲(HU)	抗嘌呤嘧啶代谢，阻碍DNA合成	消化道反应、骨髓抑制

续表

药物分类	药物名称(英文缩写)	药理作用	主要不良反应
	甲氨蝶呤(MTX)	抗叶酸代谢,干扰DNA合成	口腔及胃肠道黏膜溃疡、骨髓抑制、肝功能损害
激素类	泼尼松(P)	破坏淋巴细胞	库欣综合征、易感染、高血压、药物性糖尿病、溃疡病
烷化剂	环磷酰胺(CTX)	破坏DNA	骨髓抑制、脱发、消化道反应、出血性膀胱炎
	白消安(BUS)	破坏DNA	皮肤色素沉着、骨髓抑制
抗生素类	柔红霉素(DNR)	抑制DNA、RNA合成	骨髓抑制、心肌损伤、消化道反应
	阿霉素(ADM)	抑制DNA、RNA合成	骨髓抑制、心肌损伤、消化道反应
酶类	左旋门冬酰胺酶(L-ASP)	影响癌细胞蛋白质合成	肝损害、高尿酸血症、过敏反应
肿瘤细胞诱导分化剂	维A酸/全反式维甲酸(AT-RA)	使白血病细胞分化为具有正常表型功能的血细胞	皮肤黏膜干燥、消化道反应、头晕、关节痛、肝功能损害、呼吸衰竭
	三氧化二砷(ATO)		疲劳,肝脏转氨酶异常,可逆性高血糖

知识链接

维甲酸综合征

维甲酸综合征(RAS)是用维甲酸治疗急性早幼粒细胞白血病过程中最严重的不良反应,好发于治疗前白细胞总数较高或明显增高的患者。机制可能与细胞因子的大量释放和黏附分子表达增加有关。多于首次治疗后2~21d发病,中位时间为7d。主要临床表现有发热、体重增加、身体下垂部位水肿、间质性肺炎、胸腔积液、肾功能损害,偶见低血压、心包积液或心力衰竭,严重时需辅助机械通气。主要死因是弥漫性肺间质性炎症引起的呼吸衰竭。处理措施:①及时应用大剂量糖皮质激素,如地塞米松10mg静脉注射,每天2次,连用3d。②暂时停服维甲酸,症状消失后可继续使用,一般不会再出现RAS。③对症或辅助治疗,如吸氧、利尿、白细胞单采清除和联合化疗等。

(2)化疗的方法

1)化疗过程:急性白血病化疗过程分为两个阶段,即诱导缓解和缓解后治疗。①诱导缓解:主要是通过联合化疗,迅速、大量地杀灭白血病细胞,恢复机体正常造血,使患者尽可能在较短的时间内获得完全缓解。诱导缓解是指从化疗开始到完全缓解。完全缓解标准:白血病的症状、体征消失;血象和骨髓象基本恢复正常,外周血分类中无白血病细胞;骨髓象原始、幼稚细胞之和≤5%,红系、巨核系正常。患者能否获得完全缓解,是急性白血病治疗成败的关键。②缓解后治疗:急性白血病治疗前体内白血病细胞数量为10^{10}~10^{12},达到完全缓解时体内白血病细胞数减少到10^{8}~10^{9}以下,是疾病复发的根源。缓解后治疗通过进一步的巩固与强化治疗,彻底消灭残存的白血病细胞,防止病情复发。主要方法为化疗和造血干细胞移植。

2)化疗方案:根据白血病细胞动力学的原理,选择作用于细胞增殖不同阶段的药物,制订联合化疗方案。常用化疗方案见表16-5。

表 16-5 急性白血病常用联合化疗方案

ALL 诱导缓解治疗	DVLP 方案:DNR+VCR+L-ASP+P
ALL 缓解后治疗	HD Ara-C 或 HD MTX
AML 诱导缓解	DA(“标准”方案):DNR+Ara-C
	HA 方案:H+Ara-C
	DAE 方案:DNR+Ara-C+VP-16
M_3 诱导缓解	双诱导方案:ATRA+
AML 缓解后治疗	HD Ara-C;可单用或与 DNR、IDR 等联合使用

考点提示:防治中枢神经系统白血病的常用药物

3)中枢神经系统白血病的防治:由于化疗药物难以通过血脑屏障,隐藏在中枢神经系统内的白血病细胞常是白血病复发的根源,尤其是急性淋巴细胞白血病患者。因此,对于中枢神经系统白血病的患者多采用早期强化全身治疗和药物鞘内注射治疗或脑脊髓放疗。常选用的化疗药物为甲氨蝶呤、阿糖胞苷等。急性淋巴细胞白血病患者,即使诊断时脑脊液正常,也需预防性鞘内药物注射。

(3)化疗不良反应的预防及处理

1)静脉炎及组织坏死:化疗药物对组织刺激大,多次注射引起静脉炎及周围组织炎症,表现为局部血管出现红色条索状改变,甚至血管闭塞;若注射时药液渗漏,还会引起局部组织坏死。①合理选择静脉:最好采用中心静脉置管,如外周穿刺中心静脉导管、植入式静脉输液港。如果选用外周浅表静脉,应选择有弹性且粗直的大血管。②预防静脉炎及组织坏死:输入化疗药物前,先用生理盐水冲管,确定输液顺利无渗漏后,再给予化疗药物;输入过程中,其速度要慢,确保针头在血管内;输液完毕后,再用生理盐水冲管,拔针后按压数分钟,减轻药物对局部血管的刺激。③静脉炎及组织坏死护理:一旦药物外渗,立即停止药物输入,并边回抽边退针。局部可以滴入生理盐水以稀释药液或用解毒剂(8.4%碳酸氢钠用于阿霉素、柔红霉素及长春新碱等)。利多卡因局部封闭,由疼痛或肿胀区域多点注射,封闭范围要大于渗漏区,48h 内 2~3 次。可用 50%硫酸镁、多磺酸黏多糖乳膏(喜疗妥)等敷于患处,范围大于肿胀部位,每 2h 涂一次。局部 24h 冰袋间断冷敷。但长春新碱等植物碱类化疗药物不宜冰敷,宜局部间断热敷 24h。药液外渗 48h 内,应抬高受累部位,以促进局部外渗药液的吸收。其局部血管禁止静脉注射,避免患侧卧位,勿压患处。鼓励患者多肢体活动,以促进血液循环。

2)骨髓抑制:化疗药物在杀伤白血病细胞的同时,也损害正常细胞。多数化疗药物骨髓抑制作用最强的时间为化疗后第 7~14 天,5~10d 后恢复。在化疗过程中,定期查血象,初期每周 2 次,出现骨髓抑制者根据病情随时进行;每次化疗疗程结束后要进行骨髓象检查,观察疗效及骨髓受抑制情况。一旦发生骨髓抑制,加强贫血、感染和出血的预防、观察和护理,并遵医嘱用药。

3)消化道反应:某些化疗药物引起恶心、呕吐、纳差等消化道症状。一般第一次用药反应较强烈,以后逐渐减轻;症状多出现在用药后 1~3h,持续数小时到 24h 不等,体弱者症状出现较早且较重。①饮食:给予高热量、高蛋白、清淡易消化饮食,避免进食高糖、高脂、产气过多和辛辣刺激性食物;避免饭后立即平卧。②进餐环境:为患者提供安静、舒适、通风良好的休息与进餐环境,避免不良刺激。③进餐时间:建议患者在胃肠道症状最轻的时间进餐,避免化疗前后 2h 内进食。出现恶心及呕吐时,暂缓或停止进食;及时清除呕吐物,保持口腔清洁;在停止呕吐后,指导患者深呼吸和有意识吞咽,以减轻恶心症状。必要时,遵医嘱在治疗前 1h 给予止吐药物,如格拉司琼、托烷司琼等。

4)脱发:化疗前向患者说明化疗的必要性及化疗可能导致的脱发现象,但绝大多数患者在化疗结束后,头发会再生,使患者有充分的心理准备;指导患者戴假发或帽子,鼓励患者参与正常的社交活动。

5)口腔溃疡:减少口腔溃疡的感染,促进溃疡愈合。①漱口液含漱:一般可选用生理盐水、复方硼酸含漱液交替漱口;疑厌氧菌感染时选用 1%~3%过氧化氢溶液;真菌感染时可选用 1%~4%碳酸氢钠溶液、制霉菌素溶液或 1∶2 000 的氯己定溶液。每次含漱 15~20min,每天至少 3 次。溃疡疼痛严重者可在漱口液内加入2%利多卡因止痛。②局部溃疡用药:三餐后及睡前用漱口液含漱后,将药涂于溃疡处,涂药后 2~3h 后方可进食饮水。常用药物有碘甘油加蒙脱石散剂(思密达)与地塞米松,调配成糊状;还可选用溃疡贴膜、外用重组人表皮生长因子衍生物等。此外,四氢叶酸钙(口服与含漱)对大剂量甲氨蝶呤化疗引起的口腔溃疡效果显著。

6)尿酸性肾病:由于化疗药物使白血病细胞大量破坏,造成血及尿中的尿酸水平明显升高,析出的尿酸结晶积聚于肾小管,导致患者出现少尿甚至急性肾功能衰竭,称为尿酸性肾病。见本节“慢性粒细胞白血病”的护理。

7)其他:①长春新碱能引起末梢神经炎、手足麻木感,停药后可逐渐消失。②柔红霉素、多柔比星、高三尖杉酯碱类药物可引起心肌及心脏传导损害,要缓慢静脉滴注,<40 滴/min,用药前后监测心率、心律及血压,复查心电图,一旦出现毒性反应,立即报告医生,并配合处理。③环磷酰胺引起脱发及出血性膀胱炎,有血尿者必须停药。④门冬酰胺酶可引起过敏反应,用药前做药物过敏试验。⑤维甲酸治疗急性早幼粒细胞白血病,可引起维甲酸综合征,治疗期间密切观察病情,协助医生处理,如暂停维甲酸、应用大剂量糖皮质激素、吸氧、利尿、白细胞单采清除等。

> **考点提示:**化疗药物的不良反应

5. 心理护理

(1)评估患者的心理反应:白血病患者的心理反应过程与其他类型的恶性肿瘤患者大致相同,常经历震惊否认期、愤怒期、磋商期、抑郁期和接受期。患者的心理反应程度随年龄、文化背景等不同而有较大差异。护士应了解患者不同时期的心理反应,并进行针对性的护理。

(2)心理支持:①护士应耐心倾听患者述说,鼓励患者表达内心。②向患者介绍已缓解的典型病例,或请一些长期生存的患者进行现身说法。③组织病友进行养病经验的交流。④向患者说明不良的精神状态会引起食欲下降、失眠、免疫功能低下,对身体的康复不利。

(3)建立良好的生活方式:化疗间歇期坚持每天适当散步、打太极拳,饮食起居规律,保证充足的休息、睡眠和营养,根据体力做些有益的事情,使患者感受到自身的价值,提高生存的信心。

(4)社会支持:家属首先要能接受现实,树立信心,关心、帮助患者;护士尽力帮助患者建立社会支持网,增强战胜病魔的信心。

【护理评价】

1. 患者是否减少或避免出血。
2. 患者是否未发生感染或感染得到及时控制。
3. 患者是否无化疗不良反应发生或化疗不良反应是否得到有效处理。
4. 患者悲伤感是否减轻或消失。
5. 患者日常生活活动耐力是否逐渐恢复。

【健康教育】

1. 疾病知识指导　向患者及家属讲解疾病知识，白血病治疗进展快、效果好，应该争取在早期达到完全缓解，缓解后体内仍然存在白血病细胞，应长期坚持治疗；定期查血象及骨髓象，密切观察病情变化，出现原因不明的发热、骨痛、贫血、出血加重，应立即就诊，及早治疗；指导患者避免接触对造血系统有损害的理化因素，如电离辐射，染发剂、油漆等含苯物质，保泰松、氯霉素等药物。

2. 用药指导　指导患者主动坚持巩固强化治疗，以延长疾病的缓解期和生存期。

3. 日常生活指导　出院后安排适宜的养病环境，养成良好的生活方式，保证休息。注意个人卫生，不去人多拥挤的地方；经常检查口腔、咽部有无感染，学会自测体温；教会患者漱口液的含漱方法及局部溃疡用药的方法。勿用牙签剔牙，刷牙用软毛牙刷，勿用手挖鼻孔，避免创伤，天气干燥可涂金霉素眼膏或用薄荷油滴鼻；避免创伤，沐浴时水温以37~40℃为宜，避免损伤皮肤，加重出血。化疗间歇期，鼓励患者做力所能及的家务，以增强自信心。

二、慢性髓系白血病患者的护理

导入情景

患者，男，35岁，民企职工。消瘦、乏力2年。2个月前摸到左上腹包块，无特殊不适。昨日于医院就诊。B超：肝、脾大；血常规检查：白细胞327.3×10^9/L。为明确诊断，故骨髓穿刺检查，结果示：骨髓增生极度活跃，粒系异常增生，以中、晚幼粒细胞为主，原始细胞9%，易见嗜酸、嗜碱性粒细胞。诊断为“慢性髓系白血病（慢性期）”。

工作任务：

1. 如何对该患者进行尿酸性肾病的预防指导？
2. 如何对该患者进行病情监测？

慢性髓系白血病（chronic myelogenous leukemia，CML）又称慢性粒细胞白血病，简称慢粒，其特点为病程发展缓慢，外周血粒细胞显著增多且不成熟，脾脏明显肿大。95%以上的病例发现Ph染色体和/或BCR-ABL融合基因。本病各年龄组均可发病，以中年最多见。

【护理评估】

（一）健康史

慢性粒细胞白血病的肯定病因为反复小剂量或一次大剂量接触苯及放射线照射，慢性淋巴细胞白血病的病因为长期小剂量接触或一次大剂量接触低频电磁场，两者均可能和遗传有关。应重点评估患者可能的病因，是否有放射线和化学毒物接触史，是否有长期接触低频电磁场史。

（二）身体状况

起病缓慢，症状多为非特异性，逐渐加重，按其自然病程分为慢性期、加速期及急变期。

1. 慢性期　早期无自觉症状，随病情发展可出现乏力、消瘦、低热、多汗或盗汗等代谢亢进的表现。以脾大为最显著体征，可达脐水平甚至脐下，质地坚实、平滑，无压痛。但如发生脾梗死则压痛明显。部分患者有胸骨中下段压痛。半数患者肝脏中度肿大，浅表淋巴结多无肿大。慢性期可持续1~4年。

2. 加速期及急变期　加速期主要表现为原因不明的高热、虚弱、体重下降、脾脏迅速肿大，骨、关节痛及逐渐出现贫血、出血。对原来有效药物变成无效。此期从几个月至数年。急变期表现与急性白血病相似。其预后极差，多在数月内死亡。

> 考点提示：脾大是慢性粒细胞白血病最显著的体征

（三）实验室及其他检查

1. 血象　慢性期白细胞计数高于 $20\times10^9/L$，部分患者在 $100\times10^9/L$ 以上；各阶段中性粒细胞均增多，嗜酸、嗜碱性粒细胞增多；约 50%的患者有血小板计数增多，甚至高于 $1\,000\times10^9/L$。

2. 骨髓象　骨髓增生明显或极度活跃，以粒细胞为主，中幼粒、晚幼粒及杆状核细胞明显增多，慢性期原始粒细胞小于 10%，急变期超过 20%以上；嗜酸、嗜碱性粒细胞增多；红细胞系相对减少；巨核细胞系正常或增多，晚期减少。

3. 染色体检查及其他　90%以上的慢粒患者发现 Ph 染色体，t(9;22)(q34;q11)，即 9 号染色体长臂上 C-ABL 原癌基因易位至 22 号染色体长臂的断裂点集中区(BCR)形成 BCR-ABL 融合基因。少数 Ph 染色体呈阴性，其预后较差。血清及尿中尿酸浓度增高，与化疗后大量白血病细胞破坏有关。中性粒细胞碱性磷酸酶活性减低或呈阴性反应。

> 考点提示：90%以上的慢粒患者发现 Ph 染色体

（四）心理-社会状况

了解患者对疾病的认识及有无恐惧、预感性悲哀等心理反应；评估家庭主要成员对疾病的认知、对患者的态度、家庭经济状况，有无亲友、工作单位的支持等。

（五）治疗要点

CML 治疗应着重于慢性期，避免疾病转化，力争细胞遗传学和分子生物学水平的缓解。酪氨酸激酶抑制剂是目前治疗慢粒的首选药，常用药物是伊马替尼(格列卫)；造血干细胞移植是目前根治性的标准治疗。干扰素用于不适合伊马替尼和造血干细胞移植的患者。羟基脲用于高白细胞淤滞时的降白细胞处理。一旦进入加速期和急变期，按急性白血病治疗，但缓解率低，预后不良。

【护理诊断/问题】

1. 急性疼痛：脾胀痛　与脾大、脾梗死有关。
2. 潜在并发症：尿酸性肾病。
3. 知识缺乏：缺乏慢性粒细胞白血病的预防保健知识。

慢性粒细胞白血病急变后护理诊断及措施同急性白血病。

【护理目标】

1. 患者能积极配合，未发生脾区疼痛。
2. 患者未出现尿酸性肾病的并发症，或出现时被及时发现和处理。
3. 患者能说出有关慢性粒细胞白血病的预防保健知识。

【护理措施】

1. 一般护理　安置患者于安静、舒适的环境中卧床休息，脾大者嘱患者取左侧卧位，以减轻不适感，尽量避免弯腰和碰撞腹部，以免发生脾破裂。指导患者少量多次进食、进水，以减轻食后饱胀感。给予高热量、高蛋白、富含维生素、易消化的饮食。

2. 病情观察　每天测量患者脾脏的大小、质地并做好记录。注意脾区有无压痛，观察有无脾栓塞或脾破裂的表现。脾栓塞或脾破裂时，患者突感脾区疼痛，脾区拒按，有明显触痛，脾可进行性肿大，脾区可闻及摩擦音；脾破裂时可致血性腹膜炎，腹壁紧张，压痛、反跳痛，严重者出现出血性休克。密切观察有无不明原因的发热、骨骼疼痛、贫血、出血及脾大等。定期监测血象、骨髓象。

3. 用药护理　化疗期间，应注意白细胞及血小板计数，定期复查肝、肾功能。化疗期间易引起尿酸性肾病，鼓励患者多饮水，化疗期间饮水量3 000ml以上，必要时加服碳酸氢钠片，以利于尿酸和化疗药物降解产物的稀释和排泄，减少对泌尿系统的刺激，以防高尿酸血症对肾脏的损害。①注射药液后，每半小时排尿一次，持续5h，就寝前排尿一次。②遵医嘱口服别嘌醇，抑制尿酸形成；口服或静脉输入5%碳酸氢钠溶液，碱化尿液。③遵医嘱24h持续静脉补液，保证尿量>150ml/h，以利于尿酸和化疗药降解产物的稀释和排出；或在化疗给药前后遵医嘱给予利尿剂，以促进尿酸的排泄。化疗期间定期检查白细胞计数、血尿酸和尿中尿酸含量以及尿沉渣检查等。记录24h出入量，注意观察有无血尿或腰痛发生。一旦发生血尿或出现少尿、无尿等急性肾功能衰竭表现，应通知医生停止用药，同时检查肾功能。

4. 心理护理　疾病痛苦及化疗不良反应等使患者易产生焦虑、绝望等心理，注意及时疏导，鼓励坚持治疗，尽量减轻其心理压力。

考点提示： 尿酸性肾病的护理

【护理评价】

1. 患者是否能积极配合，未发生脾区疼痛。
2. 患者未出现尿酸性肾病，或尿酸性肾病被及时发现和处理。
3. 患者能否说出有关慢性粒细胞白血病的预防保健知识。

【健康教育】

1. 疾病知识指导　向患者及家属讲解疾病知识，由于患者体内白血病细胞多，应给患者提供高热量、高蛋白、高维生素、易消化吸收的饮食。

2. 用药指导　慢性期的患者必须主动配合治疗，以减少急性变的发生。向患者说明药物的不良反应。伊马替尼常见的不良反应有恶心、呕吐、皮疹等，但一般症状较轻微；血象下降较常见，应定期查血象，严重者遵医嘱减量或暂时停药。干扰素有发热、恶心、头痛、肝肾功能损害及骨髓抑制等不良反应，故应定期门诊复查及检查肝肾功能、血象。

3. 病情监测指导　出现贫血加重、发热、腹部剧烈疼痛，尤其是腹部受撞击可疑脾破裂时，应立即到医院检查。感染与出血的预防与监测见急性白血病。

案例

患者女，30岁。因“无明显诱因出现乏力伴胸闷、气急，活动后症状加重3周”就诊。实验室检查：血红蛋白77g/L，白细胞61.8×10^9/L，血小板183×10^9/L，异常细胞88%。为进一步诊治，收入血液科病房。

请问：

1. 患者入院时有哪些护理诊断/问题？
2. 为明确诊断，患者需进一步行什么检查？
3. 该患者确诊为急性单核细胞白血病，即予DAH方案化疗（D-柔红霉素、A-阿糖胞苷、H-高三尖杉酯碱）。应用化疗药物后，护士应重点观察什么？

1628 案例思路解析

1629 扫一扫，看总结

1630 扫一扫，测一测

（李劲峰）

第八节　淋巴瘤患者的护理

扫一扫，
自学汇

学习目标

1. 掌握淋巴瘤患者的身体状况及护理措施。
2. 熟悉淋巴瘤患者的护理诊断/问题、实验室及其他检查、治疗要点。
3. 了解淋巴瘤的病因。
4. 能按护理程序对淋巴瘤患者实施正确的护理措施。
5. 具有敏锐的观察能力及解决问题的能力，体现出护士的爱伤精神和人文关怀。

导入情景

张先生，43 岁。发热伴左颈部包块进行性肿大 1 个月，包块活检确诊为 B 淋巴细胞性非霍奇金淋巴瘤入院。体检：T 38.7℃，左颈部及双腋下扪及多个蚕豆大小淋巴结，质硬无压痛。胸片、腹腔 CT 及骨髓涂片均无异常。

工作任务：

1. 写出患者目前存在的主要护理诊断/问题。
2. 术后护士应采取哪些护理措施？

淋巴瘤(lymphoma)为起源于淋巴结和淋巴组织的恶性肿瘤。可发生于身体任何部位的淋巴结或结外的淋巴组织，通常以实体瘤形式生长于组织器官中，其中以淋巴结、扁桃体、脾及骨髓等部位最易受累。临床上以进行性、无痛性淋巴结肿大和/或局部肿块为特征，同时可有相应器官受压迫或浸润受损症状。组织病理学上将淋巴瘤分为霍奇金淋巴瘤(Hodgkin lymphoma，HL)和非霍奇金淋巴瘤(non-Hodgkin lymphoma，NHL)两大类，两者虽均发生于淋巴组织，但它们在流行病学、病理特点和临床表现方面有明显的不同。近 20 年来，全球 NHL 的发病率逐年上升，而 HL 则显著下降。我国淋巴瘤以治疗效果欠佳的中、高度恶性 NHL 为主，HL 患者的发病率仅占淋巴瘤的 8%~11%。

目前淋巴瘤的病因尚不完全清楚，可能与多种因素有关。①病毒因素：EB 病毒可能是 Burkitt 淋巴瘤的病因，逆转录病毒人类 T 淋巴细胞病毒Ⅰ型(HTLV-Ⅰ)已被证明是成人 T 细胞白血病或淋巴瘤的病因，HTLV-Ⅱ近来也被认定与 T 细胞皮肤淋巴瘤(蕈样肉芽肿)的发病有关。②免疫因素：免疫功能低下也与淋巴瘤的发病有关。近年来发现遗传性或获得性免疫缺陷伴发淋巴瘤者较多，如干燥综合征发生淋巴瘤比一般人群为高。器官移植后长期应用免疫抑制剂而发生恶性肿瘤者，其中 1/3 为淋巴瘤。③幽门螺杆菌抗原的存在与胃黏膜相关性淋巴样组织结外边缘区淋巴瘤(胃 MALT 淋巴瘤)发病有密切关系，抗幽门螺杆菌治疗可改善其病情，幽门螺杆菌可能是该类淋巴瘤的病因。

【护理评估】

（一）健康史

应重点评估患者有无病毒感染史、有无免疫性疾病等。

知识链接

淋巴瘤的病理与分型

1. 霍奇金淋巴瘤　镜下特点是在炎症细胞背景可见R-S细胞。分为结节性淋巴细胞为主型HL和经典HL两大类。我国经典HL中混合细胞型最为常见，此型有播散倾向，预后较差。几乎所有的HL细胞均来源于B细胞。

2. 非霍奇金淋巴瘤　NHL大部分为B细胞性，镜下正常淋巴结结构破坏，增生的淋巴瘤细胞成分单一、排列紧密。NHL易发生早期远处扩散。惰性NHL：如源于B细胞的小淋巴细胞淋巴瘤、淋巴浆细胞淋巴瘤、边缘区淋巴瘤及滤泡淋巴瘤和源于T细胞的蕈样肉芽肿/Sezary综合征。侵袭性NHL：如源于B细胞的套细胞淋巴瘤、弥漫大B细胞淋巴瘤、Burkitt淋巴瘤等和源于T细胞的T-淋巴细胞淋巴瘤、血管免疫母细胞性T细胞淋巴瘤、间变性大细胞淋巴瘤等。

（二）身体状况

由于病变部位和范围不同，临床表现不一致。进行性、无痛性的淋巴结肿大或局部肿块是淋巴瘤共同的临床表现。

1. 霍奇金病　多见于青年，首发症状常是无痛性的颈部或锁骨上淋巴结肿大，其次为腋下、腹股沟等处淋巴结肿大。肿大的淋巴结可以活动，也可互相粘连、融合成块，触诊有软骨样的感觉，质硬无压痛。深部淋巴结肿大可压迫邻近器官，引起压迫症状。30%～40%的患者以不明原因的持续或周期性发热为主要症状，这类患者男性较多、年龄较大，发热后出现盗汗、疲乏、消瘦等全身症状。热退时大汗淋漓可为淋巴瘤特征之一。皮肤瘙痒为HL较特异的表现，也可为HL唯一的全身症状，多见于年轻患者，特别是女性。17%～20%的HL患者，在饮酒后20min，病变局部发生疼痛即称为“酒精疼痛”。其症状可早于其他症状及X线表现，具有一定的诊断意义。

> 考点提示：淋巴瘤的首发症状

2. 非霍奇金淋巴瘤　可见于各年龄组，随年龄增长而发病增多，男性多于女性。以颈部或锁骨上淋巴结肿大为首发表现的较HL少见，对各器官的压迫和浸润症状较HL多见，常以高热或各系统、器官症状为主要表现。NHL较HL更易发生结外侵犯，NHL累及胃肠道部位以回肠为多，表现为腹痛、腹泻和腹部包块。其中肝脏受累可引起肝大和肝区疼痛，少数可发生黄疸。胸部以肺门及纵隔受累最多，部分患者还会因肺实质浸润、胸腔积液等而出现相应的症状与体征。中枢神经系统受累表现为头痛、呕吐、意识障碍。骨骼受累以胸椎及腰椎最常见，表现为骨痛、活动受限。肾脏受累表现为肾肿大、肾功能不全。鼻咽部等处受累可出现程度不同的吞咽困难及鼻塞。中枢神经系统病变多出现于疾病进展期，以累及脑膜及脊髓为主。部分NHL患者晚期会发展为急性淋巴细胞白血病。

NHL与HL临床表现的比较见表16-6。

应重点评估患者淋巴结肿大的性质及部位、全身症状和各器官组织受累的情况。

> 考点提示：NHL与HL临床表现的比较

表 16-6 NHL 与 HL 临床表现的比较

身体状况	NHL	HL
首发症状	淋巴结肿大及压迫	淋巴结肿大,持续发热,伴盗汗、消瘦
疾病范围	广泛,多有结外组织受累	局限,局部淋巴结为主
发展规律	血源性扩散	邻近浸润性、延续性扩散
骨髓受累	常见	少见
纵隔淋巴结受累	除个别分型外,少见	常见,尤其是结节硬化型
肝受累	常见	少见
脾受累	少见	常见
肠系膜淋巴结受累	常见	少见
咽淋巴环受累	可见	罕见
胃肠道受累(如腹部包块)	常见	罕见
中枢神经受累	偶见	罕见
皮肤受累	偶见,但 T 细胞型较多见	罕见
滑车上淋巴结受累	偶见	罕见

(三)实验室及其他检查

1. 血象、骨髓象　大多无特异性变化。常有轻度或中度贫血,骨髓浸润广泛或有脾功能亢进时,全血细胞下降。NHL 白细胞多正常,伴有淋巴细胞绝对或相对增多,少数患者晚期并发白血病,血象、骨髓象酷似急性淋巴细胞白血病。骨髓象如能找到 R-S 细胞,对诊断 HL 有帮助。

2. 病理学检查　淋巴结活检取淋巴结病理切片有助于确定诊断。

3. 其他检查　胸部 X 线、腹部超声、胸(腹)部 CT 或 PET-CT 等有助于确定病变的部位及其范围,其中腹部检查以 CT 为首选,PET-CT 现已作为评价淋巴瘤疗效的重要指标。疾病活动期有血沉增快、血清乳酸脱氢酶活性增加,其中乳酸脱氢酶增加提示预后不良;骨骼受累时血清碱性磷酸酶活力或血钙增加。

> 考点提示:淋巴瘤的确诊依据

(四)心理-社会状况

本病为恶性肿瘤,患者和家属对本病缺乏认识,可能会出现紧张、焦虑、恐惧的心理,用药后因出现放射治疗和化学治疗的毒副反应的出现,患者可能会产生拒绝治疗、不配合治疗等心理。

(五)治疗要点

以化疗为主、化疗与放疗相结合,联合应用相关生物制剂的综合治疗,是目前淋巴瘤治疗的基本策略。

1. 综合治疗　以化疗为主,联合放疗的综合治疗。HL 常首选联合化疗方案 ABVD。NHL 多中心发生且有跳跃性播散倾向,故其治疗以化疗为主。CHOP 方案是治疗 NHL 的基本方案,ESHAP 方案用于复发性 NHL。常用联合化疗方案见表 16-7。

2. 生物治疗　凡 CD20 阳性的 B 细胞淋巴瘤均可用 CD20 单抗(利妥昔单抗)治疗。干扰素对蕈样肉芽肿和滤泡性小裂细胞型有抑制作用,可延长缓解期。胃 MALT 淋巴瘤经抗幽门螺杆菌治疗后部分患者症状改善,淋巴瘤消失。

表 16-7 淋巴瘤常用联合化疗方案

	方案	药物
HL	ABVD(首选)	阿霉素、博来霉素、长春新碱、达卡巴嗪
	MOPP	氮芥、长春新碱、丙卡巴肼、泼尼松
	COPP	环磷酰胺、长春新碱、丙卡巴肼、泼尼松
NHL	CHOP(基本)	环磷酰胺、阿霉素、长春新碱、泼尼松
	R-CHOP	利妥昔单抗、环磷酰胺、阿霉素、长春新碱、泼尼松
	EPOCH	依托泊苷、阿霉素、长春新碱、泼尼松、环磷酰胺
	ESHAP	依托泊苷、甲泼尼松、阿糖胞苷、顺铂

3. 骨髓或造血干细胞移植 对55岁以下、重要脏器功能正常的侵袭性淋巴瘤患者可考虑进行异基因或自身骨髓(或外周血造血干细胞)移植,以期获得长期缓解和无病生存。

【护理诊断/问题】

1. 体温过高 与HL的症状或并发感染有关。

2. 有皮肤完整性受损的危险 与放疗引起局部皮肤烧伤有关。

3. 潜在并发症:化疗药物不良反应。

【护理目标】

1. 患者体温恢复正常。

2. 患者学会局部皮肤护理措施,减少损伤及感染发生。

3. 患者未出现化疗药物不良反应,或出现时及时被发现和处理。

【护理措施】

1. 一般护理 患者要注意休息。加强营养补充,增加抵抗力。病室要定期消毒,严格无菌操作,预防感染。

2. 放疗、化疗护理

(1)治疗淋巴瘤的化疗药物常有胃肠道反应,给予清淡可口、易消化的食物,少量多餐,进食安排在化疗前后1h。

(2)化疗药物常有骨髓抑制、肝肾功能损害等不良反应,要定期查血象和肝、肾功能,若白细胞$<3\times10^9/L$,及时报告医生,并注意患者口腔、泌尿道、外生殖器的卫生。每一疗程结束做骨髓检查。

(3)放疗期间要加强患者皮肤的护理,避免局部皮肤受到冷、热的刺激,外出时避免阳光直接照射,不使用刺激性的化学物品,内衣要宽松,注意观察局部皮肤有无发红、瘙痒、渗液及水疱,如有烧伤涂烫烧膏药。

3. 病情观察 定期查血象,注意白细胞的变化;观察患者有无恶心、呕吐、乏力等。注意患者有无皮炎、脱发及色素沉着。

4. 心理护理 向患者及家属解释本病虽难治,但目前治疗进展快、效果好,应树立信心。给患者创造安静、舒适、愉悦宽松的环境,让患者保持良好的情绪,利于疾病的康复。

【护理评价】

1. 患者体温是否恢复正常。

2. 患者局部皮肤是否发生损伤及感染。

3. 患者是否出现化疗不良反应或化疗不良反应是否得到及时处理。

【健康教育】

1. 疾病知识指导　缓解期或全部疗程结束后，患者仍应保证充分休息，适当参与室外锻炼，如散步、打太极拳等，以提高机体免疫力。注意个人卫生，皮肤瘙痒者避免搔抓，以免皮肤破溃。

2. 心理指导　在长期治疗中，患者可能会出现抑郁、悲观等负性情绪，甚至放弃治疗。家属要充分理解患者的心情，营造轻松的环境，以解除患者的紧张和不安。

3. 用药指导与病情监测　向患者说明近年来由于治疗方法的改进，淋巴瘤缓解率已大大提高，应坚持定期巩固强化治疗。若有身体不适，如发热、盗汗、咳嗽、气促、腹痛、腹泻等，或发现肿块，应及早就诊。

1632
案例思路解析

1633
扫一扫，看总结

1634
扫一扫，测一测

1635
教学课件

案例

王先生，46 岁。右颈部无痛性淋巴结肿大 4 个月，伴上腹疼痛，食欲减退，发热、盗汗、体重减轻。CT 示纵隔及双侧肺门淋巴结有多个淋巴结肿大。行剖腹探查见胃与胰头及腹膜有粘连，周围有多个肿大的淋巴结。

请问：

1. 该患者的身体状况有何特点？
2. 临床评估需要进一步做哪些检查？
3. 经病理检查为霍奇金淋巴瘤，给予化疗联合放疗，放疗期间，护士应采取哪些护理措施？

（李劲峰）

第十七章　内分泌、营养及代谢性疾病患者的护理

第一节　概　　述

扫一扫，自学汇

学习目标

1. 掌握内分泌、营养及代谢性疾病患者的评估方法和内容、常用诊疗技术的护理配合。
2. 熟悉常用诊疗技术的操作方法。
3. 了解内分泌、营养及代谢性疾病患者的常见心理-社会问题、辅助检查。
4. 能对内分泌、营养及代谢性疾病患者进行护理评估并书写护理文书，能配合医生实施常用诊疗技术。
5. 具有敏锐的观察能力及解决问题的能力，体现出护士的爱伤精神和人文关怀。

内分泌、营养及代谢性疾病包括内分泌系统疾病、代谢性疾病以及营养性疾病。内分泌系统疾病是由于内分泌激素分泌不足或过多导致的内分泌功能紊乱，包括下丘脑、垂体、甲状腺和肾上腺等疾病。代谢性疾病是指机体在新陈代谢过程中某一环节障碍引起的相关疾病，如糖尿病。营养性疾病是由于营养物质不足、过剩或比例失调引起的疾病，如肥胖症、骨质疏松症等。内分泌、营养及代谢性疾病种类繁多，很多为常见病和多发病，本章重点讨论甲状腺疾病、库欣综合征、糖尿病及痛风。

内分泌系统是由内分泌腺（包括垂体、甲状腺、甲状旁腺、肾上腺、性腺和胰岛）和分布于人体各组织（如心血管、胃肠、肾、脂肪组织、脑）的激素分泌细胞（或细胞团）以及它们所分泌的激素组成。内分泌系统在神经系统的支配和物质代谢的反馈调节下合成与释放各种激素进入血液循环，运输至人体的各种靶细胞而发挥生物学效应，维护和保持机体内环境的相对稳定性，调控人体的物质代谢、脏器功能、生长、发育、生殖和衰老等生命活动。

内分泌疾病的发生是内分泌腺及组织发生病理生理改变所致，表现为内分泌功能亢进、功能减退和激素的敏感性缺陷。机体在遗传因素、自身免疫疾病、先天缺陷、感染、肿瘤、出血、梗死、放射线、药物、营养障碍、精神刺激等不良因素的作用下，直接或间接引起内分泌腺体疾病，出现内分泌功能亢进或减退。

一、内分泌、营养及代谢性疾病患者的评估

(一) 健康史

1. 一般项目 评估患者的性别、年龄、籍贯、职业、民族、文化程度、宗教信仰、家庭住址等。

2. 主诉 询问患者就诊的主要症状(或体征)及其持续时间。常见症状有身材过高、身材矮小、肥胖、消瘦、毛发异常、面容异常、皮肤异常、生殖发育及性功能异常等。

3. 现病史 详细询问本次主要症状的发生、发展过程,可能的原因,检查、治疗的全过程,有无伴随症状及其特点,发病以来的饮食、体重、大小便、睡眠、活动能力及心理反应等。

4. 月经史 女性患者需询问初潮年龄、月经周期及经期持续时间、经量、颜色及性状,有无血块及痛经;记录末次月经日期、经量及持续时间。

5. 婚育史 询问结婚年龄(初婚、再婚、婚次及每次结婚年龄),配偶的年龄及健康情况,是否近亲结婚等。女性患者询问孕产次(包括足月产、早产及流产次数以及现存子女数)、分娩方式、有无难产史、新生儿出生情况、产后有无大量出血或感染史等。

6. 既往史 询问既往一般健康状况、疾病史、传染病史、预防接种史、手术外伤史、输血史,食物、药物过敏史(记录药物名称)。

7. 个人史 询问患者生活和居住情况,出生地和曾居住地区有无流行性疾病和地方病,有无烟酒等特殊嗜好。

8. 家族史 直系亲属中有无遗传性疾病、慢性疾病或传染性疾病,如血友病、白血病、高血压、糖尿病、肿瘤、结核等。

(二) 身体评估

1. 身体外形的改变

(1)身材过高:一般青春期发育完成后,男性身高超过 2.0m,女性超过 1.8m,可认为身材过高。身材过高有两类。①非内分泌性身材过高:常有家族史,身材均匀,发育正常,内分泌功能正常,生育能力正常。②内分泌性身材过高:常见于腺垂体生长激素细胞增生或腺瘤,因生长激素过多导致巨人症,常伴肢端肥大症。

(2)身材矮小:指在相似生活环境下,同种族、同性别和同年龄的个体身高低于正常人群身高 2 个标准差(-2SD),或低于第 3 百分位数(-1.88SD)。身材矮小有两类。①非内分泌性身材矮小:常有家族史,主要是青春期发育过迟,但青春期后生长发育和正常人一样,无内分泌代谢性疾病。②内分泌性身材矮小:常见于垂体性侏儒症、呆小病等。

(3)肥胖:当机体摄入的营养高于需要时,多余的热量会以脂肪的形式储存于体内,常导致肥胖。实际体重超过标准体重的 20%或体重指数(body mass index,BMI)>28kg/m^2 者称肥胖。肥胖分为单纯性肥胖和继发性肥胖,前者常与遗传、环境、不良生活方式、脂肪代谢等有关,后者多见于下丘脑疾病、库欣综合征、甲状腺功能减退症、2 型糖尿病等。

(4)消瘦:机体营养摄入低于需要量,实际体重低于标准体重的 10%以上或体重指数<18.5kg/m^2 者称为消瘦,其中严重消瘦者称为恶病质。消瘦分为单纯性消瘦和症状性消瘦,前者与家族遗传、能量摄入不足或运动相对过度有关,后者常有比较明确的病因,多见于消化系统疾病、消耗性疾病、糖尿病、甲状腺功能亢进症、肾上腺皮质功能减退症等内分泌疾病。

（5）毛发异常：多毛一般认为与机体雄激素分泌过多有关，全身性多毛见于库欣综合征、先天性肾上腺皮质增生、多囊卵巢综合征等。腺垂体功能减退症、肾上腺皮质功能减退症及甲状腺功能减退症等则可引起毛发脱落、减少。

（6）面容异常：肢端肥大症患者可有头颅、颧弓、眉弓、耳鼻及下颌增大的“肢端肥大症面容”。库欣综合征患者可表现为满月脸、痤疮和多血质貌的“满月面容”。甲状腺功能亢进症患者可有眼裂增宽、眼球突出、表情惊愕的“甲亢面容”。甲状腺功能减退症患者可有眉毛稀疏、颜面部水肿、表情淡漠的“黏液性水肿面容”。

1702 肢端肥大症面容（图片）

（7）皮肤改变：①皮肤黏膜色素沉着。由于表皮基底层的黑色素增多导致皮肤黏膜色泽加深，以皮肤摩擦处、掌纹、乳晕、瘢痕处明显。全身性色素沉着者常见于原发性肾上腺皮质功能减退症、库欣综合征、异位 ACTH 综合征等。②皮肤紫纹和痤疮。因长期负氮平衡、胶原蛋白减少导致的皮肤紫纹是库欣综合征的特征之一（彩图 17-1）。病理性痤疮见于库欣综合征、先天性肾上腺皮质增生等（彩图 17-2）。

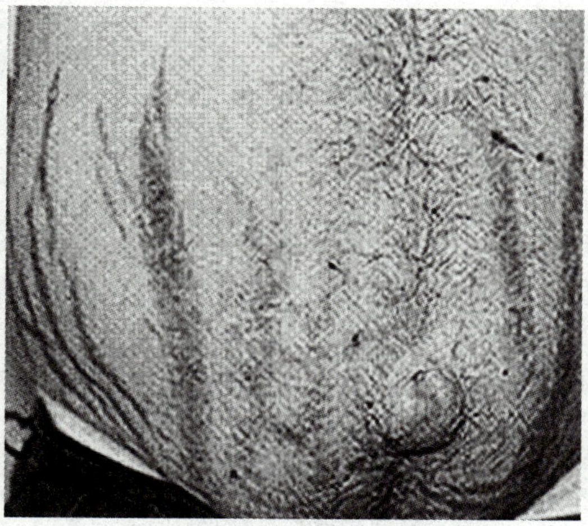

图 17-1　皮肤紫纹

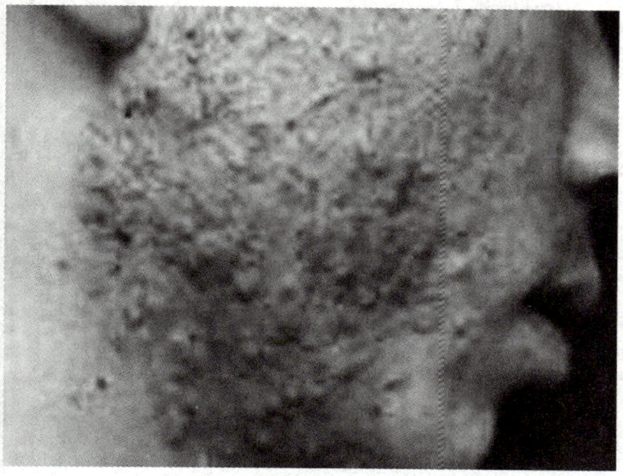

图 17-2　皮肤痤疮

2. 生殖发育及性功能异常　包括生殖器官发育迟缓或过早，性欲亢进、减退或丧失，女性月经紊乱、溢乳、闭经或不孕，男性勃起功能障碍或乳房发育等。自儿童期起的腺垂体生长激素缺乏或性激素分泌不足可导致患者青春期性器官仍不发育，第二性征缺如；青春期前开始的性激素或促性腺激素分泌过早、过多则为性早熟。一般认为，女孩在 8 岁以前，男孩在 10 岁以前有性成熟的表现为性早熟。青春期延迟是指已进入青春期年龄仍无性发育者，一般认为在 14 岁时男性还未出现睾丸发育、女性未出现乳房发育，或男性到 16 岁、女性到 15 岁还未出现骨骼生长突增者要考虑青春期延迟。成年人性腺功能减退可见于下丘脑、垂体病变或性腺病变导致性激素分泌不足。此外，一些其他内分泌代谢性疾病如甲亢、甲减、糖尿病等也可引起性功能减退。

（三）辅助检查

1. 激素水平的测定　有助于判断腺体功能的变化，包括腺垂体功能、甲状腺功能、肾上腺皮质功能及性腺功能有无异常，胰岛素水平是否变化。

2. 影像学检查　X 线、CT 和 MRI 检查对某些内分泌疾病有定位价值。超声检查可用于甲状腺、肾上腺、胰腺和性腺肿瘤的定位。

（四）心理-社会状况

内分泌代谢性疾病患者常因身体外形改变、生殖发育及性功能异常而产生自卑感、羞辱感、精神紧张、焦躁易怒等不良情绪，严重时可发生精神分裂症。当某些疾病病程长、病情反复发作、治疗效果不佳时，患者常产生焦虑、悲观、绝望等心理反应。评估时注意患者是否产生心理障碍，性功能异常者应注意评估与配偶的关系，有无关系紧张、家庭不和等情况。

二、内分泌、营养及代谢性疾病常用诊疗技术与护理

（一）快速血糖检测仪的使用技术

快速血糖检测是指利用血糖仪检测毛细血管血糖的方法，是血糖监测的基本形式，能反映实时血糖水平，评估餐前、餐后高血糖，生活事件（饮食、运动、情绪及应激等）以及药物对血糖的影响，发现低血糖，有助于为患者制订个体化生活方式干预和优化药物干预方案，提高治疗的有效性和安全性，是糖尿病患者日常管理重要和基础的手段。

【适应证】

糖尿病患者及其他血糖异常者。

【禁忌证】

因脱水、水肿、贫血或者透析等因素，导致血细胞比容<30%或>50%者。

【操作前准备】

1. 患者准备　向患者解释检测血糖的目的、意义，取得患者配合；消除患者的紧张、焦虑情绪；嘱患者洗手，取舒适体位。

2. 用物准备　快速血糖检测仪（图 17-3）、血糖试纸、采血笔、采血针头、治疗盘（内放 75% 酒精、消毒棉签）、记录单。

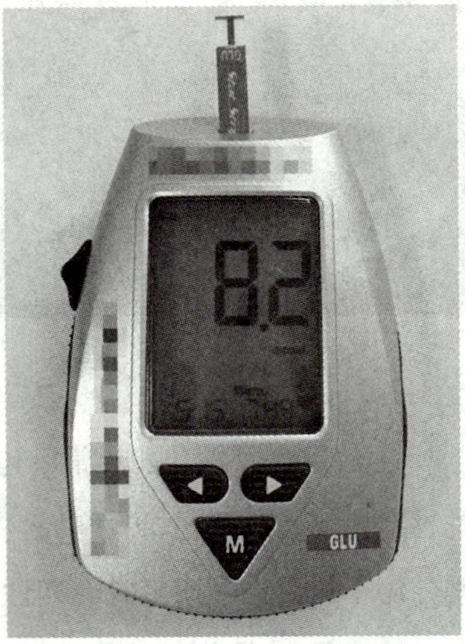

图 17-3　血糖仪

【操作过程】

1. 采血笔准备　将采血针头装入采血笔备用。

2. 血糖仪准备　①打开血糖仪电源，插入试纸条（有些型号的血糖仪直接插入试纸条便可自动开机）。②调节编码与试纸瓶上的一致，部分血糖仪插入密码芯片时机器自动记录试纸校正码。

3. 采血　血糖仪显示屏幕出现滴血符号时用备好的采血笔采血，弃去第一滴血液（用干棉签拭去），将第二滴血靠近试纸测试区，血液直接被吸入。

4. 按压　用无菌干棉签按压穿刺部位，直至不出血。

5. 显示结果　吸血后，血糖仪屏幕显示倒计时，之后出现测试结果，读数并告知患者。

6. 关机　目前多数血糖仪拔出试纸自动关机。

【护理配合】

1. 血糖仪必须配合使用同一品牌同一型号的试纸，不能混用。试纸应干燥、避光保存，开封后3个月内使用完毕。

2. 检测前核对患者床号、姓名。

3. 严格无菌技术操作，患者手指用酒精消毒，待干后再取血，以免酒精混入血液影响检测结果；不能用碘酒消毒，因为碘会与试纸上的测试剂产生化学反应，影响测试准确性。

4. 针刺部位尽量不选择指腹，应在手指尖两侧，部位要交替更换。

5. 采血时避免过分挤压指尖，如血量不足，应从掌根向指尖按摩，切忌直接挤压针刺处，以防挤出组织液影响检测结果。

6. 指导患者用温水洗手，采血前下垂手臂以促进手指血液循环。

7. 检测结束后整理用物，丢弃试纸和采血针到医用污物桶内，记录血糖值，清洁血糖仪，洗手。

（二）胰岛素泵的使用技术

胰岛素泵又称为持续皮下胰岛素输注（CSII），是目前胰岛素强化治疗的主要方法之一。它的主要特点是能够模拟正常胰腺的胰岛素分泌模式，并且使用灵活方便，使患者获得更大的自由。因此，它是糖尿病治疗中一种安全有效的选择。

【适应证】

1. 短期胰岛素泵治疗的适应证

（1）1 型糖尿病患者和需要长期胰岛素强化治疗的 2 型糖尿病患者住院期间。

（2）需要短期胰岛素强化治疗的新诊断或已诊断的 2 型糖尿病患者。

（3）2 型糖尿病患者伴应激状态。

（4）妊娠糖尿病、糖尿病合并妊娠及糖尿病患者孕前准备。

（5）糖尿病患者的围手术期血糖控制。

2. 长期胰岛素泵治疗的适应证

（1）1 型糖尿病患者。

（2）需要长期胰岛素治疗的 2 型糖尿病患者，特别是：①血糖波动大，虽采用多次胰岛素皮下注射方案，血糖仍无法得到平稳控制者。②黎明现象严重导致血糖总体控制不佳者。③频发低血糖，尤其是夜间低血糖，无感知低血糖和严重低血糖者。④作息时间不规律，不能按时就餐者。⑤不愿接受胰岛素每天多次注射，要求提高生活质量者。⑥胃轻瘫或进食时间长的患者。

（3）需要长期胰岛素替代治疗的其他类型糖尿病（如胰腺切除术后等）。

【禁忌证】

胰岛素泵无绝对禁忌证，不适合胰岛素泵治疗的人群有：

1. 不需要胰岛素治疗的糖尿病患者。

2. 糖尿病酮症酸中毒急性期或高血糖高渗状态急性期。

3. 伴有严重循环障碍的高血糖患者。

4. 对皮下输液管或胶布过敏的糖尿病患者。

5. 不愿长期皮下埋置输液管或长期佩戴泵，心理不接受胰岛素泵治疗的患者。

6. 患者及家属缺乏相关知识，接受培训仍无法正确掌握使用方法者。

7. 有严重的心理障碍或精神异常的糖尿病患者。

8. 生活无法自理，且无监护人的年幼或年长的糖尿病患者。

【操作前准备】

1. 患者准备　向患者解释使用胰岛素泵的目的、意义及注意事项，取得患者配合，签署知情同意书。

2. 用物准备　胰岛素泵及输注管路（图 17-4）、助针器、储药器、无菌胶贴、皮肤消毒剂、无菌棉签、治疗巾。

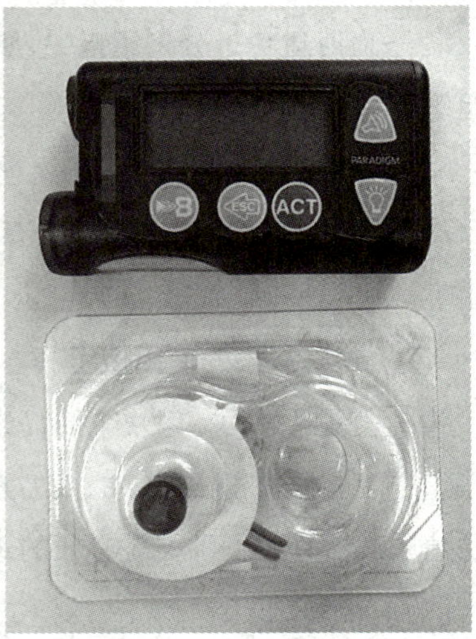

图 17-4　胰岛素泵及输注管路

【操作过程】

1. 备好胰岛素泵　确保储药器无破损，装好胰岛素及输注导管，根据医嘱调节基础率和餐前大剂量，排尽输注导管内的空气。

2. 选择植入部位　首选腹部，其次可依次选择上臂、大腿外侧、后腰、臀部等，一般取脐周 5cm 以外不影响着装的部位。需注意避开腹中线、瘢痕、胰岛素注射硬结、腰带位置、妊娠纹和脐周 2～3cm 以内，妊娠中晚期的患者慎选腹部。

3. 消毒皮肤　消毒直径>5cm。

4. 植入　将输注针头刺入消毒部位皮肤，用无菌胶贴固定。注射点应距脐部 3cm 以上。如是不锈钢式的导管针头，则先取下输注导管针头帽，一手捏起并绷紧注射部位皮肤，另一手将针头 90°垂直刺入皮下组织，用无菌敷贴固定。如是软管式的导管针头，则先贴上有孔小胶布，将针头放入助针器，将助针器对准注射部位，进针；退出助针器，旋转引导针 90°，拔出引导针后无菌敷贴固定。

5. 检查　开启胰岛素泵，检查胰岛素泵的工作状态。

6. 固定　将泵妥善固定在皮带或腰带上（图 17-5）。

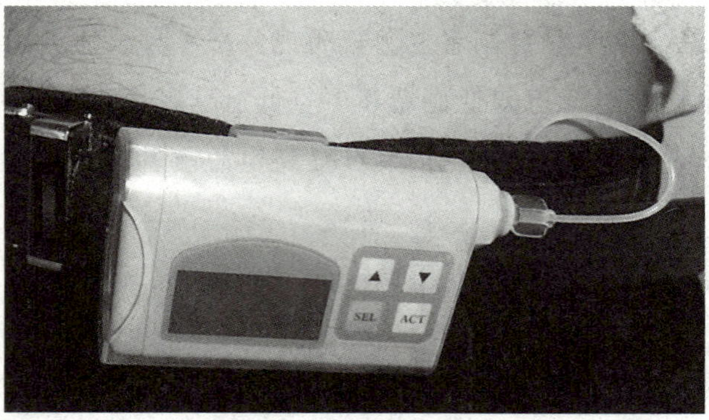

图 17-5　胰岛素泵带泵状态

【护理配合】

1. 操作前核对患者床号、姓名，协助患者取舒适体位。

2. 操作后整理用物及床单位，询问患者有无不适。

3. 嘱患者注意观察注射部位的皮肤，如出现疼痛、出血、肿块、瘀斑、瘙痒等，应及时告知医护人员。

4. 嘱患者避免压迫穿刺部位，并保持穿刺部位的清洁与干燥。

5. 告知患者带泵后的注意事项，不要随意按动胰岛素泵上的任何按键，出现报警立及时告知医护人员。

6. 告知患者如出现心慌、出冷汗等低血糖症状时应及时告知医护人员。

1703 案例思路解析

案例

陈先生，53 岁。有糖尿病病史 10 年，长期使用胰岛素治疗。近 1 个月频繁发生心悸、出汗、手抖，伴强烈的饥饿感，怀疑为低血糖症，现住院要求监测血糖以调整治疗方案。

请问：

1. 血糖监测的基本形式是什么？有什么临床意义？
2. 血糖监测有哪些注意事项？

1704 扫一扫，看总结

1705 扫一扫，测一测

（李东风）

第二节 甲状腺疾病患者的护理

1706 扫一扫，自学汇

学习目标

1. 掌握甲状腺疾病患者的护理措施。
2. 熟悉甲状腺疾病患者的身体状况、护理诊断/问题、治疗要点。
3. 了解甲状腺疾病的病因、实验室及其他检查。
4. 能按护理程序对甲状腺疾病患者实施正确的护理措施。
5. 具有敏锐的观察能力及解决问题的能力，体现出护士的爱伤精神和人文关怀。

导入情景

周女士，25 岁。3 个月前无明显诱因下出现心悸、多汗、手抖，易疲劳，食量增加，但体重下降了约 8kg。到医院就诊，检查甲状腺功能显示：FT_3↑、FT_4↑、TSH↓，甲状腺彩超显示血流丰富。

工作任务：

1. 写出患者目前存在的主要护理诊断/问题。
2. 如何对该患者进行饮食指导？

一、单纯性甲状腺肿患者的护理

单纯性甲状腺肿（simple goiter）又称为弥漫性非毒性甲状腺肿，是指非炎症和非肿瘤原因导致的不伴有临床甲状腺功能异常的弥漫性甲状腺肿。本病患病率为 5%，女性多见，是男性的 3~5 倍。

本病以散发为主,亦可呈地方性分布。如果一个地区中儿童的单纯性甲状腺肿的患病率超过5%,则称为地方性甲状腺肿。

单纯性甲状腺肿的病因较为复杂,主要包括两大类。①环境和遗传因素:是导致散发性甲状腺肿的主要原因。环境因素主要是指碘及各种致甲状腺肿物质摄入过多。含碘的物质主要包括某些药物(如含碘的造影剂)和某些地区含碘高的水。常见的致甲状腺肿的物质包括某些药物(如硫脲类、咪唑类、磺胺类、氨基水杨酸类、碳酸锂、苯甲酸等)、化学物质(如过氯酸盐、硫氰酸盐、钴、砷酸盐等)和食物(如卷心菜、白菜、黄豆、菠菜、萝卜、核桃等),这些物质可通过抑制甲状腺激素(TH)的合成和释放或直接引起甲状腺肿大。另外,嗜烟酒也可能导致甲状腺肿大。遗传因素见于家族性甲状腺肿,属于常染色体隐性遗传,致病原因是酶的遗传缺陷造成TH合成障碍,促甲状腺激素(TSH)分泌负反馈性增加,导致甲状腺肿。②碘缺乏:是引起地方性甲状腺肿的主要原因,多见于山区和远离海洋的地区。碘是甲状腺合成TH的重要原料之一。正常成人每天需碘约100μg,1~10岁小儿60~100μg/d,婴幼儿35~40μg/d。由于土壤、水源、食物中含碘量很低,不能满足机体对碘的需要,导致TH的合成不足,负反馈性刺激垂体分泌过多的TSH,导致甲状腺增生肥大。此外,在碘需要量增加的情况下机体处于相对性缺碘状态,这时也可出现代偿性甲状腺肿,如青春期、妊娠期、哺乳期等。

1707 单纯性甲状腺肿(视频)

1708 单纯性甲状腺肿病理机制(拓展阅读)

【护理评估】

(一)健康史

询问患者是否来自地方性甲状腺肿高发地区,碘盐及富碘食物摄入的情况,有无对甲状腺激素需要量增加的情况,如是否在青春发育期、妊娠期、哺乳期等。询问患者的起病经过、发病时间、主要症状及其特点、病情的进展情况、起病后经过何种处理、服药情况及其效果如何等。

(二)身体状况

1. 甲状腺肿 起病隐匿,进展缓慢,患者常不知其发生的时间,一般在体检时才被发现。主要表现为弥漫性甲状腺肿大(彩图17-6),程度为轻度或中度,表面平滑,质地较软,无压痛。随着病程进展甲状腺可进一步肿大,形成多发结节,不对称,质地变硬。

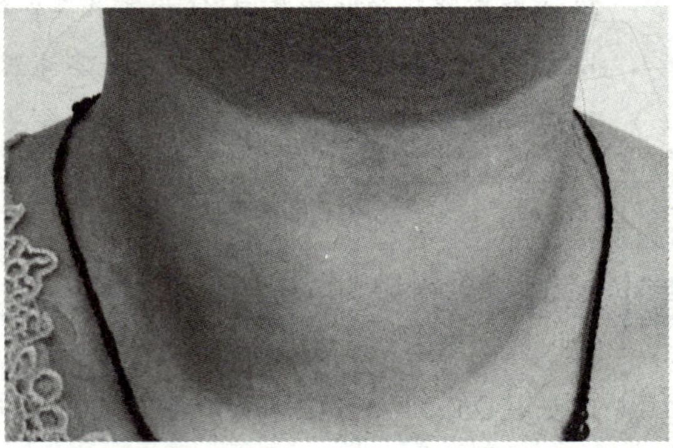

图17-6 甲状腺肿

2. 压迫症状 见于重度甲状腺肿大的患者。肿大的甲状腺可压迫周围组织出现相应的症状和体征。如压迫气管可引起刺激性干咳、呼吸困难、吸气性喘鸣,气管移位;压迫食管可引起吞咽困难;压迫喉返神经引起声音嘶哑、痉挛性咳嗽,晚期可失声;压迫交感神经引起同侧瞳孔扩大或Horner综合征(眼球下陷、瞳孔变小、眼睑下垂);胸骨后甲状腺肿大可压迫上腔静脉,使其回流受阻出现面部青紫、水肿、颈部与胸部浅静脉扩张等,严重者可出现晕厥。

3. 其他 部分病程长者,甲状腺内形成的结节可分泌TH,出现甲状腺功能亢进表现。在地方性甲状腺肿流行地区,如严重缺碘,可出现地方性呆小病。

(三)实验室及其他检查

1. 血液检查 血清甲状腺素(T_4)、三碘甲状腺原氨酸(T_3)一般正常,TSH正常或偏高。血清甲状腺球蛋白(Tg)水平增高,增高的程度与甲状腺肿的体积成正相关。

2. 尿碘检测　用于估计碘的供应状态，测定个体的尿碘排出可提供碘摄入不足或过多的依据，但影响因素多，仅反映近期碘摄入状况。地方性甲状腺肿患者尿碘排泄减少，一般低于100μg/d。

3. 甲状腺摄^{131}I率及T_3抑制试验　甲状腺摄^{131}I率增高但无高峰前移，可被T_3所抑制，其抑制率大于50%，借此可与甲亢区别。

4. 影像学检查

考点提示：甲状腺肿最主要的检查方法

（1）超声检查：是确定甲状腺肿的最主要方法。超声能准确地确定甲状腺的大小和质地，证实触诊到的甲状腺结节是否存在，还可探查有无其他结节。本病可见弥漫性甲状腺肿，常呈均匀分布。

（2）核素扫描：主要用于评估甲状腺的功能状态，是唯一能够探明甲状腺组织是否有自主功能（"热"结节）的检查，也是寻找胸骨后甲状腺肿的可靠方法。

（3）CT或MRI检查：主要用于寻找胸骨后甲状腺肿及明确其与邻近组织的关系，也可了解甲状腺的延续情况。

（四）心理-社会状况

了解患者对单纯性甲状腺肿的认识及了解程度；患者对形体改变及压迫症状的心理反应、应对措施及效果；患病对工作、学习的影响；家庭及亲友对患者的态度、对单纯性甲状腺肿的了解程度等。

（五）治疗要点

单纯性甲状腺肿一般无需治疗。有明确病因者或有压迫症状者可给予相应治疗。

1. 碘剂治疗　缺碘所致者，应补充碘剂。在地方性甲状腺肿流行地区可采用碘化食盐防治。2018年中华医学会公布的《中国居民补碘指南》推荐成年人每日碘摄入量为120μg。由于妊娠和哺乳期妇女尿碘排泄增加和胎儿甲状腺对碘的需求增加，可导致母体TH相对不足，因此指南建议妊娠和哺乳期妇女碘摄入量为每天230μg和240μg。成年人特别是结节性甲状腺肿患者，应避免大剂量碘治疗，以免诱发碘甲亢。青春期甲状腺肿多能自行消退，一般无需处理。因摄入致甲状腺肿物质所致者，在停用后甲状腺肿一般可自行消失。

1709
中国居民膳食碘参考摄入量（拓展阅读）

知识链接

食用加碘食盐的注意事项

因为加碘食盐中的碘化物在潮湿、高温和酸性环境下容易发生化学反应转变为分子碘挥发损失，所以在购买、保存和使用加碘食盐时应该注意：

第一，请购买小包装和印有指定标识的加碘食盐，一次购买的加碘食盐不宜过多，存放时间不宜太长。

第二，存放在阴凉、干燥、远离炉火的地方，最好避光保存。

第三，为减少碘损失，菜品出锅时放盐。

2. TH治疗　对无明显原因的单纯性甲状腺肿患者，可采用甲状腺制剂治疗，以补充内源性TH的不足，抑制TSH分泌，使肿大的甲状腺缩小。一般采用左甲状腺素（L-T_4）口服，从小剂量开始（起始剂量不宜超过50μg），疗程3~6个月。

3. 手术治疗　手术指征:①腺体过大,妨碍生活和工作。②腺体引起压迫症状,内科治疗无效。③腺体内有结节,疑有发展为癌或甲状腺功能亢进的可能。一般行甲状腺次全切除术。术后残留的甲状腺组织常增生、肿大,为防止再形成甲状腺肿及术后甲状腺功能偏低,宜长期服用 TH 替代治疗。

【护理诊断/问题】

1. 体象紊乱　与患者甲状腺肿大、颈部外形改变有关。

2. 知识缺乏:缺乏正确使用药物及饮食方法的知识。

3. 潜在并发症:呼吸困难、声音嘶哑、吞咽困难。

【护理目标】

1. 患者能说出甲状腺肿的特点,配合治疗,甲状腺肿缩小或恢复正常。

2. 患者能掌握正确使用药物及饮食方法。

3. 患者能列举常见并发症并能识别主要早期征象,主动避免诱因,配合治疗和护理,未发生并发症,或并发症被及时发现并得到及时处理。

【护理措施】

1. 一般护理

(1)休息与活动:一般不需限制活动。有压迫症状者注意劳逸结合,适当休息。

(2)饮食护理:指导患者使用加碘食盐,多进食海带、紫菜等海产品及含碘丰富的食物,避免过多食用卷心菜、花生、萝卜等抑制 TH 合成的食物。

2. 病情观察　观察患者甲状腺肿大的程度、质地、有无结节及压痛等;观察颈部增粗的进展情况及有无呼吸困难、吞咽困难、声音嘶哑、上腔静脉回流受阻等症状,如结节在短期内迅速增大,应警惕恶变可能。

3. 用药护理　观察药物治疗的效果和不良反应。指导患者遵医嘱准确服药,不能随意增多或减少。如患者出现心动过速、呼吸急促、食欲亢进、怕热多汗、腹泻等甲状腺毒症表现时,应及时通知医生并进行相应的处理。碘剂补充应适量,以免碘过量引起自身免疫性甲状腺炎和甲状腺功能减退症。

4. 心理护理　患者可因颈部增粗而出现自卑心理及挫折感;由于缺乏疾病的相关知识而怀疑肿瘤或癌变,产生焦虑甚至恐惧心理。护理过程中,应向患者阐明单纯性甲状腺肿的病因和防治知识,使患者认识到经补碘等治疗后甲状腺肿可逐渐缩小或消失,消除患者的自卑与挫折感,正确认识疾病;帮助患者进行恰当的修饰打扮,改善其自我形象,树立信心;积极与患者家属沟通,使家属给予患者心理支持。

【护理评价】

1. 患者是否能说出甲状腺肿的特点,配合治疗,甲状腺肿有无缩小或恢复正常。

2. 患者是否能掌握正确使用药物的方法及饮食方法。

3. 患者是否能列举常见并发症并能识别主要早期征象,主动避免诱因,配合治疗和护理,有无发生并发症,或并发症是否被及时发现并得到及时处理。

【健康教育】

1. 疾病知识指导　告知患者本病的发病原因及防治的重要性。

2. 饮食指导　指导患者摄取含碘丰富的食物,如海带、紫菜等海产类食品,并适当使用碘盐,以预防缺碘所致地方性甲状腺肿;避免摄入阻碍 TH 合成的食物,如卷心菜、花生、菠菜、萝卜等。

3. 用药指导　指导患者按医嘱服药，使用甲状腺制剂的患者，应告知其要坚持长期服药，以免停药后复发。指导患者观察药物疗效及不良反应，如出现心动过速、呼吸急促、食欲亢进、怕热多汗、腹泻等甲亢表现，应及时就诊。避免摄入阻碍 TH 合成的药物，如硫氰酸盐、保泰松、碳酸锂等。

4. 防治指导　在地方性甲状腺肿流行地区开展宣传教育工作，指导患者补充碘盐，是预防缺碘性地方性甲状腺肿最有效的措施。此外，对青春发育期、妊娠期、哺乳期人群，应适当增加碘的摄入量，以预防本病的发生。

二、甲状腺功能亢进症患者的护理

甲状腺功能亢进症（hyperthyroidism）简称甲亢，是指甲状腺腺体本身合成、分泌过多 TH 而引起的一组临床综合征。其病因包括弥漫性毒性甲状腺肿（即 Graves 病，简称 GD）、结节性毒性甲状腺肿和甲状腺自主高功能腺瘤等。在各种类型的甲亢中，以 GD 最常见，占全部甲亢的 80%~85%，下面对此重点阐述。

GD 是一种伴 TH 分泌增多的器官特异性自身免疫病。普通人群中本病的患病率约为 1%，女性显著高发，男女比例为 1:(4~6)，各年龄段均可发病，以 20~50 岁最多见。

GD 的病因及发病机制尚未完全阐明，但目前公认本病是以遗传因素为基础，在环境因素的作用下，诱发机体的免疫系统功能紊乱而产生的一种自身免疫性疾病。①遗传因素：GD 有显著的遗传倾向。同胞兄妹发病危险为 11.6%，同卵双生发病一致率达 30%~35%（异卵双生为 2%~5%）。目前还发现 GD 的发生与组织相容性复合体（MHC）基因相关。②免疫因素：目前研究发现 GD 患者血清中存在针对甲状腺细胞 TSH 受体的特异性自身抗体，即 TSH 受体抗体（TRAb）。TRAb 是 GD 的特征性自身抗体，可见于 90%~100% 未经治疗的 GD 患者血清中。TRAb 又分为 TSH 刺激性抗体（TSAb）和 TSH 刺激阻断性抗体（TSBAb），两者均可与 TSH 受体结合，但前者产生 TSH 的生物学效应，导致甲状腺细胞增生、TH 合成及分泌增加；后者抑制 TSH 对甲状腺的刺激作用，导致 TH 产生减少，甲状腺萎缩。此外，GD 患者体内还存在多种其他针对甲状腺的自身抗体，如过氧化物酶抗体（TPOAb）、甲状腺球蛋白抗体（TgAb）等。③环境因素：精神刺激、细菌感染、性激素、应激和锂剂等因素可能都对本病的发生发展有重要影响。

GD 病理机制
（拓展阅读）

【护理评估】

（一）健康史

评估患者的年龄、性别，有无家族史，有无其他自身免疫性疾病，发病前有无病毒感染、精神刺激、劳累等因素存在。询问患者的起病经过、发病时间、主要症状及其特点、病情的进展情况、起病后经过何种处理、服药情况及其效果如何等。

（二）身体状况

多数患者起病较缓慢，少数在精神创伤和/或感染等应激后急性起病。典型表现为 TH 分泌过多所致的甲状腺毒症、甲状腺肿和眼征。

1. 甲状腺毒症

（1）高代谢综合征：由于 TH 分泌过多，导致交感神经兴奋性增高和新陈代谢加速，患者常有疲乏无力、怕热、多汗、低热、多食易饥、体重下降等表现。

（2）精神神经系统表现：神经过敏、多言好动、焦躁易怒、失眠、紧张不安、记忆力减退、注意力不集中，有时有幻觉，可有手、眼睑和舌震颤，腱反射亢进等。

（3）心血管系统表现：以心动过速、心律失常和甲亢性心脏病常见。心动过速是心血管系统最早、最突出的表现，绝大多数为窦性心动过速，心率多在 90~120 次/min。在静息或睡眠时心率仍增快是本病的特征性表现之一。心律失常以房性期前收缩最常见，其次为阵发性或持续性心房颤动，也可见室性或交界性期前收缩，偶见房室传导阻滞。部分患者可仅表现为原因不明的阵发性或持续性心房颤动，尤以老年人多见。患者收缩压增高、舒张压降低致脉压增大也是本病的特征性表现之一。有时可出现毛细血管搏动征、水冲脉等周围血管征。甲亢引起的心脏扩大和心力衰竭称为甲亢性心脏病，可见于久病及老年GD患者。当心脏负荷加重、合并感染等可诱发充血性心力衰竭。一般经过控制甲亢症状后心脏功能可恢复或得到明显改善。

(4)消化系统表现：食欲亢进是甲亢的突出表现之一。患者因胃肠蠕动增快、消化吸收不良而致排便次数增加或出现稀便，甚至呈顽固性腹泻。甲状腺肿大压迫到食管时可出现吞咽困难。少数患者有顽固性恶心、呕吐，以致体重在短期内迅速下降。也有少数患者出现肝大及肝功能异常，偶有黄疸。

(5)肌肉骨骼系统表现：主要是甲亢性低钾性周期性瘫痪(TPP)，又称为甲状腺毒性周期性瘫痪，表现为骨骼肌软弱无力，常累及双下肢，伴有低钾血症。症状与甲亢的病情无关，但当甲亢治愈后，TPP也随之缓解。TPP多见于亚洲地区的青年男性，常在剧烈运动、高糖类饮食、注射胰岛素后发生。此外，少数患者可发生甲亢性肌病，表现为肌麻痹、肌痛和肌无力，肌无力多累及近心端的肩胛和骨盆带肌群。肌电图示肌源型损害，肌酶活性升高。老年人常出现骨质疏松。

(6)生殖系统：女性可出现月经减少、周期延长甚至闭经，但部分患者仍能妊娠和生育。男性多阳痿，偶有乳腺增生(男性乳房发育)。

(7)造血系统：外周血白细胞总数偏低，淋巴细胞比例增加、单核细胞增多，血小板寿命较短，可伴发血小板减少性紫癜。

(8)皮肤表现：皮肤光滑细腻，缺乏皱纹，触之温暖湿润。年轻患者可有颜面潮红，部分患者可有毛发脱落、白癜风或斑秃，指甲脆薄、萎缩或反甲，指甲或趾甲的甲床附着缘与甲床分离。约5%的患者可出现典型对称性胫前黏液性水肿(是GD的特异性皮肤损害)，常与浸润性突眼同时或先后发生，有时不伴甲亢而单独存在，多见于小腿胫前下1/3部位(彩图17-7)。

2. 甲状腺肿　大多数患者有不同程度的甲状腺肿大，多呈弥漫性、对称性，随吞咽动作上下移动；质地中等、无压痛。少数患者的甲状腺肿大不对称或肿大不明显。由于甲状腺的血流量增多，故在甲状腺上、下极可闻及连续性或以收缩期为主的吹风样血管杂音，触诊时可扪及震颤。杂音和震颤是本病的特异性体征，对本病的诊断有重要意义。

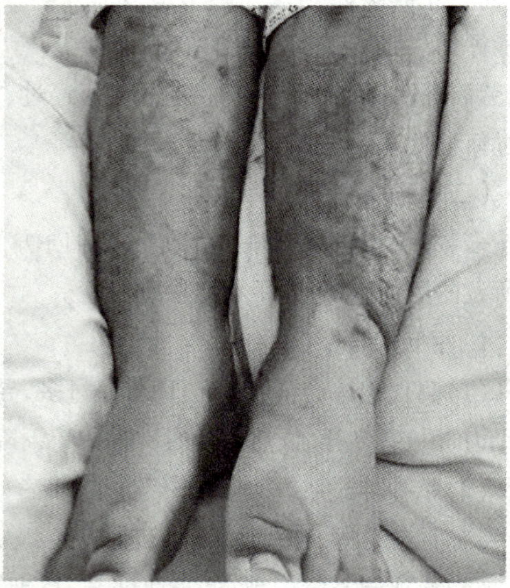
图17-7　下肢黏液性水肿

3. 眼征　GD患者的眼部表现可分为以下两类：

(1)单纯性突眼：又称非浸润性突眼，与甲状腺毒症所致的交感神经兴奋性增高有关，临床无明显自觉症状(彩图17-8)。体征有：①上眼睑挛缩。②睑裂增宽(Dalrymple征)。③上眼睑移动滞缓(von Graefe征)：眼睛向下看时上眼睑不能及时随眼球向下移动，可在角膜上缘看到白色巩膜。④瞬目减少和凝视(Stellwag征)。⑤向上看时，前额皮肤不能皱起(Joffroy征)。⑥两眼看近物时，辐辏不良(Mobius征)。甲亢控制后上述改变可完全恢复正常。

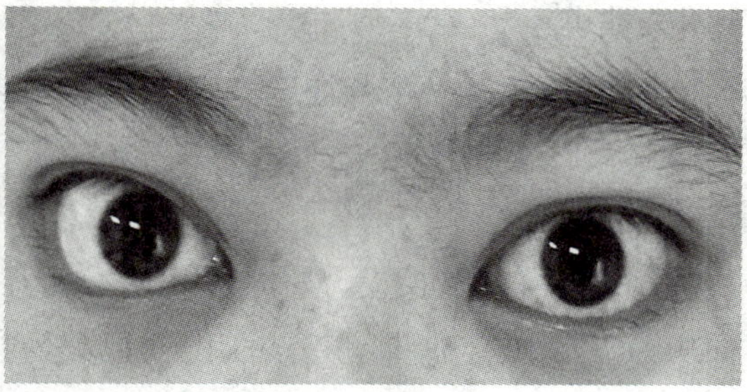

图 17-8 单纯性突眼

(2)浸润性突眼:亦称 Graves 眼病(GO)或甲状腺相关性眼病(TAO),为眶内和球后组织体积增加、淋巴细胞浸润和水肿所致。GO 患者眼球突出明显,突眼度超过参考值上限 3mm 以上,患者有明显的自觉症状。常诉畏光、流泪、眼内异物感、视力下降及视野缩小、复视、斜视等。检查可发现眼睑肿胀、肥厚,结膜充血水肿,视野缩小,斜视,眼球活动减少甚至固定,角膜外露可形成溃疡或全眼球炎,甚至失明。根据患者的眼部病情可将 GO 分为轻度、中度、重度和威胁视力四度(表 17-1)。值得注意的是,GO 的轻重程度与甲亢的程度无明显关系。与 GD 不同,GO 好发于男性。25%~50%的 GD 患者伴有不同程度的 GO。

表 17-1 GO 病情评估分度

分级	眼睑挛缩	软组织受累	突眼度	复视	角膜暴露	视神经
轻度	<2mm	轻度	<3mm	无或一过性	无	正常
中度	≥2mm	中度	≥3mm	非持续性	轻度	正常
重度	≥2mm	重度	≥3mm	持续性	轻度	正常
威胁视力	≥2mm	重度	≥3mm	持续性	严重	压迫

4. 特殊临床表现及类型

(1)甲状腺危象:亦称甲亢危象,是甲状腺毒症急性加重的一个综合征,其发生原因可能与交感神经兴奋,垂体肾上腺皮质轴应激反应减弱,短期内大量 T_3、T_4 释放入血有关。常见诱因有感染、手术准备不充分、放射性碘治疗、严重精神创伤、严重的药物反应等。早期表现为患者原有的甲亢症状加重,伴中度发热,体重锐减,恶心、呕吐等,后期发热可高达 40℃ 或更高,心动过速(140~240 次/min)、烦躁不安、大汗淋漓,腹痛、腹泻等,严重者可有谵妄及昏迷。本症的死亡率在 20%以上,死亡原因多为高热虚脱、心力衰竭和严重水、电解质代谢紊乱等。

(2)淡漠型甲亢:多见于老年患者。起病隐匿,高代谢综合征、眼征、甲状腺肿均不明显,主要表现为乏力、嗜睡、精神淡漠、明显消瘦,有时仅有腹泻、厌食等消化道症状,或仅表现为心血管症状,如原因不明的阵发性或持续性心房颤动。70%的患者无甲状腺肿。由于本型甲亢表现不典型,常易发生误诊。故老年人不明原因的突然消瘦、新发生心房颤动时应考虑本病。

(3)亚临床甲亢:本症特点是血清 T_3、T_4 正常,但 TSH 显著降低。本症可能是 GD 早期、GD 经手术或放射碘治疗后、各种甲状腺炎恢复期的暂时性临床现象;但也可持续存在,少数可进展为临床型甲亢。患者无明显自觉症状或有消瘦、失眠、轻度心悸等症状,并可导致心血管系统或骨代谢的异常。本症一般不需治疗,但应定期追踪随访病情变化。

(4)妊娠期甲亢:妊娠期甲亢主要见于两种情况。①妊娠合并甲亢:正常妊娠时由于腺垂体生理性肥大和胎盘激素分泌,可有高代谢综合征表现,甲状腺稍增大,基础代谢率在妊娠 3 个月后较前增加达 20%~30%,此时由于雌激素水平增高,血中甲状腺结合球蛋白(TBG)较妊娠前增高,故血清中总 T_3(TT_3)、总 T_4(TT_4)也较正常增高,因此易与甲亢相混淆。患者体重不随妊娠月份增加而增加,或四肢近端肌肉消瘦,或休息时心率在 100 次/min 以上者应怀疑为甲亢。如血中游离 T_3(FT_3)、游离 T_4(FT_4)升高,TSH<0.5mU/L 可诊断为甲亢。如同时伴有弥漫性甲状腺肿、甲状腺血管杂音或

震颤、眼征、血 TSAb 阳性者即可确诊 GD。②HCG 相关性甲亢：又称为妊娠一过性甲状腺毒症，由于妊娠期高浓度绒毛膜促性腺激素（HCG）刺激甲状腺 TSH 受体导致一过性 TH 产生过多而出现甲状腺毒症表现。HCG 与 TSH 的 α-亚基相同，两者的受体分子又十分相似，故 HCG 和 TSH 与 TSH 受体结合存在交叉反应。妊娠期 HCG 分泌显著增多，大量 HCG 刺激 TSH 受体可引起 TH 分泌增加，从而出现甲亢症状。患者的甲亢症状轻重不一，血 FT_3、FT_4 升高，TSH 降低或测不出，但 TSAb 和其他甲状腺自身抗体阴性，血 HCG 显著升高。HCG 相关性甲亢往往随血 HCG 浓度的变化而消长，属一过性，终止妊娠或分娩后消失。

考点提示：甲亢的典型临床表现及最有诊断意义的体征

（三）实验室及其他检查

1. 血清甲状腺激素测定

（1）血清 FT_3、FT_4 测定：是血清中具有生物活性的甲状腺激素，不受血 TBG 变化的影响，直接反映甲状腺功能状态，是临床诊断甲亢的首选指标。

（2）血清 TT_3、TT_4 测定：TT_4 检测稳定性、重复性好，是诊断甲亢的主要指标之一。血清中 80%~90%的 T_4 与 TBG 结合形成 TT_4，故该指标受 TBG 量和结合力变化的影响较大。TT_3 是早期 GD、治疗中疗效观察及停药后复发的敏感指标，也是诊断 T_3 型甲亢的特异性指标。TT_3 也受 TBG 的影响。

2. TSH 测定　血清 TSH 浓度的变化是反映甲状腺功能最敏感的指标。目前血清 TSH 测定已进入第三代和第四代测定方法，即敏感 TSH（sTSH）成为筛查甲亢的第一线指标。

考点提示：诊断甲亢的主要指标

3. 甲状腺 ^{131}I 摄取率　为诊断甲亢的传统方法，但不能反映病情严重程度与治疗中的病情变化，目前已被 sTSH 测定所代替。甲亢时 ^{131}I 摄取率表现为总摄取量增加，摄取高峰前移。本方法可用于甲状腺毒症病因的鉴别。

4. 甲状腺自身抗体测定　GD 患者血清 TRAb、TSAb 阳性，是诊断 GD、鉴别甲亢病因的重要指标之一。目前 TRAb 检测的敏感性为 86.7%，而未经治疗的 GD 患者血 TSAb 阳性检出率可达 80%~100%。TSAb 测定对于 GD 早期诊断、判断病情活动及预测复发等具有较高价值，还可作为治疗后停药的重要指标。

5. 影像学检查

（1）超声检查：GD 患者甲状腺呈弥漫性、对称性、均匀性增大（可增大 2~3 倍），边缘多规则，内部回声多呈密集、增强光点，分布不均匀，部分有低回声小结节状改变。多普勒彩色血流显像示患者甲状腺内血流丰富，血流速度增快。眼球后 B 超有助于 GD 眼病的诊断。

（2）CT、MRI 检查：主要用于评估甲亢眼病眼外肌受累的情况，也可用于排除其他原因所致的突眼。

（四）心理-社会状况

了解患者对甲亢的认识及了解程度；评估患者目前的精神状态，有无急躁易怒、易与家人或同事争执等情绪，注意是否由于身体外形改变导致患者心理障碍，出现焦虑、自卑、抑郁、自我形象紊乱等，是否愿意手术治疗，家庭经济状况等。

（五）治疗要点

目前尚不能针对 GD 进行病因治疗。现有的治疗方法主要包括抗甲状腺药物（ATD）治疗、放射性碘治疗及手术治疗。我国目前首选 ATD 治疗，而美国则首选放射碘治疗。

1. 药物治疗

（1）ATD治疗：ATD是通过抑制甲状腺合成TH而达到治疗目的。常用ATD分为硫脲类和咪唑类，其中硫脲类包括丙硫氧嘧啶（PTU）和甲硫氧嘧啶（MTU）；咪唑类包括甲巯咪唑（MMI，他巴唑）和卡比马唑（CMZ，甲亢平）。其中，临床上以PTU和MMI较为常用。适应证：①轻、中度病情者。②甲状腺轻、中度肿大者。③孕妇、年迈体弱或合并其他严重疾病而不宜手术者。④手术前或^{131}I治疗前的准备。⑤甲状腺次全切除后复发而不宜用^{131}I治疗者。⑥中、重度活动的GO患者。药物治疗分初治期、减量期和维持期。剂量依据病情轻重决定，一般情况下，初始剂量为PTU 300~450mg/d，MMI 30~45mg/d，分3次口服。症状缓解或T_3、T_4恢复正常后可减量，每2~4周减量1次；症状完全消除，体征明显好转再减至最小维持量，维持时间1.5~2年。维持期间每3~5个月检查甲状腺功能，根据结果适当调整ATD的剂量，将甲状腺功能维持在完全正常状态。

（2）其他药物治疗：如β受体阻滞剂、碘剂。①β受体阻滞剂：能阻断TH对心脏的兴奋作用，还可抑制外周组织T_4向T_3转化，用于改善甲亢治疗初期的症状。该药也可与碘剂合用于术前准备及甲状腺危象的抢救。常用药物有普萘洛尔、美托洛尔。②碘剂：大剂量碘剂可减少甲状腺充血、阻抑TH释放，也可抑制TH合成及外周T_4向T_3转换，但属于暂时性，仅用于手术前准备及甲状腺危象的抢救。常用药物是复方碘口服溶液。

2. 放射性^{131}I治疗　其机制是具有放射性^{131}I被甲状腺摄取后释放出β射线，破坏甲状腺滤泡上皮细胞，但β射线在组织内的射程仅有2mm，不会累及相邻组织，达到治疗甲亢的目的。此外，^{131}I可损伤甲状腺内淋巴细胞使抗体生成减少，也具有治疗作用。放射性^{131}I治疗具有迅速、简便、安全、疗效明显等优点。适应证：①Ⅱ度以上甲状腺肿大者。②经ATD治疗无效或复发，或对ATD过敏者。③不宜手术或不愿手术者，或术后复发者。④甲亢合并心脏病。⑤甲亢合伴有白细胞减少、血小板减少或全血细胞减少者。⑥甲亢合并肝肾功能损害者。⑦浸润性突眼者。妊娠、哺乳期妇女禁忌^{131}I治疗。术后应注意甲状腺功能减退、放射性甲状腺炎、甲状腺危象或浸润性突眼加重等并发症。

3. 手术治疗　外科手术是治疗甲状腺功能亢进症的有效手段之一，手术方式主要是甲状腺次全切除术。甲亢患者经手术治疗后，70%以上得到痊愈，但手术也可以引起一些并发症，且属不可逆的破坏性治疗，应慎重选择。适应证：①甲状腺肿大显著，有压迫症状者。②中、重度甲亢，长期服药无效，或停药后复发，或不愿长期服药者。③胸骨后甲状腺肿。④细针穿刺细胞学（FNAC）证实为甲状腺癌或怀疑有恶变者。禁忌证：①合并较严重的心、肝、肾疾病，不能耐受手术。②妊娠前3个月和第7个月以后。

4. 甲状腺危象的治疗

（1）诱因治疗：如控制感染等。

（2）抑制TH的合成：常首选丙硫氧嘧啶（PTU）600mg口服，以后每6h给予200mg，待症状缓解后逐步减至一般治疗量。

（3）抑制TH的释放：服PTU 1h后再加复方碘溶液5滴（0.25ml或250mg），每6h一次，以后视病情逐渐减量，一般使用3~7d停药。

（4）普萘洛尔：60~80mg/d，每4h口服一次。其作用机制是阻断TH对心脏的刺激作用和抑制外周组织T_4向T_3转换。

（5）糖皮质激素：氢化可的松300mg首次静滴，以后每次100mg，每8h一次。其作用机制是防止和纠正肾上腺皮质功能减退。

(6)上述治疗效果不满意时,可用血液透析、腹膜透析或血浆置换等措施,迅速降低血浆 TH 浓度。

(7)支持对症治疗:降温、吸氧、补液,纠正水、电解质及酸碱平衡紊乱等。注意降温时可行物理降温,避免使用水杨酸类药物。

【护理诊断/问题】

1. 营养失调:低于机体需要量 与代谢率增高、消化吸收障碍有关。

2. 活动无耐力 与蛋白质分解增加、甲亢性心脏病、甲亢性肌病等因素有关。

3. 应对无效 与性格急、情绪改变有关。

4. 有组织完整性受损的危险 与浸润性突眼有关。

5. 潜在并发症:甲状腺危象。

【护理目标】

1. 患者摄取的营养能够满足机体需要,体重逐渐增加并恢复正常。

2. 患者活动量逐步增加,活动时无明显不适。

3. 患者能恢复并保持足够的应对能力。

4. 患者能配合保护眼睛,无感染发生,角膜无损伤。

5. 患者能积极避免诱因,未发生甲状腺危象或发生时能得到及时救治。

【护理措施】

1. 一般护理

(1)休息与活动:患者应安置于安静、整洁、舒适的环境中,避免强光和噪声。轻症患者可照常工作和学习,但不宜紧张和劳累,应增加休息时间,维持充足睡眠;病情重、心力衰竭或合并严重感染者应严格卧床休息。

(2)饮食护理:应给予高热量、高蛋白、高维生素(尤其是复合维生素 B)及丰富矿物质的饮食,可以增加奶类、蛋类、瘦肉类等优质蛋白以纠正体内的负氮平衡,多摄取新鲜的蔬菜和水果。补充足够的水分,鼓励患者每天饮水 2 000~3 000ml。禁食碘盐及含碘丰富的食物,如海带、紫菜等海产品。忌用对中枢神经系统有兴奋作用的浓茶、咖啡。慎食卷心菜、甘蓝等易致甲状腺肿的食物。避免进食高纤维类食物,以免导致肠蠕动加快而加重腹泻。

> **考点提示:**甲亢患者的饮食要求

2. 病情观察 观察患者甲状腺毒症、甲状腺肿及眼征的变化情况;观察患者的生命体征,尤其是心率和脉压变化,注意基础代谢率的变化,以判断甲亢的严重程度;注意甲状腺激素等检查结果,以了解治疗效果;观察有无甲状腺危象的诱因存在,当患者出现原有症状加重、体温升高、心率增快、大汗淋漓、腹泻、严重乏力时,应立即与医生联系并协助处理。

3. 眼部护理 由于高度突眼,球结膜和角膜暴露,易受外界刺激引起充血、水肿,继而感染,因而必须采取保护措施。①佩戴深色眼镜,以防光线刺激和灰尘、异物的侵害,复视者戴单侧眼罩。②经常用眼药水湿润眼睛,避免过度干燥;睡前涂抗生素眼膏,眼睑不能闭合者用无菌生理盐水纱布覆盖双眼或戴眼罩。③遵医嘱使用利尿药,限制钠盐摄入,睡觉或休息时抬高头部,以减轻球后组织水肿。④指导患者在眼睛有异物感、刺痛或流泪时,勿用手直接揉搓眼睛,可用 0.5%甲基纤维素或 0.5%氢化可的松溶液滴眼以减轻症状。⑤发生角膜溃疡或全眼球炎时,应配合医生做相应处理。

4. 用药护理

考点提示：抗甲状腺药物的常见不良反应

(1)抗甲状腺药物：抗甲状腺药物起效慢，一般在用药约2周后才开始有效，且对已合成的TH无作用，因此应告知患者，以免患者在用药后不见即时疗效而心生疑虑，加重心理负担。告知患者ATD应按初治期、减量期和维持期的不同剂量服用，总疗程在1.5~2年或以上，患者不能随便中断治疗或自行变更药物剂量。ATD的主要副作用有肝功能损害、粒细胞减少和皮疹。①肝功能损害：MMI及PTU的中毒性肝炎发生率分别为0.4%和2.7%，多在用药3周后发生。MMI引起的肝脏损害以胆汁淤积为主，而PTU引起者多为免疫性肝细胞损害，转氨酶升高较明显，且预后较差。因此，应定期复查肝功能。②粒细胞减少：发生率约0.7%，主要发生在治疗开始的2~3个月内或再次用药的1个月内，因此在早期应每1~2周需检查血白细胞计数和分类一次，以后每2~4周检查一次。如发现白细胞低于$3.0\times10^9/L$或中性粒细胞低于$1.5\times10^9/L$，应立即停药并与医生联系处理。需注意，由于抗甲状腺药物之间可能存在交叉反应，故在出现粒细胞减少或缺乏时禁止使用其他抗甲状腺药物代替。③药疹：发生率约为5%，可用抗组胺药控制或更换另一种ATD，不必停药。一旦发现皮疹加重，则需立即停药，以免发生剥脱性皮炎。④血管炎：PTU可以诱发机体产生抗中性粒细胞胞浆抗体(ANCA)，多数患者无临床表现，仅部分呈ANCA相关性小血管炎，有多系统受累表现，如发热、肌肉关节疼痛及肺和肾脏损害等，其发生率随着用药时间延长而增加。

(2)普萘洛尔：应用普萘洛尔能有效改善交感神经兴奋性增高的表现，如心悸、心动过速、精神紧张、多汗等。用药过程中须注意观察心率，以防心动过缓。有支气管哮喘或喘息型支气管炎病史的患者禁用。

5. 放射性^{131}I治疗的护理

(1)放射碘服用方法：告知患者在治疗前和治疗后1个月避免服用含碘的药物和食物。应按医嘱空腹服用^{131}I，服药后2h内不吃固体食物，以免引起呕吐而造成^{131}I的丢失；服药后24h内避免咳嗽、咳痰，以减少^{131}I的丢失；服药后的2~3d，饮水量应达到2 000~3 000ml/d，以增加排尿；服药后第1周避免用手按压甲状腺。

(2)排泄物及用物的处理：患者的排泄物、衣服、被褥、用具等须单独存放，待放射作用消失后再做清洁处理，以免污染环境；在处理患者的物品及排泄物时应戴手套，以免造成自身伤害。

(3)病情监测：密切观察病情，定期监测甲状腺功能，以尽早发现治疗的并发症。如患者有发热、心动过速、大量出汗、神经过度兴奋等症状，需考虑有发生甲状腺危象的可能，应及时与医生联系，并做好抢救准备。

6. 甲状腺危象的抢救配合

(1)避免诱因：指导患者进行自我心理调适，避免精神刺激、感染、术前准备不充分等诱发因素刺激。

(2)病情监测：密切观察患者的生命体征、意识状态、心肾功能的变化并记录，准确记录24h出入液量。

(3)紧急处理配合：①绝对卧床休息，呼吸困难时取半卧位，立即给氧。②迅速建立静脉通路，遵医嘱使用PTU和碘剂等药物。注意观察药物中毒及过敏反应，如出现口腔黏膜发炎、腹泻、恶心、呕吐、鼻出血等症状，应立即停药并通知医生处理。

(4)对症护理：躁动不安者使用床栏保护患者安全；昏迷者加强皮肤、口腔护理，定时翻身，避免压力性损伤、肺炎的发生；体温升高者迅速采取物理降温措施，如降温效果不佳时，应尽快配合使用氯丙嗪、哌替啶静脉滴注，施行人工冬眠降温，避免使用水杨酸类药物。

7. 手术治疗的护理

（1）术前护理

1）术前检查：完善术前常用检查和必要的检查，如颈部X线检查、心脏检查、基础代谢率检查、血钙血磷测定等。

2）饮食准备：术前12h禁食，6h禁水。

3）用物准备：铺麻醉床迎接术后患者；床旁备引流装置、无菌手套、拆线包及气管切开包等急救物品。

4）患者训练：指导患者进行手术体位的练习，患者仰卧，将软枕垫于肩部，保持头低、颈过伸位，以利于术中手术野的暴露；教会患者正确深呼吸、有效咳嗽及咳痰的方法。

5）药物准备：术前降低基础代谢率是术前准备的重要环节。①碘剂：有助于避免术后甲状腺危象的发生和术后出血。常用碘剂为复方碘化钾溶液，术前用药为：每天3次口服，第1天每次3滴，第2天每次4滴，依此逐日递增至每次16滴为止，然后维持此剂量。碘剂可刺激口腔和胃黏膜，引起恶心、呕吐、食欲缺乏等不良反应。②普萘洛尔：用于控制甲亢症状，缩短术前准备时间。用法：与碘剂合用，每次20~40mg，每6h服药一次，一般服用4~7d后脉率即可降至正常。普萘洛尔在体内的半衰期不到8h，最后一次服用需在术前1~2h，术后继续口服4~7d。也可先服用硫脲类药物，待甲亢症状基本控制后停服硫脲类药物，再继续单独服用碘剂1~2周后手术。

（2）术后护理

1）一般护理：患者全麻清醒后即可饮用少量温水或凉水，观察有无呛咳、误吸现象。若无不适，逐渐给予微温流质饮食。患者全麻清醒后，血压平稳取半卧位。在床上变换体位，起身活动、咳嗽时可用手固定颈部，保持头颈部舒适位置以减少震动而引起疼痛。

2）病情观察：了解手术情况，包括麻醉方法、手术方法，术中出血量、补液量和性质，放置引流管情况、麻醉及手术是否顺利；监测生命体征，如患者脉率过快、体温升高，应警惕甲状腺危象的发生；观察患者发音，与手术前对比有无音调降低或声音嘶哑；观察患者进食流质饮食后有无呛咳或误吸；观察患者有无面部、唇部或手足部的针刺样麻木感。

3）疼痛护理：患者切口疼痛，可遵医嘱及时应用镇痛药，保证患者充足休息和睡眠。

4）保持呼吸道通畅：指导患者深呼吸，协助患者有效咳嗽。必要时行超声雾化吸入，帮助其及时排痰，预防肺部并发症。

5）用药护理：甲亢患者术后遵医嘱继续服用复方碘化钾溶液，每天3次，每次10滴，共1周左右；或由每天3次，每次16滴开始，逐日减少1滴，至病情平稳；年轻患者术后常规服用甲状腺素，每天30~60mg，连服6~12个月，预防复发。

6）并发症的观察与护理：①术后呼吸困难与窒息是术后最危急的并发症，常发生于术后48h内。若出现上述情况，应立即行床旁抢救，及时剪开缝线，敞开切口，迅速除去血肿，如呼吸困难仍无改善，应立即行气管切开。情况好转后，再送手术室进一步检查、止血及其他处理。②喉返神经损伤。大多是由于术中不慎，造成喉返神经切断、缝扎、牵拉而致永久性或暂时性损伤；少数由于血肿或瘢痕组织压迫或牵拉所致。因切断、缝扎、牵拉等直接损伤喉返神经者，术中即刻出现症状；而因血肿压迫、瘢痕组织牵拉而致者，常于术后数日出现症状。牵拉、血肿而致者多为暂时性，经理疗等处理后，一般在3~6个月内逐渐恢复。③甲状旁腺损伤。术中甲状旁腺被误切、挫伤或血液供应受累而引起甲状旁腺功能低下。随着血钙浓度下降，神经肌肉的应激性显著提高，引起手足抽搐。若抽搐发作,应立即遵医嘱静脉注射10%葡萄糖酸钙或氯化钙10~20ml。轻者可口服葡萄糖酸钙或乳酸钙2~4g,每天3次;症状重或长期不恢复者,可加服维生素 D_3,每天5万~10万U,以促进钙在肠道内的吸收。

8. 心理护理　向患者和家属解释病情,提高患者对疾病的认知水平,解释患者紧张易怒的行为是暂时性的,会因有效治疗而改善;鼓励患者表达出内心的感受,理解和同情患者,避免其情绪不安;指导和帮助患者正确处理生活突发事件;告诉患者突眼、甲状腺肿大等体态变化在疾病得到控制后会逐步改善,以解除患者焦虑,积极配合治疗;保持居室安静和轻松的气氛,限制探视时间,控制各种可能对患者造成不良刺激的信息,以减少患者激动、易怒的精神症状;鼓励患者参加社会活动,以免社交障碍产生焦虑。

【护理评价】

1. 患者摄取的营养是否能够满足机体需要,体重是否逐渐增加并恢复正常。
2. 患者活动量是否逐步增加,活动时是否无明显不适。
3. 患者是否能恢复并保持足够的应对能力。
4. 患者是否能配合保护眼睛,有无感染发生,角膜有无损伤。
5. 患者是否能积极避免诱因,有无发生甲状腺危象或发生时能得到及时救治。

【健康教育】

1. 疾病知识指导　告知患者有关甲亢的知识、眼睛的保护方法和饮食的选择,使患者学会自我护理。告知患者上衣领宜宽松,避免压迫甲状腺,严禁用手挤压甲状腺以免甲状腺激素分泌过多,加重病情。

2. 生活指导　指导患者合理地安排工作和休息,保持身心愉快,避免过度劳累。指导患者合理饮食。鼓励家属与患者建立良好家庭关系,以减轻患者的精神压力。

3. 用药指导　指导患者应坚持按剂量、按疗程服药,不可随意减量和停药。服用抗甲状腺药物者应定期检测甲状腺功能、血常规和肝功能。

4. 病情监测　每天清晨卧床时自测脉搏,定期测量体重。脉搏减慢、体重增加是治疗有效的标志。若出现高热、恶心、呕吐、腹泻、突眼加重等警惕甲状腺危象可能,应及时就诊。

5. 妊娠指导　指导避免各种对孕妇及胎儿造成影响的因素,应选择合适的抗甲状腺药物控制甲亢,慎用普萘洛尔;产后如需继续服药者,则不宜哺乳。

知识链接

妊娠期抗甲状腺药物的选择

对于应用ATD治疗的育龄GD女性,要尽可能早地发现早孕、尽可能早地咨询医生。因为妊娠6~10周是药物致畸的主要时期,妊娠5周前停用ATD理论上可避免ATD引起的胎儿发育缺陷,以PTU替换MMI也可降低先天畸形的风险。怀孕前的几个月内以5~10mg/d的MMI即可维持甲状腺功能正常,且TRAb不高的女性是妊娠早期停止ATD治疗的可能人选。妊娠早期将MMI转换为PTU的推荐剂量比例为1:20。妊娠中期既可将PTU改为MMI,也可继续使用PTU治疗。

三、甲状腺功能减退症患者的护理

甲状腺功能减退症(hypothyroidism),简称甲减,是由于TH合成和分泌减少或组织作用减弱导致的全身代谢减低综合征。其病理特征是黏多糖在组织和皮肤堆积,表现为黏液性水肿。甲减的患病率与年龄、性别、种族等多种因素有关。国外报道甲减的患病率5%~10%,其中亚临床甲减患病率高于临床甲减。我国甲减的患病率为17.8%,其中亚临床甲减患病率为16.7%,临床甲减患病率为1.1%。女性患病率高于男性,随年龄增长患病率升高。

根据病变发生的部位甲减可分为原发性甲减、中枢性甲减和TH抵抗综合征。本节主要介绍成人原发性甲减。

成人原发性甲减占成人甲减的99%,主要病因如下:

考点提示:原发性甲减的主要病因

1. 自身免疫损伤 最常见的原因是自身免疫性甲状腺炎,包括桥本甲状腺炎、萎缩性甲状腺炎、亚急性淋巴细胞性甲状腺炎和产后甲状腺炎等。

黏液性水肿病理机制(拓展阅读)

2. 甲状腺破坏 包括甲状腺手术、放射碘治疗等。甲状腺次全切除、^{131}I治疗GD时10年的甲减累积发生率分别为40%、40%~70%。

3. 碘过量 可诱发和加重自身免疫性甲状腺炎。胺碘酮诱发甲减的发生率是5%~22%。

4. 抗甲状腺药物 锂盐、硫脲类、咪唑类等抗甲状腺药物可抑制TH合成。

【护理评估】

(一)健康史

询问患者是否存在碘摄入过多的情况;男性患者有无长期使用糖皮质激素、放射治疗史等;女性患者是否有产后大出血、昏迷、休克、产后无乳等病史。询问患者的起病经过、发病时间、主要症状及其特点、病情的进展情况、起病后经过何种处理、服药情况及其效果如何等。

(二)身体状况

考点提示:原发性甲减患者的主要身体状况

本病起病隐匿,进展缓慢,病程较长,不少患者缺乏特异症状和体征。临床症状主要以代谢率减低和交感神经兴奋性下降为主。

1. 一般表现 可出现畏寒、乏力、体重增加、理解力和记忆力减退、反应迟钝、嗜睡、精神抑郁等。体检可见表情淡漠或呆滞,面色苍白,眼睑、颜面和皮肤非凹陷性水肿(黏液性水肿),皮肤干燥发凉、粗糙脱屑,毛发稀疏,眉毛外1/3脱落,手足掌面呈姜黄色。

2. 心血管系统表现 主要表现为心动过缓、心排血量下降,可并发冠心病。由于组织耗氧量和心排血量的减低相平行,心肌耗氧量减少,故一般不发生心绞痛与心力衰竭。可有心包积液,但很少能达到引起心脏压塞的程度。

3. 呼吸系统表现 可有胸腔积液,但量一般不多,只在极少情况下才引起呼吸困难。严重的甲减,呼吸肌黏液性水肿、肺泡换气不足和二氧化碳潴留会导致黏液性水肿昏迷。阻塞性睡眠呼吸暂停比较常见,而且在甲状腺功能恢复正常后是可逆的。

4. 消化系统表现 可有食欲减退、体重增加,但是增长幅度不会超过体重的10%。因肠道蠕动减慢和进食减少,常导致腹胀和便秘,严重者可出现麻痹性肠梗阻或黏液水肿性巨结肠。1/3的患者胃黏膜萎缩,50%的患者胃酸缺乏或无胃酸。

5. 肌肉与骨关节表现 可出现肌肉松弛无力,主要累及肩、背部肌肉。可有暂时性肌强直、痉挛、疼痛等，寒冷时加重。部分患者可伴发关节病变，活动不灵，有强直感，受冷后加重。发育期间骨龄常延迟，骨质代谢缓慢，骨形成与吸收均减少。偶有关节腔积液。

6. 血液系统表现　可因 TH 缺乏引起血红蛋白合成障碍或铁、叶酸、维生素 B_{12} 吸收障碍，导致小细胞性贫血、大细胞性贫血和正常色素性贫血。临床和亚临床甲减患者伴有恶性贫血的患病率分别为 12%和 15%。

7. 生殖系统表现　婴儿期甲减会导致性腺发育不全。幼年期甲减会造成无排卵周期、青春期延迟。重度甲减的成年女性常出现月经周期紊乱和经血增多，部分患者有溢乳。即使大多数甲减女性会成功妊娠，但总体上生育率下降，自然流产和早产概率增加。男性患者可出现性欲减退、阳痿和精子减少。

8. 黏液性水肿昏迷　是一种罕见的危及生命的重症，也是长期重度甲减的最终结局，常出现在老年患者中，易发生于冬季。其诱发因素有寒冷、感染、手术、严重躯体疾病、中断 TH 替代治疗和使用麻醉、镇静药等。患者嗜睡，常伴有低体温，最低可至 23℃，还伴有呼吸减慢、心动过缓、血压下降、四肢肌肉松弛、反射减弱或消失，甚至因心、肾功能不全而危及生命。本病预后差，死亡率达 20%。

（三）实验室及其他检查

1. 血常规及生化检查　血常规检查有轻、中度贫血，多为正常细胞性贫血，也可见小细胞低色素性贫血或大细胞性贫血。血生化检查常有胆固醇明显升高、甘油三酯增高、高密度脂蛋白胆固醇降低。

2. 甲状腺功能检查　血清 TSH 升高，TT_4、FT_4 降低，TT_3、FT_3 可以降低或正常（其中 TSH 升高、FT_4 降低是诊断原发性甲减的必备指标）。T_4 降低而 T_3 正常可视为早期甲减的表现。甲状腺摄 ^{131}I 率在甲减的评估中常不需要。

> **考点提示：**原发性甲减的主要诊断指标

3. 甲状腺抗体检查　TPOAb 和 TgAb 是确定原发性甲减病因和诊断自身免疫性甲状腺炎的主要指标，一般认为前者的意义较为肯定。

甲状腺功能减退症诊断思路（拓展阅读）

（四）心理-社会状况

了解患者对原发性甲减的认识及了解程度；患者对自身症状的心理反应、应对措施及效果；患者有无心理障碍，是否出现焦虑、自卑、抑郁、自我形象紊乱等；患病对工作、学习的影响；家庭及亲友对患者的态度及对疾病的了解程度等。

（五）治疗要点

1. 病因治疗　如缺碘者补充碘剂，碘过量者减少碘的摄入，抗甲状腺药物导致者调整药物剂量或停药等。

2. 替代治疗　TH 替代治疗适合各种类型的甲减，永久性甲减者需要终身服用。治疗的目标为临床甲减症状和体征消失，TSH、TT_4、FT_4 值维持在正常范围内。L-T_4 为首选药。该药半衰期为 7d，作用时间较长而稳定。治疗的剂量取决于患者的病情、年龄、体重和个体差异，一般从小剂量开始，逐渐增加至维持剂量。成年患者 L-T_4 替代剂量为 50~200μg/d，平均 125μg/d。按照体重计算的剂量是 1.6~1.8μg/(kg·d)；儿童需要较高的剂量，大约 2.0μg/(kg·d)；老年患者则需要较低的剂量，大约 1.0μg/(kg·d)；妊娠期的替代剂量需要增加 30%~50%；甲状腺癌术后的患者需要大剂量替代，大约 2.2μg/(kg·d)，控制 TSH 在防止肿瘤复发需要的水平。用药时注意个体差异，避免剂量过大诱发和加重冠心病、引起骨质疏松。

3. 对症治疗　有贫血症状者应补充铁剂、维生素 B_{12}、叶酸等;胃酸低者补充稀盐酸,并与 TH 合用,才能取得疗效。

考点提示:原发性甲减的主要治疗方法

4. 黏液性水肿昏迷的治疗

(1)去除病因和诱因,如控制感染等。

(2)立即补充 TH,首选 L-T_4 300~400μg 静脉注射,待患者症状改善、清醒后改为口服,维持治疗。

(3)保暖,避免使用电热毯以免扩张血管导致血容量不足。

(4)保持呼吸道通畅,伴发呼吸衰竭者使用呼吸机辅助呼吸。

(5)氢化可的松 200~400mg/d,持续静脉滴注,待患者清醒及血压稳定后逐渐减量。

(6)根据需要补液,但入液量不宜过多。

(7)其他对症支持疗法,如吸氧、输血等。

【护理诊断/问题】

1. 便秘　与代谢率降低及体力活动减少引起肠蠕动减慢有关。

2. 体温过低　与机体基础代谢率降低有关。

3. 有皮肤完整性受损的危险　与黏多糖在皮下堆积致黏液性水肿有关。

4. 社交障碍　与精神情绪改变造成反应迟钝、冷漠有关。

5. 潜在并发症:黏液性水肿昏迷。

【护理目标】

1. 患者体力活动增加,肠道蠕动加快,排便逐渐恢复正常。

2. 患者体温逐渐恢复正常。

3. 患者水肿逐渐消退。

4. 患者精神及情绪逐渐好转,反应灵敏。

5. 患者能积极避免诱因,未发生黏液性水肿昏迷或发生时能得到及时救治。

【护理措施】

1. 一般护理

(1)加强保暖:调节室温在 22~23℃,加强保暖。避免病床靠窗,以免患者受凉。冬天外出时,戴手套、穿棉鞋,以免四肢暴露在冷空气中。

(2)饮食护理:给予高蛋白、高维生素、低钠、低脂肪饮食。细嚼慢咽、少量多餐。摄取足够的水分。桥本甲状腺炎所致甲状腺功能减退症者应避免摄取含碘食物和药物,以免诱发严重的黏液性水肿。

(3)保持大便通畅:指导患者每天定时排便,养成规律排便的习惯,并为卧床患者创造良好的排便环境。指导患者按摩腹部或肛周以促进胃肠蠕动。鼓励患者每天进行适度的运动,如散步、慢跑等。鼓励患者多进食粗纤维食物,如蔬菜、水果或全麦制品。必要时根据医嘱给予轻泻剂。

2. 病情观察　观察生命体征的变化及全身黏液性水肿的情况,每天记录患者体重。患者若出现体温低于 35℃、呼吸浅慢、心动过缓、血压降低、嗜睡等表现,或出现口唇发绀、呼吸深长、喉头水肿等黏液性水肿昏迷的症状,应立即通知医生配合抢救。

3. 用药护理　指导患者 L-T_4 每天服药一次，早餐前 30～60min 服用。对有心脏病、高血压、肾炎患者，应特别注意剂量的调整，不能随意增减剂量。观察药物副作用及用药后颈部增粗的改善情况。

4. 心理护理　以诚恳的态度与患者沟通，关心患者，鼓励患者倾诉自己的思想，说出对自己的感受，及时给予鼓励。鼓励患者家属及亲友与患者沟通，理解患者的行为，提供心理支持。鼓励患者多参与社交活动，并多与患有相同疾病且病情已改善的病友交流，以降低社交障碍的危机。

【护理评价】

1. 患者体力活动是否增加，肠道蠕动是否加快，排便是否逐渐恢复正常。

2. 患者体温是否逐渐恢复正常。

3. 患者水肿是否逐渐消退。

4. 患者精神及情绪是否逐渐好转，反应灵敏。

5. 患者是否能积极避免诱因，有无发生黏液性水肿昏迷或发生时能得到及时救治。

【健康教育】

1. 疾病知识指导　告知患者甲减的相关知识，注意保暖，避免出入公共场所，以预防感染和创伤。慎用镇静、安眠、止痛、麻醉等药物。

2. 用药指导　对需终身替代治疗者，向其解释终身服药的重要性和必要性，不可随意停药或变更剂量。指导患者自我监测 L-T_4 服用过量的症状，如出现多食消瘦、脉搏>100 次/min、心律失常、体重减轻、发热、大汗、情绪激动等情况时，及时报告医生。

3. 病情监测指导　指导患者学会自我观察，若出现低血压、心动过缓、体温降低（<35℃）等，应立即就医。调整药物剂量期间应每个月检测一次甲状腺功能，长期替代者应每 6～12 个月检测一次。

案例

史女士，38 岁。近 2 年自觉怕冷、乏力，食欲减退，体重较前增加，记忆力减退，经常便秘。体格检查：T 35.5℃，P 50 次/min，R 18 次/min，BP 100/65mmHg，表情淡漠、反应迟钝，面色苍白，颜面部及双下肢水肿，呈非凹陷性。

请问：

1. 该患者的身体状况符合何种疾病？进一步确诊需做哪些检查？
2. 采集健康史时需询问哪些方面内容？
3. 该患者存在哪些护理问题？

（李东风）

1713
案例思路解析

1714
扫一扫，看总结

1715
扫一扫，测一测

第三节 糖尿病患者的护理

扫一扫，
自学汇

学习目标

1. 掌握糖尿病患者的护理措施。
2. 熟悉糖尿病患者的身体状况、护理诊断/问题、治疗要点。
3. 了解糖尿病的病因、实验室及其他检查。
4. 能按护理程序对糖尿病患者实施正确的护理措施。
5. 具有敏锐的观察能力及解决问题的能力，体现出护士的爱伤精神和人文关怀。

导入情景

赵先生，55 岁。糖尿病病史 10 年，长期使用药物治疗，平时饮食不节制，血糖控制不佳，空腹血糖最高达 22mmol/L。现因出现乏力、视物模糊到医院就诊。患者自诉其母及其姐姐有糖尿病。

工作任务：

1. 说出什么是糖尿病及哪些人容易患糖尿病。
2. 列出该患者需要进行的检查项目。

糖尿病（diabetes mellitus，DM）是一组由多种原因引起的胰岛素分泌缺陷和/或作用缺陷而导致以慢性高血糖为特征的代谢性疾病。典型临床表现为多尿、多饮、多食、体重减轻，俗称“三多一少”。长期碳水化合物、蛋白质及脂肪代谢紊乱导致眼、肾、心脏、血管、神经等组织的慢性进行性病变，引起功能缺陷及衰竭。

知识链接

联合国糖尿病日

1991 年由国际糖尿病联合会和世界卫生组织发起“世界糖尿病日（World Diabetes Day，WDD）”，自 1992 年起在每年的 11 月 14 日（班廷诞辰日）举行庆祝活动以纪念“胰岛素之父”班廷对人类的贡献。通过纪念活动让更多的人了解糖尿病的危害，改善生活中的不良行为，提高自身和家人的预防意识，控制和延缓糖尿病的发生。2006 年底联合国通过决议，从 2007 年起，将“世界糖尿病日”正式更名为“联合国糖尿病日”，将专家、学术行为上升为各国的政府行为，目的在于让世界所有国家加强对糖尿病的宣传教育、防治和监测，提高对糖尿病的认识，更加关心糖尿病患者的工作与生活，加强对糖尿病预防措施、治疗手段的研究，更好地为人类健康服务。

糖尿病是临床常见病、多发病，是严重威胁人类健康的世界性公共卫生问题。其患病率正随着人们生活水平的提高、人口老龄化及生活方式的改变而迅速增加。据国际糖尿病联盟(IDF)统计，全球糖尿病患者数已达4.15亿，预计到2040年将达到6.42亿；2015年全球因糖尿病死亡的人数达500万。随着经济的快速发展和人民生活水平的提高，我国糖尿病的患病率也呈快速增长趋势。中华医学会糖尿病学分会最新公布的全国调查结果显示，我国成人2型糖尿病的患病率为10.4%，其中男性为11.1%，女性为9.6%。我国成人糖尿病患者人数已达1.096亿，居世界第一位，这还不包括儿童糖尿病患者和糖尿病前期人群。糖尿病已成为继肿瘤和心脑血管疾病之后的第三大非传染性疾病，给社会和经济带来了沉重的负担。

我国7次全国糖尿病流行病学调查情况汇总(拓展阅读)

目前，国际上通用WHO糖尿病专家委员会提出的病因学分型标准(1999)将糖尿病分为四大类型。①1型糖尿病(type 1 diabetes mellitus, T1DM)：包括免疫介导1型糖尿病(又称为1A型糖尿病)和特发性糖尿病(又称为1B型糖尿病)，占比小于5%，以胰岛β细胞破坏和/或严重胰岛素分泌障碍为特点，胰岛素和C肽水平明显降低甚至测不出。②2型糖尿病(type 2 diabetes mellitus, T2DM)：占90%~95%，从以胰岛素抵抗为主伴胰岛素分泌进行性不足，到以胰岛素进行性分泌不足为主伴胰岛素抵抗。③其他特殊类型糖尿病：共有8种类型数十种疾病，是一些病因已经明确的继发性糖尿病，包括由不同的单基因缺陷导致胰岛β细胞功能缺陷、胰腺外分泌疾病、药物或化学品所致的糖尿病。④妊娠期糖尿病(gestational diabetes mellitus, GDM)：是指在妊娠过程中初次发现的任何程度的糖耐量异常。不论其是否需要用胰岛素或单用饮食治疗，也不论分娩后这一情况是否持续，均可认为是妊娠期糖尿病，但不包括孕前已诊断糖尿病的患者。

考点提示：糖尿病的分型

糖尿病的病因和发病机制极为复杂，至今尚未完全阐明。不同类型的糖尿病其病因不同，即使在同一类型中也存在差异性。①T1DM：绝大多数T1DM是自身免疫性疾病，遗传和环境因素共同参与其发病过程。发病机制是某些外界因素(如病毒感染、化学毒物和饮食等)作用于有遗传易感性的个体，激活T淋巴细胞介导的一系列自身免疫反应，引起胰岛β细胞破坏和衰竭，体内胰岛素分泌不足进行性加重，最终导致糖尿病。②T2DM：也是由遗传因素和环境因素共同作用而形成的一组异质性疾病，目前病因和发病机制认识不足。常见的环境因素包括年龄增长、不良生活方式、营养过剩、体力活动不足、化学毒物、子宫内环境等。T2DM的自然病程包括以下三个阶段：胰岛素抵抗和β细胞功能缺陷；糖耐量减低和空腹血糖调节受损；临床糖尿病。

【护理评估】

(一)健康史

评估患者的家族史、生活方式、饮食习惯及明显的感染史。询问患者的起病经过、起病时间、主要症状及其特点、病情的进展情况、起病后经过何种处理、服药情况及其效果如何等。对出现急性并发症者要注意了解有无诱发因素，如糖尿病酮症酸中毒是否有感染、胰岛素中断或不适当减量、饮食不当、创伤、麻醉、妊娠、分娩等诱发因素。

(二)身体状况

T1DM发病年龄较轻，多在30岁以前的青少年起病，少数可在30岁以后的任何年龄起病。多数起病急，症状明显，如不给予胰岛素治疗，易发生糖尿病酮症酸中毒。部分患者起病可相对缓慢，如成人隐匿性自身免疫性糖尿病(latent autoimmune diabetes in adults, LADA)。

T2DM可发生于任何年龄段，但多见于成年人，常在40岁以后发病。但近年来发病趋向低龄化，尤其在发展中国家，在儿童中发病率上升。大多数患者起病缓慢且隐匿，症状相对较轻，甚至部

1型糖尿病与2型糖尿病的区别(拓展阅读)

分患者可长期无代谢紊乱症状,不少患者因出现各种并发症或健康体检而发现。极少数患者因各种诱发因素刺激而呈急性起病。本型糖尿病有较强的家族遗传性,患者大多肥胖或超重。

1. 代谢紊乱综合征　典型症状为“三多一少”症状,即多尿、多饮、多食和体重减轻。

(1)多尿:血糖越高尿糖排泄越多,尿量越多,日尿量可达5 000~10 000ml。有肾脏疾病者,尿糖排泄障碍,在血糖轻中度增高时,多尿可不明显。

(2)多饮:主要是由于高血糖使血浆渗透压明显增高,加之多尿,水分丢失过多,刺激口渴中枢,导致口渴而出现多饮。多饮又会进一步加重多尿症状。

(3)多食:多食的发生机制目前不十分清楚。多数学者倾向于认为是葡萄糖利用率降低所致。糖尿病患者由于胰岛素缺乏或胰岛素抵抗,组织摄取利用葡萄糖能力下降,虽然血糖处于高水平,但动静脉血中葡萄糖的浓度差很小,组织细胞实际上处于“饥饿状态”,从而刺激摄食中枢导致多食。

(4)体重减轻:糖尿病患者尽管食欲和食量正常甚至增加,但体重却下降。主要是因为胰岛素缺乏或胰岛素抵抗,机体不能充分利用葡萄糖产生能量,导致脂肪和蛋白质分解加速所致。一旦糖尿病获得良好控制后,体重下降可控制,甚至有所回升。

(5)其他症状:乏力也是糖尿病患者较为常见的症状。此外,不少糖尿病患者在早期就诊时就出现视力下降或视物模糊,这主要是与高血糖导致晶状体渗透压改变引起屈光度变化有关。早期视力下降一般多属于功能性改变,一旦血糖获得良好控制,视力也可较快恢复正常。

2. 急性并发症

(1)糖尿病酮症酸中毒(diabetic ketoacidosis,DKA):DKA是最常见的急性并发症。以高血糖、酮症和酸中毒为主要表现,是胰岛素不足和拮抗胰岛素激素过多共同作用所致的严重代谢紊乱综合征。糖尿病代谢紊乱加重时,脂肪动员、分解加速,大量脂肪酸在肝脏经β氧化产生大量乙酰乙酸、β-羟丁酸和丙酮,这3种物质统称酮体。DKA分为三个阶段:①早期血清酮体积聚超过肝脏外组织的氧化能力时,血酮体超过正常水平称高酮血症;尿酮体排出增多称为酮尿,临床上将二者统称酮症。②酮体中的酸性物质乙酰乙酸和β-羟丁酸大量集聚,消耗体内储备碱,初期血pH正常,属代偿性酮症酸中毒,晚期血pH下降,为失代偿性酮症酸中毒。③病情进一步进展,患者出现神志障碍,称为糖尿病酮症酸中毒昏迷。DKA的常见诱因有感染、胰岛素治疗不适当减量或治疗中断、饮食不当、妊娠、分娩、创伤、手术、麻醉和精神刺激等。另有2%~10%原因不明。

DKA的临床表现在代偿期主要为“三多一少”症状加重,随着失代偿期阶段的出现,患者逐渐出现食欲减退、恶心、呕吐等消化道症状,常伴有头痛、嗜睡、烦躁、呼吸深大、呼气有烂苹果味(丙酮味),患者脱水明显、皮肤弹性差、少尿甚至无尿。晚期患者出现休克、昏迷,各种反射迟钝或消失。少数患者因酸中毒导致肠系膜血管痉挛或肠道痉挛,患者有急性腹痛、腹泻表现,易被误诊为急腹症而延误治疗。也有少数患者出现有乱语、幻觉等精神症状,甚至有伤人的行为,易被误诊为精神疾病。当患者出现意识障碍时称为糖尿病酮症酸中毒昏迷,为内科急症之一。实验室检查血糖多为16.7~33.3mmol/L;血酮体升高;尿糖、尿酮体强阳性;血pH下降,CO_2结合力降低。

(2)高渗高血糖综合征(hyperosmolar hyperglycemic syndrome,HHS):HHS是糖尿病急性代谢紊乱的另一临床类型,临床以严重高血糖、高血浆渗透压、脱水为主要特点,无明显酮症酸中毒,常伴有不同程度的意识障碍和昏迷(<10%)。多见于老年T2DM患者,超过2/3的患者于发病前无明显的糖尿病病史。常见诱因包括急性感染、外伤、手术、脑血管意外等应激状态,使用糖皮质激素、利尿剂、甘露醇等药物,水摄入不足或失水、透析治疗、静脉高营养治疗等。

本症起病比较隐匿及缓慢,最初表现为多尿、多饮,但多食不明显或食欲减退。随着病情的进展逐渐出现严重脱水表现和神经精神症状，患者皮肤干燥、口干、尿少或无尿、血压下降、脉速，甚至休克、神志障碍、昏迷等。实验室检查血糖一般为 33.3~66.6mmol/L；血酮、尿酮正常；血 pH 正常。本症病情危重，并发症多，但致死率高于 DKA。

（3）感染：糖尿病患者代谢紊乱导致机体各种防御功能缺陷，易并发各种感染，血糖控制差者更易发生且更为严重。糖尿病并发的感染常导致难以控制的高血糖，而高血糖又可进一步加重感染，形成一个恶性循环。泌尿系统感染最常见，尤其是女性患者，常反复发作，易转为慢性，严重者可发生肾周脓肿、肾乳头坏死。疖、痈等皮肤化脓性感染可反复发生，有时可引起败血症或脓毒血症。足癣、体癣等皮肤真菌感染也较为常见，女性患者常合并真菌性阴道炎。牙周炎的发生率也增加，易导致牙齿松动。糖尿病患者还是肺结核的高危人群，病灶多呈渗出干酪性，易形成空洞及扩展播散，且影像学特点多不典型，易误诊和漏诊。

（4）低血糖症：糖尿病性低血糖症是指糖尿病患者在药物治疗过程中发生的血糖过低现象，导致患者不适，甚至有生命危险。对于非糖尿病患者来说，低血糖的诊断标准为血糖低于 2.8mmol/L，而糖尿病患者只要血糖水平≤3.9mmol/L 就属于低血糖范畴。发生低血糖症的诱因常见有使用外源性胰岛素或胰岛素促泌剂、未按时进食或进食过少、运动量增加、空腹饮酒、胃肠外营养治疗等。

低血糖的临床表现主要有交感神经兴奋和中枢神经症状两类。交感神经兴奋可表现为心悸、出汗、饥饿感、软弱无力、面色苍白、肌肉颤抖、四肢冰冷等。中枢神经症状初期为精神不集中、思维和语言迟钝、头晕、视物模糊、步态不稳、嗜睡等，后期可表现为躁动易怒、性格改变、认知障碍，严重时发生抽搐和昏迷。持续 6h 以上的严重低血糖常导致永久性脑损伤。低血糖的临床表现因发作时间和频率的不同而不同。典型的低血糖症具有 Whipple 三联征特点，即与低血糖相一致的症状，症状发作时血糖值低，补充葡萄糖后症状缓解。

3. 慢性并发症

（1）大血管病变：是糖尿病最严重和突出的慢性并发症。与非糖尿病患者相比，糖尿病患者发生动脉粥样硬化的概率明显增高，且发病年龄较轻，病情进展较快，这与糖尿病的糖代谢和脂代谢异常有关。大、中动脉粥样硬化主要侵犯主动脉、冠状动脉、大脑动脉、肾动脉和肢体外周动脉等，引起冠心病、缺血性或出血性脑血管病、肾动脉硬化、肢体动脉硬化等。心血管和脑血管动脉粥样硬化为 T2DM 的主要死亡原因。肢体外周动脉粥样硬化常以下肢动脉病变为主，表现为下肢动脉的狭窄或闭塞，可出现下肢疼痛、感觉异常和间歇性跛行，严重供血不足可导致肢体坏疽。

（2）微血管病变：是糖尿病的特异性并发症，其典型改变是微血管基底膜增厚和微循环障碍。微血管病变可累及全身组织器官，主要表现在视网膜、肾、神经和心肌组织，其中以糖尿病肾病和视网膜病变尤为重要。糖尿病肾病主要为毛细血管间肾小球硬化，可导致慢性肾功能衰竭，是 T1DM 患者的主要死亡原因。在 T2DM，其严重性仅次于心、脑血管疾病。常见于病史超过 10 年的患者。病理改变有结节性肾小球硬化型病变、弥漫性肾小球硬化型病变和渗出性病变 3 种类型。临床表现为蛋白尿、水肿、高血压、肾功能逐渐减退以致衰竭。糖尿病性视网膜病变是糖尿病高度特异性的微血管并发症，多见于糖尿病病程超过 10 年者，多数患者有不同程度的视网膜小动脉硬化，是成人失明的主要原因之一。除视网膜病变外，糖尿病还可引起黄斑病变、白内障、青光眼、屈光改变和缺血性视神经病变等。

（3）神经病变：可累及神经系统的任何一部分，其中以周围神经和自主神经为多见。①周围神经病变：最常见的类型为远端对称性多发性神经病变，下肢较上肢严重，典型表现为肢端感觉异常，呈袜子或手套状分布，伴麻木、针刺、热灼、疼痛或痛觉过敏，后期感觉丧失，可伴运动神经受累，肌力减弱甚至肌肉萎缩或瘫痪。腱反射早期亢进、后期减弱或消失。电生理检查可早期发现感觉和运动神经传导速度减慢。②自主神经病变：也较常见，并可较早出现，多影响胃肠、心血管、泌尿系统和性器官功能，临床表现为瞳孔改变、排汗异常、胃排空延迟、腹泻、便秘、直立性低血压、心动过速以及尿失禁、尿潴留、阳痿等。一般认为有自主神经症状者预后不良。

(4)糖尿病足：WHO 将糖尿病足定义为与下肢远端神经异常和不同程度的周围血管病变相关的足部（踝关节或踝关节以下）感染、溃疡和/或深层组织破坏，主要临床表现为足部溃疡与坏疽。糖尿病足是糖尿病最严重和治疗费用最高的慢性并发症之一，重者可以导致截肢和死亡。研究发现，糖尿病患者下肢截肢的相对风险是非糖尿病患者的 40 倍。糖尿病足的常见诱因有趾间或足部皮肤瘙痒而搔抓导致皮肤溃破、水疱破裂、烫伤、碰撞伤、修脚损伤及新鞋磨破伤等。糖尿病足轻者表现为皮肤干燥、毳毛脱落、发凉、酸麻、疼痛、间歇性跛行等；重者可出现足部溃疡和坏疽。由于神经营养不良和外伤的共同作用，可引起营养不良性关节炎（Charcot 关节），好发于足部和下肢各关节，受累关节有广泛骨质破坏和畸形。临床上通常采用 Wagner 分级法对糖尿病足的严重程度进行分级（表 17-2）。

考点提示：糖尿病的常见急慢性并发症及主要死亡原因

表 17-2 糖尿病足的 Wagner 分级法

分级	临床表现
0 级	有发生足溃疡的危险因素，但目前无溃疡
1 级	足部表浅溃疡，无感染征象，突出表现为神经性溃疡
2 级	较深溃疡，常合并软组织感染，无骨髓炎或深部脓肿
3 级	深部溃疡，有脓肿或骨髓炎
4 级	局限性坏疽（趾、足跟或前足背），其特征为缺血性坏疽，通常合并神经病变
5 级	全足坏疽

1719
糖尿病足
（图片）

（三）实验室及其他检查

1. 尿糖测定　大多采用葡萄糖氧化酶法，测定的是尿葡萄糖。尿糖阳性为发现和诊断糖尿病的重要线索，尿糖阴性不能排除糖尿病的可能。并发肾小球硬化症时，肾小球滤过率降低，肾糖阈升高，虽血糖升高但尿糖呈假阴性。反之，当肾糖阈降低（如妊娠），虽然血糖正常，尿糖可呈阳性。

2. 血糖测定　血糖升高是目前诊断糖尿病的主要依据，也是监测糖尿病病情变化和治疗效果的主要指标。常用方法有静脉血浆葡萄糖测定、毛细血管血葡萄糖测定和 24h 动态血糖测定 3 种方法。前者用于诊断糖尿病，后两种仅用于糖尿病的监测。静脉血浆测定常用葡萄糖氧化酶法，正常范围为 3.89~6.11mmol/L（70~108mg/dl）。便携式血糖计采毛细血管全血测定。24h 动态血糖测定是指通过葡萄糖感应器监测皮下组织间液的葡萄糖浓度而反映血糖水平的监测技术，可以提供全面、连续、可靠的全天血糖信息，了解血糖波动的趋势，发现不易被传统监测方法所测得的血糖波动情况。

3. 口服葡萄糖耐量试验（OGTT）　适用于血糖高于正常范围而未达到糖尿病诊断标准者或者疑有糖尿病倾向者。WHO 推荐成人口服 75g 无水葡萄糖或 82.5g 含一分子水的葡萄糖，溶于 250~300ml 水中，于 5~10min 内饮完，于服糖前及服糖后 0.5h、1h、2h 和 3h 分别抽取静脉血测血糖。儿童按 1.75g/kg 计算，总量不超过 75g。

知识链接

馒头餐试验

已确诊为糖尿病的患者，为了解胰岛素的储备情况，可以用100g面粉制成的馒头代替葡萄糖行馒头餐试验。试验方法：试验在清晨进行，禁食8~10h。试验前3d进食碳水化合物量不可少于150g/d，患者无恶心、呕吐，无发热，无酮体阳性。试验日晨空腹取血后将馒头于10min内吃完，从进餐的第一口开始计时，分别于餐后0.5h、1h、2h和3h分别抽取静脉血检测血糖、胰岛素和C肽水平。

考点提示： 糖尿病的主要诊断依据及病情监测指标

4. 糖化血红蛋白A1（GHbA1）和糖化血浆白蛋白（glycated albumin，GA）测定 GHbA1是葡萄糖或其他糖与血红蛋白的氨基发生非酶催化反应的产物，有a、b、c三种亚型，其中以GHbA1c为主。正常人的GHbA1c占血红蛋白总量的3%~6%，血糖控制不良者升高，并与血糖升高的程度和持续时间相关，可反映取血前8~12周的血糖情况，是糖尿病控制情况的重要监测指标。人血浆蛋白同样也可与葡萄糖发生非酶催化的糖基化反应而形成果糖胺（FA）（主要成分为GA），正常值为1.7~2.8mmol/L，反映患者近2~3周内血糖总的水平，为糖尿病患者近期病情监测的指标。

5. 胰岛素及C肽释放试验 正常人空腹胰岛素为35~145pmol/L，C肽基础值不小于400pmol/L。口服75g无水葡萄糖（或100g标准面粉制作的馒头）后，血浆胰岛素在30~60min上升至高峰，峰值为基础值5~10倍，3~4h恢复到基础水平；C肽测定高峰时间同上，峰值则升高5~6倍。本试验反映基础和葡萄糖介导的胰岛素和C肽释放功能。胰岛素测定易受血清中胰岛素抗体和外源性胰岛素干扰，C肽测定则不受影响。T1DM患者胰岛素和C肽水平降低，T2DM患者胰岛素和C肽水平可降低、正常或升高。

6. 有关病因与发病机制的检查 如谷氨酸脱羧酶抗体（GADA）、胰岛细胞抗体（ICA）、胰岛素抗体（IAA）检测、胰岛素敏感性检测、基因分析等。

7. 其他 血脂、肾功能、尿常规、24h尿蛋白、内生肌酐清除率等检查，可了解病情控制状况。肌电图、超声检查、头颅CT、眼底检查可了解糖尿病并发症。血气分析、血酮体、尿酮体、电解质测定，可助判断急性并发症。

（四）心理-社会状况

了解患者对糖尿病的认识及了解程度；患者对“三多一少”症状及各种并发症的心理反应、应对措施及效果，评估时特别注意患者是否出现心理障碍，有无焦虑、自卑、抑郁、自我形象紊乱等不良情绪；患病对工作、学习的影响；家庭及亲友对患者的态度、对糖尿病的了解程度及对综合管理的认识程度等。

（五）诊断要点

1. 诊断线索 ①“三多一少”症状。②以糖尿病各种急慢性并发症或伴发病首诊的患者。③高危人群：有血糖调节受损（IGR）史、年龄≥45岁、超重或肥胖、T2DM的一级亲属、GDM史、多囊卵巢综合征、长期接受抑郁症药物治疗等。此外，45岁以上健康体检或因各种疾病、手术住院期间应常规排除糖尿病。

2. 诊断标准 我国目前采用国际上通用的 WHO 糖尿病专家委员会(1999 年)提出的诊断和分类标准(表 17-3、表 17-4),要点如下:糖尿病症状+任意时间血浆葡萄糖水平≥11.1mmol/L(200mg/dl),或空腹血浆葡萄糖(FPG)水平≥7.0mmol/L(126mg/dl),或 OGTT 中 2h 血浆葡萄糖(2hPG)≥11.1mmol/L(200mg/dl)。以上 3 条中符合任何 1 条,且在另一天再测一次证实,诊断即可成立。注意:糖尿病症状是指多尿、烦渴多饮、多食和难以解释的体重减轻;空腹是指至少 8h 没有任何热量的摄入。

> 考点提示:糖尿病的诊断标准

表 17-3 糖尿病诊断标准(WHO 1999 年)

诊断标准	静脉血浆葡萄糖水平
糖尿病症状加随机血糖	≥11.1mmol/L
或	
空腹血糖(FPG)	≥7.0mmol/L
或	
OGTT 2h 血糖(2hPG)	≥11.1mmol/L

表 17-4 糖尿病分类标准(WHO 1999 年)

糖代谢分类	静脉血浆葡萄糖	
	FPG	2hPG
正常血糖(NGR)	<6.1mmol/L	<7.8mmol/L
空腹血糖受损(IFG)	6.1~7.0mmol/L	<7.8mmol/L
糖耐量减低(IGT)	<7.0mmol/L	7.8~11.1mmol/L
糖尿病(DM)	≥7.0mmol/L	≥11.1mmol/L

(六)治疗要点

糖尿病治疗强调早期、长期、综合治疗以及治疗方法个体化的原则。目标是通过纠正患者不良的生活方式和代谢紊乱,防止并发症的发生,提高患者生活质量和保持良好的心理状态。国际糖尿病联盟(IDF)提出糖尿病现代治疗的 5 个要点,即健康教育、饮食治疗、运动治疗、血糖监测和药物治疗。具体治疗措施以适当的运动锻炼和饮食治疗为基础,根据病情选用合适的药物治疗。

> 考点提示:糖尿病治疗的 5 个要点

1720
中国 2 型糖尿病综合控制目标(拓展阅读)

1. 健康教育 是重要的糖尿病基础治疗措施,也是决定糖尿病管理成败的关键。良好的健康教育可充分调动患者的主观能动性,积极配合治疗,有利于疾病控制达标、防止各种并发症的发生和发展,降低耗费和负担,使患者和国家均受益。健康教育包括糖尿病防治专业人员的培训、医务人员的继续医学教育、患者及其家属和公众的卫生保健教育。每位糖尿病患者均应接受全面糖尿病教育,充分认识糖尿病并掌握自我管理技能。应对患者和家属耐心宣教,使其认识到糖尿病是终身疾病,治疗需长期坚持。让患者了解糖尿病的基础知识,学会正确使用便携式血糖仪,掌握医学营养治疗的具体措施和体育锻炼的具体要求,熟悉使用降糖药物的注意事项,学会胰岛素注射技术等。

2. 饮食治疗 又称为医学营养治疗,是另一项重要的糖尿病基础治疗措施。推荐所有糖尿病患者接受由营养师制订的个体化的饮食治疗方案并长期严格执行。对饮食治疗的依从性是决定患者能否达到理想代谢控制的关键影响因素。对 T1DM 患者,在合适的总热量、食物成分、规则的餐次安排等措施基础上,配合胰岛素治疗有利于控制高血糖和防止低血糖。对 T2DM 患者,尤其是肥胖或超重者,饮食治疗有利于减轻体重、改善糖脂代谢紊乱、降低血压和减少降糖药物剂量。饮食治疗的方法主要包括控制总热量、合理分配营养成分和三餐配比。

1721
糖尿病饮食控制(微课)

3. 运动治疗 与饮食疗法和药物治疗同等重要。合理的运动有利于恢复理想体重,增加胰岛素敏感性,改善血糖和脂代谢紊乱,放松紧张情绪等。运动治疗的原则是适量、规律性和个体化。根据个人的爱好、年龄、体质、病情轻重和有无并发症等安排适宜的活动，循序渐进，并长期坚持。久坐时应每隔 30min 进行一次短暂的身体活动。建议每周进行至少 150min 的中等强度的运动。运动前后要监测血糖。运动量大或激烈运动时应建议患者调整食物及药物，以免发生低血糖。

1722
糖尿病运动治疗（微课）

4. 血糖监测　血糖监测的基本指标包括空腹血糖、餐后血糖和 HbA1c。建议患者应用便携式血糖仪定期进行自我血糖监测（SMBG）。持续血糖监测（CGM）可作为无症状低血糖和/或频发低血糖患者 SMBG 的补充。HbA1c 用于评价长期血糖控制情况，也是临床指导调整治疗方案的重要依据之一，建议患者每 3~6 个月检测 1 次。

1723
血糖测量操作过程（视频）

5. 药物治疗

（1）口服降糖药物

1）促胰岛素分泌剂：包括磺脲类和非磺脲类。①磺脲类（SUs）：作用于胰岛 β 细胞表面的受体刺激胰岛素分泌。其降血糖作用有赖于尚存的相当数量有功能的胰岛 β 细胞，亦可增强靶组织细胞对胰岛素的敏感性。磺脲类有多种，常用药物有格列本脲、格列吡嗪、格列齐特和格列喹酮等。治疗应从小剂量开始，根据血糖水平逐渐增加剂量。可降低 HbA1c 1%~2%。此类药物主要应用于尚有胰岛细胞功能残存的 2 型糖尿病患者。最主要的不良反应是低血糖，常发生于老年患者、肝肾功能不全或营养不良者；还可导致体重增加、皮疹、胃肠道反应，偶见肝功能损害和胆汁淤积性黄疸等。②非磺脲类：主要是格列奈类药物，常用的有瑞格列奈和那格列奈。作用机制是直接刺激胰岛 β 细胞分泌胰岛素，可改善胰岛素第一时相分泌，具有吸收快、起效快和作用时间短的特点，主要用于控制餐后高血糖，也有一定降低空腹血糖的作用。于餐前或餐中口服。可降低 HbA1c 0.3%~1.5%。常见的不良反应是低血糖和体重增加，但低血糖的风险和程度较 SUs 轻。因此类药物极少从肾脏代谢，故可应用于肾功能不全的患者。

2）双胍类：此类药物可增加肌肉等外周组织对葡萄糖的摄取和利用，可加速无氧糖酵解，抑制糖原异生及糖原分解，降低过高的肝糖输出；并改善胰岛素的敏感性，减低胰岛素抵抗。目前广泛应用的二甲双胍，是 T2DM 患者的一线降糖药物和联合用药中的基础用药，并可能有助于延缓或改善糖尿病心血管并发症。二甲双胍通常每天剂量 500~1 500mg，最大剂量不超过每天 2 000mg，分 2~3 次口服。常见不良反应有食欲减退、恶心、呕吐、腹胀、腹泻等胃肠道反应，少数患者可出现皮肤过敏、乳酸性酸中毒，单独用药极少引起低血糖，长期使用可能导致维生素 B_{12} 缺乏。

3）α-葡萄糖苷酶抑制剂（AGI）：此类药物通过抑制 α-葡萄糖苷酶的活性，减少多糖及双糖的分解，延缓小肠对葡萄糖的吸收，降低餐后高血糖，为 T2DM 患者的一线药物。可单独使用或与其他口服药物合用。T1DM 若使用的胰岛素剂量较大而餐后血糖控制不佳，也可联合使用 AGI。本类药物肝肾功能不全者慎用，不宜用于胃肠功能紊乱者和孕妇、儿童。常用药物有阿卡波糖和伏格列波糖。阿卡波糖每次 50~100mg，每天 2~3 次；伏格列波糖每次 0.2mg，每天 2~3 次。AGI 应在进食第一口食物后立即服用。常见的不良反应为胃肠道症状，如腹胀、排气增加、腹泻等。从小剂量开始，逐渐加量可减少胃肠道反应。

4）噻唑烷二酮（TZDs）类：也称格列酮类，为胰岛素增敏剂。主要通过激活过氧化物酶体增殖物激活受体 γ（PPARγ）起作用，增加靶组织对胰岛素作用的敏感性、减轻胰岛素抵抗而降低血糖。TZDs 促进脂肪重新分布，使脂肪组织从内脏组织转移至皮下组织，可能与其提高胰岛素敏感性的作用有关。TZDs 主要用于胰岛素抵抗明显的 T2DM 患者。可以使 HbA1c 下降 1%~1.5%。常用药物有罗格列酮和吡格列酮。罗格列酮每次 4~8mg，每天 1 次；吡格列酮每次 15~30mg，每天 1 次口服。常见的不良反应有体重增加和水肿，还与骨折和心力衰竭风险增加相关。单独使用时不导致低血糖，但与胰岛素或促胰岛素分泌剂联合使用时可增加低血糖发生的风险。

5）二肽基肽酶-4（DPP-4）抑制剂：为基于肠促胰素的降糖药物，通过抑制 DPP-4 减少胰高糖素样多肽 1（GLP-1）在体内失活，提高内源性 GLP-1 水平，促进胰岛素分泌。可降低 HbA1c 0.5%～1%。适用于 T2DM。禁用于 T1DM 或 DKA 患者，慎用于孕妇、儿童和有胰腺炎病史的患者。常用药物西格列汀、沙格列汀、维格列汀、利格列汀和阿格列汀。沙格列汀每次 5mg，每天 1 次；西格列汀每次 100mg，每天 1 次。常见不良反应为可能出现头痛、肝酶升高、超敏反应、上呼吸道感染、关节痛等，多可耐受。

6）钠-葡萄糖共转运蛋白 2（SGLT-2）抑制剂：通过抑制近端肾小管管腔侧细胞膜上的 SGLT-2 的作用而抑制葡萄糖的重吸收，降低肾糖阈、促进尿葡萄糖排泄，从而达到降低血糖的作用，还具有减轻体重和降低血压的作用。可降低 HbA1c 0.5%～1%。SGLT-2 适用于 T2DM。禁用于 T1DM。目前在国内被批准使用的药物有达格列净、恩格列净和卡格列净。达格列净每次 5～10mg，每天 1 次；恩格列净每次 10～25mg，每天 1 次。从小剂量开始，根据血糖水平及是否耐受调整至最大剂量。总体不良反应发生率低，可能出现生殖泌尿系统感染，多数轻至中度，抗感染治疗有效。部分可能增加截肢风险和骨折风险。

（2）胰岛素

1）适应证：①T1DM。②各种严重的糖尿病急性或慢性并发症。③手术、妊娠和分娩。④新发病且与 T1DM 鉴别困难的消瘦糖尿病患者。⑤新诊断的 T2DM 伴有明显高血糖；或在糖尿病病程中无明显诱因出现体重显著下降者。⑥T2DM β 细胞功能明显减退者。⑦某些特殊类型糖尿病。

2）制剂类型：根据来源和化学结构的不同，可分为动物胰岛素、人胰岛素和胰岛素类似物。按作用快慢和维持作用时间，胰岛素（包括人和动物）可分为短效、中效、长效和预混胰岛素；胰岛素类似物可分为速效、长效和预混胰岛素类似物（表 17-5）。

表 17-5 胰岛素剂型和作用时间

胰岛素制剂	起效时间	峰值时间	作用持续时间
胰岛素			
短效（RI）	15～60min	2～4h	5～8h
中效（NPH）	2.5～3h	5～7h	13～16h
长效（PZI）	3～4h	8～10h	长达 20h
预混（HI 30R，HI 70/30）	0.5h	2～12h	14～24h
预混（50R）	0.5h	2～3h	10～24h
胰岛素类似物			
速效（门冬胰岛素）	10～15min	1～2h	4～6h
速效（赖脯胰岛素）	10～15min	1～1.5h	4～5h
速效（谷赖胰岛素）	10～15min	1～1.5h	3～5h
长效（甘精胰岛素）	2～3h	无峰	长达 30h
长效（地特胰岛素）	3～4h	3～14h	长达 24h
长效（德谷胰岛素）	1h	无峰	长达 42h
预混（门冬胰岛素 30）	10～20min	1～4h	14～24h
预混（门冬胰岛素 50）	10～20min	1～4h	14～24h
预混（赖脯胰岛素 25）	15min	30～70min	16～24h
预混（赖脯胰岛素 50）	15min	30～70min	16～24h

3）使用原则：①胰岛素治疗应在综合治疗的基础上进行。②胰岛素治疗方案应力求模拟生理性胰岛素分泌模式。③由小剂量开始，根据血糖测定结果调整剂量，直到血糖得到良好控制。

4）使用方法：①短（速）效胰岛素（类似物）：每天3餐前皮下注射，可配合长效胰岛素使用，也可持续静脉滴注或使用胰岛素泵持续皮下注射（CSII）。主要适用于T1DM和需要强化治疗的T2DM患者。②中效胰岛素：每天1～2次，早餐前或晚餐前1h皮下注射。③长效胰岛素（类似物）：每天1次，早餐前1h或睡前皮下注射。④预混胰岛素（类似物）：每天2次，早晚餐前皮下注射，预混胰岛素类似物也可每天3次使用。一般中效和长效胰岛素（类似物）需配合短效胰岛素或口服降糖药物联合使用。

5）注意事项：①胰岛素制剂类型、注射技术和部位、患者个体差异、胰岛素抗体形成等因素均影响胰岛素治疗效果。②更换胰岛素种类和剂型易出现血糖波动，发生低血糖的风险也会增加，应密切观察。③部分T1DM患者在胰岛素治疗后一段时间内病情部分或完全缓解，胰岛素剂量可减少或完全停用，称为"糖尿病蜜月期"，通常持续数周或数月。④采用强化治疗方案后，可能因发生"黎明现象"或"Somogyi反应"而出现清晨高血糖。"黎明现象"是指夜间血糖控制良好，仅黎明短时间内出现高血糖，可能由于清晨皮质醇、生长激素等胰岛素拮抗激素增多所致。出现黎明现象的患者应该增加睡前胰岛素的用量。"Somogyi反应"是指夜间低血糖未被发现，导致体内胰岛素拮抗激素分泌增加，进而出现清晨反跳性高血糖。出现"Somogyi反应"的患者应该减少睡前胰岛素的用量或改变剂型，或睡前适量加餐。

知识链接

胰岛素发展简史

1921年，加拿大外科医生班廷成功从狗胰腺里提取出了能够使糖尿病狗血糖降低的物质，他把这种物质取名胰岛素。因此，班廷被称为"胰岛素之父"。1922年，动物胰岛素开始在临床上应用。从1945年到1955年，胰岛素的全部化学结构终于被全部搞清楚，这为胰岛素的人工合成以及分子结构与功能关系的研究奠定了基础。1963年，科研人员从人尸体胰腺中提取人胰岛素。1974年，从氨基酸化学合成人胰岛素。1979年到1981年，通过DNA技术生物合成人胰岛素。20世纪90年代末，科研人员研制出较传统人胰岛素更适合人体生理需要的胰岛素类似物。

（3）GLP-1受体激动剂：GLP-1受体激动剂与胰腺β细胞的GLP-1受体结合后，可葡萄糖依赖性地刺激胰岛素合成和分泌，减少胰高糖素释放，还可作用于中枢神经系统GLP-1受体，进而减少食物摄入、延迟胃排空；并通过促进棕色脂肪组织的产热作用和白色脂肪组织分解增加能量消耗，有显著的降低体重作用。适用于T2DM，尤其是肥胖、胰岛素抵抗明显者。禁用于有胰腺疾病史者，不用于T1DM或DKA的治疗。常用药物有艾塞那肽、利拉鲁肽等。艾塞那肽起始剂量5μg，每天2次皮下注射；利拉鲁肽的起始剂量为每天0.6mg，每天1次皮下注射；根据患者血糖水平及耐受性调整药物剂量。常见不良反应主要为恶心、呕吐、腹泻、消化不良等胃肠道反应，罕见的反应有胰腺炎和皮炎等。大多数患者治疗开始时出现恶心等反应，随着治疗时间的延长而逐渐减轻。

6. 代谢手术治疗　近年研究证实，代谢手术可明显改善肥胖T2DM患者的体重、高血糖、血脂异常，是治疗伴有肥胖T2DM的手段之一。

7. 胰腺和胰岛细胞移植　治疗对象主要为T1DM患者。目前尚局限于伴终末期肾病的T1DM；或经胰岛素强化治疗仍难以达到控制目标，且反复发生严重代谢紊乱者。但供体的来源、免疫抑制剂的长期使用、移植后的效果等使该治疗方法受到限制。近年还发现采用造血干细胞或间充质干细胞治疗糖尿病具有潜在的应用价值，但此方法目前尚处于临床前研究阶段。

8. DKA的治疗

(1)输液：是抢救DKA首要而关键的措施。补液的基本原则为"先快后慢，先盐后糖"。开始使用生理盐水，当血糖降至13.9mmol/L(250mg/dl)左右时，改输5%葡萄糖溶液(每2~4g糖加1U胰岛素)。如患者无心力衰竭，开始时补液速度宜快，在2h内输入1 000~2 000ml，随后视脱水情况决定补液量。一般第1个24h输液总量4 000~6 000ml，严重失水者可达6 000~8 000ml。

(2)小剂量胰岛素治疗：通常采用小剂量短效胰岛素持续静脉滴注(0.1U/kg·h)，使血清胰岛素浓度恒定达到100~200μU/ml，既能有效地抑制脂肪分解和酮体生成，又可减少低血糖、低血钾的发生。尿酮体消失后，根据患者尿糖、血糖及进食情况调节胰岛素剂量，或改为每4~6h皮下注射胰岛素一次，然后恢复平时的治疗。

(3)纠正电解质及酸碱平衡失调：轻至中度酸中毒经充分静脉补液及胰岛素治疗后酮体水平下降，酸中毒可自行纠正，一般无需补碱；pH<7.1的严重酸中毒者应予等渗碳酸氢钠(1.25%~1.4%)溶液静脉滴注，但补碱不宜过多过快，以免诱发或加重脑水肿。DKA患者有不同程度失钾，应注意监测血钾水平，结合心电图及尿量决定补钾的时机、量及速度。治疗前已有严重低钾血症应立即补钾，当血钾升至3.5mmol/L时再开始胰岛素治疗；在开始治疗后患者每小时尿量在40ml以上，血钾低于5.2mmol/L即可静脉补钾。

(4)去除诱因和防治并发症：包括抗休克、抗心力衰竭、抗心律失常、抗感染和防治脑水肿等。

9. HHS的治疗　病情危重，并发症多，病死率高于DKA，强调早诊断、早治疗，治疗原则同DKA。失水较DKA严重，输液要更为积极小心，24h补液量可达6 000~10 000ml，治疗开始多主张输入等渗溶液如0.9%氯化钠，休克患者应另予血浆或全血；当血糖下降至16.7mmol/L(300mg/dl)时开始输入5%葡萄糖并按每2~4g葡萄糖加入1U胰岛素；补钾要更及时，一般不补碱；积极消除诱因和治疗并发症。

【护理诊断/问题】

1. 营养失调：低于/高于机体需要量　与糖尿病患者胰岛素分泌或作用缺陷，引起糖、蛋白质、脂肪代谢紊乱有关。

2. 有感染的危险　与机体抵抗力低下有关。

3. 知识缺乏：缺乏糖尿病饮食、运动、用药和自我护理知识。

4. 焦虑　与长期、终身治疗有关。

5. 潜在并发症：DKA、HHS、低血糖、糖尿病足。

【护理目标】

1. 患者体重恢复正常并保持稳定，血糖、血脂正常或维持理想水平。

2. 患者未发生感染或发生时能被及时发现和处理。

3. 患者对糖尿病有足够的认识和了解，积极配合饮食、运动、药物治疗，获得一定的自我护理知识。

4. 患者焦虑缓解，情绪稳定。

5. 患者未发生并发症，或发生时能被及时发现和处理。

【护理措施】

1. 饮食护理 应向患者介绍饮食治疗的目的、意义及具体措施，使患者积极配合，以取得最佳效果。

（1）总热量的制订：控制饮食的关键是控制总热量。根据患者的标准体重、性别、年龄、劳动强度和工作性质而定。查表或用简易公式算出理想体重[理想体重（kg）= 身高（cm）-105]，计算每天所需总热量。成人正常体重者完全卧床时每天每千克理想体重给予能量 15~20kcal，休息状态下 25~30kcal，轻体力劳动 30~35kcal，中度体力劳动 35~40kcal，重体力劳动 40kcal 以上。儿童、孕妇、哺乳期妇女、营养不良和消瘦以及伴有消耗性疾病者应酌情增加 10%~20%；肥胖者酌减，使患者体重逐渐恢复至理想体重的±5%左右。

（2）营养素分配：总的原则是高碳水化合物、低脂肪、适量蛋白质和高纤维素。①糖尿病患者应保证碳水化合物的摄入。膳食中碳水化合物供给量应占总热量的 50%~60%，提倡选择生糖指数低的食物，如粗制米、面和杂粮等。②蛋白质摄入量应占总热量的 15%~20%，成人每天每千克理想体重 0.8~1.2g；儿童、孕妇、哺乳期妇女、营养不良或伴有消耗性疾病者宜增至 1.5~2.0g；伴有糖尿病肾病而肾功能正常者应限制至 0.8g，肾小球滤过率降低者需降至 0.6~0.7g。蛋白质应至少有 1/2 来自动物蛋白以保证必需氨基酸的供给。③脂肪摄入量占总热量的 25%~30%，其中饱和脂肪酸摄入量小于总能量的 10%，胆固醇摄入量小于 300mg/d。

（3）餐次分配：确定每天饮食总热量和糖类、蛋白质、脂肪的组成比例后，将热量换算成食品制订食谱，并根据生活习惯和病情分配餐次。可按每天 3 餐分配为 1/5、2/5、2/5 或 1/3、1/3、1/3；也可按 4 餐分为 1/7、2/7、2/7、2/7；对注射胰岛素或口服降糖药物且病情有波动的患者，可每天进食 5~6 餐，从 3 次正餐中匀出 25~50g 主食作为加餐用。此外，食物中纤维含量高，可加速食物通过肠道，从而延迟和减少糖类食物在肠道的吸收，使餐后血糖下降；同时增加肠蠕动，有利于大便通畅；纤维素体积大，进食后有饱腹感，有利于控制体重。因此，每天饮食中纤维素含量以不少于 40g 为宜。

（4）饮食的注意事项：①严格限制各种甜食，包括各种食糖、糖果、甜点心、饼干、冷饮及各种含糖饮料等；对于血糖控制较好者，可在两餐之间或睡前进食适量含果糖或蔗糖的水果。②超重者忌食油炸、油煎食物，炒菜宜用植物油，少食动物内脏、蟹黄、虾子、鱼子等含胆固醇高的食物。③戒烟限酒：女性每天的酒精量不超过 15g，男性不超过 25g，每周不超过 2 次。④食盐的食用量也应严格限制，每天应<6g。⑤患者应随身携带一些方便食品，以便在发生低血糖时及时使用。

2. 运动护理

（1）运动时间：运动锻炼宜在餐后 1h（以进食开始计时）进行，运动量不宜过大，持续时间不宜过长，并于餐前在腹壁皮下注射胰岛素，避免运动时增加胰岛素的吸收速度而发生运动后低血糖；T2DM 尤其肥胖者适当空腹运动能加快脂肪分解，减轻体重和降低脂肪；糖尿病并发急性感染、活动性肺结核、严重急慢性并发症时，不宜运动而应增加卧床休息时间。每周运动不少于 5 次，活动时间每次 30~40min，每周至少 150min，可根据患者具体情况逐渐延长。

（2）运动方式：以有氧运动为主，如中等强度的快走、慢跑、骑自行车、做广播操、太极拳、球类活动等。合适的运动强度为不活动时患者的心率达到个体 60%的最大耗氧量，个体 60%的最大耗氧量时心率简易计算方法：心率=170-年龄。

（3）运动的注意事项：①运动应尽量避免恶劣天气，不在酷暑或严冬凛冽的寒风中运动。②随身携带糖果，当出现饥饿感、心慌、出冷汗、头晕及四肢无力或颤抖等低血糖反应时应及时食用。

③指导患者逐渐增加运动量及活动时间，以不感到疲劳为度。过度疲劳可使血糖升高，病情恶化。④运动时心脏负担增加、血压升高，有诱发心绞痛、心肌梗死和心律失常的危险，有增加玻璃体和视网膜出血的可能性。因此，若出现胸闷、胸痛、视物模糊等症状，应立即停止运动并及时处理。⑤患者身体状况不良时应暂停运动。

3. 病情观察　观察患者的营养状况，监测体重变化，了解饮食、运动情况；观察有无皮肤瘙痒、感觉异常、感染及破损，特别注意观察下肢和足部情况；观察患者视力变化；观察生命体征及意识状态，观察有无酮症酸中毒的诱因，识别酮症酸中毒的常见症状；同时注意监测血糖、尿糖、尿酮及电解质和酸碱平衡情况等。

4. 用药护理

考点提示：常用口服降糖药物的用法及不良反应

(1)口服降糖药的护理：了解各类降糖药物的作用、剂量、用法，注意各类药物的副作用和注意事项，指导患者正确服用，并及时纠正不良反应。①促胰岛素分泌剂：包括磺脲类和格列奈类，应从小剂量开始，于早晚餐前半小时口服，短效制剂可于三餐前15min口服，长效可于早餐前口服。主要不良反应是低血糖，少见有肠道反应、胆汁淤积性黄疸、皮肤瘙痒、再生障碍性贫血、血小板减少等。需注意，水杨酸、磺胺类、保泰松、利血平、β受体阻滞剂等可增强磺脲类药物的降糖作用；而噻嗪类利尿剂、糖皮质激素等可降低该类药物的降糖作用。②双胍类药物：应在餐中或餐后口服，肠溶制剂也可在餐前服用。因其对正常血糖无降糖作用，单独用药不引起低血糖。主要不良反应有腹部不适、口中金属味、恶心、厌食等，严重时可发生乳酸性酸中毒（发生率极低）。肝肾功能不全者慎用。③α-葡萄糖苷酶抑制剂：应在三餐中第一口淀粉类食物后口服，片剂嚼服效果佳。常见的不良反应有腹胀、排气增加、腹泻等胃肠道症状。此类药物如与胰岛素或促胰岛素分泌剂联用出现低血糖时，应直接予葡萄糖口服或静脉注射，进食蔗糖或淀粉类食物无效。④噻唑烷二酮类药物：餐前或餐后口服，每天一次。单独使用时不导致低血糖。主要的不良反应有增加体重和水肿，与胰岛素联用时更明显。该药有增加缺血性心血管病的风险，一旦出现立即停药。

(2)胰岛素治疗的护理

1)给药途径：包括静脉注射和皮下注射两种。皮下注射是最常用的给药途径，可于餐前使用（短效或速效制剂），也可于早晨或晚上睡前使用（长效制剂）。静脉注射常用于抢救DKA或HHS（短效胰岛素是唯一可静脉应用的胰岛素）。

2)注射部位：胰岛素采用皮下注射法，宜选择皮肤疏松部位，如上臂三角肌、臀大肌、大腿前侧、腹部等。通常腹壁注射吸收最快，适用于短效（速效）胰岛素和预混胰岛素；其次为上臂、大腿和臀部，适用于中效和长效胰岛素。注射部位应有规律交替使用，以免长期同一部位注射形成局部硬结和脂肪萎缩，影响药物吸收及疗效。如同一区域注射，必须与上次注射部位相距1cm以上，选择无硬结的部位，如产生硬结，可用热敷，但是要注意避免烫伤。

3)给药装置：皮下给药的注射器有胰岛素专用注射器、胰岛素笔和胰岛素泵3种。专用胰岛素注射的1ml注射器消除了普通1ml注射器注射无效腔较大的缺点，并且注射器上直接标有胰岛素单位，有利于减少发生剂量错误。胰岛素笔是一种笔式注射器，胰岛素笔芯直接装入笔内，无须抽取，利于携带，对老年患者、经常外出的患者尤为方便。胰岛素泵是一种自动注射胰岛素的装置。使用胰岛素泵时，将短效（或速效）胰岛素装入其储药器内，按预先设定的程序持续注入体内，亦可餐前追加负荷量。胰岛素泵可提供更接近生理性胰岛素分泌模式的胰岛素治疗方法，低血糖发生风险较少。此外，在长、短效胰岛素混合使用时，应先抽吸短效胰岛素，再抽吸长效胰岛素，然后混匀，而不可相反，以免将长效胰岛素混入短效胰岛素而影响其速效性。

4）胰岛素保存：未开封胰岛素需置于冰箱内冷藏（4～8℃）保存，正在使用的胰岛素在常温下（不超过28℃）可使用28d，避免过冷、过热、太阳直接照射和剧烈晃动等。如超过有效期或药液出现颗粒时不能使用。

考点提示：胰岛素的使用方法及注意事项

5）不良反应及处理措施。①低血糖反应：是最主要的不良反应，与胰岛素剂量过大或/和饮食失调有关。如血糖低于2.8mmol/L时，患者即有饥饿感、心慌、疲乏、头晕、大汗、面色苍白等，应尽快补充糖分，可静脉注射50%葡萄糖或吃些糖果、饼干等。②胰岛素过敏：表现为注射部位瘙痒、荨麻疹样皮疹，全身性荨麻疹少见，严重过敏反应（如过敏性休克）罕见。处理措施包括更换胰岛素制剂，使用抗组胺药、糖皮质激素以及脱敏疗法等。严重者需暂停或中断胰岛素治疗。③注射部位皮下脂肪萎缩或增生：为脂肪营养不良所致，停止该部位注射后可缓慢自然恢复。经常更换注射部位和针头一次性使用可预防这种情况的发生。④胰岛素性水肿：少数患者在胰岛素治疗初期可出现水肿，为水钠潴留所致，可在数周内自行恢复。⑤视力模糊：部分患者注射胰岛素后因晶状体屈光度改变导致视物模糊，常于数周内自然恢复。

5. 感染的预防和护理　糖尿病患者抵抗力差，易并发各种感染，尤其是泌尿系感染和呼吸道感染。患者一旦发生感染不易控制，可使病情加重。应指导患者注意个人卫生，保持全身和局部清洁，尤其要加强口腔、皮肤和会阴部的清洁，做到勤洗澡和勤换衣。注射胰岛素时皮肤应严格消毒，以防感染。当发生皮肤感染时，伤口应做细菌培养及药敏试验，以选用敏感的抗生素，局部不可随意用药，尤其是刺激性药物。

6. 足部护理

（1）评估危险因素：①既往有足部溃疡史或截肢史。②有周围神经病变症状，如下肢麻木、疼痛、感觉减退或消失等。③有下肢异常体征，如足部皮肤发红、发紫、局部皮肤温度降低、水肿、胼胝、皮肤干燥、趾甲异常、足或关节畸形等。④其他危险因素如视力下降、鞋袜不合脚、赤足行走等。

（2）促进足部循环：①经常按摩足部，按摩方向由足端往上，避免直接按摩静脉曲张处。②每天进行适度的运动，以促进血液循环，避免同姿势站立过久。坐位时，避免两足交叉。③冬天注意足部的保暖，避免长期暴露于寒冷或潮湿环境，使用热水袋应避免烫伤皮肤而引起感染。④积极戒烟。

（3）避免足部受伤：①患者应选择轻巧柔软、前头宽大的鞋子；袜子以弹性好、透气及散热性好的棉毛质地为佳。②指导患者不要赤脚走路，以防刺伤；外出时不可穿拖鞋，以免踢伤。③冬天使用电热毯或烤灯时谨防烫伤，严禁使用热水袋；对鸡眼、脚癣等及时治疗。

（4）保持足部清洁：①勤换鞋袜，每天用温水清洁足部，保持趾间清洁、干燥。②趾甲不能过长，修剪趾甲时注意剪平，但不要修剪过短以免伤及甲沟。③局部出现红、肿、热、痛等感染表现时，应立即治疗。

7. DKA、HHS的护理

（1）患者需绝对卧床休息，注意保暖，吸氧，寻找和去除可能存在的诱因。

（2）迅速建立静脉通路，准确执行医嘱，确保液体和胰岛素的输入。立即开放两条静脉通路，先以生理盐水开通静脉，用于快速补液的通路应用较大的针头选择较粗直的血管，另一通路为滴注胰岛素用。

（3）加强生活护理，特别是注意皮肤和口腔护理。

(4)严密观察和记录患者神志、生命体征、呼吸气味、皮肤弹性、四肢温度及24h液体出入量等变化。监测并记录血糖、尿糖、血酮、尿酮水平以及动脉血气分析和电解质变化,注意有无水、电解质及酸碱平衡紊乱。

8. 心理护理 评估患者对疾病的反应,对健康和生活的信心,有无焦虑、悲观失望甚至恐惧等心理,或对疾病抱有消极的态度,不配合治疗及护理。关心和理解患者,及时将糖尿病的基本知识和预后告知患者及其家属,使他们了解糖尿病虽不能根治,但可通过饮食控制、终身治疗、规律生活和适当体育锻炼而避免并发症的发生,可以和正常人一样生活;鼓励患者说出心理感受,耐心倾听患者诉说,并与之交流、沟通;帮助患者认识病情,说明不良情绪与病情加重密切相关,解除患者焦虑、紧张心理;与患者家属共同商讨,制订饮食、运动计划,鼓励亲属和朋友多给予亲情和温暖,使其获得感情上的支持;鼓励患者参加各种糖尿病病友团体活动,增加战胜疾病的信心。

【护理评价】

1. 患者体重是否恢复正常并保持稳定,血糖、血脂是否正常或维持理想水平。

2. 患者有无发生感染或发生时能被及时发现和处理。

3. 患者是否对糖尿病有足够的认识和了解,是否积极配合饮食、运动、药物治疗,获得一定的自我护理知识。

4. 患者焦虑是否缓解,情绪是否稳定。

5. 患者有无发生并发症,或发生时能被及时发现和处理。

【健康教育】

1. 糖尿病知识指导 采取举办集体讲座、提供相关宣教资料和个别指导相结合的方法,对患者进行全面有效的指导,使患者和家属认识糖尿病是一种需终身治疗的疾病。了解各种治疗方法在控制疾病、防治并发症的作用,自觉地配合各项治疗。

> 考点提示:糖尿病患者的健康指导要点

2. 饮食指导 患者应掌握饮食治疗的具体要求和措施,如控制热量、合理配餐、定时进食、食物选择等。指导患者通过观察住院期间餐饮的供给量和主要食物的搭配方法,掌握饮食控制的基本做法。为患者准备一份常用食物营养素含量和替换表,使之学会自我饮食调节,长期坚持。

3. 运动指导 让患者了解体育锻炼在治疗中的意义,掌握体育锻炼的具体方法及注意事项。运动时随身携带甜食和病情卡片以应备急需,运动中如感到头晕、无力、心悸等应立即停止运动。

4. 用药指导 指导患者掌握口服降糖药的应用方法和不良反应的观察;掌握胰岛素的注射方法、不良反应的观察和低血糖反应的处理。

5. 疾病监测 教会患者尿糖测定方法和结果判断,指导患者每天收集四段尿(即早餐至午餐前、午餐后至晚餐前、晚餐后至睡前、睡后至次日早餐前),摇匀后取出尿液测尿糖定性,并记录结果,作为药物剂量调整的参考。有便携式血糖测定仪者应教会其血糖仪的使用方法。同时让患者了解尿糖和血糖测定的结果意义。

6. 并发症预防 规律生活,戒烟、戒酒。注意个人卫生,养成良好的卫生习惯,保持全身皮肤,尤其是口腔、足部和外阴的清洁,如有破损或感染应立即就医。告知患者避免引起DKA和HHS等的诱发因素。

7. 定期复查 指导患者出院后定期复查与糖尿病控制的有关各项生化指标,一般每2~3个月复查糖化血红蛋白。每年定期对眼底、心血管和肾功能进行检查,以早期发现慢性并发症,及时得到治疗。

8. 预防意外发生 指导患者外出时随身携带急救卡及含糖食物,以便发生紧急情况时及时处理。

案例

姜女士，28岁。因"乏力、口干、多饮、消瘦半年，恶心、呕吐1d"到医院就诊。患者半年前开始出现乏力、口干、多饮症状，一直未重视，未到医院就诊，后逐渐出现消瘦，体重下降约10kg。昨天出现食欲下降，并有恶心、呕吐，乏力加重。在当地卫生室就诊，予"胃药"口服，症状无明显缓解，现来院求诊。体格检查：T 36.0℃，P 95次/min，R 21次/min，BP 80/55mmHg，表情淡漠、反应稍迟钝，皮肤苍白、干燥，皮肤弹性减低。血糖：22.8mmol/L；血电解质：K^+ 5.6mmol/L，Na^+ 135mmol/L，Cl^- 96mmol/L；尿糖+++，尿酮体++。

请问：

1. 该患者的身体状况有何特点？
2. 临床评估需要进一步做哪些检查？
3. 该患者存在哪些护理诊断/问题？
4. 该患者目前的主要护理措施有哪些？

（李东风）

1724 案例思路解析

1725 扫一扫，看总结

1726 扫一扫，测一测

第四节 库欣综合征患者的护理

1727 扫一扫，自学汇

学习目标

1. 掌握库欣综合征患者的护理措施。
2. 熟悉库欣综合征患者的身体状况、护理诊断/问题、治疗要点。
3. 了解库欣综合征的病因、实验室及其他检查。
4. 能按护理程序对库欣综合征患者实施正确的护理措施。
5. 具有敏锐的观察能力及解决问题的能力，体现出护士的爱伤精神和人文关怀。

导入情景

吴女士，29岁。系统性红斑狼疮病史10年，长期口服泼尼松治疗。现因出现体重增加、面部痤疮、毛发增多及高血压到医院就诊。

工作任务：

1. 请说出该患者目前出现了怎样的病情变化。
2. 为明确诊断该患者需进一步做哪些检查？

库欣综合征（视频）

库欣综合征(Cushing syndrome,CS)又称皮质醇增多症,是各种病因造成肾上腺分泌过多糖皮质激素(主要是皮质醇)所致病症的总称。临床表现为满月脸、向心性肥胖、皮肤变薄出现紫纹、痤疮、多毛、糖耐量减低、高血压和骨质疏松等。据国外文献报道,CS 的年发病率为$(2\sim3)/10^6$,其患病率约$40/10^6$。本病以女性多见,男女发病比例为1:(2~3),年龄以20~40岁居多,约占2/3。

按照病因,CS 可以分为以下三种类型:

1. ACTH 依赖性　是指垂体或垂体以外的某些肿瘤组织分泌过量 ACTH,使双侧肾上腺皮质增生并分泌过量皮质醇所致,占病因的70%~80%。

(1)垂体性 CS:又称为库欣病(Cushing's disease,CD),为最常见的临床类型,约占 CS 的70%,多见于成人,女性多于男性,儿童、青少年也可患病。垂体病变最多见者为 ACTH 微腺瘤(直径<10mm),约见于80%的库欣病患者。多由于垂体 ACTH 细胞腺瘤所引起,少数由于下丘脑异常分泌过多的促皮质释放因子(CRF)所致。垂体多有微腺瘤,少数为大腺瘤。

(2)异位 ACTH 综合征:垂体以外的恶性肿瘤产生大量的 ACTH,刺激肾上腺皮质增生,分泌过量的皮质醇。致病的多种恶性肿瘤中,以小细胞肺癌最常见,约占50%,其次是胸腺癌、胰腺癌和甲状腺癌、嗜铬细胞瘤等。

2. 非 ACTH 依赖性　指肾上腺皮质自主地分泌过量皮质醇所致,占病因的20%~30%。其原因可以是肾上腺皮质腺瘤、肾上腺皮质腺癌,也可以是双侧肾上腺皮质大结节增生、原发性色素结节性肾上腺皮质病。

3. 医源性　长期服用较大剂量外源性糖皮质激素所致,可见于系统性红斑狼疮、肾病综合征等。

【护理评估】

(一)健康史

评估时注意询问有无垂体疾病史,有无其他部位恶性肿瘤史,有无肾上腺皮质肿瘤,有无长期糖皮质激素治疗史;询问患者的起病时间、主要症状及其特点、病情的进展情况、起病后经过何种处理、服药情况及其效果如何等。对出现垂体危象者要注意了解有无诱发因素,如停药或不适当减量、创伤、麻醉、妊娠、分娩等诱发因素。

(二)身体状况

CS 的临床表现形式多样,主要表现为代谢紊乱和多器官功能障碍及抵抗力降低。典型病例主要表现为向心性肥胖、满月脸、多血质、紫纹等,多见于垂体性库欣病、肾上腺腺瘤、异位 ACTH 综合征中的缓进型。早期病例以高血压为主,肥胖,但是向心性不显著,尿游离皮质醇明显增高。重型病例主要特征为体重减轻、高血压、水肿、低钾血症和碱中毒。因癌肿所致重症者病情重、进展迅速。以并发症为主的病例可表现为心衰、脑卒中、病理性骨折、精神症状或肺部感染等。典型病例具体表现如下:

考点提示:库欣综合征的特征性表现

1. 脂肪代谢紊乱　特征性的表现为向心性肥胖、满月脸。典型的向心性肥胖表现为轻至中度肥胖,头面部、颈后部、锁骨上窝及腹部脂肪沉积增多,但四肢(包括臀部)正常或消瘦。患者面圆而呈暗红色。

2. 全身及神经精神异常　多数患者肌无力,下蹲后起立困难,四肢肌肉可有萎缩。约半数患者有不同程度的精神状态改变,轻者表现为情绪不稳、精神失常、注意力不集中、烦躁、失眠,严重者可出现精神分裂症或抑郁症等。

3. 皮肤异常　皮肤菲薄，面部红润，呈多血质外貌。微血管脆性增加，轻微外伤即可能引起瘀斑。下腹两侧、大腿外侧、臀部等处出现紫纹，主要由于肥胖、皮肤薄、蛋白质分解亢进、皮肤弹性纤维断裂所致。异位 ACTH 综合征和较重的库欣病患者皮肤色素加深明显。手、足、指（趾）甲、肛周常出现真菌感染。异位 ACTH 综合征及较重库欣病患者多有明显的皮肤色素沉着，具有一定的临床提示意义。

4. 心血管病变　高血压最为常见。糖皮质激素潴钠排钾激活肾素-血管紧张素系统，增强心血管系统对血管活性物质的加压反应，抑制血管舒张系统，使血压上升，同时并伴有动脉硬化和肾小球动脉硬化。长期高血压可并发左心室肥大、心力衰竭和脑血管意外。由于凝血功能异常、脂代谢紊乱，患者易发生动静脉血栓，心血管并发症发生率增加。

5. 对感染抵抗力下降　长期皮质醇分泌增多使免疫功能减弱，患者容易发生各种感染，其中以肺部感染多见。感染通常不易控制，化脓性细菌感染可发展为蜂窝织炎、菌血症甚至败血症。因皮质醇增多使发热等机体防御反应被抑制，患者感染后，炎症反应往往不显著，发热不明显，易于漏诊而造成严重后果。

6. 性功能异常　患者往往有明显的性功能减退。由于肾上腺雄激素产生过多以及皮质醇对垂体促性腺激素的抑制作用，女性患者大多可出现月经不规则、经量减少或停经，常伴痤疮等，少部分患者可见明显男性化趋势（乳房萎缩、多毛、喉结增大、阴蒂肥大等）。男性患者出现性欲减退、睾丸变软、阴茎缩小等。

7. 代谢障碍　大量皮质醇可抑制外周组织对葡萄糖的酵解和利用，糖异生增强，引起葡萄糖耐量降低，部分患者出现类固醇性糖尿病。皮质醇有潴钠、排钾和促进盐皮质激素分泌增加的作用，但电解质大多正常。肾上腺皮质癌及异位 ACTH 综合征可有明显的低钾低氯性碱中毒，低血钾使患者乏力加重。病程较久者可出现骨质疏松，患者可有明显的骨痛、脊柱压缩畸形、身材变矮，有时出现佝偻、骨折。儿童患病后可抑制生长发育。

（三）实验室及其他检查

1. 皮质醇测定　血浆皮质醇水平增高且昼夜节律消失，即早晨血浆皮质醇浓度略高于正常，晚上下降不明显。午夜血浆皮质醇若>7.5μg/dl，诊断 CS 的敏感性和特异性大于 96%。24h 尿 17-羟皮质类固醇、血游离皮质醇大多明显高于正常。

2. 地塞米松抑制试验

（1）小剂量地塞米松抑制试验：是确定是否为 CS 的必需试验。各型 CS 都不能被小剂量地塞米松抑制。尿 17-羟皮质类固醇不能降至对照值的 50%以下，或尿游离皮质醇不能降至 55nmol/24h 以下者，表示不能被抑制。

（2）大剂量地塞米松抑制试验：尿 17-羟皮质类固醇或尿游离皮质醇能降至对照值的 50%以下者，表示被抑制，提示病变为垂体性；不能被抑制者可能为原发性肾上腺皮质肿瘤或异位 ACTH 综合征。

地塞米松抑制试验方法（拓展阅读）

3. ACTH 兴奋试验　垂体性库欣病和异位 ACTH 者有反应，原发性肾上腺皮质肿瘤者多数无反应。

4. 影像学检查　对 CS 的病因鉴别及肿瘤定位是必不可少的。肾上腺检查 CT 及 B 型超声为首选，MRI 检查也很常用。CT 和 MRI 的灵敏度很高，只要用薄层扫描，直径 1cm 以上的肿瘤一般不会漏诊。垂体检查 MRI 优于 CT，应列为首选，尤其对垂体微腺瘤。

知识链接

地塞米松抑制试验方法

1. 小剂量地塞米松抑制试验(LDDST) 用于库欣综合征的定性诊断。

(1)经典法:地塞米松0.5mg,q6h×48h,留对照日及服药第2天24h尿测定游离皮质醇或血皮质醇。尿游离皮质醇被抑制到本实验室正常值高限以下或血皮质醇被抑制到1.8μg/dl以下为正常。

(2)过夜法:地塞米松1.0mg,半夜0:00时,取次日8:00时血测皮质醇。血皮质醇被抑制到1.8μg/dl为正常。

2. 大剂量地塞米松抑制试验(HDDST) 用于病因鉴别。方法基本同LDDST,仅剂量不同,经典法每次用2.0mg,过夜法1次用8mg。24h尿游离皮质醇或血皮质醇被抑制到对照日的50%以下为可以被抑制。

(四)心理-社会状况

了解患者对库欣综合征的认识及了解程度。评估患者对向心性肥胖、满月脸、多血质外貌等身体改变的心理反应、应对措施及效果,评估时特别注意患者是否出现心理障碍,有无焦虑、自卑、抑郁、自我形象紊乱等不良情绪。评估患病对工作、学习的影响。评估家庭及亲友对患者的态度、对库欣综合征的了解程度等。

(五)治疗要点

治疗原则是去除病因,治疗原发病,防治并发症,提高患者的生活质量。治疗方法主要有手术、放射和药物治疗,不同类型其治疗效果相差很大。

> **考点提示:** 库欣综合征的首选治疗方法

1. 库欣病 目前本病治疗有药物、手术和放射治疗3种方法。经蝶窦切除垂体微腺瘤为治疗本病的首选方法。大部分患者可找到微腺瘤,摘除瘤体后可治愈,少数患者手术后可复发。手术创伤小,并发症较少,术后可发生暂时性垂体-肾上腺皮质功能不足,需补充糖皮质激素,直至垂体-肾上腺功能恢复正常。术后应做垂体放疗,最好用直线加速器治疗。对于垂体大腺瘤患者需做开颅手术,尽可能切除肿瘤。为避免复发,可在术后辅以垂体放疗。对于病情较轻或儿童病例,可直接行垂体放疗,在放疗奏效前使用药物治疗,以控制肾上腺皮质激素分泌过度。

2. 肾上腺肿瘤 肾上腺腺瘤经检查明确腺瘤部位后,手术切除可以根治。一旦发现应尽早进行手术治疗。术后需较长时间使用氢化可的松(20~30mg/d)或可的松(25~37.5mg/d)做替代治疗,大多数患者于6个月至1年可逐渐停药。未能根治或已有转移者用肾上腺皮质激素合成阻滞剂治疗,以减少肾上腺皮质激素的分泌量。

3. 不依赖ACTH的小结节性或大结节性双侧肾上腺增生 应做双侧肾上腺切除术,术后做激素替代治疗。

4. 异位ACTH综合征 应治疗原发性恶性肿瘤,根据具体病情做手术、放疗或化疗治疗。当其他治疗效果不明显时,可酌情使用米托坦、美替拉酮等肾上腺皮质激素合成阻滞药。

5. 阻滞肾上腺皮质激素合成的药物

(1)米托坦:可使肾上腺皮质束状带及网状带萎缩、出血、细胞坏死,主要用于肾上腺癌。开始每天2~6g,分3~4次口服,必要时可增至每天8~10g,直到临床缓解或达到最大耐受量,以后再减少至无明显不良反应的维持量。不良反应有食欲减退、恶心、嗜睡、头痛、乏力等。

(2)美替拉酮:能抑制肾上腺皮质 11β-羟化酶,从而抑制皮质醇的生物合成。每天 2~6g,分 3~4 次口服。不良反应有食欲减退、恶心、呕吐等。

(3)氨鲁米特:能抑制胆固醇转变为孕烯醇酮,抑制皮质醇的合成,对肾上腺癌不能根治的病例有一定疗效。每天 0.75~1.0g,分次口服。

(4)酮康唑:可使皮质醇产生量减少,开始时每天 1 000~1 200mg,维持量每天 600~800mg。少数患者可出现严重肝功能损害。

【护理诊断/问题】

1. 体象紊乱　与库欣综合征引起的身体外观改变有关。

2. 体液过多　与皮质醇激素分泌过多导致水、钠潴留有关。

3. 有感染的危险　与蛋白质分解代谢作用增加及高血糖引起的白细胞吞噬功能下降有关。

4. 有受伤的危险　与代谢功能异常引起钙吸收障碍,导致骨质疏松有关。

5. 潜在并发症:心力衰竭、脑卒中、类固醇性糖尿病。

【护理目标】

1. 患者能说出身体外观改变的特点,配合治疗,体形得到改善。

2. 患者水肿减轻或消失。

3. 患者体温正常,未发生感染或发生时能被及时发现和处理。

4. 患者未发生骨质疏松或骨折。

5. 患者未发生并发症,或并发症被及时发现并得到及时处理。

【护理措施】

1. 一般护理

(1)休息与活动:合理的休息可避免水肿的加重。尽量取平卧位,抬高双下肢,有利于静脉回流。久病、骨质疏松、关节腰背疼痛者应适当限制运动,做好安全防护,预防骨折。

(2)饮食护理:予以低钠、高钾、高钙、高蛋白、低热量、低碳水化合物的食物,避免刺激性食物,禁烟酒;鼓励患者多食用柑橘类、香蕉、枇杷、南瓜等含钾高的食物,预防和控制水肿及低钾血症;多食牛奶、虾皮、坚果、紫菜等含钙和维生素 D 的食物,预防骨质疏松;有糖尿病症状时,应严格执行糖尿病饮食。

2. 病情观察　注意观察血压、心律及心率的变化;注意观察患者进食量,有无糖尿病表现;观察体温变化,定期查血常规,注意有无感染征象;观察患者有无关节痛或者腰背痛等情况;观察患者水肿情况,测量每天体重变化,记录 24h 液体出入量;密切监测电解质和心电图变化。

3. 对症护理

(1)预防感染:由于患者对感染的抵抗力下降,易发生各种感染,护理时应注意:①保持病室的环境及床单整洁,保持室内温、湿度恒定,减少感染源。②医护人员应严格执行无菌操作,必要时戴手套及口罩,避免交叉感染。尽量减少侵入性治疗。③对患者及其家属进行日常生活指导,如保持皮肤、外阴、衣着、日常用具等清洁卫生,减少感染机会。一旦发生感染遵医嘱及早处理。

(2)预防外伤:减少安全隐患,针对有广泛骨质疏松和骨痛的患者,嘱其注意休息,避免过度劳累。移去环境中不必要的摆设,浴室铺上防滑脚垫,防止因碰撞、跌倒引起外伤或骨折。避免剧烈运动,严防摔伤。嘱其变换体位时动作轻柔。医护人员在进行护理操作时,应动作轻稳,避免患者碰击或擦伤皮肤,引起广泛性皮下出血。

4. 用药护理　在应用肾上腺皮质激素合成阻滞药治疗时,应注意观察药物疗效和副作用。此类药物的主要副作用有食欲缺乏、恶心、呕吐、乏力、嗜睡等。部分药物有较大的肝损害,应定期检查肝功能。

5. 术前准备与术后护理

(1)术前准备:①给予适当营养,保证充分睡眠与休息。②向患者解释手术的目的和过程,减轻患者焦虑的情绪。③麻醉前静脉注射氢化可的松 100mg 以减少发生急性肾上腺皮质功能不全的危险。④教会患者进行有效咳嗽和深呼吸,讲解术后翻身的必要性。⑤观察生命体征,防止感染,控制高血压和水肿,维护机体的最佳状态。

(2)术后护理:①观察生命体征,预防休克。②防止伤口感染及呼吸道感染,鼓励患者翻身及咳嗽。③协助医生给予药物治疗,继续使用氢化可的松,术后每 6h 一次,100mg,次日起剂量渐减,5~7d 可视情况改为口服生理维持剂量。④遵医嘱处理关节痛及腰背痛,必要时给予镇痛药治疗。

6. 心理护理　患者有明显的外观表现,常导致心理障碍。应细心观察患者情绪的变化,主动、热情地与患者进行沟通,鼓励患者说出身体外观改变的感受,帮助其适应外观变化,稳定情绪。寻求来自家庭和他人的支持,帮助患者树立治疗信心。

【护理评价】

1. 患者是否能说出身体外观改变的特点,是否配合治疗,体形是否得到改善。
2. 患者水肿是否减轻或消失。
3. 患者体温是否正常,有无发生感染或发生时是否被及时发现和处理。
4. 患者有无发生骨质疏松或骨折。
5. 患者有无发生并发症,或并发症是否被及时发现并得到及时处理。

【健康教育】

1. 疾病知识指导　告知患者有关库欣综合征的基本知识,减少或者避免去公共场所,以免造成感染。

2. 生活指导　教会患者自我护理,保持生活规律,心情愉快。指导患者及其家属有计划地安排日常活动,鼓励患者独立完成,增强其自信心和自尊感。指导患者及家属学会保持皮肤、外阴、衣着、用具等清洁卫生的方法,避免不良生活方式,防止外伤、骨折等各种因素加重病情或诱发并发症。

3. 用药指导　指导患者学会正确使用药物,观察药物疗效和不良反应。对使用激素替代治疗者,应详细交代药物用法和注意事项,尤其是药物过量及不足的症状和体征,告诫患者不能随意减量或停用,如发现虚弱、发热、头晕、恶心、呕吐等,立即就诊。

1730 案例思路解析

案例

梅先生,35 岁。近 5 年常出现乏力,下蹲后起立困难,进行性加重,伴头晕、失眠、注意力不集中,自诉有性功能下降。体格检查:T 36.5℃,P 80 次/min,R 18 次/min,BP 180/105mmHg,中度肥胖,呈向心性分布,面圆而呈暗红色,四肢相对瘦小,下腹部及双侧大腿外侧可见紫红色条纹。

请问:

1. 该患者的身体状况有何特点?
2. 临床评估需要进一步做哪些检查?
3. 该患者存在哪些护理问题?

1731 扫一扫,看总结

1732 扫一扫,测一测

(李东风)

第五节 痛风患者的护理

扫一扫，
自学汇

学习目标

1. 掌握痛风患者的护理措施。
2. 熟悉痛风患者的身体状况、护理诊断/问题、治疗要点。
3. 了解痛风的病因、实验室及其他检查。
4. 能按护理程序对痛风患者实施正确的护理措施。
5. 具有敏锐的观察能力及解决问题的能力，体现出护士的爱伤精神和人文关怀。

导入情景

周先生，35岁。近5年反复发作手足关节疼痛，以踝部为主，多发生于夜间及清晨，疼痛较剧烈，呈烧灼样，每次均在当地诊所输液治疗后缓解。近半年逐渐出现双手多处及左踝部肿块。现因再次发作左踝及双手关节疼痛11h来医院就诊。

工作任务：

1. 根据已有的资料，你认为周先生可能患了何种疾病？
2. 为明确诊断，该患者需进一步做哪些检查？
3. 请为患者进行饮食指导。

痛风(gout)是嘌呤代谢障碍所致的一组异质性慢性代谢性疾病，其临床特点为高尿酸血症、反复发作的急性痛风性关节炎、尿酸性肾脏病变及尿路结石和痛风石形成。严重者可出现关节畸形及功能障碍、肾功能不全。近年来因饮食结构和生活方式的改变，高尿酸血症和痛风的患病率在全球呈上升趋势。在欧美等发达国家，高尿酸血症患病率为2%~8%，痛风患病率为0.13%~1.4%。目前我国痛风的患病率在1%~3%，并呈逐年上升趋势，且逐步趋向年轻化。本病40岁以上男性好发，男女比例约为15:1。

知识链接

痛风为什么叫做“富贵病”？

痛风在古埃及、罗马宫廷中盛行，多为帝王将相、富贵者所患，故被称为“王者之疾”“帝王之病”“富贵病”。这是源于痛风发生的原因正是由于摄入太多嘌呤含量的食物，如动物内脏、海鲜、肉类、酒类等。而在生产力水平低下的古代，一般只有达官显贵才有机会经常进食这些食物，所以他们成了痛风的高发人群。在历史长河中，有不少达官显贵都曾患有痛风，有的甚至被其折磨致死。

根据病因不同，痛风分为原发性和继发性两类。原发性痛风者多有遗传倾向，5%~25%有家族史，属多基因遗传缺陷，但其确切原因未明，与肥胖、原发性高血压、血脂异常、动脉粥样硬化、冠心病、糖尿病、胰岛素抵抗等关系密切。继发性痛风者由肾病、血液病、药物及高嘌呤饮食等多种因素引起。本节重点讨论原发性痛风，其发病机制包括：

1. 高尿酸血症形成　为痛风的生化学标志。导致高尿酸血症的原因有：

（1）尿酸排泄减少或障碍：是引起高尿酸血症的主要因素，包括肾小球尿酸滤过减少、肾小管重吸收增多、肾小管尿酸分泌下降及尿酸盐结晶在泌尿系统的沉积等，其中以肾小管尿酸分泌减少最为重要。

（2）尿酸生成增多：当嘌呤核苷酸代谢酶缺陷或功能异常时，引起嘌呤合成增加而导致尿酸水平升高。

1734
痛风病理机制（拓展阅读）

2. 痛风发生　当血尿酸浓度过高或在酸性环境下，尿酸可析出尿酸盐结晶，沉积在骨关节、肾脏和皮下组织等处，导致该处组织病理学改变，从而发生痛风性关节炎、痛风性肾病和痛风石等。急性关节炎是由于尿酸盐结晶沉积引起的急性炎症反应。导致痛风急性发作的诱因男女有很大差异，男性患者最主要为饮酒诱发（25.5%），其次为高嘌呤饮食（22.9%）和剧烈运动（6.2%）；女性患者最主要为高嘌呤饮食（17.0%），其次为突然受冷（11.2%）和剧烈运动（9.6%）。

【护理评估】

（一）健康史

评估患者的年龄、性别；询问患者有无高血压、糖尿病、血脂异常、肾病、血液系统疾病等；有无家族史；有无进食高嘌呤食物；有无手术、感染等；询问患者的起病时间、主要症状及其特点、病情的进展情况、起病后经过何种处理、服药情况及其效果如何等。

（二）身体状况

1. 无症状期　此期仅有血尿酸波动或持续性高尿酸血症。无症状期可长达数年至数十年，有些甚至终身不出现症状。但随着年龄增长，痛风的患病率增加，并与高尿酸血症的水平和持续时间有关。

> 考点提示：痛风患者的首发症状

2. 急性痛风性关节炎期　关节痛为痛风的首发症状，也是患者就诊的主要原因（男性为41.2%，女性为29.8%），是由尿酸盐结晶沉积引起的炎症反应所致。多发生于春秋季节，表现为突然发作的单个、偶尔双侧或多个关节红肿热痛、功能障碍，可有关节腔积液，伴发热、白细胞增多等全身反应。起病急骤，24h内发展至高峰。常在午夜或清晨突然发作，关节剧痛，呈撕裂样、刀割样或咬噬样疼痛，数小时出现受累关节的红肿热痛和功能障碍。最易受累的部位是第一跖趾关节，其后依次为趾、踝、膝、腕、指、肘等关节。初次发作常呈自限性，一般数天或2周内自行缓解，反复发作则受累关节逐渐增多，症状持续时间延长，关节炎发作间歇期缩短。受累关节局部皮肤偶可出现脱屑和瘙痒。痛风急性发作期可伴有高尿酸血症，但部分患者发作时血尿酸水平正常。饮酒、劳累、手术、寒冷、感染、摄入高嘌呤食物等为常见的发病诱因。

1735
急性痛风性关节炎时关节液显微镜像（图片）

3. 痛风石及慢性关节炎期　痛风石是痛风的一种特征性损害，由尿酸盐沉积所致。典型部位在耳郭，也常见于反复发作的关节周围，以及鹰嘴、跟腱、髌骨滑囊等处，呈黄白色大小不一的隆起，小如芝麻，大如鸡蛋（彩图17-9）。质地初起柔软，随着纤维增多逐渐变硬如石；严重时痛风石处皮肤发亮、菲薄，容易经皮破溃排出白色豆渣样尿酸盐，瘘管不易愈合，但很少感染。关节内大量沉积的痛风石可造成关节骨质破坏、关节周围组织纤维化、继发退行性改变等。临床表现为持续关节肿痛、压痛、畸形，关节功能障碍。

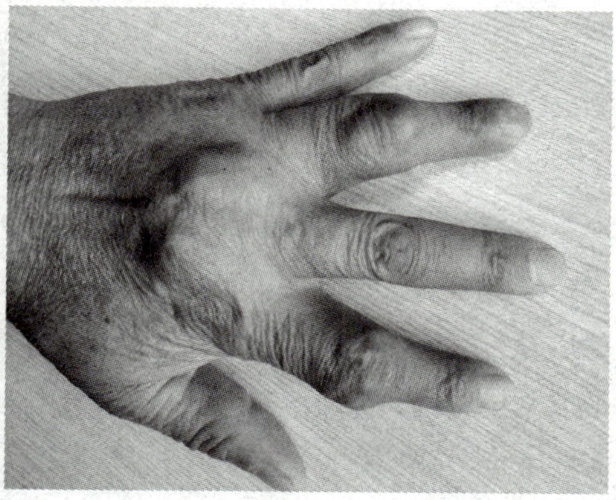

图 17-9 痛风石

4. 肾病变期

(1)痛风性肾病:为痛风特征性病理变化之一,为尿酸盐结晶沉积引起的慢性间质性肾炎,累及肾小球血管床。起病隐匿,早期仅有间歇性蛋白尿,随着病情发展,持续出现蛋白尿、夜尿增多、低比重尿、脓尿等。晚期可发生高血压、水肿、氮质血症和肌酐升高等肾功能不全表现,常因肾衰竭或并发心血管疾病而死亡。

(2)尿酸性肾石病:10%~25%的痛风患者肾有尿酸结石,呈泥沙样,常无症状,结石较大者引起肾绞痛、血尿等表现。当结石引起梗阻时导致肾积水、肾盂肾炎、肾积脓或肾周围炎,严重者可发生急性肾衰竭。感染可加速结石的增长和肾实质的损害。

(三)实验室及其他检查

1. 血尿酸测定　多采用尿酸氧化酶法测定。正常男性血尿酸为 210~420μmol/L(3.5~7.0mg/dl);正常女性为 150~360μmol/L(2.5~6.0mg/dl),绝经期后接近男性。血尿酸超过420μmol/L(7.0mg/dl)定义为高尿酸血症。

2. 尿尿酸测定　可以鉴别尿酸生成过多和尿酸排泄减少。正常限制嘌呤饮食 5d 后,每天尿酸排出量超过 3.6mmol(600mg),可认为尿酸生成过多。也可以测定尿酸的排泄分数(FEua)[FEua=(尿尿酸浓度×血肌酐浓度/尿肌酐浓度×血尿酸浓度)×100%],FEua>12%为尿酸生成过多,<7%为排泄减少,7%~12%为混合型。

3. 滑囊液或痛风石检查　急性关节炎期,行关节穿刺抽取滑液,在偏振光显微镜下可见负性双折光针形尿酸盐结晶,阳性率约为 90%。穿刺或活检痛风石内容物,也可发现同样形态的尿酸盐结晶。

4. 影像学检查

(1)超声检查:痛风患者中能较敏感发现尿酸盐沉积征象,是影像学筛查手段之一,尤其是超声检查关节肿胀患者有"双轨征"可有效辅助诊断痛风。

(2)双源 CT 检查:双源 CT 能特异性识别尿酸盐结晶,可作为影像学筛查的手段之一,可辅助诊断痛风。

(3)MRI 检查:在 T_1 或 T_2 的影像中痛风石呈低至中度密度的块状阴影,痛风累及脊柱时尤其适用 MRI 检查。

(4)X 线检查:可见软组织肿胀、软骨缘破坏、关节面不规则,典型者骨质呈虫噬样或穿凿样缺损,严重者出现脱位、骨折。由于尿酸结石透光,平片上不显影。

(四)心理-社会状况

了解患者对痛风的认识及了解程度。评估患者对关节疼痛、活动障碍、畸形及丧失生活自理能力的心理反应、应对措施及效果,评估时特别注意患者是否出现心理障碍,有无焦虑、抑郁、恐惧等不良情绪。评估患病对工作、学习的影响。评估家庭及亲友对患者的态度、对痛风的了解程度等。

(五)治疗要点

原发性痛风缺乏病因治疗,因此不能根治。治疗目的:①迅速中止痛风性关节炎的急性发作。

②预防急性关节炎复发。③控制高尿酸血症，预防尿酸盐沉积造成的关节破坏和肾功能损害。④手术剔除痛风石，对毁损的关节进行手术矫正以提高生活质量。

1. 非药物治疗　主要为调整生活方式，包括：①限酒。②减少高嘌呤食物的摄入。③防止剧烈运动或突然受凉。④减少富含果糖饮料的摄入。⑤大量饮水。⑥控制体重。⑦增加新鲜蔬菜的摄入。⑧规律饮食和作息。⑨规律运动。⑩禁烟。

2. 药物治疗

（1）急性痛风性关节炎的治疗：急性发作期药物治疗以控制炎症为主，一般不进行降尿酸治疗，以避免血尿酸水平波动导致炎症发作时间延长或再次发作，但已服用降尿酸药物者不需停药。

> **考点提示：**控制痛风急性发作的常用药物

1）非甾体抗炎药：可有效缓解急性痛风性关节炎症状，为最常用的一线药物，应尽早使用。常用药物：吲哚美辛、双氯芬酸、依托考昔、美洛昔康等。若患者无禁忌证，起始剂量为所选药物的最大剂量，症状缓解后24h内迅速减量至小剂量维持。常见不良反应有胃肠道溃疡、出血。活动性消化性溃疡禁用，伴肾功能不全者慎用。

2）秋水仙碱：可抑制炎性细胞趋化，对控制炎症、止痛有特效，大部分患者于用药后24h内疼痛可明显缓解。通常每次0.5mg，每天2~4次。高剂量秋水仙碱的胃肠道不良反应发生率较高，且容易导致患者因不良反应停药；低剂量在有效性方面无明显差异，但胃肠道反应明显减少。

3）糖皮质激素：用于非甾体抗炎药、秋水仙碱治疗无效或禁忌、肾功能不全者。短期口服中等剂量糖皮质激素（30mg/d，3d）可起到与非甾体抗炎药同样有效的镇痛作用，且安全性良好。小剂量激素短期关节腔内注射对急性痛风性关节炎也有明显疗效。

（2）发作间隙期和慢性期的治疗：主要目的是长期有效控制血尿酸水平。治疗目标是血尿酸<360μmol/L（6.0mg/dl）并终身保持；对于有痛风石、慢性关节炎、痛风频繁发作者，治疗目标是血尿酸小于300μmol/L（5.0mg/dl），但不应低于180μmol/L（3.0mg/dl）。

1）促尿酸排泄药物：该类药物能抑制肾小管对尿酸盐的重吸收，从而增加尿酸的排泄，降低血尿酸水平。适用于尿酸排泄减少型痛风[24h尿尿酸排泄<3.6mmol（600mg）]者。已有尿酸盐结石形成，或每天尿酸盐排出>3.6mmol（600mg）时不宜使用。当肾功能严重受损（内生肌酐清除率<30ml/min）时此类药物无效。应从小剂量开始逐步递增。常用药物有苯溴马隆、丙磺舒、磺吡酮等。①苯溴马隆：成人起始剂量25~50mg/d，2~5周后根据血尿酸水平调整剂量至75~100mg/d；服药期间须碱化尿液，将尿pH调整至6.2~6.9；常见不良反应有胃肠道反应、皮疹、过敏反应、肾绞痛、粒细胞减少等，罕见严重的肝毒性。②丙磺舒：初始剂量0.5g/d，最大剂量2g/d；对磺胺过敏者禁用。

2）抑制尿酸生成药物：该类药物通过抑制黄嘌呤氧化酶，使尿酸生成减少。适用于尿酸生成过多或不适合使用排尿酸药物者。常用药物有别嘌醇和非布司他。①别嘌醇：成人初始剂量50~100mg/d，未达标患者每次可递增50~100mg，最大剂量600mg/d；肾功能不全患者适当减量，重度肾功能不全（G5期）患者禁用；别嘌醇可引起超敏反应、肝肾功能损伤，严重者可发生致死性剥脱性皮炎。②非布司他：为新型选择性黄嘌呤氧化酶抑制剂，初始剂量20~40mg/d，2~5周后血尿酸不达标者，逐渐加量，最大剂量80mg/d；该类药物主要通过肝脏清除，轻至中度肾功能不全（G1~G3期）患者无需调整剂量，重度肾功能不全（G4~G5期）患者慎用；不良反应有肝功能损害、恶心、皮疹等。

3）碱性药物：该类药物可碱化尿液，促进尿酸排泄，使尿酸不易在尿中积聚形成结晶。常用药物有碳酸氢钠，成人口服3~6g/d；长期大量服用可致代谢性碱中毒。

4)新型降尿酸药物:尿酸氧化酶可将尿酸分解为可溶性产物排出,目前上市的药物有拉布立酶和普瑞凯希。选择性尿酸重吸收抑制剂是通过抑制新型尿酸转运蛋白1和有机酸转运子发挥疗效,目前上市的药物有RDEA594。

(3)伴发疾病的治疗:痛风常伴发肥胖症、糖尿病、高血压、高脂血症等,应积极治疗。合并慢性肾病者应使用对肾功能影响小的降尿酸药物,并在治疗过程中密切监测不良反应。

3. 手术治疗　必要时可选择剔除较大痛风石,对残毁关节进行矫形等手术治疗。

【护理诊断/问题】

1. 急性疼痛　与尿酸盐结晶沉积在关节引起炎症反应有关。

2. 躯体移动障碍　与关节受累、关节畸形有关。

3. 知识缺乏:缺乏与痛风及高尿酸血症有关的饮食知识。

4. 潜在并发症:肾功能衰竭。

【护理目标】

1. 患者疼痛程度减轻或消失。

2. 患者关节功能得到恢复。

3. 患者能复述痛风相关的饮食知识。

4. 患者未发生肾功能衰竭,或肾功能衰竭被及时发现并得到及时处理。

【护理措施】

1. 一般护理

(1)休息与活动:根据病情合理安排休息与活动,避免过度劳累及剧烈活动。痛风急性关节炎期,患者应绝对卧床休息,抬高患肢,避免受累关节负重,必要时给予夹板固定制动关节及局部冷敷以减轻肿胀和疼痛。待关节肿痛缓解72h后,可下床做适当活动。

(2)饮食护理:饮食原则为控制总热量的摄入、限制高嘌呤食物、促进尿酸排泄、调整饮食方式。每天进食总热量应限制在1 200~1 500kcal,蛋白质控制在1g/(kg·d),尽量避免进食含果糖类饮料;少进食高嘌呤食物,如动物内脏、海鲜、肉类、菠菜、蘑菇、黄豆、扁豆、豌豆、浓茶等;多进食碱性食物,如牛奶、鸡蛋、马铃薯、谷类、新鲜蔬菜、柑橘类水果等;鼓励多饮水(每天2 000ml以上);饮食宜清淡,忌辛辣刺激性食物,禁烟限酒(包括啤酒和白酒)。

> **考点提示:**痛风患者的饮食要求

2. 病情观察　注意观察关节疼痛的部位、性质及发作时间;观察受累关节有无红、肿、热和功能障碍;观察有无剧烈运动、过度疲劳、突然受凉、饮酒、饱餐、脚扭伤等诱发因素;观察痛风石的部位和相应的症状;观察患者体温变化;监测尿酸的变化。

3. 对症护理　急性发作期避免受累关节负重,在病床上安放支被架以减少患部受压,疼痛缓解72h后方可恢复活动。急性期受累关节肿痛明显时可用夹板固定制动,也可给予冰敷或25%硫酸镁湿敷。痛风石严重时,注意保护局部非薄皮肤,保持清洁,避免摩擦、损伤,防止溃疡发生。

4. 用药护理

(1)抗炎药物

1)秋水仙碱:一般口服,但常有胃肠道反应,如恶心、呕吐、厌食、腹胀、腹泻等,也可出现肝功能损害、骨髓抑制、脱发、呼吸抑制等。若患者一开始口服即出现胃肠道反应,应立即停药。

2)非甾体抗炎药:常见不良反应为胃肠道症状,严重者可出现消化性溃疡或消化道出血,故建议在餐后服药，并密切注意药物不良反应。

3）糖皮质激：密切观察疗效，注意有无症状的“反跳”现象，若同时口服秋水仙碱，可防止该现象发生。

（2）降尿酸药物：

1）苯溴马隆：可有皮疹、发热、胃肠道反应等不良反应。用药期间应嘱患者多饮水、口服碳酸氢钠等碱性药物以碱化尿液，防止形成尿酸盐结石。

2）别嘌醇：可有皮疹、发热、胃肠道反应、肝功能损害、骨髓抑制等不良反应。极少数可发生超敏反应。

3）非布司他：不良反应相对较少，可有肝功能异常、腹泻等。

5. 心理护理 患者由于疼痛影响进食和睡眠，疾病反复发作导致关节畸形和肾功能损害，常导致心理障碍。应细心观察患者情绪的变化，主动、热情地与患者进行沟通，讲述治疗成功病例，以鼓励和开导患者，稳定情绪，增强其治疗的信心。鼓励家属给予患者情感支持，指导患者在家属的帮助下，从事力所能及的活动和工作。

【护理评价】

1. 患者疼痛程度是否减轻或消失。
2. 患者关节功能是否得到恢复。
3. 患者是否能复述痛风相关的饮食知识。
4. 患者有无发生肾功能衰竭，或肾功能衰竭是否被及时发现并得到及时处理。

【健康教育】

1. 疾病知识指导 告知患者有关痛风的基本知识，告知患者及家属痛风是终身性疾病，但经积极有效治疗，患者可正常生活和工作。指导患者定期自我检查，定期复查血尿酸，定期复诊。

2. 生活指导 指导患者劳逸结合，生活规律，保证充足睡眠；指导患者合理膳食，避免进食高蛋白和高嘌呤食物，禁烟限酒，每天饮水 2 000ml 以上。

3. 用药指导 指导患者学会正确使用药物，观察药物疗效和不良反应。对使用非甾体抗炎药及降尿酸药物治疗者，应详细交代药物用法和注意事项，尤其是药物的不良反应，如发现恶心、呕吐、腹泻等，应立即停药。

1736 案例思路解析

1737 扫一扫，看总结

1738 扫一扫，测一测

1739 教学课件

案例

谈先生，52 岁。痛风病史 20 年，既往每 2~3 年发作 1 次，近几年发作逐渐频繁，尤其是近 2 年，基本每 1~2 个月就会发作一次。多次在外院就诊，每次发作时服用非甾体抗炎药，未服用降尿酸药物，未控制饮食。近半年来食欲逐渐减退，常有恶心、呕吐，自觉乏力越来越严重，夜尿增多，颜面部及双下肢水肿。近 2 周排尿明显减少。

请问：

1. 该患者目前可能出现了何种并发症？
2. 进一步确诊需做哪些检查？
3. 如何对该患者进行健康指导？

（李东风）

第十八章　神经系统疾病患者的护理

第一节　概　　述

1801

扫一扫，自学汇

学习目标

1. 掌握神经系统疾病患者的评估、常用诊疗技术的护理配合。
2. 熟悉神经系统疾病的辅助检查。
3. 了解神经系统疾病患者常见心理-社会问题。
4. 能对神经系统疾病患者进行护理评估并书写护理文书，能配合医生实施常用诊疗技术。
5. 具有严谨求实的工作态度，尊重神经系统疾病患者的身心需求，体现出护士的爱伤精神和人文关怀。

神经系统直接或间接地调控体内各系统和器官，使之能协调完成各自的生理功能，并对体内外环境的变化做出适应性功能活动调节，共同维持人体的正常生命活动。神经系统按解剖结构可分为中枢神经系统（脑、脊髓）和周围神经系统（脑神经、脊神经），按其功能又可分为躯体神经系统和自主神经系统。神经系统疾病是指神经系统与骨骼肌由于血管病变、感染、变性、肿瘤、遗传、中毒、免疫障碍、先天发育异常、营养缺陷和代谢障碍等所致的疾病。神经系统疾病的主要临床表现为运动、感觉和反射障碍，如病变累及大脑时，常常出现意识障碍与精神症状。神经系统疾病具有起病急、病情重、症状广泛而复杂的特点，是导致人类死亡和残疾的主要原因之一。

一、神经系统疾病患者的评估

（一）健康史

1. 一般项目　询问患者的年龄、籍贯、职业、民族、文化程度、宗教信仰、家庭住址等。

2. 主诉　询问患者就诊的主要症状（或体症）及持续时间。常见症状有头痛、眩晕、意识障碍、言语障碍、感觉障碍等。

3. 现病史　了解患者的患病、治疗及检查经过，包括：

(1)了解疾病的起病方式,是急性、亚急性还是慢性,是发作性、周期性还是持续性,有无明显的致病因素或诱发因素。

(2)了解目前的主要症状和体征,有无头痛、抽搐、瘫痪、麻木、复视、眩晕及其他脑神经损害的表现;有无意识、精神、言语障碍,有无睡眠异常、营养失调及括约肌功能障碍等。症状发生的起始时间、前后顺序、持续时间、累及范围、严重程度及有无伴随症状如头晕、呕吐、发热等。

(3)了解治疗的经过及效果,如是否接受过检查、治疗,是否遵从医嘱治疗,目前用药情况,包括药物的名称、剂量、用法疗效、是否存在不良反应。

(4)了解发病以来的睡眠、饮食、体重、大小便、活动能力及心理反应等一般情况的变化。

4. 既往史　重点了解以下内容:

(1)有无头部外伤、脑肿瘤、内脏肿瘤以及手术史等。

(2)感染病史如脑炎、结核病、寄生虫病、上呼吸道感染和腮腺炎等。

(3)有无高血压、心脏病、糖尿病等脑血管病的危险因素。

(4)有无颈椎病和腰椎管狭窄病史等。

5. 个人史　了解患者的出生地、居住地、职业状况和工作环境等,是否到过疫区,在家庭或职场中是否接触化学物质。如对从事林业工作的患者,应考虑到通过虫媒患神经系统感染性疾病的可能性;如患者是农民或牧民,则考虑是否有患脑寄生虫病的可能性。脑棘球蚴病患者常见于畜牧区,脑血吸虫病患者常有疫水接触史。

6. 家族史　部分神经系统疾病是遗传性疾病或与遗传相关,多会在儿童或青年期发病。如癫痫、偏头痛、肝豆状核变性、腓骨肌萎缩症、假肥大型营养不良等。

7. 生活史　了解患者的生活方式、饮食习惯、有无特殊嗜好等。平时体力活动少、喜欢久坐、偏好高脂饮食、有长期吸烟或酗酒的习惯等均属脑血管疾病的危险因素。肝豆状核变性的病情加重可能与进食过多坚果类、贝类等高铜食物有关,偏头痛可因进食巧克力及饮酒而诱发。

8. 药物史　了解患者有无长期或特殊服药史,某些药物可能导致神经系统损害,如长期服用异烟肼可能引起周围神经病,服用影响神经-肌肉接头处递质传递的药物,可能引起重症肌无力复发,镇静药会造成多种形式的运动障碍。

(二)身体状况

1. 全身检查　了解和观察患者的一般情况,包括年龄、性别、发育、营养、面容表情;常规测量体温、脉搏、呼吸、体重及身高;注意患者精神与意识状态。全身皮肤黏膜是否完好,有无红肿、皮疹、破损等。

2. 头颈部检查　观察瞳孔的直径大小,两侧是否等大、等圆、形状是否规则、对光反射是否灵敏。患者头颅大小、形状,是否有畸形、是否有颅骨内陷,局部有无肿块或压痛。观察面部有无畸形,面肌是否抽动或萎缩,有无血管斑痣、角膜色素环、眼睑水肿、乳突压痛等;患者额纹或鼻唇沟是否对称或变浅;伸舌是否居中,舌肌有无萎缩;有无吞咽困难、饮水呛咳;咽反射是否存在;有无声嘶、发声低哑或其他言语障碍。患者头部活动有无受限、有无不自主运动及抬头无力;颈部有无抵抗、姿势异常,颈椎有无压痛,颈动脉搏动是否对称。

3. 四肢及躯干检查　观察患者脊柱有无畸形、压痛及叩击痛,有无活动受限;有无指(趾)发育畸形、弓形足;肌肉有无萎缩、肥大或压痛;关节运动是否灵活;患者站立和行走时步态姿势是否异常。对患者进行运动功能检查,包括观察肌容积、肌张力、肌力、不自主运动、共济运动等。

(1)肌张力:是指肌肉静止状态时的肌肉紧张度。①肌张力降低:表现为肌肉弛缓柔软,被动运动时阻力减退,关节运动的范围扩大,见于下运动神经元病变,如周围性神经炎、脊髓前角灰质炎及小脑病变等。②肌张力增高：肌肉较硬，被动运动时阻力增大，关节运动范围缩小。根据损害位置不同及性质不同，可分为折刀样肌张力增高、铅管样肌张力增高及齿轮样肌张力增高。折刀样肌张力增高是锥体束损害所致，表现为上肢的屈肌及下肢的伸肌张力增高更明显，被动运动开始时阻力大，终末时较小。铅管样肌张力增高是锥体外系损害所致，表现为伸肌屈肌张力均等增高，被动运动时所遇阻力是均匀的。若伴有震颤者，出现规律而断续的停顿，称为齿轮样肌张力增高。

（2）肌力：是患者主动运动时肌肉产生的收缩力，可分为6级，即0~5级，具体分级见表18-1。

表18-1 肌力分级

分级	临床表现	分级	临床表现
0级	完全瘫痪，肌肉无收缩	3级	肢体能抬离床面，但不能对抗阻力
1级	肌肉可收缩，但不能产生动作	4级	能做抗阻力动作，但较正常差
2级	肢体能在床面上移动，但不能抬起	5级	正常肌力

（3）共济运动

1）指鼻试验：嘱患者前臂伸直外旋，以示指尖触自己的鼻尖，先睁眼后闭眼，先慢后快，反复上述动作，正常人动作准确，共济失调者指鼻不准。

2）指指试验：嘱患者伸直示指、屈肘，然后伸直前臂以示指触碰对面护士的示指，先睁眼后闭眼。正常人可准确完成，总是偏向一侧者提示该侧小脑病变。

3）快复轮替试验：嘱患者伸直手掌并反复做前臂快速旋前、旋后动作，或以一侧手快速连续拍打对侧手背等。共济失调者动作缓慢而不匀。一侧快速动作障碍提示该侧小脑病变。

4）跟-膝-胫试验：嘱患者仰卧，抬一侧下肢使足跟置于对侧膝部，沿胫骨徐徐滑下，共济失调者动作不稳或失误。

5）闭目难立征（Romberg sign）：嘱患者闭目、双足并拢直立，两臂向前平伸，出现摇晃或倾斜即为阳性。睁眼站立稳，闭眼时不稳，提示感觉性共济失调，睁眼、闭眼都不稳提示小脑性共济失调。

4. 神经反射检查　观察患者有无深、浅反射异常，有无病理反射。检查时患者应保持安静和松弛状态，并注意反射的改变程度和两侧是否对称。神经反射根据反射的改变可分为亢进、活跃（或增强）、正常、减弱或消失。浅反射指刺激皮肤、黏膜、角膜等引起肌肉快速收缩反应，如腹壁反射、提睾反射、跖反射、肛门反射等；深反射指肌腱和关节反射，包括肱二头肌反射、肱三头肌反射、桡骨膜反射、膝反射、踝反射等；病理反射如巴宾斯基征（Babinski sign）、奥本海姆征（Oppenheim sign）、戈登征（Gordon sign）、查多克征（Chaddock sign）等，是锥体束受损时的表现。

（1）巴宾斯基征：被检查者仰卧，下肢伸直，检查者手持被检查踝部，用钝头竹签划足底外侧缘，由后向前至小趾跟部并转向为内侧，阳性反应为拇趾背伸，余趾呈扇形展开。

（2）奥本海姆征：检查时用手以一定力量捏压腓肠肌，阳性表现同Babinski征。

（3）戈登征：检查时用拇指及示指沿被检查者胫骨前缘用力由上至下滑压，阳性表现同Babinski征。

（4）查多克征：检查者用钝头竹签从外踝下方向前划至跖趾关节处，阳性表现同Babinski征。

5. 脑膜刺激征检查　观察患者有无出现脑膜刺激征，包括颈强直（cervical rigidity）、克尼格征（Kernig sign）和布鲁津斯基征（Brudzinski sign）等。颈上节段的脊神经根受刺激引起颈强直，腰骶节段脊神经根受刺激，则出现克尼格征和布鲁津斯基征。脑膜刺激征见常于脑膜炎、蛛网膜下腔出血、脑炎、脑水肿及颅内压增高等，深昏迷时脑膜刺激征可消失。

1802
脑膜刺激征
（微课）

（1）颈强直：患者仰卧，头前屈明显受限制或做被动屈颈检查时，检查者感觉到患者颈项有阻抗感。

(2)克尼格征:患者仰卧,膝关节屈曲成直角,检查者将患者小腿抬高伸膝。正常人膝关节可伸达135°以上,如患者伸膝受阻且伴疼痛与屈肌痉挛,则为阳性。

(3)布鲁津斯基征:患者仰卧,下肢伸直,检查者一手托起患者枕部,另一手按于其胸前,当患者头部前屈时,双髋关节与膝关节同时屈曲则为阳性。

6. 感觉功能检查 评估患者感觉功能状况。评估时患者应意识清晰、合作,操作者注意左右侧、远近端对比,一般由感觉障碍区向健处逐步移行。检查时患者闭目,忌用暗示性言语。

(1)浅感觉检查:包括皮肤、黏膜的痛觉、温觉和触觉检查。

1)运动觉:检查时嘱患者闭目,护士以示指和拇指轻持患者手指或足趾两侧,做被动伸、屈动作,询问患者运动方向。

2)位置觉:将患者肢体放置于某一位置上,询问其肢体所处位置。

3)震动觉:用振动的音叉柄端置于患者肢体的骨突起处如内踝、外踝、腕关节、髂嵴等处,询问其有无振动感觉,注意比较两侧。

(2)复合感觉检查:包括皮肤定位觉、两点辨别觉、图形觉、实体觉。

1)皮肤定位觉:检查患者能否用手准确指出被触的位置。

2)两点辨别觉:检查患者辨别两点阈值的大小。

3)图形觉:检查患者能否正确辨别皮肤上所画出的图形。

4)实体觉:检查患者能否正确辨别手上实体物的大小、形状、性质。

(三)辅助检查

1. 血液检查 血常规检查对神经疾病如颅内感染、脑血管疾病、脑寄生虫病等的病因诊断有一定的诊断价值;血脂、血糖检查有助于脑血管疾病的病因诊断。

2. 脑脊液检查 主要用于中枢神经系统疾病的诊断和鉴别诊断,如各种脑膜炎和脑炎、蛛网膜下腔出血、脱髓鞘疾病、颅内转移瘤、脊髓病变等。

3. 影像学检查 主要包括X线检查、CT、MRI、数字减影血管造影(digital subtraction angiography,DSA)。CT和MRI是大部分脑组织病变首选的辅助检查手段。DSA主要应用于脑血管疾病的诊断和治疗方面。

4. 经颅超声血流图检查(transcranial doppler,TCD) 利用颅骨薄弱部位为检查声窗,应用多普勒效应研究脑底动脉主干血流动力学变化的一种无创监测技术。TCD检查主要是通过探头位置、超声束角度、血流方向变化和速度、波形变化等对各有关血管进行识别。TCD最常用和最有意义的指标是血流速度和动脉指数。目前,TCD主要用于有关脑血管病变疾病的诊断和检测。如脑动脉狭窄或闭塞、脑血管畸形、脑血管痉挛、脑动脉血流微栓子监测,评价Willis环侧支循环功能及脑血管舒缩反应储备能力等。

5. 神经电生理检查 包括脑电图和肌电图等。脑电图主要用于癫痫的诊断以及区别脑部器质性或功能性病变和弥漫性或局限性损害。肌电图有助于神经源性损害、肌源性损害、神经-肌肉接头处病变的诊断和鉴别诊断;有助于神经根病变节段的定位诊断。

(四)心理-社会状况

了解患者对疾病的性质、过程、防治及预后知识的知晓情况。神经系统疾病发病的突然性以及病后出现不同程度的神经功能障碍,如昏迷、语言障碍、感觉异常及瘫痪等,使患者及其家属在心理上和经济上承担了巨大的压力和负担。医务人员应了解疾病对患者日常生活、学习和工作造成的影响，评估其是否存在焦虑、抑郁、悲观等情绪，为患者的心理疏导和支持提供依据。

二、神经系统疾病常见诊疗技术与护理

（一）数字减影脑血管造影

数字减影脑血管造影（digital subtraction angiography，DSA）是通过导管或穿刺针将含碘显影剂注入选定的动脉或静脉，应用电子计算机进行辅助成像的血管造影方法。DSA 是诊断脑血管病的重要检查方法之一，可以直观地测定血管狭窄的程度和范围，观察侧支循环状况、判断病变供应动脉的来源、数量、引流静脉的去向等。由于它是一种创伤性检查，所以通常不作为首选或常规检查的方法，需要掌握好适应证和禁忌证，并采取相应的护理措施。

【适应证】

1. 脑血管病变，如动脉狭窄、动脉瘤、动静脉畸形、颅内静脉系统血栓形成等。
2. 自发性脑内血肿或蛛网膜下腔出血病因检查。
3. 观察颅内占位性病变的血供与邻近血管的关系及某些肿瘤的定性。

【禁忌证】

1. 严重出血倾向或出血性疾病者。
2. 严重心、肝或肾功能不全者。
3. 脑疝晚期、脑干功能衰竭者。
4. 对含碘造影剂过敏者。
5. 穿刺部位皮肤感染者。

【操作前准备】

1. 患者准备　了解操作的目的、过程、可能出现的意外或并发症，配合完成各项术前检查，术前 4~6h 禁食、禁水，术前 30min 排空大小便，必要时留置导尿管。
2. 用物准备　造影剂、麻醉药、生理盐水、肝素钠、股动脉穿刺包、无菌手套、沙袋及抢救药物等。

【操作过程】

经股动脉插管 DSA 操作步骤如下：

1. 选择穿刺点　在耻骨联合-髂前上棘连线测中点、腹股沟韧带下 1~2cm 股动脉搏动最强点进行穿刺。
2. 消毒局部皮肤，进行局部麻醉。
3. 将穿刺针与皮肤成 30°~45°刺入股动脉，将导丝送入血管 20cm 左右，撤出穿刺针，迅速沿导丝置入导管鞘或导管，撤出导丝。
4. 在屏幕监护下将导管送入各个头臂动脉。
5. 进入靶动脉后注入少量造影剂确认动脉，然后造影。

【护理】

1. 严密观察患者意识、瞳孔及生命体征的变化，发现异常，及时通知医生。
2. 术后穿刺部位沙袋加压压迫 6~8h，24h 后拆除加压绷带。观察肢体的皮温、肤色、足背动脉搏动情况、肢体感觉的变化。如出现脉搏减弱或消失、皮肤发绀、皮温降低、肢体发麻等，可能是包扎过紧或栓塞所致，应及时处理，以防造成肢体坏死。
3. 术后患者平卧，术肢制动 12h，卧床休息 24h，限制活动，24h 后如无异常情况可下床活动。

4. 观察穿刺局部有无渗血、血肿，避免增加腹压的动作，如患者咳嗽或呕吐时协助按压穿刺伤口，防止出血。

5. 指导患者多饮水，并遵医嘱补液，促进造影剂排泄。

（二）脑血管内介入治疗

血管内介入治疗（cerebral intravascular interventional therapy）指在X线下，经血管途径借助导引器械（针、导管、导丝）递送特殊材料进入中枢神经系统的血管病变部位，治疗各种颅内动脉瘤、颅内动-静脉畸形、颈动脉狭窄、颈动脉海绵窦瘘及其他脑血管病。治疗技术分为血管成形术（对狭窄的血管行球囊扩张、支架置入）、血管栓塞术、血管内药物灌注术等。相比常规的开颅手术，脑血管内介入治疗具有创伤小、恢复快、疗效好的特点。

【适应证】

1. 颅内动脉瘤。

2. 脑动静脉畸形，如位于功能区或脑深部的动静脉畸形、血管畸形较大、手术切除困难或风险大者。

3. 动脉粥样硬化性脑血管病，如颈动脉狭窄>70%，患者有与狭窄相关的神经系统症状；双侧椎动脉开口狭窄>50%或一侧椎动脉开口狭窄>70%、另一侧发育不良或完全闭塞等。

【禁忌证】

1. 凝血障碍或对肝素有不良反应者。

2. 对含碘造影剂过敏者。

3. 患者临床状况极差。

4. 动脉粥样硬化性脑血管病患者显示双侧颈动脉闭塞或双侧椎动脉闭塞、严重血管迂曲、狭窄部位伴有软血栓、严重神经功能障碍、3周内有严重的卒中发作或合并严重全身器质性疾病等。

【操作前准备】

1. 患者准备　了解操作的目的、过程、可能出现的意外或并发症，配合完成各项术前检查，局麻者术前4~6h禁食、禁水和禁药，全麻者9~12h禁食、禁水和禁药。

2. 用物准备　注射泵、监护仪、栓塞物品或药品（甘露醇、尿激酶）等。

【操作过程】

1. 血管内栓塞治疗　是将微导管超选择插入靶灶内，放置相应的栓塞材料，将动脉瘤或畸形血管团栓塞。

2. 血管内支架置入术　是在局麻或全麻下，选择合适的指引导管放置在动脉，将相应的指引导丝通过狭窄部位，沿指引导丝将适当的支架放置在狭窄部位，透视定位下位置满意后释放支架，再次造影评价治疗效果。

3. 溶栓治疗　脑血栓形成急性期的动脉溶栓是将溶栓药物注入闭塞血管的血栓形成处，溶解血栓，使血管再通。

【护理】

1. 术中配合

（1）遵医嘱给药，并调节和记录给药时间、剂量、速度及浓度，根据患者血管情况及时更换所需器械、导管或导丝。

（2）密切观察患者意识状态和瞳孔变化，若术中出现烦躁不安、意识障碍或意识障碍程度加重，一侧瞳孔散大等,常提示患者脑部重要功能区血管栓塞或病变血管破裂,必须立即配合抢救。

(3)注意观察患者全身情况,如有无语言沟通障碍、肢体运动及感觉障碍,有无寒战、高热等不良反应,有无皮肤受压等,发现异常及时报告医生处理。

(4)遵医嘱给氧和进行心电监护。

(5)保持各种管道通畅。

2. 术后护理

(1)严密观察意识、瞳孔及生命体征变化,每2h监测一次,连续6次正常后停测;密切观察患者四肢活动、语言状况等,并与术前比较,发现异常立即报告医生,以及早发现颅内高压、脑血栓形成、颅内血管破裂出血、急性血管闭塞等并发症。

(2)术后平卧,穿刺部位按压30min,沙袋(1kg)压迫6~8h,穿刺侧肢体继续制动(取伸展位,不可屈曲)2~4h。一般于穿刺后8h左右可行侧卧位;24h内卧床休息,限制活动。

(3)密切观察双侧足背动脉搏动和肢体远端皮肤颜色、温度等,防止动脉栓塞;注意局部有无渗血、血肿,指导患者咳嗽或呕吐时按压穿刺部位,避免因腹压增加而导致伤口出血。

(4)使用肝素和华法林时主要监测凝血功能,注意有无皮肤、黏膜、消化道出血,有无发热、皮疹、哮喘、恶心、腹泻等药物不良反应。

(5)术后休息2~3d,卧床期间协助生活护理。避免情绪激动、精神紧张和剧烈运动,防止球囊或钢圈脱落移位。鼓励患者多饮水,促进造影剂排泄。

1803 案例思路解析

案例

患者男性,66岁。既往有风湿性心脏病10年,夜间睡眠中突起口角歪斜,口齿不清,左上肢无力2d入院就诊。

请问:

1. 应从哪些方面对患者进行评估?
2. 为确诊疾病,需要做哪些检查?

1804 扫一扫,看总结

1805 扫一扫,测一测

(王荣俊)

第二节 颅内压增高与脑疝患者的护理

1806 扫一扫,自学汇

学习目标

1. 掌握颅内压增高患者、脑疝患者的身体状况和护理措施。
2. 熟悉颅内压增高患者、脑疝患者的治疗要点、护理诊断/问题、健康教育。
3. 了解颅内压增高、脑疝的发病机制、病因、实验室及其他检查。
4. 能按护理程序对颅内压增高、脑疝患者实施正确的护理措施。
5. 具有敏锐的观察能力及解决问题的能力,体现出护士的爱伤精神和人文关怀。

导入情景

王先生,45岁。上班期间遭遇交通事故,头部受撞击,立即昏迷,送医院途中清醒,并可与家人谈话,但头痛、呕吐明显。体格检查:T 38.5℃,P 56次/min,R 14次/min,BP 170/90mmHg,神经系统检查有阳性体征。辅助检查:CT扫描右额顶部有低密度区。入院诊断:颅内血肿、颅内压增高。

工作任务:

1. 患者为什么会出现头痛、呕吐?
2. 目前患者处于何种状态?需立即采取哪些抢救措施?

一、颅内压增高患者的护理

颅内压(intracranial pressure,ICP)是指颅内容物对颅腔所产生的压力。颅内容物包括脑组织、脑脊液和血液。三者体积与颅腔容积相适应,保持颅内稳定的压力,但也会随着人呼吸、血压的变化而有细微波动。成人颅内压正常值为70~200mmH_2O(0.7~2.0kPa),儿童为50~100mmH_2O(0.5~1.0kPa)。当其中任一颅内容物体积或量增加,均会导致另两项内容物体积或量的缩减,这中间主要依靠脑脊液量的增减来维持正常的颅内压;但此调节有一定的限度。颅内增加的临界容积约为5%。所谓颅内压增高(intracranial hypertension)是指当颅内容物体积增加或颅腔容积缩小超过颅腔可代偿的容量,颅内压持续在200mmH_2O(2.0kPa)以上(图18-1)。婴幼儿及小儿颅缝未完全闭合,老年人脑组织萎缩,均可使颅腔的代偿能力增加,延缓病情的进展。病变进展速度越快,颅内压的调节能力越小。颅内压调节功能存在一临界点,超过该点以后,细微的容量增加即可引起颅内压骤然上升。位于颅中线和颅后窝的病变,容易阻塞脑脊液循环通路;位于颅内大静脉附近的病变,容易阻塞颅内静脉的回流和脑脊液的吸收,两者均可导致颅内压增高。

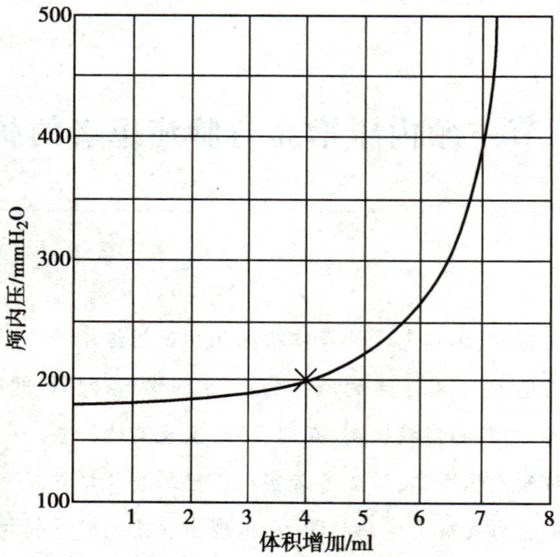

图18-1 颅内体积/压力关系曲线

随着颅内压的增高可引起一系列中枢神经系统功能紊乱和病理变化。

首先，随着颅内压的增高，脑灌注压下降，机体通过脑血管扩张来降低脑血管阻力，维持脑血流量稳定。但当颅内压急剧增高，脑灌注压低于40mmHg(5.3kPa)时，脑血管的自动调节功能丧失，脑血流量急剧下降，造成脑缺血；当颅内压增高接近平均动脉压时，脑流量几乎为零，脑组织处于严重缺血缺氧状态，最终可导致脑死亡。

其次，颅内压增高可直接影响脑的代谢和血流量导致脑水肿，使脑的体积增大，进而加重颅内压增高，造成恶性循环。随着颅内压不断上升，脑血流量减少，脑组织处于严重缺氧状态，为了维持必需的脑血流量，一方面脑血管扩张，另一方面机体通过自主神经系统调节，使全身周围血管收缩、血压升高、心率减慢、心输出量增加，同时呼吸减慢加深，以提高血氧饱和度。动脉压升高并伴心率减慢、心输出量增加和呼吸深慢的三联反应，即为库欣反应，或称为全身血管加压反应。

此外，颅内压增高还会引起下丘脑自主神经中枢缺血而致胃肠功能紊乱和消化道出血。当颅内压增高到一定程度，脑组织便从高压力区向低压力区移位，导致脑组织、血管及脑神经等重要结构受压和移位，进而发展为脑疝。

知识链接

脑脊液的产生与循环

1. 脑脊液的产生　在中枢神经系统内，脑脊液产生的速率为0.3ml/min，日分泌量在400~500ml。侧脑室内的脉络丛组织是产生脑脊液的主要结构。脉络丛主要分布在侧脑室的底部和第三、第四脑室的顶部，其结构是一簇毛细血管网，其上覆盖一层室管膜上皮，形似微绒毛。此微绒毛犹如单向开放的膜，只向脑室腔和蛛网膜下腔分泌脑脊液。

2. 脑脊液的循环途径　左右侧脑室脉络丛产生脑脊液→室间孔→第三脑室(与第三脑室脉络丛产生的脑脊液一起)→中脑水管→第四脑室(与第四脑室脉络丛产生的脑脊液一起)→第四脑室正中孔和两外侧孔→蛛网膜下腔→蛛网膜粒→硬脑膜窦。

颅内压增高根据病因分为弥漫性和局灶性两类，根据病变发展速度分为急性、亚急性和慢性三类。引起颅内压增高的病因有很多，大致可以分为两类。

1. 颅内容物体积或量增大　可见于脑组织损伤、炎症、缺血缺氧、中毒等导致脑水肿；脑脊液分泌和吸收失调导致脑积水；脑血流量持续增加，如颅内动静脉畸形和恶性高血压等；颅内占位性病变，如肿瘤、血肿、脓肿和脑寄生虫病等。

2. 颅腔空间或体积缩减　可见于颅内占位性病变如脑肿瘤、颅内血肿、脑脓肿；先天性畸形如狭颅畸形、颅底陷入症、颅骨异常增生症等；颅骨骨折。

【护理评估】

(一)健康史

了解患者的一般情况，有无颅脑外伤、颅内感染、脑肿瘤、高血压、颅脑畸形、颅骨骨折等疾病史；是否存在导致颅内压急骤升高的相关因素，如呼吸道梗阻、便秘、剧烈咳嗽、癫痫等。

(二)身体状况

1. 头痛　最常见的症状之一。颅内压逐渐增高，导致压迫、牵拉颅内疼痛敏感结构如血管、硬膜某些神经而产生头痛。疼痛多位于前额和两颞，以清晨和夜间为重，程度与颅内压成正比关系，以胀痛和撕裂样痛多见，咳嗽、打喷嚏、用力、弯腰和低头时加重。

2. 呕吐 常出现在剧烈头痛时，可伴有恶心，系颅内压增高刺激延髓呕吐中枢所致，呈喷射状，与进食无直接关系，但多见于餐后，呕吐后头痛可缓解。

3. 视盘水肿 是重要的客观征象，因视神经受压、眼底静脉回流受阻所致，表现为视神经乳头（视盘）充血、水肿、边缘模糊不清、中央凹陷变浅或消失，视网膜静脉曲张、视盘隆起，动、静脉比例失调等，严重者乳头周围可见火焰状出血。早期视力无明显障碍或仅有视野缩小，表现为视力正常或有一过性黑矇。长期、慢性颅内压增高可引起视神经萎缩继而视力减退甚至失明。

4. 意识障碍 急性者进行性发展，由嗜睡、淡漠逐渐发展至昏迷，慢性者表现为神志淡漠、反应迟钝，或时轻时重。如有脑疝发生，瞳孔会出现相应改变，表现为早期病灶侧瞳孔可短暂缩小，随后患侧瞳孔逐渐散大，对光反射迟钝或消失；当脑疝终末期时，瞳孔明显散大，对光反应消失（图 18-2）。

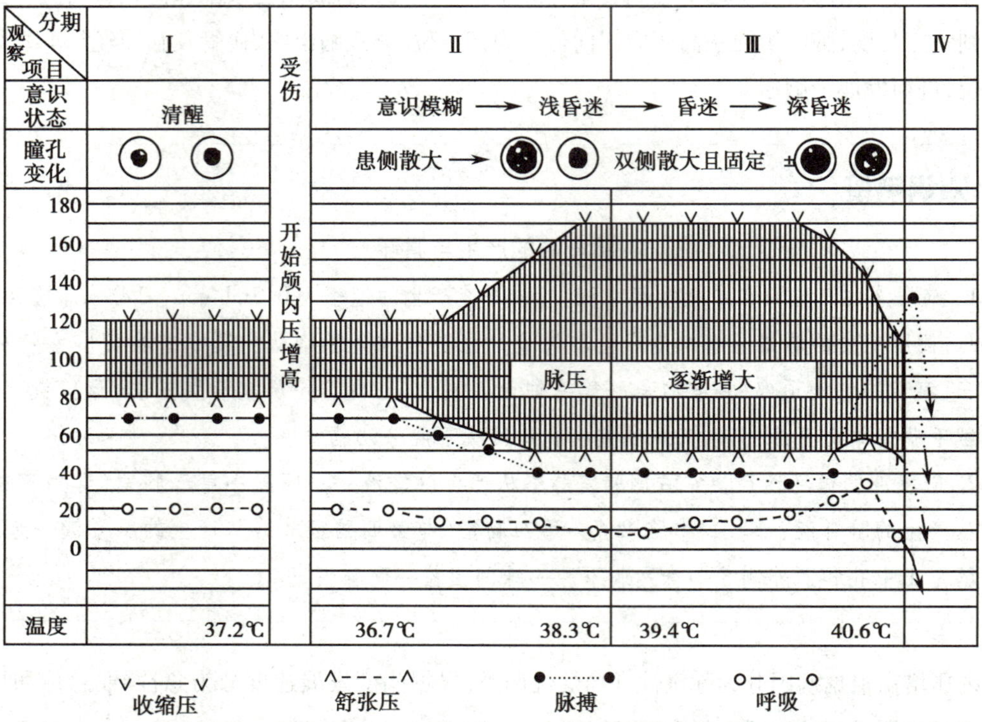

Ⅰ. 正常；Ⅱ. 代偿期(脉搏缓慢，洪大有力，呼吸深长)；Ⅲ. 失代偿期(脉搏不规则，逐渐增快，不规则呼吸，转为潮式呼吸)；Ⅳ. 衰竭期(呼吸先停)。

图 18-2 颅内压增高时意识、瞳孔、生命体征典型变化

5. 生命体征紊乱 颅内压急剧增高时，患者出现血压增高（全身血管加压反应）、脉搏缓慢有力、呼吸浅快不规则、体温升高，此种生命体征的变化称为库欣反应。

6. 其他 一侧或双侧展神经麻痹、复视、阵发性黑矇、头晕、猝倒、头皮静脉怒张、头颅增大、囟门饱满、颅缝增宽，头颅叩诊时呈破罐声，出现肺水肿，表现为呼吸急促、大量泡沫状痰液。

了解患者有无头痛、呕吐和视盘水肿颅内压增高的典型表现，即颅内压增高“三主征”，有无神志、生命体征、瞳孔变化，有无脑疝表现。

（三）实验室及其他检查

1. CT 和 MRI 可做定性诊断，能显示病变的位置、大小和形态。CT 是诊断颅内占位性病变的首选检查。

> **考点提示：**颅内压增高的典型表现（颅内压增高“三主征”）

2. X线 颅内压增高患者可显现颅缝增宽、蝶鞍骨质稀疏、蝶鞍扩大、蛛网膜颗粒压迹增大加深、脑回压迹增多等。

3. 数字减影血管造影(DSA) 可提供定位和定性诊断,诊断脑血管疾病和血运丰富的颅脑肿瘤。

4. 腰椎穿刺 可直接测量颅内压,并可检查脑脊液生化指标,但有引起脑疝的危险,颅内压增高明显时应禁用。

5. 眼科检查 通过眼底检查等方式观察视神经乳头的形状、大小、色泽、边缘情况等。在典型视盘水肿出现以前,常有眼底静脉充盈扩张、脉搏消失,眼底微血管出血,视盘上下缘可见灰白色放射状线条等改变。

6. 颅内压监测 需要监测颅内压者,可植入颅内压压力传感器,进行持续监测。

知识链接

颅内压监测技术

总体可分为有创和无创颅内压监测两种。

1. 有创颅内压监测 ①植入法:经颅骨钻孔或开颅,将压力传感器直接植入颅内。②导管法:将导管置入脑室、脑池或蛛网膜下隙,传感器在颅外。

2. 无创颅内压监测 ①闪光视觉诱发电位(FVEP):颅内压升高时,神经电信号传导阻滞,FVEP波峰潜伏期延长,延长时间与颅内压成正比。②经颅多普勒超声检查法:通过监测脑底大动脉血流量速度间接反映颅内压。③眼内压测定法:通过监测眼内压间接反映颅内压。④其他:基于电信号分析的颅内压无创监测、视网膜静脉压检测法、鼓膜监测法等。

(四)心理-社会状况

了解患者对疾病的认知程度。了解患者是否因头痛、呕吐等症状产生烦躁不安、焦虑等心理反应。护士应与患者建立良好的护患关系,耐心了解患者的内心感受。同时,评估患者家属提供的支持情况,必要时给予针对性的健康教育,扩大支持系统。

(五)治疗要点

颅内压增高的处理原则是在积极治疗原发病的基础上,积极行降颅内压治疗,早期发现脑疝征兆及时处理,防止脑疝发生。

1. 处理原发病 查明原因针对性处理;其中手术治疗是去除病因最有效的办法,如手术切除占位性肿瘤、处理颅骨骨折、行脑脊液分流术等。

2. 降低颅内压

(1)脱水治疗:适用于病因不明或暂时不能消除病因者,或作为术前准备。可使用高渗性脱水剂(如20%甘露醇),同时应用利尿剂如呋塞米等。

(2)激素治疗:可改善毛细血管通透性,防治脑水肿,并减少脑脊液产生。

(3)辅助过度换气:促使体内CO_2排出,使得脑血流量减少,降低颅内压。

(4)亚低温疗法:降低脑代谢率和耗氧量,防治脑水肿。

(5)脑脊液体外引流:在紧急情况下,可在脑室穿刺引流脑脊液,暂时降低颅内压。

3. 对症处理　烦躁不安者，排除气道梗阻前提下给予镇静药；疼痛者给予镇痛药，但禁用吗啡和哌替啶；抽搐者给予抗癫痫药物；外伤和感染者给予抗生素；呕吐者应禁食并维持水、电解质及酸碱平衡。

【护理诊断/问题】

1. 疼痛：头痛　与颅内压增高有关。

2. 有脑组织灌注无效的危险　与颅内压增高导致脑血流量下降有关。

3. 有体液不足的危险　与呕吐、长期不能进食、应用脱水剂有关。

4. 潜在的并发症：脑疝、窒息。

【护理目标】

1. 患者头痛减轻，舒适感增强。

2. 患者脑组织灌注正常，未造成脑组织进一步损害。

3. 患者体液恢复正常，生命体征平稳，无脱水症状和体征。

4. 患者未发生并发症，或发生并发症后得以及时抢救。

【护理措施】

1. 一般护理

(1)休息：保持室内环境安静，平卧位或抬高床头 15°~30°，利于颅内静脉回流，减轻脑水肿。昏迷患者取侧卧位，便于呼吸道分泌物排出。注意头颈不要过伸或过屈，以免影响颈静脉回流。

(2)给氧：持续或间断给氧，利于脑血管收缩，降低脑血流量。给氧期间注意监测脑血流量和血气分析结果，维持患者 PaO_2 于 90~100mmHg(12~13.33kPa)、$PaCO_2$ 于 25~30mmHg(3.33~4.0kPa)水平为宜。过度换气不应超过 24h，避免引起脑缺血。

(3)饮食与补液：神志清醒者，给予低盐普通饮食；不能进食者，可采取补液的方式保持水、电解质和酸碱平衡，但要注意控制补液的速度和量。

(4)其他：满足患者日常生活需要，避免意外损伤；保持清洁，防止发生压力性损伤、感染等并发症。

2. 病情观察　重点观察患者的意识、瞳孔、生命体征、颅内压变化、肢体活动情况。

(1)意识状态：反映大脑皮质和脑干结构的功能状态。意识障碍程度的分级有两种。

1)传统分级法：分为清醒、模糊、浅昏迷、昏迷和深昏迷 5 级。意识模糊为最轻或最早出现的意识障碍，在此阶段对外界反应能力降低，语言与合作能力减低，但尚未完全丧失，可有淡漠、迟钝、嗜睡、语言错乱、定向障碍(不能辨别时间、地点、人物)、躁动、谵妄和遗尿等表现；重度意识模糊与浅昏迷的区别仅在于前者尚保存呼之能应或呼之能睁眼这种最低限度的合作。浅昏迷指对语言已完全无反应、对痛觉尚敏感的意识障碍阶段，痛刺激(如压迫眶上神经)时，能用手做简单的防御动作，或有回避动作，或仅能表现皱眉。昏迷指痛觉反应迟钝、随意动作已完全丧失的意识障碍阶段，瞳孔对光反应与角膜反射尚存在。深昏迷时对痛刺激的反应完全丧失，双瞳散大，对光反应与角膜反射均消失，可有生命体征紊乱。

2)格拉斯哥(Glasgow)昏迷评分法：从睁眼、语言及运动反应三个方面进行评分，用三者得分相加表示意识障碍程度(表 18-2)。最高分 15 分，表示意识清醒，8 分以下为昏迷，最低 3 分，分数越低代表意识障碍越严重。

表 18-2 格拉斯哥昏迷评分

睁眼反应	计分	语言反应	计分	运动反应	计分
自动睁眼	4	回答正确	5	按吩咐动作	6
呼唤睁眼	3	回答错误	4	刺痛能定位	5
刺痛睁眼	2	吐字不清	3	刺痛时回缩	4
不能睁眼	1	有音无语	2	刺痛时屈曲	3
		不能发音	1	刺痛时过伸	2
				无动作	1

(2)瞳孔:观察两侧瞳孔是否等大、等圆及对光反射是否正常。颅内压增高患者出现病侧瞳孔先小后大、对光反射迟钝或消失,应警惕是否出现脑疝。

(3)生命体征:密切观察患者的体温,脉搏的频率、节律、强度,血压及脉压,呼吸频率、幅度及类型等。如患者生命体征出现"二慢一高"现象,即呼吸、脉搏减慢,血压升高,应警惕是否出现急性颅内压增高。

(4)颅内压监测:监护过程中,患者可平卧或头抬高 10°~15°,保持呼吸道通畅;躁动患者适当使用镇静药,避免外来因素干扰;防止导管阻塞、扭曲、打折及传感器脱出;严格无菌操作,预防感染,监护时间不宜超过一周。

3. 用药护理

(1)脱水剂:20%甘露醇 250ml,15~30min 内滴完,每天 2~4 次,滴后 10~20min 起效,维持 4~6h。呋塞米 20~40mg,静脉或肌内注射,每天 2~4 次。脱水治疗可导致水、电解质紊乱和血糖升高,注意观察和记录 24h 液体出入量,尤其是儿童、老人、心功能不全者。停止使用脱水剂时,应逐渐减量或延长给药间隔时间,防止颅内压反跳现象的发生。

(2)糖皮质激素:常用地塞米松 5~10mg 或氢化可的松 100mg 静脉注射。激素可改善血脑屏障通透性,预防和治疗脑水肿,并能减少脑脊液生成,使颅内压下降,但是也可引起应激性消化道溃疡,增加感染机会,因此使用后应加强观察和护理。

4. 冬眠低温疗法的护理

(1)安置患者于单人房间,光线宜暗,室温 18~20℃。

(2)先药物降温,后加物理降温。给予患者冬眠药物(冬眠Ⅰ号合剂:氯丙嗪、异丙嗪、哌替啶;冬眠Ⅱ号合剂:哌替啶、异丙嗪、氢化麦角碱),待患者机体御寒反应消失,进入睡眠状态后,方可加用物理降温措施,降低温度以每小时下降 1℃为宜,降至肛温 32~34℃,腋温 31~33℃为宜。

(3)密切观察意识、瞳孔、生命体征和神经系统征象,做治疗前后对比。预防肺部、泌尿系感染,防止冻伤和压力性损伤。当患者出现收缩压<100mmHg 或脉搏>100 次/min、呼吸次数减少或不规则时,应终止冬眠疗法。

(4)冬眠期间患者机体代谢率降低,液体输入量每天不宜超过 1 500ml,鼻饲饮食温度应与当时体温相同。

(5)冬眠低温治疗时间一般为 2~3d,停止治疗时,先停止物理降温,后停冬眠药物,注意保暖,让体温自然回升。

(6)因药物作用,患者治疗期间可能会出现肌肉松弛,吞咽、咳嗽反射减弱,护理中应注意加强呼吸道护理,防止发生肺部并发症;物理降温时,加强局部皮肤的观察和护理,预防压力性损伤和冻疮。

5. 预防颅内压骤升

(1)休息：保持室内安静，劝慰患者安心休养，避免情绪激动。

(2)保持呼吸道通畅：及时清理患者呼吸道分泌物和呕吐物，舌后坠者应托起下颌或放置口咽通气管；昏迷或排痰困难者，必要时应配合医生行气管切开术。

(3)避免剧烈咳嗽和便秘：剧烈咳嗽和便秘都可加重颅内压增高，因此要预防感染，及时治疗咳嗽，多吃蔬菜和水果；嘱咐患者便秘时不要用力排便，可选择使用缓泻剂。

(4)及时控制癫痫发作：按医嘱定时定量给予抗癫痫药物，一旦发作应及时给予抗癫痫药物；避免患者因病发生躁动，导致颅内压骤升。

(5)饮食护理：对于可进食的患者要提供易消化、易吞咽的软食，适量限盐。对于留置鼻饲管的患者，提供适合的鼻饲液，同时做好口腔护理。禁食者遵医嘱补液，控制液体入量，每天不超过2 000ml，保持每天尿量不少于600ml。

6. 脑室引流的护理

(1)妥善安置引流管：妥善固定引流管并确保通畅。引流管开口应高于侧脑室平面10～15cm。搬动患者时，应注意夹闭引流管，防止反流。

脑室引流护理(视频)

(2)控制引流速度和量：缓慢引流，每天引流量不能大于500ml，观察并记录脑脊液引流量。但在抢救脑疝等危急情况下，可先快速引流脑脊液，再接引流袋缓慢引流。如存在颅内感染，因分泌物增多，可适当增加引流量，但同时注意补液，防止水、电解质紊乱。

(3)观察记录脑脊液情况：正常脑脊液无色无味、无沉淀。术后1～2d逐渐转清。若脑脊液中有大量血液或颜色逐渐加深，提示脑室持续出血；若脑脊液混浊，呈毛玻璃状或有絮状物，提示颅内感染。

(4)严格无菌，防止感染：严格无菌操作，每天更换穿刺点敷料、引流袋，保持敷料干燥。更换引流袋时要夹闭引流管，防止逆行感染。

(5)保持引流通畅：避免引流管受压、扭曲、折叠或阻塞。如引流管无脑脊液流出，可考虑从下面几个方面进行处理：①颅内压低于120～150mmH_2O(1.18～1.47kPa)，可降低引流袋高度。②引流管在脑室内盘曲成角，可请医生将引流管向外抽出至脑脊液流出，重新固定。③管口吸附于脑室壁，可轻轻旋转引流管。④引流管被小凝血块或破碎的脑组织阻塞，可用无菌注射器轻轻抽吸，切不可注入生理盐水冲洗。若上述方法均无效，按需更换引流管。

(6)及时拔管：持续引流不超过1周。拔管前行CT检查，试夹管24h，若无异常可拔管。拔管时先夹闭引流管，防止逆流感染，并加压包扎患者，嘱患者卧床休息，减少头部活动。严密观察，发现异常，及时报告、处理。

7. 心理护理 鼓励患者说出心理感受，及时发现患者的心理异常和行为异常，查找并去除原因，协助患者对人物、时间、地点、定向力的辨识，用爱心、细心、同情心、责任心照顾患者，帮助改善患者的心理状况。

考点提示： 颅内压增高患者的护理措施。

【护理评价】

1. 患者头痛是否减轻，舒适感是否增强。

2. 患者颅内压增高症状是否缓解，意识障碍是否恢复。

3. 患者体液是否平衡，生命体征是否平稳。

4. 患者易发的并发症是否得以预防，或发生后是否得以及时处理。

【健康教育】

1. 预防颅内压增高 指导患者保持情绪稳定，避免颅内压增高的因素，如剧烈咳嗽、用力排便、提重物等。

2. 复诊指导 指导患者及家属知悉颅内压增高的征象，如患者出现头痛，且进行性加重，经一般治疗无效，并伴呕吐，应及时前往医院就诊。

3. 康复训练 颅脑疾病手术后，可能遗留语言、运动或智力障碍，伤后1~2年内仍有恢复的可能。指导患者家属和患者制订康复计划，进行语言、记忆力等方面的训练，改善患者的生活自理能力和社会适应能力。

二、脑疝患者的护理

由于颅内压增高到一定程度，尤其是当局部占位性病变使颅内各分腔之间的压力不平衡时，脑组织便从高压力区向低压力区移位，从而导致脑组织、血管及脑神经等重要结构受压和移位，被挤入小脑幕裂孔、枕骨大孔、大脑镰下间隙等生理性或病理性间隙或孔道中，出现一系列严重的临床症状，称为脑疝（brain hernia）。脑疝是颅内压增高后出现的严重后果，如救治不及时会危及患者生命，是造成颅脑疾病患者死亡的主要原因。

引起脑疝的病因有各种占位性病变及不恰当的医疗处置。占位性病变如外伤所致的各种血肿、各种类型的脑出血、大面积脑梗死、颅内肿瘤、颅内脓肿、颅内寄生虫病及各种肉芽肿性病变等。对已有颅内压增高者，医疗处理措施不当如腰椎穿刺，会使各分腔压力差增大，促使脑疝形成。

根据移位的脑组织及其通过的硬脑膜间隙和孔道，脑疝可分为小脑幕切迹疝、枕骨大孔疝、大脑镰下疝。

1. 小脑幕切迹疝 又称颞叶沟回疝，颞叶的海马钩回通过小脑幕切迹被推移至幕下。

2. 枕骨大孔疝 又称小脑扁桃体疝，为小脑扁桃体及延髓经枕骨大孔推挤向椎管内。

3. 大脑镰下疝 又称扣带回疝，一侧半球的扣带回经镰下孔被挤入对侧分腔，较少见。

【护理评估】

（一）健康史

了解患者的年龄、患者发病情况及病情变化、病因。

（二）身体状况

1. 小脑幕切迹疝 表现为颅内压增高的症状，如剧烈头痛和频繁呕吐、烦躁不安、意识障碍进行性加重，随病情进展，患者动眼神经麻痹，患侧瞳孔短暂缩小后逐渐扩大，直接和间接对光反射均消失，并有患侧上睑下垂、眼球外斜；病变对侧肢体自主活动减少或消失，生命体征紊乱，最后呼吸、心跳停止。

> **考点提示：**小脑幕切迹疝、枕骨大孔疝患者的身体状况。

2. 枕骨大孔疝 表现缺乏特异性，患者多表现为剧烈头痛和频繁呕吐，颈强直，强迫头位，生命体征紊乱出现较早，意识障碍出现较晚，瞳孔忽大忽小。当延髓中枢受压时可发生呼吸骤停而死亡。

（三）心理-社会状况

由于脑疝的发生导致患者病情恶化，甚至危及生命，易造成家属心理和情感上的波动，要时刻关注患者家属情况，对患者的病情做好详细的解释，减少患者家属的焦虑和担忧。

（四）治疗要点

脑疝是由颅内压急剧增高造成的，一旦出现，按颅内压增高处理，快速静脉输注高渗性降颅压药物，缓解病情。确诊后，根据情况，迅速开展开颅手术。如难以确诊或虽确诊而病因无法去除时，可行姑息性手术。

知识链接

脑疝的姑息性手术

脑疝的姑息性手术主要有3种。

1. 侧脑室外引流术 经额、枕部快速钻颅或锥颅，穿刺侧脑室并安置引流管，行脑脊液体外引流；是常用的颅脑手术前的辅助性抢救措施之一。

2. 脑脊液分流术 导水管梗阻或狭窄者，可选用神经内镜下第Ⅲ脑室底造瘘术，现已较少应用。

3. 减压术 小脑幕切迹疝时可采用颞肌下减压术；枕骨大孔疝时可采用枕肌下减压术。开颅术中遇到脑组织膨出，可将部分非功能区脑叶切除，达到减压目的，这种方式称为内减压术。

【护理诊断/问题】

1. 有脑组织灌注无效的危险 与颅内压增高、脑疝有关。
2. 潜在并发症：意识障碍，呼吸、心搏骤停。

【护理目标】

1. 患者颅内压趋于平稳，脑组织灌注正常，病情得到控制。
2. 患者未发生意识障碍，呼吸、心搏骤停等并发症，或发生后得到及时处理。

【护理措施】

1. 脑疝的急救与护理

（1）遵医嘱快速静脉输注20%甘露醇200~400ml，地塞米松10mg，静脉推注呋塞米40mg，留置导尿管，观察脱水效果。

（2）保持呼吸道通畅并给氧，呼吸功能障碍者应气管插管行人工辅助呼吸。

（3）密切观察患者呼吸、心跳、意识和瞳孔的变化。

（4）做好紧急手术的准备。

2. 其他护理措施 参见颅内压增高患者的护理。

【护理评价】

1. 患者颅内压是否趋于平稳，脑组织灌注是否正常，病情是否得到控制。
2. 患者是否发生意识障碍，呼吸、心搏骤停等并发症或发生后是否得到及时处理。

1808
案例思路解析

1809
扫一扫，看总结

1810
扫一扫，测一测

案例

林先生，44岁。头痛5个月，用力时加重，多见于清晨及晚间，常伴有恶心、呕吐。经CT检查诊断为颅内占位性病变。入院后第3天，因便秘、用力排便，突然出现头痛、呕吐，左侧肢体瘫痪，随即意识丧失。体格检查：T 36.5℃，P 55次/min，R 14次/min，BP 170/90mmHg；右侧瞳孔散大，对光反射消失。

请问：

1. 该患者的初步诊断可能是什么？
2. 对该患者可实施的急救措施有哪些？

（王荣俊）

第三节 颅脑损伤患者的护理

扫一扫，
自学汇

学习目标

1. 掌握颅脑损伤患者的身体状况、护理措施。
2. 熟悉颅脑损伤的治疗要点、护理诊断/问题、健康指导。
3. 了解颅脑损伤的病因、发病机制、实验室及其他检查。
4. 能按护理程序对颅脑损伤患者实施正确的护理措施。
5. 具有敏锐的观察能力及解决问题的能力，体现出护士的爱伤精神和人文关怀。

导入情景

患者女性，21 岁。因被机器绞住头发撕脱头皮、流血不止 2h 入院。受伤后大部分头皮被完全撕脱，入院时离体头皮随患者一同送入病房，撕脱头皮污秽，坏死。查体：T 37.7℃，P 125 次/min，R 23 次/min，BP 85/50mmHg。患者痛苦呻吟，神志淡漠，烦躁不安。头部用毛巾包裹，见大量血液渗出。入院诊断：头皮撕脱伤、失血性休克。

工作任务：

1. 患者入院后应立即采取什么措施？
2. 如何配合医生正确实施头皮撕脱伤患者的现场急救？

颅脑损伤（craniocerebral injury）是损伤中常见的一种，多见于交通、工矿等事故，自然灾害、爆炸、火器伤、坠落、跌倒以及各种锐器、钝器对头部的伤害；常与身体其他部位的损伤复合存在。颅脑损伤的发生率在全身各部位损伤中占第 2 位，仅次于四肢损伤，但其病死率和致残率均居首位。颅脑损伤分为头皮损伤、颅骨损伤及脑损伤，三者可单独发生，也可合并存在。

一、头皮损伤患者的护理

头皮损伤（scalp injury）是原发性颅脑损伤中最常见的一种，常分为 3 种类型：头皮血肿（scalp hematoma）、头皮裂伤（scalp laceration）、头皮撕脱伤（scalp avulsion）。头皮各层示意图见图 18-3。

1. 头皮血肿　按血肿的部位分为皮下血肿、帽状腱膜下血肿和骨膜下血肿。

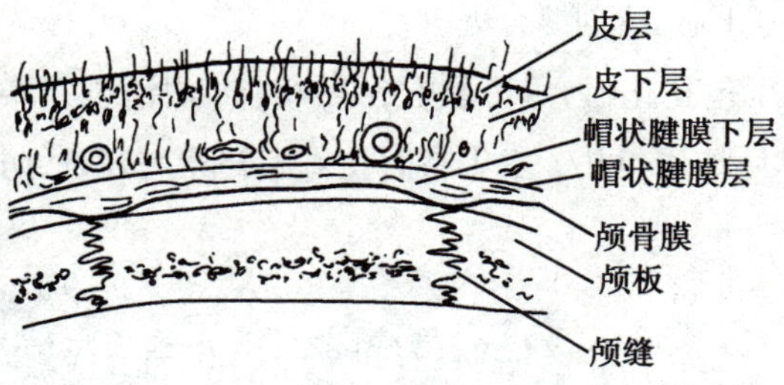

图 18-3　头皮各层示意图

（1）皮下血肿（subcutaneous hematoma）：多见于产伤或碰伤，位于皮肤层和帽状腱膜之间。

（2）帽状腱膜下血肿（subgaleal hematoma）：常因倾斜暴力使头皮发生剧烈滑动，撕裂层间的导血管所致，位于帽状腱膜和骨膜之间。

（3）骨膜下血肿（subperiosteal hematoma）：位于骨膜和颅骨外板之间，常由颅骨骨折引起或产伤所致。

2. 头皮裂伤　常见的开放性头皮损伤，多由锐器或钝器打击所致。

3. 头皮撕脱伤　一种严重的头皮损伤，大块头皮自帽状腱膜下层连同颅骨骨膜被撕脱或整个头皮甚至连额肌、颞肌及骨膜一并撕脱，使骨膜或颅骨外板暴露。可分为不完全撕脱和完全撕脱两种。常因剧烈疼痛和大量失血导致休克。

【护理评估】

（一）健康史

钝器常引起头皮挫伤、不规则的裂伤和血肿；锐器常引起整齐的裂伤；切线方向的暴力或发辫卷入机器可引起头皮撕脱伤。了解患者受伤的情况，如受到的暴力的性质、大小、方向和着力点等；尽可能了解损伤过程，以及初步抢救过程的每个细节，了解有无其他外伤史、手术史和疾病史。

（二）身体状况

1. 头皮血肿

（1）皮下血肿：组织内血管破裂出血形成血肿，但头皮仍属完整，血肿体积较小，张力高，边缘隆起，中央凹陷，稍软，压痛明显。

（2）帽状腱膜下血肿：组织松弛，出血易扩散，可蔓延至全头部，范围可延及整个头部，头颅增大，肿胀，具有明显的波动感，严重者血肿可覆盖整个穹隆部，似戴一顶波动的帽子。

（3）骨膜下血肿：因骨膜在骨缝处紧密连接，血肿多以骨缝为界，局限于某一颅骨范围内，以骨缝为界，张力较高。

2. 头皮裂伤　伤口大小、深度不一，创缘多不规则，可有组织缺损。因头皮血管丰富，出血较多，可致失血性休克。

3. 头皮撕脱伤　头皮缺失，颅骨外露，出血量大。剧烈疼痛和大量失血常导致创伤性休克。

了解患者有无意识障碍及口鼻流血、流液等情况，初步判断有无脑损伤，有无其他合并伤及其他疾病。

（三）实验室及其他检查

必要时行 X 线等检查，了解有无合并颅脑损伤。

（四）心理-社会状况

因头皮撕脱、大量出血以及对疾病预后的担忧，患者可能会出现焦虑、恐惧等心理反应。了解患者对疾病的认知程度以及社会支持情况。

（五）治疗要点

1. 头皮血肿　小血肿无须特殊处理，1~2 周可自行吸收，一般可不作特殊处理。巨大血肿可能需要 4~6 周才能吸收，可加压包扎，或在无菌操作下穿刺抽血后加压包扎。

2. 头皮裂伤　首先局部压迫止血，随后根据病变情况进行清创缝合术，因头皮血供丰富，其一期缝合的时限允许放宽至 24h。清创缝合后，常规应用抗生素和破伤风抗毒素（TAT）。注意在处理时应着重先检查有无颅骨和脑损伤，确认没有后压迫止血、清创缝合处理。

头皮血肿怎么办？（微课）

3. 头皮撕脱伤　先用无菌敷料覆盖创面，再加压包扎止血，尽可能在伤后 6~8h 内清创行头皮再植。头皮无法再植者，做全厚或中厚皮片植皮，术后加压包扎。术中及时止血和补充血容量，防治休克。常规使用抗生素，严格无菌操作。

【护理诊断/问题】

考点提示：头皮损伤后的处理措施

1. 疼痛　与组织损伤有关。

2. 皮肤完整性受损　与外伤有关。

3. 潜在并发症:感染、失血性休克。

【护理目标】

1. 患者组织损伤得到处理,疼痛缓解。

2. 患者头皮损伤得到止血、包扎处理,伤口愈合。

3. 患者未发生并发症,或发生了并发症得到及时处理。

【护理措施】

1. 伤口护理 头皮血肿早期冷敷可减少出血和疼痛,24~48h 后改为热敷,促进血肿吸收。头皮撕脱伤现场急救时要注意保护撕脱的头皮,避免污染,可用无菌敷料或干净布包裹、隔水放置于有冰块的容器内,争取清创后再植。注意创面有无渗血,有无皮瓣坏死和感染,保持敷料整洁和干燥。

2. 预防感染 严格无菌操作规程,观察有无全身和局部感染表现,常规应用抗生素。

3. 病情观察 密切监测血压、脉搏、呼吸、尿量和神志变化,注意有无休克和脑损伤的发生。

4. 心理护理 给予患者精神和心理上的支持,鼓励患者,消除患者紧张、恐惧的心理,必要时给予镇静药和镇痛药,对合并脑损伤者禁用吗啡。

【护理评价】

1. 患者疼痛是否缓解,创面是否得到妥善处理。

2. 患者头皮损伤是否得到止血、包扎等妥善处理,伤口是否愈合。

3. 患者是否发生并发症,或发生了并发症是否得到及时处理。

【健康教育】

加强安全教育,告知患者及家属较小头皮血肿的处理方法和撕脱头皮的保存注意事项。告知如发生头皮撕脱伤应尽早去医院清创缝合,同时需要注射 TAT。

二、颅骨骨折患者的护理

颅骨骨折(skull injury)是指颅骨受暴力作用致颅骨结构改变,常引起脑膜、脑、血管、神经损伤,并合并脑脊液漏、颅内血肿及颅内感染。按骨折部位可分为颅盖骨折(fracture of skull vault)和颅底骨折(fracture of skull);按骨折与外界是否相通可分为开放性骨折(open fracture)和闭合性骨折(closed fracture);按骨折形态分可为线形骨折(linear fracture)和凹陷骨折(depressed fracture)。

颅骨损伤的主要病因是外界暴力。当颅骨受到外界暴力作用时,着力点局部下陷变形,并使整个颅腔也随之变形,先是颅骨内板折裂,当外力持续作用,外板也随之折裂,形成凹陷性或粉碎性骨折。当外力引起颅骨整体变形较重时,常在较薄弱的颞骨鳞部或颅底发生线形骨折,骨折线沿暴力作用方向和颅骨脆弱处延伸,造成脑神经或血管损伤及相邻部位的脑组织损伤。颅底内面凹凸不平,与脑的形态相适应,由前向后分为颅前窝、颅中窝和颅后窝。颅底内面有大小不等的骨孔和裂隙,脑神经和血管由此出入颅腔,颅骨的气窦(额窦、筛窦、蝶窦及乳突气房等)贴近颅底并与脑膜紧贴,骨折累及气窦时,相邻硬脑膜常被撕裂而形成脑脊液漏,容易导致颅内感染。

【护理评估】

(一)健康史

了解患者受伤的过程,如暴力的性质、大小、方向和着力点及身体状况等,当时有无意识障碍及口鼻流血、流液等情况,初步判断有无脑损伤,有无其他合并伤及其他疾病。

知识链接

颅骨骨折发生的机制

颅骨遭受外力时是否造成骨折，主要取决于外力大小、作用方向、致伤物与颅骨接触面积及颅骨的解剖特点。颅腔近似球体，颅骨有一定的弹性，外力作用于头部瞬间，颅骨产生弯曲变形，外力作用消失后，颅骨又立即弹回，如外力较大，使颅骨的变形超过其弹性限度时，即发生骨折。

颅骨骨折的性质和范围主要取决于致伤物的大小和速度。致伤物体积大，速度慢，多引起裂缝骨折；体积大、速度快，易造成凹陷骨折；体积小、速度快，则可导致圆锥样凹陷骨折或穿入性骨折。外力作用于头部的方向与骨折的性质和部位也有很大关系。垂直打击颅盖部的外力常引起着力点处的凹陷或粉碎骨折；斜向外力打击于颅盖部，常引起线形骨折。此外，伤者年龄、着力点部位、着力时头部固定与否与骨折的关系也很密切。

（二）身体状况

1. 颅盖骨折

（1）线形骨折：局部压痛、肿胀，可伴有头皮血肿、头皮裂伤和骨膜下血肿等，需警惕合并脑损伤和颅内血肿，尤其是硬脑膜外血肿。

（2）凹陷骨折：多为全层凹陷，局部可扪及颅骨凹陷。若骨折位于脑重要功能区，可出现偏瘫、失语、癫痫等神经系统定位病症。

2. 颅底骨折 常为线形骨折，多因间接暴力作用于颅底所致，如出现脑脊液外漏者则为开放性骨折。依骨折部位分为颅前窝、颅中窝和颅后窝骨折（表 18-3）。

表 18-3 颅底骨折的临床表现

骨折部位	瘀斑部位	脑脊液漏	可能累及的脑神经
颅前窝	眶周、球结膜下（熊猫眼征）	鼻漏	嗅神经、视神经
颅中窝	乳突区（Battle 征）	鼻漏和耳漏	面神经、听神经
颅后窝	乳突部、咽后壁	无	第Ⅸ～Ⅻ对脑神经

（1）颅前窝骨折（fracture of anterior fossa）：累及眶顶和筛骨，可有鼻出血、眶周淤血（熊猫眼征）和球结膜下出血（兔眼征）。常合并脑脊液鼻漏，嗅、视神经损伤。

（2）颅中窝骨折（fracture of middle fossa）：累及蝶骨和颞骨岩部，表现为颞部淤血、肿胀，可伴脑脊液鼻漏和耳漏及第Ⅱ～Ⅷ脑神经损伤。

（3）颅后窝骨折（fracture of posterior fossa）：累及颞骨岩部后外侧和枕骨基底部，有乳突部及枕骨下部肿胀和皮下淤血。

了解患者的神志和生命体征情况；头部肿胀、瘀斑、出血以及伤口的情况；有无脑脊液漏，若有，需询问在何部位；有无其他合并伤及其他疾病。

（三）实验室及其他检查

1. X 线 可帮助了解骨折部位、骨折片陷入的深度和有无合并脑损伤，对颅盖骨折确诊有意义，但对颅底骨折的诊断意义不大。

2. CT　可确定有无骨折，并有助于脑损伤的诊断。

（四）心理-社会状况

患者常因头部损伤而出现焦虑、恐惧等严重心理反应，对伤后的恢复缺乏信心。患者和家属也可能会为手术效果和巨额费用感到担忧。了解患者及家属的心理反应，给予针对性的心理护理，帮助患者树立康复的信心。

（五）治疗要点

1. 颅盖骨折

（1）单纯线形骨折：无需特殊处理，嘱患者卧床休息，给予对症治疗，注意有无继发性病变的发生，如硬脑膜外血肿。骨折线通过气窦者可导致颅内积气，要注意预防颅内感染。

（2）凹陷骨折：凹陷不深，范围不大者可等待观察。手术的适应证包括：①合并脑损伤或大面积的骨折片陷入颅腔，导致颅内压增高，CT示中线结构移位，有脑疝可能者，应行急诊开颅去骨瓣减压术。②因骨折片压迫脑重要部位引起神经功能障碍，如偏瘫、癫痫等，应行骨折片复位或取除手术。③在非功能部位的小面积凹陷骨折，无颅内压增高，深度超过1cm者，为相对适应证，可考虑择期手术。④位于大静脉窦处的凹陷性骨折，如未引起神经体征或颅内压增高，即使陷入较深，也不宜手术；必须手术时，术前和术中都需做好处理大出血的准备。⑤开放性骨折的碎骨片易致感染，须全部取除；硬脑膜如果破裂应予以缝合或修补。

2. 颅底骨折　颅底骨折本身无需特别治疗，重点在于处理由骨折引发的伴发症、后遗症，如脑损伤、脑脊液漏等。脑脊液漏多在1~2周内自行愈合，超过4周仍未愈合者，应手术修补硬脑膜。对伤后视力减退，疑为碎骨片挫伤或血肿压迫视神经者，应争取在12h内行视神经探查减压术。

【护理诊断/问题】

1. 有感染的危险　与开放性损伤和脑脊液漏有关。

2. 焦虑/恐惧　与颅脑损伤的诊断和担心治疗效果有关。

3. 潜在并发症：颅内低压综合征、颅内压增高、泌尿系统感染。

【护理目标】

1. 患者能主动配合治疗和护理，未发生感染。

2. 患者焦虑、恐惧情绪缓解。

3. 患者未发生并发症，或并发症发生时能及时被发现并积极处理。

【护理措施】

1. 病情观察　密切观察患者意识、瞳孔、生命体征、颅内压增高症状和肢体活动等情况，判断有无脑脊液外漏。可将血性液体滴于白色滤纸上，若血迹外周有月晕样淡红色浸渍圈，则表明有脑脊液漏；也可用尿糖试纸测定或做葡糖糖定量检测。有时颅底骨折伤及颞骨岩部，且骨膜及脑膜均已破裂但鼓膜尚完整时，脑脊液可经耳咽管流至咽部进而被患者咽下，故应观察并询问患者是否经常有腥味液体流至咽部，以便发现脑脊液。

2. 脑脊液漏的护理　重点是预防逆行颅内感染。

（1）体位：帮助患者取半坐位，头偏向患侧，借助重力作用使脑组织移至颅底，促使脑膜形成粘连而封闭漏口，脑脊液漏停止3~5周后，可改为平卧位；若脑脊液漏较多，应取平卧位，头稍抬高，以预防颅内压过低。

（2）局部清洁消毒：保持患者外耳道、鼻腔和口腔清洁，每天做2~3次清洁、消毒。告知患者勿抠鼻、挖耳。

(3)预防脑脊液逆流:严禁经患者鼻腔吸痰和放置胃管,禁止耳鼻滴药、冲洗和堵塞,禁忌实施腰椎穿刺;注意有无头痛、发热等颅内感染迹象。告知患者避免用力咳嗽、打喷嚏、擤鼻涕及用力排便,以免颅内压骤升进而导致气颅或脑脊液逆流。

(4)观察和记录脑脊液流出量:可在患者前鼻庭或外耳道放置棉球,随湿随换,记录24h浸湿的棉球数,以此估算漏出量。

(5)用药护理:遵医嘱使用抗生素、破伤风抗毒素。注意观察有无颅内感染的征象及用药过后有无不良反应。

(6)观察是否存在颅内低压综合征:注意观察患者有无因脑脊液外漏过多,出现剧烈头痛、眩晕、呕吐、厌食、反应迟钝、脉搏细弱、血压偏低等颅内低压综合征症状。颅内低压综合征所致头痛与体位有明显关系,患者坐起或站立时,头痛剧烈,平卧时很快消失或减轻。一旦发生,应嘱其卧床休息,头低足高位,遵医嘱补充水分或静脉滴注生理盐水补充水分。

3. 心理护理 向患者介绍颅骨骨折的相关知识,指导患者正确面对损伤,调整心态,配合治疗。对于脑脊液漏患者,劝慰患者不要紧张,告知预防感染的方法,与患者一起制订康复的计划。

> **考点提示:**脑脊液漏患者的护理

【护理评价】

1. 患者脑脊液漏是否逐渐减少或停止,颅内是否发生感染。
2. 患者焦虑、恐惧心理是否缓解,积极配合治疗。
3. 患者是否出现颅内低压综合征、感染、颅内压增高等并发症,或出现并发症时是否被及时发现并处理。

【健康教育】

指导患者避免颅内感染的危险因素做好预防措施。告知患者颅骨骨折骨性愈合需要一定时间。一般成年人需2~5年达骨性愈合,小儿需1年;颅骨缺损者应注意避免局部碰撞,需在伤后半年左右做颅骨修补。

三、脑损伤患者的护理

脑损伤是指脑膜、脑组织、脑血管及脑神经的损伤。根据伤后脑组织是否与外界相通可分为开放性和闭合性脑损伤。根据损伤病理改变的先后可分原发性和继发性脑损伤,前者指暴力作用头部后立即发生的脑损伤,包括脑震荡(cerebral concussion)和脑挫裂伤(cerebral contusion and laceration);后者是指受伤一段时间后出现的脑受损病变,包括脑水肿和颅内血肿等。

脑损伤经常是多种应力的共同结果(图18-4)。依据暴力作用于头部的方式可将脑损伤分为直接损伤、间接损伤和旋转损伤。

1. 直接损伤 外力导致颅骨变形,并使头颅产生加速或减速运动,亦可使头颅产生直线性或旋转性运动,使脑组织受到压迫、牵拉、滑动及负压吸附等多种应力产生的损伤。
2. 间接损伤 暴力作用于身体其他部位然后传导至头部造成的脑损伤。
3. 旋转损伤 外力作用方向没有通过头部轴心,使头颅沿其他轴线做旋转运动,颅底蝶骨嵴、大脑镰、小脑幕的锐利边缘等导致脑损伤。

【护理评估】

(一)健康史

向患者、家属或目击者询问了解受伤的经过,重点了解患者所经受暴力的性质、大小、方向、速度和患者的身体状况。

(二)身体状况

1. 脑震荡　为一过性脑功能障碍,无肉眼可见的神经病理改变。表现为患者伤后立即出现的短暂意识障碍,一般不超过30min;同时出现皮肤苍白、出汗、血压下降、生理反射迟钝等,常伴有头痛、头晕、呕吐、恶心等症状;患者清醒后常出现逆行性遗忘(retrograde amnesia),即不能回忆伤前一段时间及当时情况。神经系统检查无阳性体征;脑脊液无明显改变,CT检查无阳性发现。

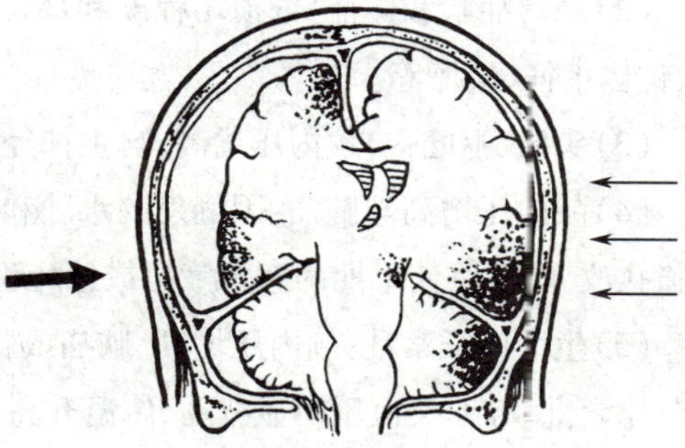

(粗箭头表示头部运动方向,细箭头表示头部受到外界物体的阻止)

图 18-4　头部作减速运动时的脑损伤机制

2. 脑挫裂伤　为脑实质性损伤,包括脑挫伤和脑裂伤,两者常并存(图18-5)。脑挫伤指脑组织遭受破坏较轻,软脑膜尚完整者;脑裂伤指软脑膜、血管和脑组织同时破裂,伴有外伤性蛛网膜下腔出血。脑挫裂伤易继发形成脑水肿,通常属于血管源性水肿,可于伤后早期发生,一般3~7d内发展到高峰,在此期间易发生颅内压增高甚至脑疝。伤情较轻者,脑水肿可逐渐消退,伤灶日后可形成瘢痕、囊肿或与硬脑膜粘连,成为外伤性癫痫的原因之一。如蛛网膜与软脑膜粘连,影响脑脊液吸收,可形成外伤性脑积水。广泛的脑挫裂伤在数周以后形成外伤性脑萎缩。

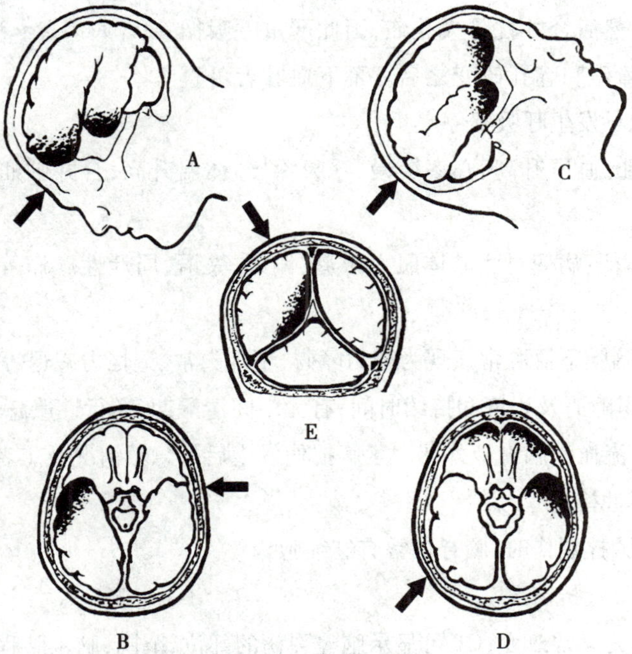

A. 前额受力所致的额颞叶伤灶;B. 受力所致的对侧颞叶伤灶;C. 枕部受力所致的额颞叶伤灶;D. 颞枕部受力所致的额颞叶伤灶;E. 顶盖部受力所致的颞枕叶内侧伤灶。

图 18-5　闭合性脑损伤时脑挫裂伤的形成机制与好发部位

(1)意识障碍:最突出的临床表现,伤后立即出现,程度及持续时间与损伤程度和范围相关,绝大多数在半小时以上,严重者可长期持续昏迷。

(2)局灶症状和体征:依损伤程度和部位而不同,如在功能区,立即出现相应症状和体征,如失语、锥体束征、偏瘫等。

(3)头痛、呕吐:与颅内压增高、自主神经功能紊乱或蛛网膜下腔出血相关。

(4)颅内压增高与脑疝:因继发脑水肿和颅内血肿所致,表现为颅内压增高"三主征"、意识障碍和瞳孔改变等,可使早期的意识障碍或偏瘫程度加重,或意识障碍好转后又加重。

(5)生命体征紊乱:颅内压增高、脑疝或脑干损伤(脑挫裂伤最严重的特殊类型)所致,表现为呼吸节律紊乱、心率及血压明显波动、体温升高等。

3. 颅内血肿　按血肿部位分为硬脑膜外血肿(epidural hematoma)、硬脑膜下血肿(subdural hematoma)和脑内血肿(in-tracerebral hematoma)。按发病时间分为急性(<3 天)、亚急性(3 天~3 周)和慢性(>3 周)。因血肿压迫脑组织,引起占位性病灶症状和体征及颅内压增高等。严重者可导致脑疝危及生命。硬脑膜外血肿血液积聚于颅骨与硬脑膜之间,由于颅盖部的硬脑膜与颅骨附着较松,易于分离,颅底部硬脑膜与颅骨附着较紧,所以硬脑膜外血肿一般多见于颅盖部,以颞部最多见。出血来源以脑膜中动脉最常见。硬脑膜下血肿指出血积聚于硬脑膜与蛛网膜之间的血肿,是颅内血肿中最常见的。出血来源可为脑挫裂伤所致的皮质动脉或静脉破裂,也可由脑内血肿穿破皮质流到硬脑膜下腔。

(1)意识障碍:血肿导致颅内压增高和脑疝所致,硬脑膜外血肿典型表现为原发性意识障碍后经过中间清醒期,再度意识障碍,并逐渐加重。脑内血肿患者的意识障碍以进行性加重为主。

(2)颅内压增高及脑疝表现:头痛、呕吐、视盘水肿,患侧瞳孔先缩小后扩大,对光反射迟钝或消失。幕上血肿者大多先经历小脑幕切迹疝,然后合并枕骨大孔疝,因此严重呼吸循环障碍常发生在意识障碍和瞳孔改变之后。幕下血肿者可直接发生枕骨大孔疝,较早发生呼吸骤停。

> **考点提示:**硬脑膜外血肿患者的典型表现

(3)生命体征紊乱:血压升高、心率缓慢、呼吸深慢、体温升高;合并脑疝时,血压下降、心率快弱、呼吸快而不规则。

(4)局灶症状和体征:病变对侧肢体肌力减退、偏瘫、失语、局灶性癫痫等,脑挫裂伤或脑疝,或血肿压迫所致。

(5)其他:慢性硬脑膜下血肿常表现为智力障碍、精神失常、记忆力减退等。

了解患者有无意识障碍及程度和持续时间;有无中间清醒期、逆行性遗忘;有无恶心、呕吐、头痛等症状;有无口、鼻、耳流血和脑脊液外漏。了解损伤发生后的急救情况及患者既往健康状况。

(三)实验室及其他检查

1. 脑脊液检查　脑挫裂伤时,脑脊液常有红细胞。

2. X 线　了解颅骨骨折情况。

3. CT　脑震荡常无异常改变;CT 可显示脑挫裂伤的部位、范围,脑水肿程度和有无脑室受压及中线结构移位等。可明确定位颅内血肿并计算出血量,对开放性脑损伤可了解伤道及碎骨片和异物定位等。

4. 脑血管造影　对颅内血肿有定位意义,典型征象为无血管区。

(四)心理-社会状况

了解患者及家属的心理反应,如是否产生焦虑、恐惧心理;家属对患者的关心程度和支持能力。

（五）治疗要点

1. 脑震荡　无须特殊治疗，应卧床休息1~2周，给予镇静药等对症处理，患者多在2周内恢复正常，预后良好。

2. 脑挫裂伤　一般采用非手术治疗为主，如保持呼吸道通畅、防治脑水肿、加强支持疗法等。严重脑挫裂伤者，当病情恶化出现脑疝征象时，需手术开颅清除血肿和坏死脑组织，然后去骨瓣减压。其中防治脑水肿是治疗脑挫裂伤的关键，可使用脱水剂、利尿剂、激素、过度换气和吸氧等对抗脑水肿和降低颅内压，严格限制入水量，必要时应用冬眠低温疗法。

3. 颅内血肿　颅内血肿一经确诊，原则上手术治疗，手术清除血肿，并彻底止血；治疗效果以硬脑膜外血肿为最好，急性硬脑膜下和脑内血肿大多伴有较严重的脑挫裂伤，预后较差。注意确定损伤的部位和类型，有无颅内压增高和脑疝的表现。

【护理诊断/问题】

1. 意识障碍　与脑损伤、颅内压增高有关。
2. 清理呼吸道无效　与脑损伤后意识障碍有关。
3. 疼痛　与损伤和颅内压增高有关。
4. 营养失调：低于机体需要量　与呕吐、长期不能进食有关。
5. 焦虑/恐惧　与脑损伤的诊断和担心治疗效果有关。
6. 潜在并发症：颅内压增高、脑疝、癫痫、感染、压力性损伤、废用综合征、应激性溃疡等。

【护理目标】

1. 患者意识障碍症状由重转轻。
2. 患者呼吸道保持通畅，呼吸平稳，未发生误吸。
3. 患者颅脑损伤，颅内压增高症状得到及时处理，疼痛缓解。
4. 患者营养状态维持良好。
5. 患者了解病情治疗及护理情况，焦虑、恐惧情绪得以缓解。
6. 患者未发生其他并发症，或出现并发症被及时发现和处理。

【护理措施】

1. 现场急救

（1）保持呼吸道畅通：颅脑损伤患者有意识障碍，正常咳嗽反射和吞咽功能丧失，呼吸道分泌物不能有效排除，血液、脑脊液、呕吐物等可引起误吸，舌后坠可引起窒息。尽快清除口咽部血块、呕吐物和分泌物，将患者侧卧，昏迷者置口咽通气管，必要时行气管切开或人工辅助呼吸。

（2）妥善处理伤口：开放性颅脑损伤应剪短伤口周围头发并消毒，伤口局部不冲洗，不用药物，用消毒纱布保护外露脑组织，避免局部受压。尽早应用抗生素和TAT。

（3）防治休克：有休克征象出现时，应查明有无颅外损伤，补充血容量。

（4）病情记录：准确记录受伤经过、急救处理经过及生命体征、意识、瞳孔、肢体活动等病情变化。

2. 病情观察　每15~30min观察记录一次，稳定后可适当延长。

（1）意识：意识障碍的程度可反映脑损伤的轻重。出现的迟早和有无加重，可作为区别原发性和继发性脑损伤的重要依据。脑损伤越严重，意识障碍的程度越高。护理中应及时评估患者意识状态的变化，原发性脑损伤者如果从意识清醒逐渐出现意识障碍，或者意识障碍加重，说明患者可能出现了继发性脑损伤，预示病情进一步加重。

（2）生命体征：伤后可出现生命体征紊乱，应先测呼吸、再测脉搏，最后测血压。因组织创伤反应可出现中度发热，若累及脑干，可出现体温不升或中枢性高热，伤后数日后体温升高，常提示有感染存在；注意呼吸、脉率、血压和脉压的变化，及时发现颅内血肿和脑疝。

（3）瞳孔：瞳孔变化可因动眼神经、视神经及脑干损伤引起。密切观察瞳孔大小、形态、对光反射、眼裂大小、眼球位置及活动情况，注意两侧对比。伤后一侧瞳孔散大、对侧肢体瘫痪，提示脑受压或脑疝；双侧瞳孔散大、对光反应消失、眼球固定，多为原发性脑干损伤或临终状态；双侧瞳孔缩小，对光反应迟钝，可能为脑桥损伤或蛛网膜下腔出血；双侧瞳孔大小多变，对光反射消失伴眼球分离，提示中脑损伤。

（4）神经系统体征：原发性脑损伤引起的局灶症状，伤后即出现，不再继续加重。继发性脑损伤的症状，在伤后逐渐出现，多呈进行性加重。

（5）其他：观察有无脑脊液漏，有无呕吐及呕吐物性质，有无剧烈头痛等颅内压增高或脑疝症状，及时查明颅内压增高的原因并处理。

3. 一般护理

（1）卧位：采取斜坡卧位，抬高床头 15°～30°，以利于脑静脉回流和减轻脑水肿，亦可防止不良卧姿造成呼吸道梗阻。

（2）维持水、电解质和酸碱平衡：每天输液量控制在 1 500～2 000ml，输液速度不宜过快，注意补充电解质和维持酸碱平衡。

（3）加强营养支持：及时补充能量和蛋白质。早期可用胃肠外营养，肠蠕动恢复后改用肠内营养，以高维生素和高蛋白质的混合物为佳，定期评估患者营养状况，及时调整营养供应。

（4）排泄护理：导尿及留置导尿管易引起尿路感染，尽量少用。应用时严格无菌操作，尿管留置 3～5d，需长期导尿者，可做膀胱造瘘术，保持会阴清洁，注意训练定期排尿功能。便秘可引起腹胀、腹痛等，影响患者情绪和食欲，用力排便可诱发脑疝。必要时可应用润滑剂排出大便，保持大便畅通。

（5）清洁护理：去除口、鼻腔分泌物和血痂，用消毒棉球清洁；定期清除眼分泌物，并滴抗生素眼药水，防止发生角膜炎和角膜溃疡。3～4h 定期翻身，保持皮肤清洁干燥，骶骨尾部、足跟等隆凸部位用棉垫保护，防止压力性损伤发生。

4. 引流管护理　慢性硬脑膜下积液或硬脑膜下水肿术后，引流袋应低于创腔 30cm，保持引流管通畅。术后 3d 左右行 CT 检查，证实血肿消失后拔管。

5. 并发症护理

（1）颅内压增高：避免呼吸道梗阻、高热、咳嗽、癫痫发作等颅内压增高因素。遵医嘱使用 20% 甘露醇、呋塞米、激素等药物控制脑水肿和降低颅内压，必要时手术引流减压或清除血肿。

（2）外伤性癫痫：避免引起躁动的因素，如呼吸不畅、缺氧、膀胱充盈、冷热刺激、饥饿、便秘等，寻找并解除引起躁动的原因，慎用镇静药，不可强行约束，防止坠床等意外伤害。可用苯妥英钠预防，发作时用地西泮 10～20mg，静脉注射，每天总量不超过 100mg。癫痫完全控制后，继续用药 1～2 年，逐渐减量后停药，突然停药可使癫痫再发。

（3）应激性溃疡：严重颅脑损伤及激素应用可诱发急性胃肠黏膜病变。停用激素和使用胃酸分泌抑制剂如西咪替丁等。

（4）关节痉挛、肌肉萎缩：保持肢体功能位，防止足下垂。每天 2～3 次做四肢关节被动活动和肌肉按摩。

（5）肺部感染：加强呼吸道管理，定期翻身拍背，保持呼吸道畅通，防止呕吐物误吸引起窒息和呼吸道感染。

【护理评价】

1. 患者意识障碍症状是否好转。

2. 患者呼吸道是否保持通畅，呼吸是否平稳，是否发生误吸情况。

3. 患者颅脑损伤、颅内压增高症状是否得到及时处理，疼痛是否缓解。

4. 患者营养状态是否良好。

5. 患者是否了解病情治疗及护理情况，焦虑、恐惧情绪是否得以缓解。

6. 患者是否发生颅内压增高、脑疝、癫痫、感染、压力性损伤、废用综合征、应激性溃疡等并发症，或发生后是否得到及时处理。

【健康教育】

1. 心理指导　鼓励和指导患者尽早自理生活，对恢复过程中出现的头痛、头晕、记忆力减退给予适当解释和安慰，鼓励患者克服悲观消极情绪，树立起战胜疾病的信心。

2. 加强安全意识教育　外伤性癫痫患者，应按时服药，不可单独外出、登高、游泳等，防止意外伤害。

3. 康复训练　脑外伤遗留的语言、运动和智力障碍，伤后1～2年内有部分恢复的可能，协助患者制订康复计划，进行康复训练，尽可能改善生活自理能力和社会适应能力。

案例

王先生，48岁，工人。工作时自高空摔下，伤后立即昏迷，呼之不应，伤后呕吐2次，为红褐色胃内容物。体格检查：T 36.8℃，P 60次/min，R 15次/min，BP 130/70mmHg。GCS评分为6分。双侧瞳孔对光反射消失，左侧耳道有血性液体涌出，鼻及口腔未见异常分泌物。CT检查示：左侧颞顶枕硬脑膜外血肿、左额颞脑挫裂伤、右颞脑挫裂伤伴硬脑膜下血肿、脑疝形成。

请问：

1. 该患者存在哪些护理诊断/问题？

2. 针对上述问题，护士应采取哪些护理措施？

1813 案例思路解析

1814 扫一扫，看总结

1815 扫一扫，测一测

（柴润国）

第四节　脑血管疾病患者的护理

1816 扫一扫，自学汇

学习目标

1. 掌握脑血管疾病患者的身体状况、护理措施。

2. 熟悉脑血管疾病的治疗要点、护理诊断/问题、健康教育。

3. 了解脑血管疾病的发病机制、病因、实验室及其他检查。

4. 能按护理程序对脑血管疾病患者实施正确的护理措施。

5. 具有敏锐的观察能力及解决问题的能力，体现出护士的爱伤精神和人文关怀。

导入情景

王某，男性，60岁。晨起发现左侧肢体麻木，中午开始不能活动。高血压病史5年。查体：BP 170/90mmHg，神志清楚，语言流利，左侧鼻唇沟浅，伸舌偏左，左侧肢体偏瘫，左侧病理征阳性，左侧痛觉减退，左眼偏盲。

工作任务：

1. 当前患者最有可能的临床诊断是什么？
2. 急性期可以实施的治疗措施有哪些？
3. 护士应采取哪些护理措施？

脑血管疾病(cerebrovascular disease，CVD)是指一组由脑血管病变引起脑功能障碍疾病的总称。该病是神经系统的常见病和多发病，死亡率、致残率均高。广义上，脑血管疾病包括由栓塞、血栓形成所致的血管腔闭塞、血管破裂、血管壁损伤或通透性发生改变、血液黏度增加或血液成分异常变化引起的疾病。

脑卒中(stroke)是指各种原因导致脑血管疾病的急性发作，造成局限性或弥漫性脑功能缺损的临床事件。脑卒中多见于老年人，可分为缺血性脑卒中和出血性脑卒中两类，前者发病率高于后者。

我国城市脑卒中年发病率为219/10万，年死亡率为116/10万，患病率为719/10万；我国农村脑卒中年发病率为185/10万，年死亡率为142/10万，患病率为394/10万。国内流行病学资料显示，男性脑卒中的发病率和死亡率均高于女性；脑卒中的发病率、死亡率、患病率均与年龄成正相关。此外，我国脑卒中的发病率还有北方高于南方、西部高于东部的特征。

1. 脑血管疾病分类

(1)依据症状持续时间分为短暂性脑缺血发作和脑卒中，前者指不足24h者，后者为超过24h者。

(2)依据病理性质可分为缺血性卒中和出血性卒中，前者又称为脑梗死，包括脑血栓形成和脑栓塞等；后者包括脑出血和蛛网膜下腔出血。

(3)依据病情严重程度分为小卒中、大卒中和静息性卒中。

(4)依据发病急缓，分为急性脑血管疾病和慢性脑血管疾病，前者包括短暂性脑缺血发作、脑梗死、脑栓塞、脑出血、蛛网膜下腔出血，后者包括脑动脉硬化症和血管性痴呆。

2. 脑的血液供应　脑的血液供应主要来自颈内动脉系统和椎-基底动脉系统(图18-6)，两者之间由脑底动脉环，又称Willis环相通。

(1)颈内动脉系统：颈内动脉由颈总动脉分出，入颅后依次分出眼动脉、脉络膜前动脉、后交通动脉、大脑前动脉、大脑中动脉，供应眼部和大脑半球前2/3

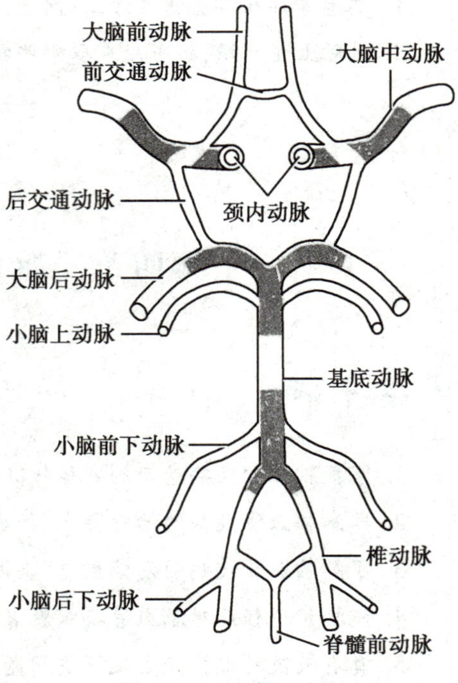

图18-6　脑底部动脉

部分。

(2)椎-基底动脉系统:两侧椎动脉自锁骨下动脉发出,入颅后在脑桥下缘汇合成基底动脉。椎-基底动脉系统依次分出小脑后下动脉、小脑前下动脉、脑桥支、内听动脉、小脑上动脉、大脑后动脉,供应大脑半球后 1/3 部分。

(3)脑底动脉环:由双侧大脑前动脉、双侧颈内动脉、双侧大脑后动脉、前交通动脉和双侧后交通动脉组成。此环对颈内动脉系统与椎-基底动脉系统之间,特别是两侧大脑半球的血液供应具有重要的调节和代偿作用。

3. 脑血流量的调节　正常成人脑重 1 500g,占体重的 2%~3%,但正常成人每分钟全脑血流量为 800~1 000ml,占每分钟心输出量的 20%。因脑组织几乎无葡萄糖和氧储备,故对缺血缺氧性损害十分敏感。如完全中断脑组织血供,2min 内脑电活动停止,5min 后脑组织将出现不可逆性损伤。

4. 脑血管疾病的病因

(1)血管壁病变:以高血压性动脉硬化、动脉粥样硬化所致病变最常见,其次为动脉炎(风湿、结核、梅毒、结缔组织疾病等)、先天性血管病(动脉瘤、动静脉畸形)、血管损伤(外伤、颅脑手术、穿刺)等。

(2)血液流变学及血液成分异常:高脂血症、高糖血症、高蛋白血症、白血病、红细胞增多症等所致血液黏稠度增高;血小板减少性紫癜、血友病、DIC 等所致凝血机制异常。

(3)心脏病和血流动力学异常:高血压、低血压或血压的急骤波动、心脏功能障碍、传导阻滞、风湿性心脏瓣膜病、心律失常(特别是房颤)等。

(4)其他:颈椎疾病(颈椎病、肿瘤)压迫邻近的大血管、颅外栓子(空气、脂肪、癌细胞、细菌栓子等)进入颅内。

5. 脑血管疾病的危险因素　许多因素与脑血管疾病的发生及发展密切相关,可分为两类危险因素:一类是无法干预的因素,如高龄、性别、性格、种族、卒中家族史等;另一类是可以干预的因素,如高血压、高血脂、心脏病、糖尿病、高同型半胱氨酸血症、吸烟、酗酒、体力活动减少、不良饮食习惯(盐及动物脂肪摄入过多)、超重、感染、口服避孕药等。其中,高血压是各类脑卒中最重要的独立危险因素。

6. 脑血管疾病的预防　循证医学表明,对脑卒中的危险因素进行早期干预,可显著降低脑卒中的发病风险。

> 考点提示:脑血管疾病的病因、危险因素

(1)一级预防:指发病前的预防。对有脑卒中危险因素,尚无脑卒中病史的个体主张及早检查,改变不健康的生活方式,积极主动控制各种危险因素,减少或避免脑卒中的发生。

(2)二级预防:指对已经发生过脑卒中的患者,通过寻找脑卒中发生的原因,对所有可干预的危险因素进行治疗,降低再次发生脑卒中的危险,减轻残疾程度。

一、短暂性脑缺血发作患者的护理

短暂性脑缺血发作(transient ischemic attack,TIA)是指局灶性脑缺血或视网膜缺血导致突发短暂性可逆性神经功能障碍。通常发作持续数分钟,通常在 30min 内完全恢复,最长不超过 24h,不留后遗症,但可反复发作。TIA 是公认的脑卒中,尤其是缺血性卒中最重要的危险因素。近期频繁发作的 TIA 应予高度重视。

TIA 病因尚不完全清楚。多数认为基础病因是动脉粥样硬化,当发生低血压或血压波动时,致

使病变血管的血流减少，出现一过性脑缺血症状。当颈部和颅内大动脉的粥样硬化斑块和其他来源的微栓子随血流进入颅内，会引起相应动脉闭塞产生相应症状。此外，血流动力学改变、血液成分异常等亦会引起局部一过性脑缺血症状。

【护理评估】

（一）健康史

评估患者是否有肥胖、吸烟、酗酒、饮食结构不合理等与本病有关的危险因素，是否有高血压和动脉粥样硬化等病史。

（二）身体状况

TIA 多发于 50~70 岁中老年人，男性较多。突然起病，迅速出现局灶性脑或视网膜功能障碍的症状与体征，数分钟达到高峰，持续数分钟或十余分钟缓解，不遗留后遗症；可反复发作，每次发作症状相似。临床上常将 TIA 分为颈内动脉系统和椎-基底动脉系统两大类。

1. 颈内动脉系统　TIA 常见症状有对侧单肢无力或轻度偏瘫，感觉异常或减退；病变侧单眼一过性黑矇或失明，对侧偏瘫及感觉障碍，优势半球受累出现失语症是颈内动脉系统 TIA 的特征性症状，还可能出现病灶对侧同向性偏盲。

2. 椎-基底动脉系统　TIA 常见症状有眩晕、恶心和呕吐、平衡障碍，不伴耳鸣。其特征性症状为跌倒发作（患者转头或仰头时下肢突然失去张力而跌倒，无意识丧失）和短暂性全面性遗忘症（发作性短时间记忆丧失，对时间、地点定向障碍，但对话、书写和计算能力正常，无意识障碍，持续数分至数十分钟），还可出现复视、眼震、构音障碍、共济失调、吞咽困难等。

了解患者发病情况及有无发病诱因；有无对侧单肢无力或轻度偏瘫、单眼一过性黑矇、眩晕、跌倒发作等症状。

（三）实验室及其他检查

1. 影像学　磁共振血管成像（MRA）可见颅内动脉狭窄。数字减影血管造影（DSA）可见颈内动脉粥样硬化斑块、狭窄程度等。

2. TCD　可显示血管狭窄、动脉粥样硬化斑块。

3. 其他　血常规、生化检查有助于发现病因。

（四）心理-社会状况

本病起病突然，易反复发作，患者可出现焦虑、不安等，但是由于本病发作短暂，有时不易引起患者重视。

（五）治疗要点

TIA 的治疗目的是消除病因、预防及减少复发、保护脑功能，对短时间内反复发作者，应采取有效治疗措施，防止脑梗死发生。

1. 病因治疗　病因明确者应针对病因进行治疗，这是预防 TIA 复发的关键。如动脉粥样硬化、高血压、心脏病、糖尿病、高脂血症等，消除微栓子来源和血流动力学障碍。

2. 药物治疗

（1）抗血小板聚集药：可减少微栓子及 TIA 复发。常用药物有阿司匹林、噻氯吡啶、双嘧达莫、氯吡格雷和奥扎格雷等。噻氯吡啶预防 TIA 和卒中较阿司匹林有效；氯吡格雷不良反应少于阿司匹林。

（2）抗凝药物：抗凝治疗不推荐作为 TIA 的常规治疗。如发作频繁、发作持续时间长、症状逐渐加重且无出血倾向和严重高血压、肝肾疾病、消化性溃疡者，可行抗凝治疗。首选肝素 100mg 加入生理盐水500ml静脉滴注，20～30滴/min；紧急时可用50mg静脉注射，达到快速肝素化，再用50mg静脉滴注，滴速8～15滴/min，每天根据测得凝血活酶时间调整剂量。5d后可用低分子肝素或口服华法林等抗凝剂。

(3)钙通道阻滞剂：可扩张血管，防止脑血管痉挛，抑制血小板聚集，常用药物有氟桂利嗪、尼莫地平等。

(4)其他：血管扩张药如尼可占替诺；扩容药如低分子右旋糖酐；中药如川芎、丹参、红花、三七等。

3. 手术治疗　患者血管造影证实为中至重度(50%～99%)狭窄病变，颈动脉内膜切除术可减少颈内动脉TIA或发生卒中风险。常用方法包括动脉血管成形术(PTA)和颈内动脉内膜切除术(CEA)。

【护理诊断/问题】

1. 有跌倒的危险　与突发晕厥、平衡失调有关。

2. 潜在并发症：脑卒中。

3. 知识缺乏：缺乏本病的防治知识。

【护理目标】

1. 患者未因TIA发作而受伤。

2. 患者未发生脑卒中等并发症，或发生时得到及时处理。

3. 患者基本掌握认识本病的病因、常见症状、预防、治疗知识。

【护理措施】

1. 安全护理　指导患者发作时卧床休息，枕头不宜过高(15°～20°)，以免影响头部的血液供应。患者仰头或头部转动时应缓慢且转动幅度不宜太大。频繁发作者避免重体力劳动，沐浴和外出应有家人陪伴，以防发生跌倒和外伤。进行散步、慢跑、踩脚踏车等适当的体育运动，以改善心脏功能，增加脑部血流量，改善脑循环。

2. 用药护理　指导患者遵医嘱正确服药，告知患者所用药物的机制和不良反应。抗血小板药物的主要不良反应有恶心、腹痛、腹泻等消化道症状和皮疹，偶可致严重但可逆的粒细胞减少症，用药期间定期检查凝血常规。肝素等抗凝药物可致出血，用药过程中应密切观察有无出血倾向。抗血小板聚集药如阿司匹林宜饭后服，以减少对胃肠道刺激，并注意观察有无上消化道出血征象；噻氯吡啶使用过程中可出现可逆性白细胞和血小板减少，应定期查血象。

3. 病情观察　观察患者肢体无力或偏瘫程度是否减轻，肌力是否增加，吞咽障碍、构音不清、失语等症状是否恢复正常，如果上述症状呈加重趋势，应警惕缺血性脑卒中的发生；若为频繁发作的TIA患者，应注意观察每次发作的持续时间、间隔时间以及伴随症状，并做好记录。

【护理评价】

1. 患者是否因突发眩晕、平衡失调及一过性失明而导致外伤。

2. 患者是否发生并发症，或发生并发症时是否得到及时处理。

3. 患者是否能正确认识本病的病因、常见症状、预防、治疗知识。

【健康教育】

1. 疾病知识指导　通过各种方式向患者及家属宣传TIA的基本知识(病因、主要危险因素、早期症状和体征)，阐明干预危险因素和积极治疗病因的重要性，以及正确的心理应对的必要性。保持心情愉快、情绪稳定，避免精神紧张和过度疲劳。

2. 疾病预防指导 向患者和家属说明肥胖、吸烟、酗酒及不合理饮食与疾病发生的关系。指导患者进食低脂、低胆固醇、低盐、充足蛋白质和丰富维生素饮食，限制钠盐摄入量，每天不超过6g，戒除烟酒，忌刺激性及辛辣食物，避免暴饮暴食，合理饮食，戒烟酒，生活起居有规律，养成良好的生活习惯，坚持适度运动和锻炼，注意劳逸结合。对经常发作的患者应告诫避免重体力劳动，尽量不要单独外出。

二、脑梗死患者的护理

脑梗死（cerebral infarction，CI）又称缺血性卒中，是指脑血液供应障碍引起缺血、缺氧，导致局限性脑组织缺血性坏死或脑软化，临床常见的类型有动脉粥样硬化性血栓性脑梗死和脑栓塞。

脑血栓形成（cerebral thrombosis，CT）即动脉粥样硬化性血栓性脑梗死，（atherosclerotic thrombotic cerebral infarction）为脑血管疾病中最常见的一种，是脑梗死最常见的临床类型，由脑动脉主干或皮质支动脉粥样硬化导致血管增厚、管腔狭窄闭塞和血栓形成，引起脑局部血流减少或供血中断，脑组织缺血缺氧导致软化坏死，出现相应的神经系统症状和体征。脑血栓形成最常见和基本的病因为脑动脉粥样硬化，常伴高血压，二者互为因果，糖尿病和高脂血症也可加速动脉粥样硬化的进程。其次为脑动脉炎（如结缔组织病和细菌、病毒、螺旋体感染等）。其他如红细胞增多症、血小板增多症、血栓栓塞性血小板减少性紫癜、弥散性血管内凝血（DIC）等。

脑栓塞（cerebral embolism）则是由于各种栓子（血流中异常的固体、液体、气体）沿血液循环进入脑动脉，造成血流中断而引起相应供血区的脑功能障碍。脑栓塞最常见是由心源性栓子引起的。引起脑栓塞常见的心脏疾病有心房颤动（心源性脑栓塞中最常见的病因）、心脏瓣膜病、心肌梗死、二尖瓣脱垂等。非心源性原因常见的有主动脉弓或颈动脉动脉粥样硬化斑块和附着物脱落引起栓塞，败血症的脓栓、长骨骨折的脂肪栓子、肿瘤细胞进入血液形成的癌栓及高空飞行员所发生减压病时的气体栓子等。另有一部分脑栓塞，原因尚不明确。

> **考点提示：** 脑血栓形成、脑栓塞的最常见病因

脑组织对缺血、缺氧损害非常敏感，阻断血流30s脑代谢即发生改变，1min后神经元功能活动停止，脑动脉闭塞导致缺血超过5min可发生脑梗死。急性脑梗死病灶由中心坏死区及周围的缺血半暗带组成。坏死区由于完全性缺血导致脑细胞死亡，但缺血半暗带仍存在侧支循环，可获得部分血液供应，尚有大量可存活的神经元，若血流迅速恢复使脑代谢改善，损伤仍然是可逆的，神经细胞仍可存活并恢复功能，若侧支循环不能代偿供血，受累血管供应区的脑组织则发生缺血、缺氧、坏死、软化。因此，保护这些可逆性损伤神经元是急性脑梗死治疗的关键。

【护理评估】

（一）健康史

了解患者有无脑动脉粥样硬化、高血压、高脂血症、心脏病、糖尿病、TIA病史；有无不良生活方式及饮食习惯，有无烟酒等嗜好。

（二）身体状况

1. 脑血栓形成 好发于中老年人，多见于50岁以上患有动脉粥样硬化者，多伴有高血压、冠心病或糖尿病。部分患者最初可有头痛、头晕、肢体麻木、无力等前驱症状，约有1/4的患者发病前曾有TIA史。患者常在安静休息时或睡眠中起病，于次晨起床时发现不能说话，一侧肢体瘫痪。病情通常在发病后10h或1~2d达到高峰，患者意识清楚或有轻度意识障碍，生命体征一般无明显改变。神经系统体征视脑血管闭塞的部位及梗死范围而定（图18-7），常见为各种类型的偏瘫、失语、偏身

感觉障碍和共济失调等。

常见的临床类型如下：

(1)完全性卒中：神经功能缺失症状体征较严重、较完全，进展较迅速，表现为一侧肢体完全瘫痪甚至昏迷，病情常于起病后6h内达高峰。

(2)进展性卒中：神经功能缺失症状较轻，但呈渐进性加重，在48h内仍不断进展，直至出现较严重的神经功能缺损。

(3)缓慢进展性卒中：起病2周以后，神经功能缺失症状仍逐渐发展，多见于颈内动脉血栓形成，与全身或局部因素所致脑灌注减少有关。

(4)可逆性缺血性神经功能缺失：神经功能缺失症状较轻，但持续存在，一般不超过24h，可在1~3周内恢复，不留后遗症。

考点提示：脑血栓形成、脑栓塞患者发病时的身体状况

2. 脑栓塞　起病年龄不一，风湿性心脏瓣膜病所致以中青年居多，冠心病及大动脉粥样硬化所致多为中老年人。起病急骤是脑栓塞的主要特征，常见于在活动中突然发病，在数秒至数分钟内达到高峰，常见的症状为局限性抽搐、偏盲、偏瘫、偏身感觉障碍、失语等。有无意识障碍及其程度取决于栓塞部位情况，严重者可突然昏迷、全身抽搐，因脑水肿或颅内出血，发生脑疝而死亡。多有导致脑栓塞原发病的临床表现。

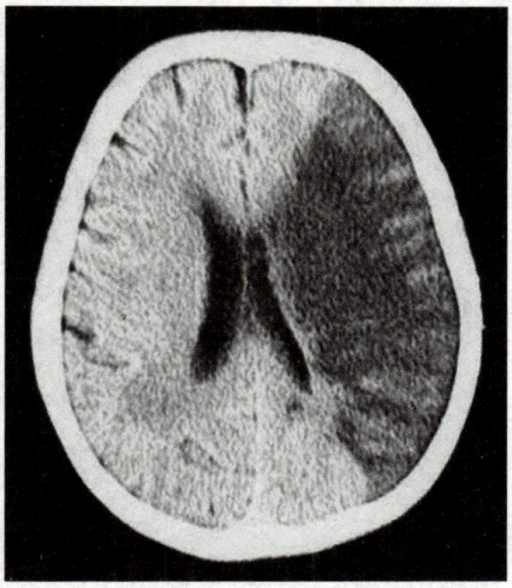

图 18-7　动脉硬化性血栓性脑梗死

了解患者的患病时间、方式；有无明显诱因，发病前有无头痛、头晕等；主要症状的特点，有无失语、肢体运动障碍及其部位。注意观察患者的神志是否清楚。

（三）实验室及其他检查

1. 影像学检查

(1)CT检查：最常用检查。脑梗死发病24h内一般无改变，24h后梗死区可出现低密度梗死灶。对于脑干和小脑梗死及较小梗死灶，CT难以检出。

(2)MRI检查：可以发现脑干和小脑梗死及较小梗死灶。

(3)血管造影：可以发现血管狭窄、闭塞和其他血管病变。

考点提示：脑梗死的影像学检查

2. TCD检查　对评估颅内外血管狭窄、闭塞、血管痉挛或侧支循环建立的程度有帮助。

3. 血液检查　有助于发现脑梗死的危险因素及病因诊断。

（四）心理-社会状况

评估了解患者及其家属是否因疾病而出现焦虑、自卑、依赖、悲观失望等心理反应。患者的家庭经济及社会支持状况，有无因患者长期住院而加重家庭经济负担，或家属由于长期照顾患者而导致身心疲惫。

（五）治疗要点

急性卒中是神经内科的急症，治疗过程遵循超早期、个体化和整体化的原则。

1. 脑血栓形成

(1)急性期治疗

1)超早期溶栓治疗:脑血栓形成后,尽早恢复血供是“超早期”的主要处理原则。“超早期”是指发病3~6h内,经CT证实无出血灶,应用溶栓药物给予超早期溶栓治疗。目的是溶解血栓,迅速恢复梗死区血流灌注,挽救尚未完全死亡的脑细胞,力争超早期恢复脑血流。溶栓治疗是目前最重要的恢复血流措施。我国目前常用的药物主要有重组组织型纤溶酶原激活物(rt-PA)和尿激酶(UK)。①重组组织型纤溶酶原激活物(rt-PA):只引起局部溶栓,而不产生全身溶栓状态。剂量0.9mg/kg,可静脉滴注或静脉推注(其中10%在最初1min内静脉推注,其余持续滴注1h)。②尿激酶(UK):能起到局部溶栓作用,并使全身处于溶栓状态。剂量为100万~150万IU,溶于生理盐水100~200ml中,持续静滴30min。应用溶栓药物期间应监测患者出凝血时间、凝血酶原时间等。

2)防治脑水肿:发病后3~5d为脑水肿高峰期。脑水肿可加剧脑组织缺血、缺氧,导致脑组织坏死,应尽早防治。常用20%甘露醇125~250ml快速静滴,每6~8h一次,还可使用呋塞米、10%复方甘油等。

3)血压的调控:急性期维持患者血压较平时稍高,可保证脑部灌注,除非血压过高(收缩压>220mmHg或舒张压>120mmHg及平均动脉压),一般不需紧急处理,应用降压药。若患者持续低血压,应补充血容量和增加心排血量,必要时应用升压药物。

4)血糖的调控:急性期患者血糖升高可能是原有糖尿病的表现或应激反应,应给予降血糖措施。

5)脑保护治疗:可通过降低脑代谢、干预缺血引发细胞毒性机制减轻缺血性脑损伤。脑保护剂包括自由基清除剂(过氧化物歧化酶、维生素E和维生素C等)、阿片受体阻断药如纳洛酮、钙通道阻滞剂、胞磷胆碱等;早期(2h)还可应用头部亚低温治疗。

6)抗血小板聚集:未进行溶栓治疗的急性脑梗死患者在发病48h内使用阿司匹林,100~325mg/d,可降低病死率和复发率。

7)抗凝治疗:可预防卒中复发、阻止病情恶化或改善预后,但一般不推荐急性期应用。常用药物包括肝素、低分子肝素、华法林。对于长期卧床患者,尤其是合并高凝状态有深静脉血栓形成和肺栓塞风险者可应用低分子肝素,心房颤动者可应用华法林。

8)其他治疗:高压氧治疗、中医中药治疗(银杏制剂、丹参、川芎嗪、三七、葛根)、外科或介入治疗。

知识链接

高 压 氧 舱

医用高压氧舱是高压氧治疗的关键设备,所有与缺氧有关的急性或慢性、局部或全身疾病均可采用高压氧治疗。目前国内外最常用的高压氧舱是空气加压氧舱。高压氧治疗最基本的流程是用空气压缩机将高压空气经过滤后泵入储气罐中备用,在高压氧治疗时通过供气管路及空气过滤系统将储气罐中的高压空气注入舱中,使舱内压达到高压氧治疗所需的压力,与此同时开通供氧系统,此时患者即通过吸氧面罩在舱内吸与舱压等同的高压氧,整个高压氧治疗过程全部由工作人员在操作台操作完成。

按系统功能可将高压氧舱设备分成供排气系统、供排氧系统、舱体及辅助系统、操控系统。按功能组成可将高压氧舱设备分为舱体部分、空气加减压部分、供排氧部分、氧舱电气部分、氧舱空气调节部分、氧舱消防及紧急减压部分。

(2)康复期治疗:应早期进行,主要目的是促进神经功能的恢复,包括患肢运动和语言功能等的训练和康复治疗。应从起病到恢复期,贯穿于医疗和护理的各个环节。

2. 脑栓塞 治疗包括脑部病变治疗及引起栓塞的原发病治疗两部分。脑部病变的治疗与脑血栓相同;原发病的治疗在于根除栓子来源,防止脑栓塞复发。因本病易并发脑出血,溶栓治疗应严格掌握适应证。

考点提示:溶栓治疗

【护理诊断/问题】

1. 躯体移动障碍 与运动中枢损害致肢体瘫痪有关。

2. 语言沟通障碍 与语言中枢损害有关。

3. 吞咽障碍 与意识障碍或延髓麻醉有关。

4. 有废用综合征的危险 与意识障碍、偏瘫所致长期卧床有关。

5. 焦虑 与偏瘫、失语有关。

6. 知识缺乏:缺乏疾病治疗、护理、预防相关知识。

【护理目标】

1. 患者能掌握肢体功能锻炼的方法并能配合进行康复训练,躯体活动能力逐步增强。

2. 患者能采取有效的沟通方式表达自己的需求,掌握语言功能训练的方法配合治疗,语言表达能力逐步增强。

3. 患者能掌握恰当的进食方法,并配合进行吞咽功能训练,营养需要得到满足,吞咽功能逐渐恢复。

4. 患者自觉进行康复锻炼,减少发生废用综合征的风险。

5. 患者能正确对待疾病,焦虑减轻或消失,情绪稳定。

6. 患者能掌握疾病相关的治疗、护理、预防知识。

【护理措施】

1. 一般护理

(1)体位:患者宜采取平卧位,以利于较多血液供给脑部,禁用冰袋等冷敷头部以免血管收缩、血流减少而加重病情。中至重度患者均应安排在卒中单元(stroke unit,SU)治疗。

知识链接

卒 中 单 元

卒中单元是专为卒中患者提供药物治疗、肢体康复、语言训练、心理康复和健康康复的组织系统。卒中单元工作人员包括临床医生、专业护士、物理治疗师、职业治疗师、语言训练师和社会工作者。卒中单元将卒中的急救、治疗、护理及康复有机地融合在一起,使卒中患者能得到及时、规范的诊断和治疗,能有效降低病死率和致残率,提高卒中患者的生存质量。

(2)饮食护理:给予低盐、低脂饮食,如有吞咽困难、饮水呛咳时,可给予糊状流食或半流食,小口慢慢喂食,必要时给予鼻饲流质饮食。指导患者使用正确的吞咽方法,如空吞咽和吞咽食物交替进行、侧方吞咽、点头吞咽,防止误吸、窒息。

(3)清洁及安全护理:协助卧床患者完成日常生活(如穿衣、洗漱、沐浴、大小便等),保持皮肤清洁干燥,及时更换衣服、床单,定时翻身,以免压力性损伤发生。恢复期尽量要求患者独立完成生活自理活动，如鼓励患者用健侧手进食、洗漱等，以增进患者自我照顾的能力和信心，恢复部分生活、工作能力。对有意识障碍和躁动不安的患者，床周应加护栏，以防坠床；对步行困难、步态不稳等运动障碍患者，地面应保持干燥平整，以防跌倒；走道和卫生间等患者活动场所均应设置扶手。

2. 病情观察　密切观察病情变化，如患者再次出现偏瘫或原有症状加重等，应考虑是否为梗死灶扩大及合并颅内出血，立即报告医生。注意观察患者是否出现压力性损伤、感染等并发症。

3. 用药护理　护理人员应了解各类药物的药理作用、不良反应及注意事项。甘露醇使用应选择较粗大的静脉，以保证能快速静滴（125ml 在 15～30min 内滴完），但用量过大、持续时间过长易出现肾损害、水电解质紊乱，应注意尿常规及肾功能检查。使用溶栓、抗凝药物时，严格注意药物剂量，监测出凝血时间、凝血酶原时间，注意观察有无出血倾向，发现皮疹、皮下瘀斑、牙龈出血等立即报告医生处理，同时观察应用溶栓药后肢体功能障碍等症状恢复情况。

4. 康复护理　在患者病情稳定，心功能良好，无出血倾向时及早进行。护士与患者及其家属共同制订康复训练计划，指导患者循序渐进进行各项功能锻炼。

（1）早期康复锻炼：缺血性脑卒中在生命体征平稳后 48h 即可开始。①刺激患侧：鼓励家属与患者交谈时多在患侧进行，引导偏瘫患者头偏向患侧。②体位变换训练：翻身能够刺激全身反应，是抑制痉挛和减少患侧受压最具治疗意义的活动。③床上训练：如 Bobath 握手、床上桥式运动、关节被动活动及坐起训练等，均有助于缓解痉挛和改善已形成的异常运动模式。

（2）恢复期康复锻炼：主要指日常生活活动能力的训练，包括移动、步行、进食、洗漱、穿衣、如厕等功能训练。

（3）中医康复治疗：根据病情，指导患者合理使用针灸、按摩、理疗等辅助疗法。

5. 感知改变的护理

（1）生活护理：保持床单整洁、干燥、无渣屑，防止感觉障碍的身体部位受压或机械刺激；避免高温或过冷，患肢应远离锐器，防止外伤：慎用热水袋或冰袋，防止烫伤或冻伤；对感觉过敏的患者应尽量避免不必要的刺激。

（2）知觉训练：每天用温水擦洗感觉障碍的身体部位，以促进血液循环和刺激感觉恢复；同时进行肢体被动运动、按摩、理疗及针灸。

6. 语言沟通障碍的护理

（1）沟通方法：指导鼓励患者采取任何方式向医护人员或者家属表达自己的需要，可以借助某些符号、插画、图片、表情、手势、交流板、交流手册等提供简单而有效的双向沟通方式。

（2）语言康复训练：制订个体化全面语言康复计划，并组织实施。可在语言治疗师指导下协助患者进行床旁训练，具体方法有肌群运动训练、发音训练、复述训练、命名训练。

7. 吞咽障碍的护理

（1）评估吞咽困难的程度：评估患者吞咽困难持续的时间和发生频率等。

（2）饮食指导：进食时抬高床头，尽量端坐，头稍前倾。给患者提供充足的进食时间，每次进食要少，喂食时要让患者有充分的时间咀嚼，床旁应备负压吸引器。对于吞咽困难的患者，遵医嘱给予鼻饲饮食。

8. 心理护理　患者常会因偏瘫、失语、生活不能自理，产生自卑、消极的心理，甚至变得性情急躁，好发脾气，致使血压升高，病情加重。护理人员应主动关心患者，开导患者，同时嘱咐家属给予患者物质和精神上的支持，树立患者战胜疾病的信心。

> 考点提示：脑梗死患者的护理

知识链接

吞咽障碍及吞咽功能评定方法

因多种原因导致食物不能经口腔进入胃中称为吞咽困难，表现为液体或固体食物进入口腔、吞下过程中发生障碍或吞下时发生呛咳、哽咽。目前对吞咽功能的评定方法有：

1. 视频荧光造影(VFC)　目前最可信的吞咽功能评价方法。让患者吞服预先调制好的不同黏度的造影剂，在荧光屏幕下摄录整个吞咽过程，评价吞咽障碍的程度和部位。

2. 吞唾液测试　患者取坐位，护士将手指放在患者的喉结及舌骨处，观察在30s内患者吞咽次数和活动度。

3. 洼田饮水试验　患者取坐位，饮温水30ml，观察饮水经过并记录时间。

4. 摄食-吞咽过程评定：观察进食情况、唇、舌和咀嚼运动、食团运送情况、吞咽后有无食物误吸入气道或残留在口腔中。

【护理评价】

1. 患者是否能掌握肢体功能锻炼的方法并能在协助下进行主动活动，躯体活动能力是否逐步增强，生活自理能力是否提高。

2. 患者是否能采用非语言或部分语言方式进行沟通，语言表达能力是否逐步增强。

3. 患者吞咽功能是否逐渐恢复，是否发生营养不良、误吸等并发症。

4. 患者是否能自觉进行康复锻炼，是否发生肢体功能失用的情况。

5. 患者焦虑症状是否减轻或消失，情绪是否稳定。

6. 患者是否掌握疾病相关的治疗、护理、预防知识，是否能积极寻求健康信息，按要求接受治疗和护理。

【健康教育】

1. 疾病预防指导　向患者和家属介绍疾病的基本知识，包括疾病的病因和危险因素，指导患者正确饮食，养成良好的生活习惯，并指出这是防治疾病的重要环节。

2. 疾病知识指导　告知患者及其家属疾病复发的症状和就诊指征；指导患者正确服用各类治疗药物。

3. 康复指导　教会患者及其家属康复训练的基本方法，通过感觉、运动及言语功能等身体康复，促进神经功能恢复。重视心理康复、自我调节情绪，逐步达到职业康复和社会康复。

4. 鼓励生活自理　鼓励患者做力所能及的家务，日常活动不要依赖家人，有助于肢体的功能康复；多参加朋友聚会和一些有益的社会活动，树立恢复健康的信心。

三、脑出血患者的护理

脑出血(intracerebral hemorrhage，ICH)又称自发性脑出血，是指原发性非外伤性脑实质内的出血，占全部脑卒中的20%~30%，病死率高、致残率高。在脑出血中大脑半球出血约占80%，脑干和小脑出血约占20%。

脑出血的发生与脑部血管特征和长期高血压作用密不可分。颅内动脉壁薄弱，中层肌细胞和外膜结缔组织较少，且无外弹力层。长期高血压可促使脑细、小动脉发生玻璃样变及纤维素性坏死，管壁弹性减弱，当情绪激动、活动用力时，使血压进一步升高，病变血管易于破裂而发生脑出血。其次，在血流冲击下，弹性减弱的病变血管壁向外膨出形成微小动脉瘤，当血压剧烈波动时，微小动脉瘤便会破裂出血。再次，高血压会引起脑小动脉痉挛，造成其远端脑组织缺氧、坏死而出血。大脑中动脉与其所发出的深穿支——豆纹动脉，后者是由动脉主干直接发出一个小分支，呈直角，所受的压力高，且此处也是微动脉瘤多发部位，因此当血压骤然升高时，豆纹动脉出血最常见，导致基底节区即内囊附近易出血。约70%的脑出血发生在基底核区（以壳核出血最为常见）。壳核、丘脑出血常累及内囊，并以内囊损害体征为突出表现，又称内囊区出血。壳核出血称为内囊外侧型，丘脑出血称内囊内侧型。脑出血后，血肿周围脑组织受压，水肿明显，较大血肿可引起脑组织和脑室移位、变形和脑疝形成。脑疝是脑出血最常见的直接致死原因。

高血压合并细、小动脉硬化是最常见的病因，其他病因包括脑动脉粥样硬化、血液病、脑淀粉样血管病（CAA）、动脉瘤、动静脉畸形、脑底异常血管网病（Moyamoya）、脑动脉炎、梗死后出血、夹层动脉瘤、原发性或转移性肿瘤、抗凝及溶栓治疗等。

考点提示：脑出血最常见的病因

知识链接

脑淀粉样血管病、脑底异常血管网病

脑淀粉样血管病（CAA）指因淀粉样物质沉积在脑内血管导致症状性脑血管功能障碍的一种疾病。临床特点是血管破裂而致反复和多灶的自发性颅内出血。该病是自发性（非创伤性）颅内出血，特别是脑叶出血的原因之一，是老年人的一种卒中类型。

脑底异常血管网病（Moyamoya）又称烟雾病，因颈动脉颅内起始段狭窄或闭塞，脑底出现异常的小血管团，在脑血管造影上形似烟雾，因此得名。本病可继发于钩端螺旋体脑动脉炎、脑动脉硬化及放射治疗后。儿童和青壮年多见，性别无明显差异。可表现为缺血性或出血性脑卒中。

【护理评估】

（一）健康史

评估患者既往有无高血压病史或脑动脉硬化史，是否存在其他引起出血的病史；起病前有无明显的诱发因素，如情绪激动、劳累或用力排便、精神紧张等。

（二）身体状况

50~70岁高血压患者最为常见。发病季节多见于冬春。出血前多无预兆，少数有头晕、头痛、肢体麻木和口齿不清等前驱症状。多在活动和情绪激动、劳累、用力排便时骤然起病。起病较急，临床症状常在数分钟至数小时达到高峰，出现头痛、呕吐、意识障碍、肢体瘫痪、失语、大小便失禁等。发病时血压明显升高，呼吸深沉带有鼾声，重则呈潮式呼吸或不规则呼吸，脉搏缓慢有力，颜面潮红，全身大汗。临床具体症状和体征因出血部位及出血量不同而异，常见临床类型及特点如下：

1. 基底核区出血　包括壳核出血、丘脑出血和尾状核出血。壳核出血最常见，占脑出血的50%~60%，丘脑出血约占脑出血的20%，两者都可引起“三偏征”，即出现病灶对侧偏瘫、对侧偏身感觉障碍和双眼同向性偏盲；优势半球损害可有失语。壳核出血，出血量小者（<30ml）临床症状较轻；出血量大者（>30ml）可有意识障碍，引起脑疝，甚至死亡。丘脑出血者出现“三偏征”，通常感觉障碍重于运动障碍。深、浅感觉都有障碍，但深感觉障碍更明显，可伴有偏身自发性疼痛和感觉过敏。可出现特征性眼征，如两眼不能向上凝视或凝视鼻尖、眼球会聚障碍和瞳孔对光反射迟钝等。优势侧出血可出现丘脑性失语、丘脑性痴呆。尾状核出血临床表现与蛛网膜下腔出血相似，常无明显的偏瘫和意识障碍。

2. 脑干出血　约占脑出血的10%，绝大数为脑桥出血，系基底动脉的脑桥支破裂所致。偶见中脑出血，延髓出血罕见。少量出血表现为交叉性瘫痪或共济失调性偏瘫，双眼向病灶侧凝视麻痹或核间性眼肌麻痹，无意识障碍，恢复较好。大量出血（血肿>5ml），常破入第四脑室或向背侧扩展至中脑，患者于数秒至数分钟内陷入昏迷、四肢瘫痪和去大脑强直发作，双侧瞳孔呈针尖样和固定于正中位、呕吐咖啡样胃内容物（应激性溃疡）、中枢性高热、中枢性呼吸障碍等，多数在48h内死亡。

3. 小脑出血　约占脑出血的10%，小脑上动脉破裂所致。起病突然，数分钟内出现头痛、眩晕、频繁呕吐、枕部剧烈头痛和平衡障碍等。病初意识清楚或轻度意识模糊，轻症表现一侧肢体笨拙、行动不稳、共济失调、眼球震颤，无肢体瘫痪。大量出血发病时或发病后12~24h内出现颅内压迅速增高、昏迷、双侧瞳孔缩小如针尖样、呼吸节律不规则、枕骨大孔疝形成而死亡。

4. 脑叶出血　占脑出血的5%~6%，临床表现为头痛、呕吐等，肢体瘫痪较轻，昏迷较少见。其中顶叶出血最常见，可引起偏瘫，偏身感觉障碍，且感觉障碍重于运动障碍；其次为颞叶、枕叶、额叶。

5. 脑室出血　占脑出血的3%~5%，分为原发性和继发性。原发性脑室出血多由脉络丛血管或室管膜下动脉破裂所致，继发性脑室出血是指脑实质出血破入脑室。出血量少时，仅表现为头痛、呕吐、脑膜刺激征阳性，多无意识障碍及偏瘫、失语等局灶性神经体征。出血量大时，患者很快进入昏迷或昏迷逐渐加深、双侧瞳孔缩小如针尖样、四肢肌张力增高、脑膜刺激征阳性、早期出现去脑强直发作等。

> **考点提示：**不同部位脑出血患者的身体状况

了解患者病后主要症状的特点，如有无头痛、呕吐，肢体是否灵活，言语是否清晰，大小便情况，目前的治疗和用药情况等。尤其需要重点评估患者的神志、瞳孔和生命体征，有无“三偏征”。

（三）实验室及其他检查

1. CT检查　头部CT检查是临床疑诊脑出血的首选检查，可显示边界清楚的均匀高密度影像，可早期发现脑出血的部位、范围和出血量，以及是否破入脑室。

2. MRI检查　可发现CT不能确定的出血。对检出脑干、小脑的出血灶和监测脑出血的演进过程优于CT。

3. 脑脊液检查　脑脊液压力增高，血液破入脑室者脑脊液呈血性。重症依据临床表现可确诊者不宜进行此项检查，以免诱发脑疝。

> **考点提示：**脑出血的影像学检查

4. DSA检查　可显示脑血管的位置、形态及分布等。

（四）心理-社会状况

本病发病急、病情重，家属和清醒患者易处于紧张、恐惧、绝望的状态。病后，患者自理能力减弱，需陪伴及帮助，社会支持十分重要。

（五）治疗要点

治疗原则为脱水降颅压、调整血压、防止继续出血、减轻血肿所致继发性损害、促进神经功能恢复、防止并发症。

1. 一般治疗　就地诊治，避免长途搬运。患者应保持安静，卧床休息，减少搬动、探视。严密观察患者的生命体征，保持呼吸道通畅，吸氧，积极预防感染，维持水、电解质平衡。

2. 脱水降颅压 脑出血后48h脑水肿达高峰，维持3～5d后逐渐降低，可持续2～3周或更长。积极控制脑水肿、降低颅内压是降低脑出血病死率的关键。可选用以下脱水剂：20%甘露醇溶液快速静脉滴注，6～8h一次，连用7～10d；亦可用呋塞米静脉注射，2～4次/d；甘油果糖500ml静滴，1～2次/d。

3. 调控血压 脑出血后血压升高，是机体对颅内压升高的自动调节反应，以保持相对稳定的脑血流量，当颅内压下降时血压也随之下降。因此，脑出血急性期一般不予应用降压药物，而以脱水降颅压治疗为基础。但血压过高时，可增加再出血的风险，应及时控制血压。当血压≥200/110mmHg时，应采取降压治疗，使血压维持在略高于发病前水平或180/105mmHg左右。脑出血患者血压降低速度和幅度不宜过快、过大，以免造成脑低灌注；血压过低者，应进行升压治疗以维持足够的脑灌注。急性期血压骤然下降提示病情危重。脑出血恢复期应将血压控制在正常范围。

4. 止血和凝血治疗 仅用于并发消化道出血或有凝血障碍时，对高血压性脑出血无效。常用6-氨基己酸、氨甲苯酸、氨甲环酸等。应激性溃疡导致消化道出血时，可用西咪替丁、奥美拉唑等药物。

5. 外科治疗 壳核出血量>30ml，小脑或丘脑出血>10ml，或颅内压明显增高内科治疗无效者，如小脑减压术、开颅血肿清除术及钻孔微创颅内血肿清除术等。

> **考点提示：**脑出血患者降低颅内压和控制血压的措施

6. 亚低温疗法 亚低温疗法是在应用肌松药和控制呼吸的基础上，采用降温毯、降温仪、冰帽等进行全身和头部局部降温，将温度控制在32～35℃。局部亚低温治疗是脑出血的一种新的辅助治疗方法，可减低脑水肿，减少自由基生成，促进神经功能缺损恢复，改善患者预后，且无不良反应，安全有效。

7. 康复治疗 早期将患肢置于功能位。患者生命体征稳定、病情控制后，应尽早进行肢体、语言功能和心理的康复治疗，以促进神经功能恢复，提高生存质量。

【护理诊断/问题】

1. 意识障碍 与脑出血有关。
2. 潜在并发症：脑疝、上消化道出血。
3. 躯体移动障碍 与意识障碍、肢体运动障碍有关。
4. 感知改变 与出血造成的中枢及传导束受损有关。
5. 言语沟通障碍 与语言中枢功能受损有关。
6. 自理能力缺陷 与脑出血所致偏瘫、共济失调或医源性限制有关。
7. 有废用综合征的危险 与脑出血所致意识障碍、运动障碍或长期卧床有关。

【护理目标】

1. 患者的生命体征平稳，意识障碍未进一步加重或逐渐清醒，颅内压维持在正常范围，不发生因意识障碍发生误吸、窒息、感染和压力性损伤等并发症。
2. 患者能配合治疗；脑疝、上消化道出血未发生或发生后能得到及时处理。
3. 患者躯体功能部分或完全恢复。
4. 患者感知觉功能部分或完全恢复。
5. 患者语言功能部分或完全恢复。
6. 患者自理能力部分或完全恢复。
7. 患者未因脑出血、医源性限制发生废用综合征。

【护理措施】

1. 一般护理

（1）休息与安全：急性期应绝对卧床休息，抬高床头15°～30°，头置冰袋或冰帽，减少脑细胞耗氧量，减轻脑水肿；发病24～48h内避免搬动，保持环境安静，严格限制探视，避免各种刺激，避免咳嗽和用力排便，进行各项护理操作，如翻身、吸痰、鼻饲、导尿等均需动作轻柔，以免加重出血。

（2）饮食护理：禁食24～48h，发病3d后如不能进食者，鼻饲流质，以保证营养供给。给予高维生素、高热量饮食，补充足够水分。进食及进食后30min内抬高床头防止食物反流。

（3）保持呼吸道通畅：意识障碍者应采取侧卧位，定时翻身叩背，及时清除呼吸道分泌物，避免引起误吸、窒息等。必要时气管插管、辅助呼吸。对意识清楚者，应指导其深呼吸及有效咳嗽，排出痰液。

（4）大小便护理：便秘者可用缓泻剂，排便时避免屏气用力，以免颅内压增高。尿潴留者，应及时导尿，留置导尿者用1∶5 000呋喃西林液膀胱冲洗，每天1～2次，防止泌尿系统感染。

2. 病情观察

（1）脑疝的观察：脑疝是脑出血最常见的直接死亡原因，因此应严密观察神志、瞳孔和生命体征的变化。如发现烦躁不安、喷射性呕吐、意识障碍进行性加重、两侧瞳孔大小不等、血压进行性升高、脉搏加快、呼吸不规则等脑疝前驱症状时，应立即与医生联系，迅速降低颅内压。①迅速建立静脉通路，按医嘱快速静脉滴注20%甘露醇溶液250ml。②迅速清除呕吐物和口鼻分泌物，保持呼吸道通畅。③备好气管切开包和脑室引流包。④避免引起颅内压增高的各种因素（剧咳、打喷嚏、躁动、用力排便、大量输液等）。

（2）上消化道出血的观察：上消化道出血是急性脑血管病的常见并发症，是由病变导致下丘脑功能紊乱，引起胃黏膜血流量减少，胃、十二指肠黏膜出血性糜烂，点状出血和急性溃疡所致。因此，急性期应注意观察患者有无呕血、便血，及时发现有无发生消化道出血。每次鼻饲前要抽吸胃液，若胃液呈咖啡色或患者大便呈黑色，应立即协助医生处理。

3. 用药护理　遵医嘱快速给予脱水药物。甘露醇应在15～30min内滴完，注意防止药液外渗，注意尿量与电解质的变化，尤其应注意有无低血钾发生。遵医嘱应用H_2受体拮抗药如雷尼替丁、质子泵抑制剂如奥美拉唑，以减少胃酸分泌，口服枸橼酸铋钾保护胃黏膜等。注意观察药物疗效和不良反应。

4. 手术前护理

（1）完成术前检查，评估心、肺、肾功能。

（2）鼓励患者及家属面对手术，手术室护士、ICU护士术前访视，向患者讲解相关注意事项。

（3）完成术前准备：术前1d病房护士完成患者的配血或自体输血及抗生素皮试的准备工作，以备术中用血、用药及术后用药。告知患者术前晚12点以后禁食水，以免麻醉中误吸。术前1d患者洗澡、剪指甲、更衣、术前晚剃头，护士检查患者头皮有无损伤或感染。

（4）手术日晨的准备：患者再次剃头，并用肥皂水清洗干净，告知脱去内衣，换上清洁的病服并排空膀胱。护士监测患者的体温、脉搏、呼吸，向女性患者询问有无月经来潮，若有发热、月经来潮及时通知医生。手术室护士接患者，病区护士遵医嘱给术前用药。并准备好病历，CT、MRI片，手术室护士接患者时与病房护士共同查对床号、姓名并护送患者进手术室。

5. 手术后护理

（1）生命体征的观察：患者术后根据情况转入监护室。护士立即测量血压、脉搏、呼吸、瞳孔，并了解术中情况。麻醉未清醒前需15~30min测一次生命体征,如发现瞳孔不等大、血压升高,脉搏、呼吸减慢,应及时通知医生,因可能会出现术后血肿或脑水肿。

(2)保持呼吸道通畅

1)全麻未清醒时,患者平卧位,头偏向无伤口一侧,口中放置口咽通气管并将肩部抬高头向后仰,以防舌后坠。对有气管插管的患者,应注意观察,防止气管插管脱出或患者因不耐受而拔管。

2)护士及时清理口腔和上呼吸道分泌物,观察呼吸频率和幅度,有无呼吸困难、发绀、痰鸣音等,出现呼吸道分泌物堵塞、喉痉挛、舌后坠引起突发梗阻性呼吸暂停,应立即气管插管或做环甲膜穿刺,再行气管切开、呼吸机辅助呼吸。

(3)循环系统观察:准确记录出入量,观察皮肤温度、颜色和湿度,监测血压、脉搏波动。

(4)伤口敷料及引流的观察:护士及时观察伤口敷料有无渗血、渗液,渗出多时应通知医生检查伤口并处理。术后引流管妥善固定,防止脱出,翻身时避免引流管牵拉、扭曲。脑室引流时引流管比头部高出15cm左右,硬膜外、皮下引流时与头部同样高,注意观察引流液的颜色、引流量,引流管内液面波动说明引流通畅,发现不畅及时通知医生。

(5)其他:注意体温的监测,维持体温恒定,保持安静,减少不必要刺激,集中治疗和护理。

6. 康复护理　神经系统症状稳定48~72h后,患者即应开始早期康复训练,包括肢体功能康复训练、语言功能康复训练、感知觉功能训练等。

7. 心理护理　脑出血患者急性期后常因留有后遗症,肢体功能和语言功能恢复慢,而易产生烦躁、抑郁情绪,从而影响治疗、护理及患者的生活质量,因此应鼓励患者增强生活的勇气与信心,消除不良心理反应。在康复护理时首先要求患者达到心理康复,向患者及家属说明早期锻炼的重要性,告知患者病情稳定后即尽早锻炼,越早疗效越好。告诉患者只要坚持功能锻炼,许多症状体征可在1~3年内逐渐改善,以免因心理压力而影响脑功能的恢复。

【护理评价】

> 考点提示:脑出血患者的护理措施

1. 患者是否因意识障碍而并发误吸、窒息、压力性损伤和感染。

2. 患者是否发生脑疝、上消化道出血;如果发生是否得到及时抢救和处理。

3. 患者躯体功能是否得到恢复。

4. 患者感知觉功能是否得到恢复。

5. 患者语言功能是否得到恢复。

6. 患者是否能积极参与功能锻炼,使生活自理能力逐步提高或恢复。

7. 患者是否因脑出血、医源性限制发生废用综合征。

【健康教育】

1. 疾病知识指导　告诉患者脑出血的病因及诱因,让患者理解治疗原发病的重要性,按医嘱服药,积极治疗高血压、糖尿病、心脏病等;避免过分喜悦、愤怒、恐惧、惊吓等诱发因素,保持情绪稳定。勿用力大便,生活规律,保证充足睡眠。

2. 饮食指导　合理饮食,多吃蔬菜和水果,戒烟、忌酒,忌暴饮暴食,以清淡饮食为主。

3. 坚持康复训练　与患者及家属制订康复训练计划,尽量使患者能做到日常生活自理,康复训练时注意防止急于求成的心理,做到循序渐进,持之以恒。

4. 用药指导与自我监测　指导患者正确服用降压药物。教会患者及家属对疾病早期表现的识别,如果再次出现剧烈头痛、呕吐,或偏瘫、失语时,及时就医。

四、蛛网膜下腔出血患者的护理

蛛网膜下腔出血(subarachnoid hemorrhage,SAH)又称原发性蛛网膜下腔出血,通常为脑底部动脉瘤或脑动静脉畸形破裂,血液直接流入蛛网膜下腔所致。SAH占脑卒中的5%~10%。血液流入蛛网膜下腔,刺激痛觉敏感结构引起头痛,颅内容积增加使颅内压增高可加剧头痛,同时还可导致玻璃体下视网膜出血,甚至发生脑疝。最常见的病因是颅内动脉瘤,占50%~85%,可能与遗传和先天性发育缺陷有关,包括先天性动脉瘤、高血压和动脉粥样硬化所致动脉瘤;其次有动静脉畸形,约占10%,多见于青年人,当重体力劳动或情绪变化、血压突然升高、酗酒时,脑表面及脑底部血管发生破裂,血液流入蛛网膜下腔。其他病因有脑底异常血管网病、夹层动脉瘤、血管炎、颅内静脉系统血栓形成、颅内肿瘤、血液病、结缔组织等。另有约10%的患者出血原因不明。颅内动脉瘤破裂出血的主要危险因素包括高血压、吸烟、饮酒过量、既往有动脉瘤破裂史、动脉瘤体积较大、多发性动脉瘤等。

【护理评估】

(一)健康史

了解患者有无先天性颅内动脉瘤、高血压病史及用药情况,有无进行溶栓疗法或抗凝治疗等。有无剧烈运动、过劳、激动、用力、排便、咳嗽及饮酒等诱因。

(二)身体状况

SAH临床表现差异较大,可见于各年龄组,但以青壮年多见,女性多于男性。多有剧烈运动、极度情绪激动、用力咳嗽和排便等明显诱因而无前驱症状。临床多表现为突发异常剧烈的头部胀痛或爆裂样疼痛、呕吐、脑膜刺激征阳性(血液积滞刺激脑膜及神经根引起,是蛛网膜下腔出血最具有特征性的体征)。重者可有短暂意识障碍或烦躁、谵妄、幻觉等精神症状,少数出现部分性或全面性癫痫发作。严重头痛是动脉瘤性SAH的典型表现,可持续数日不变,2周后逐渐减轻。如头痛再次加重,常提示动脉瘤再次出血;局部头痛可提示破裂动脉瘤的部位。部分患者发病前数日或数周有轻微头痛,是少量前驱出血或动脉瘤受牵拉所致。动静脉畸形破裂所致SAH头痛程度较轻。部分患者眼底玻璃体膜下片状出血、视盘水肿或视网膜出血。眼底玻璃体膜下出血系急性高颅压和眼静脉回流受阻所致,在发病后1h内即可出现,有助于疾病的诊断。发病后2~3d脑膜刺激可出现低到高热。老年患者头痛、脑膜刺激征等临床表现不典型,而精神症状较明显。再出血是SAH严重的急性并发症,20%的动脉瘤患者病后10~14d发生再出血,病死率约为50%,多见于起病4周内,尤以第2周发生率最高。20%~30%的SAH患者在病后易发生迟发性脑血管痉挛,5~14d是高峰期,是导致患者死亡和伤残的重要原因。15%~20%的患者于出血1周内发生急性梗阻性脑积水。

了解患者发病情况及诱因;有无异常剧烈头痛、短暂意识丧失、恶心、呕吐、畏光、颈背部或下肢疼痛。

(三)实验室及其他检查

1. CT检查 为确诊SAH的首选,可显示高密度出血征象。

2. 脑脊液 行腰椎穿刺和脑脊液检查,肉眼呈均匀的血性脑脊液,压力明显增高(>200mmH_2O),对确诊SAH最具有诊断价值和特征性,但须注意腰穿有诱发脑疝形成的风险。

3. DSA检查 为确诊SAH病因特别是颅内动脉瘤最有价值的检查方法,可确定动脉瘤位置、显示血管解剖走行、侧支循环及血管痉挛等。宜在发病3d内或3周后进行,以避开

> 考点提示:蛛网膜下腔出血的辅助检查

脑血管痉挛和再出血的高峰期。

（四）心理-社会状况

本病发病急、病情重，患者发病后神志清楚时可存在焦虑、紧张、恐惧、绝望的心理。了解患者的家庭组成、经济状况、文化教育背景；家属对患者的关心、支持以及对患者所患疾病的认知情况；患者出院后的继续就医条件，居住地医疗保健资源等情况。

（五）治疗要点

蛛网膜下腔出血的治疗原则是去除病因，防治再出血、脑血管痉挛及脑积水等并发症，降低患者的死亡率和致残率。

1. 一般治疗　脱水降颅压、控制脑水肿、调整血压、维持水电解质和酸碱平衡、预防感染。

2. 去除病因　在患者一般情况和神经系统状况许可的情况下，应争取在出血后 6h 内实施手术，效果最理想，最迟不超过 72h。消除动脉瘤是防止动脉瘤性 SAH 再出血的最佳方法，可采用血管介入治疗或动脉瘤切除术。对于颅内血管畸形者，可采用动静脉畸形整块切除术（arteriovenous malformations，AVM）、供血动脉结扎术、血管内介入治疗等。

3. 防治再出血

（1）安静休息：绝对卧床 4～6 周，避免一切可引起血压和颅内压增高的因素，烦躁不安者适当应用地西泮、苯巴比妥等镇静药。

（2）调控血压：去除疼痛等诱因后，如平均动脉压>120mmHg 或收缩压>180mmHg，可在密切监测血压下应用短效降压药物，保持血压稳定于正常或起病前水平，可应用钙通道阻滞剂、β 受体阻断药或 ACEI 等，但也要避免突然将血压降得过低。

（3）应用抗纤溶药物：抗纤溶药物可抑制纤溶酶形成，防止动脉瘤周围的血块溶解引起再出血。可酌情应用抗纤维蛋白溶解剂如 6-氨基己酸、氨甲苯酸，但此类药物有引起脑缺血性病变的可能，多与尼莫地平联合应用。

4. 防治脑血管痉挛　一旦发生，尤其是后期的脑血管痉挛，很难逆转，所以重在预防。

（1）维持血容量和血压：避免过度脱水。在动脉瘤处理后，血压偏低者，应减少或停用脱水、降压药物，亦可给予人血白蛋白、血浆等胶体溶液扩容升压，必要时应用多巴胺升压。

（2）应用钙通道阻滞剂：尼莫地平 40～60mg，每天 4～6 次，连用 21d。必要时静脉应用。

5. 防治脑积水　轻度的急、慢性脑积水可予乙酰唑胺口服，亦可用甘露醇、呋塞米等药物。药物治疗无效者可考虑脑室穿刺脑脊液引流术，但应用本法时应小心操作，谨防脑疝发生。

> 考点提示：蛛网膜下腔出血的治疗原则

【护理诊断/问题】

1. 疼痛：头痛　与颅内压增高、血液刺激脑膜或继发性脑血管痉挛有关。

2. 潜在并发症：蛛网膜下腔再出血、脑疝。

3. 恐惧　与剧烈头痛、害怕再次出血有关。

4. 自理能力缺陷　与长期卧床有关。

【护理目标】

1. 患者头痛减轻或消失。

2. 患者未发生或及时处理蛛网膜下腔再出血、脑疝。

3. 患者能正确认识和对待疾病，情绪稳定，恐惧感减轻或消失。

4. 患者未发生脑疝、压力性损伤等并发症，肢体功能逐渐恢复，自理能力逐步恢复。

【护理措施】

1. 一般护理

(1)休息:应绝对卧床休息4~6周,抬高床头15°~30°,卧床期间禁止起坐、洗头、沐浴及其他下床活动,日常活动应有专人协助及护理。保持环境安静,严格限制探视,避免各种刺激,治疗护理活动应集中进行。

(2)饮食护理:加强营养,避免食用生、冷、硬食物,应食质软、易消化营养丰富的食物。饮食以全面为主,多吃含动、植物蛋白丰富的食物。对昏迷患者给予鼻饲流质食物,每4h鼻饲1次,每周更换鼻饲管1次。

> 考点提示:蛛网膜下腔出血患者的一般护理

(3)避免诱因:指导患者保持情绪稳定,避免精神紧张、情绪激动。多吃蔬菜、水果,保持大便通畅,避免用力排便、屏气、剧烈咳嗽及血压过高等诱发因素。

2. 头痛的护理　头痛是因为出血、脑水肿引起颅内压增高,血液刺激脑膜或脑血管痉挛所致,随着出血停止、血肿吸收,头痛会逐渐减轻。告知患者绝对卧床休息,一般为4~6周,头抬高15°~20°,有利于颅内静脉回流。遵医嘱给予降颅内压治疗措施,如20%甘露醇快速静滴,必要时给予镇静镇痛药。

3. 用药护理　遵医嘱用药,观察疗效和不良反应。使用甘露醇等脱水剂时需快速静脉滴注,并注意监测24h尿量及电解质,使用尼莫地平等血管扩张剂时,可能出现皮肤发红、多汗、心律失常等,应控制输液速度。

4. 心理护理　告知患者紧张、情绪激动会加重病情。随时向患者汇报病情,减少患者过度担心,增加患者战胜疾病的信心。

5. 病情观察

(1)密切观察病情变化,监测生命体征、瞳孔及神志情况,注意意识及瞳孔的变化,是否有头痛加剧,如有异常及时汇报医生。1周内血压应保持在150~160/90~100mmHg为宜,不应过低,以防引起脑供血不足、低血容量而诱发脑梗塞。

(2)预防再出血:蛛网膜下腔出血再发率高,颅内动脉瘤发病后24h内再出血的风险最大,累计再出血率于病后14d为20%~25%,1个月时为30%。若首次出血后病情稳定或好转情况下,突然再次出现剧烈头痛、呕吐、抽搐发作、昏迷甚至脑膜刺激征,应密切注意,及时通知医生处理。

(3)防止压力性损伤发生:应及时做好患者皮肤清洁护理。帮助昏迷状态并伴有肢体瘫痪的患者,每2~3h翻身1次,按摩身体受压部位和使用气垫床,促进局部血液循环,保持床铺干燥、清洁、平整。

6. 康复护理　根据患者的自理能力制订自理活动计划。按照循序渐进的原则,帮助偏瘫患者进行肢体被动性活动,鼓励患者独立完成自理活动。对有语言障碍的患者,护理人员可借助手势和口型与患者沟通,并帮助其进行语言功能训练。指导患者和家属正确对待病情,支持与配合治疗护理计划。

【护理评价】

1. 患者头痛症状是否减轻或消失,呕吐、脑膜刺激征等表现是否消失。

2. 患者是否发生蛛网膜下腔再出血、脑疝;如果发生是否得到及时处理。

3. 患者情绪是否稳定,能配合医护人员。

4. 患者肢体功能是否逐渐恢复,自理能力是否逐步恢复。

【健康教育】

1. 预防再出血　告知患者及家属预防再出血的意义,引发再出血的因素。告知患者和家属再出血的表现,发现异常,及时就诊。女性患者1~2年内避孕。

2. 疾病知识指导　向患者和家属介绍疾病的病因、诱因、临床表现、应进行的相关检查、病程和预后、防治原则和自我护理的方法。

1817 案例思路解析

1818 扫一扫,看总结

1819 扫一扫,测一测

案例

患者女性,36岁。劳动中突然出现剧烈头痛伴呕吐1d,呕吐为胃内容物,无明显发热、意识障碍、肢体偏瘫、失语等。查体:BP 128/82mmHg,双侧瞳孔等大,约3.5mm,对光反射灵敏,口角无歪斜,颈抵抗明显;肌力、肌张力正常,双侧肱二、三头肌反射及膝反射、踝反射存在,双侧巴宾斯基征、查多克征阴性,克尼格征、布鲁辛斯基征阳性。头颅CT示:蛛网膜下腔出血。初步诊断:蛛网膜下腔出血。

请问:

1. 该患者的身体状况有哪些表现?
2. 该患者存在哪些主要护理问题?

(周　月)

第五节　三叉神经痛患者的护理

1820 扫一扫,自学汇

学习目标

1. 掌握三叉神经痛患者的身体状况、护理诊断/问题、护理措施。
2. 熟悉三叉神经痛的治疗要点、实验室及其他检查、健康教育。
3. 了解三叉神经痛的发病机制。
4. 能按护理程序对三叉神经痛患者实施正确的护理措施。
5. 具有敏锐的观察能力及解决问题的能力,体现出护士的爱伤精神和人文关怀。

导入情景

李某,男,70岁。左侧面颊部阵发性、闪电样痛5年。近1年疼痛较前加剧,说话、吃饭、刷牙时诱发疼痛,可有上牙槽、下牙槽疼痛,发作频率增多,给予卡马西平口服,症状有所缓解,发作时无恶心呕吐,伴有头昏,无头痛。检查:T 36.6℃,P 82次/min,R 19次/min,BP 100/70mmHg。头颅CT检查:未见明显异常。初步诊断:左三叉神经痛。

工作任务:

1. 该患者目前存在哪些护理问题?
2. 护士应提供哪些护理措施?

三叉神经痛(trigeminal neuralgia)分为原发性和继发性两种。原发性三叉神经痛是一种目前原因未明的三叉神经分布区内短暂的、反复发作的阵发性剧痛。继发性三叉神经痛多为脑桥小脑角占位病变压迫三叉神经以及多发性硬化等所致三叉神经分布区内疼痛。

原发性三叉神经痛的病因仍未完全明了。近年来,随着显微血管减压术的开展,大多认为其发病是由于邻近血管如小脑动脉压迫了三叉神经根,使得神经纤维挤压在一起,逐渐使其发生脱髓鞘改变而产生异位冲动,相邻轴索纤维伪突触形成或产生短路,轻微痛觉刺激通过短路传入中枢,中枢传出冲动亦通过短路传入,如此叠加造成阵阵剧痛。继发性三叉神经痛多为脑桥小脑角占位病变压迫三叉神经以及多发性硬化等所致。

【护理评估】

(一)健康史

了解引发患者三叉神经痛的原因,区分是原发性三叉神经痛还是继发性三叉神经痛。

(二)身体状况

70%~80%的病例发生在40岁以后,女稍多于男。疼痛局限于三叉神经分布区域内,上颌支和下颌支常受损,而眼支较少罹患。有时可累及二支,但很少三支同时罹患。绝大多数为一侧性,右侧较左侧稍多见。典型的三叉神经痛有以下特点:

1. 发作性剧痛　突如其来的剧烈的疼痛发作。发作时表现为以面颊上下颌及舌部明显的剧烈电击样、针刺样、刀割样或撕裂样疼痛。

2. 有扳机点(激痛点)　轻微刺激脸或唇、舌、齿龈、鼻翼的某一点,即可引起疼痛的暴发,这一导致发作性剧痛的过敏点称扳机点。严重者洗脸、刷牙、谈话、咀嚼都可诱发。

3. 持续时间短　通常发作持续时间短,每次仅数秒钟至1~2min或更长,疼痛的消失也很突然,突发突止,间歇期完全正常。

4. 反复发作　三叉神经痛往往反复发作,发作频繁者一天可达数十次或上百次,甚至更多,患者极为痛苦。

5. 继发性三叉神经疼痛,多伴有脑神经及脑干受损的症状和体征。

> 考点提示:典型三叉神经痛的特点

了解患者疼痛发作的部位、性质、持续的时间、是否有诱因。

(三)实验室及其他检查

1. 颅脑CT、MRI　可发现颅脑肿瘤、炎症等,有助辨别是否为继发性三叉神经疼痛。

2. 脑干三叉神经诱发电位(BTEP)　三叉神经病变者BTEP有异常变化,且周围神经病变和中枢神经病变异常BTEP表现各异。

3. 血糖或葡萄糖耐量试验　部分患者需做血糖或葡萄糖耐量试验以排除糖尿病性神经病变。

(四)心理-社会状况

患者常因剧烈疼痛而出现烦躁不安、紧张、焦虑等不良的心理反应。了解患者家属对患者的关心、支持程度;患者居住地医疗保健资源等情况。

(五)治疗要点

1. 药物治疗　首选药物为卡马西平,开始为0.1g,2次/d,以后每天增加0.1g,直到疼痛控制为止,最大剂量不超过1.0g/d。有效控制剂量维持治疗2~3周后,逐渐减量至最小有效剂量,维持数月。其次可选用苯妥英钠、氯硝西泮、加巴喷丁等。轻者亦可服用解热镇痛药物。

2. 神经阻滞疗法　药物治疗无效者可行无水乙醇或甘油封闭三叉神经分支或半月神经节治疗。

3. 经皮半月神经节射频电凝疗法　该术可选择性破坏三叉神经的痛觉纤维，而基本上不损害触觉纤维。近期疗效尚可，但容易复发，可致面部感觉异常、角膜炎、复视、咀嚼无力等并发症。

考点提示：治疗三叉神经痛的首选药物

4. 手术治疗　常用的有三叉神经周围支切断术、三叉神经感觉根部分切断术、显微血管减压术。

【护理诊断/问题】

1. 疼痛：面颊、上下颌及舌疼痛　与三叉神经受损（发作性放电）有关。

2. 焦虑　与疼痛频繁、反复发作有关。

【护理目标】

1. 患者疼痛减轻、缓解或消失。

2. 患者能正确对待疾病，情绪稳定，心态正常。

【护理措施】

1. 避免发作诱因　保持室内光线柔和，周围环境安静、清洁、整齐和安全。饮食宜清淡，保证机体营养，避免粗糙、干硬、辛辣食物，严重者给予流质饮食，吃饭、漱口、说话、刷牙、洗脸动作轻柔，避免诱发"扳机点"。

2. 疼痛护理　观察患者疼痛的部位、痛点、敏感区、性质、程度、持续时间、发作频率及伴随症状。指导患者运用想象、适当按摩疼痛部位等多种方式帮助患者松弛身心、转移注意力、提高痛阈而减轻疼痛。

3. 用药护理　指导患者按医嘱正确服药，并注意观察药物的疗效与不良反应，发现异常情况及时报告医生处理。如卡马西平常为首选药，其副作用有头晕、嗜睡、口干、恶心、消化不良、行走不稳等，但多于数天后消失，不要随意更换药物或自行停药。

4. 心理护理　由于本病为突然、反复发作的阵发性剧痛，患者非常痛苦，加之咀嚼、哈欠、讲话等可诱发，以至于患者不敢做这些动作，表现为面色憔悴、精神忧郁和情绪低落，护士应关心、理解、体谅患者，多与患者沟通，并根据患者的心理状态给予疏导和支持，帮助患者减轻心理压力，增强战胜疾病的信心。

【护理评价】

1. 患者三叉神经痛发作次数是否减少；疼痛是否减轻或缓解。

2. 患者的焦虑感是否减轻。

【健康教育】

1. 疾病知识指导　告诉患者本病的诱发因素与临床特点，指导患者避免一些可能诱发的情况或动作。生活有规律、合理休息、适度娱乐，保持情绪稳定和健康心态；饮食清淡，营养丰富，严重时予以半流质饮食。向患者介绍减轻疼痛的方法，如想象、适当按摩等。

2. 用药指导与病情监测　遵医嘱合理用药，学会识别药物的不良反应，服用卡马西平期间应每周查血常规，每月查肝、肾功能，如出现皮疹、白细胞减少和共济失调时需要立即停药并及时就医。

案例

张女士，47岁。6年前无明显诱因出现左侧面部疼痛，起初疼痛只是局限在额部，随着时间的推移，范围逐渐扩展至面颊部甚至牙龈。疼痛发作时犹如电击、针刺感，并且坐立难安，尤其是揉搓面部疼痛即刻发作，甚至不敢接触面部。检查：T 36.6℃，P 85次/min，R 18次/min，BP 105/76mmHg。头颅CT检查：未见明显异常。

请问：

1. 该患者可能的临床诊断是什么？
2. 护士可为患者提供哪些护理措施？

案例思路解析

扫一扫，看总结

扫一扫，测一测

（周　月）

第六节　急性炎症性脱髓鞘性多发性神经病患者的护理

扫一扫，自学汇

学习目标

1. 掌握急性炎症性脱髓鞘性多发性神经病患者的身体状况、护理诊断/问题、护理措施。
2. 熟悉急性炎症性脱髓鞘性多发性神经病的病因、治疗要点、实验室及其他检查、健康教育。
3. 了解急性炎症性脱髓鞘性多发性神经病的发病机制。
4. 能按护理程序对急性炎症性脱髓鞘性多发性神经病患者实施正确的护理措施。
5. 具有敏锐的观察能力及解决问题的能力，体现出护士的爱伤精神和人文关怀。

导入情景

刘某，男，45岁。双下肢乏力，双手持物困难2d。病前无上呼吸道或肠道感染史，既往无周期性麻痹。查体：T 36.6℃，P 78次/min，R 20/min，BP 140/90mmHg。神清，语言流利，眼底正常，左侧鼻唇沟略浅，但示齿时无明显口角牵动受限，颅神经正常，病理反射(-)，脑膜刺激征(-)，双下肢远端肌力3级，肌张力正常，双上肢远端肌力轻瘫试验(+)，肌张力低下，四肢远端感觉系统减退，无神经根刺激征；心肺无特殊，血钾4.0mmol/L。初步诊断：急性炎症性脱髓鞘性多发性神经病。

工作任务：

1. 该患者的临床表现有哪些？
2. 该患者存在哪些主要护理问题？

急性炎症性脱髓鞘性多发性神经病（acute inflammatory demyelinating polyneuropathies，AIDP）又称吉兰-巴雷综合征（Guillain Barré syndrome，GBS）是一种与免疫相关的周围神经病，损害涉及脊神经根和周围神经,有时也累及脑神经。

GBS 的具体发病机制目前尚不明确。多数认为本病是由病前非特异性感染因子(如空肠弯曲菌、巨噬细胞病毒)或疫苗接种后诱发的一种神经迟发性过敏性自身免疫性疾病,类似于 T 细胞介导的实验性变态反应性神经病。其中以腹泻为前驱症状的 GBS 空肠弯曲菌感染率高达 85%。其免疫致病因子可能为存在于患者血液中的抗周围神经髓鞘抗体或对髓鞘有害性细胞因子等。分子模拟机制认为,GBS 发病是由于病原体某些成分与周围神经成分相似,机体免疫系统发生错误的识别,产生自身免疫性 T 细胞和自身抗体,产生针对周围神经组分的免疫应答,引起周围神经脱髓鞘。

GBS 的病因尚未完全阐明,患者病前多有非特异性病毒感染或疫苗接种史,最常见空肠弯曲菌感染,此外还有巨噬细胞病毒、EB 病毒、肺炎支原体、乙型肝炎病毒等感染。

【护理评估】

(一)健康史

了解患者在发病前是否有病毒、细菌感染或疫苗接种史。

(二)身体状况

GBS 可见于任何年龄任何季节,男性发病率略多于女性。起病形式上,多为急性起病,症状常于 2 周左右达高峰;多为单相病程,可有短暂波动。首发症状常为四肢对称性迟缓性无力,可自远端向近端发展或相反,亦可远、近端同时受累,并可累及躯干,严重病例可因累及肋间肌及膈肌而致呼吸麻痹。多数患者腱反射常减低或消失,少数正常或活跃。部分患者以脑神经损害为首发症状;其中成年人以双侧周围性面瘫多见,延髓麻痹以儿童多见。患者可有肢体感觉异常(感觉缺失或减退呈手套袜子样分布),如灼烧感、麻木、刺痛和不适感,可先于或与运动症状同时出现。患者有自主神经症状如多汗、皮肤潮红、手足肿胀及营养障碍;严重者可有心动过速、直立性低血压,直肠和膀胱括约肌功能多无影响。

了解患者是否存在感觉障碍、运动障碍、脑神经损害、自主神经症状。

(三)实验室及其他检查

1. 脑脊液　特征性改变为蛋白-细胞分离,即蛋白含量增高而细胞数正常。起病初期蛋白含量正常,至病后 1~4 周增高最明显,少数病例细胞数可达 $(20\sim30)\times10^6/L$。

2. 肌电图　早期可见 F 波或 H 反射延迟。

(四)心理-社会状况

患者及家属常因疾病所致运动障碍、感觉障碍、脑神经损害产生恐惧的心理。应评估患者及家属对疾病的认知及心理反应。

(五)治疗要点

1. 病因治疗

(1)血浆置换:因体液免疫系统的作用,周围神经脱髓鞘时,患者血液中存在与发病有关的抗体、补体及细胞因子等,可采用血浆置换疗法直接去除血浆中的致病因子,减轻临床症状,缩短使用呼吸机的时间,减少并发症。一般每次交换以 40ml/kg 体重或 1~1.5 倍血浆容量计算,每周 2~4 次。

(2)免疫球蛋白:在出现呼吸麻痹前尽早应用大剂量的免疫球蛋白静脉滴注治疗,可获得与血浆置换治疗相接近的效果,且更安全。成人剂量 0.4g/(kg·d),连用 5d。

(3)糖皮质激素:尚存争议,但慢性 GSB 对激素仍有良好的反应。一般用地塞米松 10mg/d 静滴,7~10d 为一个疗程。

2. 辅助呼吸　呼吸麻痹是 GBS 患者最严重的并发症。需严密观察病情,对有呼吸困难者及时进行气管插管、气管切开和人工辅助呼吸。

3. 其他治疗　B族维生素、辅酶A、ATP、细胞色素C、神经生长因子等可用于疾病辅助治疗。

【护理诊断/问题】

1. 躯体移动障碍　与四肢肌肉进行性瘫痪有关。

2. 低效性呼吸型态　与呼吸肌麻痹有关。

3. 恐惧　与呼吸困难、濒死感或害怕气管切开有关。

4. 吞咽困难　与脑神经受损所致延髓麻痹、咀嚼肌无力及气管切开等因素有关。

【护理目标】

1. 患者能进行良好的躯体运动，无肌肉萎缩。

2. 患者能够保持良好的呼吸状况，没有呼吸困难和发绀，呼吸道通畅。

3. 患者恐惧减轻，配合治疗。

4. 患者吞咽功能改善，不发生误吸。

【护理措施】

1. 一般护理

(1)饮食护理：给予高热量、高蛋白、高维生素饮食，多吃酸性及纤维素丰富的食物，少食胀气食物，鼓励多饮水。吞咽困难和气管切开、呼吸机辅助呼吸者应及时插胃管，保证机体足够的营养供给。患者饮食时和进食后30min取坐位，以免食物误入气管发生窒息。

(2)休息：保持环境安静，避免不良刺激。卧床休息，加用气垫床，保持皮肤卫生及床单位整洁、干燥。一般每2h更换体位一次，保持良好的肢体位置。

(3)预防并发症：重症GBS患者因长期卧床，易发肺部感染、压力性损伤、营养失调、废用综合征等多种并发症。护士应协助患者翻身、拍背、活动肢体、按摩腹部等。

2. 病情观察

(1)观察患者呼吸频率、节律和深度，呼吸音及肺部啰音，痰的性状及排痰情况，心率、心律、脉搏、血压，躯体活动能力及皮肤受压情况，吞咽功能、意识状态等，以便及时发现病情变化。

> 考点提示：急性炎症性脱髓鞘性多发性神经病患者的病情观察

(2)保持呼吸道通畅：患者主要危险是呼吸肌麻痹，因此应备好吸引器、氧气、气管切开包及机械通气设备等，以利于随时采取措施。鼓励患者有效咳嗽、深呼吸、协助患者翻身、拍背或体位引流，及时排出呼吸道分泌物，必要时吸痰。持续给予氧气吸入，保持吸氧管道通畅，注意用氧安全，同时严密观察患者呼吸及缺氧症状有无改善。当患者出现缺氧症状，肺活量降至正常的25%~30%，血氧饱和度降低，血气分析PaO_2<70mmHg时，一般应先行气管插管，如1d以上无好转，则行气管切开，使用呼吸机辅助呼吸。

3. 用药护理　指导患者遵医嘱正确服药，告知药物的作用、不良作用、使用时间、方法及注意事项。血浆置换疗法可出现枸橼酸盐的毒性反应及一过性低血压，严重时并发心律失常、心肌梗死和溶血反应。少数患者可有血栓形成、重度感染及出血。应严密观察，发现异常立即与医生联系，及时停药，并配合做相应处理。对心脏受累者，补液速度不宜过快。

4. 心理护理　患者的心理活动对疾病的转归起到重要的作用。因本病为突发起病，患者及家属均无思想准备，由于缺乏相关知识，患者多有过度紧张。故护理人员在救护的同时，应采取多种方式，积极开展健康宣教，尽量关心安慰患者，并同时做好家属的心理安抚工作，建立良好的护患关系。进行有效的心理疏导，能起到辅助药物治疗的作用。

【护理评价】

1. 患者是否能进行良好的躯体运动，是否有肌肉萎缩。

2. 患者是否出现呼吸肌麻痹现象，如果出现是否处理成功。

3. 患者恐惧是否减轻，愿意配合治疗。

4. 患者吞咽功能是否改善，是否发生误吸。

【健康教育】

1. 疾病知识指导　指导患者及家属了解疾病的病因、进展、常见并发症及预后；加强营养，增强体质和机体抵抗力，避免淋雨、受凉、疲劳和创伤等诱因，防止复发。

2. 康复指导　督促患者进行肢体功能锻炼和日常生活活动训练，减少并发症，促进康复。

3. 病情监测指导　注意观察患者吞咽、运动及感觉方面的病情发展，并及时就医。

1825 案例思路解析

1826 扫一扫，看总结

1827 扫一扫，测一测

案例

患者男性，53岁。吉兰-巴雷综合征入院，患者有四肢无力伴肢体远端感觉麻木等典型表现。

请问：

护士应怎样为患者实施护理？

（周　月）

第七节　帕金森病患者的护理

1828 扫一扫，自学汇

学习目标

1. 掌握帕金森病患者的身体状况、治疗要点、护理诊断/问题、护理措施。
2. 熟悉帕金森病的病因、实验室及其他检查、健康教育。
3. 了解帕金森病的发病机制。
4. 能按护理程序对帕金森病患者实施正确的护理措施。
5. 具有敏锐的观察能力及解决问题的能力，体现出护士的爱伤精神和人文关怀。

导入情景

赵某，男性，55岁。右侧肢体活动不灵活伴写字困难3年，每当情绪紧张时或做精细工作时右手不自主抖动，右手活动不灵活并伴系鞋带困难，字越写越小，且逐渐出现走路不灵活，步伐变小，走不快。查体：神清，面具脸，伸舌居中，颈无抵抗。颈部肌张力稍增强。四肢肌力正常，双侧肢体肌张力增强，双侧 Babinski 征阴性。曾做头颅 MRI 未见异常。初步诊断：帕金森病。

工作任务：

1. 该患者的身体状况表现有哪些？
2. 该患者存在哪些主要护理问题？

帕金森病（parkinson disease，PD）又称震颤麻痹（paralysis agitans），是一种好发于中老年人群体的锥体外系疾病。临床上以静止性震颤、运动迟缓、肌强直和姿势平衡障碍为主要特征。黑质多巴胺能神经的变性和路易小体形成是该病主要的病理变化。PD 好发于 50 岁以上的中老年人群，男性略多于女性，患者病情呈慢性进行性发展，且不能自动缓解，药物虽可减轻症状，但不能阻止疾病的发展。因脑部炎症、肿瘤、代谢障碍、脑动脉硬化及使用某些药物如氟桂利嗪、氯丙嗪、利血平等产生的震颤、肌强直等症状，称为帕金森综合征。

病因未明，目前认为本病非单因素引起，可能是多因素共同参与所致。

1. 环境因素　流行病学调查显示，长期接触杀虫剂、除草剂或某些工业化学品等可能是 PD 发病的危险因素。可能抑制黑质线粒体呼吸链 NADH-CoQ 还原酶活性，使 ATP 生成减少，自由基生成增加，导致多巴胺能神经元变性、死亡。

2. 遗传　约 10% 的患者有家族史，为不完全外显的常染色体显性或隐性遗传。细胞色素 P4502D6 型基因可能是帕金森病的易感基因。

3. 神经系统老化　PD 主要发生于 50 岁以上中老年人，40 岁以前少见，提示年龄增长与发病有关。研究发现自 30 岁以后，黑质多巴胺能神经元、酪氨酸羟化酶和多巴脱羧酶活力、纹状体 DA 递质水平随年龄增长逐渐减少。但相关研究表明，说明生理性多巴胺能神经元退行性变不足以致病，神经系统老化只是多巴胺发病的促发因素。

【护理评估】

（一）健康史

了解患者的年龄、有无帕金森病家族史、有无帕金森病危险因素暴露史等。

（二）身体状况

本病起病缓慢，呈进行性发展。首发症状多为震颤，其次为步行障碍、肌强直、运动迟缓。

1. 静止性震颤　常从一侧上肢开始，呈现有规律的拇指对掌和手指屈曲的不自主震颤，如同“搓丸”样动作。因具有静止时震颤明显，动作时减轻，入睡后消失等特点，故称为“静止性震颤”。随病程进展，震颤可逐步涉及下颌、唇、面和四肢。部分患者全无震颤，尤其是发病年龄在 70 岁以上者。

1829

静止性震颤（视频）

2. 肌强直　多从一侧的上肢或下肢的近端开始，逐渐蔓延至远端、对侧和全身的肌肉。面肌强直可使表情和瞬目动作减少，造成“面具脸”。颈肌、躯干肌强直而使躯体呈前屈姿势；行走时上肢协同摆动动作消失或减少。患者的屈肌和伸肌肌张力增高，被动运动关节时始终保持阻力增高，类似弯曲软铅管，故称为“铅管样肌强直”。多数患者因伴有震颤、检查时可感到均匀的阻力中出现断续停顿，如同转动齿轮，称为“齿轮样肌强直”，这是由肌强直与静止性震颤叠加所致。

3. 运动迟缓　患者随意动作减少、减慢。常表现为开始的动作困难和缓慢，如行走时起动和终止均有困难。精细动作很难完成，系裤带、鞋带等不易进行；书写时手抖，并有越写越小的倾向，称为“写字过小征”。语声单调、低沉，进食饮水可致呛咳。

4. 姿势步态异常　行走时步距缩短，常见碎步、前冲，称为“慌张步态”。晚期姿态反射进一步失常，体位不稳，容易倾跌，有坐位、卧位起立困难，有时行走中全身僵住，不能动弹，称为“冻结”现象。

5. 其他症状　可有感觉障碍，如嗅觉减退或睡眠障碍。约 50% 的患者伴有抑郁症，15%～30% 的患者在晚期出现智能障碍。

考点提示：帕金森病患者的身体状况

了解患者的起病时间与起病形式，从何侧肢体开始，发展速度。

（三）实验室及其他检查

1. 脑电图　部分患者脑电图见有异常，多呈弥漫性波活动的广泛性轻至中度异常。

2. 正电子发射断层扫描（PET）或单光子发射断层扫描（SPECT）　在疾病早期可显示纹状体多巴胺转运载体（DAT）功能显著降低，DA递质合成减少和D2型多巴胺受体活性在早期超敏，后期低敏；对帕金森病早期诊断、鉴别诊断及监测病情进展有一定价值。

3. 脑脊液检查　在少数患者脑脊液中可有轻微蛋白升高，伴有多巴胺代谢产物高香草酸和5-羟色胺代谢产物、5-羟吲哚醋的含量降低，对临床症状尚不典型的早期患者可提供诊断线索。

（四）心理-社会状况

了解患者是否因出现不自主震颤，精细动作很难完成，给工作和生活带来不便，而出现自卑、恐惧的情绪。了解患者的家庭组成、经济状况、文化教育背景；家属对患者的关心、支持以及对患者所患疾病的认知情况；患者居住地医疗保健资源等情况。

（五）治疗要点

1. 药物治疗

（1）抗胆碱能药物：可以协助维持纹状体的递质平衡，对震颤和强直有部分改善作用。常用药物有盐酸苯海索，1~2mg口服，每天3次，其他如东莨菪碱或甲磺酸苯扎托品等作用均与盐酸苯海索相似。

（2）金刚烷胺：此药促进神经末梢释放多巴胺，并阻止其再吸收，从而使少动、强直、震颤等症状减轻。可单独或与左旋多巴合用，100mg口服，每天2次。

（3）左旋多巴及复方左旋多巴：由于多巴胺不能通过血脑屏障，对脑部多巴胺缺乏的替代疗法需应用其前体左旋多巴。为增强疗效和减少副作用，将左旋多巴与外周多巴脱羧酶抑制剂制成复方左旋多巴，是治疗PD最基本、最有效的药物。常用复方左旋多巴有：美多巴、左旋多巴加苄丝肼，口服自62.5mg开始，每天2~3次，最大剂量不应超过250mg，每天3~4次。

（4）多巴胺受体激动剂：通过直接激动纹状体，产生和多巴胺相同的作用，如溴隐亭、培高利特、普拉克索、吡贝地尔等。副作用有恶心、呕吐等。

（5）其他：恩他卡朋、司来吉兰等，可与复方左旋多巴合用，增加疗效。

2. 外科治疗　苍白球或丘脑底核毁损或切除术对运动迟缓和震颤有效；也可采用脑深部电刺激，刺激靶点主要是苍白球或丘脑底核。手术可改善症状，但不能根治，术后仍需药物治疗。

> 考点提示：帕金森病的药物治疗

【护理诊断/问题】

1. 躯体移动障碍　与疾病所致震颤、肌强直、体位不稳、随意运动异常有关。

2. 自尊低下　与身体形象改变和言语障碍、生活依赖他人有关。

3. 知识缺乏：缺乏本病相关知识与药物治疗知识。

4. 营养失调：低于机体需要量　与吞咽困难、饮食减少和肌强直、震颤所致机体消耗量增加有关。

【护理目标】

1. 患者躯体活动能力逐渐增强。

2. 患者能够应对自身的病情变化，并开始积极实现自我价值。

3. 患者掌握与本病相关知识和药物治疗知识。

4. 患者能合理饮食，营养均衡，不发生呛咳或窒息。

【护理措施】

1. 一般护理

(1)生活护理：疾病早期，患者运动功能无障碍，能坚持一定的劳动，应指导患者尽量参与各种形式的活动，坚持四肢各关节的功能锻炼。随着病情的发展，患者运动功能发生一定程度的障碍，生活自理能力显著降低。此时宜注意患者活动中的安全问题，走路时持拐杖助行。若患者如厕下蹲及起立困难时，可置高凳坐位排便。若患者动作笨拙，常多失误，餐食中谨防餐具打翻。无法进食者，需有人喂汤饭。穿脱衣服，扣纽扣，结腰带、鞋带有困难者，均需给予帮助。对于卧床患者应做好日常皮肤护理、排泄护理、安全护理，防止出现压力性损伤、感染等并发症。

(2)饮食护理：①饮食原则。给予高热量、高维生素、低盐、低脂、适量优质蛋白的易消化饮食，戒烟、酒。②饮食内容。主食以五谷类为主，多选粗粮，多食新鲜蔬菜、水果，多喝水。服用多巴胺治疗者宜限制蛋白质摄入量，因蛋白质可影响多巴胺的治疗效果。在限制范围内多选用乳、蛋、肉、豆制品等优质蛋白质。适量进食海鲜类，能够提供优质蛋白质和不饱和脂肪酸，有利于防治动脉粥样硬化。避免食用槟榔等拟胆碱能食品，因其可降低抗胆碱能药物的疗效。③进食方法。患者进食或饮水时抬高床头，保持坐位或半坐位。对于咀嚼能力和消化能力功能减退的患者应给予细软、无刺激性、易消化、咀嚼的软食或半流质食物，少食多餐。对于进食困难、饮水反呛的患者要及时插胃管给予鼻饲，保证营养供应。

(3)功能锻炼：本病早期应坚持一定的体力活动，主动进行肢体功能锻炼，四肢各关节做最大范围的屈伸、旋转等活动，以预防肢体挛缩、关节僵直的发生。晚期患者做被动肢体活动和肌肉、关节的按摩，以促进肢体的血液循环。

(4)鼓励患者自我护理：鼓励患者做自己力所能及的事情，如进食、穿衣、移动等，增加患者的独立性，避免过分依赖别人。给患者足够的时间去完成日常生活活动(说话、写字、吃饭)鼓励患者活动各关节 2~3 次，加强主动运动，若患者主动运动完成不好时，应协助病患者完成；移开环境中的障碍物，指导并协助患者移动，克服胆怯心理；行走时起动和终止应给予协助，防止跌倒；进食、饮水时尽量使患者保持坐位，使患者集中注意力，如手颤厉害可协助患者进食。

2. 用药护理　适当的药物治疗可在不同程度上减轻症状，并可因减少并发症而延长患者生命，但长期服药过程中也可能会突然出现某些症状加重或疗效减退的情况，因此在用药的过程中应遵循用药原则，观察患者服药后的反应和疗效。

(1)用药原则：从小剂量开始，逐步缓慢加量直至有效维持；服药期间尽量避免服用维生素 B_6、利血平、氯丙嗪、奋乃静等以免降低疗效。

(2)疗效观察：服药的过程中注意观察患者，确定药物疗效情况。①“开-关现象”：指症状在突然缓解(开期)与加重(关期)两种状态之间波动，一般“关期”表现为严重的帕金森症状，持续数秒或数分钟后突然转为“开期”。此种情况多见于病情严重者，不可预料，较难处理。②“异动症”：表现为舞蹈症或手足徐动样不自主运动、肌强直或肌痉挛，可累及头面部、四肢和躯干，有时表现为单调刻板的不自主动作或肌张力障碍。③剂末恶化：指每次服药后药物作用时间逐渐缩短，表现为症状随血药浓度发生规律性波动。可预料，适当增加服药次数或增加每次服药剂量，或改用缓释剂可以预防。

(3)常用药物及不良反应：①左旋多巴不良反应较多，如消化系统常为恶心、呕吐、腹部不适、肝功能变化等；心血管系统有心律失常、直立性低血压等；泌尿系统有尿潴留、血尿素氮升高等；神经系统可有失眠、多梦、幻觉、妄想等，但最常见者为“异动症”和剂末恶化。一般从小剂量开始，逐步增加剂量，在服药期间忌服维生素 B、单胺氧化酶抑制剂等，以免加重副作用并发高血压。②抗胆碱能药物，因阻断了副交感神经产生副作用而出现口干，唾液、汗液分泌减少，肠鸣音减弱、排尿困难、瞳孔调节功能不良等。有青光眼或前列腺肥大者禁用。由于抗胆碱能药物影响记忆功能，也不宜用于老年患者。③金刚烷胺不良反应有恶心、失眠、头晕、足水肿、幻觉、精神错乱等。肾功能不良、癫痫病史者禁用。

3. 心理护理　帕金森患者早期动作迟钝笨拙、表情淡漠、语言断续、流涎，患者往往产生自卑、忧郁心理，回避人际交往，拒绝社交活动，整日沉默寡言、闷闷不乐；随着病程延长，病情进行性加重，患者丧失劳动能力，生活自理能力也逐渐下降，他们会产生焦虑、恐惧甚至绝望心理。护士应细心观察患者的心理反应，鼓励患者表达并注意倾听他们的心理感受，与他们讨论身体健康状况改变所造成的影响，及时给予正确的信息和引导；同时，鼓励患者尽量维持过去的兴趣与爱好，帮助培养和寻找新的、简单易做的爱好；为其创造良好的亲情和人际关系氛围，减轻他们的心理压力；告诉患者本病病程长、进展缓慢，治疗周期长，而疗效的好坏常与患者精神情绪有关，鼓励他们保持良好心态。

4. 病情观察　动态病情监测有助于掌握病情的发展与演变、有无并发症的发生及药物的治疗效果。应重点观察肌强直、肌震颤及其发展情况，吞咽困难及其程度，每天的进食量及体重变化情况，有无肺炎、压力性损伤等并发症出现，发现异常应及时报告医生做相应的处理。

> **考点提示：** 帕金森患者的护理措施

【护理评价】

1. 患者是否能维持现存的功能或躯体活动能力逐渐增强。

2. 患者无望、无助、无能为力、胆怯、逃避等心理反应是否有所改善，自信心和自我照顾能力是否逐渐增强，生活需要是否得到满足。

3. 患者是否掌握与本病相关的知识和药物治疗知识。

4. 患者进食困难、咀嚼无力及吞咽困难情况是否改善，是否发生反呛，经口进食量是否增多，体重是否增加。

【健康教育】

1. 疾病知识指导　指导患者及家属了解本病的临床表现、病程进展和主要并发症，帮助患者及家属适应角色转变，积极寻找和去除任何使病情加重的原因。

2. 照顾者指导　本病无法治愈，后期患者自理能力下降，需要照顾者长期照顾。指导照顾者正确为患者实施皮肤护理、安全护理、康复锻炼等，提高患者的生存质量。

1830 案例思路解析

1831 扫一扫，看总结

1832 扫一扫，测一测

案例

患者男性，60岁，工人。四肢不自主抖动伴运动迟钝10年，加重伴四肢僵直2d，近2d来加重伴四肢僵直，为进一步治疗收入院。既往有脑动脉硬化、腰椎病3年余。查体T 36.6℃，P 70次/min，R 22次/min，BP 100/60mmHg。神志清楚，颈椎生理弧度稍变直，无明显侧弯，颈肩部肌肉稍紧张，C_3～C_6棘间棘旁轻压痛、叩击痛。颈椎活动度：前屈40°，后伸15°，左侧屈25°，右侧屈25°。

请问：

1. 患者当前的护理诊断/问题有哪些？
2. 护士应为患者提供哪些护理措施？

（周　月）

第八节 癫痫患者的护理

扫一扫，自学汇

学习目标

1. 掌握癫痫的治疗要点、护理诊断/问题、护理措施、健康教育。
2. 熟悉癫痫的临床类型、癫痫患者的身体状况、实验室及其他检查。
3. 了解癫痫的病因。
4. 能按护理程序对癫痫患者实施正确的护理措施。
5. 具有敏锐的观察能力及解决问题的能力，体现出护士的爱伤精神和人文关怀。

导入情景

张某，男，20岁。患者5h前突然出现阵发性抽搐，眼球上窜、瞳孔散大、口吐白沫、口唇青紫、舌咬伤、尿失禁，持续约3min，5~10min后又发作，发作间期意识不清。既往有癫痫发作史。发作间期查体：T 38℃，P 100次/min，R 20次/min，BP 120/80mmHg，浅昏迷状态，双瞳孔等大等圆，直径约3mm，对光反射灵敏。初步诊断：癫痫持续状态。

工作任务：

1. 该患者的身体状况表现有哪些？
2. 该患者目前存在哪些主要护理问题？

癫痫（epilepsy）是一组由大脑神经元高度同步化异常放电所致的具有发作性、短暂性、重复性、刻板性的临床综合征。患者的发作形式多种多样；每次发作称为痫性发作，反复多次发作所引起的慢性神经系统病症称为癫痫。在癫痫发作中，一组具有相似症状和体征所组成的特定癫痫现象称为癫痫综合征。据统计，癫痫的患病率为7‰，全球癫痫患者超过5 000万，癫痫已成为神经系统的常见病。癫痫可见于各年龄段，以青少年和老年人群最为多见。因癫痫发病过程中可能发生猝死和意外死亡，因此是一种潜在的致死性疾病，危害性大。

癫痫的发病机制迄今尚未完全阐明，但不论是何种原因引起的癫痫，其电生理改变是一致的，即因为兴奋过程的过盛，抑制过程的衰减和/或神经膜本身的变化，发作时大脑神经元出现异常的、过度的同步性放电。

根据病因学，癫痫可分为3种类型。

1. 特发性癫痫　又称原发性癫痫。病因不明，未发现脑部存在足以引起癫痫发作的结构性损伤或功能异常，可能与遗传因素密切相关。多在儿童或青年期首次发病，具有特征性临床及脑电图表现。

2. 症状性癫痫　又称继发性癫痫。由各种明确的中枢神经系统结构损伤或功能异常引起，如颅脑外伤、脑血管疾病、脑膜炎、脑寄生虫病等。

3. 隐源性癫痫　目前的检查手段未能发现明确的病因。

目前认为影响癫痫发生的因素有：

1. 遗传因素　在癫痫患者的近亲中，癫痫患病率高于普通家族。

2. 年龄　多种特发性癫痫的外显率与年龄有密切关系，如婴儿痉挛症多在1周岁内起病，儿童失神癫痫多在6~7岁时发病，肌阵挛癫痫多在青少年起病。60%~80%的癫痫首次发作年龄在20岁之前。

3. 睡眠　癫痫发作与睡眠-觉醒周期有密切关系。全面强直-阵挛发作常发生于晨醒后，婴儿痉挛症多在醒后和睡前发作。

4. 内环境改变　内分泌改变、电解质失调及代谢改变等可诱发癫痫发作，如少数患者仅在月经期或妊娠早期发作。疲劳、睡眠不足、饥饿、便秘、饮酒、感情冲动以及一过性代谢紊乱等可能诱发癫痫发作。部分患者仅在某种特定的条件下发作，如闪光、音乐、阅读、下棋、刷牙等，又称为反射性癫痫。

【护理评估】

（一）健康史

了解患者的年龄、有无家族史、有无危险因素暴露史，是特发性癫痫还是症状性癫痫，既往有无发作的病史。

（二）身体状况

依据临床表现和脑电图特征可分为不同的临床类型。

1. 部分性发作（partial seizures）　又称局灶性发作，是痫性发作最常见的一种，根据发作过程是否有意识障碍分为单纯部分性发作（发作时无意识障碍）、复杂部分性发作（有不同程度意识障碍）、部分性继发全面性发作。

（1）单纯部分性发作（simple partial seizures）：持续时间短，一般不超过1min，起始与结束均较突然。分为4种亚型。①部分运动性发作：为局部肢体的抽搐，大多见于一侧口角、眼睑、手指或足趾，也可涉及整个一侧面部或一个肢体的远端。常见的发作形式有Jackson发作、旋转性发作、姿势性发作、发音性发作。如放电沿大脑皮质运动区分布逐渐扩展，抽搐自对侧拇指沿腕部、肘部和肩部扩展，称为Jackson发作。如患者发作后遗留暂时性局部肢体无力或轻偏瘫，称Todd瘫痪。②部分感觉性发作：常表现肢体麻木感和针刺感，多发生在口角、舌、手指或足趾；特殊感觉性发作可表现为视觉性（如闪光或黑矇等）、听觉性、嗅觉性、味觉性和眩晕性发作等。③自主神经性发作：如多汗、呕吐、面色苍白、潮红，出现意识障碍等。④精神性发作：表现为记忆障碍、情感障碍、幻觉或错觉等，可单独发作，也可继发全面性强直-阵挛发作为复杂部分性发作的先兆。

（2）复杂部分性发作（complex partial seizures，CPS）：又称为精神运动性发作，主要特征有意识障碍，有错觉、幻觉等精神症状以及自动症等运动障碍。由于大多数为颞叶病变引起，故也称为颞叶癫痫。患者可有吸吮、咀嚼、舔唇、摸索等动作的重复；有错觉、幻觉等，有挪动桌椅、游走、奔跑、乘车、上船、自言自语、叫喊、唱歌等似有目的的行为。

（3）部分性继发全面性发作：单纯部分性发作可发展为复杂部分性发作，单纯或复杂部分性发作均可继发全面性强直-阵挛发作。

2. 全面性发作（generalized seizures）　临床表现形式多样，最初表现可为抽搐或非抽搐性，发作初期便伴意识障碍，脑电图提示双侧半球受累。

（1）全面性强直-阵挛发作（generalized tonic-clonic seizure，GTCS）：简称大发作（grand mal），是常见的发作类型，主要表现为全身肌肉强直和阵挛，伴意识丧失及自主神经功能障碍。大多数患者发作前无先兆。发作分为3期。①强直期：患者出现突然的意识丧失，常伴一声大叫而摔倒，全身骨骼肌强直性收缩，颈部及躯干先屈曲后反张。上肢上举后旋转为内收前旋，下肢自屈曲转为伸直及足内翻。呼吸肌强直收缩导致呼吸暂停，面色由苍白或充血转为青紫，眼球上翻，持续10~20s后进入阵挛期。②阵挛期：全身肌肉由持续的收缩转变为一张一弛的交替抽动，阵挛频率逐渐变慢，松弛时间逐渐延长，在最后一次强烈阵挛后抽搐突然终止，所有肌肉松弛，进入痉挛后期。本期持续30~60s。上述两期可发生舌咬伤，并伴心率加快、血压增高、瞳孔散大和对光反射消失等自主神经改变。Babinski征阳性。③痉挛后期：阵挛期后可出现短暂的强直痉挛，以面部和咬肌为主，导致牙关紧闭，容易发生舌咬伤。本期全身肌肉松弛，可发生大小便失禁。呼吸首先恢复，心率、血压和瞳孔也随之恢复正常，意识逐渐苏醒。发作开始至意识恢复为5~10min。一些患者可进入昏睡，持续数小时或更长。醒后患者常觉头痛、疲乏，对发作经过全无记忆。

（2）强直性发作（tonic seizure）：见于弥漫性脑损害儿童，睡眠中发作较多，全身或部分肌肉强烈持续的强直性收缩。使头、眼和肢体固定在某一位置，颈和躯干先屈曲后反张，伴短暂意识丧失，面部青紫、呼吸暂停和瞳孔散大等，如发作时处于站立位可突然摔倒。发作持续数秒至数十秒。

考点提示：全面性强直-阵挛发作患者的身体状况

（3）阵挛性发作（clonic seizure）：几乎都发生于婴幼儿，重复阵挛性抽动伴意识丧失。

（4）肌阵挛发作（myoclonic seizure）：特征是突发短促的震颤样肌肉收缩，全身触电样抖动，也可只表现面部、某一肢体或个别肌群颤动。声、光刺激可诱发。

（5）失神发作（absence seizure）：分典型失神和非典型失神发作。典型失神发作也称小发作，儿童期起病，青春期前停止发作。特征是突发短暂的（5~10s）意识丧失和正在进行的动作中断，双眼茫然凝视，呼之不应，状如"愣神"，两眼瞪视不动，手中持物可坠落，一般不会跌倒，事后立即清醒，继续原有活动，对发作无记忆。每天可发作多可达百次。非典型失神发作，多见于有弥漫性脑损害患儿，常伴肌张力降低，偶有肌阵挛，起始、终止都较典型失神慢。

（6）失张力性发作（atonic seizure）：是姿势性张力丧失所致。部分或全身肌肉张力突然降低导致垂颈、张口、肢体下垂或跌倒。一般持续数秒至1min。

3. 癫痫持续状态（status epilepticus，SE） 又称癫痫状态，通常认为癫痫发作持续30min以上不自行停止或癫痫连续发作之间意识尚未完全恢复又频繁再发即称为癫痫持续状态。但目前也有观点认为，如果患者出现全面强直-阵挛发作持续5min以上即可考虑为癫痫持续状态。癫痫状态是内科急症，不规范的抗癫痫药物（antiepileptic drugs，AEDs）治疗、脑卒中、外伤、感染、药物中毒、肿瘤等均可导致，常伴有高热、脱水、酸中毒，如不及时终止发作，可因呼吸、循环、脑功能衰竭而死亡，致残率和致死率均较高。

考点提示：导致癫痫持续状态的因素

了解患者的起病时间与起病形式，有无诱发因素，持续时间，是否伴有意识丧失等。

（三）实验室及其他检查

1. 脑电图检查 诊断癫痫最重要的辅助检查方法。癫痫发作时一般可见特异性脑电图改变，发作间歇期很难记录到，但可记录到散在的阵发性痫性活动波形，有助于明确癫痫的诊断及分型、确定特殊综合征。典型表现为棘波、尖波、棘-慢或尖-慢复合波。

2. 影像学检查 CT、MRI检查可发现脑部器质性改变、占位性病变和脑萎缩等；DSA可发现颅内血管畸形和动脉瘤、血管狭窄或闭塞，以及颅内占位性病变；对癫痫及癫痫综合征诊断和分类有帮助。

（四）心理-社会状况

本病发病突然，易反复，患者常处于焦虑、紧张之中，发作表现有碍自身形象，应注意评估患者是否有焦虑、自卑等情绪。了解患者的家庭组成、经济状况、文化教育背景；家属对患者的关心、支持以及对患者所患疾病的认知情况；患者居住地医疗保健资源等情况。

（五）治疗要点

1. 发作时治疗

（1）现场急救：立即让患者就地平卧；保持呼吸道通畅，吸氧；防止外伤及其他并发症；应用地西泮或苯妥英钠预防再次发作。

（2）癫痫持续状态的治疗：迅速控制发作、处理并发症是治疗的关键，否则会危及生命。

1）控制发作：迅速给予足量、有效的药物。①地西泮为首选药物。成人剂量为10~20mg，以不超过2mg/min缓慢静脉注射；儿童0.25~0.5mg/kg，一般不超过10mg。复发者可在30min内重复注射，或用地西泮60~100mg溶于5%葡萄糖溶液中，于12h内缓慢静脉滴注。如出现呼吸抑制，则需停止注射。②其他还可选用苯妥英钠和异戊巴比妥钠等静脉滴注，以及10%水合氯醛保留灌肠。需注意葡萄糖溶液能使某些抗癫痫药物沉淀，尤其是苯妥英钠。

2）其他处理：保持呼吸道通畅，吸氧，必要时行气管切开；纠正酸碱平衡、电解质紊乱；预防或治疗感染等。防治脑水肿可用20%甘露醇250ml快速静脉滴注或地塞米松10~20mg静脉滴注；高热可物理降温。发作控制后，继续用苯巴比妥钠0.2g肌内注射，每天3~4次，连续3~4d。清醒后可选择有效的口服药，过渡到长期维持治疗。

2. 发作间期治疗　目前，治疗仍以药物治疗为主。

> 考点提示：癫痫发作时的治疗

（1）药物治疗原则：①确定是否用药。半年内发作2次以上者，一经诊断即可用药。间隔半年以上发作一次或首次发作患者在查清病因前不宜用药。②正确选择用药。根据癫痫发作类型、患者对药物治疗的反应及患者的年龄、全身状况、耐受性等合理选择药物。③尽量单药治疗。大部分患者可用单药治疗取得疗效。单药应自小剂量开始，缓慢增量至能最大限度地控制发作而无不良反应或反应很轻的最低有效剂量。一种药物增加到最大且已达有效血药浓度而仍不能控制发作者，再加用第2种药物。④合理联合用药。两种单药治疗后仍不能控制发作的药物，可考虑合理联合用药，尽可能减少不良反应的发生。⑤坚持长期规律治疗。癫痫治疗是一个长期过程，部分患者需终身服药，千万不能自行停药。停药应根据病情，通常在1~2年逐渐减量，如减量后有复发趋势或EEG有明显恶化，应再恢复原剂量。间断、不规则用药不利于癫痫控制，且易发生癫痫持续状态。

（2）常用抗癫痫药物（表18-4）：常用抗癫痫药物有卡马西平、苯妥英钠、托吡酯、拉莫三嗪、加巴喷丁等。强直性发作、部分性发作和部分性发作继发全面性发作首选卡马西平；全面强直-阵挛发作、典型失神、肌阵挛发作、阵挛性发作首选丙戊酸钠。拉莫三嗪、非尔氨脂、托吡酯和加巴喷丁等，可单一剂量用于难治性癫痫，或与传统抗癫痫药物联合应用等。

表18-4　常用抗癫痫药及不良反应

药物	不良反应
卡马西平（CBZ）	胃肠道症状、复视、嗜睡、体重增加、小脑症状
苯妥英钠（PHT）	胃肠道症状、毛发增多、牙龈增生、面容粗糙、复视、精神症状
苯巴比妥（PB）	复视、嗜睡、认知与行为异常
丙戊酸钠（VPA）	肥胖、毛发减少、嗜睡、震颤、踝肿胀、肝功能异常
托吡酯（TPM）	震颤、头痛、头晕、胃肠道症状、精神症状
拉莫三嗪（LTG）	头晕、嗜睡、恶心
加巴喷丁	嗜睡、头晕、复视、健忘、感觉异常

3. 病因治疗　对病因明确者应进行针对性的病因治疗。

【护理诊断/问题】

1. 有窒息的危险　与癫痫发作时意识丧失、喉痉挛、口腔和气道分泌物增多有关。

2. 有受伤的危险　与癫痫发作时意识突然丧失、判断力失常有关。

3. 知识缺乏:缺乏长期、正确服药知识。

考点提示:抗癫痫药物的治疗原则;抗癫痫药物的选择及药物的不良反应

【护理目标】

1. 患者癫痫发作时严防窒息发生。

2. 患者癫痫发作时应防止受外伤,如咬伤舌头、碰伤或摔伤。

3. 患者掌握抗癫痫药物正确服药知识。

【护理措施】

1. 一般护理　保持休息环境安全、安静,避免过度疲劳、便秘、睡眠不足、情感冲动及强光刺激等;鼓励适当参加体力和脑力活动,劳逸结合,做力所能及的工作,间歇期可下床活动,出现先兆即卧床休息;给予清淡饮食,避免过饱,戒烟、酒。

2. 发作时护理　当患者正处在意识丧失和全身抽搐时,首先应采取保护性措施,防止意外发生。

(1)防止外伤:防止跌倒和摔伤,迅速使患者就地躺下,置于平卧位,用厚纱布包裹的压舌板或筷子、纱布、手绢等置于上、下臼齿间,以防咬伤舌头及颊部;用棉垫或软垫对易擦伤关节加以保护;癫痫发作时切勿用力按压抽搐的肢体,以免造成骨折及脱臼;抽搐停止前,护理人员应守护在床边观察,并保护患者。

(2)防止窒息:患者应取头低侧卧位,或平卧位头偏向一侧,解开衣领和腰带,取下活动性义齿,及时清除口鼻分泌物,防止被吸入肺内而致窒息,并及时吸出痰液。必要时托起下颌,将舌用舌钳拉出,以防舌后坠引起呼吸道阻塞。不可强行喂食、喂水,以免误入气管窒息或致肺炎。

(3)癫痫持续状态的护理:严密观察病情变化,一旦发生连续不断的抽搐时,注意可能演变成癫痫持续状态,应立即采取相应的抢救措施。①立即按医嘱用地西泮 10~20mg 缓慢静脉推注,速度不超过 2mg/min,用药中密切观察呼吸、心率、血压的变化,如出现呼吸变浅、昏迷加深、血压下降,宜暂停注射。②保持病室环境安静,避免外界各种刺激,应设专人守护,床周加设护栏以保护患者免受外伤。③严密观察病情变化,做好生命体征、意识、瞳孔等方面的监测,及时发现并处理高热、周围循环衰竭、脑水肿等严重并发症。④连续抽搐者应控制入液量,按医嘱快速静脉滴注脱水药,并给氧气吸入,以防缺氧所致脑水肿。⑤保持呼吸道通畅和口腔清洁,防止继发感染。

3. 用药护理　告知患者和家属抗癫痫药物的用药原则、常见不良反应;指导患者根据癫痫发作的类型遵医嘱用药,切不可突然停药或间断、不规则服药,注意观察用药疗效和副作用。服药前应做血、尿常规和肝、肾功能检查,定期复查以备对照,并定期测量血中药物浓度,以防药物的毒副作用。

考点提示:癫痫的护理措施

4. 心理护理　癫痫需坚持数年不间断服药,患者常因反复发作、长期服药、药物不良反应而导致精神负担加重,护理人员应了解患者的心理状态,鼓励患者正确认识疾病,克服不良心理,努力消除诱发因素，以乐观心态接受治疗。鼓励家属、亲友向患者表达不嫌弃和关爱的情感，解除患者的精神负担，增强其自信心。

【护理评价】

1. 患者癫痫发作时是否发生窒息。
2. 患者是否受外伤，如咬伤舌头、碰伤或摔伤。
3. 患者是否掌握抗癫痫药物正确的服药知识。

【健康教育】

1. 疾病知识指导　向患者及家属介绍有关疾病及疾病治疗、护理的相关知识、自我护理方法，注意在日常生活中避免诱发癫痫发作的因素。

2. 用药指导　指导患者遵医嘱按时按量正确服用抗癫痫类药物。用药期间定期监测肝肾功能，如有异常，及时就诊。

3. 安全与婚育　告知患者日常出行应做好必要的安全措施，如携带自身信息卡片，戴安全帽；不从事高空、驾驶等在发作时可能会危及自身和他人健康的工作。特发性癫痫且有家族史的女患者，婚后不宜生育。

1834 案例思路解析

案例

患者，女性，15岁。午餐过程中突然出现尖叫并倒地，牙关紧闭，随即出现上肢强直，下肢屈曲，约10s后患者出现交替性抽动，口腔分泌物增多，约3min缓解，醒后主诉全身疼痛不适。诊断：全面强直-阵挛发作。

请问：

1. 患者发作时牙关紧闭，有分泌物吐出，提示有什么危险出现？如何预防？
2. 患者发作时的安全护理内容有哪些？

1835 扫一扫，看总结

1836 扫一扫，测一测

（周　月）

第九节　颅内肿瘤患者的护理

1837 扫一扫，自学汇

学习目标

1. 掌握颅内肿瘤患者的治疗要点、护理诊断/问题、护理措施。
2. 熟悉颅内肿瘤的病因，颅内肿瘤患者的身体状况，颅内肿瘤的临床分型与特点，颅内肿瘤的实验室及其他检查。
3. 能按护理程序对颅内肿瘤患者实施正确的护理措施。
4. 具有严谨求实的工作态度，护理中体现护士的爱伤精神和人文关怀。

导入情景

患者,男性,30岁。近2周出现短暂抽搐、间断性头晕并伴恶心、呕吐,前来医院就诊。头部MRI显示:左侧脑室三角区占位病变,且与周围脑组织分界不清。以“颅内肿瘤”收治入病房。拟行手术治疗,3d后在全麻下行“左侧脑室三角区占位病变切除术”。术后病理回报:脑室三角区弥漫星形胶质细胞瘤。

工作任务:

1. 神经胶质瘤按照分化情况进行分类,包括哪几种?
2. 术后患者存在的主要护理问题有哪些?应实施哪些护理措施?

颅内肿瘤(intracranial tumor)又称脑瘤,可发生于任何年龄,以20~50岁多见,分为原发性和继发性两类。原发性颅内肿瘤指发生于脑组织、脑膜、脑神经、垂体、血管及残余胚胎组织等的颅内肿瘤;继发性颅内肿瘤是指身体其他部位的恶性肿瘤转移到颅内的肿瘤。

颅内肿瘤的病因至今尚不明确。潜在的危险因素有遗传综合病症、电磁辐射、特定基因多态性、神经系统致癌物、过敏性疾病和病毒感染等。颅内肿瘤发病部位以大脑半球最多,其次为蝶鞍、鞍区周围、小脑脑桥角、小脑、脑室及脑干。一般不向颅外转移,但可在颅内直接向邻近正常脑组织浸润扩散,也可随脑脊液的循环通道转移。

【护理评估】

(一)健康史

了解患者发病以来的病情演变过程,曾做过何种检查,诊断为何种疾病,用何种药物治疗,效果如何,家族中有无类似病例,有无心血管疾病等其他病史。

(二)身体状况

颅内肿瘤的临床表现取决于病变部位和肿瘤的组织生物学特性,主要以颅内压增高和神经功能定位症状为共同特点。

1. 颅内压增高 90%以上的患者可出现头痛、呕吐、视盘水肿等颅内压增高的症状和体征,且通常呈慢性、进行性加重过程。若瘤内出血可表现为急性颅内压增高,甚至发生脑疝。

2. 定位症状与体征 颅内肿瘤可直接压迫和破坏邻近的脑组织及脑神经,出现神经系定位症状和体征。如癫痫发作、精神障碍、进行性运动或感觉障碍、视力或视野障碍、语言障碍及共济运动失调等。症状和体征因肿瘤不同部位而异。

(1)原发性肿瘤

1)神经上皮组织肿瘤:又称胶质瘤,是颅内最常见的恶性肿瘤,占颅内肿瘤40%~50%。①星形细胞瘤(astrocytoma):胶质瘤中最常见的类型,占21.2%~51.6%,恶性程度较低,生长级慢。约1/3大脑半球星形细胞瘤以癫痫为首发症状。肿瘤呈实质性者与周围组织分界不清,常不能彻底切除,术后易复发,囊性者常分界清楚,完全切除后有望根治。②胶质母细胞瘤(glioblastoma):恶性程度最高,病程进展快,颅内高压症状明显,癫痫发生率较低。对放射治疗、化学治疗均不敏感,生存时间短。③少枝胶质细胞瘤(oligodendroglioma):占胶质瘤的3%~12%,肿瘤与正常脑组织分界较清楚。超半数以上患者以癫痫为首发症状,易误诊为原发性癫痫。手术切除易复发,术后放射治疗及化学治疗,效果较理想。④室管膜瘤(ependymoma):占胶质瘤的5%~6%,肿瘤与周围脑组织分界尚清楚,有通过脑脊液"种植"性转移倾向，患者多伴有颅内压增高，眩晕，共济失调。术后需放射治疗和化学治疗。⑤髓母细胞瘤(medulloblastoma)：儿童常见恶性肿瘤，多在10岁前发病。肿瘤多位于后颅窝中线部位，因阻塞第四脑室及导水管而引发脑积水，临床表现颅内压增高和共济失调。对放射治疗敏感。

2)脑膜瘤(meningioma)：占颅内原发肿瘤的14.4%~19.0%，在成人的发生率仅次于胶质瘤。良性居多，多位于大脑半球矢状窦旁、大脑凸面、蝶骨、鞍结节。邻近的颅骨有增生或被侵蚀的迹象。脑膜瘤有完整的包膜，采取手术彻底切除可预防复发。

3)蝶鞍区肿瘤

①垂体瘤(pituitary adenoma)：来源于腺垂体的良性肿瘤。约占颅内肿瘤的10%，青壮年好发，男女发病率均等。根据肿瘤内分泌功能分类可分为：

A. 泌乳素腺瘤(prolactinomas，PRL)：常出现女性停经泌乳综合征，男性阳痿及无生育功能。

B. 促肾上腺皮质激素腺瘤(adrenocorticotropic hormone adenoma，ACTH)：临床表现为库欣病，可引起全身脂肪、蛋白质代谢和电解质紊乱。

C. 生长激素腺瘤(growth hormone adenoma，GH)：在青春期发病者表现为巨人症，成年后发病表现为肢端肥大症。

D. 其他类型：如促甲状腺瘤(Thyroid Stimulating Hormone，TSH)、混合性激素分泌瘤等。

手术摘除是首选治疗方法。生长激素腺瘤对放射线较敏感，立体放射治疗适用于垂体微腺瘤。溴隐亭治疗泌乳素瘤效果突出。

②颅咽管瘤(craniopharyngioma)：良性先天性肿瘤，多位于蝶鞍区隔上，占颅内肿瘤2.5%~4%，多见于儿童和青少年，发病高峰年龄在5~10岁。主要表现为肿瘤压迫视交叉、视神经引起的视力障碍；肿瘤影响垂体腺及下丘脑功能导致的性发育迟缓、性功能减退、尿崩症、侏儒症、肥胖及间脑综合征；肿瘤侵及其他脑组织引起的神经、精神症状。首选手术治疗，对于不能达到全切除的颅咽管瘤，术后需给予放射治疗。

4)听神经瘤(acoustatic neuroma)：发生于第Ⅷ脑神经前庭支的良性肿瘤，占颅内肿瘤8%~10%。位于桥小脑角区，可出现患侧高频耳鸣、神经性耳聋、前庭功能障碍、同侧三叉神经及面神经受累及小脑功能受损症状。治疗以手术切除为主，肿瘤<3.0cm者可行立体放射治疗。

(2)转移性肿瘤(meastatic tumor)：多来自肺、乳腺、甲状腺、消化道等部位的恶性肿瘤，多位于幕上组织内，可单发或多发，男性多于女性。部分患者以颅内转移灶为首发症状，诊断为转移瘤后才在其他部位找出原发病灶。确定为脑转移瘤后要寻找原发病灶。伴颅内压增高单发转移瘤尽早手术，术后辅以放射治疗和化学治疗。

了解患者的生命体征、意识状态、瞳孔、肌力及肌张力、运动感觉功能等。询问起病方式，注意有无进行性颅内压增高及脑疝症状，有无神经系统定位症状和体征，如精神症状、癫痫发作、运动障碍、感觉障碍、失语、视野改变、视觉障碍、内分泌功能紊乱、小脑症状、各种脑神经功能障碍等，是否影响患者的自理能力及是否容易发生意外伤害。

(三)实验室及其他检查

头部CT或MRI扫描是诊断颅内肿瘤的首选方法。CT或MRI发现腺垂体瘤，需做血清内分泌激素测定以确诊。

(四)心理-社会状况

了解患者及家属对疾病的认识和期望值，对手术治疗方法、目的和预后的认知程度，家属对患者的关心、支持程度，家庭对手术的经济承受能力。

（五）治疗要点

1. 非手术治疗

（1）降低颅内压：以缓解症状，为手术治疗争取时间。常用治疗方法有脱水、激素治疗、冬眠低温和脑脊液外引流等。

（2）放射治疗：适用于恶性脑瘤部分切除后辅助治疗及对放射治疗较敏感的颅内肿瘤，包括常规放射、立体定向放射及放射性核素内放射治疗等。各种类型的神经胶质瘤对放射治疗的敏感性有所不同。生殖细胞瘤和淋巴瘤对放射线高度敏感，经活检证实后可首选放射治疗，中度敏感肿瘤有髓母细胞瘤、生长激素垂体腺瘤、室管膜瘤、多形性胶质母细胞瘤和转移瘤；其他垂体腺瘤、颅咽管瘤、脊索瘤、星形细胞瘤和少枝胶质细胞瘤对放射线低度敏感。对容易种植的髓母细胞瘤、生殖细胞瘤、中枢神经系统恶性淋巴瘤和室管膜母细胞瘤，还应行全脑和第2骶椎以上全脊髓照射。瘤内放射治疗将放射范围小的液体核素注入瘤腔，或将颗粒状核素植入瘤体内，依靠γ或β射线电离辐射作用杀伤肿瘤细胞，适用于囊性颅咽管瘤、胶样囊瘤和星形细胞瘤。立体定向放射治疗（γ-刀、X-刀）其持续作用时间可长达2年。

（3）化学治疗：逐渐成为重要的综合治疗手段之一，但在化学治疗过程中需防颅内压升高、肿瘤坏死出血及抑制骨髓造血功能等不良反应。常用药物以亚硝基脲类药物疗效较好。因其是一种高度脂溶性小分子，可以帮助药物透过血脑屏障。可采用丙卡巴肼、卡莫司汀（BCNU）、洛莫司汀（CCNU），或VP-26、VP-16及顺铂等。替莫唑胺用于治疗低级别星形细胞瘤、复发的间变形星形细胞瘤和胶质母细胞瘤。

（4）其他治疗：如免疫、基因、光疗及中药等治疗方法。

2. 手术治疗　是最直接、有效的方法。若肿瘤不能完全切除，可行内减压术、外减压术和脑脊液分流术等，以降低颅内压，延长生命。

【护理诊断/问题】

1. 自理缺陷　与肿瘤压迫导致肢体瘫痪及开颅手术有关。

2. 潜在并发症：颅内出血、颅内压增高及脑疝、颅内积液和假性囊肿、中枢性高热、脑脊液漏、癫痫发作、尿崩症等。

【护理目标】

1. 患者生活能够自理，安全状况得到保证。

2. 患者未发生并发症或并发症发生后得到及时处理。

【护理措施】

1. 术前护理

（1）一般护理：卧床休息，抬高床头15°~30°，以利颅内静脉回流，降低颅内压。改善全身营养状况，给予营养丰富、易消化食物，对于不能进食或有呛咳者，应给予鼻饲，必要时输液补充营养。避免剧烈咳嗽、用力排便，防止颅内压增高。便秘时可使用缓泻剂，禁止灌肠。经口鼻蝶窦入路手术者，术前需剃胡须、剪鼻毛。

（2）病情观察：严密观察有无生命体征改变、意识状态改变、有无颅内压增高及神经功能障碍等症状。注意有无脑疝的前驱症状和癫痫发作。

（3）安全护理：肢体无力或偏瘫者防止摔倒或坠床。对于存在意识障碍、躁动、癫痫发作等症状者，应采取相应措施，预防意外损伤；对于语言、视觉、听觉障碍、面瘫者，采取不同的沟通方法，及时了解患者需求，给予满足。

2. 术后护理

(1)一般护理

1)体位:幕上开颅术后患者应卧向健侧,幕下开颅术后早期宜取去枕卧或侧俯卧位,避免切口受压。经口鼻蝶窦入路术后取半卧位,以利伤口引流。后组脑神经受损、吞咽功能障碍者只能取侧卧位,以免口咽部分分泌物误入气管。体积较大的肿瘤切除后,因颅腔留有较大空隙,24~48h 内手术区应保持高位,以免突然翻动时脑和脑干移位,引起大脑上静脉撕裂、硬脑膜下出血或脑干功能衰竭。搬动患者或为其翻身时,应有人扶持头部使头颈部成一直线,防止头颈部过度扭曲或震动。

2)饮食:保持口腔清洁。术后第 2 天起可酌情给予流食,以后逐渐过渡到半流食、普食。颅后窝手术或听神经瘤手术后,因舌咽、迷走神经功能障碍而发生吞咽困难、饮水呛咳者,严禁经口进食,采用鼻饲供给营养,待吞咽功能恢复后逐渐练习进食。

(2)并发症的护理

1)颅内出血:是颅脑手术后最危险的并发症,多发生于术后 24~48h 内,患者表现为意识清醒后又逐渐嗜睡、反应迟钝甚至昏迷。术后应密切观察,一但发现有颅内出血征象,应及时报告医生,并做好再次手术止血的准备。

2)颅内压增高:主要原因是周围脑组织损伤、肿瘤切除后局部血流改变,术中牵拉所致脑水肿,术后密切观察生命体征、意识、瞳孔、肢体功能和颅内压的变化,遵医嘱给予甘露醇和地塞米松等,以降低颅内压。

3)颅内积液或假性囊肿:颅内肿瘤术后,在残留的创腔内放置引流物,以引流手术残腔内的血性液体和气体,使残腔逐步闭合,减少局部积液成形成假性囊肿。①放置引流瓶:术后早期,创腔引流瓶(袋)置于头旁枕上或枕边,高度与头部创腔保持一致,以保证创腔内一定的液体压力,避免脑组织移位。另外,创腔内暂时积聚的液体可稀释渗血、防止渗血形成血肿。当创腔内压力升高时,血性液仍可自行流出。术后 48h 内,不可随意放低引流瓶,以免内液体被引流出致脑组织迅速移位,撕破大脑上静脉,引起内血肿。若术后早期引流量多,应适当抬高引流瓶(袋)。48h 后,可将引流瓶(袋)略放低,以较快引流出腔内液体,减少局部残腔。②拔管:引流管放置 3~4d,一旦血性脑脊液转清,即可拔出引流管,以免形成脑脊液漏。

4)脑脊液漏:注意伤口、鼻、耳等处有无脑脊液漏。经鼻蝶窦入路术后多见脑脊液漏,应保持鼻腔清洁,严禁堵塞鼻腔,禁止冲洗,避免剧烈咳嗽,禁止从鼻腔吸痰或插胃管。若出现脑脊液漏,及时通知医生,并做好相应护理。

5)尿崩症:主要发生于鞍上手术后,如垂体腺瘤、颅咽管瘤等手术涉及下丘脑影响血管升压素分泌所致。患者出现多尿、多饮、口渴,每天尿量大于 4 000ml,尿比重低于 1.005。遵医嘱给予神经垂体素治疗时,准确记录出入水量,根据尿量的增减和血清电解质的水平调节用药剂量。尿量增多期间,注意补钾。

6)其他并发症:如癫痫发作、术后感染、中枢性高热等并发症的护理参见癫痫、颅脑外伤等护理。

(3)化学、放射治疗的护理

1)化学治疗的护理:参见肿瘤患者的护理。

2)放射治疗的护理:①观察患者是否有头痛、呕吐等颅内高压表现,遵医嘱使用脱水疗法,妥善保护外周静脉。②伤口灼痛:放疗患者因头皮放射性损伤,可出现头皮肿胀感,甚至疼痛难以忍受,护士应主动关心患者,遵医嘱给予镇痛药。③伤口愈合不良:伤口周围皮肤血运变差、愈合不佳,伤口易感染,甚至出现脑脊液漏,多因放射线造成的组织损伤,应保持伤口敷料干燥,包扎不宜过紧,防止伤口受压，遵医嘱合理使用抗生素。

(4)康复护理：术后早期开展康复训练，可减轻患者功能障碍的程度，提高生活质量。在生命体征稳定 48h 后，在专科医生、护士或康复师的指导下患者可逐步进行防止关节挛缩的训练、足下垂的预防、吞咽功能训练、膀胱训练等。

【护理评价】

> 考点提示：颅内肿瘤的护理措施

1. 经过治疗和护理，患者生活是否能够自理，安全状况得到保证。

2. 患者是否发生并发症，并发症发生后是否得到及时处理。

【健康教育】

1. 疾病预防

(1)休息与活动：适当休息，坚持锻炼，劳逸结合。

(2)心理指导：鼓励患者保持积极、乐观的心态。

(3)合理饮食：多食高热量、高蛋白、富含维生素、低脂肪、低胆固醇饮食，少食动物脂肪、腌制品；限烟酒、浓茶、咖啡、辛辣等刺激性食物。

2. 疾病康复　神经功能缺损或肢体活动障碍者，可进行辅助治疗（高压氧、针灸、理疗、按摩等治疗），加强肢体功能锻炼与看护，避免意外伤害。①肢体瘫痪：保持功能位，防止足下垂，瘫痪肢体各关节被动屈伸运动，练习行走，防止肌萎缩。②感觉障碍：禁用热水袋，以防烫伤。③癫痫：不宜单独外出、登高、游泳、驾驶车辆及高空作业，随身带疾病卡。④听力障碍：尽量不单独外出，以免发生意外，必要时可配备助听器，或随身携带纸笔。⑤视力障碍：注意防止烫伤、摔伤。⑥步态不稳：继续进行平衡功能训练，外出需有人陪同，以防摔伤。⑦面瘫、声音嘶哑：注意口腔卫生，避免食用过硬、不易咬碎或易致误吸的食物，不要用吸管进食或饮水，以免误入气管引起呛咳、窒息。⑧眼睑闭合不全者：遵医嘱按时滴眼药水，外出时需戴墨镜或眼罩保护，以防阳光和异物伤害，夜间睡觉时可用干净湿手帕覆盖或涂眼膏，以免眼睛干燥。

3. 疾病知识

(1)用药指导：遵医嘱按时、按量服药，不可突然停药、改药及增减药量，尤其是抗癫痫、抗感染、脱水剂、激素治疗，以免加重病情。

(2)及时就诊：原有症状如头痛、头晕、恶心、呕吐、抽搐、不明原因持续高热、肢体乏力、麻木、视力下降等加重时应及时就医。

(3)按时复诊：术后 3~6 个月后，门复查 CT 或 MRI。

案例

女性，42 岁。闭经 1 个月，右侧乳房出现泌乳，近日睡醒后感双眼视物模糊来院就医。头部 CT 平扫显示：颅内鞍区占位，血清泌乳素水平明显升高，为 156ng/ml，门诊以“垂体腺瘤”收入病房，拟行手术治疗。

请问：

1. 垂体腺瘤患者常见的身体状况表现有哪些？
2. 如何对该患者进行护理？

（周　月）

1838 案例思路解析

1839 扫一扫，看总结

1840 扫一扫，测一测

1841 教学课件

第十九章 运动系统疾病患者的护理

第一节 概　　述

1901

扫一扫，自学汇

学习目标

1. 掌握运动系统疾病患者身体状况的评估内容。
2. 熟悉运动系统疾病患者的健康史和检查方法。
3. 了解运动系统疾病患者常见的心理-社会问题。
4. 能准确且多角度地评估患者，完善常用诊疗技术操作前后的各项护理，能给予患者及家属正确的健康指导。
5. 能对石膏固定、小夹板固定、牵引固定的患者进行护理评估，并配合医生实施常用的诊疗护理；能与患者进行有效沟通，及时发现和处理固定、牵引、手术后并发症。
6. 具有严谨的工作态度，尊重运动系统疾病患者的身心需求，体现出护士的爱伤精神和人文关怀。

导入情景

王先生，32岁。因右侧大腿疼痛2h入院。患者2h前骑自行车时被汽车撞倒，当即感到大腿剧烈疼痛，不能移动肢体，急送医院。体格检查：右大腿部畸形、疼痛。其他未见异常。辅助检查：X线检查显示右股骨下段骨折。处理措施：经闭合复位后采用胫骨结节牵引。

工作任务：

1. 该患者实施胫骨结节牵引的目的是什么？
2. 牵引期间如何护理该患者？
3. 如何指导该患者进行功能锻炼？

一、运动系统疾病患者的评估

（一）健康史

1. 一般情况　了解患者的年龄、性别、职业、经济情况及生活地域等可影响骨生长、修复等的因素。

2. 生活与工作环境　询问患者日常生活工作的环境，有无易发生损伤的因素。注意患者日常的行走、坐姿、工作习惯，有无外伤或意外事件发生。

3. 既往疾病　评估患者有无与运动系统疾病相关的病史（如代谢性疾病），有无可累及运动系统病变的疾病（如糖尿病），有无可能引发运动损伤的疾病（如视力不良、眩晕）；有无体重过重等。注意与运动系统疾病相关的用药史，包括用药原因、药名、剂量、方法、持续时间、不良反应及是否对运动系统造成损害等。

4. 家族史　注意询问患者家族中是否存在类似疾病患者。

（二）身体状况

1. 全身状况评估　某些运动系统的疾病如多发性骨折、骨盆骨折等严重损伤会引起休克等全身性改变，需根据情况对患者的生命体征、意识状态等进行评估。开放性损伤、运动系统感染可有感染的表现，应注意评估有无体温升高、脉搏加快等。骨肿瘤、骨结核患者因代谢增高可引起营养不良的表现，应注意评估患者的营养状况，注意有无消瘦、体重下降等表现。

2. 局部状况评估

（1）局部表现

1）疼痛：骨折、关节脱位，运动系统的感染、肿瘤等都可引起病变局部的疼痛。注意评估疼痛的部位、性质、范围、发生及持续时间、有无加重或缓解、影响疼痛的因素、有无放射痛等。

2）肿胀或肿块：骨折、骨关节感染、肌肉炎症等可因局部出血、炎症等引起病变部位局部肿胀；局部脓肿及骨肿瘤患者局部可见肿块。注意评估肿胀的程度、范围、颜色等，若有肿块应评估肿块的大小、质地、与周围组织的关系、边界、活动度、肿块表面皮肤的温度、颜色等。

3）畸形：骨折患者因骨的损伤、移位引起短缩、伸长、成角等畸形；关节脱位、损伤患者可因两骨失去正常对合关系产生畸形；脊柱病变患者可因疼痛、骨损伤等致使脊柱失去正常生理弯曲。注意评估畸形的种类、原因等。

4）功能障碍：骨、关节与肌肉的损伤及疾病可引起局部支撑和运动功能障碍，应注意评估功能障碍的程度、范围等。

（2）体格检查：①患者一般采取卧位检查，上肢及颈部检查可采取坐位，特殊检查采取特殊体位。②充分暴露检查部位，需要时暴露健侧，以作对比。③检查顺序按照视、触、动、量的顺序进行；先查健侧，后查患侧；先检查病变远处，再检查病变近处。④主动活动与被动检查相结合。检查的内容如下：

1）视诊：从各个侧面观察躯干和四肢的姿势、步态及轴线有无异常。注意观察局部有无皮肤发红、发绀、色素沉着、静脉曲张；有无软组织肿胀；有无肌肉萎缩；有无出血、伤口、瘢痕、窦道；有无畸形。

2）触诊：检查局部有无压痛，如有需要进一步明确压痛的部位、范围、程度；各骨性标志有无异常，有无异常活动及骨擦感；局部有无包块，包块的大小、硬度、活动度、有无波动感等　肌肉有无痉挛或萎缩。

3)叩诊:主要检查有无叩击痛,包括有无轴向叩痛、棘突叩痛、脊柱间接叩痛等。

4)听诊:检查有无骨擦音、弹响;借助听诊器可检查骨传导音和有无肢体血流杂音。

5)动诊:检查关节的活动范围和肌肉的收缩力,包括主动运动、被动运动和异常活动情况。可两侧对比检查,注意有无活动范围减小、超常及假关节活动。

6)量诊:包括测定肢体的长度、周径、轴线,关节的运动幅度,肌力和深浅感觉障碍的程度,神经反射等。

肢体长度:测量时将患肢与健肢放在对称位置,以相同的解剖标志为起止点,双侧对比测量。一般躯干测量顶至尾骨端;上肢测量肩峰至桡骨茎突(或中指指尖);下肢测量前上髂至内踝下缘(棘踝线)。

肢体周径:两侧肢体取相对应的同一水平测量比较,若有肌萎缩或肿胀,应选择表现最明显的平面测量。

肢体轴线:测量躯干、肢体的轴线是否正常。正常人站立时背面相,枕骨粗隆垂线通过颈、胸、腰、骶椎棘突以及两下肢间;前臂旋前位伸肘时上肢呈一直线;下肢伸直时髂前上棘与第1、2趾间连线经过髌骨中心前方。

关节运动幅度:可用量角器测量,也可用视觉估计。测定关节的活动量,并与正常活动范围进行比较。人体常见关节正常活动范围如下:

肩关节:前屈70°~90°,后伸40°,外展80°~90°,内收20°~40°。

肘关节:屈曲135°~150°,后伸10°。

髋关节:屈曲130°~140°,后伸10°,外展30°~45°,内收20°~30°。

膝关节:屈曲130°~140°,伸展5°~10°。

脊柱:颈椎前屈、后伸均35°~45°,左、右侧屈45°。

肌力:是指肌肉主动收缩的力量,肌力的评估及分级详见“神经系统疾病患者的评估”。

感觉消失区的测定:仔细检查和区分触、痛、温觉及深感觉,描画出人体异常区。感觉异常呈带状者,常符合神经根分布区。

反射检查:在患者肌肉和关节放松情况下进行检查,检查内容包括生理反射和病理反射两大类。常用的生理反射检查有膝腱反射、跟腱反射、肱二头肌反射、股三头肌反射、肱桡肌反射等。反射减弱或消失常为反射弧抑制或中断所致;反射亢进常由上运动神经元病变所致;反射不对称多因神经系统病损所致。常用的病理性反射检查有霍夫曼(Hoffmann)征和巴宾斯基(Babinski)征。Hoffmann征阳性是深反射亢进的表现,Babinski征阳性见于锥体束损害。

3. 周围神经状况评估

(1)桡神经:注意评估第一、二指背侧的皮肤感觉有无丧失;有无指掌关节及拇指指间关节不能伸;拇指是否能够外展;有无垂腕畸形,有无肱桡肌及肱三头肌瘫痪。通过不同表现可确定是否有神经损伤及损伤部位。

(2)正中神经:注意评估掌侧拇、示、中指及环指桡侧半、背侧示指、中指远侧感觉有无丧失;有无拇指不能对掌、对指;有无鱼际肌萎缩形成的猿手畸形;有无拇指及示指不能屈曲。

(3)尺神经:注意评估有无手尺侧、小指全部和环指尺侧感觉丧失;有无骨间肌萎缩致各手指不能内收、外展;有无示指间夹纸无力;有无小指与环指掌指关节过伸,指间关节屈曲,呈现爪状手畸形。

(4)腓总神经:注意评估有无小腿外侧和足背感觉丧失,有无足下垂畸形。

4. 特殊检查

(1)压头试验：常用于检查神经根型颈椎病。患者头转向患侧并略屈曲，检查者手掌置于患者头顶加压。若出现颈痛并向患手放射即为阳性。

(2)上肢牵拉试验：检查者一手推患侧的颈部，另一手握住患者腕部向外下牵拉。患肢出现麻木或放射痛时为阳性，常见于神经根型颈椎病。

(3)托马斯征(Thomas sign)：主要用于检查髋关节有无屈曲畸形。患者仰卧位，充分屈曲健侧髋、膝关节，并使腰部贴于床面，若患肢自动抬高离开床面，或迫使患肢与床面接触则腰部前凸时，称为阳性，常见于腰肌挛缩和髋关节疾病。

(4)直腿抬高及加强试验：正常人神经根有4mm滑动度，下肢抬高到60°~70°会感到腘窝不适。当神经根受压或粘连时，可引起滑动度减少，下肢抬高60°内即可牵拉坐骨神经产生疼痛。检查时患者仰卧伸膝，检直者一手压患膝，一手托足跟，抬高下肢至患者疼痛或不能继续抬高，记录其角度；若角度小于60°则为直腿抬高试验阳性。在直腿抬高试验阳性的基础上，缓慢降低患肢高度，至放射痛消失，再被动背屈踝关节，若引起疼痛则称为加强试验阳性。常见于腰椎间盘突出症。

(5)骨盆挤压/分离试验：患者仰卧，检查者双手将两侧髂嵴用力向外、下方挤压，称骨盆分离试验。反之，双手将两髂骨向中心相对挤压，称为骨盆挤压试验。诱发疼痛者为阳性。见于骨盆环骨折。

(6)杜加征(Dugas sign)：患者患肢肘关节屈曲，手放在对侧肩关节前方，若肘关节不能与胸壁紧贴为阳性，提示肩关节脱位。

(7)浮髌试验：患者仰卧，伸膝，放松股四头肌，检查者一手放在髌骨近侧，将髌上囊的液体挤向关节腔，同时另一手示指、中指急速下压。若感到髌骨碰击股骨髁部时，为浮髌试验阳性。一般膝关节腔中等量(50ml)积液时，浮髌试验才呈阳性。

(三)辅助检查

运动系统疾病的辅助检查包括影像学检查、关节镜检查、滑液和血液检查。

1. 影像学检查

(1)X线平片检查：不仅可以了解骨关节损伤的部位、范围、性质、程度及与周围软组织的关系，还可以指导治疗、观察疗效及判断预后。注意事项：①X线检查投照位置包括常规位置和特殊位置。常规位置包括正位、侧位，用于多数部位摄片。特殊位置如髌骨、跟骨、尺骨鹰嘴等检查需要用轴位；腕舟状骨、腕大多角骨、脊柱等检查需用斜位；寰枢关节检查需用张口位。②四肢疾病摄片时需要两侧对比。③摄片应包括邻近的关节。④标出拍摄投照方向。

(2)电子计算机断层扫描(computed tomography，CT)：可显示人体横断面图像，鉴别人体不同组织密度差异，从而对运动系统疾病的诊断、定位、区分性质范围等提供一种非侵入性辅助诊断手段。适用于脊柱及四肢肿瘤、结核、炎症等，脊柱骨折、脱位，椎间盘突出及普通X线定位不明确者。

(3)磁共振(magnetic resonance image，MRI)：可提供不同断面(横切面、矢状面、额状面)的图像，是目前检查软组织的最佳手段。在骨质疏松、肿瘤、感染、创伤等方面，尤其对脊柱、脊髓的检查有诊断价值。应注意体内有起搏器、脑内血管夹、金属碎片的患者禁用此检查。

1902

石膏固定护理(视频)

2. 关节镜检查　关节镜是一种内镜，可在镜下做关节组织活检，拍照和录像，还可进行关节内手术。关节镜在手术室的无菌环境进行。患者需进行局麻或全身麻醉。

3. 滑液和血液检查　关节滑液可通过关节穿刺术抽取，抽取的滑液用肉眼观察或镜下检查。肉眼观察，正常关节滑液清澈稀薄，呈浅黄色。血液检查项目主要有全血细胞计数、血沉、C反应蛋白、风湿因子、肌酶。

（四）心理-社会状况

1. 心理状况　应了解患者的性格及其精神状态。运动系统损伤等可产生运动障碍，易使患者产生不良情绪，如焦虑、孤独等；脊柱病变、运动系统感染可因病程较长而加重患者的不良情绪；恶性骨肿瘤患者可因疾病预后不良而产生恐惧心理。

2. 知识　应了解患者对疾病及治疗方式、方法等有无充分的认识，能否积极配合治疗。

3. 支持系统　应评估患者支持系统的组成及他们所能够给患者提供的支持及其程度。注意患者家属对疾病治疗的认识和支持程度。另外应评估患者所在社区的医疗资源等。

二、运动系统疾病常见诊疗技术与护理

（一）牵引

牵引是骨科很常用的治疗方法，利用牵引力和反牵引力作用于骨折部，可以同时起到复位和固定的目的，同时也用于患肢的制动和挛缩畸形肢体的矫正治疗。牵引分为皮肤牵引、骨牵引和兜带牵引。皮肤牵引用贴敷于患肢皮肤上的胶布或牵引带包捆于患肢皮肤上，利用其与皮肤的摩擦力，通过滑轮装置，在肢体远端施加持续引力传递到骨骼上，皮肤牵引的重量一般不超过 5kg；骨牵引在骨骼上穿过克氏针或斯氏针，安置好牵引弓后，通过牵引绳及滑轮连接由秤砣组成的牵引装置，使牵引力直接作用于骨骼上，用于对抗肢体肌肉痉挛或收缩的力量，达到骨折复位或固定的目的；兜带牵引包括颌枕带牵引和骨盆悬吊牵引。颌枕带牵引适用于轻度颈椎骨折或脱位、颈椎间盘突出症及根性颈椎病等；骨盆悬吊牵引适用于骨盆骨折有明显分离移位者。

【适应证】

1. 脱位关节或错位骨折的复位及维持。
2. 缓解关节炎症等疼痛，减轻关节面所承受的压力。
3. 矫正和预防关节挛缩畸形。

【禁忌证】

皮肤有损伤或有炎症时，或皮肤过敏的患者禁用皮肤牵引。

【操作前准备】

1. 向患者介绍牵引的重要性、目的及注意事项，使患者更好地配合治疗。
2. 牵引肢体局部皮肤必须用肥皂和清水擦洗干净，去除油污，必要时剃毛。颅骨牵引时，应剃除全部头发。
3. 皮肤牵引时应根据肢体的粗细长短选择或准备合适的胶布。胶布两头分叉劈开，以扩展其宽度。
4. 骨牵引术前应询问药物过敏史，尤其是普鲁卡因过敏史。
5. 准备好牵引用物，如牵引床、牵引架、牵引绳、重锤等。

【操作过程】

1. 皮肤牵引

（1）胶布牵引时，局部皮肤涂以苯甲酸酊（婴幼儿除外），以增加黏合力及减少对胶布过敏。在骨隆凸处加衬垫，防止局部压迫。沿肢体纵轴粘贴胶布于肢体两侧，用绷带包扎肢体，防止胶布松脱。

（2）海绵带牵引时，将海绵带平铺于床上，需牵引的肢体用大毛巾包裹，骨突处垫以棉花或纱

布,将肢体包好,扣上尼龙搭扣,拴好牵引绳。

(3)安装牵引架,挂上重锤,悬离地面。皮肤牵引重量一般为体重的1/10。

2. 骨牵引

(1)选择穿针部位,包括尺骨鹰嘴牵引、股骨髁上骨牵引、胫骨结节骨牵引、跟骨牵引、颅骨牵引等。

(2)局部皮肤消毒、铺巾,局麻至骨膜下。协助医生将牵引针穿过骨质并从对侧皮肤穿出。针孔处皮肤用酒精纱布覆盖。

(3)装上相应的牵引弓,系上牵引绳,通过滑车,加上所需重量进行牵弓。

(4)牵引针的两端套上软木塞或有胶皮盖的小瓶,以免刺伤皮肤。

(5)颅骨牵引,用安全钻头钻穿颅骨外板,将牵引弓两侧的钉尖插入此孔,旋紧固定螺丝,扭紧固定,以防滑脱。

(6)牵引重量根据病情和部位确定,下肢牵引一般是体重的1/10~1/7。

3. 兜带牵引

(1)颌枕带牵引:患者取坐位或卧位。用颌枕带兜住下颌及后枕部,定时、间歇牵引。牵引时,注意带子不可压迫两耳及头面两侧。

(2)骨盆悬吊牵引:用骨盆悬吊带通过滑轮及牵引支架进行牵引,适用于骨盆骨折有明显分离移位者。

【护理】

1. 维持有效牵引 ①适当抬高患者的床头、床尾或一侧作对抗牵引,以保持体重与牵引力的平衡。②每日检查皮肤牵引绷带或胶布是否松脱,颅骨牵引时,定期拧紧牵引弓的螺母,防止牵引脱落。③牵引重锤保持悬空,牵引绳不应脱离滑轮的滑槽。④告知患者和家属牵引时不能擅自改变体位,牵引方向与肢体长轴应成直线,以达到有效牵引。

2. 病情观察 观察患肢有无肿胀、麻木、皮温降低、色泽改变及运动障碍,如发现异常,及时通知医生并做相应的处理。

3. 皮肤护理 皮肤牵引时应定时清洗患肢,按摩受压部位。注意观察有无胶布过敏性皮炎,如皮疹、红疹等;若因过敏出现水疱时,应及时处理;若水疱面积较大,应立即去除胶布,暂停牵引或换用其他牵引方法。注意肢体保暖,经常清洗或按摩,防止皮肤压力性损伤。

4. 避免过度牵引 每日测量牵引肢体的长度,并和健侧对照,防止过度牵引。牵引重量根据病情决定,应遵从医嘱,不可随意增减。股骨骨折时为体重的1/10~1/7,小腿骨折时为体重的1/15~1/10,上臂骨折时为体重的1/20~1/15。

5. 骨牵引针孔处的护理 为预防牵引针孔处感染发生,每日针孔处滴70%酒精1~2次;避免钢针左右移动;针孔局部血痂不要随意清除。

6. 指导患者功能锻炼 鼓励患者活动固定肢体的各关节以及全身其他关节,有利于肢体血液循环,防止肌肉萎缩、关节僵硬及骨质脱钙等,防止泌尿系及呼吸系统各种并发症。

(二)石膏固定

用脱水硫酸钙(熟石膏)细粉末撒布于特制的粗孔纱布绷带上,即成石膏绷带。使用时将其浸水后包绕在骨折的患肢上,10~20min后即凝固硬化成石膏托或石膏管型等,起到有效固定作用。石膏绷带固定广泛使用于骨折、关节脱位、软组织损伤的治疗及畸形的预防和矫正等。其优点是可按肢体形状塑形,固定可靠;缺点是无弹性,石膏管型不能随肢体肿胀增减而调节松紧度;固定范围较大,不利于肢体功能锻炼。随着医用材料技术的发展,临床上也有一些新型的固定材料如低温热塑板、高分子绷带等替代石膏起到外固定的作用。

【适应证】

1. 骨折复位后的固定。

2. 关节损伤或脱位复位后的固定。

3. 周围神经、血管、肌腱断裂或损伤，手术修复后的制动。

4. 急慢性骨髓炎、骨关节炎症的局部制动。

5. 畸形矫正手术后的固定。

【操作前准备】

1. 解释 对患者解释操作过程及术中石膏散热属正常现象，并告知患者肢体关节必须固定在功能位或所需的特殊体位，中途不能随意变动，取得患者配合。

2. 拍片 对患处拍摄X线片，以备术后对照。

3. 皮肤准备 用肥皂及清水清洁皮肤并擦干；有伤口者更换敷料；发现皮肤异常应记录并报告医生。

4. 用物准备 准备好石膏固定用物。

5. 覆盖衬垫 在打石膏处的皮肤表面覆盖一层衬垫，可用棉质套筒、棉垫或棉纸。

【操作过程】

1. 体位 摆好患者体位，一般取关节功能位，特殊情况根据需要摆放。

2. 浸透石膏 水桶内盛水（水温40℃），将石膏卷平放并完全浸没在水中。等石膏卷浸透后，两手持石膏卷两头取出，挤出过多水分。

3. 石膏包扎 使石膏卷贴着躯体向前推动，并边推边在绷带上抚摩以使绷带各层贴合紧密，无缝隙且平滑无褶。推时应以肢体近侧向远侧推，每一圈绷带盖住上一圈绷带的下1/3。一般包5~7层，绷带边缘、关节部及骨折部要多包2~3层。切勿将石膏绷带卷翻转扭曲包扎；石膏不可过紧或过松。曲线明显、粗细不匀之处要用来回打折的方法，使绷带贴合体表。

4. 捏塑 石膏未定型前，根据局部解剖特点适当捏塑，使石膏在干固过程中固定牢稳而不移动位置。

5. 包边 将衬垫从内面向外拉出一些，包在石膏边缘，若无衬垫，可用一宽胶布沿石膏边包起来。在石膏表面涂上石膏糊，使表面平滑。

6. 标记 用红记号笔在石膏外标记打石膏的日期及预定拆石膏的日期。

7. 干燥 可将石膏暴露在空气中使石膏自然风干；天气较冷时可用热风机吹干，注意经常移动以吹及整个石膏；勿用灯烤，易致局部温度过高。注意若石膏未干燥时应用衬垫垫好，以防对骨突部位产生压迫及石膏折断、变形；不可用手指压迫石膏表面，托起时应用手掌而非手指。

8. 开窗 需行局部减压、局部检查或伤口引流、换药时，可在石膏上开窗，已经开窗的石膏须用棉花填塞后包好，以防软组织向外突出。

【护理】

1. 病情观察

（1）观察皮肤（尤其在石膏边缘处皮肤）有无颜色改变、温度改变，有无压力性损伤。对于石膏下皮肤可借助反光镜尽量观察。

（2）观察肢体远端有无疼痛、苍白、麻痹、脉搏消失、感觉异常及温度改变等压迫症状。

（3）注意石膏固定肢体的末端血液循环情况，并两侧对比。

（4）注意石膏有无潮湿、污染、变形或断裂；有无过紧或过松；有无异常“热点”。

(5)注意有无生命体征变化;石膏内有无异味;有无血象异常。

(6)躯体石膏固定的患者应注意有无持续恶心、反复呕吐、腹胀及腹痛等石膏综合征的表现。

(7)注意石膏下有无出血或渗血。若血液或渗出液渗出石膏外,用笔标注范围、日期并记录报告医生。必要时协助医生开窗以彻底检查。

2. 皮肤护理

(1)对石膏边缘及受压部位的皮肤进行皮肤护理及按摩。

(2)保持石膏末端暴露的手指/足趾、指/趾甲清洁,易于观察。

(3)髋人字形石膏及石膏背心患者大小便后应清洁臀部及会阴,并注意避免污染及弄湿石膏。

(4)禁止患者将异物放入石膏内、搔抓石膏下皮肤、将石膏内衬垫取出。

(5)在患者翻身时注意扫去床上的石膏渣,保持床单清洁平整。

3. 石膏清洁 保持石膏清洁干燥,及时更换断裂、变形、严重污染的石膏。

4. 石膏切开及更换 肢体肿胀时,为防止血管、神经受压,可将石膏切开。切开时注意全层全长切开以充分减压,并注意切剪时勿伤及皮肤。肿胀消退后石膏有松动时,应及时更换石膏,以防止骨折错位。

5. 预防并发症 鼓励患者多喝水,多做深呼吸活动,防止发生坠积性肺炎和泌尿系感染。

6. 指导功能锻炼 指导患者加强未固定部位的功能锻炼及固定部位的肌肉等长收缩;定时翻身;每日坚持进行主动和被动活动,防止肌肉萎缩、关节僵硬、骨质疏松。在医生许可的情况下,鼓励患者自理,以增进患者的独立感及自尊。

7. 石膏拆除 拆除石膏时注意勿伤及皮肤;拆除后先用油脂涂抹局部皮肤,6~8h 后再用肥皂液清洗,每日按摩局部肌肉。

(三)小夹板固定

小夹板固定是我国独创的利用与肢体外形相适应的特制夹板固定治疗骨折的一种固定方法,用有弹性的柳木板、竹板或塑料板制成与四肢各部位相应的不同规格的小夹板,将其置于骨折肢体的四周部位,必要时在其下适当部位加置固定垫,外缚布带以固定骨折。此法主要适用于四肢长骨的较稳定骨折。优点是固定范围不包括骨折处的上、下关节,有利于早期功能锻炼;缺点是绑扎太松易致骨折移位甚至畸形愈合,绑扎太紧可影响肢体血供甚至造成严重并发症。

【适应证】

肱骨、尺桡骨、胫腓骨、桡骨远端及踝关节等处骨折复位后固定,防止骨折移位。

【禁忌证】

1. 不能按时观察的患者。
2. 开放性骨折、骨折严重移位、整复对位不佳的患者。
3. 皮肤广泛擦伤、伤肢严重肿胀、已有神经损伤症状及血液循环障碍现象的患者。
4. 伤肢肥胖、皮下脂肪多,因固定不牢易发生延迟连接或不连接者。

【操作前准备】

1. 解释 给患者解释小夹板固定的作用及固定后注意事项,使患者配合。

2. 准备用物 根据骨折部位及患者体形情况,选择适合的小夹板、衬垫、绷带及布带。

3. 患肢准备 用清水或肥皂水清洗患肢,皮肤有损伤、水疱者,应先换药或抽空水疱,并用纱布绷带包扎。

【操作过程】

1. 体位 正确摆放伤肢体位,将 1~2 层棉纸或纱套准确地放在肢体骨折的适当位置,用胶布固定在绷带外，以免滑动。

2. 捆扎夹板　按规定顺序依次安放夹板。放妥后，助手以双手把持夹板。术者用布带或绷带捆扎夹板。先捆中间两道，最后捆近端一道。捆扎时，绕夹板两周后在肢体外侧打结，所有结应打在一条线上，以便调整。

3. 检查布带松紧度　以能不费力上、下移动 1cm 为宜。

【护理】

1. 术后应抬高患肢，以减轻肿胀。

2. 密切观察　注意患肢末梢血液循环及感觉情况。如出现肿胀、青紫、苍白、麻木、剧痛等，应检查布带松紧度，及时报告医生处理。

3. 防止骨折面移位　上肢固定后用三角巾托起，悬吊于胸前；下肢固定后，搬动时应给予支托。尤其是麻醉未失效时，搬动患者应注意患肢位置，防止骨折移位。

4. 注意观察骨折愈合情况　每周行X线检查，及时调整捆扎布带松紧度至临床愈合。

5. 功能锻炼　指导患者进行适当的功能锻炼。

1903 案例思路解析

案例

孙先生，42 岁。因骑电动车急刹车时不慎跌倒致左小腿剧烈疼痛，移动肢体时加重 8h 入院。体格检查：左小腿肿胀明显，皮肤有瘀斑，肢体畸形，压痛明显，活动受限。X 线检查显示：左胫、腓骨中下段粉碎性骨折。经手术切开复位后左小腿管型石膏固定。目前患肢肿胀明显。

请问：

1. 列举该患者石膏干固前的护理要点？
2. 如何观察该患者的末梢循环情况？
3. 患者可能发生哪些并发症，如何预防？

1904 扫一扫，看总结

1905 扫一扫，测一测

（刘娜　张海燕）

第二节　骨折患者的一般护理

1906 扫一扫，自学汇

学习目标

1. 掌握骨折患者的护理评估和护理措施。
2. 熟悉骨折患者的护理诊断/问题。
3. 了解骨折的概念、分类和骨折患者的护理评价。
4. 能对骨折患者在手术前后进行护理评估、实施护理措施；能与患者进行有效沟通，及时发现和处理手术后的并发症。
5. 具有吃苦耐劳的精神、与患者换位思考的意识和基本操作能力。

导入情景

患者男性，35 岁。从高处跌落，1h 后急送医院。体检：神志清楚，腹痛，右大腿畸形、疼痛。X 线摄片显示：右股骨下端骨折。经闭合复位后采用骨牵引固定。

工作任务：

1. 为保持有效牵引，牵引过程中有哪些注意事项？
2. 为避免过度牵引，护理措施有哪些？
3. 骨牵引常见的并发症有哪些？如何预防？

骨折（fracture）是指骨的完整性或连续性发生部分或完全中断，多由暴力、意外损伤或骨骼自身疾病引起，如车祸、爆炸、跌伤以及骨的炎症和肿瘤等，常会伴随周围软组织的损伤。

1. 病因　骨折因创伤所致，称为创伤性骨折；另有少部分骨折为病理性骨折。常见的致伤因素如下：

（1）直接暴力：暴力作用的部位发生骨折，常伴有较广泛的皮肤和软组织的损害，如车祸或撞伤。

（2）间接暴力：骨折处远离暴力作用的部位，通过力的传导、杠杆或旋转引起的骨折，骨折处软组织损伤轻微。肌肉剧烈收缩时可造成附着部位的骨折，如踢足球时股直肌猛烈收缩引起髌骨骨折。

（3）疲劳骨折：骨持续受到长期轻度反复创伤，可累积应力导致骨折，如长途行军导致第 2、3 跖骨骨折。

（4）牵拉暴力：肌肉强烈收缩，牵拉其附着处的骨质，使其发生骨折，又称撕脱性骨折。

（5）病理性骨折：骨质本身有病变，受到轻微外力或肌的拉力而发生的骨折，如骨肿瘤、骨感染、骨质疏松等引起的骨折。

2. 分类　临床上可根据骨折局部情况和临床意义进行分类。

（1）按骨折的程度与形态分类

1）不完全骨折：骨的完整性或连续性部分中断，按形态分类。①裂缝骨折：骨质发生裂隙，无移位。②青枝骨折：骨质与骨膜部分断裂，可有成角畸形，多见于儿童。

2）完全骨折：骨的完整性或连续性全部中断，按骨折线的方向及形态分类。①横断骨折：骨折线与骨纵轴垂直。②斜形骨折：骨折线与骨纵轴成一定角度。③螺旋形骨折：骨折线围绕骨纵轴成螺旋状。④粉碎性骨折：骨质碎裂成 3 块以上。⑤嵌入性骨折：骨折片相互嵌插，多见于干骺端骨折。⑥压缩性骨折：骨质因压缩而变形，常见于骨松质，如椎体骨折。⑦凹陷性骨折：骨折片局部下陷，常见于颅骨。⑧骨骺分离：经过骨骺的骨折。

完全骨折可按骨折端的移位情况分为成角、侧方、缩短、分离和旋转 5 种移位（图 19-1）。

（2）按骨折的稳定程度分类

1）稳定性骨折：骨折端不易移位或复位后不易移位者，如青枝骨折、裂缝骨折。

2）不稳定性骨折：骨折端易移位或复位后易再移位，如粉碎性骨折、螺旋形骨折。

（3）按骨折端是否与外界相通分类

1）开放性骨折：骨折处皮肤黏膜破裂，骨折端与外界相通，易发生感染。

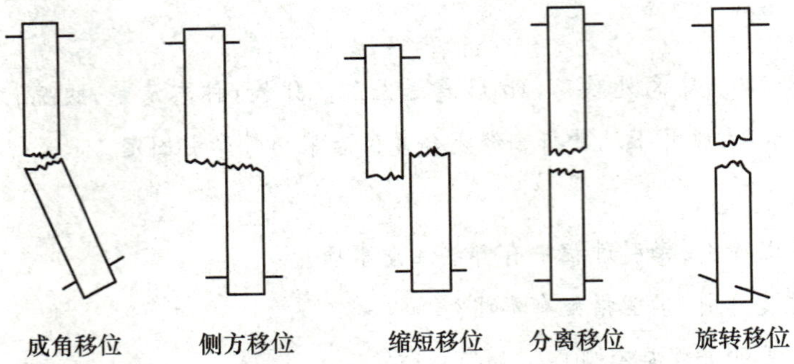

图 19-1 完全骨折 5 种不同的移位

2)闭合性骨折:骨折处有软组织覆盖,与外界不通。

(4)按骨折后时间长短分类

1)新鲜骨折:指骨折后短期内(一般 2 周内)骨折端尚未形成纤维性连接的骨折,此期是手法复位的理想时期。

2)陈旧性骨折:指骨折端血肿已机化,已形成纤维性粘连(多发生于骨折 2 周后)的骨折,此时手法复位较难,可能需手术处理。

【护理评估】

(一)健康史

评估时应重点询问患者受伤的原因、时间,外力的作用方式与性质,受伤时体位和环境,急救处理经过等;了解患者既往有无骨骼病变,如肿瘤、炎症等。

(二)身体状况

1. 局部表现

(1)一般表现

1)疼痛:骨折处有明显疼痛,疼痛随肢体活动而加剧,固定后疼痛可减轻,触诊骨折部位常出现较显著的压痛。

2)肿胀、瘀斑:骨折发生后局部血肿形成及创伤性炎症反应使患处肿胀,肿胀组织张力较大时还可出现皮肤水疱,血肿浸润到皮下时可见瘀斑。

3)功能障碍:局部肿胀与疼痛使患者肢体出现不同程度的活动受限。

以上表现也可见于其他创伤,不具有特征性,故不能依此诊断骨折。

(2)骨折三大特有体征

1)畸形:骨折段移位使患肢外形发生改变,有缩短、成角、旋转等畸形。

2)异常活动:正常情况下肢体不能活动的部位,骨折后有不正常的活动。

3)骨擦音或骨擦感:骨折端相互摩擦产生的声音或感觉。

以上 3 项体征,只发现其中之一即可诊断。但未发现此 3 项体征时,也不能排除骨折的可能,如裂缝骨折、青枝骨折、嵌入骨折可不出现骨折的专有体征。检查时绝不可故意测试,以免加重局部损伤和患者痛苦。

考点提示:骨折的特有体征

2. 全身表现

(1)休克:大量出血可引起失血性休克,剧烈疼痛可引起神经性休克。骨折以后局部出血在所难免,多发骨折、骨盆骨折、股骨骨折造成的失血往往较多。

（2）发热：骨折后大量出血，血肿的吸收引可起低热，但一般不超过38℃。若开放性骨折患者发热超过38℃，应考虑感染的可能性。

3. 骨折的并发症

（1）早期并发症

1）休克：严重创伤、骨折后引起的大出血或损伤可发生休克。

2）感染：开放性骨折发生化脓性感染和厌氧菌感染的可能性较大。

3）脂肪栓塞：指骨折部位的骨髓组织被破坏，髓腔内血肿张力过大导致脂肪滴进入破裂的静脉内，通过血液循环进入组织器官，引起肺、脑、肾等栓塞。肺栓塞表现为呼吸困难、发绀、心率加快和血压下降等；脑栓塞表现为意识障碍，如烦躁、谵妄、昏迷、抽搐等。

4）血管损伤：是由于骨折的直接伤害或石膏绷带过紧压迫所致，如肱骨髁上骨折可能伤及肱动脉；胫骨平台骨折可伤及腘动脉。

5）神经损伤：是由肌肉、骨骼创伤时直接损伤引起或石膏绷带过紧压迫或过度牵拉所致。较多见是上肢骨折可能损伤桡神经、正中神经和尺神经；腓骨小头和腓骨颈骨折时，可能引起腓总神经受损。

6）骨筋膜室综合征：骨筋膜室是由骨、骨间膜、肌间隔和深筋膜形成的容量有限的软组织间室。骨筋膜室综合征是由于骨折的血肿和组织水肿使骨筋膜室内的体积增加或包扎过紧、局部压迫使骨筋膜室容积缩小而导致，其内压力增高引起肌肉和神经因急性缺血而产生的一系列综合征，最多见于前臂掌侧和小腿。典型表现为骨折肢体持续性剧烈疼痛、麻木、肤色苍白，以及肢本活动障碍，被动活动时肢体剧痛。若处理不及时，可发生神经组织的损害、缺血性肌挛缩、坏疽等，甚至可并发休克、感染、急性肾衰竭。

骨筋膜室综合征（拓展阅读）

（2）晚期并发症

1）关节僵硬：长期固定的关节得不到活动，韧带、关节囊、肌肉、肌腱发生痉挛，使关节处于一定的状态，活动范围明显减少，达不到功能要求。

2）骨化性肌炎：常见于关节扭伤、脱位或关节附近骨折，骨膜下血肿形成后，骨摸剥离，血肿在关节附近软组织内骨化，致使关节功能障碍。

3）愈合障碍：常由全身情况较差或骨折处骨质血供不良、骨断端分离或有软组织嵌入、复位或固定不妥当、不适当的过早过度活动、局部感染等诸多因素引起。

4）畸形愈合：多由复位或固定不当、过早负重活动等，引起的骨折端移位愈合。

5）创伤性关节炎：关节内骨折，关节面遭到破坏，又未能解剖复位，使关节面磨损引起。

6）缺血性骨坏死：骨折使某一骨折段的血液供应被破坏，致该处发生缺血性骨坏死，最常见于股骨颈骨折后股骨头缺血性坏死。

7）缺血性肌挛缩：见于重要动脉损伤或骨筋膜室综合征处理不当，缺血肌群变性、坏死、机化而出现挛缩，造成严重残疾，是骨折最严重的并发症之一，典型畸形为爪形手（Wolkmann 挛缩）和爪形足。

8）长期卧床可引起压力性损伤、泌尿系感染及结石、坠积性肺炎等其他并发症。

考点提示：骨折的并发症

评估时重点了解患者的全身情况，如患者的意识、体温、呼吸、血压、尿量等，了解有无休克及其他合并伤；了解患者的局部情况，如局部有无肿胀、疼痛、功能障碍、畸形、异常活动、骨擦音（感）、外出血等；了解局部感觉、运动、动脉搏动、温度、色泽等有无异常。

（三）实验室及其他检查

1. X线检查　可显示骨折的部位、形态和有无移位，能明确诊断。X线摄片应包括正位、侧位或斜位，并包括邻近关节，有时还要加摄特定部位、取特殊姿势，或与健侧相应部位对比。

2. CT检查　有些部位的骨折仅有X线检查是不够的，应行CT检查，可更准确地了解骨折移位情况，如髋臼骨折、脊柱骨折等。

3. MRI检查　对于颈椎骨折合并脊髓损伤患者，用MRI检查能更清楚地了解骨折的类型及脊髓损伤的程度。

知识链接

骨折辅助检查的护理

骨科疾病的诊断主要依靠影像学检查，临床上常用的有X线平片、X线造影、CT、MRI和放射性核素骨扫描。其中X线检查具有特殊意义，可以诊断疾病、指导治疗，也可以判断预后和评价治疗效果。做影像学检查时，应由护士陪护，以防意外损伤；做造影的患者，护士要在检查前做造影剂皮试，协助医生推注造影剂及注意观察应用造影剂后的反应，造影后嘱咐患者多饮水等。

（四）心理-社会状况

骨折发生一般比较突然和意外，因疼痛及肢体活动受限，患者易出现紧张、焦虑、烦躁等心理问题；骨折后由于长时间的治疗、生活不能自理、担心肢体致残等，患者常表现忧愁、悲伤、后悔、自责或抱怨；当肢体有永久性的功能丧失时，患者会有空虚感、无助感、自信心缺乏、悲观失望甚至轻生的心理反应，故评估时要重点了解患者的心理反应，同时应评估患者家庭经济情况及家属对骨折后康复知识的了解和支持程度。

（五）治疗要点

1. 骨折治疗的原则　骨折治疗的三大原则是复位、固定和功能锻炼。

（1）复位：将移位的骨折端恢复正常或近乎正常的解剖关系，重建骨的支架作用。根据骨折的部位和类型，选用手法复位、牵引复位或手术切开复位，主要用对位（指两骨折端的接触面）和对线（指两骨折端在纵轴上的关系）来衡量复位效果。对位、对线完全恢复到正常解剖学位置称为解剖复位；对位欠佳，但对线基本良好，虽未达到解剖关系的对合，但对功能无明显影响者称为功能复位。

1）手法复位：是指应用手法使骨折复位。进行手法复位时，需麻醉解除疼痛，使肌肉松弛，然后沿着肢体纵轴牵引骨折远端，并保持骨折近端有效对抗牵引，使骨折复位。

2）手术复位：即手术切开骨折部位的软组织，暴露骨折端，在直视下使骨折复位，同时使用对人体组织无不良刺激的金属内固定物固定。适用于手法及牵引复位失败者；合并主要血管神经损伤者；多处或多段骨折者；陈旧性骨折或骨折不愈合者等。

（2）固定：是将骨折端维持在复位后的位置，已复位的骨折端必须持续固定在良好的位置，直至骨折愈合。骨折固定的方法有外固定和内固定两类。

1）外固定：用于身体外部的固定，主要用于骨折经手法复位后的患者，也有些骨折经切开复位内固定手术后，需加用外固定。常用的外固定方法：①小夹板固定。②石膏绷带固定。③持续牵引固定。④外固定器。

2)内固定:用于身体内部的固定,主要用于切开复位后,采用金属内固定物,如接骨板、螺丝钉、髓内钉或带锁髓内钉和加压钢板等,将骨折段固定于解剖复位的位置。

(3)功能锻炼:是在不影响固定的情况下,尽快地恢复患肢肌、肌腱、韧带、关节囊的重要保证,必须充分发挥患者的主观能动性,指导患者按一定方式循序渐进地进行功能锻炼。

2. 骨折的愈合过程和影响因素

(1)骨折愈合生理:骨折愈合是一个复杂而连续的过程,如果没有并发症,从组织学和细胞学的变化通常将其分为3个阶段。

1)血肿炎症机化期:骨折导致骨髓腔、骨膜下和周围组织血管破裂出血,在骨折端及其周围形成血肿,伤后6~8h,内外凝血系统激活,骨折端血肿凝结成血块。骨折端少量的骨质坏死、软组织损伤坏死引起局部发生炎症反应,继而形成肉芽组织,转化为纤维组织,使骨折两端连接起来称为纤维连接。这一过程大约需要2周完成(图19-2)。

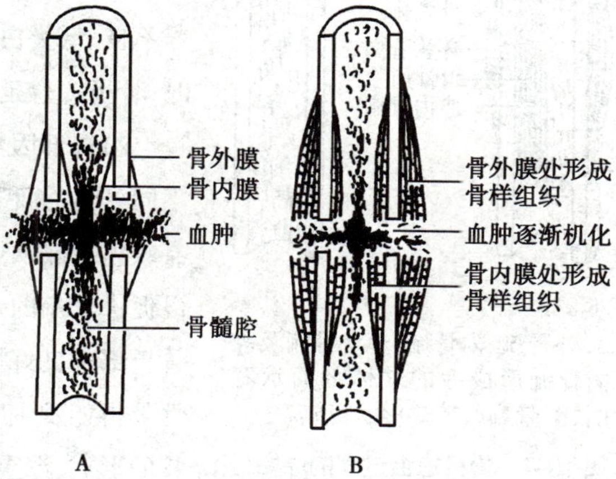

A. 骨折后血肿形成;B. 血肿逐渐机化。

图 19-2 骨折愈合过程的血肿机化演进期

2)原始骨痂形成期:骨内、外膜增生,新生血管长入,骨折端附近形成的骨样组织逐渐骨化形成新骨,即膜内成骨,形成内、外骨痂。断端间和髓腔内由血肿机化而成的纤维组织,逐渐转化为软骨组织,软骨组织增生、钙化,进而骨化,即软骨内化骨,形成环状骨痂和髓腔内骨痂,即为连接骨痂。连接骨痂与内、外骨痂相连形成桥梁骨痂,标志着原始骨痂的形成。这一过程需要4~8周(图19-3)。

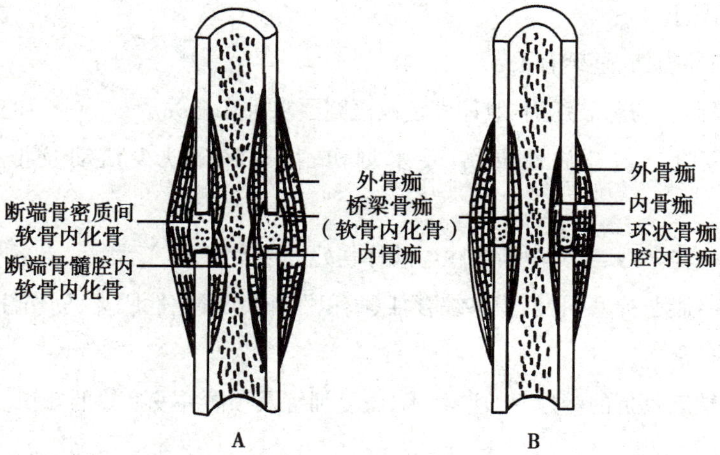

A. 膜内骨化及软骨内化骨过程逐渐形成;B. 膜内骨化及软骨内化骨过程基本完成。

图 19-3 骨折愈合过程的原始骨痂形成期

3)骨痂改造塑形期:原始骨痂中新生骨小梁逐渐增粗,排列有序,但不能完全适应生理需要,尚欠牢固。随着肢体的活动和负重,在应力轴线上的骨痂不断得到加强和改造,在应力线以外的骨痂逐渐被清除,使原始骨痂逐渐改为永久骨痂,此为骨性愈合期(图19-4)。此过程需要8~12周。

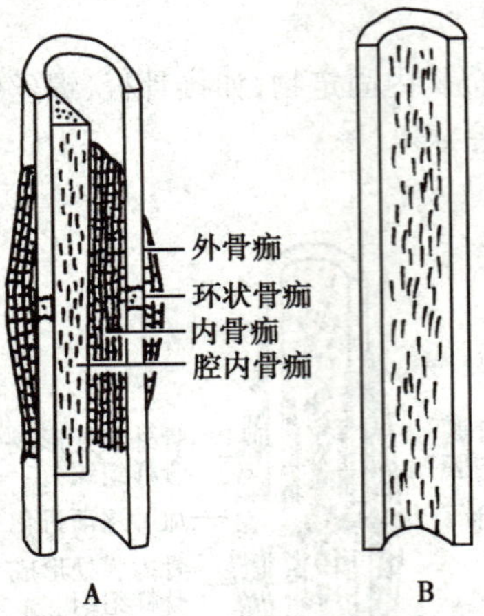

A. 外骨痂、内骨痂、环状骨痂及腔内骨痂形成后的立体剖面示意图；B. 骨痂改造塑形已完成。

图 19-4 骨折愈合过程的原始骨痂形成期

(2)影响骨折愈合的因素

1)患者因素：①年龄的影响。一般年龄小愈合较快，老年人因骨骼中有机盐的沉积，使骨变得脆弱，愈合较慢。②患者的健康状况。健康状况良好的患者骨折愈合较快；患者患有营养不良、低蛋白血症、钙磷代谢紊乱、糖尿病、恶性肿瘤等疾病时，骨折愈合延迟。

2)局部因素：①骨折种类。不同种类的骨折断端接触面积不同，接触面积越大愈合速度越快，如过度牵引使断端分离或有软组织嵌入则影响愈合。②固定。骨折部位良好的固定可以促进骨痂的形成，固定不良影响骨折的愈合。③血液供应。骨折部位良好的血液供应能促进骨折的愈合。④感染。开放性骨折如发生感染可导致化脓性骨髓炎，出现软组织坏死和死骨的形成，严重影响骨折的愈合。

3)治疗方法的影响：反复多次的不合理手法复位、过早或不恰当的功能锻炼都不利于骨折愈合。

(3)骨折临床愈合标准

1)局部无压痛及纵向叩击痛。

2)局部无反常活动。

3)X 线片显示骨折线模糊，有连续骨痂通过骨折线。

4)外固定解除后伤肢能满足以下要求：上肢能持续向前平举 1kg 重量的物体达 1min，下肢能不扶拐在平地连续步行 3min，且不少于 30 步。

5)连续观察 2 周骨折处不变形。

【护理诊断/问题】

1. 疼痛　与局部损伤、感染有关。

2. 躯体移动障碍　与患肢疼痛、肢体固定及医嘱要求卧床有关。

3. 有感染的危险　与开放性损伤、手术创伤、长期卧床缺少活动及抵抗力下降等因素有关。

4. 焦虑/恐惧　与学习、工作中断或顾虑肢体伤残等因素有关。

5. 潜在并发症：脂肪栓塞、骨筋膜室综合征、坠积性肺炎、骨化性肌炎、创伤性关节炎、缺血性骨坏死、缺血性肌挛缩等。

6. 知识缺乏：缺乏骨折的治疗、护理、手术、康复训练及预防并发症等的知识。

【护理目标】

1. 患者疼痛得到缓解，骨折肢体得到有效固定。

2. 患者躯体移动障碍得到有效帮助。

3. 患者伤口感染得到有效控制和预防。

4. 患者的焦虑得到减轻或缓解。

5. 患者骨折并发症得到有效预防和控制。

6. 患者了解患肢功能锻炼的相关知识，主动配合治疗。

【护理措施】

1. 急救　在现场抢救或急诊室接诊时，应执行以下原则：

(1)抢救生命：应先迅速了解患者的呼吸、循环和意识状态，如发现呼吸困难、窒息、活动性大出血、休克、昏迷等，应立即给予相应的急救措施，对疑有骨折的患者均应按骨折处理，一切动作要谨慎、轻柔、稳妥。

(2)伤口处理：用无菌敷料或现场最清洁的布类包扎伤口，以免继续污染。外露骨端一般不进行现场复位。大出血时可用止血带，应记录止血带结扎的时间。

(3)妥善固定：凡有骨折或疑有骨折的患者，均应用夹板、木板、自身肢体等妥善固定，以免骨折端移动造成软组织再损伤，同时可减轻搬运中的疼痛，有利于防止休克。闭合性骨折显著畸形者，可能造成皮肤穿破或血管、神经损伤，可用手适当牵引患肢，使之伸直后再临时固定。四肢长骨固定应超过骨折两端关节。

(4)迅速转运：患者经初步抢救和妥善包扎固定后，应迅速平稳地转送医院，以便及时、正规地治疗。病情复杂者应有医护人员陪送。

2. 一般护理

(1)卧床护理：根据骨折的部位、程度、治疗方式、有无合并其他损伤等情况采取不同的体位。患肢肿胀时，遵医嘱垫软枕或悬吊牵引抬高患肢，促进静脉回流、减轻水肿。若无禁忌，可经常变更卧姿，预防压力性损伤和坠积性肺炎的发生。

(2)饮食护理：给予高蛋白、高热量、高钙、高铁、高维生素的饮食，以供给足够营养。应多吃新鲜水果蔬菜，以防便秘。长期卧床易发生骨质脱钙，故应指导患者多饮水，预防泌尿系结石和感染。

(3)防止畸形：长期卧床或使用外固定的患者，应注意保持肢体功能位。如肩关节应外展45°、前屈30°、外旋20°、前臂中立位；肘关节应屈70°~90°，前臂中立位；腕关节应背伸30°左右；掌指及指间关节应拇指对掌，且各指成半握拳状；髋关节应外展10°~20°，前屈15°，外旋5°；膝关节应屈曲10°~15°；踝关节应在中立位置，即足与小腿呈90°。尤其是截瘫患者，一般在足部使用石膏托或支架以防垂足畸形。

3. 病情观察　密切观察患者全身情况如意识、生命体征、尿量等，做好记录，及时发现和处理并发症，如休克、脂肪栓塞等。同时观察局部情况，骨折肢体有无肿胀、疼痛、发凉、发绀、脉搏减弱或消失、皮肤感觉异常、运动障碍等，发现问题应及时报告医生。

4. 疼痛护理　除创伤、骨折、手术切口引起的疼痛外，骨折固定不良、神经血管损伤、伤口感染、组织受压缺血都会引起疼痛。①物理止痛：受伤肢体应固定，并将患肢抬高，受伤24h内局部冷敷，24h后局部热敷，以减轻肿胀引起的疼痛。②药物止痛：疼痛原因明确时，可根据医嘱使用镇痛药。③执行护理操作时，动作要轻柔、准确，避免粗暴剧烈。

5. 预防感染　监测患者的体温和脉搏。体温升高和脉搏明显增快时，若骨折处疼痛减轻后又进行性加重或呈搏动性疼痛，皮肤红、肿、热，伤口有脓液渗出时，提示可能有感染发生，应及时报告医生处理。加强伤口护理，清理伤口和更换敷料时严格无菌操作。遵医嘱合理应用抗生素。

6. 固定患者的护理　根据患者不同情况，做好小夹板、石膏绷带、牵引、外固定器等固定的护理。

7. 指导功能锻炼　向患者宣传锻炼的意义和方法，使患者充分认识功能锻炼的重要性，消除思想顾虑，主动运动锻炼。帮助患者制订锻炼计划，并在治疗的过程中依据患者的病情不断修订。功能锻炼要循序渐进，活动范围由小到大，次数由少渐多，时间由短至长，强度由弱增强。

（1）骨折早期：骨折1~2周内，局部有肿胀、疼痛，骨折未愈合，关节活动不稳，而且受外固定的限制，妨碍了患肢和关节的活动。此期功能锻炼应根据骨折的部位和严重程度而异，主要是使固定肢体中的肌肉做等长舒缩，每次做5~20min。除骨折部上、下关节暂不活动外，身体其他各部位关节、肢体均应进行功能锻炼。

（2）骨折中期：骨折2周以后，骨折部位渐趋稳定，局部疼痛减轻。此时应开始骨折上、下关节活动，根据骨折和稳定程度，其活动强度和范围应缓慢增加，并在医护人员的帮助和指导下进行。

（3）骨折后期：骨折已达临床愈合标准，外固定已去除。此期是康复的关键时期，功能锻炼的主要形式是加强患肢关节的主动活动，消除机体肿胀和关节僵硬，并辅以各种物理和药物治疗，尽快恢复各关节正常活动范围和肌力。

【护理评价】

1. 患者疼痛是否及时缓解，有无疼痛的症状与体征。
2. 患者骨折断端是否得到良好的复位和固定。
3. 患者有无骨或软组织感染。
4. 患者的焦虑是否得到减轻或缓解。
5. 患者是否发生并发症并得到控制。
6. 患者是否了解患肢功能锻炼的相关知识，是否主动配合治疗、参加功能康复锻炼。

【健康教育】

1. 骨折初期应教育患者及时就诊，及时采取正确治疗，预防骨折并发症。
2. 对骨折固定期患者讲解有关骨折的知识，指导患者和家属配合治疗、护理。鼓励患者多饮水，多吃蔬菜、水果及清淡易消化食物，对需要长时间卧床的患者，要指导患者和家属学会预防及护理压力性损伤。每日定时拍背，嘱患者多做深呼吸及咳嗽，以预防肺部并发症。
3. 骨折康复期应向患者宣讲功能锻炼重要性，鼓励和指导患者学会、改进并坚持长期功能锻炼，最大限度地恢复肢体功能活动，避免残障。
4. 社区护理中教育人们遵守交通规则，加强生产、生活环境安全保护措施，预防骨折发生。

1908 案例思路解析

1909 扫一扫，看总结

1910 扫一扫，测一测

案例

患者李某，男性，23岁。车祸致右小腿疼痛、肿胀、流血2h余。被人送入医院。查体：右小腿中段肿胀、畸形，内侧皮肤有一长3cm裂口，流鲜血，骨质外露，有反常活动，右足背动脉搏动有力，感觉正常，足趾活动正常。

X线检查报告：右胫腓骨中段横断性骨折。

请问：

1. 在现场对该患者进行哪些急救措施？
2. 患者目前存在哪些护理诊断/问题？
3. 对患者进行哪些护理措施？

（刘娜　张海燕）

第三节　常见四肢骨折患者的护理

扫一扫，
自学汇

学习目标

1. 掌握常见四肢骨折患者的主要特征、护理措施。
2. 熟悉四肢骨折的发生部位、原因。
3. 了解四肢骨折患者复位后的功能锻炼。
4. 能对患者进行护理评估，实施护理措施；能及时发现和处理手术后并发症。
5. 能与患者进行有效沟通，尊重患者的身心需求，体现以患者为中心的护理理念。

导入情景

小学生王某，女性，8岁。高处跌落致右前臂疼痛、肿胀3h。被人送入医院，体格检查：右前臂肿胀、畸形，有反常活动，右手背动脉搏动有力，感觉正常，手指活动正常。门诊X线检查：右尺桡骨中段横断性骨折。

工作任务：

1. 说出该同学目前存在的主要护理诊断/问题。
2. 如何对该同学进行护理？

一、肱骨干骨折患者的护理

肱骨干骨折是指发生在肱骨外科颈下1~2cm至肱骨髁上2cm段内的骨折。多发生于青少年，肱骨中下1/3段骨折容易合并桡神经损伤。

1. 护理评估要点　上臂有外伤史或骨质病变史。伤后局部出现剧烈疼痛，上肢短缩，可有成角畸形，肿胀明显，有时波及前臂和手掌，皮下淤斑，上肢活动障碍，有反常活动、骨擦音或骨擦感。肱骨中下1/3骨折合并桡神经损伤有垂腕畸形，各手指掌指关节不能背伸，拇指不能伸直，前臂旋后障碍，手背桡侧皮肤感觉减退或消失等表现。治疗一般选用手法复位外固定，如石膏固定或小夹板固定，固定在屈肘90°位，用三角巾悬吊，成人6~8周，儿童4~6周，也可选用手术复位内固定。

2. 护理要点　疼痛者，可遵医嘱给予止痛剂；闭合性骨折手法复位者用吊带或三角巾将患肢托起抬高，以促进静脉回流，减轻肢体肿胀疼痛。固定期间观察患肢远端末梢血液循环、感觉、运动情况，随时调节固定物的松紧度，避免固定过紧影响肢体的血液循环。后期加强肢体功能锻炼，防止肌肉萎缩等并发症。

开放性骨折要先包扎止血，避免继续出血，防止感染。及时协助医生进行清创缝合，清创术后妥善固定并适时换药，遵医嘱使用抗生素和TAT，促进伤口愈合。

二、肱骨髁上骨折患者的护理

肱骨髁上骨折是指肱骨远端内、外髁上方约2cm内的骨折。多见于儿童。肱骨髁上骨折多由间接暴力所致，根据暴力的来源和骨折移位可分为伸直型和屈曲型骨折。伸直型骨折较常见，易合并肱动静脉、正中神经和桡神经损伤（图 19-5）。

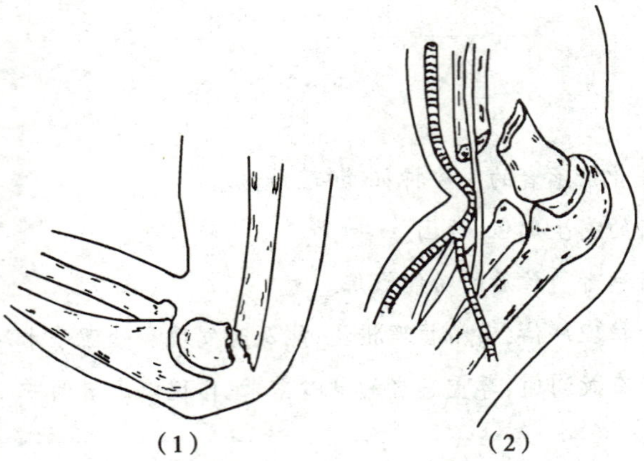

（1）屈曲型；（2）伸直型。

图 19-5 肱骨髁上骨折伸直型和屈曲型以及合并肱动脉损伤

1. 护理评估要点 骨折发生后可见肘关节肿胀明显、疼痛、功能障碍，有时可出现皮下淤血和张力性水疱，但肘后三角关系正常。如果合并有正中神经、尺神经、桡神经损伤，则出现前臂和手部相应的神经支配区的感觉减弱或消失以及相应的功能障碍。X 线可明确诊断及骨折的类型。一般采取手法复位及肘关节屈曲位外固定；对局部肿胀明显者，宜先行尺骨鹰嘴骨牵引，待消肿后再行手法整复固定；手法整复不良或合并血管、神经损伤者宜手术治疗。

2. 护理要点 除做好骨折患者的有关护理外，还要特别注意患肢桡动脉搏动及末梢血供、感觉、活动情况，晚期注意有无骨化性肌炎、肘内翻畸形，甚至 Volkmann 挛缩等并发症发生。

考点提示：肱骨髁上骨折患者的临床表现

三、桡骨远端骨折患者的护理

桡骨远端骨折是指发生于桡骨远端距离关节面 3cm 范围内，伸直型骨折（Colles 骨折）多见，跌倒时，手掌着地，腕关节背伸，前臂旋前所致。骨折远端向背侧以及桡侧移位。多见于中、老年有骨质疏松者。

1. 护理评估要点 伤后局部疼痛、肿胀，可出现典型的畸形姿势，即侧面看呈“餐叉样”畸形，正面看呈“枪刺样”畸形（图 19-6）。局部压痛明显，腕关节活动障碍。X 线检查可见骨折远端向桡、背侧移位，近端向掌侧移位，可同时伴有下尺桡关节脱位。手法复位后，背侧面用石膏托或特制小夹板固定腕关节于旋前、屈腕、尺偏位 2 周，后改为腕功能位固定 2 周。

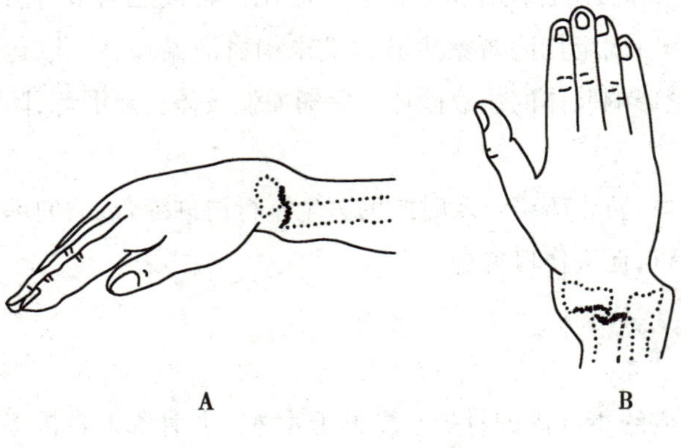

A. “餐叉样”畸形；B. “枪刺样”畸形。

图 19-6 Colles 骨折畸形

2. 护理要点　整复固定前后均应注意患侧手部血供、感觉、活动有无异常。固定期间做手指、肘、肩伸缩活动，拆除固定后进行腕关节功能练习。

考点提示：Colles骨折患者的畸形表现

四、股骨颈骨折患者的护理

股骨颈骨折是指发生在股骨头与基底部之间的骨折。多发生于中、老年人，常与骨质疏松有关。老年人伴骨质疏松者遇扭转暴力易发生股骨颈骨折。青少年股骨颈骨折较少，需要较大暴力才能引起。股骨颈骨折分为头下型骨折、经颈型骨折和基底型骨折。头下型和经颈型为关节囊内骨折，骨折时股骨头的血供中断或减少，使骨折不易愈合，易造成股骨头缺血性坏死。基底型由于骨折端血供良好，骨折较易愈合。

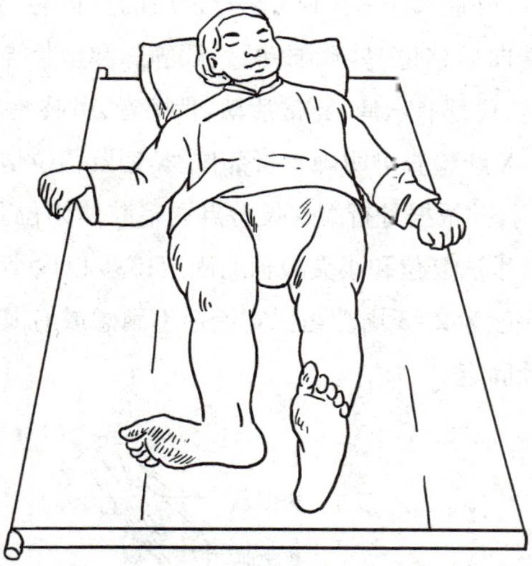
图 19-7　股骨颈骨折的畸形

1. 护理评估要点　受伤后髋部出现疼痛，不能站立或行走，患肢有短缩、内收、外旋畸形（图 19-7）。患髋有压痛，足跟部或大粗隆部叩击时髋部疼痛。嵌入骨折时畸形不明显，有时仍可能勉强行走。拍摄 X 线片可明确诊断。对嵌入骨折或无移位的较稳定骨折行持续皮肤牵引 6~8 周，后逐渐扶拐下床，做患肢不负重活动。有移位的骨折或不稳定的骨折应在 X 线监测下，手法复位后行加压螺钉内固定等处理。并发股骨头坏死或不愈合者，应考虑人工股骨头置换术。

考点提示：股骨颈骨折患者的畸形表现

知识链接

人工关节置换术

人工关节置换术是采用金属、非金属高分子化合物为原料，用工程学的方法模拟人体髋、膝、肘、踝、肩关节，用以代替严重受损关节的一种功能重建术，临床上常用于骨性关节炎、类风湿关节炎、股骨头无菌性坏死、先天性关节脱位及良性骨肿瘤等疾病。它可有效地减轻疼痛，改善功能。人工全髋关节最常用，主要治疗股骨头缺血性坏死。

股骨颈骨折的分类（拓展阅读）

2. 护理要点　非手术治疗时除做好皮肤牵引护理外，患者应穿防旋鞋；卧床期间进行股四头肌等长收缩训练和踝关节、足趾的屈伸活动；不可取侧卧位，不可使患肢内收，避免骨折移位；牵引 8 周后可在床上起坐，3 个月后可下地扶拐不负重行走，6 个月后渐弃拐行走；高龄患者卧床期间密切注意肺部感染等并发症。手术治疗的患者卧床 2~3 周后可起坐，6 周后下地扶拐不负重行走；人工股骨头置换术后 1 周后可酌情下地活动。

五、股骨干骨折患者的护理

股骨干骨折是指股骨小转子以下、股骨髁以上部位的骨折。多见于青壮年。

1. 护理评估要点 股骨干骨折常由强大的直接或间接暴力引起。直接暴力引起股骨干的横形或粉碎性骨折，同时有广泛的软组织损伤。间接暴力引起股骨干的斜形或螺旋形骨折，周围软组织损伤较轻。近1/3段骨折时，因髂腰肌、臀中肌、臀小肌、髋外旋肌牵拉使骨折近端呈屈曲、外旋、外展移位；中1/3段骨折后的移位多与暴力方向有关；远1/3段骨折后，因腓肠肌牵拉使远折端向后移位，易致腘动脉、腘静脉和坐骨神经损伤（图19-8）。伤后患肢剧痛、肿胀、活动障碍，检查时，局部有压痛、异常活动、骨擦音，患肢短缩、外旋畸形。当内出血达到1 000ml时，患者可伴有休克。X线检查可明确骨折部位、类型及移位情况。大多数患者治疗采用持续骨牵引，时间一般为8~12周，并根据骨折端移位特点调整肢体体位及牵引力方向，以利于骨折处于良好对位对线，必要时结合手法复位和小夹板辅助固定；3岁以内小儿可采用双下肢皮肤悬吊牵引，应使臀部悬离床面，时间一般为2~3周。当保守治疗不满意或有其他手术适应证时，可考虑切开复位后用接骨钢板或髓内针固定。

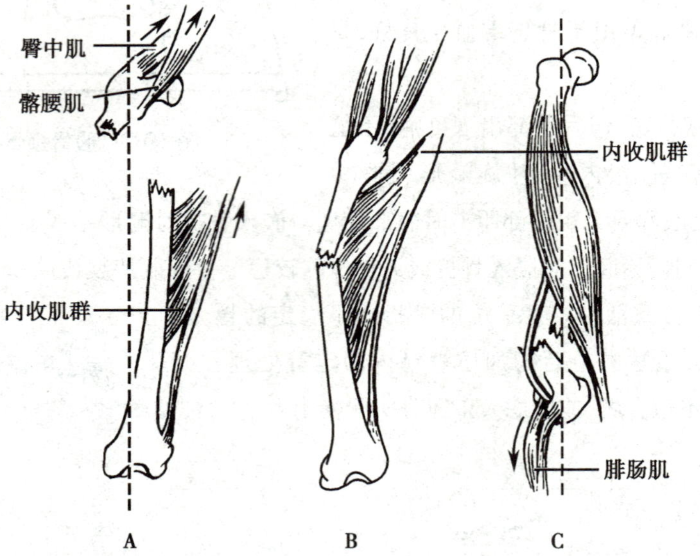

A. 上1/3骨折；B. 中1/3骨折；C. 下1/3骨折。

图19-8 股骨干骨折移位方向

2. 护理要点 骨折早期注意预防和处理休克；接诊患者时或在治疗前后均应注意患肢远端动脉搏动及血供、感觉和活动是否正常；牵引期间注意早期（伤后1~2周）进行股四头肌功能锻炼；开始进行行走训练时，下肢不负重，需有专人陪护。

六、胫腓骨干骨折患者的护理

胫腓骨干骨折是指胫骨平台以下到踝以上的部分发生的骨折。以青壮年、儿童多见。直接暴力损伤，骨折线在同一平面，呈横断、斜形和粉碎性骨折。间接暴力多由高空坠落、滑倒所致，呈斜形或螺旋形骨折。胫骨上1/3骨折易致腘动脉受压而造成小腿缺血；胫骨中1/3骨折可导致骨筋膜室综合征；胫骨下1/3骨折可出现愈合延迟，甚至不愈合。

1. 护理评估要点 临床可见局部疼痛、肿胀、反常活动、畸形和活动受限，伴有腓总神经、胫神经损伤时，可出现足下垂或仰足的表现。伴有胫前及胫后动脉损伤时，足背动脉和胫后动脉搏动消失，趾端苍白、冰凉。X线检查可确定骨折的部位、类型、移位程度。横断形或短斜形骨折可以进行手法复位，长腿石膏或小夹板外固定。斜形、螺旋形或轻度粉碎性骨折可行跟骨结节牵引，待纤维愈合后，去掉牵引，用长腿石膏托或小夹板继续外固定。手法复位失败可采用切开复位后，螺丝钉、加压钢板或髓内钉内固定。对于开放性或粉碎性严重者可采用外固定架。

2. 护理要点　根据不同固定给予相应护理，小腿骨折易继发骨筋膜室综合征，应严密观察病情变化，特别是小夹板和石膏绷带固定的患者，如远端肢体出现疼痛、肿胀、麻木、肢体苍白、感觉消失等情况，及时报告医生处理。

案例

王先生，44岁。车祸致右小腿疼痛、畸形、活动受限2h。检查发现，右小腿中段畸形，局部肿胀，有淤血斑，约为3cm×5cm大小，皮肤完整，触之局部有反常活动、骨擦音及骨擦感，右足趾活动正常，足背动脉搏动有力，感觉正常。X线检查：右胫腓骨中段横断骨折。入院行手法复位小腿石膏夹外固定。第2天右腿开始疼痛，逐渐加重，夜间患者疼痛难忍。检查发现，右足肿胀明显，皮肤发白，温度降低，趾甲反红试验阳性，活动足趾时疼痛加剧。

请问：

1. 王先生的初步临床诊断是什么？
2. 如何护理该患者？

案例思路解析

扫一扫，看总结

扫一扫，测一测

（刘娜　张海燕）

第四节　脊柱骨折、脊髓损伤与骨盆骨折患者的护理

扫一扫，自学汇

学习目标

1. 掌握脊柱骨折和脊髓损伤的护理评估和护理措施。
2. 熟悉骨盆骨折的病因和发病机制。
3. 了解截瘫指数和截瘫患者的护理目标。
4. 能按护理程序对脊柱和骨盆骨折患者实施正确的护理措施。
5. 具有严谨求实的工作态度，尊重脊柱和骨盆患者的身心需求，体现出护士的情感护理和人文关怀。

导入情景

患者男性，42岁。因工作时不慎从高处坠落，出现严重呼吸困难、四肢不能活动。查体：颈部压痛，四肢瘫痪，高热，有较重痰鸣音。X线检查：颈椎椎骨骨折合并脱位。

工作任务：

1. 应如何搬运该患者？
2. 应对该患者采取哪些护理措施？

一、脊柱骨折和脊髓损伤患者的护理

脊柱骨折(fracture of the spine)又称脊椎骨折，是一种较严重且复杂的创伤性疾病，其发病率占全身骨折的5%~6%。最常见的并发症是脊髓损伤。脊髓损伤可造成截瘫，可使患者丧失部分和全部生活能力，还会继发其他并发症，需加强治疗、护理和康复指导。

脊柱骨折多由间接暴力引起，少数由直接暴力引起。脊柱骨折移位，碎骨片与破碎的椎间盘挤入椎管内直接压迫脊髓，椎管内形成的血肿亦可压迫脊髓，火器伤也可直接损伤脊髓，脊髓肿瘤或脊髓结核也可损伤脊髓。

截瘫是脊髓受压或受到破坏引起的脊髓功能障碍。根据脊髓损伤程度可分为不完全性截瘫和完全性截瘫。不完全性截瘫指损伤平面以下的感觉、运动、反射、括约肌功能部分丧失；完全性截瘫指损伤平面以下的感觉、运动、反射、括约肌功能全部丧失。截瘫患者长期卧床，易形成压力性损伤、泌尿系感染、肺部感染三大并发症，常危及患者生命。并发症是截瘫患者的主要死因，预防并发症是护理工作的重点。

【护理评估】

(一)健康史

详细了解患者受伤的时间、原因和部位，受伤时的体位、症状和体征，搬运方式、现场及急诊室急救的情况。有无昏迷史和其他部位的合并伤。

(二)身体状况

1. 脊柱骨折　受伤局部疼痛、肿胀、畸形、棘突间隙加宽及局部有明显触痛、压痛和叩击痛，脊柱活动受限。胸腰段损伤，可致后凸畸形。腹膜后血肿刺激腹腔神经节，使肠蠕动减慢，常出现腹痛、腹胀、肠蠕动减慢等症状。脊柱骨折伴有脊髓损伤者可有四肢或双下肢感觉和运动障碍，如四肢的感觉、运动、肌张力、腱反射及括约肌功能异常。

2. 脊髓损伤

(1)脊髓震荡：损伤平面以下的感觉、运动、反射及括约肌的功能完全丧失。在数分钟或数小时内可完全恢复。

(2)脊髓损伤：挫伤与受压表现为受伤平面以下单侧或双侧同一水平的运动和感觉、反射及括约肌的功能完全暂时消失或减弱。脊髓断裂表现为损伤平面以下的感觉、运动、反射及括约肌功能完全丧失。胸段脊髓损伤表现为截瘫。颈段脊髓损伤表现为四肢瘫痪，上段颈髓损伤的四肢瘫痪均为痉挛性瘫痪，下段颈髓损伤后上肢表现为弛缓性瘫痪，下肢为痉挛性瘫痪。

(3)脊髓圆锥损伤：表现为会阴部感觉障碍、大小便失禁或尿潴留和性功能障碍。双下肢感觉、运动正常。

(4)马尾神经损伤：损伤平面以下弛缓性瘫痪，有感觉及运动障碍、括约肌功能丧失，肌张力降低，腱反射消失。

> 考点提示：脊髓损伤患者的临床表现

3. 瘫痪程度估计　脊髓损伤后瘫痪程度可用截瘫指数作为评定指标，即以“0、1、2”表示肢体的感觉、运动和排尿排便障碍程度，其中“0”代表功能完全正常；“1”代表功能部分丧失或接近丧失；“2”代表功能完全丧失。代表3项功能的数字之和即为该患者的截瘫指数，最大为6，最小为0。截瘫指数大致可反映脊髓损伤的程度和发展情况，可用于记录和比较治疗效果。

1917
截瘫患者护理(视频)

评估时重点了解受伤部位的局部症状、体征及是否合并脊髓损伤。了解患者神志改变及生命体征的变化；了解患者感觉、运动，以及排尿排便障碍的范围、程度和进展演变情况。

（三）实验室及其他检查

1. 血、尿常规检查　了解有无泌尿系或其他部位的感染。

2. X 线检查　可显示椎体损伤情况，如压缩、粉碎及移位；椎间孔变小，关节突骨折或交锁；棘突间隙增宽及附件骨折等。有助于进一步明确诊断，确定损伤部位、类型和移位等。

3. CT、MRI 检查　CT 检查可在横截面上显示骨性结构对椎管的压迫程度和方向，有利于正确判断脊髓损伤的部位，制订正确的手术计划。MRI 检查能在轴位显示椎管受压情况，矢状位显示脊髓的受压情况。此外，MRI 对脊髓损伤的程度可做出判断。

（四）心理-社会状况

患者对突如其来的外伤所致的截瘫没有心理准备，对日后的工作、生活不能自理充满担忧，表现为烦躁、焦虑，甚至绝望。要注意评估患者的心理状况。另需注意评估患者的家庭组成、经济状况、文化教育背景；家属对患者的关心、支持情况；患者出院后的继续就医条件，居住地医疗保健资源等情况。

（五）治疗要点

1. 急救　抢救危及伤员生命安全的严重颅脑损伤、胸部或腹部脏器损伤、休克等。

2. 恢复脊柱的稳定性　及早解除对脊髓的压迫是保证脊髓功能恢复的首要措施。

3. 复位固定　脊柱胸腰段稳定型骨折，平卧硬板床，腰部垫高，3~4 周后即可在胸背支架保护下下床活动。胸腰段单纯压缩骨折，椎体压缩高度超过 1/5 的中青年患者可用两桌法或双踝悬吊法过仰复位（图 19-9）。不稳定型骨折闭合复位，复位后石膏背心固定 3 个月可下床活动。颈椎骨折或脱位，轻者用颌枕带牵引复位，牵引重量 3~5kg；压缩移位重者，可持续骨牵引复位，牵引重量可增加到 6~10kg。复位后用头胸石膏或头胸支架固定 3 个月。牵引复位失败者和脊柱骨折严重者采用手术治疗。

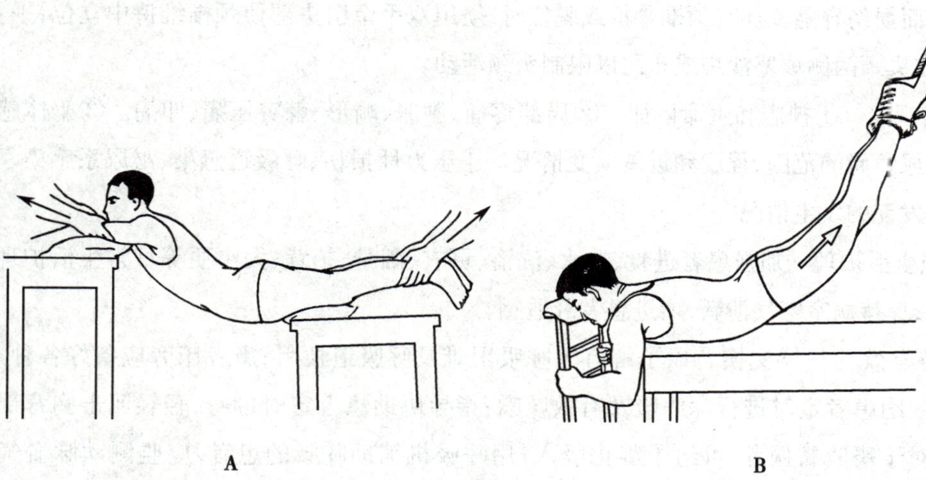

A. 两桌复位法；B. 双踝悬吊复位法。

图 19-9　胸、腰椎骨折的复位方法

4. 截瘫的治疗　早期主要是去除原发疾病，及早进行脊髓探查、减压、电针与推拿、按摩治疗；后期重点是预防并发症，功能锻炼，鼓励生活自理。

5. 功能锻炼　单纯压缩骨折患者卧床 3d 后开始进行腰背部肌肉锻炼，利用背伸肌的肌力和背伸姿势使脊柱过伸，借助椎体前方的前纵韧带和椎间盘纤维环的张力，使压缩的椎体自行复位，恢复原状。严重的胸腰椎骨折和骨折脱位者也要进行腰背肌功能锻炼。

【护理诊断/问题问题】

1. 躯体移动障碍 与肌肉瘫痪等有关。

2. 清理呼吸道无效 与长期卧床痰液引流不畅等有关。

3. 有皮肤完整性受损的危险 与长期卧床、躯体不能自主活动皮肤受压等有关。

4. 体温异常 与脊髓损伤、自主神经系统功能紊乱等有关。

5. 潜在并发症：泌尿系感染、肺部感染、压力性损伤、高热等。

【护理目标】

1. 患者日常生活得到有效帮助。

2. 患者呼吸道得到有效清理。

3. 患者皮肤清洁、完整。

4. 患者体温在正常范围。

5. 患者并发症得到有效预防和控制。

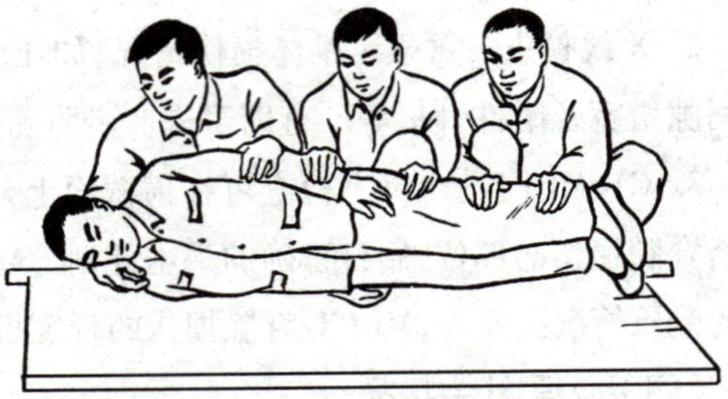

A

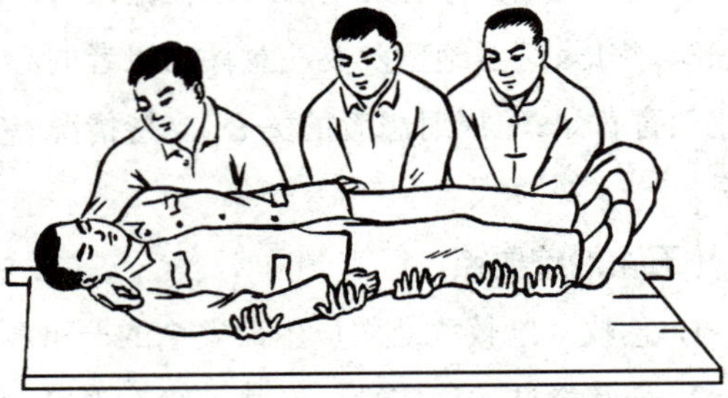

B

A. 滚动法；B. 平托法。

图 19-10 脊柱骨折患者的搬运法

考点提示：脊柱骨折患者的搬运方法

【护理措施】

1. 急救护理 由3人分别托扶患者的头背、腰臀及双下肢部位，协调动作，平稳置于硬板上抬运（图 19-10）。始终保持脊柱中立位，切忌背驮、抱持等方法，以免脊柱扭曲、旋转致骨折处移位而损伤脊髓。疑有颈椎骨折或脱位时，须用双手牵引头部使颈椎维持中立位，平置患者于硬板上，在头颈两侧填塞沙袋或布团以限制头颈活动。

2. 病情观察 ①神志和生命体征。②局部疼痛、肿胀、畸形、棘突压痛、叩痛。③躯体感觉、运动和排便排尿障碍的范围、程度和进展演变情况。④压力性损伤、呼吸道感染、泌尿系感染、下肢静脉血栓等并发症的发生情况。

3. 加强生活护理 加强患者进食、饮水、洗浴、更衣、翻身、拍背、大小便等日常生活护理，保持床单位整洁，保持病室空气清新，增进患者舒适感。

4. 保持有效的气体交换 以了解有无呼吸困难及呼吸道梗阻；患者床旁应备好各种急救药品和器械；鼓励患者定时进行深呼吸及有效咳嗽；指导协助患者定时翻身，轻轻叩击胸背部，便于痰液排出；对于痰液黏稠者，可给予雾化吸入；用呼吸机辅助呼吸的患者，应监测动脉血气分析，用于调整各项参数的依据；高位颈部脊髓损伤的患者，应早期施行气管切开并按气管切开术后常规护理。

5. 指导功能锻炼和理疗 帮助患者活动关节，防止肌肉萎缩，关节僵直；保持双足成功能位，防止足下垂；活动时必须依靠拐杖及轮椅者，应掌握拐杖及轮椅的使用技巧；训练规律排便；促进规律排尿。

6. 维持正常体温 体温异常是病情恶化的征兆。颈部脊髓损伤时，由于自主神经系统功能紊乱，对周围环境温度的变化丧失了调节和适应的能力，患者常出现高热（40℃以上）或低温（35℃以下）。体温过高时，首选物理降温，如使用冰袋冷敷、酒精擦浴、冰水灌肠，同时调节环境温度，降低室温、通风散热等；低温时应注意对患者进行保暖，如加盖毛毯、关闭门窗等。

7. 并发症的护理　按常规做好肺部感染、压力性损伤、泌尿系感染等常见并发症的护理。

8. 心理护理　与患者交流，鼓励患者表达自己的想法和感受。耐心回答患者提出的问题，帮助患者采取正确应对疾病的措施。指导并协助患者最大限度的自理，保持患者自尊感，增强自信心。鼓励患者建立战胜疾病的信心。

【护理评价】

1. 患者骨折断端是否得到良好的复位和固定。

2. 患者是否能够维持呼吸道通畅，呼吸功能是否正常。

3. 患者是否能保持皮肤完整，有无压力性损伤和感染发生。

4. 患者体温是否在正常范围。

5. 患者有无发生并发症，是否得到控制。

【健康教育】

向患者家属解释并强调生活照顾对患者的意义，教会患者家属有关的护理技能，调动患者主动参与锻炼的积极性，鼓励患者在病情许可下做未瘫痪肌肉和关节的主动锻炼。根据康复情况，教会患者安全使用轮椅、拐杖等辅助行走工具。

二、骨盆骨折患者的护理

骨盆骨折（fracture of the pelvis）多由强大暴力挤压或直接撞击骨盆所致，多数情况下为复合伤。

由于骨盆多为松质骨，骨折后本身出血较多，其邻近有动脉及静脉丛，而这些静脉丛多无静脉瓣阻挡回流，骨折后可引起大量失血，导致休克。骨盆内有其他重要器官存在，骨折往往合并这些脏器损伤。如骨盆骨折常合并膀胱、尿道、女性阴道及直肠损伤。根据骨折移位情况划分为压缩型骨盆骨折、分离型骨盆骨折以及中间型骨盆骨折，后者为稳定性骨折，移位最严重的是分离型骨盆骨折。

【护理评估】

（一）健康史

评估患者的受伤史。详细了解外伤时的情况（如车祸、跌伤、挤压等）；外界暴力的性质（直接暴力或间接暴力）、强度；现场救治情况。

（二）身体状况

1. 症状　局部疼痛、运动受限。有时可见耻骨联合、腹股沟及会阴部肿胀、皮下淤血；骨盆骨折出血量大时，可出现休克。

2. 体征　骨盆挤压试验、骨盆分离试验阳性。耻骨联合有直接或间接压痛。若合并膀胱、尿道损伤则出现血尿或无尿；合并直肠损伤，会出现血便；女性骨盆骨折合并阴道损伤会出现阴道出血。

（三）实验室及其他检查

X 线和 CT 检查可了解骨盆骨折及骨折类型。

（四）心理-社会状况

评估骨盆骨折后患者的心理反应，以及对骨折后的认识程度。由于骨盆骨折后需要卧床治疗，患者活动受限，给工作和生活带来不便，容易产生焦虑、烦躁心理。担忧治疗预后，惧怕今后站立不起来，影响家庭生活。家属会担心患者功能障碍而产生巨大的心理压力。

（五）治疗要点

首先处理休克和各种危及生命的并发症，然后再处理骨折。

【护理诊断/问题】

1. 外周组织灌注无效　与骨盆损伤、出血有关。

2. 排尿障碍/排便失禁　与膀胱、尿道、腹内脏器或直肠损伤有关。

3. 有皮肤完整性受损的危险　与长期卧床和活动障碍有关。

4. 潜在并发症：肺部感染、下肢静脉栓塞。

【护理目标】

1. 患者能维持正常的组织灌注。

2. 患者能维持正常的排尿和排便功能。

3. 患者能保持皮肤完好，无压力性损伤发生。

4. 患者未发生并发症，或并发症得到有效控制和预防。

【护理措施】

1. 维持正常的组织灌注　密切观察生命体征变化，及时发现和处理血容量不足；快速建立静脉通道，及时遵医嘱输血和补液；协助医生做好术前准备，及时止血和处理其他器官损伤。

2. 维持排尿、排便通畅　观察患者有无排尿困难、尿量及颜色；留置导尿的患者应加强尿道口和导尿管护理；鼓励患者多食富含膳食纤维的食物，多饮水，防止便秘发生；便秘患者可遵医嘱给予通便药物。

3. 皮肤护理　协助患者更换体位，骨折愈合后方可向患侧卧位；保持皮肤清洁卫生；保持床单平整干燥；定时按摩受压部位，防止压力性损伤发生。

4. 功能锻炼　骨盆骨折没有移位者，伤后1周可做半卧练习，并做髋关节、膝关节的伸展运动，2~3周后下床站立，缓慢行走。3~4周后练习正常行走。骨折移位明显者，伤后2周开始做半卧练习，并练习股四头肌的收缩，3周练习做髋关节、膝关节的伸展运动，6~8周扶拐杖行走，逐步过渡到正常行走。

【护理评价】

1. 患者能否维持正常的组织灌注，血压平稳。

2. 患者排尿排便功能是否正常。

3. 患者皮肤是否完好，有无压力性损伤发生。

4. 患者是否发生并发症，或并发症是否得到有效控制和预防。

【健康教育】

教会患者及家属保持肢体于功能位，防止足下垂。定时被动活动瘫痪肢体，并进行理疗或按摩、针灸治疗，也可使用CPM（肢体功能锻炼器）进行被动活动。伤后3个月逐渐可练坐起，由床上移到轮椅上，训练使用轮椅。上肢、背部肌肉有了力量后保持正常坐姿，可以练习站立。借助于下肢支架或他人扶持，学会从轮椅移到双杠上活动，在双杠范围内练习行走对患者最为有利。

案例

张女士，32 岁。不慎从 3.5m 高处坠落，后颈部着地，昏迷 8min 后苏醒，主诉头部、颈部疼痛，四肢不能活动，感觉丧失。患者入院后，查体：T 38℃，枕部及后颈部肿胀压痛，双肩胛骨下角以下、前胸第 2 肋以下、双上臂肩关节 8cm 以下皮肤感觉完全丧失，四肢肌力 0 级，腹壁反射、膝腱反射、跟腱反射均消失。MRI、X 线检查显示：C_4 椎体骨折合并前脱位。

请问：

1. 如何对张女士进行现场急救护理。
2. 说出张女士目前存在的主要护理诊断/问题。
3. 如何对张女士进行后续的护理。

（刘娜　张海燕）

1918 案例思路解析

1919 扫一扫，看总结

1920 扫一扫，测一测

第五节　关节脱位患者的护理

1921 扫一扫，自学汇

学习目标

1. 掌握关节脱位的护理评估、护理措施；常见关节脱位的护理要点。
2. 熟悉关节脱位的概念和分类、护理诊断/问题。
3. 了解关节脱位的护理目标、护理评价。
4. 能对关节脱位患者进行评估，实施护理措施；能与患者进行有效沟通，及时发现和处理关节脱位的并发症。
5. 具有严谨求实的工作态度，尊重脊柱和骨盆患者的身心需求，体现出护士的情感护理和人文关怀。

导入情景

柯先生，26 岁。主诉“右髋部疼痛、肿胀、活动障碍 1d”。患者于 1d 前不慎从高处跌倒在地，致右髋部疼痛、肿胀、活动障碍，无其他伴随症状。既往体健。查体：生命体征平稳，右髋部稍肿胀、压痛阳性，右髋关节屈曲、内收、内旋畸形、运动障碍，右足背动脉搏动存在，右足趾血运、感觉、运动正常。X 线检查：右髋关节后脱位。

工作任务：

1. 该患者的治疗原则是什么？主要护理措施有哪些？
2. 该患者主要并发症有哪些？如何对患者进行健康指导？

一、概述

关节脱位(dislocation of joint)是指关节面失去正常的对合关系,俗称脱臼。关节脱位多发生于青壮年、儿童,老人较少发生。按脱位的时间、程度、方向等可分为以下类型:

1. 按脱位后时间分类

(1)新鲜脱位:脱位时间短于3周者。

(2)陈旧性脱位:脱位时间超过3周者,一般手法复位困难,常需切开复位。

2. 按脱位后皮肤是否破损分类

(1)闭合性脱位:是指局部皮肤完好,脱位关节腔与外界不相通。

(2)开放性脱位:是指脱位关节腔与外界相通,易发生感染。

3. 按脱位程度分类

(1)全脱位:关节面对合关系完全失常。

(2)半脱位:关节面对合关系部分失常。

4. 按远侧骨端关节面移位方向分类　分为前脱位、后脱位、侧方脱位等。

考点提示:关节脱位的分类

【护理评估】

(一)健康史

1. 外伤　临床上以暴力因素所致的创伤性脱位较多见,即间接暴力或直接暴力作用于关节而致脱位,如跌倒时手掌撑地使肘关节脱位等。创伤性脱位使关节囊、关节周围韧带撕裂或撕脱,如处理方法不当易形成关节周围软组织松弛或薄弱,以后每遇较轻外力作用可反复发生脱位。此种情况也称习惯性脱位。

2. 骨关节疾病　关节感染、肿瘤等疾病可使关节结构破坏,逐渐导致关节病理性脱位。

3. 先天性因素　胚胎发育不良、胎位不正、羊膜早破等因素可造成先天性关节畸形,如先天性髋关节脱位。

(二)身体状况

1. 一般症状　关节部位疼痛、肿胀、瘀斑、局部压痛及关节功能障碍。

2. 特有体征

(1)畸形:脱位的关节处有明显畸形,如关节变粗大、患肢变短或变长等。

(2)弹性固定:脱位关节周围肌痉挛,关节囊与韧带牵拉使患肢固定在异常位置,被动运动时感到有弹性阻力。

(3)关节部位空虚:脱位后可在体表摸到关节所在的部位有空虚感。

考点提示:关节脱位患者的特有体征

3. 并发症　常可合并关节内、外骨折;可能有关节附近重要血管损伤;牵拉和压迫作用可致附近神经麻痹;晚期可能发生骨化性肌炎或创伤性关节炎等。评估时进行体格检查,全面了解患者临床表现,有无脱位后局部体征及全身并发症。

(三)实验室及其他检查

X线检查为首选,可确定脱位的方向、程度、有无合并骨折等。

（四）心理-社会状况

脱位的突然发生、剧烈疼痛、需要手术处理或对预后的担忧等，患者可能有不同程度的焦虑或恐惧反应。

（五）治疗要点

1. 复位　包括手法复位和切开复位，以手法复位为主。切开复位指征有关节内骨折，经手法复位失败者；有软组织嵌入，手法难以复位者；陈旧性脱位手法复位失败者。

2. 固定　复位后将关节固定于稳定位置2~3周，使损伤的关节囊、韧带、肌等软组织得以恢复。

3. 功能锻炼　在固定期间要经常进行关节周围肌的伸缩活动和患肢其他关节的主动活动。固定解除后，逐步进行脱位关节的主动功能锻炼，并辅以理疗、中药熏洗等治疗，促进关节功能早日恢复。

【护理诊断/问题】

1. 急性疼痛　与关节损伤有关。

2. 躯体移动障碍　与使用石膏、夹板有关。

3. 潜在并发症：血管损伤、周围神经损伤。

【护理目标】

1. 患者疼痛得到减轻或缓解。

2. 患者躯体移动障碍得到有效帮助。

3. 患者未发生并发症，或并发症得到有效预防或控制。

【护理措施】

1. 病情观察　治疗前、复位与固定后或手术后要注意观察伤肢远端的皮肤色泽、温度、感觉和运动情况，触摸动脉搏动并与健侧相比较。发现异常，及时与医生联系。

2. 疼痛护理　遵医嘱给予镇静、镇痛药物。执行护理操作时，动作要轻柔，避免引起不必要的痛苦。当患者生活自理有困难时，采取有效的协助措施并给予指导和训练。

3. 固定的护理　保持有效的固定复位后，将患肢固定于功能位置2~3周，固定时间太长易发生关节僵硬，太短则关节囊达不到修复，容易形成习惯性脱位。习惯性脱位手法复位后，固定时间应适当延长。向患者及家属说明复位后固定的目的、方法、重要性及注意事项，防止发生习惯性脱位。固定期间应观察患肢的血液循环，定期检查患肢感觉和运动，以了解神经、血管损伤的程度和恢复情况。

4. 理疗护理　受伤关节早期可冷敷，以减轻局部组织渗血和肿胀。24~48h后可热敷，以促进积血和水肿吸收。

知识链接

伤后冷敷

损伤后局部血管断裂、通透性增高，导致出血形成血肿以及水肿形成局部肿胀。冷敷主要使血管收缩，减少出血、渗出，减轻局部血肿、肿胀和疼痛。方法是在损伤局部覆盖冷毛巾，温度在4℃左右。不可直接敷冰，防止局部冻伤。

5. 指导功能锻炼 向患者及家属说明功能锻炼的重要性和必要性，科学指导患者功能锻炼，防止锻炼不当或过早锻炼引起习惯性脱位。固定期间，应进行关节周围肌的舒缩运动和除患肢外其他未固定关节的主动活动。解除固定后，逐渐加大关节的活动范围，防止关节僵直和失用性萎缩。

6. 心理护理 加强沟通，给予安慰和鼓励，耐心做好解释工作，以减轻紧张心理，同时耐心讲解关节脱位的相关知识，增加患者对疾病的认识，以便积极配合治疗。

【护理评价】

1. 患者疼痛是否得到减轻或缓解。
2. 患者躯体移动障碍是否得到有效帮助。
3. 患者是否发生并发症，或并发症是否得到有效预防和控制。

【健康教育】

1. 教育患者尽早就诊，及时复位，避免发展成陈旧性脱位。
2. 教育患者及家属充分认识患肢固定的要求及意义，预防习惯性脱位。
3. 教育指导患者按康复计划进行康复锻炼，患者能自觉坚持按计划实施。

二、常见关节脱位患者的护理

（一）肩关节脱位

肩关节活动范围大而稳定性差，故肩关节脱位多见，约占全身关节脱位的1/2。肩关节脱位多由间接暴力引起，由于肩关节前下方组织薄弱，所以前脱位最多见。脱位后局部疼痛，活动受限，由于三角肌塌陷，肩部失去正常轮廓成方肩畸形（图19-11），关节盂空虚。关节盂外可触及肱骨头，搭肩试验（Dugas征）阳性：即患侧手掌搭于健侧肩部时，肘部不能紧贴胸壁；或将患侧肘部贴近胸壁，则其手掌不能搭至患肩。X线检查可明确脱位的类型及有无合并骨折。治疗常采用手牵足蹬法（图19-12），单纯肩关节脱位复位后用三角巾悬吊上肢，肘关节屈曲90°，固定于胸前。

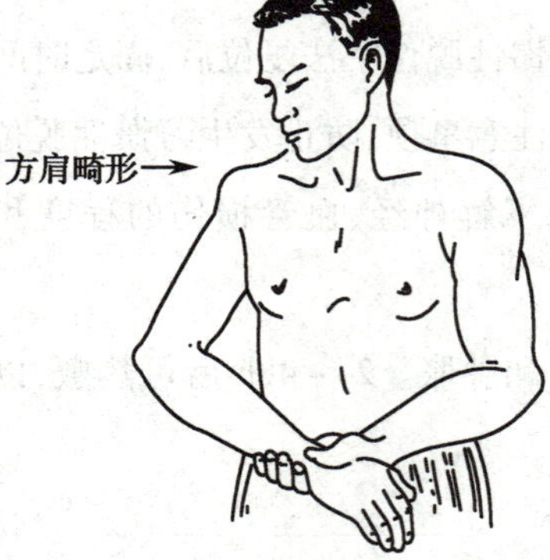

图19-11 方肩畸形

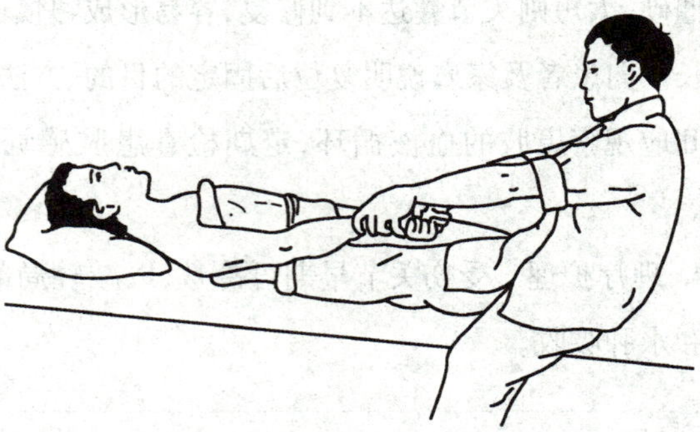

图19-12 肩关节脱位手牵足蹬法

护理要点：应观察患肢远端感觉、运动及血供情况，注意有无臂丛神经等损伤；保持固定有效，一般固定3周左右；固定期间应活动腕部和手指，解除固定后主动锻炼肩关节的活动，应逐渐加大受伤关节的活动范围，促使关节功能的恢复。

考点提示：肩关节脱位患者的畸形表现

（二）肘关节脱位

肘关节脱位多见于青壮年，约占全身关节脱位的1/5，常因跌倒时手掌着地，间接暴力使肘过伸而发生后脱位。有时可合并尺骨冠状突骨折、肱骨内上髁骨折、正中神经或尺神经损伤等。除脱位一般表现外，脱位后肘部变粗，上肢变短，鹰嘴后突显著。肘关节弹性固定于半伸直位约45°。肘后三点失去正常关系。X线检查可了解脱位情况及有无合并骨折。一般用手法复位多能成功，复位后以长臂石膏托固定肘关节于90°功能位约3周。

知识链接

肘后三角

在正常情况下，肘伸直位时，尺骨鹰嘴和肱骨内、外上髁三点呈一直线；屈肘时则呈一等腰三角形，肘关节脱位时上述关系丧失。

考点提示：肘关节脱位患者的临床表现

护理要点：指导患者进行患肢功能锻炼，固定期间可做伸指握拳等练习，同时在外固定保护下做肩、腕关节的活动。外固定去除后，锻炼肘关节的屈伸活动及肘关节周围肌力。应注意以主动锻炼为主，被动活动时动作要轻柔，以不引起剧烈疼痛为度，切忌粗暴，以免引起骨化性肌炎而加重肘关节僵硬。

（三）髋关节脱位

考点提示：髋关节脱位患者的临床表现

多由强大间接暴力引起。后脱位最为常见，当髋关节屈曲或屈曲内收时，暴力从膝部向髋部冲击，使股骨头穿出后关节囊。或弯腰工作时，重物砸于腰骶部，也可使股骨头向后冲破关节囊而形成脱位。患髋关节疼痛，被动活动时疼痛加剧。患侧下肢呈屈曲、内收、内旋和短缩畸形，臀部异常隆起且可触及移位的股骨头（图19-13）。X线检查可了解脱位的类型及有无合并髋臼或股骨头骨折。常用的复位方法有提拉法（Allis法，图19-14）和旋转法（图19-15）。一般需在腰麻或全麻下以特殊手法进行复位，复位后将患肢在伸直、轻度外展位持续皮肤牵引固定3~4周。

1922 髋关节脱位的手法复位（视频）

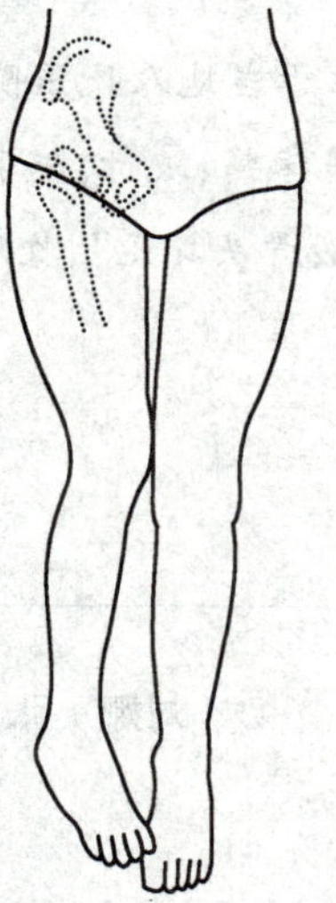

图19-13 髋关节后脱位

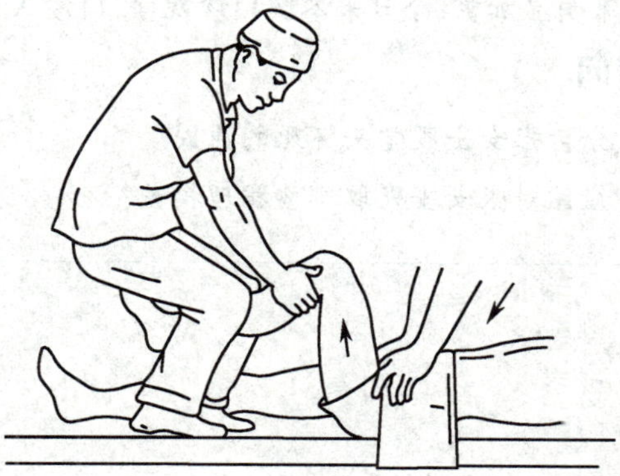

图19-14 Allis法

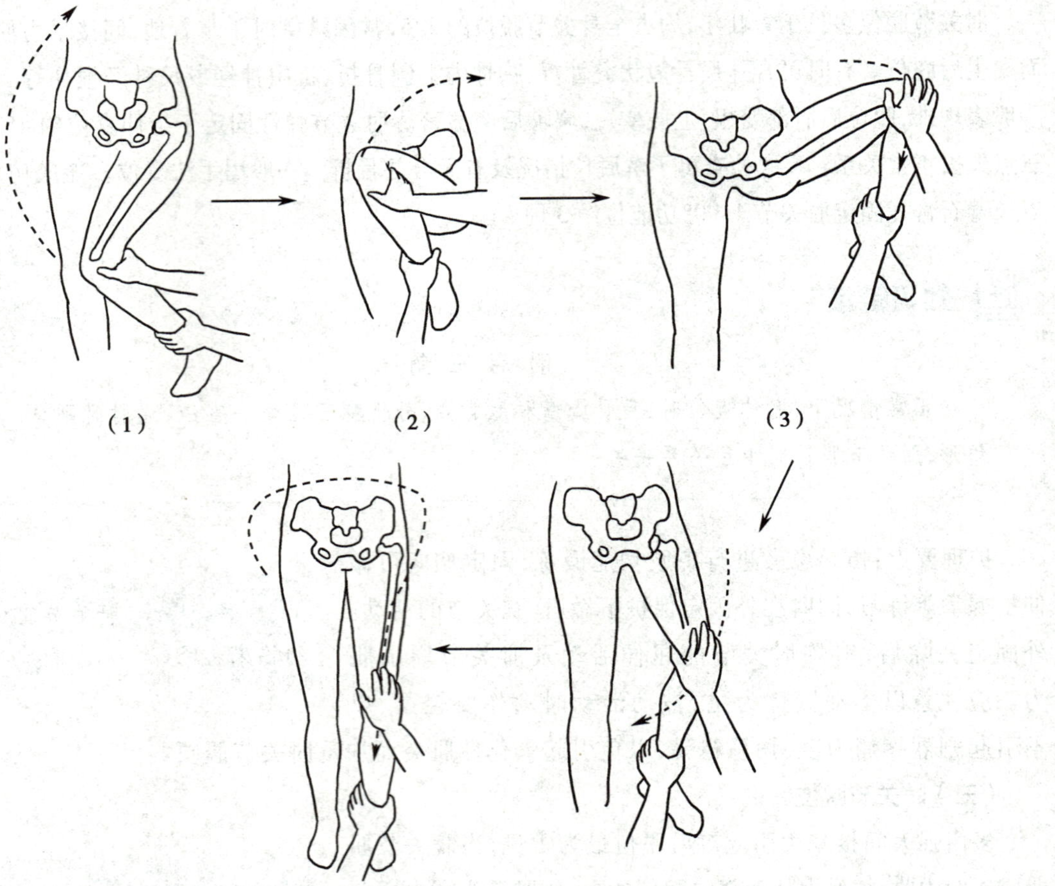

图 19-15 旋转法

护理要点：指导患者正确进行功能锻炼，即固定期间活动足、踝关节，并做股四头肌舒缩活动。牵引解除后仍需卧床锻炼数日，再逐渐下床扶杖活动，但3个月内避免患肢负重，防止股骨头缺血性坏死及受压变形等。

1923
案例思路解析

1924
扫一扫，看总结

1925
扫一扫，测一测

案例

张女士，28岁。2年前乘车回家，途中车祸，事后以左髋关节脱位于当地人民医院治疗，给予局麻后手法复位，10d后自己要求出院，下地劳动。逐渐出现左髋疼痛、跛行，越来越重。近几月来明显加重，今日来本院门诊就诊，门诊X线检查后，诊断为“股骨头坏死”，收入院。

请问：

1. 分析张女士股骨头坏死的原因。
2. 应该对张女士采取哪些护理措施？

（刘娜　张海燕）

第六节 颈肩痛和腰腿痛患者的护理

扫一扫，自学汇

学习目标

1. 掌握颈椎病、腰椎间盘突出症患者的护理措施。
2. 熟悉颈椎病、腰椎间盘突出症患者的身体状况、护理诊断/问题、治疗要点。
3. 了解颈椎病、腰椎间盘突出症的病因、实验室及其他检查。
4. 能按护理程序对颈椎病、腰椎间盘突出症患者实施正确的护理措施。
5. 具有敏锐的观察能力及解决问题的能力，体现出护士的爱伤精神和人文关怀。

导入情景

刘女士，50岁，缝纫工人。右上肢麻木伴放射痛1年。患者右肩部沿上臂、前臂外侧至右手麻木伴放射痛，颈部僵硬酸痛，时轻时重；劳累，久坐之后症状加重。曾进行推拿、按摩及理疗治疗，效果不明显，遂入院治疗。入院诊断：颈椎病。

工作任务：

1. 刘女士的颈椎病属于哪种类型？
2. 为明确诊断还需做哪些检查？
3. 治疗期间，护士应采取哪些护理措施？

颈肩痛与腰腿痛是临床常见的症状，病因复杂，以退行性变和损伤为主。颈肩痛是指颈、肩、肩胛等处的疼痛，可伴有一侧或两侧上肢痛或颈髓损害症状。腰腿痛是指腰、腰骶、骶髂、臀部等处的疼痛，可同时伴一侧或两侧下肢痛、马尾神经受压的症状。二者临床表现多样，且病程长、治疗困难，严重影响工作和生活。本章主要介绍其中最具代表性的颈椎病及腰椎间盘突出症。

一、颈椎病患者的护理

颈椎病（cervical spondylosis）指因颈椎间盘退变及其继发性椎间关节退行性改变，刺激或压迫相邻脊髓、神经、血管等组织，并引起相应的临床表现。颈椎病为50岁以上长期伏案工作人群的常见病，男性多于女性，好发部位为颈5~6（$C_{5\sim6}$），颈6~7（$C_{6\sim7}$）。随着人们日常生活和行为习惯的改变，发病年龄也日趋年轻。

颈椎退行性病变是颈椎病发生和发展最基本的原因。颈椎活动性大，随年龄增长，椎间盘逐渐发生退行性变，使椎间隙狭窄，关节囊、韧带松弛，脊柱活动时稳定性下降，进一步发展引起椎体、椎间关节及其周围韧带发生变性、增生、钙化，最后导致相邻脊髓、神经、血管受到刺激或压迫。急性损伤使已退变的颈椎和椎间盘损害加重而诱发颈椎病，慢性损伤可加速退行性变的发展。先天性颈椎管的矢状径小于正常（14~16mm）时，即使颈椎仅有轻微退行性变，也可出现神经压迫症状和体征。

颈椎病主要分为神经根型、脊髓型、椎动脉型、交感神经型4种类型，多数患者以其中一型为主，同时伴其他类型表现称为复合型颈椎病。极少数患者椎体前方骨质增生压迫食管引起吞咽不适，可归为“食管型颈椎病”。

1. 神经根型颈椎病　占60%~70%，在颈椎病中发病率最高，是由于颈椎间盘向侧后方突出，钩椎关节或关节突关节增生、肥大，刺激或压迫脊神经根所致。

2. 脊髓型颈椎病　占12%~20%，由后突的髓核、椎体后缘的骨赘、钙化的后纵韧带以及增生肥厚的黄韧带压迫或刺激脊髓所致，属于严重的一种类型。

3. 椎动脉型颈椎病　由于颈椎退行性变而导致椎动脉扭曲受压引起。因为椎动脉向脑部不同部位供应血流，因此一旦受压，临床表现较复杂。

4. 交感神经型颈椎病　发病机制未明，通常认为是颈椎旁交感神经节后纤维受到刺激所致。由于交感神经受到刺激，导致其所支配的内脏、腺体、血管的功能障碍。

【护理评估】

（一）健康史

评估时注意患者的年龄及有无急、慢性损伤史。

（二）身体状况

颈椎病的临床表现依病变部位、受压组织以及压迫轻重的不同而有所不同。其症状有的可以自行减轻或缓解，亦可反复发作。

1. 神经根型颈椎病

1）症状：颈部疼痛及僵硬，短期内加重并向肩部及上肢放射，用力咳嗽、打喷嚏及颈部活动时疼痛加重。皮肤可有麻木、过敏等感觉改变。上肢肌力减退、肌萎缩，以大、小鱼际肌和骨间肌最明显，手指动作不灵活。

2）体征：颈部肌痉挛，颈肩部有压痛，颈部和肩关节活动有不同程度受限。上肢腱反射减弱或消失，上肢牵拉试验（图19-16）、压头试验阳性（图19-17）。

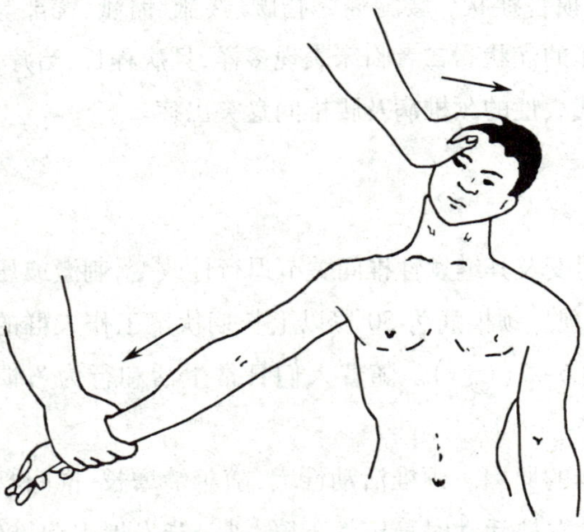
图19-16　上肢牵拉试验

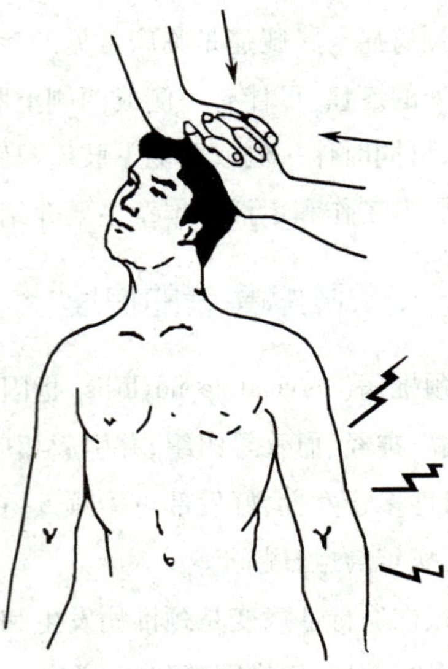
图19-17　压头试验阳性

2. 脊髓型颈椎病

1）症状：手部麻木，活动不灵活，尤其是精细活动失调，手握力减退；下肢无力、步态不稳、有踩棉花样感觉；后期出现大小便功能障碍，表现为尿频或排尿、排便困难等。

2）体征：肌力减退，腱反射活跃或亢进，腹壁反射、提睾反射和肛门反射减弱或消失。Hoffmann

征、髌阵挛及 Babinski 征等阳性。

3. 椎动脉型颈椎病

1)症状:眩晕为最常见症状,多伴有复视、耳鸣、耳聋、恶心呕吐等症状,头颈部活动和姿势改变可诱发或加重眩晕;猝倒为本型特有症状,表现为四肢麻木、软弱无力而跌倒,多在头部突然活动或姿势改变时发生,倒地后再站起来可继续正常活动;患者可有发作性头部胀痛,以枕部、顶部为主,发作时可伴恶心、呕吐、出汗、流涎、心慌、憋气以及血压改变等自主神经功能紊乱症状。

2)体征:颈部压痛,活动受限;神经系统检查可正常。

4. 交感神经型颈椎病

1)交感神经兴奋症状:头痛、头晕、恶心呕吐;视力下降、眼后部胀痛、瞳孔扩大或缩小;听力下降、耳鸣、发音障碍;血压升高、心前区疼痛、心律失常以及多汗等。

2)交感神经抑制症状:头晕、眼花、畏光、流泪、血压下降、心动过缓等。

评估时注意疼痛的部位、性质、范围以及加重和缓解的因素;有无肢体感觉、运动和反射异常;有无束胸感和踩棉花感;有无一过性的脑缺血表现;有无交感神经兴奋和抑制表现。

考点提示: 颈椎病患者的身体状况

(三)实验室及其他检查

1. 影像学检查 X 线检查可显示颈椎的生理前突变小或消失,椎体前后缘骨质增生、椎间隙狭窄及椎体不稳等征象;CT 或 MRI 检查可显示椎间盘突出、椎管狭窄、脊髓及神经根受压等情况;椎动脉造影或数字减影血管造影可显示椎动脉狭窄的部位及程度。

2. 肌电图检查 可以判定有无神经根损害。

(四)心理-社会状况

了解患者有无焦虑、恐惧等不良情绪,家庭及社会对患者的支持程度。

(五)治疗要点

神经根型、椎动脉型、交感神经型颈椎病以非手术治疗为主;脊髓型颈椎病自然病史为症状逐渐发展加重,故确诊后应及时手术治疗。

1. 非手术治疗 治疗原则是去除压迫因素,消炎止痛,恢复颈椎稳定性。

(1)枕颌带牵引:牵引可解除肌痉挛,增大椎间隙,减少椎间盘压力,减轻对神经、血管的压迫和刺激。脊髓型颈椎病者不适宜牵引。

(2)颈围:可限制颈椎过度活动,且不影响患者日常生活。

(3)推拿按摩:可以减轻肌痉挛,改善局部血液循环。推拿按摩应由专业人员操作,以防发生颈椎骨折、脱位和脊髓损伤。脊髓型颈椎病忌用此法。

(4)理疗:采用热疗、磁疗、超声疗法等,达到改善颈肩部血液循环、松弛肌肉、消炎止痛的目的。

(5)药物治疗:目前尚无治疗颈椎病的特效药物,所用药物均属对症治疗,如非甾体抗炎药、肌肉松弛剂及镇静剂等。

2. 手术治疗 当患者出现以下情况时,考虑手术治疗。①非手术治疗半年无效或影响正常生活和工作。②神经根型剧烈疼痛,非手术治疗无效。③上肢某些肌肉,尤其在出现手内肌无力、萎缩,经保守治疗 4~6 周后仍有发展趋势。手术目的是切除突出的椎间盘、骨赘、韧带或椎管扩大成形,使脊髓和神经得到充分减压;通过植骨、内固定行颈椎融合,获得颈椎稳定性。常用的术式有颈椎间盘摘除、椎间盘植骨融合术、前路侧方减压术、颈椎半椎管切除减压或全椎板切除术、椎管成形术等。

【护理诊断/问题】

1. 急性/慢性疼痛　与颈椎间盘突出、神经根受压有关。

2. 躯体移动障碍　与颈肩痛及活动受限有关。

3. 有受伤的危险　与肢体乏力及眩晕有关。

4. 潜在并发症：术后出血、植骨松脱、脊髓神经损伤等。

【护理目标】

1. 患者疼痛及其他压迫症状减轻。

2. 患者能恢复日常生活及工作。

3. 患者了解疾病特点，注意自身保护，避免受伤。

4. 患者无并发症的发生，或并发症得到及时处理。

【护理措施】

（一）非手术治疗护理

1. 一般护理

（1）休息与活动：各型颈椎病的急性发作期或者初次发作的患者，注意适当休息，病情严重者应卧床休息2~3周，逐渐增加活动量。适度的运动可以增强颈背肌的力量，使颈椎稳定、改善椎间关节的功能，减少神经刺激，消除疼痛。常有颈椎柔韧性训练、肌力训练、颈椎矫正训练等，可徒手或持器械进行。另外，跑步、游泳、球类等全身性运动也是颈椎病常用的运动治疗方式。

（2）饮食护理：进食高蛋白、低脂、高热量、富含维生素和粗纤维且易消化的食物，以保证营养，预防便秘。劝患者戒烟，以防术后痰液排出困难而致呼吸困难或呼吸道阻塞。

2. 佩戴颈围和颈托　适用于各型颈椎病患者，可以制动和保护颈椎，减少对神经的刺激、有利于组织水肿的消退，还可以巩固疗效，防止颈椎病的复发。长期应用颈托可引起颈肌无力和颈椎活动不良，因此佩戴时间不宜过长，在应用期间应经常进行功能锻炼，或配合其他治疗，如牵引、理疗等。急性期过后，要及时去除。一般来说，病情较轻的患者，可于白天外出时尤其是乘车时配戴，休息时可去除。

3. 牵引护理　采用枕颌带牵引（图19-18），以解除椎间隙、减少椎间盘压力，从而减少神经根压力。患者取坐位或卧位，头前屈10°，牵引重量为2~6kg，每次1~1.5h，每天2次；若无不适，可行持续牵引，每天6~8h，2周为一个疗程。

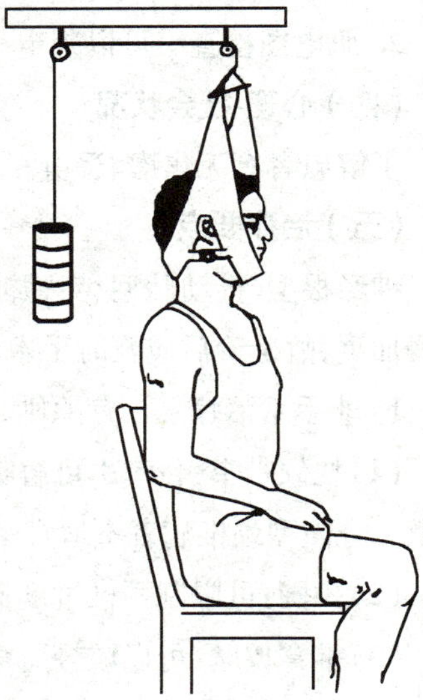

图19-18　枕颌带牵引

4. 安全护理　患者存在肌力下降导致四肢无力时应做好安全评估，以防烫伤、坠床、跌倒，穿平跟软底鞋，保持地面干燥；走廊、浴室、洗手间等公共日常生活场所配有扶手，以防步态不稳而摔跤；椎动脉型颈椎病患者，应避免头部过快转动或屈伸，以防猝倒。

（二）手术治疗的护理

1. 术前护理

（1）心理护理：年龄较大合并有内脏疾病、病程长的患者易出现焦虑或恐惧情绪，因颈椎手术危险性较大，术前必须做好心理疏导，解除其恐惧心理，并积极配合医护人员治疗原发病，使其能耐受手术。

(2)术前训练:

1)气管食管推移训练:为行前路手术的患者做准备,预防术中持续牵拉颈部器官引起的心率、血压波动以及呼吸困难等并发症。方法:一般在术前5~7d开始,患者取仰卧位,肩下垫枕头,头后仰,帮助患者用2~4指指端插入切口侧内脏鞘与血管神经鞘间隙中,将气管、食管持续向非手术侧缓慢推移,开始用力应缓和,如出现局部疼痛、恶心呕吐、头晕等不适,可暂停10~15min后再继续,使患者逐渐适应并尽可能避免牵拉过程中断。开始每天3次,每次15~20min,以后逐渐增加到每天3~5次,每次30~60min,训练到患者无明显不适,手术部位结缔组织达到松弛状态。体型较胖、颈部粗短者,推移训练应适当加强。老年体弱者训练时应注意动作轻柔、逐渐适应,以免发生意外。

2)呼吸功能训练:脊髓型颈椎病患者以老年人居多,由于颈髓受压导致呼吸肌功能降低,多患有慢性呼吸系统疾病,伴有不同程度的肺功能低下。因此,术前指导患者练习深呼吸、吹气球等训练,以增加肺通气功能,术前2周戒烟。

3)术中体位训练:仰卧头颈过伸位训练适用于前路手术患者;俯卧位训练适用于后路手术患者,以适应术中长时间俯卧位对呼吸的影响。开始每次为30~40min,每天3次;以后逐渐增至每次3~4h,每天1次。

4)大小便适应性训练:术前训练患者在床上排大小便。

2. 术后护理

(1)一般护理

1)体位:患者平卧,翻身时保持头、颈、躯干在同一平面上,维持颈部稳定;颈部制动,带颈托或头部固定器,固定头颈部以减少出血,防止所植骨块或人工关节的滑出,引起呼吸困难。

2)密切监测生命体征:注意呼吸频率、深度的改变,脉搏的变化,保持呼吸道通畅,低流量给氧。呼吸困难是前路手术最危急的并发症,多发生于术后1~3d内。常见原因有切口内出血压迫气管、喉头水肿压迫气管、术中损伤脊髓或植骨块松动和脱落压迫气管等引起。

(2)引流管的护理:妥善固定引流管,保持适当负压吸引,维持有效引流,观察和记录引流液的性质和量,每日更换引流袋。当引流液颜色转淡,引流量逐渐减少可以拔管。微创手术出血较少,通常第2天可以拔管。

(3)并发症的观察与护理

1)颈部血肿:是最严重的并发症之一,患者于术后48h内出现颈部肿胀、呼吸困难。床旁备好气管切开包、氧气瓶和吸引器,如果患者出现呼吸困难,颈部增粗者要立即采取措施,拆除缝线减压、清除血肿然后行手术探查、清创缝合。

2)喉头水肿、气管痉挛:常见于术前准备不足者,术中强力牵拉气管、喉头而受损。多发生于后半夜睡眠期间,迷走神经兴奋性增高,痰液瞬间堵塞气道,发生呼吸骤停而猝死。应充分做好术前准备,术后密切观察,常规在患者床旁备气管切开包。

3)脑脊液漏:术中损伤硬膜或切开硬膜再缝合,均可导致脑脊液漏。患者可有波动性头痛、耳鸣、恶心、呕吐等脑脊液漏的表现,切口周围皮肤隆起、有波动感或引流管内有大量淡红色清亮液体流出。发现脑脊液漏应及时通知医生处理,抬高床尾,去枕仰卧7~10d,监测并补充电解质及预防感染,必要时手术探查并修补硬脊膜。

4)植骨块移位:植骨块嵌插不牢、颈部外固定不可靠,均可发生植骨块松动或脱出。主要表现为颈部及咽喉部疼痛、咽喉部卡压感、吞咽困难。X线检查可以证实。术后注意体位护理。

5)脊髓、神经损伤:手术牵拉和周围血肿压迫均可损伤脊髓及神经,患者出现声音嘶哑、四肢感觉运动障碍以及大、小便功能障碍。手术牵拉所致的神经损伤为可逆的，一般在术后1~2d内明显好转或消失；血肿压迫所致的损伤为渐进的不可逆的，术后应注意观察，以便及时发现问题并处理。

6）肺部感染及肺不张：鼓励患者咳嗽和深呼吸预防肺部感染和肺不张。

（4）术后功能锻炼：活动应循序渐进，术后3d内，卧床进行四肢肌肉舒缩和关节活动；术后第3天起，戴颈围在床上半卧位或在床边进行四肢肌肉舒缩和关节伸屈活动；术后1周，戴颈围下地活动。颈椎植骨者1周后戴颈围半卧位，2周后髂骨取骨处拆线，可下地活动。微创手术患者根据病情和术中情况决定卧床休息的时间，一般患者第2天可带颈托下床活动，术后带颈托3~4周。

> **考点提示：** 颈椎病患者的护理措施

【护理评价】

1. 患者疼痛及其他压迫症状是否减轻。
2. 患者是否能恢复日常生活及工作。
3. 患者是否了解疾病特点，注意自身保护，避免受伤。
4. 患者是否有并发症发生，或并发症得以及时发现和治疗。

【健康教育】

1. 纠正不良姿势　在日常生活、工作、休息时注意纠正不良姿势，保持颈部平直，以保护头颈肩部；选择中间低两端高、透气性好的枕头，长度超过肩宽10~16cm，高度以头颈部压下后一拳头高为宜；保持良好睡眠体位，头颈部保持自然仰伸位，胸部及腰部保持自然曲度，双髋及双膝略呈屈曲，使全身肌肉、韧带及关节获得最大限度的放松与休息。

2. 避免外伤、寒冷刺激　行走或劳动时注意避免损伤颈肩部，一旦发生损伤，尽早诊治；避免风寒、潮湿，夏季避免空调直吹颈部，出汗后不可吹凉风和用冷水冲洗。

3. 适度的体育运动和功能锻炼　出院后继续进行功能锻炼，增加颈部肌肉力量，体力恢复后可逐渐进行慢跑、游泳、球类等体育运动。

4. 合理使用颈围　术后3个月内继续使用颈围，逐步解除固定，先在睡眠时去除颈围，适应后，白天间断使用，直到完全去除。

5. 定期复查　出院后在第3个月、6个月、12个月回医院复查。注意观察有无颈椎病复发情况，及时回医院复诊。

二、腰椎间盘突出症患者的护理

腰椎间盘突出症（lumbar intervertebral disc hermiation）是指由于腰椎间盘发生退行性改变后，在外力作用下纤维环破裂、髓核组织突出，刺激和压迫马尾神经或神经根所引起的以腰腿痛为主要症状的病变。腰椎间盘突出症是骨科常见病和多发病，是腰腿痛最常见的原因。

由于椎间盘组织承受人体躯干及上肢的重量，在日常劳损较其他组织更为严重。其仅有少量血液供应，营养极为有限，极易退变。一般认为人在20岁以后，椎间盘即开始退变，髓核的含水量逐渐减少，椎间盘的弹性蛋白减少和弹性纤维密度降低。在外力及其他因素的影响下，椎间盘继发病理性改变，导致纤维环破裂，髓核突出（或脱出）引起腰腿痛和神经功能障碍。腰椎间盘突出症多发生在脊柱活动度量大，承重较大或活动较多的部位，以$L_{4\sim5}$、$L_5\sim S_1$多见，发生率约占90%。

腰椎间盘突出症的分型方法较多，各有其特点。根据其突出程度及影像学特征，结合治疗方法做如下分型：

1. 膨出型　纤维环有部分破裂，但表层完整，此时髓核因压力向椎管内局限性隆起，但表面光滑。这一类型非手术治疗大多可缓解或治愈。

2. 突出型　纤维环完全破裂，髓核突向椎管，但后纵韧带仍然完整。此型常需手术治疗。

3. 脱出型　髓核穿破后纵韧带，形同菜花状，但其根部仍然在椎间隙内。需手术治疗。

4. 游离型　大块髓核组织穿破纤维环和后纵韧带，完全突入椎管，与原间盘脱离。需手术治疗。

5. 施莫尔结节（Schmorl 结节）及经骨突出型　前者指髓核经上下软骨板的发育性或后天性裂隙突入椎体松质骨内；后者是髓核沿椎体软骨终板和椎体之间的血管通道向前纵韧带方向突出，形成椎体前缘的游离骨块。这两型临床上无神经症状，无需手术治疗。

【护理评估】

（一）健康史

应重点评估患者年龄、家族史以及有无急、慢性损伤史。

（二）身体状况

1. 症状

（1）腰痛：90%的患者有腰痛表现，也是最早出现的症状。早期患者仅有腰痛，表现为急性剧痛或慢性隐痛。弯腰、咳嗽、排便时均可致使疼痛加剧。

（2）坐骨神经痛：发生率为 95%，多表现为单侧疼痛。疼痛从下腰部向臀部再向下肢、足背或足外侧放射，可伴有麻木感。疼痛性质有麻痛、刺痛、胀痛。中央型椎间盘突出症可有双侧坐骨神经痛，表现为双侧大腿及小腿后侧疼痛。咳嗽、打喷嚏等导致腹压增高的活动均可使疼痛加剧。

（3）马尾神经受压：中央型突出的髓核或脱垂游离的椎间盘组织压迫马尾神经，表现为大小便功能障碍。

2. 体征

（1）腰椎侧弯：是腰椎为减轻疼痛的姿势性代偿畸形。

（2）腰部活动受限：腰部各方向的活动均受到不同程度的限制，以前屈受限最明显。

（3）压痛、叩痛：在病变椎间隙的棘突间，棘突旁侧 1cm 处有深压痛、叩痛，并伴有向下肢的放射痛。

（4）直腿抬高试验及加强试验阳性（图 19-19）：其阳性率为 90%。患者仰卧，患肢膝关节伸直，被动抬高下肢至 60°以内即出现放射痛，称为直腿抬高试验阳性。主要系神经根受压或粘连使移动范围减小或消失、坐骨神经受牵拉所致。在直腿抬高试验阳性的基础上，缓慢降低患肢高度，至放射痛消失；再被动背屈踝关节以牵拉坐骨神经，若引起疼痛则称为加强试验阳性。

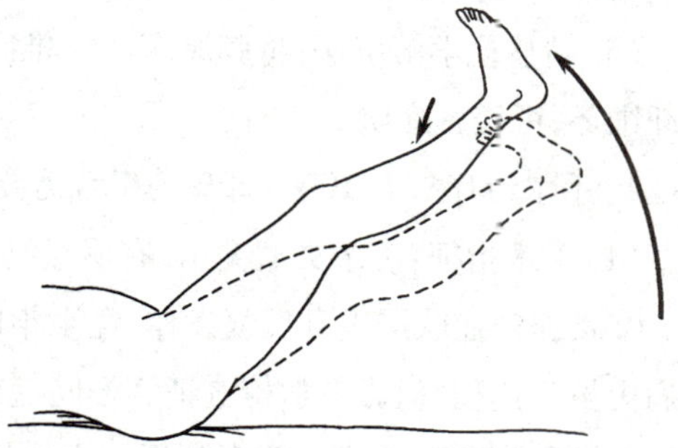

图 19-19　直腿抬高试验（实线）及加强试验（虚线）

应重点评估患者腰痛或放射性疼痛的部位和范围，局部有无压痛和肿胀；腰部活动情况，有无侧弯畸形。患者的生命体征、下肢感觉、运动和反射情况；患者的行走姿势、步态；患者的生活自理能力和程度。患者有无大小便失控或失禁现象。

考点提示：腰椎间盘突出症患者的身体状况

（三）实验室及其他检查

1. X线检查　正位片检查可见脊柱侧弯畸形，左右椎间隙宽度不一致；侧位片可见腰椎生理前凸减小或消失，严重者甚至出现后凸，椎间隙前窄后宽。另外可见椎体前、后上下缘骨质增生，呈唇样突出。

2. CT检查　能清楚地显示椎间盘突出的部位、形态、大小及神经根、硬膜囊受压移位情况。并同时显示椎板及黄韧带是否肥厚，小关节增生肥大、椎管及侧隐窝狭窄等情况。

3. MRI检查　能清楚显示解剖结构，全面了解椎间盘退变、髓核突出的情况，同时可发现椎管内其他占位性病变，对本病有较大的诊断价值。

4. 其他　肌电图检查是通过测定神经根所支配肌肉是否出现失神经波来明确神经受损的范围及程度，推断腰椎间盘突出及其部位。其他检查还有造影检查、放射性核素扫描、超声检查等。

（四）心理-社会状况

了解患者对疾病的认识及了解程度。对疼痛等症状的心理反应、应对措施及效果；患病对工作、学习的影响；社会支持系统对患者的支持及帮助能力等。

（五）治疗要点

1. 非手术治疗　80%~90%的患者可经非手术缓解或治愈。非手术治疗适用于初次发作、病程较短且经休息后症状明显缓解，影像学检查无严重突出者。

（1）卧床休息：严格卧床，包括卧床大小便。卧床休息可以减少椎间盘承受的压力，缓解脊柱旁肌肉痉挛引起的疼痛。一般卧床3周或至症状缓解后，可戴腰围逐步下床活动。

（2）骨盆牵引：牵引可增大椎间隙，减轻对椎间盘的压力和对神经的压迫，改善局部循环减轻水肿。

（3）物理治疗：正确的理疗、推拿、按摩可缓解肌痉挛及疼痛，减轻椎间盘压力，减轻对神经根的压迫。

（4）皮质激素硬膜外注射：皮质激素可减轻神经根周围的炎症与粘连，常选用长效皮质类固醇制剂加2%利多卡因经硬膜外注射，每周1次，3次为一个疗程。

（5）髓核化学溶解法：将胶原酶注入椎间盘或硬脊膜与突出的髓核之间，达到选择性溶解髓核和纤维环，可缓解症状。

2. 手术治疗　有10%~20%的患者需要手术治疗。

（1）手术指征：①中央型突出，有明显马尾神经受压症状，括约肌功能障碍者，应按急诊进行手术。②腰腿痛症状严重且反复发作，经半年以上非手术治疗无效，病情逐渐加重，影响工作和生活。③病史虽不典型，但影像学检查证实椎间盘对神经或硬膜囊有严重压迫。④合并腰椎管狭窄症。

（2）手术类型：根据椎间盘位置和脊柱的稳定性选择手术类型。①椎板切除手术和髓核摘除手术：摘除或切除1个或多个椎板、骨赘及突出髓核，解除神经受压，是最常用的手术方式。②椎间盘切除术：部分切除椎间盘。③脊柱融合术：在椎体间插入一楔形骨块或骨条以稳定脊柱。④经皮穿刺髓核摘除术：在X线监控下插入椎间盘镜，切除或吸出椎间盘以达到减轻椎间盘内压力和缓解症状的效果。

【护理诊断/问题】

1. 急性/慢性疼痛　与椎间盘突出刺激邻近组织的神经纤维有关。

2. 焦虑　与缺乏诊断及治疗的相关知识有关。

3. 躯体移动障碍　与椎间盘突出引起腰、腿疼痛有关。

4. 潜在并发症：神经根粘连、肌肉萎缩等。

【护理目标】

1. 患者疼痛减轻或消失。

2. 患者了解本病诊断及治疗的相关知识，焦虑减轻或解除。

3. 患者能够使用适当的辅助器具增加活动范围。

4. 患者未发生并发症，或并发症能够被及时发现和处理。

【护理措施】

（一）非手术治疗护理

1. 卧硬板床　卧床休息可减轻椎间盘承受的压力，缓解疼痛。卧床时将床头抬高20°，侧卧位时屈髋屈膝，双腿分开，两腿之间垫枕，避免脊柱弯曲的"蜷缩"姿势，以降低椎间盘压力，减小椎间盘后突倾向，增加舒适，减轻疼痛。仰卧位时可在膝、腿下垫枕，避免头前倾、胸部凹陷等不良姿势，俯卧位时可在腹部及踝部垫枕，以放松脊柱肌肉。

2. 佩戴腰围　腰围能加强腰椎的稳定性，对腰椎起到保护和制动作用，卧床3周后，戴腰围下床活动。

3. 保持有效牵引　多采用盆骨持续牵引，抬高床尾做反牵引。牵引重量一般为7~15kg，持续2周；也可采用间断牵引法，每天2次，每次1~2h，但效果不如前者。牵引前，在牵引带压迫的髂缘部位加减压保护贴，预防压力性损伤。牵引期间观察患者体位、牵引线及重量是否正确。经常检查牵引带压迫部位的皮肤有无疼痛、红肿、破损、压力性损伤等。

4. 有效镇痛　因疼痛影响入睡时，遵医嘱给予镇痛剂等药物，缓解疼痛，保证充足睡眠。

5. 心理护理　鼓励患者多与家属交流，使家属能够帮助他们克服困难，介绍患者与病友进行交流，以增加自信心。

（二）术后护理

1. 手术前准备　术前常规戒烟、训练床上排便，根据对手术的了解程度，向患者解释手术方式及术后可能出现的问题，如疼痛、麻木等，告知其医护人员将采取的措施，增加其对手术及术后护理的认知度。

2. 手术后护理

（1）一般护理

1）体位：术后平卧，轴线翻身即指导患者双手交叉放于胸前，双腿自然屈曲，一名护士扶肩背部，另一名护士托臀部及下肢，同时将患者翻向一侧，肩背部及臀部垫软枕支撑。

2）密切观察病情：包括生命体征，下肢皮肤温度、感觉及运动恢复情况；观察手术切口敷料有无渗湿及渗出液的颜色、性状、量等，渗湿后及时通知医生更换敷料，以防感染；观察患者术后有无疼痛，疼痛严重者予以镇痛剂或镇痛泵。

（2）引流管护理：防止引流管脱出、折叠，观察并记录引流液颜色、性状、量，有无脑脊液流出，是否有活动性出血，有异常及时报告医生。

（3）并发症的观察与护理：常见并发症为神经根粘连和脑脊液漏，需予以积极预防。及时测量体温、脉搏、血压和呼吸，观察下肢感觉、运动情况，并与健侧和术前对比，评估患者术后疼痛情况有无缓解。加强引流液的观察，若引流袋内引流出淡黄色液体，同时患者出现头痛、呕吐等症状，应考虑发生脑脊液漏，须立即报告医生予以处理；适当抬高床尾，去枕卧位7~10d。脑脊液漏期间，须监测及补充电解质，预防颅内感染发生。必要时探查伤口，行裂口缝合，或修补硬脊膜。

(4)功能锻炼：为预防长期卧床所致的肌萎缩、关节僵硬等并发症，患者宜早期进行床上肢体功能锻炼。若患者不能进行主动锻炼，在病情许可的情况下，由医护人员或家属协助活动各个关节、按摩肌肉，以促进血液循环，预防并发症。

1)四肢肌肉、关节的功能锻炼：卧床期间坚持定时活动四肢关节，以防关节僵硬。

2)直腿抬高锻炼：术后第1天开始进行股四头肌舒缩和直腿抬高锻炼，每分钟2次，抬放时间相等，每次15~30min，每天2~3次，以能耐受为限，逐渐增加抬腿幅度，以防神经根粘连。

3)腰背肌锻炼：根据术式及医嘱，指导患者锻炼腰背肌，以增加腰背肌肌力，预防肌萎缩和增强脊柱稳定性。但腰椎有破坏性改变、感染性疾病、内固定物植入、年老体弱及心肺功能障碍的患者不宜进行腰背肌锻炼。

4)行走训练：制订活动计划，帮助患者按时下床活动。2周后借助腰围或支架下床活动，需根据手术情况适当缩短或延长下床时间。正确指导患者起床，预防卧床时间长引起的直立性低血压及肌无力；方法为协助患者系好腰围或支架，抬高床头，先半卧位30s；然后移向床的一侧，将腿放于床边，胳膊将身体支撑起，移到床边休息30s；无头晕、眼花等症状后，在护士或家属的扶助下利用腿部肌肉收缩使身体由坐位改为站立位。躺下时按相反顺序进行。

考点提示：腰椎间盘突出症患者的护理措施

1927

腰椎间盘突出症术后的功能锻炼(微课)

【护理评价】

1. 患者疼痛是否减轻或消失。
2. 患者是否了解本病诊断及治疗的相关知识，焦虑减轻或消失。
3. 患者是否能够使用适当的辅助器具增加活动范围。
4. 患者是否发生并发症，或并发症能够被及时发现和处理。

【健康教育】

1. 活动指导　患者出院后的一切活动严格遵照医生及护士的要求。术后第1周，可进行短距离散步，允许坐车，但不能驾驶车辆。避免搬举重物、爬楼梯，可自行淋浴，不可参加运动。术后第2周，患者可坐、站、散步等，如感觉疲倦，应休息，这一阶段仍不可参加运动。术后第3~8周，可从事一些轻松的工作，但应避免弯腰、举重物、腰部旋转等。术后第12周，可逐渐恢复以往工作量，但仍避免搬举重物。继续坚持功能锻炼半年以上，术后半年到1年，仍需避免腰部的过度劳累，以免损伤而造成疾病复发或脊椎的伤害。

2. 日常生活中应注意的事项

(1)采取正确的体位：站立时膝关节微屈，收紧腹部肌肉以缩拢臀部，尽量使下背部平直。需长时间站立时，两腿交替活动以减少髋部及脊椎的负重。坐位时应保持上身的平直，最好使用有靠背的椅子，使腰背部有所依靠，以减轻负担。

(2)坐具的选择：坐具高矮合适并有适当后倾角的靠背为佳，椅子的靠背以后倾100°左右，高20~25cm为宜。椅子的高度以能使患者膝部屈曲90°~100°，两足能平放地面为宜。

(3)床的选择：保证患者在仰卧位时能保持腰椎生理性前凸，侧卧位时不使脊柱侧弯为宜。硬板床最好，绷紧的床次之，不宜使用软钢丝床，因其在人体仰卧位时可使脊柱呈弧形，易引起腰部肌肉、韧带、骨关节疲劳。

(4)采取正确的姿势：弯腰搬重物正确的姿势是先将身体尽量靠近物体，屈髋屈膝，充分下蹲后，将物体拾起，可支托于膝上，然后挺直胸、腰部，站起并将物体搬起来。错误的搬运姿势是直腿站立，在不屈曲膝关节的情况下弯腰搬取物体。

(5)加强劳动保护及防护：避免受寒，如在寒冷、潮湿的环境中工作后，应洗热水澡以祛寒除湿，消除疲劳；勿穿拖鞋及高跟鞋，保持身体重心平衡，避免损伤。

(6)指导患者继续加强背肌锻炼：主要目的是加强患者腰背部肌肉的力量。

3. 定期复查　出院前护士应嘱患者术后2~3个月复诊，如发现腰背部疼痛、下肢疼痛、麻木、感觉异常等，及时与医生联系。

案例

1. 刘女士，68岁，退休工人。因下肢行走无力，有踩棉花样感觉，步态不稳易跌倒1年余，加重2个月入院。查体：颈部疼痛，有压痛，腱反射亢进，Babinski征阳性。MRI检查：颈椎管矢状径变小，脊髓受压。经医生会诊后，拟行颈椎前路手术治疗。

请问：

(1)该患者的颈椎病属于哪种类型？

(2)该患者存在哪些护理问题？

(3)手术前护士需对患者进行哪些训练？

2. 马先生，49岁。因“腰痛2年，加重并伴下肢痛2个月”入院。患者2年前出现腰痛，曾在当地医院就诊，给予理疗、药物治疗，疼痛减轻。近2个月，腰部疼痛加剧且伴随同侧腿疼。入院后CT显示：$L_{4\sim5}$、$L_5\sim S_1$椎间盘组织变性，向后突出，后纵韧带及黄韧带增厚。入院诊断为“腰椎间盘突出症”。患者入院后饮食及大小便正常，情绪不佳，夜间入睡困难。自诉担心手术预后及并发症。

请问：

(1)该患者目前存在的主要护理诊断/问题是什么？

(2)入院后拟行后路经椎板间开窗髓核切除术，护士应采取哪些术前和术后护理措施？

（张海燕　刘娜）

第七节　骨与关节感染患者的护理

学习目标

1. 掌握化脓性骨髓炎、化脓性关节炎、骨与关节结核患者的护理措施。

2. 熟悉化脓性骨髓炎、化脓性关节炎、骨与关节结核患者的身体状况、护理诊断/问题、治疗要点。

3. 了解化脓性骨髓炎、化脓性关节炎、骨与关节结核的病因、实验室及其他检查。

4. 能按护理程序对骨与关节感染患者实施正确的护理措施。

5. 具有敏锐的观察能力及解决问题的能力，体现出护士的爱伤精神和人文关怀。

1928 案例思路解析

1929 扫一扫，看总结

1930 扫一扫，测一测

1931 扫一扫，自学汇

导入情景

患儿,5岁。2d前突然出现高热、髋部疼痛,活动后加重。体格检查:髋关节屈曲,内收,内旋畸形,活动受限,腹股沟区有肿物,局部无红肿、发热表现,穿刺抽出灰白色脓液。

工作任务:

1. 该患者可能患的是哪种疾病?诊断依据是什么?
2. 该患者的主要护理问题有哪些?
3. 治疗期间,护士应采取哪些护理措施?

一、化脓性骨髓炎患者的护理

化脓性骨髓炎(pyogenic osteomyelitis)是化脓性细菌感染引起的骨膜、骨质和骨髓组织的炎症。按感染途径不同分为血源性骨髓炎、外来性骨髓炎及创伤后骨髓炎。按病程发展可分为急性骨髓炎和慢性骨髓炎。

1. 急性血源性骨髓炎　多见于12岁以下的儿童和青少年,好发于长骨的干骺端,其发生与以下因素有关:

(1)血源性感染:是最常见且最严重的感染途径。最常见的致病菌是金黄色葡萄球菌、溶血性链球菌等。患者发病前通常有未经治疗的感染病灶,如脓肿、疖、痈、中耳炎、龋齿、咽喉炎、扁桃体炎、上呼吸道感染等。由于细菌的感染力很强,可进入血液循环形成菌血症,这是形成急性血源性骨髓炎的先决条件。在局部或全身抵抗力降低的情况下,如营养不良、过度劳累时即可发病。

(2)外伤性感染:即细菌由伤口直接侵入骨内,如开放性骨折、外科手术后继发的骨髓炎,又称局部性骨髓炎。

(3)外来性骨髓炎:是由邻近软组织压力性损伤或异物感染等直接蔓延至骨骼引起的感染,如脓性指头炎引起指骨骨髓炎。

2. 慢性骨髓炎　多数由急性化脓性骨髓炎演变而来,即在急性期症状消退或手术治疗伤口痊愈后,仍残留有病灶,当机体抵抗力降低或局部受轻伤时,再次急性发作。

急性血源性骨髓炎的基本病理变化为骨质破坏、骨吸收和死骨形成,同时出现反应性骨质增生。早期以骨质破坏为主,晚期以新生骨增生为主。大量菌栓停滞在长骨干骺端,阻塞小血管,发生骨坏死并有充血、渗出与白细胞浸润。渗出物和白细胞破坏形成的碎屑成为小脓肿,以后随着脓肿的扩大,可向局部阻力较小的方向蔓延。如向骨干髓腔蔓延,穿入骨膜形成骨膜下脓肿,穿入关节引起化脓性关节炎。

慢性骨髓炎的主要特点是形成死骨、死腔和窦道。在早期急性发作时,未能控制的感染使原来的干骺端形成大块死骨,虽有脓液流出形成慢性窦道,但仍有炎症反应、充血,大块死骨不能经瘘管流出而长期存留。死骨的周围有炎症肉芽组织,被新生骨的包壳所包绕而形成死腔。有时大片死骨不易被吸收,骨膜下新骨不断形成,可将大片死骨包裹起来,形成骨性包壳。包壳常被脓液侵蚀,形成瘘孔,经常有脓性分泌物自瘘管流出。长期慢性炎症和反复的急性发作,可使皮肤色素沉着,瘘管经久不愈,脓液反复刺激皮肤,久而久之可发展为鳞状上皮细胞癌。

【护理评估】

（一）健康史

应重点评估患者既往有无感染史、局部损伤史以及有无感冒等全身抵抗力下降的病史。

（二）身体状况

1. 急性血源性骨髓炎

（1）全身症状：起病急，全身中毒症状明显，体温达39℃以上，伴有寒战、脉快、烦躁不安、呕吐或惊厥等，重者可发展为感染性休克。

（2）局部症状和体征：早期患处持续性疼痛，肢体呈半屈曲状，周围肌痉挛，患者因疼痛抗拒做主动和被动活动，局部皮肤温度增高，数天后局部肿胀、皮肤发红，形成骨膜下脓肿。当脓肿穿破骨膜形成软组织深部脓肿时，疼痛反而减轻，但局部红、肿、热和压痛更明显。若脓液扩散至骨髓腔，则疼痛和肿胀范围增大，若整个骨干受破坏易发生病理性骨折。

2. 慢性骨髓炎　慢性骨髓炎患者皮肤上可有经久不愈的窦道，周围皮肤有色素沉着，窦道有炎症肉芽组织和脓液渗出，用探针经窦道可探至骨髓腔。处于静止期时，可无全身症状，窦道暂时封闭。当患者的抵抗力降低时，局部感染可急性发作，出现红肿、疼痛、流脓等表现，并可伴有寒战、发热等全身中毒症状，原窦道口处有波动感，并有积脓现象。患肢可因炎症刺激致使肢体伸长，或由于骨折、脱位而缩短、畸形等。若影响关节，可导致关节的活动受限，严重的可出现关节畸形强直。有少数慢性窦道长期不愈者，可因脓液刺激而发生鳞状上皮细胞癌。

应重点评估患者的全身中毒症状、局部疼痛情况以及患肢局部有无红、肿、热、压痛和波动感。

> 考点提示：急性血源性骨髓炎患者的身体状况

（三）实验室及其他检查

1. 血常规检查　急性血源性骨髓炎血白细胞可高达（30～40）×10^9/L，中性粒细胞占90%以上。

2. X线检查

（1）急性骨髓炎：感染早期即在发病后2周内骨骼无明显变化，3周后可见干骺端有虫蚀样破坏、骨脱钙和骨膜反应，随着时间的推移，骨质增生更加明显，形成包壳，并有死骨和死腔的存在，说明病变已进入慢性阶段。

（2）慢性骨髓炎：可见有骨骼增粗和死骨形成，在死骨的周围有暗区即为死腔和肉芽组织，再外层为增生的包壳。骨包壳骨质疏松而死骨致密。若有病理性骨折，可见畸形愈合。若关节破坏，则可见关节间隙狭窄，甚至骨性畸形融合。

3. CT和MRI检查　CT检查可以发现骨膜下脓肿，MRI检查有助于早期发现骨组织炎性反应。

4. 局部脓肿分层穿刺　选用有内芯的穿刺针，在压痛最明显的干骺端刺入，边抽吸边深入，不要一次穿入骨内，以免将单纯软组织的细菌带入骨内，抽出液体做涂片或细菌培养。涂片中多是脓细胞或细菌即可明确诊断。

> 考点提示：急性血源性骨髓炎患者的实验室及其他检查

（四）心理-社会状况

了解患者对骨髓炎的发展过程、治疗和护理的了解程度，有无焦虑和恐惧感，患者及家属对此病预后的心理承受能力及社会支持情况。

（五）治疗要点

1. 急性血源性骨髓炎　治疗的关键为早期诊断与治疗。尽快控制感染，防止炎症扩散，及时切开减压引流脓液，防止死骨形成及演变为慢性骨髓炎。

(1)抗感染治疗：早期联合使用抗生素治疗。一般选择半合成青霉素或头孢菌素类与氨基糖苷类抗生素联合应用，然后根据细菌培养和药物敏感试验结果调整为敏感的抗生素，并持续应用至少3周，直至体温正常，局部红、肿、热、痛等症状消失。

(2)全身支持治疗：补液，维持水电解质和酸碱平衡。营养支持，增加蛋白质和维生素的摄入量。必要时经静脉给予补充。高热期间给予降温。

(3)手术治疗：手术的目的在于引流脓液、减压或减轻毒血症症状，防止急性骨髓炎转变为慢性骨髓炎。经非手术治疗2~3d炎症仍未得到控制，应尽早手术治疗。常用的手术方式有局部钻孔引流和开窗减压引流。

2. 慢性血源性骨髓炎　以手术治疗为主，治疗原则为清除死骨和肉芽组织、消灭无效腔和切除窦道。

(1)病灶清除术：沿窦道壁周围正常组织切开显露、切除窦道。在骨壳上开窗，进入病灶内，吸出脓液、清除死骨及炎性肉芽组织。

(2)消灭无效腔：常用的方法有碟形手术、肌瓣填塞术、闭式灌洗和抗生素骨水泥珠链填塞等。

【护理诊断/问题】

1. 体温过高　与化脓性感染有关。

2. 急性/慢性疼痛　与炎症刺激及骨髓腔内压力增加有关。

3. 营养失调：低于机体需要量　与疾病消耗和患者不能摄入足够营养有关。

4. 躯体移动障碍　与疼痛和炎症有关。

5. 潜在并发症：骨折。

【护理目标】

1. 患者体温维持在正常范围内。

2. 患者疼痛减轻或消失。

3. 患者感染得到控制，创面愈合。

4. 患者合理运动，协助完成日常生活。

5. 患者不发生骨折或发生骨折时能得到及时处理。

【护理措施】

(一)非手术治疗护理

1. 一般护理

(1)活动与休息：高热期间卧床休息，以保护患肢和减少消耗。

(2)饮食护理：因骨髓炎急性期能量消耗增多，造血系统破坏，加上营养摄入不足，容易导致营养失衡。应给予易消化的高热量、高蛋白、高维生素饮食，如患者进食不能满足需求或不能进食，应输注静脉营养液。

2. 病情观察　密切观察患者的生命体征和局部情况，如有脓肿形成应及时通知医生并协助处理。

3. 局部制动　局部制动可减轻疼痛，预防病理性骨折、关节脱位，并有利于炎症消退，可用夹板、石膏托或皮肤牵引等方法。制动期间应指导患者进行肌肉的等长收缩，未固定的关节如无禁忌则应进行主动活动。

4. 对症护理

(1)高热护理：骨髓炎患者多有发热，对高热患者应及时给予物理降温，或根据医嘱给予药物降温，在降温过程中，当患者出汗较多时，注意补液。

(2)疼痛护理：患肢应妥善固定，以减轻疼痛和预防病理性骨折。对于固定的患者，应按牵引或石膏护理常规进行；抬高患肢以利于静脉血回流，减轻肿胀或疼痛；保护患肢，尽量减少物理刺激，搬动患肢时应动作轻柔，以防诱发病理性骨折；床上安置护架，避免棉被直接压迫患处，加重疼痛。

5. 用药护理　急性血源性骨髓炎需及早联合应用足量而有效的抗菌药物，尽快控制感染。在进行药物治疗时，护士应了解药物的作用、副作用，并按时给予抗生素，以维持有效的血药浓度，达到治疗目的。对于局部脓肿，可给予进行局部治疗抽吸并注入抗生素。药物治疗应连续用药超过3~4周，若停药过早，可能会复发或转为慢性骨髓炎。停用抗生素应具备以下条件：体温正常；局部症状、体征消失达2~3周或以上；白细胞计数及分类均正常；X线检查可见修复现象。

(二)手术治疗护理

1. 手术前准备　执行一般手术前护理常规。

2. 手术后护理

(1)病情观察：如再次发现有寒战、发热、脉快、局部红肿并有压痛时，应及时报告医生，并及时采取处理措施。

(2)引流管的护理：手术清除病灶后，将2根直径为3~5mm的引流管平行放置于骨髓腔内。一根作为入水管，置于高位。另一根用负压吸引置于低位，以便将灌入伤口的液体引流出来，使残腔能保持清洁及无菌。入水管的输液瓶应距床60~70cm，引流袋应低于患肢50cm(图19-20)。准确记录注入量和引流量，保持出入量平衡。注意观察引流液的颜色、性状与量。如滴入不畅或引流困难，应立即检查是否有血凝块堵塞或管道受压扭曲，及时排除故障，保证冲洗引流。术后24h可有较多渗血，每隔2~3h应快速滴注半分钟，以免渗血凝固堵塞管道。术后3d内冲洗液量要多，滴入速度要快，每天5~7L，以利于冲洗出脱落的组织碎屑和血块，3d后即可减量。可根据细菌培养和药物敏感试验在冲洗液中加入适当抗生素。术后7~10d，当患者体温正常，伤口局部无炎症，流出的液体清澈透亮时可先停止冲洗，继续吸引1~2d，伤口内若无渗出物时可拔出负压引流管。

> 考点提示：急性血源性骨髓炎患者的护理措施

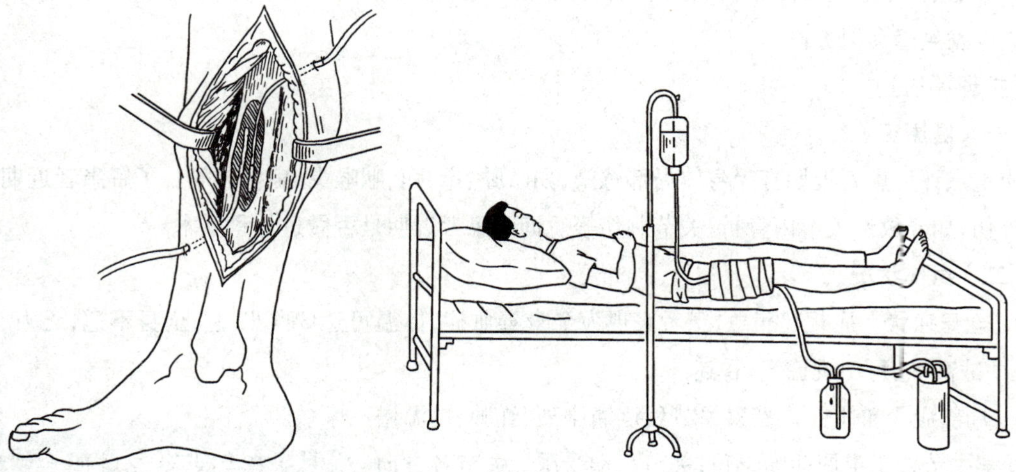

(1)　　　　(2)

(1)局部；(2)装置全貌。

图19-20　闭式冲洗、负压引流示意图

【护理评价】

1. 患者体温是否维持在正常范围内。
2. 患者疼痛是否减轻或消失。
3. 患者感染是否得到控制，创面愈合。
4. 患者是否合理运动，在协助下能完成日常生活。
5. 患者是否发生骨折，或发生骨折时能得到及时处理。

【健康教育】

1. 加强营养，增强机体抵抗力。
2. 遵照医嘱进行肢体康复运动。
3. 使用合适的辅助器械。
4. 避免患肢负重直至骨愈合，并防止跌倒后出现病理性骨折。
5. 若体温升高，伤口愈合后又出现红、肿、热、痛，有分泌物等，应立即返院诊治。

二、化脓性关节炎患者的护理

化脓性关节炎(pyogenic arthritis)指发生在关节内的化脓性感染。好发于髋关节和膝关节。多见于小儿，尤以营养不良的小儿居多，男性多于女性。

化脓性关节炎约85%的致病菌为金黄色葡萄球菌，其次分别为白色葡萄球菌、肺炎球菌及大肠埃希氏菌等。身体其他部位或邻近关节部位化脓性病灶内的细菌可经以下途径侵入关节腔：血液循环播散；邻近关节的化脓性病灶直接蔓延；关节开放性损伤后继发感染；医源性感染。

根据化脓性关节炎病变的发展过程一般可分为以下3个阶段：

1. 浆液性渗出期　细菌侵入关节腔后滑膜发生炎性充血、水肿；关节腔内有白细胞浸润及浆液性渗出液。此期关节软骨尚未被破坏。

2. 浆液纤维素性渗出期　随着炎症逐渐加重，渗出液增多变为混浊，其中含有大量白细胞及纤维蛋白。白细胞释放的大量溶酶体类物质破坏软骨基质，纤维蛋白的沉积影响软骨代谢并造成关节粘连。

3. 脓性渗出期　关节腔内的渗出液转为脓性，炎症侵及软骨下骨质，滑膜和关节软骨被破坏，关节周围发生蜂窝织炎。

【护理评估】

（一）健康史

应重点评估患者近期有无身体局部感染，如脓肿、疖、痈、咽喉炎、扁桃体等。了解患者近期有无受过外伤，如开放性关节内骨折、关节刺伤等。询问患者近期是否做过外科手术。

（二）身体状况

1. 全身症状　症状起病急，患者表现为全身毒血症，体温可达39℃以上，全身不适，乏力、食欲缺乏、寒战高热，可出现谵妄、昏迷。

2. 局部症状和体征　受累关节处疼痛剧烈、红肿、皮温增高。受累关节处于半屈曲畸形位，关节活动受限。关节各方向压痛为阳性。关节腔有积液，呈波动感，浮髌试验阳性。髋关节肿胀压痛多不明显，但有活动受限，特别是内旋受限更为明显。

> **考点提示：**化脓性关节炎患者的身体状况

应重点评估患者的全身中毒症状及局部疼痛情况以及关节有无红、肿、热、压痛和波动感。

（三）实验室及其他检查

1. 实验室检查　白细胞计数及中性粒细胞增高，血沉增快，血培养为阳性。

2. X线检查　早期可见关节肿胀、积液，关节间隙增宽，关节周围软组织肿胀，但骨骼无异常改变。以后关节间隙变窄，软骨下骨质疏松破坏。晚期可有增生和硬化，关节软骨面破坏，关节间隙消失，关节发生纤维性或骨性融合。

3. 关节穿刺　关节穿刺和关节液检查是确定诊断和选择治疗方法的重要依据。根据病变所处的不同阶段，关节液可分为浆液性、黏稠混浊或脓性。早期多为浆液性液体，后期多为黏稠脓性液体。涂片检查可发现大量白细胞、脓细胞和细菌。

（四）心理-社会状况

了解患者对于治疗是否存在恐惧心理，是否因为惧怕治疗所带来的不适而延误治疗。了解患者的经济状况及医疗费用支付能力。

（五）治疗要点

早期诊断、早期治疗，避免遗留严重并发症。治疗原则是全身支持治疗，应用广谱抗生素，消除局部感染灶。

1. 全身药物治疗　早期、足量、全身性使用抗生素，可根据关节液细菌培养及药物敏感试验结果选择和调整敏感的抗生素。

2. 局部治疗

（1）关节腔注药：关节腔穿刺，抽出积液后注入抗生素，每天一次，至关节积液消失，体温正常。

（2）关节腔灌洗：表浅大关节感染给予关节腔灌洗，即在关节部位取两个不同点进行穿刺，经穿刺套管置入灌注管和引流管。每天经灌注管滴入含抗生素的溶液2 000~3 000ml，直至引流液清澈，细菌培养阴性后停止灌流。再引流数天至无引流液吸出、局部症状和体征消退即可拔管。

（3）切开引流术：较深大的关节化脓后进行关节切开引流手术。

（4）关节融合术或截骨术：关节功能严重障碍者给予关节矫形术，如关节融合术或截骨术。

【护理诊断/问题】

1. 体温过高　与化脓性感染有关。

2. 急性疼痛　与化脓性感染和手术有关。

3. 组织完整性受损　与化脓性感染和骨质破坏有关。

【护理目标】

1. 患者体温维持在正常范围内。

2. 患者疼痛减轻或消失。

3. 患者感染得到控制，创面愈合。

【护理措施】

1. 一般护理

（1）活动与休息：患者高热期间应卧床休息，以保护患肢和减少消耗。

（2）饮食护理：给予易消化的高蛋白、高热量、维生素丰富的流质或半流质饮食。

2. 病情观察　密切观察患者的生命体征和关节局部变化，观察治疗的反应，如有异常及时通知医生。

3. 关节腔冲洗和引流护理

（1）加强关节伤口的护理，及时更换敷料，保持伤口及置管部位清洁、干燥。

(2)对术后药物灌注、冲洗和负压引流的患者,保持引流管与负压引流装置紧密相连,并处于负压状态,引流袋位置应低于患肢50cm。保持引流管通畅,观察引流液的量、颜色和性质。进行关节腔冲洗者,每天用抗生素溶液或无菌生理盐水2 000~3 000ml冲洗关节腔,根据冲洗后引流液的颜色调节冲洗速度。

4. 对症护理

(1)高热护理:对体温过高者采用物理降温或药物降温,鼓励患者多饮水。

(2)疼痛护理:关节制动,维持关节功能位,以减轻疼痛,防止关节畸形。当移动患者时,应给予协助,保护关节,动作要轻柔,以减轻疼痛;分散患者的注意力,如让患者听音乐、与人交谈等以减轻疼痛;必要时遵医嘱给予镇痛药物。

5. 心理护理　由于关节疼痛,活动受限,患者常出现紧张、焦虑、恐惧等心理改变,缺乏自信心。护士应帮助患者建立有效的支持系统。在生活上给予帮助,消除不良心理,增强治疗的信心。

考点提示:化脓性关节炎患者的护理措施

【护理评价】

1. 患者体温是否维持在正常范围内。

2. 患者疼痛是否减轻或消失。

3. 患者感染是否得到控制,创面愈合。

【健康教育】

1. 生活指导　指导患者加强饮食营养,提高机体抵抗力,防止疾病反复。

2. 指导功能锻炼　每天进行肌肉等长舒缩练习及关节被动或主动运动,防止发生关节畸形和关节功能障碍。指导患者使用辅助器材,如拐杖、助行器等,减轻患肢负重。

3. 用药指导　出院后继续遵医嘱联合、足量应用抗生素治疗,持续用药至症状消失后3周左右。

三、骨与关节结核患者的护理

骨与关节结核(tuberculosis of bone and joint)是一种继发性结核病,原发病灶为肺结核或消化道结核。我国的原发病灶以肺结核多见。本病好发于儿童和青少年,30岁以下的患者占80%。本节主要介绍脊柱结核患者的护理。

脊柱结核的发病率约占骨与关节结核50%以上,其中椎体结核约为99%,附件结核为1%左右。椎体结核中以腰椎最多见,胸椎次之,胸腰段占第3位,颈椎和骶尾部较少。

脊柱结核多继发于肺结核或消化道结核。在原发病灶活动期,结核杆菌经血液循环到达骨与关节部位,在骨关节内可潜伏数年。当机体出现抵抗力下降,如外伤、营养不良、过度劳累等诱发因素,可以促使潜伏的结核杆菌活跃而出现临床症状。如果机体的抵抗力强,潜伏的结核杆菌可被抑制甚至被消灭。

椎体结核根据原发灶部位的不同,分为中心型和边缘型两种。

1. 中心型椎体结核　多见于10岁以下儿童,病灶起于椎体中心部位,以骨质破坏为主,可出现死骨,死骨吸收后遗留空洞,空洞内充满脓液和干酪样物质,椎体可压缩成楔形,也可侵及椎间盘和邻近椎体。

2. 边缘型椎体结核　多见于成年人。病变发生在椎体上缘或下缘,以溶骨为主,很少出现死骨，易侵犯邻近椎间盘和椎体。椎间盘破坏是此型的特征，并由此导致椎间隙变窄。

椎体结核可形成寒性脓肿，有椎旁脓肿和流注脓肿两种形式。常见脓肿部位：①颈椎结核可有咽后壁脓肿，可流注到锁骨上窝。②胸椎结核多为椎旁脓肿。③胸腰段结核可同时有椎旁和腰大肌脓肿。④腰椎结核脓液聚集在腰大肌鞘内，可沿髂腰肌流注到腹股沟部、小转子甚至腘窝部形成脓肿。⑤腰骶段结核可同时有腰大肌脓肿和骶前脓肿，脓肿破溃可形成窦道，发生混合性感染。

1932

脊柱结核寒性脓肿流注途径（图片）

【护理评估】

（一）健康史

应重点评估患者既往有无呼吸系统、消化系统及淋巴结等结核病史。

（二）身体状况

1. 症状

（1）全身症状：早期全身症状多不明显，可有低热、脉快、食欲减退、消瘦、盗汗、疲乏等慢性中毒症状。

（2）局部症状：初期疼痛多不明显，待病变发展刺激或压迫其邻近的神经根时可出现疼痛。主要以轻微的钝痛为主，卧床休息时疼痛减轻，在咳嗽、打喷嚏或翻身时疼痛可加重。为减轻疼痛，患部肌肉一直处于痉挛状态。疼痛可沿脊神经放射。

2. 体征

（1）姿态异常：颈椎结核患者可有斜颈畸形，或头前屈，患者以双手托住下颌，活动明显受限。胸椎、腰椎结核患者站立或走路时，尽量将头和躯干后伸，坐时常用手扶椅，以减轻体重对受累椎体的压力。患者从地上拾物时采取屈髋、屈膝、挺腰下蹲，一手撑大腿，另一手去拾地上物品的姿势，这种特殊姿态称为拾物试验阳性。

（2）脊柱畸形：视诊和触诊时可发现病椎棘突后凸畸形明显。由于病椎周围肌群的保护性痉挛，受累部脊柱活动受限。

（3）寒性脓肿：脊柱结核由于脓肿常局限在病灶附近，且一般没有红热，故称寒性脓肿。C_4 以上结核的寒性脓肿可出现在咽后壁，睡眠时鼾声增大，甚至可出现呼吸与吞咽困难。咽部检查时可见咽后壁膨隆，触之有波动感。C_5 以下结核的寒性脓肿可出现在颈部两侧和锁骨上窝。胸椎结核在可背部或相应肋间神经走行部位出现寒性脓肿。腰椎结核可形成腰大肌脓肿或腹股沟部、腘窝部脓肿。骶尾椎结核患者直肠指检可发现脓肿。

（4）截瘫：发生率为10%左右，以胸椎结核最多见。脓液、干酪样坏死物质、死骨等进入椎管可压迫脊髓，造成部分或完全截瘫，患者出现肢体感觉、运动和括约肌功能障碍。

应重点评估患者有无低热、乏力、盗汗、贫血等结核中毒症状；局部疼痛部位、性质、范围以及肿胀、脓肿发生的情况；有无窦道，窦道有无异物排出；有无托马斯征阳性、拾物试验阳性；有无驼背、截瘫的症状和体征。

> **考点提示：**脊柱结核患者的身体状况

（三）实验室及其他检查

1. 影像学检查

（1）X线检查：中央型椎体结核可见椎体中央变薄和骨质破坏，侧位片更为清晰，可见小死骨或椎体呈楔形改变。边缘型椎体结核者，早期相邻椎体边缘有骨质破坏，椎间隙变窄或消失。颈椎结核可见咽后或食管后脓肿，胸椎结核可见球形、梭形或烟筒形椎旁脓肿，腰椎结核可见腰大肌膨隆。

（2）CT检查：可显示病灶位置有无空洞或死骨。

(3)MRI检查:具有早期诊断价值,主要用于观察脊髓有无受压或变性。

2. 实验室检查　血白细胞计数一般正常,仅少数人有白细胞计数升高,可有轻度贫血,血沉是用来检测病变是否静止和有无复发的重要指标,静止期一般正常,活动期明显增快。C反应蛋白可用于结核活动性及临床治疗疗效的判定,其高低与疾病的炎症反应程度关系密切。

(1)结核菌素试验:在感染早期结核菌素试验常为阴性,强阳性对成年人有助于支持结核病的诊断,对儿童特别是1岁以下可作为结核诊断的依据。

(2)脓液或关节液涂片检查:脓液或关节液找到抗酸杆菌和结核分枝杆菌培养阳性是结核病诊断的重要指标。

(3)结核分枝杆菌DNA检测:采用聚合酶链反应技术检测结核分枝杆菌DNA,具有特异性强,敏感性高的特点,是结核病原学诊断的重要参考。

3. 病理检查　病变部位穿刺活检以及手术后病理组织学检查是确诊的重要方法,病理学检查见到典型结核性肉芽肿,且通过抗酸染色或其他细菌学检查证据证明为结核分枝杆菌感染,是确诊的依据。

(四)心理-社会状况

评估患者对于治疗是否存在恐惧心理,了解患者的经济状况及医疗费用支付能力的情况。

(五)治疗要点

1. 全身支持治疗　加强营养支持,改善营养状况。

2. 局部制动　卧硬板床休息,可用支架、腰围、头胸石膏或石膏背心固定。

3. 抗结核治疗　严格执行抗结核药物的治疗方案。一般可同时使用2~3种抗结核药物,脊柱结核一般应连续用药2年。形成窦道及合并混合感染者,则应根据药物敏感试验,同时给予敏感的抗生素治疗。

4. 手术治疗　适用于脊柱结核有明显死骨或较大寒性脓肿不易吸收,窦道流脓经久不愈或合并截瘫者。

(1)病灶清除术:尽可能彻底清除病变组织,包括死骨和坏死的椎间盘,清除对脊髓的压迫因素,术后卧床3~6个月,继续全身支持疗法及抗结核治疗。

(2)植骨融合术:以稳定脊柱、促进病灶的愈合。

(3)矫形手术:纠正脊柱畸形。

【护理诊断/问题】

1. 慢性/急性疼痛　与神经根受到刺激或手术治疗有关。

2. 躯体移动障碍　与制动、手术或截瘫有关。

3. 知识缺乏:缺乏疾病及用药知识。

4. 营养失调:低于机体需要量　与疾病消耗和患者不能摄入足够营养有关。

5. 焦虑　与疾病易反复、治疗时间长有关。

【护理目标】

1. 患者疼痛减轻或消失。

2. 患者关节功能逐渐康复。

3. 患者基本掌握抗结核药物治疗的常识,能正确说出结核药物的毒副反应及预防措施。

4. 患者营养状况有所改善,体重不再下降或增加至正常范围。

5. 患者情绪稳定,配合治疗。

【护理措施】

（一）非手术治疗护理

1. 一般护理

（1）休息与环境：严格卧床休息，翻身时协助轴式翻身。局部制动，以减轻疼痛，防止病理性骨折、关节畸形和截瘫的发生。石膏背心及石膏床固定时，应做好护理，防止并发症发生。保持病房整洁，环境安静、舒适，空气流通，有充足的阳光。

（2）饮食护理：给予高热量、高蛋白、高维生素的饮食，注意膳食结构的均衡、多样化及色、香、味，以增进患者的食欲。

2. 病情观察　密切观察患者的生命体征和关节局部变化，观察治疗的反应，如有异常及时通知医生。

3. 用药护理　合理使用抗结核药物是非手术治疗的重要措施。手术治疗术前必须使用抗结核治疗3周以上，术后还需继续抗结核治疗6个月以上及全身支持疗法。

4. 心理护理　脊柱结核患者由于患病时间长，往往存在着自卑、沮丧、焦虑、抑郁等情绪。护士和家庭成员应该主动倾听患者的感受，帮助其树立战胜疾病的信心。

（二）手术治疗护理

1. 手术前护理　执行一般术前护理常规。

2. 手术后护理

（1）缓解疼痛：①轻度疼痛者，指导其采取合适的体位，减少局部压迫和刺激以缓解疼痛。②局部制动，减少局部活动。③药物止痛。④抗结核治疗，控制病情发展。

（2）病情监测：密切监测生命体征，定时测量体温、脉搏、呼吸和血压，观察肢体的知觉和运动情况。若胸椎结核患者在病灶清除术后出现呼吸困难或发绀，应及时通知医生并协助医生处理。

（3）功能锻炼：①术后第2天，可进行直腿抬高练习。同时被动活动、按摩下肢各关节，以防止关节粘连强直。活动量视患者能力而定，循序渐进，持之以恒。②术后长期卧床者，应主动活动非完全制动部位。合并截瘫或脊柱不稳制动者，鼓励患者做抬头、扩胸、深呼吸和上肢活动。

> **考点提示：**脊柱结核患者的护理措施

【护理评价】

1. 患者疼痛是否减轻或消失。
2. 患者关节功能是否逐渐康复。
3. 患者是否基本掌握抗结核药物治疗的常识，能正确说出结核药物的毒副反应及预防措施。
4. 患者营养状况是否有所改善，体重不再下降或增加至正常范围。
5. 患者情绪是否稳定，配合治疗。

【健康教育】

1. 用药指导　出院后继续服药2年左右，要向患者及其家属告知坚持服药的重要性和停药的严重后果，详细解释用药原则、不良反应及保存方法。

2. 定期复诊　遵医嘱定期到医院复查；服药期间若出现耳鸣、听力异常等药物毒副作用，立即停药并复诊。

3. 手术后康复　术后继续卧硬板床休息3个月，3个月后可在床上活动，半年后方可离床活动，避免胸腹部屈曲和植入骨脱落。

1933 案例思路解析

1934 扫一扫，看总结

1935 扫一扫，测一测

1936 扫一扫，自学汇

案例

患儿，男，10岁。出现高热、左膝上端剧痛3d。体格检查：左大腿下端明显肿胀，局部皮温增高，行局部分层穿刺，在骨膜下抽出淡黄色混浊液体，应用大量抗生素治疗3d仍不见好转。

请问：

1. 该患者的初步诊断是什么？依据有哪些？
2. 为明确诊断还需要进一步做哪些检查？
3. 该患者存在哪些护理问题？

（张海燕　刘娜）

第八节　骨肿瘤患者的护理

学习目标

1. 掌握常见骨肿瘤患者的护理措施。
2. 熟悉骨肿瘤患者的身体状况、护理诊断/问题、治疗要点。
3. 了解骨肿瘤的病因、实验室及其他检查。
4. 能按护理程序对骨肿瘤患者实施正确的护理措施。
5. 具有敏锐的观察能力及解决问题的能力，体现出护士的爱伤精神和人文关怀。

导入情景

大学生王某，20岁。3个月前，因右膝关节疼痛以"右膝关节炎"在外院行局部消炎等治疗，未见明显好转。1周前疼痛加重，来院就诊。查体：右膝部肿块，边界不清，压痛明显，局部皮温高，静脉怒张，右膝关节屈曲不能伸直。X线检查：右股骨下端骨质呈浸润性破坏，部分骨膜突起可见明显的Codman三角，形成的反应骨和肿瘤骨呈现"日光射线"现象，肺纹理清晰。

工作任务：

1. 该患者最主要的护理问题是什么？如何进行护理？
2. 该患者拟行手术治疗，围手术期的护理措施有哪些？

骨肿瘤（bone tumors）是指骨组织（骨膜、骨和软骨）及骨附属组织（骨的血管、神经、脂肪、纤维组织等）所发生的肿瘤，占所有肿瘤的2%～3%。骨肿瘤分为原发性和继发性两大类。原发性骨肿瘤是由骨组织及其附属组织本身所发生的肿瘤，分为良性和恶性，以良性多见；继发性骨肿瘤是由身体其他器官或组织的肿瘤转移而来，多属恶性。临床常见的骨肿瘤如下所述。

1. 骨软骨瘤(osteochondroma) 又称外生骨疣,是一种常见的良性肿瘤。多发于青少年,多见于长骨的干骺端,如股骨下端、胫骨和肱骨的上端。骨软骨瘤早期无症状,多因无意中发现骨性肿块而就诊。当肿瘤生长到一定程度时,可因压迫周围组织,如肌腱、神经、周围血管等感到隐痛而影响功能。

2. 骨巨细胞瘤(osteoclastoma) 为我国常见的骨肿瘤,是起源于骨松质的溶骨性交界性肿瘤,好发年龄20~40岁,好发部位为长骨干骺端。主要表现为局部疼痛和肿胀,其程度与肿瘤生长的速度有关。若侵及关节软骨可影响关节功能。根据病理改变,临床上将骨巨细胞瘤分三级:Ⅰ级,基质细胞正常,有大量多核巨细胞;Ⅱ级,基质细胞密集,多核巨细胞数量减少;Ⅲ级,以基质细胞为主,多核巨细胞数量很少,并有明显肉瘤证据。因此,Ⅰ级为良性,Ⅱ级为侵袭性,Ⅲ级为恶性。病理分级对治疗有较大参考价值。

3. 骨肉瘤(osteosarcoma) 是最常见的原发性恶性骨肿瘤,恶性程度高。多见于年轻人。常发生于股骨下端、胫骨或腓骨上端、肱骨上端的干骺端。主要症状是进行性加重的疼痛,开始时呈间歇性发作的隐痛,逐渐转为持续性剧痛,夜间疼痛加重而影响睡眠。患肢关节有不同程度的功能障碍。病变局部肿胀,迅速发展成肿块,局部皮温增高,静脉怒张,可出现震颤和血管杂音。骨肉瘤来源于间质细胞,恶性细胞直接形成类骨样组织,因此又称为成骨肿瘤。根据骨肉瘤内纤维组织、软骨、骨组织所占的比例不同,肿瘤可呈粉红色、灰白色或"鱼肉样"改变,肿瘤切面上常见黄白色的钙化点和坏死组织。肺转移的发病率高,多数患者死于肺转移。

4. 转移性骨肿瘤 占骨恶性肿瘤相当大的比重,尤其是老年人。原发病灶以乳腺癌最多,其他依次为前列腺、肺、肾、膀胱、甲状腺、胃肠道、女性生殖器官等恶性肿瘤。主要症状是局部疼痛;发生病理性骨折时,疼痛将明显加剧,脊柱转移性骨肿瘤因压迫脊髓而出现瘫痪。

【护理评估】

(一)健康史

应重点评估患者的年龄、性别、文化程度等,有无肿瘤病史或手术治疗史,有无其他系统疾病,家族中有无肿瘤患者。

(二)身体状况

1. 疼痛和压痛 是恶性肿瘤的早期症状,随着病情进展可表现为持续性剧痛,局部压痛明显,常影响患者休息、睡眠和工作。夜间痛是骨肿瘤疼痛的重要特征。疼痛多由肿瘤破坏骨组织或肿瘤对周围组织刺激引起。良性肿瘤多无疼痛,如疼痛加剧,应考虑病理性骨折及恶变的可能。

2. 肿块及肿胀 良性肿瘤多以肿块为首发症状,肿块质硬而无压痛。生长迅速的恶性肿瘤,多表现为长骨干骺端一侧肿胀,当肿瘤穿破骨膜时可形成较大范围的弥漫性肿胀,并有压痛,皮肤发热,浅静脉怒张。

3. 压迫症状 良性或恶性骨肿瘤发展增大时,可压迫血管、神经、肌肉,产生相应症状;脊柱肿瘤可压迫脊髓而并发截瘫。

4. 功能障碍 靠近关节的骨肿瘤由于疼痛、肿胀及压迫,可致患者相关关节功能障碍。

5. 病理性骨折与脱位 骨干肿瘤可破坏骨质,使皮质变薄,骨的坚固性减弱,可发生病理性骨折。骨端肿瘤骨质破坏严重时可导致关节的病理性脱位。

6. 转移和复发 晚期恶性肿瘤多发生远处转移,以血行转移常见,偶见淋巴转移。患者可出现贫血、消瘦、食欲减退、体重下降、发热等。良性肿瘤复发后,有恶变的可能,恶性肿瘤治疗后可复发。

> 考点提示:骨肿瘤患者的身体状况

应重点评估患者肢体有无疼痛或压痛,是否有肿块或疼痛、压迫症状、功能障碍等,有无转移和复发的表现。

（三）实验室及其他检查

1. 影像学检查　X线检查显示肿瘤的位置、大小、形态及骨与软组织的病变。良性肿瘤呈界限清楚、密度均匀的膨胀性阴影，如骨软骨瘤X线检查显示长管骨的干骺端有蒂状、鹿角状或山丘状骨性突起，其皮质和骨松质与正常骨相连，软骨帽可呈不规则钙化。恶性肿瘤则病灶多不规则、密度不均、边界不清楚，骨破坏区可呈虫蛀样或筛孔样，可见骨膜反应阴影，如骨肉瘤X线检查示病变部位骨质浸润性破坏，边界不清，病变区可有排列不齐、结构紊乱的肿瘤骨；可以使骨膜突起，形成骨膜下三角形新骨，表现为三角状骨膜反应阴影，称为Codman三角。如果肿瘤生长迅速，超出骨皮质范围，同时血管随之长入，反应骨和肿瘤骨沿血管方向沉积呈日光放射状，即影像学中的“日光射线”现象，周围有软组织肿块阴影（图19-21）。骨巨细胞瘤X线平片示骨端病灶呈偏心性溶骨性破坏，骨端呈肥皂泡样膨胀，骨密质变薄（图19-22）。继发性骨肿瘤其骨病灶大多表现为溶骨性破坏，乳腺癌、胃肠道癌有时出现溶骨性和成骨性混合型表现。

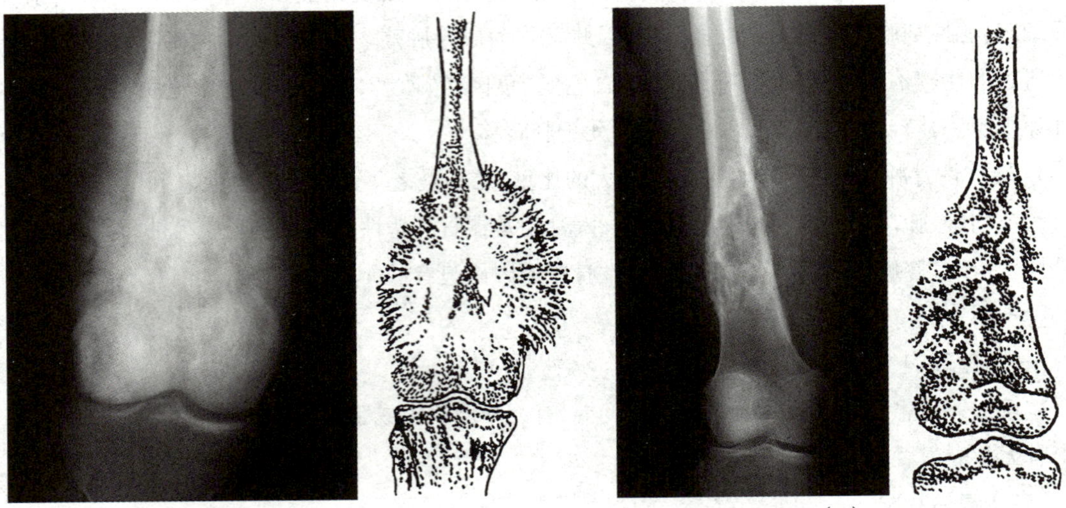

（1）　　　　　　（2）

（1）日光放射状阴影；（2）骨破坏和骨膜增生。

图19-21　股骨下段骨肉瘤

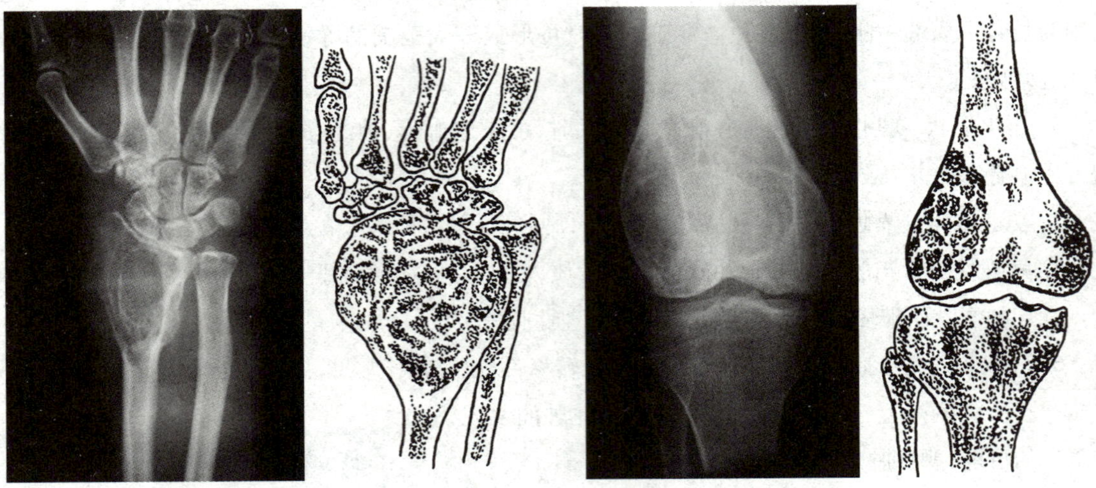

图19-22　骨巨细胞瘤

2. 实验室检查　除血常规检查外，恶性肿瘤患者可有血钙增高，提示骨质迅速破坏并持续进行。血清碱性磷酸酶（ALP）升高是骨肉瘤患者肿瘤活动度的重要标记，提示机体新骨形成活跃。前列腺癌骨转移时出现酸性磷酸酶升高。

3. 组织病理学检查　是确诊骨肿瘤最可靠的手段。

骨肿瘤病理检查（拓展阅读）

（四）心理-社会状况

评估患者对手术及手术可能导致的并发症、自我形象紊乱和生理功能改变的恐惧、焦虑程度和心理承受能力。了解家属对本病及其治疗方法、预后的认知程度及心理承受和经济承受能力。

（五）治疗要点

根据肿瘤的性质、病变部位、浸润范围和有无转移，选择不同的治疗方法。良性骨肿瘤以手术切除为主，恶性骨肿瘤多采用手术、化疗、放疗以及免疫疗法等综合治疗手段。

1. 骨软骨瘤　一般无需治疗，若肿瘤生长较快，出现压迫症状，考虑手术切除。切除范围从基底部周围的正常骨组织开始，包括纤维膜或滑膜、软骨帽以及肿瘤一并彻底切除，以免复发。

2. 骨巨细胞瘤　以手术治疗为主。采用局部手术刮除，加灭活处理，冲洗干净后再用骨松质或骨水泥填充。若复发，宜做肿瘤段切除，行假体植入术。

3. 骨肉瘤　治疗的措施是术前进行化疗 3~8 周，然后做瘤段切除后假体植入等保肢术或截肢术，术后再继续进行化疗的综合治疗。

4. 转移性骨肿瘤　治疗通常是姑息性的。应采取积极态度，以延长生存期限、解除症状、改善生活质量为目的。治疗时需针对原发癌和转移瘤进行治疗，采用化疗、放疗和内分泌治疗。

【护理诊断/问题】

1. 恐惧/焦虑　与肢体功能丧失或对治疗预后的担心有关。
2. 慢性疼痛　与肿瘤浸润或压迫周围组织或神经有关。
3. 躯体移动障碍　与疼痛或肢体功能受损有关。
4. 睡眠型态紊乱　与夜间肿瘤疼痛有关。
5. 有感染的危险　与手术创伤、放化疗期间抵抗力降低有关。
6. 知识缺乏：缺乏疾病的治疗与术后功能锻炼和化疗的有关知识。
7. 潜在并发症：病理性骨折。

【护理目标】

1. 患者能够面对现实，情绪稳定，积极乐观地配合治疗。
2. 患者疼痛减轻或消失。
3. 患者能进行日常基本生活及活动。
4. 患者睡眠质量改善。
5. 患者无感染发生。
6. 患者了解患肢功能锻炼和化疗相关知识，积极主动进行功能锻炼。
7. 患者无并发症发生或发生后得到良好处理。

【护理措施】

（一）手术前护理

1. 一般护理

（1）休息和活动：嘱患者下床时患肢不要负重，以防发生病理性骨折和关节脱位而发生意外损伤。脊柱肿瘤患者应绝对卧床休息，避免下床活动，以防止脊柱骨折造成截瘫。

(2)饮食护理:给予高蛋白、高热量、高维生素、清淡、易消化的饮食。必要时进行少量多次输血。

2. 疼痛护理 向患者提供增进舒适的方法,如选择舒适的体位,指导患者做肌肉松弛活动,安排看电视、阅读书报等活动,以转移患者注意力。必要时给予镇痛药物控制疼痛。

3. 术前准备 脊柱、下肢手术者,手术前一日晚肥皂水灌肠,防止术后长时间卧床而腹胀。骶尾部手术者,术前3d服用肠道抗菌药物,手术前一天晚清洁灌肠。

4. 心理护理 观察并理解患者的心理变化,给予心理安慰和支持。根据患者的心理状态,注意保护性医疗措施。解释治疗措施尤其是手术治疗对挽救生命、防止复发和转移的重要性。通过语言、表情、举止和态度给患者以良性刺激,使患者乐观地对待疾病和人生。同时要注意社会因素对患者心理的影响,做好亲属的心理指导。

(二)手术后护理

1. 心理护理 截肢或关节离断术后,患者往往出现某些精神失常症状,称为"创伤性精神病",所以要有专人护理,防止患者发生意外。

2. 病情观察 ①密切观察残肢端创口情况,注意有无出血、水肿、水疱,术后出现幻肢痛者向其解释原因,对症处理。如有坏死及感染应及时更换敷料。②用石膏外固定时,注意肢端血供情况,鼓励患者适当做肌收缩活动,石膏解除后加强锻炼,促进功能恢复。

3. 疼痛护理 手术后的切口疼痛可影响患者生命体征的平稳、影响患者的饮食、睡眠和休息,从而影响伤口的愈合,应重视术后的疼痛控制,积极采取止痛措施。

4. 生活护理 由于手术患者需卧床休息,护士应做好生活护理,勤巡视,协助家属照顾和满足患者的日常需求,如大小便、饮食等。

5. 保肢术后患者的护理

(1)肢体循环的观察:骨肿瘤切除后,无论是同种异体骨移植还是人工假体置换,应密切观察术侧肢体的肤色、皮肤温度、末梢血液循环情况。如发生血管危象,应及时发现并告知医生进行探查手术。

(2)伤口渗出和引流的护理:定期观察和记录伤口敷料渗出情况;由于异体骨移植术后会出现排斥反应,在术后7~14d渗出量较多,应定期检查引流管固定和通畅情况,注意保护引流管,一旦脱落和堵塞,及时处理。

(3)感染的预防与护理:应密切监测体温的变化,并严格执行无菌技术操作,遵医嘱合理使用抗生素。

(4)功能锻炼:遵循早期活动、晚期负重的锻炼原则,循序渐进地进行功能锻炼,术后48h开始进行肌肉的等长收缩,改善血液循环,增加肌肉力量,防止关节粘连,减少肌肉失用性萎缩;术后3周可进行患处远侧和近侧关节的活动,术后6周,进行重点关节的活动,加大活动范围。必要时辅助理疗、利用器械进行活动。

(5)假体的康复指导:指导患者术后卧床期间的肢体位置和搬动方法,以免脱位,一旦发生脱位,立即制动,以减轻疼痛,防止血管和神经损伤,协助医生做好下一步处理。

6. 截肢术后患者的护理

(1)心理支持:理解患者的烦躁、易怒行为,并鼓励家属多关心患者,给予心理和精神上的支持。指导患者注意仪表修饰,积极参加社会活动,逐渐恢复正常的生活,最终患者能通过自我调节,正确面对现实。

(2)防止伤口出血:注意截肢患者术后残端的渗血情况,常规床边备止血带,以防残端血管结扎线脱落导致大出血而危及生命。观察引流液的量和性质,创口渗血较多者可用棉垫加弹性绷带加压包扎。

(3)局部观察:观察肢体残端有无水肿、发红、水疱、皮肤坏死、并发感染,是否存在残肢疼痛加重现象。大腿截肢者应防止髋关节屈曲、外展挛缩,小腿截肢术后要避免膝关节屈曲挛缩。

(4)幻肢痛的护理:幻肢痛是患者感到已切除的肢体仍然有疼痛或其他不适感觉。可对残肢端进行热敷,加强残肢运动,疼痛时让患者自己轻轻按摩残肢端,从空间和距离确认中慢慢消除幻肢感,从而消除幻肢痛这个主观感觉,从内心承认并接受截肢的事实。必要时可使用一些镇静药帮助患者睡眠。对于长期的顽固性疼痛,可行神经阻断手术来消除疼痛。

(5)指导患者进行残肢锻炼:大腿截肢患者易出现屈髋外展畸形,因此要及早进行内收后伸的练习。一般手术 2 周后拆线,即可在患者截肢的残端制作临时假肢,促进早期功能锻炼,消除肿胀,促进残端成熟,增强局部肌力。为维持关节活动范围,鼓励患者使用辅助设备来协助运动,鼓励患者早期下床活动,反复进行肌肉强度和平衡锻炼,为安装假肢做准备。

(三)化疗患者的护理

1. 心理护理　手术前后实施大剂量的化疗,有利于骨肉瘤的根治。多数患者对化疗引起的外观上改变非常担忧,应充分理解患者的心理反应,鼓励患者表达心理的忧虑和恐惧,并给予安慰和心理支持。

2. 观察药物毒性反应　了解化疗药物的作用和毒性反应,观察药物对骨髓功能的损害程度,定时检查患者的血常规。

3. 给药注意事项　化疗药物在使用时应严格遵守给药途径,根据药物代谢特点可采取静脉滴注、静脉推注给药;化疗药物的剂量要准确;化疗药物应现用现配;同时使用几种药物时,每种药物之间应用等渗溶液隔开;化疗药物对血管有刺激作用,必须保护好血管,可采用经外周静脉置入的中心静脉导管技术(PICC)。若没有条件应用 PICC 技术时,血管选择应从肢体的远端到近端。输液时,先用等渗溶液,确认针头在血管内再输入化疗药物,防止药液外渗。一旦发生外渗,立即妥善处理。

4. 饮食护理　对化疗引起的消化道功能反应,如恶心、呕吐、厌食等症状应采取相应护理措施。如在应用化疗药物前 30min 应用止吐药,在化疗前 24h 及化疗后 72h 内进食清淡食物。化疗期间摄入足够的水分,根据饮食习惯选择高蛋白、高维生素、高热量的食物,多食瓜果蔬菜,保证营养。

(四)动脉灌注患者的护理

主要用于四肢骨肉瘤的治疗。术前向患者解释动脉灌注的方法及意义,取得患者的配合。术后要密切观察生命体征及切口部位,警惕大出血的发生。抬高患肢,注意患肢端血供情况。注意药物的毒性反应,如有高热,可用物理或药物降温;如恶心、呕吐严重,可给予液体疗法。

> **考点提示:** 骨肿瘤患者的护理措施

【护理评价】

1. 患者是否能够面对现实,情绪稳定,积极乐观地配合治疗。

2. 患者疼痛是否减轻或消失。

3. 患者是否能进行日常基本生活及活动。

4. 患者睡眠质量是否改善。

5. 患者是否有感染发生。

6. 患者是否了解患肢功能锻炼和化疗相关知识，积极主动进行功能锻炼。

7. 患者是否发生并发症，或发生后得到良好处理。

【健康教育】

1. 心理指导　使患者保持稳定情绪，消除消极的心理反应，积极、乐观地面对生活，树立战胜疾病的信心。

2. 生活及用药指导　向患者宣教保证营养物质摄入和增强抵抗力的重要性。消除患者对疼痛的恐惧，引导患者摆脱精神和身体的紧张感，合理使用药物镇痛或其他综合镇痛法，减轻或消除疼痛。

3. 指导功能锻炼　根据患者的情况制订康复锻炼计划，指导患者进行各种形式力所能及的功能锻炼，恢复和调节肢体的适应功能，最大限度地让患者提高生活自理能力。

4. 指导使用助行器　指导患者正确使用各种助行器，如拐杖、轮椅等，锻炼使用助行器的协调性、灵活性，尽快适应新的行走运动方式。

5. 指导复诊　按照出院医嘱，按时进行复查和化疗。如发现特殊情况和病情变化，应随时到医院就诊。

1938 案例思路解析

案例

李先生，20岁。右股骨下端肿胀、疼痛1个月，表皮温度高，静脉怒张。X线检查显示：右股骨下端有边界不清的骨质破坏区，有三角形骨膜反应。

请问：

1. 对该患者进行护理评估时，应注意哪些方面？
2. 需要进一步做哪些检查？
3. 该患者存在哪些护理问题？

1939 扫一扫，看总结

1940 扫一扫，测一测

（张海燕　刘娜）

第九节　风湿性疾病患者的护理

1941 扫一扫，自学汇

学习目标

1. 掌握系统性红斑狼疮、类风湿关节炎患者的护理措施。
2. 熟悉系统性红斑狼疮、类风湿关节炎患者的身体状况、护理诊断/问题、治疗要点。
3. 了解系统性红斑狼疮、类风湿关节炎的病因、实验室及其他检查。
4. 能对系统性红斑狼疮、类风湿关节炎患者按护理程序正确实施护理。
5. 具有敏锐的观察能力及解决问题的能力，体现出护士的爱伤精神和人文关怀。

导入情景

李女士,30 岁。疲倦、乏力半个月,双侧面颊和鼻梁部有蝶形红斑,表面光滑,指掌部有盘状红斑。体格检查:T 38.6℃,P 105 次/min,R 24 次/min,BP 120/75mmHg。免疫学检查:抗核抗体(+),抗 Sm 抗体(+)。因红斑影响面容,患者紧张不安,反复向医护人员询问自己的病情及预后。

工作任务:

1. 患者可能的诊断是什么?依据是什么?
2. 请列出主要的护理问题?
3. 如何针对患者的皮肤问题给予相应的护理措施?

风湿性疾病(heumatie diseases)简称风湿病,是指影响骨、关节及其周围软组织,如肌肉、滑囊、肌腱、筋膜、神经等的一组疾病。主要表现为关节疼痛、肿胀、活动障碍,部分患者可发生脏器功能损害及功能衰竭。该病属自身免疫性疾病,病因复杂,主要与感染、免疫、代谢、内分泌、退行性病变、环境、遗传、肿瘤等因素有关。风湿性疾病的发病率高,有一定的致残率,在危害人类健康的同时给家庭和社会带来沉重的负担。本节重点介绍结缔组织病中常见的系统性红斑狼疮和类风湿关节炎。

一、系统性红斑狼疮患者的护理

系统性红斑狼疮(systemic lupus erythematosus,SLE)是一种累及全身多系统、多器官损害的慢性自身免疫性疾病。临床上主要表现为皮肤、关节和肾脏损害,血清中出现以抗核抗体为主的多种自身抗体。SLE 多见于青年女性,发病年龄以 20~40 岁多见,幼儿、老年人亦可发病。我国患病率为 0.7~1/1 000,高于西方国家报道的 1/2 000。

SLE 的发病机制尚不明确。可能与遗传、性激素、环境等有关。可能的发病机制是具有系统性红斑狼疮遗传体质的人在感染、药物、食物、日光等致病因子的作用下,激发机体的免疫功能紊乱或免疫调节障碍而发病。一般认为,系统性红斑狼疮是一种免疫复合物性疾病。

系统性红斑狼疮的病理形态变化因累及部位不同而异,主要病理变化是炎症反应和血管异常。受损器官的特征性改变是①苏木紫小体:为均质型球形物质,其成分为 DNA、免疫球蛋白等,苏木精染色呈蓝紫色,可见于皮肤、心、肾、肺、脾、淋巴结等,是由于细胞核受抗体作用变性为嗜酸性团块。②"洋葱皮样"病变:即小动脉周围有显著向心性纤维组织增生,脾脏中央动脉周围出现厚而密的同心状胶原纤维硬化环,是系统性红斑狼疮组织病理学的特征之一,最为明显。心包、心肌、肺、神经系统等器官也可出现上述基本病理变化。心瓣膜的结缔组织反复发生纤维蛋白样变性,而形成赘生物,赘生物最终机化、玻璃样变。

如作免疫荧光(及)电镜检查,SLE 几乎都可发生肾病变,狼疮性肾炎的病理改变可位于肾小球、肾间质、肾小管及肾血管,WHO 将狼疮肾分为以下 6 型:①正常或轻微病变型(Ⅰ型)。②系膜病变型(Ⅱ型)。③局灶节段型(Ⅲ型)。④弥漫增生型(Ⅳ型)。⑤膜性病变型(Ⅴ型)。⑥肾小球硬化型(Ⅵ型)。系膜型病变预后较好,弥漫增生型病变预后最差,局灶节段型和膜型病变预后居两者之间。

【护理评估】

（一）健康史

应重点评估患者有无与本病有关的诱发因素，如日光过敏、病毒感染、药物、妊娠、精神刺激等；女患者是否月经紊乱、流产史、胎儿发育异常等；评估家族中的发病情况。

（二）身体状况

SLE临床表现多种多样，变化多端。起病可为爆发性、急性或隐匿性。早期可仅侵犯1~2个器官，以后可侵犯多个器官，临床表现复杂多样。多数患者病情呈缓解与发作交替出现。

1. 全身症状　活动期大多数患者出现全身症状，约90%患者出现各种热型的发热，常见为低、中度热。此外，还可出现疲倦、乏力、厌食、体重下降等症状。

2. 皮肤与黏膜　约80%患者出现皮肤损害，如蝶形红斑、盘状红斑、丘疹。其中以蝶形红斑最具特征性，红斑从鼻梁向两侧面颊部展开，呈蝶形，色鲜红或紫红，边缘稍高于皮肤，表面光滑，有时可见鳞屑，有痒和痛感，与疾病活动有关。病情缓解时，红斑可消退，留有棕黑色素沉着。SLE患者也可出现盘状红斑，多见于患者面部、颌、臂部，累及手掌、指端、指甲周，呈不规则圆形，边缘略突出，晚期出现皮肤萎缩。此外，患者可出现指掌部、甲周红斑，面部、躯干出现皮疹、水疱、大疱等。活动期患者可有脱发、口腔溃疡，少数患者有雷诺现象。

3. 关节与肌肉　约85%患者有关节受累的表现，多为关节痛，近端指间关节、腕、膝和掌指关节是常受累的关节，呈对称性分布；肩、肘、踝及髋关节较少累及。部分伴有关节炎，一般骨质无异常，很少引起关节畸形。约40%有肌痛，有时出现肌炎。

4. 肾脏　几乎所有患者肾组织均有病理变化，以慢性肾炎（狼疮性肾炎）较常见，早期为蛋白尿和/或血尿，晚期可出现肾性高血压及尿毒症，慢性肾衰是SLE死亡的常见原因。

5. 心血管　约30%患者有心血管系统损害，其中以心包炎最常见。除此以外还会出现心肌炎、心内膜炎等。

6. 呼吸系统　约35%患者有单侧或双侧胸膜炎，表现为干性或胸腔积液。约10%患者发生狼疮性肺炎，表现为发热、咳嗽、胸痛及呼吸困难等症状。

7. 消化系统　约30%患者有食欲减退、恶心、呕吐、腹痛、腹泻、便血等多种症状；20%~30%患者有肝大，但出现黄疸者少见；少数患者可有急腹症发作，如胰腺炎、肠穿孔、肠梗阻等，这些往往是SLE活动的征象。

8. 神经系统　约20%患者后期可出现神经系统损害，轻者仅有偏头痛、记忆力减退、性格改变、轻度认知障碍。重者可出现剧烈头痛、呕吐、颈项强直、偏瘫、抽搐、昏迷、病理反射阳性等脑卒中表现，亦可发生癫痫持续状态。

9. 血液系统　约60%活动性SLE有慢性贫血的表现，约40%患者白细胞减少或淋巴细胞绝对数减少，约20%患者血小板减少，约20%患者有无痛性的轻、中度淋巴结肿大，约15%患者有脾大。

10. 其他　约有15%患者有眼底变化，如出血、视盘水肿、视网膜渗出物等。此外血管炎可累及视神经，重者可数日内致盲。约30%SLE患者并发继发性干燥综合征，有唾液腺和泪腺功能不全。在SLE的活动期，可出现抗磷脂抗体综合征，表现为动脉和/或静脉血栓形成、习惯性自发性流产、血小板减少、抗磷脂抗体阳性。

应重点评估患者起病时间、病程情况；评估患者全身情况如体重、皮疹、发热、疲乏等；是否有运动、泌尿、呼吸、循环、消化、神经系统等功能受损的表现。

> **考点提示：**系统性红斑狼疮患者的身体状况

（三）实验室及其他检查

1. 一般检查　血、尿常规的异常，提示血液系统及肾受损。病情活动期间血沉多增快。

2. 免疫学检查

（1）狼疮细胞：约60%患者的外周血液或骨髓中可找到狼疮细胞。

（2）自身抗体：包括抗核抗体谱、抗磷脂抗体和抗组织细胞抗体，是SLE诊断的标记抗体和疾病活动性的指标。①抗核抗体（ANA）：几乎所有SLE患者均可出现，是目前最佳的SLE筛选试验。但特异性差，在类风湿关节炎、皮肌炎、硬皮病等疾病中均可有较高的阳性率。②抗双链脱氧核糖核酸（dsDNA）抗体：对SLE特异性高，是SLE的标记抗体之一，其含量与疾病活动性密切相关。③抗酸性核蛋白（Sm）抗体：是诊断SLE的标记抗体之一，特异性较高，但敏感性较低。

（3）类风湿因子：20%～40%患者可出现类风湿因子阳性。

（4）补体：血清总补体（CH50）、C3、C4含量明显下降，提示狼疮活动，阳性率约80%，特异性较高。

3. 其他　CT、X线及超声心动检查分别有利于早期发现出血性脑病、肺部浸润及心血管病变等。

（四）心理-社会状况

评估患者是否因面部蝶形红斑、脱发等引起容貌外形改变，以及关节疼痛、活动受限和脏器损害而影响生活和工作，以及长期治疗效果不理想等产生自卑、焦虑、抑郁、悲观、绝望等心理。

（五）治疗要点

SLE目前虽然不能根治，但是经合理治疗后可以控制病情，达到临床缓解，因此早期诊断、早期治疗非常重要。治疗应在预防诱因的基础上，给予一般治疗，如活动期卧床休息，慢性期或病情稳定者可适当活动，注意劳逸结合；注意预防感染，一旦感染应积极治疗等。根据病情的复杂性及严重程度而选择不同的治疗方案，常用药物有糖皮质激素、非甾体抗炎药、抗疟药、免疫抑制剂等。

【护理诊断/问题】

1. 皮肤完整性受损　与疾病所致的血管炎性反应等因素有关。

2. 慢性疼痛　与自身免疫反应有关。

3. 口腔黏膜受损　与自身免疫反应、长期使用激素等因素有关。

4. 焦虑　与病情反复发作、迁延不愈、面容毁损及多脏器功能损害有关。

5. 潜在并发症：慢性肾衰竭。

【护理目标】

1. 患者皮肤损害消失或明显好转，皮肤清洁、完整、无感染。

2. 患者关节、肌肉疼痛减轻。

3. 患者能正确应对病情变化，自我调节情绪，树立生活信心。

4. 患者学会避免加重肾损害的自我护理方法。

5. 患者未发生并发症或并发症得以及时发现和治疗。

【护理措施】

1. 一般护理

（1）休息与活动：急性期应卧床休息，病房挂厚窗帘，以免阳光直射。采取合适体位减轻关节疼痛。慢性期或病情稳定时可参加轻体力活动，注意劳逸结合，避免过度劳累。

(2)饮食：给予高热量、高蛋白、高维生素饮食，忌食芹菜、无花果、蘑菇、烟熏食物及辛辣刺激性食物，以促进组织愈合。肾功能不全者，给予优质低蛋白饮食；心力衰竭、肾衰竭、水肿者，严格限制钠盐摄入。

2. 病情观察 监测生命体征及意识、瞳孔变化，必要时进行心电监护；观察患者有无水肿、少尿、高血压、氮质血症等肾衰竭的表现，记录24h出入量；观察关节受累部位、疼痛性质与程度；观察有无中枢神经系统受累的表现，如剧烈头痛、恶心、呕吐、颈项强直、肢体瘫痪、行为异常、幻觉等。

3. 皮肤护理 ①避免紫外线照射：外出时穿长袖衣裤，戴保护性眼镜、太阳帽或打伞；病室进行紫外线消毒时患者应避开。②保持皮肤清洁卫生：皮损处用清水冲洗，或用30℃左右温水湿敷红斑处，每天3次，每次30min，可促进局部血液循环，有利于鳞屑脱落。禁用肥皂清洁皮肤，避免使用化妆品或其他化学药物，防止对局部皮肤刺激引起过敏。③脱发患者的护理：避免引起脱发加重的因素，忌染发、烫发。

4. 关节疼痛护理 保持舒适的体位，缓解疼痛；遵医嘱给予非甾体抗炎药，根据病情可选用理疗如热敷、热水浴、红外线等，必要时遵医嘱使用非麻醉镇痛药；指导患者使用放松术，分散注意力，缓解疼痛。

5. 口腔护理 注意保持口腔清洁。有口腔黏膜破损时，每天晨起、睡前和进餐前后用漱口水漱口；口腔溃疡者在漱口后用中药冰硼散或锡类散涂敷溃疡部，可促进愈合；有口腔感染病灶者，遵医嘱局部使用抗生素。

6. 用药护理 观察药物的疗效和不良反应，嘱患者避免服用可能诱发SLE的药物。

(1)糖皮质激素：是目前治疗SLE的主要药物，适用于急性爆发性狼疮、脏器受损，包括肾、中枢神经系统、心、肺等，急性溶血性贫血，血小板减少性紫癜等。常用药物为波尼松等，多数患者需长期小剂量服用以维持病情稳定。对于病情恶化的狼疮性肾炎和严重中枢神经系统病变者，采用大剂量短期冲击疗法。常见不良反应有满月脸、水牛背、高血压、高血糖、电解质紊乱、继发感染、骨质疏松等。用药期间应定时监测血压，观察血糖与尿糖变化，补充钙剂，加强皮肤与口腔护理。强调遵医嘱服药的必要性，不可自行停药或减量，防止“反跳”。

(2)非甾体抗炎药：主要用于发热、关节肌肉疼痛、关节炎、浆膜炎，而无明显内脏或血液病变的轻症患者。常用药物有阿司匹林、布洛芬等。主要不良反应为胃肠道反应，如消化不良、恶心、呕吐、甚至消化道出血。嘱患者饭后服用，可同时服用胃黏膜保护剂。注意观察大便颜色改变。

(3)抗疟药：此类药物主要积聚在皮肤，能抑制DNA和抗DNA抗体的结合，是治疗盘状红斑狼疮的主要药物。常用药物为氯喹。长期服用抗疟药可致视网膜退行性变，故服药期间应定期检查眼底。

(4)免疫抑制剂：病情反复、重症者等宜加用免疫抑制剂，如环磷酰胺、长春新碱等。主要不良反应有白细胞减少、胃肠道反应、黏膜溃疡、皮疹、肝肾功能损害、脱发、出血性膀胱炎等。鼓励患者多饮水，观察尿色改变，及早发现出血性膀胱炎。服药期间嘱患者定期复查血象、尿常规、肝肾功能。脱发者建议患者戴假发、帽子，静脉用药时注意保护血管。

7. 心理护理 与患者建立良好的护患关系，鼓励患者表达自己的感受；为患者及家属讲解疾病相关知识及介绍治疗进展、治疗成功病例，增强患者信心；鼓励脱发患者戴假发或帽子修饰，并解释病情稳定后容貌可恢复；告知病情稳定无明显脏器损害的育龄女性，可在医生指导和严密监护下妊娠。

考点提示：系统性红斑狼疮患者的护理措施

1942

系统性红斑狼疮患者的安全妊娠（拓展阅读）

【护理评价】

1. 患者皮肤损害是否消失或明显好转，皮肤是否清洁、完整、无感染。

2. 患者关节、肌肉疼痛是否减轻。

3. 患者是否能正确应对病情变化，自我调节情绪，树立生活信心。

4. 患者是否学会避免加重肾损害的自我护理方法。

5. 患者是否发生并发症，或并发症后得以及时发现和治疗。

【健康教育】

1. 疾病知识指导　向患者及家属介绍本病有关知识，使其掌握自我护理方法，同时让患者认识到本病若能及时正确有效治疗，病情可以长期缓解。

2. 避免诱因　避免一切可能诱发本病的因素，如饮食不当、阳光照射、妊娠、分娩、药物及手术等。避免含补骨脂素及联氨基团的食物；外出时戴帽子，穿长衣长裤；育龄女性，若疾病活动，禁忌妊娠；避免接受各种预防接种。在疾病缓解期，应逐渐增加活动，注意劳逸结合。

3. 用药指导　向患者详细介绍所有药物的名称、剂量、给药时间、方法等，并教会其观察药物的疗效和不良反应。嘱患者遵医嘱用药，不可自行减量或突然停药。

4. 生活指导　注意个人卫生，学会皮肤护理，切忌挤压皮肤斑丘疹，预防皮损和感染。指甲勿剪过短，防止损伤指甲周围皮肤。禁用碱性肥皂清洁皮肤，用温水洗脸，忌用各类化妆品。血小板低者易发生出血，应避免外伤，刷牙时用软毛刷，勿用手挖鼻腔。

5. 自我监测　指导患者自我观察皮肤黏膜情况，关节肌肉疼痛的性质和程度，以及全身各系统可能出现的各种症状，若有异常及时就诊。

二、类风湿关节炎患者的护理

类风湿关节炎（rheumatoid arthritis，RA）是一种累及周围关节为主的多系统炎症性自身免疫性疾病。特征性临床表现为对称性、周围性、多个关节慢性炎性病变，呈持续、反复发作过程。受累关节疼痛、肿胀、僵硬、功能下降，晚期关节结构破坏，导致关节畸形而致残。RA 可见于任何年龄，以 35~50 岁多见，男女比为 1∶3。在我国的患病率为 0.32%~0.36%，较欧美国家低，是造成我国人群丧失劳动能力和致残的主要疾病之一。

RA 的病因和发病机制尚不清楚，目前认为 RA 是一种自身免疫性疾病，其发生及病程迁延是病原体和遗传基因相互作用的结果。其发生可能与感染、遗传、激素等因素有关。

RA 女性多于男性，更年期妇女患病率达高峰；女性患者妊娠期病情可缓解，提示 RA 与内分泌因素有关。同时，代谢障碍、营养不良、环境因素、职业及心理社会等因素在其发病中起一定作用，但确切机制尚不清楚。如寒冷、潮湿可诱发 RA，身体和心理应激可能与本病复发、病情恶化有关。类风湿关节炎的基本病理改变是滑膜炎。类风湿结节和类风湿血管炎是类风湿关节炎重要的病变。

慢性期滑膜变得肥厚，呈绒毛状突起，突向滑膜腔内或侵入软骨或软骨下的骨质，造成关节破坏、关节畸形和功能障碍。急性期滑膜表现为渗出性和细胞浸润性，滑膜下层有小血管扩张，内皮细胞肿胀、细胞间隙的增大，间质有水肿和中性粒细胞浸润。滑膜下有大量淋巴细胞，如同淋巴滤泡。

另外出现新生血管和大量被激活的成纤维细胞以及随后形成的纤维组织。血管炎可发生在 RA 患者关节外的任何组织。它累及中、小动脉和/或静脉，伴随内膜增生，进而导致管腔狭窄、阻塞或管壁纤维素样坏死。类风湿结节是血管炎的一种表现，常见于经常受压或被摩擦部位的皮下组织、肌腱或骨膜上，亦可见于肺、胸膜、心包、心肌或硬脑膜等内脏深部。

【护理评估】

（一）健康史

应重点评估家庭中有无患本病或其他风湿性疾病的患者，有无下列有关的诱发因素，如过度劳累、情感受挫、病毒或某些细菌感染、新陈代谢紊乱、免疫功能障碍等。

（二）身体状况

60%~70% RA 患者起病隐匿，在出现明显的关节症状前有发热、乏力、全身不适、体重下降等症状。

1. 关节表现　典型表现为对称性多关节炎。主要侵犯小关节，以腕关节、近端指间关节、掌指关节最常见，其次为趾、膝、踝、肘、肩等关节。可有滑膜炎症状和关节结构破坏的表现。

（1）晨僵：因受累关节炎症导致充血水肿和渗液，95%以上患者出现晨僵，持续时间多超过1h，活动后症状减轻。晨僵持续时间与关节炎症程度成正比，常作为观察本病活动的重要指标。

（2）关节痛与压痛：由于滑液增加、滑膜肥厚、软组织炎症所致关节肿胀和疼痛，多发生在近端指关节，关节痛常常是最早症状，多呈持续性的钝痛或胀痛。受累关节的皮肤可出现褐色色素沉着。

（3）肿胀：凡受累关节均有肿胀，呈对称性。多因关节腔内积液或关节周围软组织炎症引起。关节炎性肿大而附近肌肉萎缩，关节呈梭形，也称梭状指。

（4）畸形：多见于晚期患者，由于软骨骨质、肌腱、韧带损害，使关节不能保持在正常位置。手指在掌指关节处偏向尺侧，或有关节半脱位，形成特征性的尺侧偏斜和“天鹅颈”样畸形（图 19-23），关节周围肌肉的萎缩、痉挛加重关节畸形。

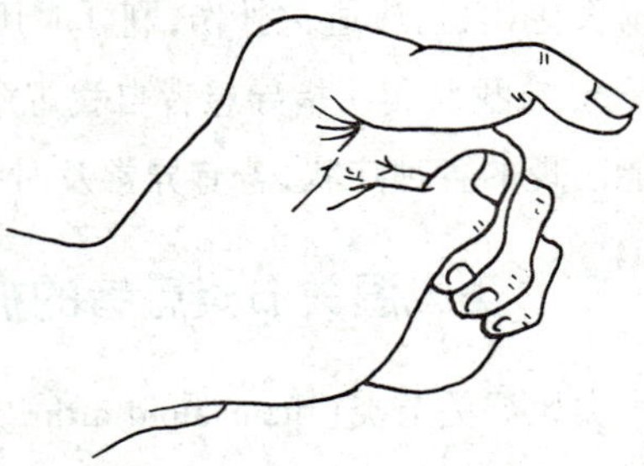

图 19-23　“天鹅颈”样畸形

（5）功能障碍：关节肿痛和结构破坏均可引起关节的活动障碍。美国风湿病学会将因 RA 而影响生活的程度分为四级。Ⅰ级：能照常进行日常生活和各项工作。Ⅱ级：进行一般日常生活和某种职业工作，但对参加其他项目活动受限。Ⅲ级：可进行一般日常生活，但参与某种职业工作或其他项目活动受限。Ⅳ级：日常生活的自理和工作的能力均受限。

2. 关节外表现

（1）类风湿结节：是本病较特异的皮肤表现，20%~30%的患者可出现，提示病情活动。浅表结节多见于关节隆突部及经常受压部位，如肘关节鹰嘴突附近、足跟腱鞘、枕后粗隆等处。结节大小不一，数量不等，呈圆形或椭圆形，质硬，无压痛，对称分布；也可累及心、胸膜、肺、眼、脑等实质组织及内脏，可出现受损脏器的症状。

（2）类风湿血管炎：是关节外损害的病理基础，可发生于任何部位，表现为甲床或指端小血管炎，少数发生局部缺血性坏死；侵犯肺部出现胸膜炎、肺间质性病变；眼受累多为巩膜炎，严重者因巩膜软化而影响视力。

（3）其他表现：①干燥综合征：30%~40%患者出现，表现为口干、眼干，出现口干燥症和干燥性角膜炎等。②弗尔他（Felty）综合征：RA 者伴有脾大、中性粒细胞减少，有的甚至贫血和血小板减少。③类风湿性尘肺病（Caplan 综合征）：最先见于煤矿工人或石棉工人。尘肺患者患 RA 时更易出现多发肺结节。④贫血:部分患者出现小细胞低色素性贫血,因病变本身或服用非甾体抗炎药而造成胃肠道长期少量出血所致。

应重点评估患者有无晨僵、关节肿痛、关节变形、功能障碍等关节受累的表现,发病以来是否有类风湿结节、类风湿血管炎等关节外表现。

考点提示:类风湿性关节炎患者的身体状况

(三)实验室及其他检查

1. 血液检查　有轻至中度贫血。活动期患者可有血小板增高、血沉增快、C 反应蛋白增高。

2. 免疫学检查　类风湿因子(RF),是一种自身抗体,有 IgM 型、IgG 型、IgA 型、IgE 型,其中 IgM 型 RF 在 70%的患者血清中可测得,其数量与本病的活动性和严重程度呈正比。但 RF 可出现在除本病外的多种疾病中,如 SLE、原发性干燥综合征、系统性硬化病、肺结核等,因此对 RA 的诊断不具特异性,必须结合临床表现方能诊断。

3. 关节滑液检查　炎症时关节腔内滑液增多(超过 3.5ml),滑液黏度差,含糖量低于血糖,白细胞明显增多,中性粒细胞占优势。

4. X 线检查　对本病的诊断、关节病变的分期、监测病变的演变都很重要,以手指及腕关节的 X 线片最有价值。

知识链接

类风湿关节炎的诊断标准

目前国际上通用的仍是 1987 年美国风湿病协会修订的诊断标准:①晨起关节僵硬至少 1h(≥6 周)。②3 个或 3 个以上关节肿胀(≥6 周)。③腕、掌指关节或近侧指间关节肿胀(≥6 周)。④对称性关节肿胀(≥6 周)。⑤皮下结节。⑥手、腕关节 X 线平片有明确的骨质疏松或骨侵蚀。⑦类风湿因子阳性(滴度>1∶32)。确认本病需具备 4 条或 4 条以上标准。应与"风湿"痛、风湿性关节炎、骨关节炎、结核等作鉴别。

(四)心理-社会状况

评估患者是否由于关节疼痛、僵硬、畸形、功能障碍,生活、学习及工作受到影响,而产生焦虑、抑郁或悲观心理。评估家庭及亲友对患者的态度以及对本病的了解程度等。

(五)治疗要点

RA 病因不明,目前临床上尚无根治和预防的方法。治疗目的是减轻关节肿痛和关节外症状;控制关节炎发展,防止和减少关节破坏;促进已破坏关节骨的修复。因此,早期诊断、早期治疗极为重要。治疗包括一般治疗、药物治疗、外科手术治疗。一般治疗如休息、急性期关节制动、恢复期关节功能锻炼、物理疗法等;药物治疗最重要,常选择非甾体抗炎药、慢性抗风湿药、肾上腺糖皮质激素等;严重者也可选择关节置换和滑膜切除术等。

【护理诊断/问题】

1. 疼痛　与关节炎性反应有关。
2. 躯体移动障碍　与关节疼痛、僵硬、功能障碍有关。
3. 知识缺乏:缺乏与疾病有关的防护知识。
4. 预感性悲哀　与疾病反复发作、久治不愈,关节畸形、功能障碍,影响生活质量有关。

【护理目标】

1. 患者关节疼痛减轻。

2. 患者关节功能改善,能自行完成部分或全部日常生活。

3. 患者能说出本病的防护知识。

4. 患者能情绪稳定,积极面对疾病,配合治疗和护理。

【护理措施】

1. 一般护理　急性期发热及内脏受累的患者,应卧床休息,保护关节功能,避免脏器受损,协助患者完成日常生活活动,但不宜绝对卧床。限制受累关节活动,保持关节功能位。

2. 病情观察　观察关节疼痛、肿胀和活动受限的变化,晨僵、关节畸形的进展情况;有无胸闷、心前区疼痛、腹痛、头痛、发热、咳嗽、呼吸困难等关节外症状,若出现代表病情严重,应及时报告医生处理。

3. 对症护理　对于有晨僵症状的患者,夜间睡眠时应注意受累关节的保暖,晨起后可用热水浸泡僵硬的关节,随后活动关节。应鼓励患者加强关节功能锻炼,可由被动向主动渐进,同时配合按摩等物理治疗,预防和防止关节失用。

4. 用药护理　用药期间严密观察药物疗效及不良反应,一旦发现有严重的不良反应,应立即停药并及时处理。

(1)非甾体抗炎药:是RA不可缺少的、非特异性的对症治疗的药物,具有抗炎、解热、镇痛作用,能迅速减轻炎症引起的症状。常用药物有阿司匹林、吲哚美辛、布洛芬等。最常见的不良反应为胃肠道不良反应,最严重的出现胃黏膜溃疡、出血、穿孔,饭后服药或同时服用胃黏膜保护剂,其他不良反应有肾、肝受损,皮疹、头晕等。

(2)慢性抗风湿药:起效时间长,控制病情进展,同时具有抗炎作用,多与非甾体抗炎药合用。常用药物有甲氨蝶呤、雷公藤、金制剂、环磷酰胺等。主要不良反应有白细胞减少,也可引起胃肠道反应、黏膜溃疡、皮疹、肝肾功能损害、脱发等。

(3)糖皮质激素:抗炎作用强,适用于活动期有关节外症状者,但不能根治本病,停药后易复发。主要不良反应是可能引起继发感染、无菌性坏死等,长期使用可致向心性肥胖、血压升高、血糖升高、电解质紊乱等,且不可自行停药,以免引起反跳。

5. 心理护理　向患者解释本病的治疗、预后,增加治疗信心;鼓励患者从事力所能及的活动,克服自卑心理,争取早日重归家庭和社会。

> 考点提示:类风湿性关节炎患者的护理措施

【护理评价】

1. 患者关节疼痛是否减轻。

2. 患者关节功能是否改善,是否能自行完成部分或全部日常生活。

3. 患者是否能说出本病的防护知识。

4. 患者情绪是否稳定,是否积极面对疾病,配合治疗和护理。

【健康教育】

1. 疾病知识指导　向患者及家属讲解疾病的性质、病程和治疗方案。避免感染、寒冷、潮湿、过度疲劳等各种诱因,注意保暖。

2. 生活指导　合理饮食,养成良好的生活方式和习惯,保持关节功能位,积极进行功能锻炼,防止关节畸形和肌肉萎缩。教会患者及家属晨僵护理及预防关节废用的方法。培养和训练患者生活自理能力。

3. 用药指导　指导患者按医嘱用药,向患者及家属介绍用药方法、疗程和不良反应,预防患者减量或自行停药。

4. 自我监测　告知患者观察关节症状的变化，如疼痛、肿胀、晨僵、畸形及功能障碍的程度和发作时间。注意关节外症状，如胸闷、心前区疼痛、发热、咳嗽、呼吸困难、腹痛、消化道出血、头痛等，一旦出现，提示病情严重，应及时就诊。

案例

1. 刘女士，32 岁。两年前面部开始出现红斑，经日晒后加重，未重视，为了美观，经常使用化妆品遮挡红斑。此后红斑逐渐加重，且呈蝶状，分布于颧颊，为红褐色。近日在皮肤受损的基础上伴发热、疲倦、乏力、关节疼痛，且反复发作。体格检查：T 38.4℃，P 110 次/min，R 22 次/min，BP 125/70mmHg。面部及足背部轻度浮肿。血沉增快，免疫学检查：抗核抗体（+），抗双链 DNA 抗体（+），抗 Sm 抗体（+），补体降低。患者因面部红斑，感觉自卑，拒绝与他人沟通交流。

请问：

（1）请判断该患者得了什么疾病？

（2）评估时应注意询问哪些内容？

（3）请按轻重缓急对该患者列出主要的护理问题，其首优护理问题是什么？

2. 李女士，38 岁。两侧近端掌指关节疼痛 3 年，近日加重，晨起时感觉疼痛的指关节僵硬，指关节变形，日常生活活动受到影响。查体：T 37.5℃，P 98 次/min，R 17 次/min，BP 120/85mmHg。两手指关节呈梭形，两上肢尺骨鹰嘴突有大小不等的 2 个皮下结节，坚硬，无压痛。患者担心生活不能自理，情绪低落。

请问：

（1）该患者的临床表现有何特点？初步评估为何种疾病？

（2）临床评估需要进一步做哪些检查？

（3）该患者存在哪些护理问题？

1943 案例思路解析

1944 扫一扫，看总结

1945 扫一扫，测一测

（张海燕　刘娜）

第十节　骨质疏松症患者的护理

1946 扫一扫，自学汇

学习目标

1. 掌握骨质疏松症患者的护理措施。
2. 熟悉骨质疏松症患者的身体状况、护理诊断/问题、治疗要点。
3. 了解骨质疏松症的病因、实验室及其他检查。
4. 能按护理程序对骨质疏松症患者实施正确的护理措施。
5. 具有敏锐的观察能力及解决问题的能力，体现出护士的爱伤精神和人文关怀。

导入情景

张女士,60 岁,绝经 7 年,反复腰背部疼痛 3 年余。查体:行动不便,消瘦,背部不能伸直。骨密度测定 T 值<-3.1,诊断为骨质疏松症。

工作任务:

1. 评估张女士患骨质疏松的原因有哪些?
2. 确诊骨质疏松的依据有哪些?
3. 治疗期间,护士应采取哪些护理措施?

骨质疏松症(osteoporosis,OP)是一种以骨量降低和骨组织微结构破坏为特征,引起骨强度降低,导致骨脆性增加和骨折风险性增加的代谢性骨病。

按病因可分为原发性、继发性和特发性三类。继发性骨质疏松的原发病因明确,常因内分泌代谢疾病(如性腺功能减退症、甲亢、甲旁亢、库欣综合征、I 型糖尿病等)或全身性疾病引起。原发性骨质疏松症是一种随着年龄增长必然发生的生理性退行性病变,分为Ⅰ型和Ⅱ型。Ⅰ型即为绝经后骨质疏松症(PMOP),发生于绝经后女性。Ⅱ型即老年性骨质疏松症,多见于 65 岁以上老年人。特发性骨质疏松症多见于 8~12 岁青少年或成人,女性多于男性,多伴有遗传家族病史,女性妊娠期和哺乳期所发生的骨质疏松症也列为此类。本节主要介绍原发性骨质疏松症。

骨质疏松症病因和发病机制尚未完全明确。一般认为,正常成熟骨的代谢主要以骨重建的形式进行。在这一过程中骨吸收与骨形成处于动态的平衡中。当某些因素致使骨吸收过多或骨形成不足时,导致骨量减少和骨微细结构改变,形成骨质疏松。

1. 性激素缺乏　雌激素减少可使破骨细胞功能增强,加速骨的丢失,是绝经后骨质疏松的主要原因。雄激素缺乏在老年性 OP 的发生中起重要作用。

2. 营养因素与钙摄入减少　钙摄入减少是导致骨质疏松的高危因素之一。高龄和肾功能减退等原因导致肠吸收钙减少和 1,25-$(OH)_2D_3$ 生成减少,甲状旁腺素代偿性增多,引起骨转换率加速和骨丢失。

3. 细胞因子表达紊乱　骨组织的白细胞介素(IL-1、IL-6)和肿瘤坏死因子(TNF)增高,护骨素减少等引起破骨细胞活性增强和骨吸收增加。

4. 生活习惯的影响　吸烟、饮酒、大量饮咖啡、光照少、运动量减少等均为骨质疏松症的易发因素。

5. 药物影响　抗惊厥药(如苯妥英钠、苯巴比妥以及卡马西平)、铝制酸剂、糖皮质激素、肝素等药物的使用增加骨质疏松的患病风险。

6. 遗传因素　骨质疏松症以白种人尤其是北欧人种多见,其次为亚洲人,而黑种人少见。多种基因的表达水平和基因多态性可影响峰值骨量和骨转换。

【护理评估】

(一)健康史

应重点评估患者的性别、年龄,询问患者疾病史及用药史,着重了解患者的生活方式和饮食习惯。其次还要了解家族史,有无脊椎压缩性骨折和髋部及前臂等脆性骨折史。对于女性患者,仔细询问是否绝经,绝经史及婚育史。

（二）身体状况

1. 疼痛　最常见、最主要的症状。以腰背痛多见，约占疼痛患者的70%~80%。疼痛沿脊柱向两侧扩散，直立时后伸或久坐久立时疼痛加重，仰卧或坐位时疼痛减轻。日间疼痛轻，夜间和清晨醒来时加重，弯腰、肌肉运动、咳嗽、用力排便时加重。

2. 身长缩短和驼背　是继腰背痛后出现的重要体征之一。脊柱椎体前部几乎多为松质骨组成，身体负重量大，尤其是第11、12胸椎和第3腰椎负荷量更大，容易压缩变形使脊柱前倾背曲，加剧形成驼背。正常椎体高度约2cm，老年人骨质疏松时，每个椎体缩短2mm左右，身长平均缩短3~6cm。

3. 骨折　常因轻微活动、创伤、弯腰、负重、挤压或摔倒后发生骨折，骨折部位相对固定，多发生于脊柱、髋部和前臂，肋骨、骨盆、肱骨甚至锁骨和胸骨亦可发生。

4. 呼吸系统障碍　胸腰椎压缩性骨折后导致脊柱后弯、胸廓畸形，患者常有胸闷、气短、呼吸困难，甚至发绀等表现。

> 考点提示：骨质疏松患者的身体状况

应重点评估该患者的疼痛部位、性质，身长有无缩短、驼背，是否发生骨折等临床表现。

（三）实验室及其他检查

1. 骨代谢生化检查　测定血、尿的矿物质及相关生化指标（如血清钙、磷、碱性磷酸酶、骨钙素等）有助于判断骨代谢状态及骨更新率的快慢，对骨质疏松症的鉴别诊断有重要意义。

2. X线检查　是一种较易普及的检查骨质疏松症的方法，表现为骨密度减低，骨小梁减少、变细，脊椎骨小梁以稀疏排列呈栅状。

3. 骨矿含量（BMC）和骨密度（BMD）测量　是判断骨量、确定骨质疏松症的重要手段，也是评价骨丢失率和疗效的重要客观指标。可通过放射性核素骨扫描、单光子吸收测定法、双能X线吸收测定法、定量CT等方法测量骨密度。双能X线吸收测定法最常用，可准确地测量骨量流失的程度。骨密度和骨量低于同性别年轻人平均骨量2.5SD可诊断为骨质疏松症。

1947
骨质疏松的诊断（拓展阅读）

（四）心理-社会状况

评估患者是否因骨质疏松症引起疼痛、行动不便、生活工作能力降低等产生焦虑、抑郁等负性情绪和心理；了解患者对治疗态度和行为表现，患者本人的角色适应以及家属等社会支持系统的心理等。

（五）治疗要点

由于骨质疏松是由不同原因所致，个体差异大，故强调综合治理、早期治疗和个体治疗。

1. 一般治疗　改善营养状况，补充足够的蛋白质有助于骨质疏松症和骨质疏松症性骨折的治疗，伴有肾衰者要选用优质蛋白饮食并适当限制摄入量。加强运动，纠正不良生活习惯，避免使用致骨质疏松症药等。

2. 对症治疗　有疼痛者可给予适量非甾体抗炎药。骨畸形者应局部固定或采用相应矫形措施。骨折患者应给予牵引、固定、复位或手术治疗，并辅以物理康复治疗，尽早恢复运动功能。

3. 药物治疗

（1）补充钙剂和维生素D：无论何种骨质疏松症均应补充适量钙剂，同时补充维生素D_4、骨化三醇可促进肠道钙的吸收，增加骨矿化，刺激骨形成新的骨基质。

（2）性激素类药物：能抑制骨转换，阻止骨丢失，增加骨量，是女性绝经后骨质疏松的首选药物。女性绝经后如无禁忌可应用雌激素替代治疗5年。雄激素则可用于男性老年患者。

(3)二膦酸盐:此类药物通过抑制骨吸收而发挥治疗作用。常用制剂有阿仑膦酸钠、依替膦酸钠等。

(4)降钙素:通过抑制破骨细胞阻止骨量的丢失,另外,降钙素对骨质疏松患者有明显镇痛作用。

(5)骨形成促进剂:包括氟化钠、锶盐、生长因子等。

【护理诊断/问题】

1. 慢性疼痛　与骨质疏松症、肌肉痉挛、骨折有关。

2. 有受伤的危险　与骨质疏松致骨骼脆性增加有关。

3. 躯体移动障碍　与骨骼变化引起活动范围受限有关。

4. 潜在并发症:骨折。

【护理目标】

1. 患者疼痛缓解。

2. 患者避免进行引起骨折的活动,预防跌倒及跌倒导致的骨折。

3. 患者适当增加骨骼活动功能,以完成日常生活。

4. 患者未发生骨折或发生骨折时能得到及时处理。

【护理措施】

1. 一般护理

(1)生活护理:注意保暖,避免寒冷刺激,多走平地,勿持重物;睡硬板床,取仰卧位或侧卧位,定时翻身防止发生压力性损伤;鼓励患者多进行户外活动,多晒太阳,注意减少和避免患者可能受伤的因素。指导患者不过度饮用浓茶、咖啡等,戒烟酒。

(2)饮食护理:指导患者高蛋白、高热量、高纤维素和高维生素饮食,从膳食中补充足够的钙,每天摄取量不少于1 000~2 000mg,食物中的钙磷比要高于2∶1,才有利于骨质疏松症的预防和治疗,鼓励患者多饮水,以防泌尿系统感染。

2. 病情观察　观察患者有无腰背疼痛;有无身长缩短、驼背等情况,注意有无胸闷、气短、呼吸困难等表现,注意监测血钙、血磷等生化指标。

3. 用药护理　指导患者遵医嘱准确服药,服用钙剂时注意增加饮水量,同时服用维生素D;服用二膦酸盐时应空腹,并同时饮水200~300ml,半小时内禁食禁饮,也不能平卧,以减轻对食管的刺激;性激素必须在医生指导下服用,雌激素补充治疗的疗程一般不超过5年,治疗期间要定期进行妇科和乳腺检查;雄激素补充治疗时注意监测肝功能。

4. 心理护理　向患者耐心讲解有关疾病知识,消除紧张情绪,解除疾病所带来的精神痛苦,减轻思想负担。

> 考点提示:骨质疏松患者的护理措施

【护理评价】

1. 患者疼痛是否缓解。

2. 患者活动方式是否安全。

3. 患者活动范围是否逐渐增加,是否能完成日常生活活动。

4. 患者是否发生骨折或发生骨折时是否能得到及时处理。

【健康教育】

1. 疾病知识指导　告知患者及家属本病的相关知识,指导患者养成良好的生活习惯,避免吸烟、酗酒、饮浓茶和咖啡等引起骨质疏松症发病的危险因素。

2. 疾病预防指导　鼓励患者加强体育锻炼，对发展和维持骨质量和骨密度很重要。

3. 饮食指导　指导患者多进食含钙、蛋白质丰富的食物，有助于防止骨质疏松和促进骨折愈合。

4. 用药指导　按医嘱准确服药，性激素补充治疗时定期进行妇科和乳腺检查或肝功能检查。

案例

李先生，男，70 岁，腰痛、活动受限 3h。平素饮食规律，有喝咖啡习惯，从不饮酒和吸烟，爱好书画，基本上不参加运动，近 2 年经常感腰背部疼痛，自觉身材明显缩短。3h 前因搬提行李箱致突发腰痛，不能活动。X 线检查：L_2 压缩骨折。

请问：

1. 该患者发生骨折的原因是什么？
2. 临床评估需要进一步做哪些检查？
3. 该患者存在哪些护理问题？

（张海燕　刘娜）

1948 案例思路解析

1949 扫一扫，看总结

1950 扫一扫，测一测

1951 教学课件

第二十章　传染病患者的护理

第一节　概　　述

扫一扫，自学汇

学习目标

1. 掌握传染病的特征及临床特点、传染病的预防，传染病患者的护理诊断/问题、护理措施。

2. 熟悉传染病的基本概念、感染过程的表现及致病因素。

3. 了解感染过程中机体的免疫应答及传染病的辅助检查。

4. 能对传染病患者进行护理评估并书写护理文书，能配合医生实施传染病常用诊疗技术。

5. 具有严谨求实的工作态度，尊重传染病患者的身心需求，体现出护士的爱伤精神和人文关怀。

传染病(communicable disease)是由病原微生物和寄生虫感染人体后产生的具有传染性的疾病。常见的病原微生物包括病毒、细菌、真菌、立克次体、螺旋体、支原体、衣原体和朊毒体等。由原虫和蠕虫感染引起的疾病又称为寄生虫病。以上均属于感染性疾病(infectious disease)的范畴，但感染性疾病不一定都有传染性。历史上，鼠疫、天花、霍乱、疟疾等传染病曾严重地威胁过人类的生存和发展，也给我国人民带来了重大灾难。今天，人类在与传染病的斗争中已取得显著的成就，许多传染病的发病率和病死率都有不同程度的下降。但是，随着传染病构成谱的不断变迁，一些曾经被控制的传染病死灰复燃，如结核病、霍乱、血吸虫病等再度发生与流行；生物恐怖主义的威胁也依然存在；艾滋病、严重急性呼吸综合征、军团菌病、莱姆病、人感染高致病性禽流感等新的传染病不断出现，对人类的健康和生命以及社会经济的发展已构成了严重的威胁。自1972年以来，新发现的病原体达45种，新发传染病已成为当前研究的核心内容。

近年来，突发重大的传染病疫情引起了我国政府的高度重视，同时也促进了我国公共卫生体系的进一步发展和完善。传染病护理是传染病防治工作中的重要组成部分，它不仅关系到患者是否能早日康复，而且对终止传染病在人群中的流行也具有十分重要的意义。多数传染病具有起病急、病情重、变化快、并发症多和有传染性的特点，因此，护理人员不仅要有高度的责任感和同情心，能细致观察病情，准确、及时地配合抢救治疗，而且还应严格执行消毒隔离制度、依法履行疫情报告职责、开展社区健康教育和做好自身防护等，以防止传染病的扩散和交叉感染。

一、感染与免疫

（一）感染的概念

感染（infection）是病原体侵入机体后，与人体之间相互作用、相互斗争的过程。感染与传染（communication）的含义并非完全相同，传染属于感染的范畴，而感染不一定有传染性。在漫长的进化过程中，有些病原体与人体宿主之间形成了相互适应、互不损害的共生状态，但大多数病原体与宿主之间是不相适应的，因而引起双方之间的斗争，此过程与病原体的作用（侵袭力、毒力、数量、变异性）、人体的免疫应答（非特异性免疫、特异性免疫）以及来自外界的干预如药物、劳累等因素有关，其中以机体的免疫防御能力最为重要。

（二）传染病感染过程的表现

病原体（pathogens）通过各种途径进入机体后即开始了传染病感染过程，由于病原体的致病力和机体免疫功能的不同，感染后可出现以下5种表现：

1. 病原体被清除　病原体进入人体后，可被机体的非特异性免疫屏障作用（如胃酸、溶菌酶等）所清除，也可由体内的特异性主动免疫或被动免疫所清除，人体不发生病理变化，也不出现任何临床症状。

2. 隐性感染（covert infection）　又称亚临床感染，指病原体侵入人体后，仅引起机体发生特异性免疫应答，不发生或只发生轻微组织损伤，而临床上无任何症状、体征，只有通过免疫学检查才能发现。在大多数传染病中，隐性感染最为常见，隐性感染过程结束后，病原体被清除，大多数人可获得对该病的特异性免疫。在少数情况下，病原体（如乙型肝炎、伤寒、细菌性痢疾）可持续存在体内，而转为病原携带状态，成为重要的传染源。

3. 显性感染（overt infection）　又称临床感染，指病原体侵入人体后，不但引起机体免疫应答，而且通过病原体本身的作用或机体的变态反应，导致机体出现病理改变和临床表现。在大多数的传染病中，显性感染仅占极少数（麻疹、水痘等例外）。有些显性感染后机体可获得持久的免疫力而不再感染（如伤寒），但有些传染病感染后免疫力不持久，可再感染（如细菌性痢疾）；还有少数成为恢复期病原携带者。

4. 病原携带状态　系指病原体侵入人体后，可在入侵局部或其他组织器官生长繁殖，并不断排出体外，但不出现临床表现。按其病原体种类的不同，可分为带病毒者、带菌者和带虫者；按发生的时期不同，分为潜伏期携带者、恢复期携带者、健康携带者；按携带病原体持续时间长短不同，分为急性病原携带者（持续时间在3个月以下）、慢性病原携带者（持续时间在3个月以上）。

5. 潜伏性感染（latent infection）　病原体侵入人体后，寄生于某些部位，而机体的免疫力只能使病原体局限，却不能将其清除，病原体便可长期潜伏在体内。在潜伏性感染期间，因无病原体排出，故无传染性。一旦免疫功能下降，便引起显性感染，如带状疱疹、疟疾、结核等。

上述感染的5种表现形式在不同的传染病中各有所侧重，在一定条件下可互相转变。5种表现中一般以隐性感染最为常见，病原携带状态次之，显性感染比例最小，一旦出现，较容易识别。

（三）感染过程中病原体的致病因素

1. 侵袭力（invasiveness）　系指病原体侵入机体后并在机体内扩散的能力。有些病原体直接侵入机体，如血吸虫尾蚴等。有些病原体借助分泌酶破坏机体的组织。

2. 毒力（virulence）　毒力包括内毒素和外毒素，内毒素通过激活单核-巨噬细胞释放细胞因子而起作用。外毒素通过靶细胞受体与其相结合，进入细胞内而起作用。

3. 数量 相同的病原体感染时，入侵的数量与致病能力成正比，而不同病原体引起机体出现显性感染的最少数量差别较大。

4. 变异 由于遗传或环境因素，导致病原体发生抗原变异，从而逃避机体的特异性免疫，最终引起疾病的发生。

（四）感染过程中机体的免疫应答

机体的免疫应答对感染过程的表现和转归起着重要的作用。免疫应答可分为有利于机体抵抗病原体的保护性免疫应答和促进病理改变的变态反应两大类。非特异性免疫（又称天然免疫）和特异性免疫都有可能引起机体保护和病理损伤。变态反应都是特异性免疫应答。

1. 非特异性免疫 是机体对侵入病原体的一种清除机制，不牵涉对抗原的识别和二次免疫应答的增强。

（1）天然屏障：包括外部屏障，即皮肤、黏膜及其分泌物，如溶菌酶、气管黏膜上的纤毛以及内部屏障，如血脑屏障和胎盘屏障等。

（2）吞噬作用：单核-吞噬细胞系统包括血液中的游走大单核细胞，肝、脾、淋巴结、骨髓中固有的吞噬细胞和各种粒细胞（尤其是中性粒细胞）。它们都具有非特异性吞噬功能，可清除机体内的病原体。

（3）体液因子：包括存在于体液中的补体、溶菌酶、纤连蛋白和各种细胞因子等。细胞因子主要是由单核-吞噬细胞和淋巴细胞被激活后释放的一类有生物活性的肽类物质。这些体液因子能直接或通过免疫调节作用而清除病原体，与非特异性免疫应答有关的细胞因子有白细胞介素、α-肿瘤坏死因子（TNF-α）干扰素-γ（IFN-γ）、粒细胞-巨噬细胞集落刺激因子（GM-CSF）等。

2. 特异性免疫 是指由于对抗原特异性识别而产生的免疫，由于不同病原体所具有的抗原绝大多数是不相同的，故特异性免疫通常只针对一种病原体。通过细胞免疫和体液免疫的相互作用而产生免疫应答，分别由T淋巴细胞与B淋巴细胞介导。

二、传染病的特征

（一）基本特征

传染病与其他疾病的主要区别，在于具有以下4个基本特征：

1. 病原体 每一种传染病都是由特异性的病原体所引起，如伤寒的病原体是伤寒杆菌，疟疾的病原体是疟原虫。临床上以细菌和病毒最为常见，检出病原体对确定诊断具有极其重要的意义。

2. 传染性（infectivity） 是传染病与其他感染性疾病最重要的区别。传染性是指病原体能通过某种途径感染他人的特性，传染病患者具有传染性的时期称为传染期，每一种传染病都有其相对固定的传染期，传染期的长短是确定患者隔离期限的重要依据。

3. 流行病学特征（epidemiologic feature） 传染病的流行过程在自然因素和社会因素的影响下，表现出下列特征：

（1）流行性：在一定条件下，传染病能在人群中传播的特性称为流行性。根据流行强度，有不同分类。①散发（sporadic occurrence）：指某种传染病在某地区人群中的发病率为历年的一般发病水平。②流行（epidemic）：指某传染病在某地区的发病率显著超过历年同期的发病水平。③大流行（pandemic）：指某传染病在一定时间内迅速蔓延，流行甚广，超出国界或洲界。④暴发（epidemic outbreak）：指在某一地区，短时间内突然发生大批同类传染病病例。

(2)季节性:指某些传染病每年在一定季节内呈现发病率升高的现象,如冬春季呼吸道传染病发病率高,而夏秋季消化道传染病发病率高;虫媒传染病与媒介节肢动物活跃的季节相一致。

(3)地方性与外来性:地方性是指在某些特定的自然或社会条件下,在某些地区持续发生的传染病,如血吸虫病。自然疫源性传染病或人兽共患传染病是指人与脊椎动物共同罹患的传染病,如鼠疫、狂犬病、血吸虫病等,存在这种疾病的地区称自然疫源地。外来性是指在国内或地区内原来不存在,而是从国外或外地传入的传染病,如霍乱、艾滋病等。

4. 感染后免疫(post-infection immunity) 人体感染病原体后,无论是显性或隐性感染,都能产生针对病原体及其产物(如毒素)的特异性免疫。感染后的免疫属于主动免疫,由于病原体的种类不同,感染后所获得的免疫持续时间和强度各异,一般而言,病毒性传染病感染后免疫时间较长,甚至可保持终身,但少数例外(如流行性感冒);细菌、螺旋体、原虫性传染病感染后免疫时间通常较短,仅为数个月至数年,但也有例外(如伤寒)。蠕虫感染后一般不产生保护性免疫,因而常可重复感染。

考点提示:传染病的基本特征

(二)临床特点

1. 病程发展的阶段性 急性传染病通常可分为以下4个阶段:

(1)潜伏期(incubation period):系从病原体侵入人体到开始出现临床症状前的时期。有些传染病患者在潜伏期内即可排出病原体,具有传染性。各种传染病的潜伏期长短不一,但每种传染病的潜伏期都有一个范围(最短、最长),潜伏期可作为确定检疫期限的重要依据,同时,对某些传染病的诊断和流行病学调查也有一定的参考意义。

(2)前驱期(prodromal period):系从起病至症状明显开始的时期。此期临床表现多无特异性,可有发热、头痛、乏力、食欲缺乏、肌肉酸痛等症状,一般持续1~3d。多数传染病在前驱期已有较强的传染性,但起病急骤者也可无此期表现。

(3)症状明显期(period of apparent manifestation):指不同传染病出现了各自特有症状和体征的时期,如典型的热型、特征性的皮疹、黄疸、肝脾大和脑膜刺激征等。此期具有较强的传染性,且易产生各种并发症,临床上又可分为上升期、极期和缓解期。

(4)恢复期(convalescent period):机体免疫力增强到一定程度,体内病理生理过程基本终止,症状和体征基本消失,临床上称为恢复期。在此期间,患者的食欲和体力逐渐恢复,血清中的特异性抗体效价逐渐上升至最高水平,但此时患者体内还可能有残余病理改变(如伤寒)或生化改变(如病毒性肝炎),病原体尚未被完全清除,许多患者的传染性还会持续一段时间。

(5)后遗症(sequela):在恢复期结束后,机体功能仍长期不能恢复正常称为后遗症,多见于中枢神经系统传染病,如脊髓灰质炎、流行性乙型脑炎等。

(6)复发(relapse)与再燃(recrudescence):有些传染病在恢复期后,体温恢复正常一段时间,由于潜伏于体内的病原体再度繁殖到一定程度,使初发病症状再现称为复发,如伤寒、疟疾等。当进入恢复期,体温已开始下降,但尚未降至正常,而再度出现发热等病初症状时则称为再燃。

2. 临床类型 根据传染病临床过程的长短可分为急性、亚急性、慢性;根据病情轻重可分为轻型、中型(或普通型)、重型、暴发型;根据临床特征可分为典型及非典型等。临床分型对治疗、隔离、护理等具有重要指导意义。

三、传染病的预防

我国控制传染病的总方针是“预防为主、防治结合”。针对传染病流行过程的3个基本环节采取综合性预防措施。

(一)管理传染源

1. 对患者的管理　应做到“五早”,即早发现、早诊断、早报告、早隔离、早治疗。

(1)疫情监测:设定传染病监测制度,提高监测预警能力。开展健康教育,提高群众对传染病的识别能力,有计划地进行健康体检,对早发现、早诊断有重要意义。

(2)传染病疫情报告:严格执行传染病报告制度是早期发现传染病的重要措施,所有医务人员均为法定报告人。无论确诊或疑似传染病患者以及病原携带者,一旦发现必须在规定时限内,向有关部门报告疫情。自2020年1月20日国家卫生健康委员会发布公告,将新型冠状病毒肺炎纳入乙类传染病并按照甲类传染病管理以来,目前我国法定传染病病种增加至40种(表20-1)。

表20-1　我国法定传染病的分类

分类	种类	疾病名称
甲类	2	鼠疫、霍乱
乙类	27	新型冠状病毒肺炎、严重急性呼吸综合征、艾滋病、病毒性肝炎、脊髓灰质炎、人感染高致病性禽流感、麻疹、流行性出血热、狂犬病、流行性乙型脑炎、登革热、炭疽、细菌性和阿米巴痢疾、肺结核、伤寒和副伤寒、流行性脑脊髓膜炎、百日咳、白喉、新生儿破伤风、猩红热、布氏菌病、淋病、梅毒、钩端螺旋体病、血吸虫病、疟疾、人感染 H_7N_9 禽流感
丙类	11	流行性感冒(含甲型 H_1N_1 流感)、流行性腮腺炎、风疹、急性出血性结膜炎、麻风病、流行性和地方性斑疹伤寒、黑热病、棘球蚴病、丝虫,以及除霍乱、细菌性和阿米巴痢疾、伤寒和副伤寒以外的感染性腹泻病、手足口病

甲类传染病属于强制管理的传染病,要求城镇发现后2h、农村6h内向发病当地的卫生防疫机构报告;乙类传染病为严格管理的传染病,要求发现后城镇6h内、农村12h内上报,但对严重急性呼吸综合征、炭疽中的肺炭疽、人感染高致病性禽流感和新型冠状病毒肺炎4种乙类传染病,因传染性强、危害大,应直接按甲类传染病的要求时间内报告,并采取相应的预防控制措施;丙类传染病为监测管理的传染病,可在发现后24h内向当地疾病控制中心报告疫情。

(3)隔离与治疗:一旦发现传染病患者或疑似患者,立即将其安置在一定的场所予以隔离治疗,以防止传染病的蔓延。隔离方式应因地、因时、因病而定,隔离期限依据该传染病的传染期或化验结果而定。

2. 对病原携带者的管理　对病原携带者须做好登记,加强管理和随访观察,并督促教育其养成良好的卫生习惯,必要时调离工作岗位或隔离治疗等。对传染病的接触者、曾患过传染病者、流行区居民、某些职业(如托幼机构、饮食、饮水服务行业)的从业人员应进行定期普查,以早期发现病原携带者。

3. 对接触者的管理　接触者是指曾经和传染源发生过接触的人,对传染病接触者采取的措施称为检疫。检疫期为从最后接触之日算起至该病的最长潜伏期。可根据情况采取合适的措施。

(1)医学观察:指对接触者每日进行必要的诊查外,不限制其日常活动,适用于乙类传染病。

(2)留验(即隔离观察):是限制接触者的日常活动,不与他人接触,并在指定场所进行医学观察的措施;对集体单位的留验又称集体检疫,适用于甲类传染病。

(3)卫生处理:包括消毒、杀虫和对带病原体动物的处理。此外,还可给予紧急免疫接种或药物预防。

4. 对动物传染源的管理 根据动物所患的病种及其经济价值,予以隔离、治疗、杀灭或焚毁处理。在流行地区可通过对动物如家禽、家畜进行预防接种以降低发病率。

考点提示:传染源的管理

(二)切断传播途径

切断传播途径是以消灭被污染环境中的病原体及传递病原体的生物媒介为目的的措施。根据传染病的不同传播途径,采取相应的措施,如消化道传染病重点应加强饮食卫生、个人卫生和粪便管理、保护水源、消灭苍蝇等措施;呼吸道传染病则要加强通风、空气消毒、提倡外出戴口罩及流行期间少去公共场所等;虫媒传染病以爱国卫生运动和防虫、杀虫、驱虫措施为主;加强血源和血制品的管理,防止医源性传播是预防血源性传染病的有效手段。

(三)保护易感人群

1. 增强非特异性免疫力 非特异性免疫力是产生特异性免疫力的基础。提高人体非特异性免疫力的措施包括锻炼身体、合理膳食、养成良好的卫生习惯、生活规律、改善居住条件、保持愉快心情、良好的人际关系等。

2. 增强特异性免疫力 人体可通过隐性感染、显性感染或预防接种获得对该种传染病的特异性免疫力,其中免疫预防接种对人群特异性免疫力的提高起着关键作用。

(1)人工主动免疫:将减毒或灭活的病原体、纯化的抗原和类毒素制成菌(疫)苗接种到人体内,使人体于接种后1~4周产生抗体,免疫力可保持数个月至数年。根据规定的免疫程序,对易感人群有计划地进行有关生物制品的预防接种,称为计划免疫。根据国家免疫规划,对儿童实施扩大计划免疫,对所有适龄儿童在现行范围内已经使用的百白破、卡介苗、脊髓灰质炎、麻疹、乙肝、A群流脑及乙脑疫苗等8种疫苗的基础上,以无细胞百白破疫苗替代百白破疫苗,将麻腮风疫苗、A+C群流脑疫苗和甲肝疫苗等3种疫苗纳入儿童免疫规划,对适龄儿童进行常规接种,预防相应的12种传染病,以实现基本消灭脊髓灰质炎、白喉、百日咳,把结核病、麻疹、破伤风、乙型肝炎的发病率控制在最低水平的目标。

(2)人工被动免疫:将制备好的含抗体血清或抗毒素注入易感者体内,使机体迅速获得免疫力的方法,免疫持续时间仅2~3周,主要用于治疗或对接触者的紧急预防。常用制剂有抗毒血清、人血丙种球蛋白、胎盘球蛋白和特异性高价免疫球蛋白等。

此外,对某些传染病可通过服药进行预防,如口服乙胺嘧啶预防疟疾、口服磺胺类药物预防流行性脑脊髓膜炎等。

四、传染病患者的护理

不同的传染病虽然临床表现各异,但在病原体及其各种代谢产物的作用下,可出现一些共同的症状和体征,其中发热(fever)和发疹(rash,eruption)是传染病最常见的临床表现。以下按护理程序的5个步骤,叙述传染病患者常见症状及体征的护理。

【护理评估】

在全面收集患者主、客观资料的基础上,对传染病患者主要收集以下资料:

(一)健康史

1. 流行病学资料 是传染病重要的参考资料,根据不同传染病的流行特征,详细询问如年龄、职业、生活与卫生习惯、居住或旅游地区、既往传染病史、免疫接种及家庭与集体发病的情况等。重点了解近期有无与传染病患者接触史或到过疫区；有无手术或输血史；家中或邻居有无类似患者；既往有无类似发病情况等。

2. 临床资料 详细了解患者的起病情况、潜伏期长短、主要症状特点、饮食与排泄等情况。

（1）发热：是许多急性传染病共有的最常见症状。由于各种传染病的发热程度、热型及持续时间不尽相同，故对许多传染病具有重要的鉴别诊断意义。护理人员应详细询问：①发热的起始时间、起病的缓急、可能的原因或诱因，以及处理经过。②发热前有无畏寒、寒战，体温升高的程度、持续时间及热型，退热过程中有无大量出汗等。如稽留热见于伤寒极期、斑疹伤寒；弛张热见于伤寒缓解期、流行性出血热；间歇热见于疟疾、败血症等；发热前有寒战、退热时伴大汗，见于疟疾。③有无伴随症状，如发疹、黄疸、咳嗽、胸痛、咯血、食欲减退、腹痛、腹泻以及头痛、乏力、肌肉酸痛、意识障碍等，如发热伴腹痛、脓血便可见于细菌性痢疾；发热伴结膜充血见于麻疹、流行性出血热；发热伴黄疸、肝脾大见于病毒性肝炎；发热伴脑膜刺激征见于流行性脑脊髓膜炎、流行性乙型脑炎。

（2）发疹：许多传染病在发热的同时可伴有皮疹，称为发疹性感染，包括皮疹（又称外疹）和黏膜疹（又称内疹）两大类。不同传染病皮疹的形态，出疹的时间、顺序、分布部位、皮疹的消退及伴随症状等各有特点，对鉴别诊断有重要意义。①出疹时间：如水痘、风疹多发生于病后第 1 天，猩红热于第 2 天，麻疹于第 4 天，伤寒于第 6 天等。②皮疹的形态：如斑丘疹见于麻疹、风疹、猩红热、伤寒；疱疹见于水痘、带状疱疹；出血疹见于流行性出血热、登革热、流行性脑脊髓膜炎；麻疹还可有口腔黏膜斑（koplik 斑）。③出疹顺序及分布部位：如麻疹的皮疹自耳后、颈部开始，渐及面颊，自上而下遍及全身，最后到手心、脚底；流行性出血热的出血点多见于腋下。④皮疹的消退和出疹后的处理情况。⑤有无局部瘙痒、疼痛和发热、乏力、食欲减退等全身症状。还应询问有无食物或药物过敏史，以及可能存在的诱发因素。

皮疹种类（拓展阅读）

（二）身体状况

仔细检查，尤其要注意某些传染病所特有的表现和阳性体征。

1. 一般状况 有无体温升高、皮肤潮红、心率和呼吸频率加快等生命体征的变化；判断意识状态和瞳孔大小；检查皮肤黏膜是否完整，有无出血、皮疹、黄疸、淋巴结肿大等；对慢性患者还要注意营养状况；有无某些传染病特有的表现，如腓肠肌压痛见于钩端螺旋体病、玫瑰疹见于伤寒等。

2. 各系统评估 体格检查时应注意心、肺、腹部等情况，以便尽早发现各传染病特有的体征，如传染病患者出现感染性休克、败血症或病变累及心脏时，应注意有无心音、心率、心律改变和心脏杂音；对严重急性呼吸综合征患者，要注意肺部呼吸音是否正常，有无干湿啰音等；对消化道传染病患者，重点注意腹部有无压痛、反跳痛，肝脾大小、质地，以及有无腹水等；对流行性乙型脑炎和流行性脑脊髓膜炎患者，应注意检查中枢神经系统，有无病理反射及脑膜刺激征等。

（三）辅助检查

1. 常规检查

（1）血常规：白细胞计数及分类用途最广。化脓性感染时，白细胞总数明显增高；革兰氏阴性杆菌感染如伤寒、病毒感染时白细胞总数常减少；蠕虫感染时出现嗜酸性粒细胞增多。

（2）尿常规：如流行性出血热、钩端螺旋体病等患者尿中出现蛋白、细胞、管型，有助于临床诊断。

（3）粪便常规：粪便中检出红细胞、白细胞、脓细胞或虫卵，有助于感染性腹泻和蠕虫病的诊断。

2. 血液生化检查 肝功能检查是诊断病毒性肝炎的重要依据。

3. 病原学检查　病原体的直接检查及分离培养对明确诊断具有十分重要的意义。根据病种和病程的不同时期，取患者的血液、痰液、脑脊液、排泄物或皮疹局部穿刺进行直接检测或培养分离，应注意标本新鲜，及时送检，避免污染，最好在使用抗生素之前，以提高病原学检出的阳性率。

4. 免疫学检查　应用已知的抗体或抗原，检测血液或体液中相应抗原或抗体是大多数传染病的重要诊断方法。它可判断患者是否有相应的传染病及其免疫功能状态；也可用于流行病学调查，以了解人群对该病的免疫水平。

(1)特异性抗体检测：在传染病早期，特异性抗体在血清中不出现或滴度很低，而疾病后期或恢复期明显升高，因此在急性期和恢复期双份血清检测，其抗体由阴性转阳性或滴度升高 4 倍以上时有重要意义。特异性抗体 IgM 的检出对现症感染或近期感染的诊断有帮助。

(2)特异性抗原检测：是提供病原存在的最直接证据。

(3)其他：免疫球蛋白检测可了解体液免疫功能；T 细胞亚群检测有助于了解细胞免疫功能，对艾滋病的诊断有意义。

5. 其他　根据病情需要进行 X 线、超声波、脑电图、内镜、计算机断层扫描(CT)和活组织病理检查。

(四)心理-社会状况

1. 了解传染病患者对所患疾病的认识程度，有无其他顾虑或因疾病症状引起的心理反应。

2. 了解传染病患者对住院及隔离的认识，注意发病后的心理反应。观察患者有无紧张、焦虑、恐惧、孤独、被约束等不良心理反应。

3. 观察和了解传染病患者的日常生活、兴趣爱好，有无家庭、婚姻、经济、学习或工作等方面的影响。

4. 观察传染病患者有无因不良情绪造成的生理反应，如睡眠障碍、食欲减退等，评估其心理应对能力。

5. 评估社会支持系统，包括传染病患者的家庭成员、亲友、同事及单位领导对传染病的认识和对患者的关心程度及可能提供的帮助等。

【护理诊断/问题】

1. 体温过高　与病原体感染后释放内、外源性致热源作用于体温中枢有关。

2. 皮肤、黏膜完整性受损　与病原体和/或其代谢产物引起皮肤黏膜损伤、毛细血管炎症有关。

3. 有传播感染的危险　与病原体排出有关。

【护理目标】

1. 患者体温得到控制并维持在正常范围。

2. 患者受损组织恢复正常。

3. 患者及相关人员能采取正确隔离措施，未发生交叉感染。

【护理措施】

(一)体温过高

1. 一般护理

(1)环境与休息：安置患者卧床休息，保持病室环境整洁、空气新鲜，维持室温于 20~24℃，湿度在 55%~60%；穿柔软的棉质内衣，避免衣被过厚而阻碍散热，寒战时应注意保暖。

(2)饮食：鼓励患者摄取足够的液体与营养，进食高热量、高维生素、营养丰富的流质或半流质饮食；无禁忌证者每天至少摄入 2 000ml 水分，以补充体内丢失的液体，且有利于降温和毒素的排出，必要时按医嘱给予静脉输液，维持水和电解质平衡。

2. 病情观察　注意发热的程度、热型、持续时间、伴随症状及微循环状态等，监测并记录体温变化。因传染病起病急骤、病情危重、变化快、并发症多，尤其是年龄幼小者，护理人员应经常深入病房，加强巡视，密切观察生命体征，及时发现病情变化，配合医生采取积极的抢救措施，以挽救患者的生命。

3. 皮肤和口腔护理　高热常用物理降温，如冷敷头部或大动脉处，用32~36℃温水或25%~50%酒精擦浴、冷(温)盐水灌肠等，但应避免长时间同一部位的冰敷，以防局部冻伤；有脉搏细速、面色苍白、四肢厥冷者，禁用冷敷和酒精擦浴；全身发疹者禁用酒精擦浴；患者退热大汗及时温水擦浴，更换内衣，保持皮肤清洁、干燥，使患者有舒适感；高热患者易发生口腔炎，应于饭后、睡前用生理盐水漱口，病重者协助口腔护理，防止感染。

4. 用药护理　按医嘱使用退热药物时，应注意剂量及出汗情况，避免大汗导致虚脱；高热惊厥者可遵循医嘱采用冬眠疗法或亚冬眠疗法，用药之前应注意先补足血容量，用药期间避免搬动患者，密切观察生命体征，保持呼吸道通畅；按医嘱进行病因治疗，如使用抗生素等，严格按规定用药，了解药物的作用、用法、剂量及间隔时间，并注意观察药物疗效及副作用。

5. 健康指导

(1)讲解发热的相关知识，指导患者适当休息、合理饮食。

(2)介绍发热的处理方法、注意事项、体温计的使用、冰袋冷敷的部位、温水擦浴的时间、温度及方法等。

(3)鼓励患者参与自我护理，如发热期间要多饮水、注意口腔卫生，退热时要注意保暖。

(4)疾病恢复后，指导患者要遵医嘱合理休息与活动，养成良好的卫生习惯，平时要加强体育锻炼。

(5)在传染病流行期间尽量不去公共场所，防止感染。

(6)出现发热症状应去医院就诊，不要自行使用退热药，以免延误病情。

(二)皮肤、黏膜完整性受损

1. 一般护理　向患者及家属讲解导致皮疹和黏膜疹的相关知识，介绍配合治疗、护理的方法，提高防病治病的意识，消除患者顾虑，使其保持良好的心理状态。注意饮食护理，避免辛辣刺激性食物，多饮水。

2. 病情观察　了解患者发疹的时间，仔细观察皮疹(黏膜疹)的大小、分布、形态、出疹的顺序及消长等情况；退疹时是否伴有脱屑、脱皮、结痂、色素沉着等变化；以及发疹与全身症状的关系。

3. 皮肤护理　保持皮肤清洁干燥，每日温水洗浴(禁用肥皂水、酒精)，剪短患者的指甲，避免直接用手搔抓皮损处，瘙痒难以忍受时可局部涂以炉甘石洗剂或按医嘱给予抗组胺类药物等。皮疹消退、脱皮时，用消毒剪刀修剪。患者出现皮肤大面积瘀斑、坏死时，局部用海绵垫、气垫保护，注意防止大、小便浸渍，尽量避免发生溃破。若发生破溃或合并继发感染时，按医嘱局部涂用消炎软膏等。

4. 口腔护理　有口腔黏膜疹的患者，应每天常规应用温水或复方硼砂含漱液漱口2~3次，每次进食后用温水清洁口腔。合并溃疡时，鼓励用吸管进食，局部用3%过氧化氢溶液清洗后涂以冰硼散。

5. 眼部护理　对眼结膜充血、水肿的患者应注意保持眼部清洁，防止继发感染，可用4%硼酸水或生理盐水清洁分泌物和眼痂，滴0.25%氯霉素眼药水或抗生素眼膏，每天2~4次。

6. 健康指导　指导患者保持皮肤清洁，保护受损的皮肤和黏膜。告知患者皮肤瘙痒时不能用手搔抓，更不能用热水洗烫，可用手背或手掌轻擦或轻拍痒处，或遵医嘱用药物止痒(如外用炉甘石洗剂)；皮疹消退出现脱屑、脱皮时，勿自行撕扯、剥脱，以防导致出血或继发感染。

（三）有传播感染的危险

1. 建立有效的隔离　按患者所患的传染病采取相应的隔离措施，并根据该病传染期的长短确定隔离期限。

2. 准确、及时地报告疫情　有利于卫生防疫部门正确估计和预测疫情，及时采取有效措施，防止疫情扩散。

3. 严格执行消毒制度　对患者的分泌物、排泄物及其污染品等应严格按要求进行消毒处理，做好医护人员职业暴露的个人防护，以防止和控制传染病的传播。

4. 配合病原学治疗　遵医嘱进行病原学治疗，减少和消灭传染源。

5. 教育患者和家属　使其了解隔离的重要性、疾病的传播途径及预防方法，能严格遵守探视和陪护制度，了解正确的消毒隔离方法，学会使用简单的隔离设备和污染物品的处理（如餐具、痰盂、便盆），以减少感染和传播的机会。

> 考点提示：传染病患者的护理措施

【护理评价】

1. 患者及家属是否了解发热的相关知识，能否积极配合治疗护理，体温正常。
2. 患者受损组织是否恢复正常，患者及家属是否学会皮疹的护理方法。
3. 患者及相关人员能否采取正确隔离措施，是否发生交叉感染。

案例

患者男性，18岁。3d前开始出现咳嗽、咽干，继而出现喷嚏、流清水样鼻涕，伴轻度头痛，低热，无明显咳嗽。查体：鼻黏膜充血。以“流行性感冒”收治入院。

请问：

如何预防其他人感染该疾病？

案例思路解析

扫一扫，看总结

扫一扫，测一测

（贾红红）

第二节　流行性乙型脑炎患者的护理

扫一扫，自学汇

学习目标

1. 掌握流行性乙型脑炎患者的身体状况、护理诊断/问题、护理措施及健康教育。
2. 熟悉流行性乙型脑炎的流行病学特点及治疗原则。
3. 了解流行性乙型脑炎的病原学特点、发病机制和实验室及其他检查。
4. 能对流行性乙型脑炎患者进行护理评估并书写护理文书，能配合医生实施传染病常用诊疗技术。
5. 具有严谨求实的工作态度，尊重流行性乙型脑炎患者的身心需求，体现出护士的爱伤精神和人文关怀。

导入情景

患儿男性，8岁。因高热、头痛、呕吐3d入院。入院前3d患者感觉全身倦怠、头晕、头痛，恶心呕吐，每日十余次，并有寒战、高热。1d前出现神志不清、昏迷，遂来院治疗。

既往曾患麻疹、咽炎及支气管炎。未接受流行性乙型脑炎疫苗注射。体格检查：T 39℃，发育正常，营养中等。神志欠清，呈半昏迷状态；颈抵抗。神经系统：巴宾斯基征(+)，戈登征(+)，克尼格征(+)，奥本海姆征(+)。

工作任务：

1. 根据该患者的资料，提出临床诊断。
2. 请列出目前该患者主要的护理诊断/问题。
3. 针对该种疾病应如何预防？

2007
流行性乙型脑炎简介（微课）

流行性乙型脑炎(epidemic encephalitis B)简称乙脑，是由乙型脑炎病毒引起的以脑实质炎症为主要病变的神经系统急性传染病，临床主要以高热、意识障碍、抽搐、脑膜刺激征及病理反射为特征。重症患者可出现中枢性呼吸衰竭，病死率高达20%~50%，可有不同程度的后遗症。

乙型脑炎病毒，简称乙脑病毒，属黄病毒科。抗原性较稳定，人和动物感染后体内可产生补体结合抗体、中和抗体及血凝抑制抗体。病毒在外界抵抗力不强，不耐热，对乙醚、酸及一般消毒剂均敏感，加热100℃条件下2min、56℃条件下30min可灭活，能耐干燥和低温。

2008
乙脑病原学（视频）

人被带病毒的蚊虫叮咬后，乙脑病毒进入人体，首先在单核-巨噬细胞内繁殖后释放入血，形成短暂的病毒血症，多数情况下乙脑病毒不侵入中枢神经系统而呈隐性感染或轻微型感染，并可获得终身免疫力。仅在少数情况下(机体免疫力低，侵入的病毒数量多，毒力强)，病毒才通过血脑屏障进入中枢神经系统。脑、脊髓均可受累，其中以大脑皮质、间脑和中脑病变最为严重。神经细胞变性、肿胀与坏死，严重者脑实质各部位形成散在大小不等的坏死软化灶。炎症细胞浸润和胶质细胞增生，脑实质和脑膜血管扩张、充血，大量浆液性渗出，可致脑水肿。

【护理评估】

（一）健康史

1. 流行病学资料

(1)传染源：乙脑是人畜共患的自然疫源性疾病。人和动物(包括猪、羊、牛、马等家畜和鸡、鸭等家禽)感染乙脑病毒后可发生病毒血症，成为传染源，但人感染后，病毒血症期短暂，血中病毒含量少，作为传染源的意义很小，而猪(尤其是幼猪)感染后病毒血症期长，血中病毒数量多，是该病最主要的传染源。

(2)传染途径：蚊子是乙脑的主要传播媒介。我国以三带喙库蚊为主，携带乙脑病毒的蚊虫经叮咬将病毒传给人或动物。蚊子感染乙脑病毒后不发病，可携带病毒越冬或经卵传代，成为乙脑病毒的长期储存宿主。

(3)人群易感性：人群普遍易感，多数呈隐性感染，10岁以下(尤其2~6岁)儿童发病率最高，感染后可获得较持久的免疫力。

(4)流行特征：乙脑主要分布于亚洲。我国除东北北部、新疆、青海、西藏外，均有乙脑流行。在热带地区全年均可发生，我国呈季节性流行，主要集中在7~9月，与雨量、气温及蚊

考点提示： 流行性乙型脑炎的传染途径

虫滋生有关。

2. 患病及治疗经过　了解患者的发病经过，如起病时间、主要症状及其特点、病情的进展情况。起病后经过何种处理、服药情况及其效果如何。询问患者居住地区有无乙脑的流行，有无蚊虫叮咬史及预防接种史。

（二）身体状况

潜伏期为4~21d，一般为10~14d，典型临床经过分3期。

1. 初期　为发病初的1~3d，起病急，体温在1~2d内升高，达39~40℃，伴头痛、恶心呕吐，嗜睡或精神倦怠，少数患者出现颈项强直及抽搐。

2. 极期　为病程第4~10天。

（1）持续高热：体温可达40℃以上，持续7~10d，重者可长达3周。体温越高，热程越长，病情越重。

（2）意识障碍：为乙脑的主要症状，包括嗜睡、昏睡、昏迷或谵妄等，此期一般持续1周左右，重者可长达4周。昏迷的深浅及持续时间长短与病情轻重和预后有关。

（3）惊厥或抽搐：是乙脑的严重症状之一，多见于病程第2~5天，轻者仅见于面部、手、足局部抽搐，重者肢体呈阵挛性抽搐，甚至全身强直性抽搐，历时长短不等（数分钟至数十分钟），均伴有意识障碍。频繁抽搐可使缺氧和脑水肿加重，严重者可导致发绀，甚至呼吸暂停。

（4）呼吸衰竭：其类型为中枢性呼吸衰竭，是乙脑最严重的表现，见于重症和极重症患者。表现为呼吸节律不规则及幅度不均，如呼吸表浅、叹息样呼吸、双吸气、潮式呼吸等，最后呼吸停止，同时伴有颅内压增高的表现。脑疝形成后，可出现瞳孔忽大忽小，呼吸突然停止；如脊髓受损致呼吸肌麻痹可出现周围性呼吸衰竭。

（5）神经系统表现：浅反射减弱或消失，膝腱反射、跟腱反射先亢进后消失，锥体束征阳性，常出现脑膜刺激征。其他症状可表现为偏瘫或全瘫，伴肌张力增高，大小便失禁或尿潴留。

3. 恢复期　多数患者于发病10d后进入恢复期，体温逐渐下降，症状逐渐好转，大多于2周内完全恢复。重症患者恢复较慢，经治疗后多于6个月内恢复。

4. 后遗症期　少数重症患者在发病6个月后仍有精神、神经症状，如反应迟钝、失语、痴呆、吞咽困难、肢体瘫痪、癫痫等，称为后遗症。发生率为5%~20%，积极治疗可有不同程度的恢复，但癫痫后遗症常持续终身。

高热、抽搐和呼吸衰竭是极期的严重症状，亦称乙脑三大凶险症状，三者之间互相影响，可形成恶性循环，其中呼吸衰竭是乙脑死亡的最主要原因。

> **考点提示：**流行性乙型脑炎患者的身体状况

（三）实验室检查及其他检查

1. 血常规　白细胞总数在$(10\sim20)\times10^9/L$，疾病初期中性粒细胞计数增高可达80%以上，随后淋巴细胞增多，部分患者可始终正常。

2. 脑脊液检查　脑脊液压力增高，外观无色透明或微混，白细胞计数在$(50\sim500)\times10^6/L$，个别可高达$1\,000\times10^6/L$以上，早期中性粒细胞稍增多，氯化物正常，糖正常或偏高，蛋白质轻度增加。少数病例病初脑脊液检查正常。

3. 血清学检查　①特异性IgM抗体测定：发病后3~4d血及脑脊液中出现特异性IgM抗体，2周达到高峰，有助于早期诊断。②补体结合试验：该抗体出现较晚，多用于回顾性诊断或流行病学调查。③反向血凝抑制试验:发病后4~5d出现血凝抑制抗体,2周达到高峰,抗体可持续1年以上,特异性及敏感性较高,是目前较理想的快速诊断方法。

4. 病毒分离 病程第1周内死亡病例的脑组织中可分离到病毒,但脑脊液和血液中不易分离到病毒。

(四)心理-社会状况

因起病突然、病程发展快,患者可出现焦虑不安、紧张、急躁等不良情绪。疾病后期有功能障碍或后遗症者,易产生悲观、消极、抑郁等情绪。了解患者亲属(照顾者)对患者患病后的态度和应对方式。评估患者所在社区是否能够提供疾病相关医疗保健服务,医疗设施是否完善等。

(五)治疗要点

目前尚无特效药物,可用抗病毒的药物如阿昔洛韦、干扰素等,积极对症治疗。重点处理好高热、抽搐和呼吸衰竭危重症状的抢救,降低乙脑的病死率。

【护理诊断/问题】

1. 体温过高 与病毒血症及脑部炎症有关。
2. 有受伤的危险 与脑实质炎症致患者躁动、抽搐有关。
3. 气体交换受损 与中枢性呼吸衰竭有关。
4. 潜在并发症:脑疝。

【护理目标】

1. 患者体温下降或恢复至正常。
2. 患者无外伤出现。
3. 患者未出现呼吸困难。
4. 患者无并发症出现,或出现并发症能被及时发现和得到处理。

【护理措施】

1. 一般护理 卧床休息,病室应有防蚊设备和灭蚊设施。环境安静,光线柔和,防止声音、强光的刺激,空气流通,室温控制在30℃以下。有计划地集中安排各种检查、治疗及护理,以免诱发惊厥或抽搐。意识障碍者应专人监护,头偏向一侧,及时清除口腔分泌物,保持呼吸道通畅,病床加床栏,防止坠床等意外发生,必要时用约束带。做好皮肤、口腔的护理,防止压力性损伤的形成。

2. 饮食护理 早期鼓励患者多进食清淡、易消化的流质饮食,如牛奶、米汤、豆浆、果汁等;昏迷或有吞咽困难者,给予鼻饲或静脉补充营养;恢复期逐渐增加高营养、高热量饮食。

3. 病情观察 严密监测生命体征,尤其注意呼吸的节律、幅度、频率的改变;观察神志、瞳孔、意识障碍程度及神经精神症状和体征;有无颅内压增高和脑疝先兆表现;记录24h出入量,注意监测水、电解质以及酸碱平衡情况;观察有无肺部感染、尿路感染、消化道出血等并发症。

4. 对症护理

(1)高热:以物理降温为主,药物降温为辅,同时降低室温,使肛温控制在38℃左右。包括头部冰帽、体表大血管部位冰袋冷敷、温水擦浴、冷盐水灌肠等;病室内地面洒水或用电扇、空调器吹风降低室温,以利于皮肤散热;或遵医嘱用亚冬眠疗法。注意观察疗效,定时记录体温。

(2)惊厥或抽搐:应密切观察惊厥先兆,如患者出现两眼凝视、面部肌肉及口角抽动等抽搐,应及时报告医生,同时将患者置于仰卧位,松解衣服和领口,取下义齿,及时清理口腔分泌物,保持呼吸道通畅。用缠有纱布的压舌板或开口器置于患者上下臼齿之间，以防舌咬伤，注意安全。遵医嘱应用镇静药。

（3）呼吸衰竭：保持呼吸道通畅，定时翻身拍背、体位引流、吸痰、雾化吸入化痰药物等。必要情况下行气管切开，给予呼吸机辅助呼吸。

（4）颅内压增高：早期采用脱水治疗，给予20%甘露醇溶液250ml快速静脉滴注，每4～6h一次，必要的情况下给予利尿剂（如呋塞米）、糖皮质激素等。

5. 用药护理　遵医嘱应用镇静药、呼吸兴奋剂、脱水剂等，注意观察药物的不良反应。镇静药严格掌握剂量和给药时间。观察患者的呼吸和意识状态；呼吸兴奋剂过量也可致惊厥；20%甘露醇需在30min内快速静脉注入，应用时注意观察患者的心功能状况。

6. 心理护理　关心体贴乙脑患者，向其解释乙脑疾病相关知识，尽量避免各种不良刺激，对有功能障碍或后遗症者，尽量满足患者的要求，引导家属、亲友给患者心理支持和帮助，协助患者取得各方面的社会支持。

【护理评价】

1. 患者体温是否恢复正常。

2. 患者有无外伤发生。

3. 患者是否出现呼吸困难。

4. 患者有无并发症发生，出现并发症能否被及时发现和得到处理。

【健康教育】

1. 宣传乙脑的防护知识　夏秋季节应大力开展防蚊、灭蚊工作，冬季消灭越冬蚊，春季应消灭蚊的幼虫及其滋生地；在流行季节利用蚊帐、避蚊油、蚊香熏剂等防止蚊虫叮咬；易感者进行乙脑疫苗的接种；加强对家畜的管理（尤其幼猪是本病重要的中间宿主和传染源），流行地区在流行季节前进行疫苗接种。

2. 介绍乙脑的流行病学特点、主要临床特征等，以便及早发现患者，早期治疗。

3. 积极防治后遗症　乙脑患者出院时如遗留瘫痪、失语、痴呆等神经精神症状时，应向患者及家属说明积极治疗的意义，鼓励患者坚持康复训练和治疗，定期复诊，尽可能争取在6个月内恢复。教会其家属相关的护理措施及康复方法，如鼻饲、按摩、肢体功能位与功能锻炼及语言训练，可行理疗、针灸、体疗、高压氧舱治疗等，协助患者恢复健康。

案例思路解析

扫一扫，看总结

扫一扫，测一测

案例

患者，男，5岁。因高热、头痛伴烦躁不安3d，时有抽搐发生收入院。查体：T 41℃，R 32次/min；神志清，颈项强直。实验室检查：血白细胞$15×10^9$/L，中性粒细胞82%。脑脊液：有核细胞数$100×10^5$/L，蛋白400mg/L，糖和氯化物正常。临床诊断：流行性乙型脑炎。

请问：

如何对该患者进行护理？

（贾红红）

第三节 流行性腮腺炎患者的护理

扫一扫，自学汇

导入情景

患者，女性，9岁。因双侧腮腺肿大1d于2019年4月27日18:30入院。查体：T 38.5℃，HR 90次/min，R 24次/min，神清，头颅五官无畸形。双侧瞳孔等大等圆，直径约3.0mm，对光反应灵敏。双侧腮下可扪及一约3cm×2cm肿物，质硬、无移动性，无波动感。考虑诊断：流行性腮腺炎。

工作任务：

1. 根据患者的资料，提出临床诊断。
2. 请列出目前患者主要的护理诊断/问题。

流行性腮腺炎（epidemic parotitis，mumps）是由腮腺炎病毒引起的急性、全身性感染，以腮腺肿痛为主要特征，有时亦可累及其他唾液腺。常见的并发症为病毒脑炎、睾丸炎、胰腺炎及卵巢炎。四季均有流行，以冬、春季常见。本病传染性强，是儿童和青少年时期常见的呼吸道传染病，一次感染后可获得终身免疫。

腮腺炎病毒属副黏液病毒科。病毒呈球形，直径为100～200μm，包膜上有神经氨酸酶、血凝素及具有细胞融合作用的F蛋白。该病毒仅有一个血清型，因与副流感病毒有共同抗原，故有轻度交叉反应。从患者唾液、脑脊液、血、尿、脑组织及其他组织中均可分离出病毒。病毒对物理和化学因素敏感，75%酒精、甲醛等能在2～5min内将其灭活，紫外线照射加热至56℃，20min即可将其杀灭。

【护理评估】

（一）健康史

1. 流行病学资料　腮腺炎患者和健康带病毒者是本病的传染源，患者在腮腺肿大的前6d到发病后9d内均可从唾液中分离出腮腺炎病毒。直接接触、飞沫、唾液的吸入为主要传播途径。接触患者后2～3周发病。四季均有流行，以冬、春季常见。本病传染性强，是儿童和青少年时期常见的呼吸道传染病，一次感染后可获得终身免疫。

2. 患病及治疗经过　重点询问患者有没有接触过腮腺肿大及流行性腮腺炎的患者。

（二）身体状况

潜伏期8～30d，平均18d。起病大多较急，无前驱症状。

1. 腮腺肿痛　最具特征性。一般以耳垂为中心，向前、后、下发展，状如梨形，边缘不清；局部皮肤紧张，发亮但不发红，触之坚韧有弹性，有轻触痛，张口、咀嚼（尤其进酸性饮食）时刺激唾液分泌，导致疼痛加剧；通常一侧腮腺肿胀后1～4d累及对侧，双侧肿胀者约占75%。重症者腮腺周围组织高度水肿，使容貌变形，并可出现吞咽困难。腮腺管开口处早期可有红肿，挤压腮腺始终无脓性分泌物自开口处溢出。咽及软腭可有肿胀，扁桃体向中线移动。腮腺肿胀大多于3～5d到达高峰，7～10d逐渐消退而恢复正常。腮腺肿大时体温升高多为中度发热，5d左右降至正常。病程10～14d。

2. 颌下腺或舌下腺　同时累及颌下腺或舌下腺，10%~15%的患者仅有颌下腺肿大，舌下腺感染最少见。

3. 发热　病程中患者有不同程度的发热，体温可达39℃以上，同时伴有畏寒、头痛、肌痛、咽痛、食欲不佳、恶心、呕吐、全身不适等症状。

考点提示：流行性腮腺炎患者的身体状况

（三）实验室检查及其他检查

1. 血清和尿淀粉酶测定　90%患者的血清淀粉酶有轻度和中度增高，有助于诊断。淀粉酶增高程度往往与腮腺肿胀程度成正比。

2. 血清学检查　补体结合试验或酶联免疫吸附试验检测补体结合抗体：即抗S和抗V抗体，抗S抗体可作为早期感染证据，6~12个月逐渐下降消失；抗V抗体在发病1个月达高峰，6个月后逐渐下降，2年后达低水平并持续存在。恢复期双份血清测定V抗体效价4倍以上升高，也可确诊。

3. 病毒分离　早期患者可在唾液、尿、血、脑脊液中分离到病毒。

（四）心理-社会状况

了解患者有无因腮腺肿大而引起的恐惧、抑郁、悲观等不良情绪，了解患者的家庭和社会的支持程度。

（五）治疗原则

本病为自限性疾病，目前尚无抗腮腺炎特效药物，抗生素治疗无效。对症治疗，隔离患者，使之卧床休息直至腮腺肿胀完全消退。注意口腔清洁，饮食以流质或软食为宜，避免酸性食物，保证液体摄入量。可用利巴韦林及中草药治疗，紫金锭或如意金黄散，用醋调后外敷。体温达38.5℃以上可用解热镇痛药。并发脑膜脑炎者给予镇静、降颅压等药物。睾丸炎患儿疼痛时给予解热镇痛药，局部冷敷，使用睾丸托，可用激素及抗生素。并发胰腺炎应禁食、补充能量，注意水、电解质平衡。

【护理诊断/问题】

1. 急性疼痛　与腮腺非化脓性炎症有关。
2. 体温过高　与病毒感染有关。
3. 有感染传播的危险　与腮腺炎病毒可经呼吸道或直接接触传播有关。
4. 潜在并发症：脑膜炎、睾丸炎、胰腺炎。

【护理目标】

1. 患者疼痛减轻或消失。
2. 患者体温下降或恢复至正常。
3. 患者未感染其他人。
4. 患者无并发症发生，出现并发症能被及时发现和得到处理。

【护理措施】

1. 一般护理　卧床休息，病房环境安静、光线柔和、空气流通，室温控制在18~22℃为宜。

2. 病情观察　观察体温的变化情况，高热者遵医嘱药物降温；观察有无脑膜炎、脑炎、睾丸炎、急性胰腺炎等临床征象，给予相应的治疗和护理。

3. 疼痛护理　及时发现疼痛症状，进行疼痛评估，严重者及时采取措施缓解疼痛；腮腺肿胀处可局部冷敷，以减轻炎症充血及疼痛，亦可用中药湿敷。发生睾丸炎时可用丁字带托起阴囊，局部间歇冷敷以减轻疼痛。

4. 预防感染传播

(1)管理传染源：隔离患者至腮腺肿大完全消退，易感者接触后应隔离观察3周。

(2)切断传播途径：居室定时通风并进行消毒，患者物品暴晒2h；限制探视，接触患者前后洗手；流行期间不带易感者去人多密集的公共场所；发生疫情的学校、托幼机构暂不接纳新生。

(3)保护易感人群：易感患者可接种腮腺炎减毒活疫苗，采用皮下接种、喷喉、喷鼻或气雾吸入等方法，接种后可出现一过性发热，偶有在接种后1周发生腮腺炎者。流行期间应加强托幼机构的晨检。

考点提示：流行性腮腺炎患者预防感染的方法

【护理评价】

1. 患者疼痛有无减轻或消失。
2. 患者体温是否下降或恢复至正常。
3. 患者是否感染其他人。
4. 患者有无并发症发生，出现并发症能否被及时发现和得到处理。

【健康教育】

腮腺炎传染性较强，并发症较多，应让患者及其家属了解隔离治疗的重要性，并嘱患者积极配合。无并发症的患者可隔离治疗，指导家属做好隔离、发热、饮食、清洁口腔、用药等护理。若出现并发症及时送医院就诊。

2013 案例思路解析

案例

患者，女，6岁上幼儿园大班。因腮腺肿大伴发热、腹痛3d入院。体格检查：T 39.5℃，精神状态较差，食欲不振。诊断：急性腮腺炎。

请问：

如何预防幼儿园内的其他小朋友感染？

2014 扫一扫，看总结

2015 扫一扫，测一测

（贾红红）

第四节 病毒性肝炎患者的护理

2016 扫一扫，自学汇

学习目标

1. 掌握病毒性肝炎患者的身体状况、护理诊断/问题、护理措施及健康教育。
2. 熟悉病毒性肝炎的流行病学特点及治疗原则。
3. 了解病毒性肝炎的病原学特点、发病机制以及实验室及其他检查。
4. 能对病毒性肝炎患者进行护理评估并书写护理文书，能配合医生实施传染病常用诊疗技术。
5. 具有严谨求实的工作态度，尊重病毒性肝炎患者的身心需求，体现出护士的爱伤精神和人文关怀。

导入情景

周某，男性，28岁，IT行业部门经理。近20d来出现全身乏力，食欲缺乏伴恶心、厌油、腹胀等不适，由于工作任务重、应酬频繁而未加以重视。近1周来，患者上述症状加重，并发现皮肤出血点、尿液呈浓茶色，体重明显减轻。门诊以“亚急性重型肝炎”收治入院。查体：T 38.2℃，R 28次/min，P 72次/min，BP 126/88mmHg。重病面容，嗜睡状态，巩膜及皮肤深度黄染，皮肤可见散在出血点，腹部膨隆，移动性浊音(+)。实验室检查：WBC 15×10^9/L，N 45%，L 50%。血清总胆红素335μmol/L，ALT 158U/L。肝炎病毒标志物检测：HBsAg(-)，HBeAg(+)，抗HBc-IgM(+)。

工作任务：

1. 导致病情加重的诱发因素主要是什么？
2. 提出相关的护理诊断/问题。
3. 急性期的护理要点是什么？

病毒性肝炎(viral hepatitis)是由多种肝炎病毒引起的以肝脏病变为主的一组全身性疾病。目前按病原学分类有甲型、乙型、丙型、丁型及戊型，各型病毒性肝炎临床表现相似，以食欲减退、厌油腻、疲乏、肝大、肝功能异常为主，部分患者可出现黄疸，无症状感染者较常见。甲、戊型主要表现为急性感染，乙、丙、丁型主要表现为慢性感染，并可发展为肝硬化或肝细胞癌。极少数病例可呈重型肝炎，病死率高。

我国是病毒性肝炎的高发区。全世界HBsAg携带者约3.5亿，我国约1.2亿。全球丙型肝炎病毒感染者约1.7亿，我国约3 000万。人群流行率甲型肝炎约80%、丁型肝炎约1%、戊型肝炎约17%。

甲型肝炎病毒(hepatitis A virus，HAV)属于嗜肝RNA病毒属。HAV在体外抵抗力较强，在-20℃条件下可保存数年，在贝壳类动物、污水、海水、泥土中存活数个月，室温下存活1周，80℃条件下5min或100℃条件下1min可完全灭活。紫外线(1.1W，0.9cm)照射1h，余氯(1.5~2.5mg/L)15min，3%甲醛在25℃，5min可灭活。HAV主要存在于患者的血液、粪便及肝细胞胞质中。在肝细胞的胞质内复制，经胆汁从粪便排出。

乙型肝炎病毒(hepatitis B virus，HBV)属DNA病毒，在HBV感染者的血清中有3种颗粒。①Dane颗粒：完整的HBV颗粒直径为42nm，又称大球形颗粒，分包膜和核心两部分。包膜上蛋白质即乙型肝炎表面抗原(HBsAg)，本身无传染性，但有抗原性。核心部分含有环状双股DNA、核心抗原(HBcAg)、DNA聚合酶(DNAP)和HBeAg，是病毒复制的主体，具有传染性。②小球性颗粒：为空心包膜，没有传染性。③丝状或核状颗粒为空心包膜，没有传染性。HBV抵抗力很强，对热、干燥、低温、紫外线及一般浓度的消毒剂均能耐受。-20℃可保存15年，65℃条件下10h，煮沸10min或高压蒸汽灭菌可使之灭活，对0.5%过氧乙酸、0.2%苯扎溴铵敏感。

丙型肝炎病毒(hepatitis C virus，HCV)为黄病毒科丙型肝炎病毒属，为单股正链RNA病毒，是一种直径为30~60nm的球形颗粒，抗HCV阳性是HCV感染的标志，没有保护性。HCV对有机溶剂敏感，如10%三氯甲烷可杀灭。煮沸、紫外线等亦可使HCV灭活。血清经60℃ 10h或1∶1 000甲醛溶液37℃处理6h，可使HCV传染性丧失。

丁型肝炎病毒（hepatitis D virus，HDV）是一种缺陷 RNA 病毒，呈球形，直径为 35～37nm。必须与 HBV 或其他嗜肝 DNA 病毒共生才能复制、表达抗原及引起肝损害。

戊型肝炎病毒（hepatitis E virus，HEV）为无包膜球形颗粒，直径为 27～34nm，是单股正链 RNA 病毒。HEV 主要在肝细胞内复制，通过胆道经粪便排出。HEV 在碱性环境下较稳定，对高热、三氯甲烷敏感。

【护理评估】

（一）健康史

1. 流行病学资料

（1）传染源：甲型、戊型肝炎的传染源为急性期患者和隐性感染者，后者数量远较前者多。无黄疸型病例占 50%～90%，儿童多见。在发病前 2 周至起病后 1 周经粪便排出 HAV 数量最多，传染性最强。当血清抗 HAV 出现时，粪便排毒基本停止。

乙型、丙型、丁型肝炎的传染源主要是急、慢性患者和病毒携带者，其中慢性患者和病毒携带者作为传染源的意义最重要。乙型肝炎的传染性与病毒复制或体液中 HBV DNA 含量呈正比关系。

（2）传播途径

1）甲型、戊型肝炎：主要经粪-口途径传播，粪便污染饮用水源、食物、蔬菜、玩具等可以引起传播。水源或食物污染可致暴发流行，日常生活接触多为散在发病。

2）乙型肝炎：多种途径传播。①血液、体液传播：含有 HBV 的体液或血液经破损的皮肤和黏膜进入机体而获得感染。②接触传播：日常生活密切接触和性接触获得感染。③母婴传播：包括宫内感染、围生期传播、分娩后传播。随着乙肝疫苗联合乙型肝炎免疫球蛋白的应用，母婴传播已大为减少。

3）丙型肝炎：主要经输血及血制品传播，70% 以上的输血后肝炎为丙型肝炎。其次注射、针刺、骨髓移植、器官移植、血液透析等及生活密切接触、母婴传播、性传播也是丙型肝炎的传播方式，但不如乙型肝炎多见。

4）丁型肝炎：与乙型肝炎的传播途径相似。与 HBV 重叠感染或同时感染的形式存在，但以前者为主。

> **考点提示：** 病毒性肝炎的传播途径

（3）易感人群

1）甲型肝炎：抗 HAV 阴性者普遍易感，6 个月以内婴儿不易感，发病以学龄前儿童为主，其次为青壮年，以隐性感染为主，感染后可产生持久免疫。

2）乙型肝炎：抗 HBs 阴性者普遍易感，其中婴幼儿为获得 HBV 感染的最危险时期。高危人群包括 HBsAg 阳性母亲所生新生儿、反复输血及血制品者、血液透析患者、HBsAg 阳性者的家属、多个性伴侣者、静脉药瘾者、接触血液的医务工作者等。

3）丙型肝炎：人群普遍易感，抗 HCV 不具保护性。

4）丁型肝炎：普遍易感，目前仍未发现对 HDV 的保护性抗体。

5）戊型肝炎：普遍易感，感染后免疫力不持久。

（4）流行特征：甲型肝炎以秋冬季为发病高峰，戊型肝炎多发生于雨季洪水后。流行暴发一般见于甲型和戊型肝炎。乙、丙、丁型肝炎主要为慢性经过，无明显季节性。乙型肝炎有家族聚集现象。

2. 患病及治疗经过　询问患者起病前是否进食未煮熟的海产品如毛蚶、蛤蜊等；有无与乙型肝炎患者或 HBsAg 携带者密切接触史；是否有多个家庭成员患病史，有无输血或输血制品史、血液透析、脏器移植、意外针刺伤、不安全性接触、创伤性治疗等；是否接种过疫苗。

（二）身体状况

不同类型病毒引起的肝炎潜伏期不同，甲型肝炎2~6周，平均4周；乙型肝炎1~6个月，平均3个月；丙型肝炎2周~6个月，平均40d；丁型肝炎4~20周；戊型肝炎2~9周，平均6周。根据临床表现可分为急性肝炎、慢性肝炎、重型肝炎、淤胆型肝炎和肝炎肝硬化。

1. 急性肝炎　包括急性黄疸性肝炎和急性无黄疸性肝炎。

（1）急性黄疸性肝炎：典型表现分为3期，总病程2~4个月。

1）黄疸前期：甲型、戊型肝炎起病急，80%患者有发热、畏寒，体温为38~39℃，一般不超3d。乙型、丙型、丁型肝炎起病较慢，常无发热。此期主要症状有全身乏力、食欲减退、恶心呕吐、厌油腻、腹痛、腹胀、腹泻、肝区痛等症状，尿色加深。肝功能改变主要为谷丙转氨酶（ALT）升高。本期平均持续5~7d。

2）黄疸期：发热减退，自觉症状好转，但尿色继续加深呈浓茶样，巩膜、皮肤出现黄染，约2周达高峰。部分患者可出现一过性大便颜色变浅、皮肤瘙痒、心动过缓等梗阻性黄疸表现。肝大、质软、边缘锐利，有压痛及叩击痛。部分病例有轻度脾大。肝功能改变主要为血清ALT和胆红素升高，尿胆红素阳性。本期持续2~6周。

2017
巩膜黄染（图片）

3）恢复期：黄疸逐渐消退，症状减轻以至消失，肝脾回缩，肝功能逐渐恢复正常。本期持续平均1个月。

（2）急性无黄疸性肝炎：较急性黄疸性肝炎多见，除无黄疸外，其他表现与黄疸型相似。起病较缓慢，症状轻，主要表现为消化道症状。肝功能轻至中度异常。病程多在3个月内。有些病例无明显症状，常不易被发现，成为重要的传染源。

考点提示：急性肝炎患者的身体状况

2. 慢性肝炎　急性肝炎病程超过半年，或乙型、丙型、丁型肝炎或有HBsAg携带史因同一病原再次出现肝炎的临床表现、功能异常者均为慢性肝炎。仅见于乙型、丙型、丁型肝炎。根据病情轻重可分为轻、中、重三度。

（1）轻度：病情较轻，患者反复出现疲乏、头晕、食欲减退、肝区不适、肝大有轻压痛，可有轻度脾大。部分病例症状、体征缺如。肝功能指标仅1或2项轻度异常。

（2）中度：症状、体征、实验室检查居于轻度与重度之间。

（3）重度：肝炎症状明显或持续，如乏力、食欲缺乏、腹胀、便溏、尿黄等。伴肝病面容、蜘蛛痣、肝掌、脾大等表现。谷丙转氨酶（ALT）和/或谷草转氨酶（AST）反复或持续升高，A/G比值异常。晚期可出现肝硬化和肝外器官损害的表现。

2018
蜘蛛痣（图片）

3. 重型肝炎（又称肝衰竭）　是病毒性肝炎中最严重的一种类型，各型肝炎病毒均可引起，常因过度劳累、精神刺激、嗜酒、服用损害肝脏药物、合并细菌感染、妊娠等诱发，预后差，病死率高。根据病理组织学特征和病情发展速度，可分为3类。

（1）急性重型肝炎：俗称暴发性肝炎，发病多有诱因。起病急，以急性黄疸性肝炎发病，但病情迅速进展，2周内出现严重消化道症状、黄疸急剧加深、肝脏进行性缩小、肝臭、出血倾向、中毒性鼓肠、腹水、肝性脑病及肝肾综合征。本型病死率高，病程不超过3周。常因肝性脑病、肝肾综合征、出血、继发感染等严重并发症而死亡。

（2）亚急性重型肝炎：俗称亚急性肝坏死。起病较急，发病同急性重型肝炎，发病15d~26周内出现上述症状。首先出现Ⅱ期以上肝性脑病者,称为脑病型;首先出现腹水及其相关症状者,称为腹水型。晚期可有难治性并发症,如脑水肿、严重感染、消化道大出血、电解质紊乱及酸碱平衡失调。一旦出现肝肾综合征,提示预后极差。此型病程多为3周至数个月,容易转为慢性肝炎或肝硬化。

(3)慢性重型肝炎:是在慢性肝炎或肝硬化基础上出现的急性肝功能失代偿,预后差,病死率高。

4. 淤胆型肝炎　是以肝内淤胆为主要表现的一种特殊临床类型,亦称毛细胆管性肝炎。临床表现类似急性黄疸性肝炎,消化道症状轻,黄疸较深,全身皮肤瘙痒、大便颜色变浅。肝大、肝功能检查血清胆红素(直接胆红素)明显升高。病程较长,持续3周以上,甚至可持续数个月或较长。

5. 肝炎肝硬化　根据肝脏的炎症情况分为活动性与静止性;根据肝组织病理及临床表现分为代偿性肝硬化和失代偿性肝硬化。

(1)活动性肝硬化:有慢性肝炎活动的临床表现,如乏力及消化道症状明显,ALT升高、黄疸、白蛋白下降;腹壁、食管胃底静脉曲张,腹水,肝脏缩小、质地变硬,脾进行性增大,门静脉、脾静脉增宽等门静脉高压的表现。

(2)静止性肝硬化:无肝脏炎症活动的临床表现,症状轻或无特异性,可有上述体征。

(三)实验室检查及其他检查

1. 血常规　急性肝炎初期白细胞总数正常或略高,黄疸期白细胞总数正常或稍低。重型肝炎时白细胞总数可升高,红细胞及血红蛋白可下降。肝炎肝硬化伴脾功能亢进者,可有血小板、红细胞、白细胞减少的"三少"现象。

2. 尿常规　尿胆红素和尿胆原的检测是早期发现肝炎的简易、有效的方法。急性肝炎早期尿胆原增加,黄疸期尿胆红素及尿胆原均增加;淤胆型肝炎时尿胆红素强阳性,而尿胆原可阴性。

3. 肝功能检查

(1)血清酶:急性肝炎ALT常明显升高;慢性肝炎和肝硬化ALT轻度或中度升高或反复异常。重型肝炎因肝细胞大量坏死,ALT随黄疸加深反而下降,称"胆酶分离"现象。

(2)血清白蛋白:血清白蛋白由肝脏合成,球蛋白主要由浆细胞合成。慢性肝炎中度以上、肝硬化及重型肝炎,白蛋白下降,血清球蛋白浓度上升,导致白/球(A/G)比值下降或倒置。

(3)胆红素:胆红素含量是反映肝细胞损伤程度的重要指标。黄疸型肝炎时血清胆红素升高,淤胆型肝炎时血清直接总胆红素升高,直接胆红素在总胆红素中的比例尚可反映淤胆的程度。

(4)凝血酶原活动度(PTA):PTA高低与肝脏损伤程度成反比。PTA愈低,预后愈差,是判断重型肝炎预后最敏感的指标。

(5)血氨浓度:因肝功能衰竭,肝脏清除氨的能力减弱或丧失,导致血氨升高,见于重型肝炎、肝性脑病患者。

4. 病原学检查

(1)甲型肝炎:血清抗HAV IgM是早期诊断甲型肝炎最简便、可靠的标志。在发病后数天即可呈阳性,3~6个月转阴。抗HAV IgG抗体产生较晚,可持续多年或终身,属于保护性抗体。

(2)乙型肝炎

1)表面抗原(HBsAg)与表面抗体(抗HBs):HBsAg在感染HBV 2周即可呈阳性,HBsAg阳性表明存在HBV感染,阴性不能排除HBV感染。抗HBs为保护性抗体,阳性表示对HBV有免疫力,见于乙型肝炎恢复期、过去感染及乙肝疫苗接种后。

2)e抗原(HBeAg)与e抗体(抗HBe):急性HBV感染时HBeAg的出现略晚于HBsAg,HBeAg阳性,提示病毒复制活跃且传染性较强。HBeAg 消失而抗 HBe 阳转后,表明病毒复制多处于静止状态,传染性降低。

3)核心抗原(HBcAg)与核心抗体(抗 HBc):HBcAg 在血清中含量极少,常规方法不能检测。抗 HBc IgM 是 HBV 感染后较早出现的抗体,对诊断急性乙型肝炎或慢性乙型肝炎急性发作有意义,低滴度的 HBc IgM 应注意假阳性。高滴度抗 HBc IgG 表示现症感染 HBV,低滴度的抗 HBc IgG 是过去感染 HBV 的指标。

4)HBV DNA 和 HBV DNAP:阳性提示病毒复制、传染性强。

(3)丙型肝炎:HCV 在血液中含量很少,HCV RNA 阳性是病毒感染和复制的直接标志。抗 HCV IgM 和抗 HCV IgG 不是保护性抗体,是 HCV 感染的标志。抗 HCV IgM 阳性提示现症 HCV 感染,低滴度的抗 HCV IgG 提示病毒处于静止状态,高滴度的抗 HCV IgG 提示病毒复制活跃。抗 HCV 阴转不能作为判断抗病毒疗效的指标。

(4)丁型肝炎:血清或肝组织中 HDV RNA 阳性是判断 HDV 感染最直接的依据。丁型肝炎抗原 HDAg 是 HDV 颗粒的内部成分,阳性是诊断急性 HDV 感染的直接证据。抗 HDV IgM 是正在感染 HDV 的标志,高滴度抗 HDV IgG 提示 HDV 感染的持续存在,低滴度表示感染静止或终止。

(5)戊型肝炎:在粪便和血液标本中检测到 HEV RNA,是明确 HEV 感染的依据。抗 HEV IgM 阳性是近期 HEV 感染的标志,抗 HEV IgG 在急性期滴度较高,恢复期则明显下降。

> **考点提示:** 病毒性肝炎患者的病原学检查

5. 影像学检查 B 超对肝硬化有较高的诊断价值,能动态观察重型肝炎肝脏的大小变化等。MRI、CT 的应用价值基本同 B 超。

6. 肝组织病理检查 对于明确诊断、衡量炎症活动度及评估疗效有重要价值,还可在肝组织中原位检测病毒抗原或核酸,判断病毒复制状态。

知识链接

"大小三阳"的检测方法及结果判断

临床检验方法:分别采集每位患者的晨起空腹静脉血 4ml,分离血清后保存于 4℃ 的环境下,然后应用酶联免疫法对血液样本进行乙肝五项指标检测。五项指标主要包括 HBsAg、HBsAb、HBeAg、HBeAb 及 HBcAb。

检验结果判断标准:"大三阳",即 HBsAg、HBeAg 及 HBcAb 检验结果均为阳性,HBsAb、HBeAb 检验结果均为阴性。"小三阳",即 HBsAg、HBeAb 及 HBcAb 检验结果均为阳性,HBsAb、HBeAg 检验结果均为阴性。

(四)心理-社会状况

急性期,患者因隔离和限制活动,担心影响学习、工作,怕传染给家人或转为慢性肝炎而产生紧张、焦虑等不良情绪。慢性肝炎或肝硬化患者常因病情反复,久治不愈,经济负担加重等产生自卑、抑郁、恐惧甚至绝望或自杀的心理状态。了解患者亲属或照顾者对患者患病后的态度和应对方式,患者家庭经济状况,医疗费用来源和支付方式。评估患者所在社区是否能够提供疾病相关医疗保健服务,医疗设施是否完善等。

(五)治疗原则

目前病毒性肝炎缺乏可靠的特效治疗方法,各型肝炎的治疗原则均是以休息、营养为主,辅以适当药物，避免饮酒、过度劳累和使用损害肝脏药物。

1. 急性肝炎　一般为自限性疾病，经休息、合理营养、一般对症支持治疗，多数病例3~6个月临床治愈。

2. 慢性肝炎

(1)休息和合理饮食。

(2)改善和恢复肝功能药物：①非特异性护肝药如维生素类、肌苷、ATP、辅酶A等。②降酶药如五味子类、联苯双酯等。③退黄药物如丹参、低分子右旋糖酐、皮质激素及中药退黄汤等。

(3)免疫调节药物：如胸腺肽或胸腺素、转移因子、特异性免疫核糖核酸等。

(4)抗肝纤维化药物：主要可选择丹参、冬虫夏草、γ-干扰素等。

(5)抗病毒治疗：抗病毒治疗的目的是抑制病毒复制，减少传染性，延缓肝硬化、肝衰竭、肝癌的发生。①干扰素α：主要通过诱导宿主细胞产生细胞因子，在多个环节抑制病毒复制，可用于慢性乙型肝炎和丙型肝炎抗病毒治疗。②核苷类似物：目前该类药物仅用于乙型肝炎的抗病毒治疗，目前应用的有拉米夫定、阿德福韦、恩替卡韦等。

3. 重型肝炎　治疗原则是以支持和对症疗法为主的综合性治疗，促进肝细胞再生，预防和治疗各种并发症。有条件时可采用人工肝支持系统，争取肝移植。

(1)密切观察病情：绝对卧床休息，减少探视，防止感染。合理饮食和营养支持。禁用对肝脏和肾脏有损害的药物。

(2)促进肝细胞再生：使用胰高血糖素-胰岛素疗法和肝细胞生长因子促进肝细胞再生。①胰高血糖素-胰岛素(G-I)疗法：胰高血糖素1mg和胰岛素10U加入10%葡萄糖溶液500ml缓慢静脉滴注，每天1次，疗程14d。滴注期间应注意观察有无呕吐、心悸、低血糖等不良反应。②肝细胞生长因子(HGF)：静脉滴注160~200mg/d，疗程1个月或更长。可能有一定疗效。注意过敏体质者慎用。

4. 并发症的治疗

(1)肝性脑病：给予低蛋白饮食，口服诺氟沙星抑制肠道细菌，口服乳果糖以保持大便通畅，静脉给予门冬氨酸鸟氨酸降低血氨。若出现脑水肿，采用20%甘露醇溶液250ml快速静脉滴注，必要时加用呋塞米以提高利尿效果。

(2)出血：使用垂体后叶素、生长抑素、去甲肾上腺素等止血药物，给予新鲜血浆或凝血因子复合物补充凝血因子，必要的情况下内镜止血。出现DIC时，根据情况补充凝血成分，慎用肝素。

(3)继发感染：①及时发现感染。重症肝炎极易合并感染，多发生于口腔、胆道、腹腔、呼吸道、泌尿道、皮肤等处。②严格消毒隔离。加强病房环境消毒，减少探视，避免交叉感染，加强饮食卫生及餐具的清洁消毒，防止肠道感染，做好口腔护理，定时翻身，及时清除呼吸道分泌物，防止口腔与肺部感染。③一旦出现感染，应尽早根据医嘱使用抗菌药物。

(4)肝肾综合征：①预防肝肾综合征的发生。避免引起血容量降低的各种因素，避免使用损伤肾脏的药物。②密切观察病情变化。严格记录24h出入液量，监测尿常规、尿比重以及血尿素氮、肌酐、电解质的变化，发现异常及时通知医生。对于上消化道出血、大量利尿、大量或多次放腹水、严重感染等患者更应严密观察，因上述因素极易诱发功能性肾衰竭。③目前肝肾综合征尚无有效的治疗方法。

5. 人工肝(artificial liver，AL)支持系统　人工肝支持系统的主要作用是借助一个体外的机械、理化或生物反应装置，清除患者血液中的毒性物质并补充生物活性物质。对早期重型肝炎有较好疗效，对于晚期重型肝炎亦有助于争取时间让肝细胞再生或为肝移植做准备。人工肝治疗期间常见的并发症有过敏反应、低血压、继发感染、出血、失衡综合征、溶血、空气栓塞、水电解质及酸碱平衡紊乱等。应严密观察。一旦出现，可根据具体情况给予相应处理。

6. 肝移植　目前该技术基本成熟，是末期丙型肝炎患者的主要治疗手段。

7. 淤胆型肝炎患者　早期治疗同急性黄疸性肝炎，黄疸持续不退时可加用泼尼松 40~60mg/d 口服或静脉滴注地塞米松 10~20mg/d，2 周后如血清胆红素显著下降，则遵医嘱逐步减量。

8. 脾功能亢进或门静脉高压状明显时，可选用手术或介入治疗。

【护理诊断/问题】

1. 活动无耐力　与肝功能受损、能量代谢障碍有关。

2. 营养失调：低于机体需要量　与肝功能受损致食欲下降、呕吐、消化和吸收功能障碍有关。

3. 体温过高　与肝炎病毒感染有关。

4. 潜在并发症：肝性脑病、出血、继发感染、肝肾综合征。

5. 有皮肤完整性受损的危险　与胆盐沉积刺激皮肤引起瘙痒有关。

【护理目标】

1. 患者活动耐力增强。

2. 患者食欲增加，营养状态改善。

3. 患者体温恢复至正常值。

4. 患者无并发症发生，或出现并发症能被及时发现和得到处理。

5. 患者皮肤完整、无破损。

【护理措施】

1. 一般护理

（1）隔离与消毒：甲、戊型肝炎自起病之日起实行消化道隔离 3 周；急性乙型肝炎进行血液、体液隔离至 HBsAg 转阴，慢性乙型、丙型肝炎按病原携带者管理。严格执行消毒制度，保持空气流通，减少陪侍或探视，避免交叉及医源性感染。患者排泄物和分泌物进行严格消毒，给患者讲解病毒性肝炎的预防措施，避免传染给他人。

（2）休息和活动：休息是治疗肝炎的主要措施。卧床休息可减少患者能量消耗，降低机体代谢率，减轻肝脏的功能负担，增加肝血流量，促进肝细胞的修复和再生。①急性肝炎早期、症状明显及有黄疸者应强调卧床休息，停止体力及脑力劳动。当症状好转，黄疸减轻、肝功能改善后，可逐渐增加活动量，以不感到疲劳为度。肝功能正常 1~3 个月后可恢复日常活动及工作，但仍应避免过度劳累及重体力劳动。②慢性肝炎症状明显或病情较重者需严格卧床休息，病情轻者可以逐渐增加活动量，以不感到疲乏为度。避免劳累和继发感染等加重肝损害的因素。③重型肝炎患者应绝对卧床休息，减少探视，做好口腔和皮肤的护理，防止医院感染。

2. 饮食护理　合理饮食可改善患者的营养状况，促进肝细胞的修复和再生，有利于肝功能的恢复。

（1）急性肝炎早期，饮食应清淡易消化、适合患者口味、含丰富维生素，如米粥、清肉汤、豆类、牛奶、蛋羹等，多吃水果、蔬菜，提供足够的热量，碳水化合物每日供给 250~400g，进食少者静脉补充葡萄糖。蛋白质每天按 1.0~1.5g/kg 供给，以营养价值高的动物蛋白为主，如瘦肉、鸡蛋、鱼类等。适量摄入脂肪，以植物油为主，防止诱发脂肪肝及糖尿病。随着病情好转，食欲增加，有少量多餐逐渐过渡到普通饮食。

（2）慢性肝炎应适当增加蛋白质的摄入，蛋白质应以优质蛋白为主，如牛奶、鱼、鸡蛋、瘦肉等。

但应避免长期高糖、高营养。

(3)重型肝炎应给予低盐、低脂、高维生素、高糖、清淡易消化的流质或半流质饮食。尽可能减少饮食中蛋白质的摄入量,有肝性脑病先兆者,限制或禁食蛋白质,蛋白质摄入小于每天0.5g/kg;合并少尿或腹水者,应给予低盐或无盐饮食,氯化钠限制在1.2~2.0g/d,每天进水量不超1 000ml。注意维持水、电解质平衡,禁用对肝和肾有损害的药物,禁烟戒酒。

3. 病情观察 监测生命体征,注意发热的程度及持续时间,有无感染的症状和体征;观察有无神志改变,及时发现肝性脑病先兆表现,如出现性格改变、定向力障碍、嗜睡、烦躁不安、扑翼样震颤等神经精神症状;观察皮肤黏膜、黄疸是否进行性加重;有无鼻出血、牙龈出血、注射部位出血、消化道出血等出血表现;重型肝炎患者,应准确记录24h出入液量,动态监测尿常规、尿比重、血尿素氮、肌酐、血钾、血钠等实验室指标。一旦发现病情变化,及时通知医生配合处理。

4. 皮肤护理 由于胆盐沉积可致皮肤瘙痒,应指导患者进行皮肤自我护理,如穿棉质、柔软、宽松易吸汗的内衣裤,经常换洗;保持床单位清洁、干燥、平整,使皮肤有舒适感;每日早晚用温水清洗、擦拭全身皮肤,保持皮肤清洁,不用有刺激性的肥皂或化妆品;严重瘙痒者可局部涂止痒剂或口服抗组胺药;及时修剪指甲,避免搔抓,以防止皮肤受损。如已有皮肤破损,应注意保持局部清洁、干燥,可涂碘伏防止感染;亦可采用转移患者注意力的方法减轻皮肤瘙痒。有出血倾向者应避免碰撞,刷牙用软毛牙刷,不挖鼻,不用牙签剔牙,以免诱发出血。对长期卧床或病重患者,注意定期翻身、拍背,防止皮肤受损或压力性损伤形成。

5. 用药护理 严格遵医嘱应用药物,如保肝药及维生素,禁用对肝有损害的药物;注意观察药物的疗效及不良反应,干扰素使用前向患者或家属解释用药的目的、注意事项及疗效和不良反应的观察。常见以下不良反应:

(1)类流感综合征:多在注射后2~4h出现,体温随着剂量增大而增高。反应随治疗次数增加逐渐减轻。嘱患者多饮水,卧床休息,必要时给予解热镇痛药等对症处理,不必停药。

(2)骨髓抑制:表现为粒细胞及血小板计数减少,遵医嘱定期监测血常规,如白细胞计数$>3\times10^9/L$,继续治疗,遵医嘱给予升白细胞药物;如白细胞计数$<3\times10^9/L$或中性粒细胞计数$<1.5\times10^9/L$、血小板$<40\times10^9/L$,可根据医嘱调节干扰素剂量或停药。

(3)神经精神症状:如焦虑、抑郁、兴奋、易怒等精神症状,出现抑郁及精神症状应停药并密切监护。

(4)若出现恶心、呕吐、食欲减退、ALT增高、黄疸、脱发等,大多不需停药,待治疗终止后可逐渐好转。

(5)血清HCV RNA阳性或抗HCV阳性,伴ALT升高者,干扰素联合利巴韦林可提高疗效,但用药期间少数病例可发生溶血性贫血。孕妇禁用,用药期间及治疗结束后至少应避孕6个月。

6. 心理护理 向患者解释疾病的特点、隔离消毒的重要性,保持稳定、乐观的情绪,有利于疾病的缓解和康复,如过分忧郁、焦虑、情绪波动,会造成中枢神经系统功能紊乱,免疫力下降,不利于肝功能恢复。指导患者正确对待疾病,帮助患者树立正确的疾病观,使其对肝炎的治疗有耐心和信心,切勿乱投医,以免延误治疗。

【护理评价】

1. 患者活动耐力是否恢复正常。
2. 患者食欲是否增加,营养状态有无改善。
3. 患者体温是否恢复至正常。
4. 患者有无并发症发生,出现并发症能否被及时发现和得到处理。
5. 患者皮肤是否完整,有无破损。

【健康教育】

1. 疾病预防指导　向患者讲解病毒性肝炎的流行病学特点和预防方法。

(1)甲型、戊型肝炎的预防:以切断传播途径为主的综合措施,做好“三管一灭”。加强食品卫生和食具消毒、不饮生水、饭前便后洗手等;急性甲型肝炎隔离期自发病之日起3周,对密切接触者实施医学检疫(甲型肝炎45d,戊型肝炎60d)。

(2)乙、丙、丁型肝炎患者:重点在于防止通过血液、体液传播。丙型肝炎主要防止血源性传播,丁型肝炎以预防HBV感染和接种乙肝疫苗最为重要。乙型肝炎患者可采取不定隔离期,生活用具如食具、洗漱用品、美容美发用品、剃须刀等专人专用,定时消毒;加强血制品管理,对HBsAg、HBeAg、HBV DNA、抗HCV和HCV RNA阳性者应禁止献血和从事托幼、餐饮业工作;推广一次性注射用具,做到“一人、一针、一管”,重复使用的医疗器械要严格消毒灭菌,做到“一人、一用、一消毒”。

知识链接

医疗职业暴露具有高危性

医务人员职业暴露包括针刺伤、锐器伤和破损皮肤或黏膜接触患者血液、体液等类型,其中最主要的是针刺伤。污染锐器的伤害是导致医务人员发生血源性传播性疾病的主要职业因素。手术室的职业暴露最高,护士占首位,低年资医务人员职业暴露更突出。与护士锐器伤相关的前3位操作分别为开安瓿瓶、丢弃处理针头、抽血。国外研究显示,每年卫生行业工作人员发生意外针刺伤或其他锐器伤害的职业中,护士约占受害人数的1/3,临床护士工作量的66.4%为输液治疗,因此护士是发生针刺与锐器伤及感染病毒性肝炎的高危群体。

考点提示: 病毒性肝炎的疾病预防

2. 疾病知识指导　向患者及家属宣传病毒性肝炎的家庭护理和自我保健知识,特别是慢性患者和无症状携带者。①正确对待疾病,保持乐观情绪,避免焦虑、抑郁等不良情绪。②生活规律,劳逸结合,戒烟酒。③合理营养,适当增加蛋白质摄入,注意避免长期高热量、高脂肪饮食。④遵医嘱用药,定期检测肝功能及血象,避免滥用药物,如吗啡、苯巴比妥类、磺胺类药物、氯丙嗪等,以免加重肝损害。⑤做好家庭隔离,家中密切接触者应预防接种。⑥注意观察有无出血倾向、保持空气流通,防止感染、定期复查,如有病情变化及时就诊。

3. 指导接受输血、大手术应用血制品的患者,定期检测肝功能及肝炎病毒标志物。

案例

吴先生,45岁。因乏力伴上腹隐痛、皮肤黄染1周而入院治疗。否认既往“肝炎”病史,无输血史,无血吸虫疫水接触史。有嗜烟酒史10年。实验室检查:ALT 200U/L,球蛋白29g/L;血红蛋白41g/L;HBsAg(+),HBeAg(+),抗HBc IgG弱阳性,抗HBc IgM强阳性。

请问:

1. 考虑什么疾病的可能性较大?
2. 针对该患者应如何进行健康指导?

(贾红红)

2019 案例思路解析

2020 扫一扫,看总结

2021 扫一扫,测一测

第五节 艾滋病患者的护理

扫一扫，自学汇

学习目标

1. 掌握艾滋病患者的身体状况、护理诊断/问题、护理措施及健康教育。
2. 熟悉艾滋病的流行病学特点及治疗原则。
3. 了解艾滋病的病原学特点、发病机制以及实验室及其他检查。
4. 能对艾滋病患者进行护理评估并书写护理文书，能配合医生实施传染病常用诊疗技术。
5. 具有严谨求实的工作态度，尊重艾滋病患者的身心需求，体现出护士的爱伤精神和人文关怀。

导入情景

患者，男性，30岁。因“气短3个月，加重伴间断发热20d”急诊入院。患者自3个月前无明显诱因出现上3层楼后气短、喘息，休息后可缓解。外院X线和心电图检查未见异常，先后输注抗生素并服用中药治疗（具体不详），症状稍缓解。20d前患者无明显诱因再次出现气短、喘息，伴乏力，活动后明显。此后症状逐渐加重，不能平卧，夜间呼吸困难明显。昨日呼吸困难加重，当地医院怀疑“艾滋病”转院。发病以来出现明显乏力、纳差和消瘦，体重下降约5kg。

工作任务：

1. 该患者的初步临床诊断是什么？
2. 提出目前主要的护理诊断/问题。

艾滋病（acquired immune deficiency syndrome，AIDS）又称获得性免疫缺陷综合征，是由人类免疫缺陷病毒（human immunodeficiency virus，HIV）引起的一种严重的慢性致命性的传染病。HIV主要侵犯和破坏辅助性T淋巴细胞（即$CD4^+$ T淋巴细胞），使机体细胞免疫功能受损。早期无明显症状，随病情进展，可呈多样化表现，最终并发各种严重的机会性感染和恶性肿瘤。本病传播迅速，病死率高，目前无法根本治愈。

HIV结构示意图（图片）

人类免疫缺陷病毒（HIV）属于逆转录病毒科，为单链RNA逆转录病毒。目前已知有两型，即HIV-1和HIV-2，前者为世界流行毒株，致病性较强；后者主要见于非洲西部地区，呈地方性流行。HIV既有嗜淋巴细胞性，又有嗜神经性，$CD4^+$ T细胞是其最主要的靶细胞。人体在感染HIV数周至6个月内产生抗HIV抗体（为非保护性抗体）。

HIV对外界的抵抗力较弱，不耐酸，对热和常用消毒剂较敏感，如56℃ 30min、70%酒精、0.2%次氯酸钠及2%戊二醛和10%漂白粉等均可使其灭活，但对紫外线和γ射线不敏感。

HIV侵入体内后，以RNA为模板，在逆转录酶及DNA多聚酶作用下复制成双股DNA，部分DNA可作为前病毒整合到宿主细胞核的染色体中，经2～10年的潜伏性感染阶段后被某些因素激活，HIV

在细胞内大量复制，最终使该细胞溶解与破坏。由于 HIV 主要侵犯并破坏辅助性 T 淋巴细胞（$CD4^+$ T 淋巴细胞），最终导致整个免疫系统崩溃，因而并发各种严重的机会性感染和恶性肿瘤。此外，HIV 极易发生抗原和毒力变异，一方面可逃避特异的体液和细胞免疫的攻击，不易被机体消灭；另一方面又可影响疾病的进程及严重性。

HIV 侵犯 $CD4^+$ T 淋巴细胞步骤图（图片）

AIDS 病理变化特点为多样性和非特异性病变。①机会性感染：组织中病原体繁殖多，而炎症反应少。②免疫器官病变：以淋巴结和胸腺病变为主，前者表现为反应性增生和肿瘤性病变，如卡波西肉瘤。

【护理评估】

（一）健康史

1. 流行病学资料　自 1981 年美国发现首例艾滋病患者以来，迄今全球已在 150 个以上国家被发现。截至 2002 年，全球约 7 000 万人感染 HIV，死亡 2 000 万人。我国于 1985 年发现首例患者以来，疫情已覆盖全国 31 个省、自治区和直辖市，截至 2002 年底全国已报告 HIV 感染者 20 560 例，包括患者 2 639 例，死亡 1 047 例，估计全国实际感染 HIV 人数已超过 100 万。HIV 感染人数的急剧上升，流行区域的不断扩大，表明我国艾滋病已从传入期、播散期进入快速增长期。艾滋病正由高危人群向普通人群传播，部分地区将面临艾滋病发病和死亡的高峰期，因此，本病的防治形势十分严峻。

（1）传染源：感染 HIV 的人是本病唯一的传染源，包括患者和无症状病毒携带者，后者可因长期携带病毒而更具有危险性。但无论处于何期，HIV 感染者都将终身成为传染源。病毒主要存在于血液、精液、子宫和阴道分泌物中。其他体液如唾液、眼泪和乳汁亦含病毒，均具有传染性。

（2）传播途径：主要通过 3 条途径传播。

1）性接触传播：是艾滋病最常见的传播途径。HIV 可通过细微的破损处与易感者血液和细胞接触而侵入体内。无论同性恋还是异性间的不安全性行为均可传播 HIV，但以患有性病或男性同性性行为危险性最大。

2）血液及血制品传播：①输入含 HIV 的血、成分血或血制品是引起本病传播的重要途径。②静脉毒瘾及药瘾者通过共用 HIV 污染的注射器与针头而被感染。③移植或接受 HIV 感染者的器官或组织（如器官移植、人工授精）。④不规范的采血过程中引起交叉感染。⑤医院内医疗器械消毒不严格或被污染的针头意外刺伤等。此外，文身、文眉或共用牙刷、剃刀等也可传播 HIV。

3）母婴传播：感染 HIV 的孕妇可通过胎盘、分娩中接触血液与体液以及产后哺乳等途径把 HIV 传给胎儿或婴儿。

> **考点提示：** 艾滋病的传播途径

除以上 3 条途径外，与艾滋病患者的日常生活接触（如空气、水、食物或昆虫叮咬）不会传播 HIV，一般社交接触如握手、共同进餐、娱乐设施、共用办公用品、共用厕所或浴室（游泳池）及礼节性的接吻等也不会感染。

（3）人群易感性：人群普遍易感，青壮年发病率较高。男性同性恋或多性伴侣、静脉吸毒者、经常输血和使用血制品者（如血友病）、感染者的配偶、HIV 感染母亲的胎儿和婴儿等均属于高危人群。

（4）流行特征：无季节性，流行与经济状况、人员交往、人文习俗、卫生知识及预防措施等因素有关。

2. 患病及治疗经过　重点询问有无同性恋或与异性间的不安全性行为，有无输血或血制品史，是否为静脉毒瘾及药瘾者，有无不规范的采血，是否为感染 HIV 的孕妇所生的婴幼儿。

（二）身体状况

潜伏期的长短与感染病毒的数量、类型、感染途径，机体的免疫状况、营养状况、生活习惯和医疗条件等因素有关。一般经2~10年发展为艾滋病。临床表现错综复杂，一般经历以下4期：

1. 急性感染期（Ⅰ期） 原发HIV感染后2~4周，少数患者可出现发热、全身不适、咽痛、皮疹、厌食、肌痛关节痛和淋巴结肿大等类似血清病的症状，持续1~2周后自然消失。

2. 无症状感染期（Ⅱ期） 此期可持续2~10年或更长。临床上无任何症状和体征，但有传染性，血清中可检出HIV及抗HIV抗体。

3. 持续性全身性淋巴结肿大综合征期（Ⅲ期） 又称艾滋病前期，本期最主要的特点是除腹股沟部位以外，全身两处或两处以上的淋巴结肿大（直径>1cm，质韧、无压痛、无粘连，能自由活动），历时3个月以上。可伴有持续或间歇性发热、疲乏、盗汗，体重下降，慢性咳嗽和腹泻等。

4. 艾滋病期（Ⅳ期） 此期是感染HIV的终末临床阶段，临床表现复杂，缺乏特异性，可有5种表现。①体质性症状：发热、乏力不适、盗汗、体重下降、厌食、慢性腹泻、肝脾大等。②神经系统症状：头痛、癫痫、下肢瘫痪、进行性痴呆。③机会性感染：原虫、真菌、抗酸菌和病毒感染。④继发肿瘤：卡波西肉瘤和非霍奇金淋巴瘤。⑤继发其他疾病：如慢性淋巴性间质性肺炎。从艾滋病期到患者死亡通常为6个月至2年。常见各系统的主要表现如下：

（1）皮肤黏膜病变：有肿瘤病变和感染表现。①肿瘤病变：以卡波西肉瘤最为多见，常侵犯下肢皮肤和口腔黏膜，表现为深蓝色或紫红色浸润斑块或结节，数量多，可融合成片，表面可有溃疡，可向四周扩散，也可侵犯淋巴结和向内脏转移（如肺部和眼部等）。②感染表现：常见有念珠菌或疱疹病毒引起的口腔感染，反复带状疱疹或慢性散在性单纯疱疹，以及外阴疱疹感染、尖锐湿疣等。

（2）呼吸系统症状：常见的机会性感染有肺炎、肺结核等，其中以肺孢子虫病最多，占70%~80%，是艾滋病死亡的主要原因。虽起病较缓，但症状呈进行性加重，表现为慢性咳嗽、短期发热、渐进性呼吸困难、发绀，动脉血氧分压降低，仅少数肺部偶可闻及啰音。

（3）消化系统症状：以口腔和食管的念珠菌、疱疹病毒和巨细胞病毒感染为常见，表现为口腔炎、食管炎或溃疡，主要症状为吞咽困难、胸骨后烧灼感；累及胃肠黏膜者可出现慢性腹泻、体重减轻；累及肝脏时可出现肝大和肝功能异常。

（4）神经系统症状：包括机会性感染（如脑弓形虫病、隐球菌脑膜炎等）、机会性肿瘤（原发中枢性或转移性淋巴瘤）、艾滋病痴呆综合征及相关的脑病。临床表现有头痛、头晕、癫痫、痴呆、肢体瘫痪、痉挛性共济失调等。

（5）眼部病变：常见有巨细胞病毒、弓形虫引起视网膜炎和眼部卡波西肉瘤等。

考点提示：艾滋病患者的身体状况

（三）实验室检查及其他检查

1. 血常规 不同程度的贫血、白细胞及淋巴细胞减少。

2. 血清学检查 HIV抗体检测是目前确定有无HIV感染的最简便、有效的方法。HIV侵入到抗体产生的这段时期为“窗口期”，一般为数周至3个月，少数可延至6个月，此时抗体检测呈阴性，极易漏诊，故在流行病学上有重要意义。

3. 免疫学检查 T淋巴细胞亚群检查可见T细胞绝对计数降低，$CD4^+$ T淋巴细胞计数也下降（正常0.8~1.2×10^9/L）。$CD4^+$/$CD8^+$比值<1.0（正常1.2~1.5）。

4. HIV RNA定量检测 如HIV核酸检测和病毒载量测定，既有助于诊断，也可判断治疗效果及预后。

5. 其他　如胸部 X 线检查可显示间质性肺炎或肺脓肿等；脑脊液检查及 CT 检查有助于神经系统病变的诊断。

（四）心理-社会状况

了解患者有无失眠、噩梦，有无恐惧、抑郁、悲观等不良情绪；有无企图报复、自杀等倾向，以及了解家庭和社会的支持程度。

（五）治疗原则

艾滋病目前无根治疗法，对急性 HIV 感染无需特殊药物治疗，主要是注意休息、加强营养、劳逸结合；对无症状 HIV 感染者定期随访，可照常工作与学习，预防机会性感染，适时掌握抗病毒治疗时机；对艾滋病期患者主要是针对病原学和各种并发症的治疗，也可采取支持疗法、免疫调节和心理治疗等综合治疗措施。

1. 抗病毒治疗　早期进行抗病毒治疗对延缓发病和减少机会性感染以及恶性肿瘤的发生有重要意义。根据抗病毒药物作用环节的不同，主要分为 3 大类。

（1）核苷类逆转录酶抑制剂：如齐多夫定、双脱氧胞苷、拉米夫定等，主要是抑制 HIV 逆转录酶，阻断病毒复制。

（2）非核苷类逆转录酶抑制剂：如奈非雷平，主要作用于 HIV 逆转录酶的某个位点，使其失去活性，抑制 HIV 的复制。

（3）蛋白酶抑制剂：主要通过抑制蛋白酶，阻断装配成完整病毒颗粒，如沙奎那韦、茚地那韦等。

由于单一抗病毒药物易诱发 HIV 突变，产生耐药性，故目前主张以上 3 类抗病毒药物联合治疗，即高效抗逆转录酶病毒疗法（简称 HAART 疗法），又称鸡尾酒疗法。联合治疗能使 HIV 减少，$CD4^+$ T 细胞计数增加。延缓病情进展，提高生活质量和延长患者生命，但需终身治疗，以抑制 HIV 从潜伏感染的细胞中复制和维持症状的持续缓解。

2. 免疫疗法　基因重组 IL-2 与抗病毒药物联合，可改善免疫功能。

3. 并发症治疗　可根据机会性感染的病原和肿瘤的不同类型选择相应的治疗，如肺孢子虫病可用喷他脒；卡波西肉瘤应用齐多夫定与干扰素联合应用，也可用博来霉素、长春新碱等治疗；隐孢子虫感染与弓形虫病可用螺旋霉素等治疗。

4. 中医中药治疗　如香菇多糖、黄芪、丹参等可增强机体免疫功能，改善患者的症状。

【护理诊断/问题】

1. 恐惧/绝望　与预后不良、疾病折磨、缺乏社会支持等有关。

2. 营养失调：低于机体需要量　与长期发热、腹泻致消耗过多、食欲减退、进食减少、热量摄入不足有关。

3. 活动无耐力　与长期发热、消耗过多、体质虚弱等有关。

4. 组织完整性受损　与局部组织长期受压、机会性感染以及卡波西肉瘤有关。

5. 社交孤立　与实施强制性管理及担心他人歧视有关。

6. 潜在并发症：各种机会性感染。

【护理目标】

1. 患者无恐惧/绝望等不良情绪。

2. 患者食欲增加，营养状态改善。

3. 患者活动耐力增强。

4. 患者皮肤完整、无破损。

5. 患者能与他人和谐相处，未受到歧视。

6. 患者无并发症发生，或出现并发症能被及时发现和得到处理。

【护理措施】

（一）一般护理

1. 休息与活动　将患者安置在安静、舒适的隔离病室内。对于艾滋病期患者，在执行血液、体液隔离的同时，还要实施保护性隔离治疗，以防止各种机会性感染的发生。急性感染期和艾滋病期应绝对卧床休息，并协助患者做好生活护理，症状减轻后可逐步起床活动，鼓励动静结合。适当进行一些力所能及的活动，使活动耐力逐步得到提高。

2. 饮食护理　给予高热量、高蛋白、高维生素、清淡易消化的食物，并注意食物的色、香、味，创造良好的进餐环境，少量多餐，鼓励患者摄取食物，以保证营养供给，增强机体抗病能力；不能进食者则给予鼻饲或按医嘱予静脉高营养。定期评估患者营养状况和监测体重。

3. 皮肤护理　保持皮肤清洁干燥，保护骨隆凸处受压皮肤，预防压力性损伤发生。定期修剪指甲，防止抓破皮肤继发感染。保持口腔清洁，每天清洁口腔 3 次，进食后漱口或刷牙，注意口腔黏膜破损或继发感染。

4. 生活护理　无症状感染期可从事正常工作和学习。症状明显的患者应卧床休息，注意个人卫生，避免过度疲劳。摄入高蛋白、高热量食物，尤其增加优质蛋白的摄入，如鱼虾类、家禽类、蛋类、豆类和其他肉制品等；多吃新鲜水果和蔬菜；食品宜多样化，少量多餐，定时进食，并注意饮食卫生。患者的日常生活用品单独使用和定期消毒，家属接触被患者血液、体液污染的物品时，要戴手套、穿隔离衣、戴口鼻罩；处理污物或护理患者后一定要用肥皂水洗手。遵医嘱用药，定期复查。无症状 HIV 携带者，每隔 3~6 个月做一次临床及免疫学检查，如出现症状应及时隔离治疗。

（二）病情观察

1. 监测病情　①注意有无肺部、胃肠道、皮肤黏膜等感染的表现。②定时评估一般状态及生命体征，如体温、神志、营养状况、体重等。③观察皮肤黏膜有无卡波西肉瘤及感染征象。④观察有无口腔、食管炎症或溃疡，有无腹部压痛及肝脾情况。⑤注意有无肺部啰音。⑥注意有无癫痫发作、瘫痪、进行性痴呆等神经系统受累表现。当疾病后期出现机会性感染和恶性肿瘤等各种并发症时，更应严密观察，详细记录病情变化，及时与医生联系，采取相应的治疗护理措施。

2. 对症护理　针对患者出现的各种症状进行相应的护理。

（三）用药护理

注意观察抗肿瘤药物的疗效和不良反应，如有无头痛、恶心呕吐等。因抗病毒药物如齐多夫定等常有骨髓抑制的不良反应，用药后可出现贫血、中性粒细胞和血小板减少，故在用药期间应严格遵循医嘱给药，定期复查血象，当中性粒细胞 $<0.5\times10^9/L$ 时，应及时报告医生处理。长期用药还应注意是否出现耐药性，停药或换药后有无反跳现象。

（四）心理护理

一旦进入艾滋病期，健康状况迅速恶化，由于病情重、预后差且无有效治疗方法，加之患者心理上的压力、身体上的痛苦、经济上的困难等，使其极易产生恐惧、焦虑、抑郁和悲观的心理；也可能担心把疾病传给家人或怕遭家人的遗弃而产生绝望或犯罪感。

由于其发病原因的特殊性，常易遭受人们的歧视，有时也难以得到亲友的关心和照顾，少数患者甚至有报复企图和自杀倾向。此外，社会上对 HIV 感染者的歧视态度也会殃及其家庭，其家庭成员也同样会背起沉重的心理负担。

护理人员应充分尊重和理解患者，多与患者进行有效沟通，了解患者的需要和困难，满足其合理要求，并针对患者的心理障碍进行疏导，以解除患者的恐惧感，积极配合治疗；帮助患者正视现实，建立自尊和自信，为患者提供与其家属、亲友接触沟通的机会。尊重患者的人格，给予患者谅解、鼓励、关怀、同情和支持，帮助患者增加必要的联络。在获得更多社会支持的同时，也要注意保护隐私，维护患者的利益、尊严和权利，并为他们提供有关信息及服务。

【护理评价】

1. 患者有无恐惧/绝望等不良情绪。
2. 患者食欲有无增加，营养状态有无改善。
3. 患者活动耐力是否增强。
4. 患者皮肤是否完整、有无破损。
5. 患者是否能与他人和谐相处，有无受到歧视。
6. 患者有无并发症发生，或出现并发症能否被及时发现和得到处理。

【健康教育】

1. 管理传染源　加强艾滋病防治知识、法制和道德教育。及时发现和管理艾滋病患者，报告疫情，并对其血液和体液进行严格消毒处理。

2. 切断传播途径

(1)控制经性传播：严禁卖淫、嫖娼等，洁身自好，提倡安全性行为，鼓励使用安全套。

(2)控制吸毒途径传播：打击吸毒、贩毒，配合有效的干预。

(3)切断母婴传播途径：对已感染 HIV 的育龄妇女应避免妊娠；对已受孕者应劝其终止妊娠；妊娠后期和分娩过程中应用抗病毒药物；分娩后的母亲应采用人工喂养。

(4)防止医源性传播：加强业务培训，提高医护人员的安全防护意识，严格执行消毒隔离制度和个人防护措施，如发生被 HIV 污染的针具刺伤时(感染率在1%以下)，正确的处理方法：①立即尽可能挤出伤口处的血液。②用杀菌剂(如 0.2%过氧乙酸)清洗创面后严密覆盖。③尽快(最好在 4h 内)预防性服用抗病毒药物。

> **考点提示：**切断艾滋病的传播的方法

3. 保护易感人群　对密切接触者给予健康指导，加强个人防护；对其配偶定期进行 HIV 检测；医护人员在做侵袭性操作、手术前应对患者进行抗 HIV 抗体检测。因目前尚无有效疫苗，故通过健康教育和提供咨询来规范人们的行为是预防 HIV 感染最有效的方法。

2025 案例思路解析

案例

患者，男性，32 岁。反复发热、腹泻、食欲减退及明显消瘦 2 个月。既往有静脉吸毒史，体重 2 个月内下降 5kg。体格检查：T 38.5℃，全身淋巴结肿大，质硬，无压痛，能活动。实验室检查：抗 HIV 阳性。初步诊断为“艾滋病”。

请问：

1. 艾滋病的传播途径有哪些？
2. 如何对艾滋病及其家属进行健康指导？

2026 扫一扫，看总结

2027 扫一扫，测一测

（贾红红）

第六节 细菌性痢疾患者的护理

扫一扫，
自学汇

学习目标

1. 掌握细菌性痢疾患者的身体状况、护理诊断/问题、护理措施及健康教育。
2. 熟悉细菌性痢疾的流行病学特点及治疗原则。
3. 了解细菌性痢疾的病原学特点、发病机制以及实验室及其他检查。
4. 能对细菌性痢疾患者进行护理评估并书写护理文书，能配合医生实施传染病常用诊疗技术。
5. 具有严谨求实的工作态度，尊重细菌性痢疾患者的身心需求，体现出护士的爱伤精神和人文关怀。

导入情景

患者，男性，36岁。因发热、腹痛、脓血便3d来诊。患者于3d前突然发热，体温38.2℃，畏寒，同时有下腹部阵发性疼痛和腹泻，大便每天10余次至数十次，为少量脓血便，以脓为主，无特殊恶臭味，伴里急后重，无恶心和呕吐。自服盐酸小檗碱（黄连素）和退热药无好转。发病以来进食少，睡眠稍差。

查体：T 38.5℃，P 96次/min，R 20次/min，BP 120/80mmHg。急性病容，左下腹有压痛，无肌紧张和反跳痛，未触及肿块，肝脾肋下未触及，移动性浊音(-)，肠鸣音5次/min。

工作任务：

1. 该患者的初步临床诊断是什么？
2. 提出目前主要的护理诊断/问题。
3. 评估资料，分析患者本次发病的主要相关因素。

细菌性痢疾（bacillary dysentery），简称菌痢，是由志贺菌属细菌（痢疾杆菌）引起的急性肠道传染病，临床主要表现有发热、腹痛、腹泻、里急后重和黏液脓血便等，严重者可出现感染性休克和/或中毒性脑病。

痢疾杆菌，属肠杆菌科志贺菌属，为革兰氏染色阴性的短小杆菌，有菌毛，无鞭毛、荚膜和芽孢。根据抗原性质和生化反应不同，将志贺菌属分为4群47个血清型（包括亚型和变种），A群（痢疾志贺菌）、B群（福氏志贺菌）、C群（鲍氏志贺菌）、D群（宋内志贺菌）。世界各地流行菌群不断变迁，欧美国家以D群为主，我国以B群为主，近年D群有不断上升趋势。本菌各型均可产生强烈的内毒素，是致病的重要因素，可引起腹泻和一系列毒血症状。A群还可产生外毒素（志贺毒素），具有神经毒、细胞毒和肠毒素作用，引起临床更为严重的症状。

痢疾杆菌在外界环境中有较强的生存能力，在污染物、瓜果、蔬菜中可存活1~3周。但对理化因素的抵抗力较弱，对苯扎溴铵、漂白粉、酚液、过氧乙酸等消毒剂敏感。对干燥和热的抵抗力弱，日光直射30min、60℃加热10min、煮沸2min可将细菌杀死。

痢疾杆菌进入人体是否致病，取决于细菌数量、致病力及人体抵抗力。机体抵抗力正常时，具有侵袭力的痢疾杆菌经口进入消化道后，大部分在胃内被胃酸杀死，少部分进入肠道的细菌又可因正常菌群的拮抗作用而不能致病，同时肠黏膜的分泌型 IgA 亦可阻断其对肠道黏膜的吸附，使其不能致病。当机体抵抗力降低时，痢疾杆菌可侵入结肠黏膜上皮细胞和固有层内繁殖，并释放毒素，引起肠黏膜炎症反应和固有层小血管循环障碍，致肠黏膜出现炎症、坏死及溃疡，出现腹痛、腹泻及脓血便。内毒素作用于肠壁，致肠壁通透性增加，促进内毒素的吸收，引起发热等全身毒血症状，严重者还可引起感染性休克、神志障碍、中毒性脑病等症状。内毒素作用于肠壁自主神经系统，引起肠功能紊乱，导致肠蠕动增快，表现为腹痛及里急后重。

肠道的病理改变主要在结肠，以乙状结肠和直肠最常见，重者可波及整个结肠和回肠下段。急性期基本病变是肠黏膜弥漫性纤维蛋白渗出性炎症，表现为肠黏膜充血、水肿、浅表性溃疡，病变一般限于固有层，很少出现肠穿孔。慢性菌痢表现为肠黏膜水肿，肠壁增厚，可形成息肉。少数患者可致肠腔狭窄。

【护理评估】

（一）健康史

1. 流行病学资料

（1）传染源：急慢性患者和带菌者，非典型患者、慢性患者及带菌者因其临床症状不典型，容易导致漏诊或误诊而成为重要传染源，在流行病学中具有重要意义。

（2）传播途径：经粪-口途径传播，痢疾杆菌随传染源粪便排出，通过直接或间接方式（苍蝇、蟑螂）污染食物、水、手及生活用品，经口感染。流行季节，如食物和水源被污染，可引起食物型暴发流行或水型暴发流行。

（3）人群易感性：人群普遍易感，病后可获得一定程度免疫力，不同菌群和血清型之间无交叉保护性免疫，故易重复感染。

（4）流行特征：常年散发，但好发于夏秋季节，以 7～9 月为高峰，与夏季苍蝇滋生、活动增多、细菌易于繁殖、人喜食生冷食物有关。

2. 患病及治疗经过　询问发病前有无暴饮暴食、进食生冷食物、过度紧张、劳累、受凉等诱因，是否接触过同类患者，当地有无菌痢流行等。

（二）身体状况

潜伏期 1～3d。根据病情轻重、病程长短和临床表现，可将菌痢分为以下临床类型：

1. 急性菌痢

（1）普通型（典型）：起病急，毒血症状重，出现畏寒、发热，体温可达 39℃，伴头痛、乏力、食欲缺乏、腹痛、腹泻、里急后重，肠鸣音亢进，左下腹压痛。腹泻初为稀便或水样便，继之转为黏液脓血便，每天 10 余次至数十次，每次量少，出现水、电解质紊乱及酸中毒者少见。急性菌痢自然病程 1～2 周，经治疗多数患者痊愈，少数病情迁延转为慢性。

（2）轻型（非典型）：全身毒血症状轻，可无发热或呈低热。肠道症状亦轻，急性腹泻次数每天不超过 10 次，大便有黏液无脓血，有轻微腹痛及左下腹压痛，一般无里急后重。3～6d 后自愈。

（3）中毒型：好发于 2～7 岁儿童，起病急骤，病情凶险。全身中毒症状重，突起寒战高热，体温高达 40℃以上，伴有精神萎靡、面色青灰、四肢厥冷、反复惊厥、嗜睡及昏迷等，迅速出现休克、呼吸衰竭，而消化道症状多轻微或缺如。根据临床表现可分为 3 型。①休克型（周围循环衰竭型）：以感染性休克为主要表现，面色苍白、四肢湿冷、皮肤花斑、脉搏细速、血压下降、皮肤发绀，亦可出现心、肾功能不全及意识障碍等症状。②脑型(呼吸衰竭型):因脑血管痉挛引起脑组织缺血、水肿、脑疝形成,患者出现烦躁不安、嗜睡、反复惊厥、昏迷、瞳孔大小不等、对光反射迟钝或消失,常因呼吸衰竭而死亡。此型病情严重,病死率高。③混合型:兼有以上两型表现,患者先出现高热、惊厥,如未及时抢救,可迅速发展为呼吸衰竭或循环衰竭,此型病情最为凶险,病死率很高。

2. 慢性菌痢　病程反复发作或迁延不愈超过2个月以上者称为慢性菌痢,可分为3型。

(1)慢性迁延型:最常见,急性菌痢发作后迁延不愈,腹痛、腹泻长期反复出现,大便常有黏液,偶带脓血,腹泻与便秘可交替出现。乙状结肠增粗,左下腹触及条索状肿物,并有压痛。长期腹泻可导致贫血、营养不良及乏力等。

(2)急性发作型:慢性菌痢患者,因进食生冷食物、受凉、劳累等引起急性发作,出现腹痛、腹泻及脓血便,但发热等毒血症状少见。

(3)慢性隐匿型:1年内有急性菌痢史,近期(2个月以上)无明显腹痛、腹泻等临床症状,但乙状结肠镜检查有肠黏膜炎症或溃疡等病变,或大便培养有痢疾杆菌。

考点提示: 细菌性痢疾患者的身体状况

(三)实验室检查及其他检查

1. 血常规　急性期白细胞总数多在$(10\sim20)\times10^9$/L,中性粒细胞计数增高,慢性患者可有贫血。

2. 粪便检查　典型菌痢粪便为黏液脓血便,可无粪质,镜检有大量脓细胞或白细胞及红细胞。

3. 病原学检查　确诊依赖于粪便培养出痢疾杆菌,注意应在使用抗菌药物前取新鲜粪便的黏液脓血部分及时送检,并做菌群鉴定和药敏试验,为流行病学调查及治疗提供参考依据。

4. 其他　血清学检查有助于早期诊断,但由于粪便中抗原成分复杂,易出现假阳性反应,故临床上尚未广泛应用。

(四)心理-社会状况

中毒性菌痢往往在起病后数小时内病情迅速恶化,预后差,病死率高,常引起患者及家属的紧张、恐惧情绪。慢性患者因病情迁延不愈,影响学习和工作,患者常会产生焦虑、抑郁等心理。

(五)治疗原则

治疗原则是选择敏感抗菌药物、肠道易吸收的口服药物、保证足够疗程。常用抗菌药物有喹诺酮类、复方磺胺甲噁唑片、氨基糖苷类等。喹诺酮类对志贺菌有较强的杀菌作用,口服可完全吸收、效果好,是目前治疗菌痢较理想的药物。常用药物有诺氟沙星、环丙沙星、氧氟沙星等。中毒性菌痢可选用上述药物或头孢菌素类药物静脉滴注。慢性菌痢采取联合上述两种抗生素,并适当延长疗程至10~14d且重复1~3个疗程。高热予以物理降温或退热药,反复惊厥给予镇静或亚冬眠疗法。休克型、脑型给予抗休克、防治脑水肿及抢救呼吸、循环衰竭。给予20%甘露醇溶液快速静脉滴注,减轻脑水肿;给予血管活性药物改善脑部微循环,还可应用糖皮质激素降低周围循环阻力,减轻中毒症状,加强心肌收缩力。如出现呼吸衰竭可用呼吸兴奋剂,必要时气管插管、应用呼吸机。

【护理诊断/问题】

1. 腹泻　与痢疾杆菌感染致肠道炎症、广泛性溃疡、肠蠕动增加有关。
2. 体温过高　与痢疾杆菌释放内毒素致毒血症有关。
3. 急性疼痛　与痢疾杆菌内毒素作用于肠壁自主神经,引起肠壁痉挛有关。
4. 组织灌注量减少　与内毒素致微循环障碍、感染性休克等有关。
5. 潜在并发症:中枢性呼吸衰竭、脑疝。

【护理目标】

1. 患者腹泻症状好转或消失。

2. 患者体温恢复至正常值。

3. 患者疼痛减轻或消失。

4. 患者组织灌注量恢复至正常。

5. 患者无并发症发生，或并发症及时被发现并得到有效处理。

【护理措施】

1. 一般护理　严格实施消化道隔离和消毒，患者隔离至症状消失后1周或粪便培养连续2次阴性。粪便、呕吐物及污染物必须严格消毒后再处理。急性期卧床休息，严重者协助床边排便，减少体力消耗，待病情好转后逐渐增加活动。慢性患者应生活规律、适当锻炼、避免过度疲劳和紧张。中毒性菌痢患者应专人监护，绝对卧床休息，安置平卧位或休克体位，并注意保暖。

2. 饮食护理　急性期，严重呕吐、腹泻不能进食者可暂禁食，遵医嘱静脉补充营养，病情缓解能进食者给予易消化、高蛋白、高维生素、少渣、清淡的流质或半流质饮食，如米汤、藕粉、脱脂奶等，少量多餐，避免生冷、油腻或刺激性食物。病情好转后逐渐恢复正常饮食。

3. 对症护理　高热以物理降温为主，如温水浴、酒精擦浴、冷盐水灌肠等，必要时适当使用退热药(休克者禁用)。伴躁动不安和反复惊厥者可用亚冬眠疗法，根据医嘱给予氯丙嗪、异丙嗪各1~2mg/kg，肌内注射。反复惊厥者给予地西泮、苯巴比妥肌内注射或水合氯醛灌肠，防止加重脑缺氧、脑水肿。腹痛剧烈者可进行腹部热敷，或遵医嘱肌内注射维生素 K_3 或阿托品，一般腹痛者给予颠茄片。伴里急后重患者，嘱排便时不要过度用力，以免发生脱肛，如发生脱肛可戴手套协助患者将其回纳。每次便后清洗肛周，每天用1∶5 000高锰酸钾溶液坐浴，肛周涂润滑剂如凡士林，防止糜烂及感染。惊厥患者应注意安全，防止跌伤。危重患者需专人监护，如昏迷，按昏迷患者护理。

4. 病情观察　严密观察排便次数，粪便的性状、量及伴随症状，有无脱水征象，必要时记录24h出入液量；监测生命体征、神志、瞳孔反射及尿量等；早期发现休克、脑水肿、脑疝征象，一旦出现，及时通知医生并配合抢救。

5. 用药护理　遵医嘱给予有效抗菌药物，注意观察药物的不良反应，如喹诺酮类药物易引起胃肠道反应、肾毒性及粒细胞减少等。应用阿托品者注意观察有无口干、尿潴留、心动过速及视物模糊等。

6. 心理护理　讲解疾病的有关知识，介绍主要的治疗措施及效果，消除紧张、焦虑的心理。

> 考点提示：细菌性痢疾患者的护理措施

【护理评价】

1. 患者腹泻症状是否好转或消失。

2. 患者体温是否恢复至正常值。

3. 患者疼痛是否减轻或消失。

4. 患者组织灌注量是否恢复至正常。

5. 患者有无并发症发生，或出现并发症有无及时被发现。

【健康教育】

1. 疾病预防指导

(1)管理传染源：早期发现患者和带菌者，及时采取隔离消毒措施并彻底治疗，对接触者医学观察1周。对餐饮、供水、保育等服务行业人员定期做粪便培养，发现带菌者应积极治疗并暂时调离工作岗位。

(2)切断传播途径：是预防的主要措施。

(3)保护易感人群：口服含福氏和宋内志贺菌“依链”株的FS双价活疫苗，可刺激肠黏膜产生特异性分泌型IgA，免疫力可维持6~12个月；或在流行季节服用大蒜、黄连、金银花等煎剂，也有一定的预防作用。

2. 疾病知识指导　向患者及家属讲解本病传播、治疗、预防等知识，使患者自觉配合治疗，避免转为慢性菌痢。养成良好的个人卫生及饮食习惯，保护水源、搞好饮食和环境卫生。慢性菌痢患者应避免进食生冷食物、暴饮暴食、过度紧张和劳累、受凉、情绪波动等，以免引起急性发作。保持生活规律，加强体育锻炼，提高抵抗力，复发时及时治疗。

2029 案例思路解析

2030 扫一扫，看总结

2031 扫一扫，测一测

案例

患者，女性，32岁。1d前饮用不洁水后突发高热，继而出现腹痛、腹泻和里急后重，出现黏液脓血便。诊断为急性细菌性痢疾。

请问：

如何对该患者进行相关的健康指导？

（贾红红）

第七节　流行性脑脊髓膜炎患者的护理

2032 扫一扫，自学汇

学习目标

1. 掌握流行性脑脊髓膜炎患者的身体状况、护理诊断/问题、护理措施及健康教育。
2. 熟悉流行性脑脊髓膜炎的流行病学特点及治疗原则。
3. 了解流行性脑脊髓膜炎的病原学特点、发病机制以及实验室及其他检查。
4. 能对流行性脑脊髓膜炎患者进行护理评估并书写护理文书，能配合医生实施传染病常用诊疗技术。
5. 具有严谨求实的工作态度，尊重流行性脑脊髓膜炎患者的身心需求，体现出护士的爱伤精神和人文关怀。

导入情景

患者，男性，15岁。因高热、头痛、频繁呕吐3d来诊。患者3d前突然高热达39℃，伴发冷和寒战，同时出现剧烈头痛，频繁呕吐，呈喷射性，吐出食物和胆汁，无上腹部不适。进食少，二便正常。既往体健，无胃病和结核病史，无药物过敏史，所在学校有类似患者发生。查体：T 39.1℃，P 110次/min，R 22次/min，BP 120/80mmHg，急性热病容，神志清楚，皮肤散在少量出血点。布鲁辛斯基征(+)，克尼格征(+)，巴宾斯基征(-)。

工作任务：

1. 评估该患者的资料，提出临床诊断。
2. 提出该患者的主要护理诊断/问题。
3. 治疗首选药物是什么？

流行性脑脊髓膜炎(epidemic cerebrospinal meningitis)简称流脑，是由脑膜炎奈瑟菌引起的一种化脓性脑膜炎。主要临床特征为突发高热、剧烈头痛、频繁呕吐，皮肤黏膜瘀点、瘀斑和脑膜刺激征，脑脊液呈化脓性改变。严重者可有败血症、休克及脑实质损害，部分患者暴发起病，可迅速致死。

脑膜炎奈瑟菌属奈瑟菌，为革兰氏阴性双球菌。人是该菌唯一的天然宿主，可在带菌者的鼻咽部及患者的血液、脑脊液、皮肤瘀点和瘀斑中发现该菌。细菌抵抗力很弱，对干燥、寒冷、热及一般消毒剂和常用抗生素均敏感；温度低于30℃、高于50℃均可死亡；在体外极易自溶，故标本采集后必须立即送检。细菌裂解释放毒力较强的内毒素，是致病的重要因素。细菌包括荚膜多糖抗原、脂寡糖抗原、外膜蛋白型特异抗原及菌毛抗原4种主要抗原成分，为细菌血清学分类的主要依据。其中荚膜多糖抗原为群特异性抗原，根据抗原性的不同，分为A、B、C、D、X、Y、Z、29E、W135、H、I、K、L等13个血清群，其中以A、B、C最为常见，占流行病例的90%以上。A群引起大流行，B、C群引起散发和小流行。近年来我国流行的主要是A群。

细菌由人体鼻咽部侵入脑脊髓膜分3个步骤：细菌黏附并透过黏膜、进入血液循环(败血症期)、最终侵入脑膜(脑膜炎期)。

【护理评估】

(一)健康史

1. 流行病学资料

(1)传染源：为带菌者和患者。隐性感染率高，感染后细菌寄生于正常人鼻咽部，不引起症状，不易被发现，多为短期或间歇期带菌者，带菌者对周围人群的威胁远超过患者，作为传染源的意义更重要。流行期间正常人群带菌率可达50%以上。患者自潜伏期末开始至急性期均有传染性，经治疗后细菌很快消失，一般不超过发病后10d。

(2)传播途径：细菌主要通过咳嗽、打喷嚏借飞沫由呼吸道直接传播。空气不流通处2m以内的接触者均有被感染的危险。通过间接接触如玩具、日用品等传播机会很少。2岁以下婴幼儿常通过密切接触，如怀抱、同睡、哺乳、亲吻等方式受到传染。

(3)易感性：人群普遍易感。成人可经隐性感染获得免疫。新生儿从母体获得免疫力，很少发病，以5岁以下儿童(尤其6个月~2岁婴幼儿)发生率最高，在流行期间患者群向高年龄组移动。感染后可获得持久免疫力，各群间有交叉免疫，但不持久。

(4)流行特征：全年均可发病，多见于冬春季，从每年11月至次年5月，3~4月份为高峰。山区和偏僻农村一旦有传染源介入，可呈暴发流行。本病可呈周期流行，一般3~5年小流行，7~10年大流行。易感人群普遍进行预防接种，可打破此周期性流行。

2. 患病及治疗经过　重点询问有无流脑接触史，是否为流脑的发病季节，居住的环境内是否有该类患者，有无进行流脑菌苗的预防接种等。

(二)身体状况

潜伏期为1~10d，平均2~3d。根据临床表现分为4型。

1. 普通型流脑 最常见，占全部病例的90%以上。

(1)前驱期(上呼吸道感染期)：多数患者无此期表现。少数患者可表现为低热、咽痛、鼻塞、咳嗽等上呼吸道感染症状，持续1~2d。

流脑患者皮肤瘀斑(图片)

(2)败血症期：起病急，突发寒战、高热，体温39~40℃，伴头痛、全身乏力、食欲缺乏、呕吐及精神萎靡等毒血症症状。70%~90%的患者有皮肤、黏膜瘀点及瘀斑，直径1~2cm，开始为鲜红色，逐渐变为紫红色，严重者瘀斑扩大中央呈紫黑色坏死或大疱。本期持续1~2d后进入脑膜炎期。

(3)脑膜炎期：脑膜炎期症状与败血症症状同时出现，出现明显的中枢神经系统症状，如剧烈头痛、频繁呕吐、烦躁不安及脑膜刺激征，严重者可出现谵妄、抽搐甚至昏迷。通常在2~5d后进入恢复期。

(4)恢复期：体温逐渐降至正常，皮肤瘀点、瘀斑消失或结痂愈合。症状逐渐好转，神经系统检查均恢复正常。病程中约有10%的患者可出现口周疱疹。患者一般在1~3周内痊愈。

考点提示：流行性脑脊髓膜炎患者的身体状况

2. 暴发型流脑 起病急骤，病情凶险，如不及时治疗可在24h内死亡。儿童多见，病死率高。可分为3型。

(1)休克型：除普通败血症期表现外，短期内出现全身皮肤黏膜广泛性瘀点、瘀斑并迅速融合成片伴中央坏死，早期即出现循环衰竭表现，如面色苍白、四肢厥冷、发绀，皮肤呈花斑状、血压下降、脉搏细速等，易并发DIC。脑膜刺激征大都缺如或不明显。

(2)脑膜脑炎型：除高热、全身毒血症状、瘀斑外，以脑实质严重损害为特征，严重颅内高压为本型的突出症状。除头痛、呕吐、反复或持续惊厥外，意识障碍加深，迅速陷入昏迷。脑膜刺激征及锥体束征阳性，血压升高，严重者可因脑疝形成压迫延髓呼吸中枢，迅速出现中枢性呼吸衰竭而死亡。

(3)混合型：为最严重的类型，以上两型表现同时或先后出现，病死率高。

3. 轻型流脑 见于流脑流行后期，病变轻微。表现为低热、轻微头痛及咽痛等上呼吸道感染症状，皮肤黏膜细小出血点及脑膜刺激征阳性，无意识改变，脑脊液变化不明显，咽拭子培养可有病原菌。

4. 慢性败血症型 此型极为少见，可迁延数个月。表现为间歇性发热、皮肤瘀点或皮疹、关节痛，每次发作可持续1~6d。易误诊，故需反复多次血培养或瘀点涂片检查。

(三)实验室检查及其他检查

1. 血常规 白细胞总数显著升高，多在20×10^9/L以上，中性粒细胞80%以上。并发DIC时血小板可明显减少。

2. 细菌学检查 瘀斑组织涂片染色镜检阳性率为80%，脑脊液沉淀涂片阳性率为60%~70%。细菌培养是临床诊断的"金标准"，应在使用抗生素之前取血或脑脊液进行培养。

3. 脑脊液检查 是确诊的重要方法。脑脊液压力升高，外观混浊如米汤样或呈脓样，白细胞数明显升高>$1\,000\times10^6$/L，以中性粒细胞为主，蛋白含量增高、糖和氯化物明显减少。

4. 免疫学检查 用酶联免疫或放射免疫等方法测定流脑患者脑脊液中细菌特异多糖抗原和血清特异抗体，是近年来开展的快速诊断方法。

(四)心理-社会状况

因起病急、病情重、发展迅速，患者不了解病情及治疗效果，担心预后，易出现紧张、恐惧、焦虑的心理。了解患者亲属(照顾者)对患者患病后的态度和应对方式，被隔离患者有无亲属或朋友探视。

评估患者所在社区是否能够提供疾病相关医疗保健服务，医疗设施是否完善等。

（五）治疗原则

尽早诊断、隔离，早期足量应用敏感抗菌药物，积极对症治疗。普通型以病原治疗和对症治疗为主，病原治疗首选青霉素；也可应用头孢菌素类、磺胺类、氯霉素等。暴发型除尽早应用有效抗生素外，还需抗休克、抗DIC、减轻脑水肿，防止脑疝及呼吸衰竭。

【护理诊断/问题】

1. 体温过高　与脑膜炎奈瑟菌进入血液循环后大量繁殖产生内毒素有关。
2. 有皮肤完整性受损的危险　与病原体引起皮肤血管损伤有关。
3. 外周组织灌注无效　与内毒素所致循环障碍有关。
4. 潜在并发症：脑疝、惊厥、呼吸衰竭。

【护理目标】

1. 患者体温下降或恢复至正常。
2. 患者皮肤完整，血管无破损。
3. 患者未出现循环障碍。
4. 患者无并发症出现，或出现并发症能被及时发现和得到处理。

【护理措施】

1. 一般护理　执行呼吸道隔离，病室应空气新鲜、安静，每天必须进行空气消毒。隔离患者至体温正常、症状消失后3d，或不少于发病后7d。密切接触者，医学观察7d。患者应卧床休息，给予高热量、易消化、营养丰富的流食或半流质饮食，鼓励患者少量多次饮水，高热、频繁呕吐者增加摄入量，进食不足应静脉补充营养和水分，昏迷者给予鼻饲。

2. 病情观察　严密监测生命体征，观察面色、皮肤、肢端温度、湿度及瘀点、瘀斑的变化；如发现皮肤、黏膜大片出血、多部位渗血或消化道出血情况，可能是由于DIC所致。观察意识状态、两侧瞳孔大小及对光反射、有无抽搐、惊厥先兆；若出现颅内压增高及脑疝形成、呼吸衰竭征象，应及时报告医生并配合抢救。

3. 对症护理　高热以物理降温为主，效果不佳的患者，遵医嘱给予药物降温，观察降温效果，防止大量出汗引起虚脱。做好皮肤护理，观察患者皮肤有无瘀点、瘀斑，发生的部位、大小及进展情况；翻身时避免拖、拉、拽等动作，防止擦伤皮肤；瘀斑破溃时，按无菌操作原则行清创、换药；修剪指甲，避免抓破皮肤；昏迷患者应定时翻身、拍背，按摩受压部位，防止压力性损伤发生，也可用气垫、空心圈等加以保护。休克患者应取平卧位或下肢稍抬高。意识障碍者头偏向一侧，避免呕吐物误吸或窒息，尿潴留时给予排尿；烦躁不安者，应加床栏，防止患者坠床，必要时遵医嘱给予镇静药。腰椎穿刺术后，脑脊液标本立即送检，患者应去枕平卧4~6h。

4. 用药护理　使用青霉素治疗，应注意观察有无青霉素过敏反应。应用磺胺类药物，鼓励患者多饮水，遵医嘱使用碱性药物以碱化尿液，避免出现肾损害，定期复查尿常规。应用氯霉素治疗，应注意有无胃肠道反应、骨髓抑制现象等。应用甘露醇时，要注意观察呼吸、心率、血压、瞳孔的变化，颅内高压、脑膜刺激征有无改善；脱水的同时注意监测电解质。应用肝素治疗DIC时，要注意用药剂量、用法、间隔时间，观察有无过敏反应及出血情况。

> **考点提示：**流行性脑脊髓膜炎患者的护理措施

5. 心理护理　向患者解释疾病的症状和治疗方法，给予心理支持，取得患者及家属的信任，使其增加治疗信心；关心爱护患者，帮助患者消除紧张、恐惧等不良心理反应，保持情绪乐观，有利于疾病的痊愈。

【护理评价】

1. 患者体温是否恢复正常。

2. 患者皮肤是否完整，血管是否破损。

3. 患者是否出现循环障碍。

4. 患者有无并发症发生，出现并发症能否被及时发现和得到处理。

【健康教育】

1. 疾病知识指导　讲解流脑的临床过程及预后，指导患者按要求进行呼吸道隔离，以防疫情扩散。密切接触者，医学观察7d。有后遗症者，应指导患者和家属坚持切实可行的功能锻炼、按摩等，以提高患者的生活质量，促进早日康复。

2. 疾病预防指导　在流行期前有计划地开展群众性卫生运动，搞好环境和个人卫生，注意室内通风换气。尽量不要到人多拥挤的公共场所。冬、春季节流脑流行期间，提醒社区群众发现有感冒症状，尤其是高热、头痛、呕吐、颈项强直、皮肤瘀点等表现时，及时就诊。

3. 保护易感人群　流行季节前对流行地区易感人群进行预防接种，可明显降低发病率。流脑流行单位的密切接触者及家庭内密切接触的儿童可用药物预防。

2034 案例思路解析

2035 扫一扫，看总结

2036 扫一扫，测一测

2037 教学课件

案例

患者，男，1岁。因发热、头痛3d，以"流行性脑脊髓膜炎"收治入院。查体：T 39.6℃，P 108次/min，R 20/min，BP 110/70mmHg，神志清楚，呼吸规则，双侧瞳孔等大等圆，对光反射灵敏；手臂、胸、腹及下肢等处散在瘀点；颈强直(+)，克尼格征(+)。

请问：

1. 如何对该患者进行护理？

2. 如何给予患者家属健康指导？

（贾红红）

第二十一章　眼部疾病患者的护理

扫一扫，自学汇

学习目标

1. 掌握青光眼和白内障患者的护理。

2. 熟悉眼部疾病患者的评估、眼部疾病常见诊疗技术与护理以及急性细菌性结膜炎患者的护理。

3. 了解视网膜脱离和屈光不正、斜视和弱视患者的护理。

4. 能对眼科患者进行基本护理，能为眼部手术患者实施正确的护理评估，并制订护理措施；学会正确点眼药水、涂眼药膏的操作。

5. 具有严谨的工作态度，尊重眼部疾病患者的身心需求，体现出护士的爱伤精神和人文关怀。

导入情景

一中年妇女牵着一位老人来到眼科诊室。医生询问病情。中年妇女说："我老爸看不清东西已经有好多年了，现在瞳仁都发白了。"老人接着说："就是模模糊糊的，不痛，也不痒。"

工作任务：

1. 提出主要的护理诊断/问题。

2. 如需手术，如何做好围术期护理？

第一节　概　　述

一、眼部疾病患者的评估

眼部疾病患者健康状况的护理评估要点如下：

（一）健康史

1. 一般资料　包括患者的姓名、年龄、职业、民族、籍贯、婚姻状况、出生地等。

2. 现病史 应详细询问患者发病至就诊时的全过程，包括初发症状和体征、性质、程度、诱因、病情变化及规律、局部及全身症状、曾接受的治疗方案及其疗效、目前的用药情况，包括药物的名称、剂量、用法、疗效或不良反应。主要症状包括视功能障碍（视力障碍、视野改变、色觉障碍、视物变形等）、感觉异常（眼痛、眼干涩、眼痒、异物感、畏光等）、外观异常（眼红、眼睑肿胀、眼部分泌物、眼球突出、流泪和溢泪等）。许多因素可引起眼病的发作如情绪激动、暗室停留时间过长、局部或全身应用抗胆碱药物等可诱发急性闭角型青光眼的发作；剧烈咳嗽、便秘可诱发球结膜下出血。

3. 既往病史 很多全身疾病都可能在眼部表现或多或少的症状和体征，因此要认真询问患者的既往史。高血压可引起高血压性视网膜病变；糖尿病可引起糖尿病性白内障、糖尿病性视网膜病变等；颅内占位性病变可引起视神经水肿和视神经萎缩；重症肌无力可引起上眼睑下垂、复视、眼外肌运动障碍等症状。另外，眼部疾病可复发或加重，如高度近视眼可并发视网膜脱离；虹膜睫状体炎可继发青光眼；眼球穿孔伤或内眼手术，健眼可发生交感性眼炎。

4. 用药史 许多药物可引起眼部疾病，如全身或局部应用皮质类固醇可继发开角型青光眼，严重者可有视盘凹陷和视野缺损等症状，局部应用还可以使角膜发生细菌性感染、真菌性角膜炎；长期服用氯丙嗪可发生晶状体和角膜的改变；少数患者服用洋地黄类药物后可引起视物模糊及视物变色症。

5. 家族遗传史 与遗传有关的眼病在临床上也较常见，如视网膜色素变性是最常见的遗传性致盲眼病之一。

6. 接触史与职业史 了解患者的工作环境对诊断某些眼病有重要帮助。接触紫外线可发生电光性眼炎；长期接触三硝基甲苯者可导致白内障。

（二）身体状况

1. 视功能检查 包括视觉心理物理学检查（如视力、视野、色觉、暗适应、立体视觉、对比敏感度）和视觉电生理检查两大类。

（1）视力：即视敏锐度，即辨别最小物像的能力，是黄斑中心凹的视功能，亦称中心视力。可分为远、近视力，后者为阅读视力。临床上通常将 1.0 的视力作为正常视力。世界卫生组织的标准规定，双眼矫正视力（验光试镜后的视力）低于 0.3 为低视力，矫正视力低于 0.05 为盲。

1）远视力检查：要求视力表须有充足的光线照明，被检者距视力表 5m，安置高度为 1.0 行与被检眼等高。视力检查须两眼分别进行，一般先右后左。可用手掌或小板遮盖另一眼，但不要压迫眼球。检查者用杆指着视力表的视标，被检者说出或用手势表示出该视标的缺口方向，逐行检查，找出被检者至多能将哪一行的视标完全正确地认识，该行标志的数字即表示被检者的视力。正常视力标准为 1.0，戴镜者先测裸眼视力，然后测戴镜视力并记录矫正眼镜片的度数。如果在 5m 处连最大的试标（0.1 行）也不能识别，则嘱患者逐步向视力表走近，直到认出为止，再根据视力 = 0.1×检查距离（m）/5（m）的公式计算实际视力。如检查距离为 1m，则视力 = 0.1×1/5 = 0.02。或按米计算，每缩短 1m，则视力减去 0.02。如果走到距视力表 1m 处仍不能辨认最大字符的缺口方向，则改查指数（counting fingers，CF），即被检者背光，辨认检查者伸出的手指数目，并记录下该距离，如“指数/30cm”。如手指距眼 5cm 处仍不能正确数指，则改查手动（hand motions，HM），即检查者在被检者的前方摆动手，嘱被检者辨认检查者的手是否在摆动，并记下该距离，如“手动/30m”。如即使靠近被检者眼前摆手也不能正确判断手动，则改查光感（light perception，LP），即在暗室内用检眼镜光或手电筒照射，测试被检眼是否能正确判断眼前的亮光，记录“光感”或“无光感”。对有光感者还要查“光定位”，即判断其各方向的光定位能力，通常以 9 个方位测定，需记录哪个方向能判定，哪个方向不能判定。

2)近视力检查:将近视力表放在被检查者眼前30m处,同远视力检查,找出被检查者在30m处能正确辨认的最小字号。正常近视力为30m能看到1号字或1.0,记录为J1或1.0。如果被检者在30m处不能辨认1号字或1.0,则嘱被检者手持视力表前后移动,找出能看到的最小字号,并记录下实际距离。例如被检者在50m处能看到的最小字号为2,则其近视力记录为J2/50cm。

(2)视野:是当眼球向正前方固视不动时所见的空间范围,亦称周围视力。距离注视点30°以内的范围称中心视野,30°以外称周边视野。世界卫生组织规定视野小于10°者,即使中心视力正常也属于盲。视野检查分周边视野检查和中心视野检查。

1)周边视野检查:可采用简单对比法,即被检者与检查者对视,眼位等高相距0.5m。检查右眼时,被检者的右眼与检查者的左眼彼此注视,并各遮盖另一眼,检查左眼时反之。检查者将手指置于二人等距离之处,在各方向从外周向中央移动,如果被检者能在各方向与检查者同时看到手指,即可认为视野大致正常。也可以采用Kestenbaum法:将一小白色物体(如棉签)从被检者头后距头周20~30m缓缓向前移动,直到被检者看到该物体为止。如上方在眉弓处、下方在颊部、内侧在鼻处、外侧在眼外眦处能被看见,则周边视野大致正常。

2)中心视野检查:可采用平面视野计,适合于发现较小的中央视野的缺损。有些疾病只有中心视野缺损,或在早期只有中心视野缺损,晚期才有周边视野缺损,所以有时中心视野检查比周边视野检查更有价值。

(3)色觉:凡从事美术、交通运输、医学、化学等工作的人员必须具备正常的色觉。色觉障碍按其轻重可分为色弱及色盲。色盲以红绿色盲最常见。色觉检查方法最常用的是假同色图,常称色盲本,用亮度相等易混淆的颜色斑点构成图形、数字、字母或曲线等。正常人以颜色来分之,色盲者只能以明暗来判断。检查应在充足的自然光线下进行,距色盲本0.5m,应在5s内认出。

(4)暗适应:当眼从强光下进入暗处时,起初一无所见,以后逐渐能看清暗处的物体,这种对光的敏感度逐渐增加、最终达到最佳状态的过程称为暗适应。同样从暗处到明处,也要一段时间才能看清物体,称之为明适应。暗适应检查可用于诊断和观察各种可以引起夜盲的疾病,如视网膜色素变性、维生素A缺乏症等。暗适应检查最简单的是采用对比法,即被检者与暗适应正常的检查者同时进入暗室,分别记录在暗室内停留多长时间才能辨认周围的物体,如被检者的时间明显延长,即表示其暗适应能力差。

2. 眼球前段检查

(1)角膜:注意角膜的直径大小、透明度、弯曲度及知觉。并注意观察有无异物、新生血管,角膜后有无沉着物。如果角膜直径小于10mm或大于13mm,则分别为小角膜或大角膜;角膜弯曲度异常可见于圆锥和扁平角膜;角膜知觉检查可从消毒棉签中拧出一条纤维,用其尖端从被检者侧面移近并触及角膜,如不引起瞬目反射,或两眼所需触力有明显差别,则表明角膜感觉减退,见于疱疹病毒所致的角膜炎、三叉神经麻痹等。为了检查角膜上皮有无缺损或溃疡,可用荧光素钠染色法:用消毒玻璃棒蘸1%~2%无菌荧光素钠液于下穹隆结膜上,过1~2min后观察,正常角膜不着色,如果角膜上皮有损伤或缺损,病变部位可呈黄绿色的染色。

(2)巩膜:观察巩膜有无黄染、充血、结节及压痛。

(3)前房:观察前房深度,即将手电筒灯光从外眦处照向内眦,如鼻侧虹膜全部照亮为深前房;如斜侧虹膜仅被照亮1mm或更少为浅前房,有发生闭角型青光眼的潜在危险。同时注意房水有无混浊、积血、积脓。

(4)虹膜:观察颜色、纹理,有无新生血管、色素脱落、萎缩以及角膜前粘连、与晶状体后粘连,有无根部离断,有无震颤。

(5)瞳孔:观察两侧瞳孔是否等大、等圆,位置是否居中。正常成人瞳孔在弥散自然光线下直径为2.5~4mm。瞳孔扩大见于外伤、青光眼、药物性散大;瞳孔缩小见于虹膜睫状体炎和药物性缩瞳。梨形瞳孔多见于粘连性角膜白斑,梅花形瞳孔可见于虹膜后粘连,瞳孔向上移位见于白内障摘除术后和某些青光眼术后。检查瞳孔的各种反射对于视器及全身疾病的诊断有重要意义。瞳孔直接对光反射是被检者面对检查者,双眼注视远方,检查者用手电筒从侧方照向一眼,该眼瞳孔迅速缩小。直接对光反射消失见于视网膜、视神经、视束或瞳孔反射的神经通路障碍,也见于动眼神经病变或药物性瞳孔散大;瞳孔间接对光反射是用手隔开双眼,光照一侧瞳孔,对侧瞳孔虽不被光照,但却缩小。当眼注视10~15cm处的目标时,瞳孔缩小,双眼内聚,称为近反射或调节反射。

(6)晶状体:观察晶状体有无混浊和脱位。

3. 眼底检查　是对眼后段即玻璃体、脉络膜、视网膜和视盘进行检查。可通过直接检眼镜、间接检眼镜等设备进行检查。

(1)直接检眼镜:所见眼底为正像,放大约16倍,检查者距被检眼10~20cm。眼底检查所见:正常视盘略呈椭圆形,淡红色,边界清楚,中央有凹陷,称为生理凹陷,亦称为杯。若视盘边界模糊、隆起,应考虑视盘水肿或视神经炎;如色泽苍白,应考虑为视神经萎缩。视网膜中央动脉颜色鲜红,静脉颜色暗红,动静脉管径之比为2∶3,如动脉变细或动、静交叉处静脉中断或尖削,则表明小动脉有痉挛或硬化;黄斑位于视盘颞侧稍偏下处,呈暗红色,无血管,其中心有一针尖样反光点,称为中心凹光反射。

(2)间接检眼镜:所见为眼底的倒像,放大4倍,可见范围更大,但必须散大瞳孔。

4. 眼附属器检查

(1)眼睑:观察有无红肿、淤血、皮下气肿或肿物;有无睑内、外翻;两侧的睑裂是否对称,眼睑闭合功能是否正常;睫毛是否整齐、方向是否正常、根部有无充血、鳞屑或溃疡。

(2)泪器:注意泪点有无外翻或闭塞,泪囊区有无红肿、压痛,有无流泪和溢泪。泪液分泌过多,不能完全由正常的泪道排出,而从睑裂部流出,称为流泪。眼部刺激引起流泪可见于眼睑内翻、外翻、倒睫、眼前部组织炎症;情感刺激引起流泪见于人的喜怒哀乐。溢泪是指泪液分泌正常而排出受阻,泪液不能流入鼻腔而溢出眼睑之外,见于泪点闭塞、泪点位置异常、泪囊炎、鼻泪管阻塞和先天性鼻泪管下端闭锁。判断泪道有无阻塞及阻塞的部位,可行泪道冲洗。

(3)结膜:将眼睑向上、下翻转检查睑结膜及穹隆结膜,注意观察结膜的颜色,有无充血、水肿、乳头肥大、滤泡增生以及分泌物潴留等。用拇指和示指将上、下睑分开,检查球结膜,同时嘱患者向上、下、左、右各方向转动眼球,观察有无充血,尤其区分结膜充血与睫状充血。

(4)眼球位置及运动:观察双眼直视时,角膜位置是否位于睑裂中央,高低是否一致,有无眼球震颤、斜视,眼球大小是否异常,有无眼球突出或内陷。检查眼球的突出度可用眼球突出计,置于两侧眶外缘,嘱其向前平视,从突出计的反光镜中读出两眼角膜顶点投射在标尺上对应的数值。正常的眼球突出度为12~14mm,两眼间相差通常不超过2mm。

(5)眼眶:观察两侧眼眶是否对称,触诊有无压痛或肿物。

5. 眼压测量　眼压是眼球内容物作用于眼球壁的压力。正常眼压范围为10~21mmHg。正常眼压具有双眼对称、昼夜压力相对稳定等特点,即正常双眼眼压差不应大于5mmHg,24h眼压波动范围不应大于8mmHg。眼压测量包括指测法和眼压计测量法。

（1）指测法：是最简单的估计眼压的方法。嘱患者双眼向下注视，检查者将手的中指和无名指固定于患者的前额。两示指尖放在上睑皮肤上，两指交替轻压眼球，根据手指感到的眼球波动力的大小，来判断眼压的高低。

（2）眼压计测量法：眼压计分为压陷式和压平式两类。①压陷式：如 Schiotz 眼压计，原理是用一定重量的眼压测杆将角膜压出凹陷，在眼压计重量不变的条件下，压陷越深，则眼压越低，其测量值受到眼球壁硬度的影响。②压平式：如 Goldmann 眼压计，原理是用足够力量将角膜压平而不下陷，眼球容积改变很小，因此不受眼球壁硬度的影响。

（3）非接触式眼压计：避免了通过眼压计接触角膜引起的交叉感染，可用于角膜表面麻醉剂过敏的患者。其原理是利用可控的空气脉冲，将角膜压平到一定的面积，利用监测系统感受角膜表面反射的光线，并记录将角膜压平到一定程度所需的时间，换算成眼压的毫米汞柱。

（4）眼压描记：是测量房水动力学的简易方法，即测定房水的排出率和生成率，对青光眼的诊断和处理有一定的临床价值。

（三）辅助检查

辅助检查包括实验室检查和影像学检查等。主要的影像学检查有眼超声检查，电子计算机断层扫描及磁共振。

（四）心理-社会状况

视觉的敏锐与否对工作、学习和生活有很大的影响，因而眼病患者的恐惧、焦虑、紧张等心理问题较明显，相同疾病的不同患者以及同一患者不同疾病发展阶段的心理问题都会有所不同，因此，护士应及时、准确评估患者的心理状态，给予相应的护理。了解患者的家庭组成、经济状况、教育背景等基本情况；询问患者的主要照顾者对患者所患疾病的认识及对患者的关怀和支持程度；明确患者医疗费用的来源或医疗负担水平及出院后继续就医的条件，如居住地有无完备的医疗保健等资源。

二、眼部疾病常见诊疗技术

（一）洗眼法

【适应证】

结膜囊大量分泌物、异物、特殊检查前洗眼以及化学性烧伤后紧急洗眼；眼科手术的术前准备。

【操作方法】

1. 向患者说明操作的目的，使其密切配合。

2. 准备洗眼壶或者输液管，冲洗液选用 35~40℃生理盐水或者蒸馏水。

3. 患者取仰卧位或者坐位，头向冲洗侧倾斜，将受水器紧贴洗眼一侧的面颊部，由患者自持。

4. 操作者一手分开患者的眼睑，一手持洗眼壶或者输液管，距离眼部 10~15cm 开始冲洗，冲洗时先使水流冲于面颊部，然后移至眼部进行结膜囊冲洗，距离由近至远以增大水的冲力。

5. 将患者上、下眼睑分开，嘱患者将眼球向各方向转动，使结膜囊各部分充分暴露，彻底冲洗。水不宜直接冲在角膜表面，如果有眼外伤和角膜溃疡，注意不要施压于眼球。

6. 冲洗后用消毒棉球擦净眼睑和面部的残余冲洗液，取下患者自持的受水器。

（二）滴眼药法

【操作方法】

1. 核对患者的姓名、年龄、性别、眼别、药物名称和浓度。

2. 以棉棒或消毒棉球拭擦眼部分泌物，嘱患者头稍后仰，眼向上看，左手将下睑向下方牵引，右手持滴管或药瓶。先点健眼，再点患眼。

3. 将药液摇匀后滴入下方结膜囊内 1 滴，轻提上睑，使药液均匀扩散于眼球表面，以干棉球拭干流出的药液，并嘱患者轻闭眼 2~3min。

4. 必要时用棉球紧压泪囊部 1~2min，防止药物经过鼻黏膜被吸收，引起全身中毒反应。

5. 对遇光易变质的眼药水避光保存。

（三）涂眼膏法

【操作方法】

1. 核对患者的姓名、年龄、性别、眼别、药物名称和浓度。

2. 以消毒玻璃棒蘸取少量眼膏，嘱患者眼向上看，玻璃棒与睑裂平行自颞侧放入下穹隆部，嘱患者闭眼，然后从外眦部抽出玻璃棒，轻轻闭合眼睑。

3. 若眼膏用软管包装，可直接将眼膏涂于下穹隆结膜囊内，然后闭眼。

2102 滴眼药水和涂药膏法（视频）

（四）泪道冲洗法

【适应证】

患者出现流泪和溢泪症状需要诊断病变部位、泪道疾病治疗后复查、眼科手术的术前准备。

【操作方法】

1. 操作前向患者解释，说明注意事项，以取得合作。

2. 患者取坐位或者仰卧位，以手指或棉棒挤压泪囊部位，排出泪囊内的积液和脓液。

3. 滴表面麻醉剂于泪点处 2 次，或者用棉棒浸润表面麻醉药后夹于上、下泪点间。

4. 取 5ml 注射器，吸取生理盐水或抗菌药溶液，安装冲洗用的钝头针。

5. 嘱患者头稍后仰固定不动，向上注视，将下睑向外下方牵拉，暴露下泪点，将冲洗针头垂直插入泪点 1~2mm，然后向鼻侧转为水平方向，进入泪小管内 3~5mm，缓慢注入药液后注意观察上、下泪点溢出的情况，并向患者询问咽部是否有液体。

6. 正常情况下，患者会感觉到冲洗液流到鼻咽部；若泪点狭窄，则只有少量溶液流入咽部，部分从原位反流；若鼻泪管堵塞或者泪囊闭锁，则会出现冲洗液由上泪小点流出；若存在慢性泪囊炎，则可见脓液或者黏液反流。

7. 如果泪小点狭窄，则需要对泪小点进行扩张后再进行冲洗，冲洗过程中务必注意动作轻柔，防止出现组织损伤和假道。一旦出现假道，可能出现组织水肿，则立即停止操作，予以抗菌消炎治疗。

（五）泪道探通法

【适应证】

泪道冲洗后证明有泪道狭窄或者堵塞，新生儿泪道狭窄或者不通。

【操作方法】

1. 操作前向患者解释，说明注意事项，以取得合作。

2. 患者多取仰卧位，以手指或棉棒挤压泪囊部位，排出泪囊内的积液和脓液。

3. 滴表面麻醉剂于泪点处 2 次，或者用棉棒浸表面麻醉药后夹于上、下泪点间。

4. 在明亮的照明下，取合适的探针在下泪小点伸入后水平转向鼻侧，进入泪小点后，在到达鼻侧泪骨壁时，以探针头端为支点迅速竖起来转 90°角，向下并稍向后外方顺着鼻泪管缓缓插入即可。

5. 为了扩张泪道，一般停留 20min 后拔出，再行冲洗，如果探通成功，则冲洗通畅，冲洗时可能有少量黏液一起流出。

6. 冲洗后点消炎药水。

7. 探通过程中务必注意动作轻柔，不可猛力强行进入，防止出现组织损伤和假道。一旦出现假道，可能会出现组织水肿，则立即停止操作，予以抗菌消炎治疗。对婴儿进行操作时，一定要固定妥当，确保医疗安全。

（六）结膜下注射法

【适应证】

将药物注射于球结膜或穹隆结膜下，可以提高眼前节的药物浓度，可用于治疗眼前节炎症、化学性烧伤早期、角膜炎等各种眼病，也可用于眼球手术的局部浸润麻醉。

【操作方法】

1. 向患者做好解释工作，消除恐惧心理，取得患者的配合。

2. 在结膜囊内滴表面麻醉剂 2～3 次，如果结膜囊内有较多分泌物，可以先用生理盐水冲洗结膜囊。

3. 一般选择颞下结膜或颞上结膜作为注射点，嘱患者向注射部位的相反方向注视，把上睑或者下睑固定于相应眶缘处。

4. 选择充血轻、血管少的部位进针，针尖平坦面朝下与球壁成 15°～30°角进针，将药物和麻醉剂缓缓注入结膜下，药物到位后可见药液小泡形成。切忌针头垂直，以免误伤眼球。

5. 注射完毕，在结膜囊内滴入消炎药或者眼膏，消毒纱布覆盖。

6. 多次注射时需要更换不同注射部位，防止形成粘连。

（七）球周注射法

【适应证】

多次结膜下注射瘢痕较多、结膜水肿严重影响药物吸收、小儿或不合作患者可行此注射法，也可用来进行球周麻醉。

【操作方法】

1. 做好患者心理护理，消除恐惧心理，以达到配合治疗的目的。

2. 患者取仰卧位，酒精或碘伏消毒眼睑皮肤，嘱患者直视正上方。

3. 在下睑中外 1/3 处压迫眼球与眶壁的间隙处，在皮肤的凹陷处贴眶壁缘进针，深度一般 1cm 左右，回抽无血开始注射药物。

4. 如果是球周麻醉，除下睑中外 1/3 处外，还需在上睑中内 1/3 处注射，需要进针 3cm，回抽无血开始注射麻醉药物 1/3，回退至进针 2cm 处，回抽无血后再注射 1/3 麻醉药物，最后退至进针 1cm 处，依旧回抽无血后再注射最后的 1/3 麻醉药物。

5. 抽出针尖后，压迫注射部位止血数分钟。

（八）球后注射法

【适应证】

球后视神经炎、视网膜炎和视网膜中央动脉堵塞常需要在球后给药，也可用来行球后麻醉。

【操作方法】

1. 做好患者心理护理，消除恐惧心理，以达到配合治疗的目的。

2. 患者取仰卧位，酒精或碘伏消毒眼睑皮肤，嘱患者直视正上方。

3. 在下睑中外 1/3 处压迫眼球与眶壁的间隙处，在皮肤的凹陷处贴眶壁缘进针，深度一般 1cm 左右，稍转向鼻上方，向眶尖方向进针，深度约 3.5cm，可达肌锥内，嘱患者眼球转动，以明确针尖未刺中眼球,回抽无血可开始注射药物。

4. 注射完毕,消毒棉球压迫局部3~5min止血。

5. 注射后若有眼球突出,提示球后出血,应加压包扎。若深度超过3.5cm,有可能刺中神经组织,应注意避免。偶有患者注射后即出现黑朦,可能是视网膜中央动脉痉挛、栓塞,应及时治疗。

(刘 娜)

第二节 急性细菌性结膜炎患者的护理

急性细菌性结膜炎是细菌所致的急性结膜炎症的总称。按发病的快慢分为超急性细菌性结膜炎和急性细菌性结膜炎。

【护理评估】

(一)健康史

1. 超急性细菌性结膜炎 是由淋球菌感染引起的传染性极强的化脓性结膜炎。传播途径为生殖器→眼或生殖器→手→眼接触感染。成年人主要为淋菌性急性尿道炎的自身感染,单眼多于双眼。新生儿则为产道感染,一般在出生后2~3d发病,常双眼同时发病。

2. 急性细菌性结膜炎 俗称"红眼病"。常见的致病菌有科-韦(Koch-Weeks)杆菌、肺炎双球菌、金黄色葡萄球菌等。一般多在春秋季节发病。

知识链接

红眼病是如何传播的

红眼病主要是通过患眼→手→健眼的方式传播。凡是被红眼病患者的眼分泌物、眼泪污染过的物品,都可能传染红眼病。健康人通过接触污染的钱币、电话、媒体终端、游戏机、存取款及取车票等自动按键、餐具、洗涤用品、公交车扶手、水龙头、门把手、书籍、文具以及与患者握手、跳舞等被传染,也可通过游泳池而感染。

(二)身体状况

1. 症状 起病急,患者有异物感、烧灼感、畏光、流泪,分泌物增多时有暂时性视物模糊。并发角膜病变时视力下降。

2. 体征 眼睑、结膜充血水肿,以睑结膜及穹隆部结膜充血最明显,有黏液脓性分泌物。淋球菌性结膜炎有大量黄色脓性分泌物,从睑裂流出,又称"脓漏眼",常有耳前淋巴结肿大、压痛,严重者可并发角膜炎。

(三)实验室及其他检查

结膜分泌物涂片和结膜刮片可见多形核白细胞增多。

(四)心理-社会状况

患者因异物感、烧灼感、结膜充血,易出现紧张心理反应。了解患者家属对患者所患疾病的认识及对患者的关心和支持程度。

(五)治疗要点

治疗原则是针对病因应用抗生素控制炎症。以眼局部用药为主,淋球菌感染应配合全身用药。

【护理诊断/问题】

1. 舒适改变　与眼痛、异物感、灼热感等有关。

2. 潜在并发症:细菌性角膜溃疡。

3. 有传播感染的危险　与细菌性结膜炎的传染性有关。

【护理目标】

1. 患者自觉症状减轻或消失。

2. 患者无并发症发生,或并发症及时被发现并得到有效处理。

3. 患者及家属无交叉感染。

【护理措施】

1. 治疗配合

(1)冲洗结膜囊:用生理盐水或3%硼酸溶液冲洗患眼。冲洗时,头歪向患侧,以防止患眼冲洗液流入健眼。

(2)用药护理:指导患者遵医嘱滴用抗生素眼药水,睡前涂红霉素眼药膏。常用的眼药水有0.1%利福平、0.3%氧氟沙星,急性期频繁点眼。淋球菌感染局部应用500~1 000U/ml青霉素,每10~20min点眼一次;全身应用青霉素、头孢曲松钠(菌必治)。

(3)禁止包扎和热敷患眼:因包盖患眼可致分泌物滞留,热敷使结膜囊内温度升高,有利于致病菌的繁殖,加剧结膜炎症。

(4)消毒隔离:医护人员双手在接触患者前后应彻底冲洗、消毒,防止交叉感染;接触过患眼及其分泌物的仪器、用具等应及时消毒隔离;用过的敷料应集中烧毁。

2. 病情观察　注意观察角膜的情况,有视力下降和角膜浸润时提示可能有角膜溃疡发生。

【护理评价】

1. 患者流泪症状、异物感和疼痛症状是否减轻或消除。

2. 患者有无角膜炎症及溃疡发生。

3. 患者家属及其他人是否发生交叉感染。

【健康教育】

1. 注意个人卫生,勤洗手,不用脏手或不洁手帕揉眼。

2. 当发现"红眼病"患者时,应及时进行隔离。

3. 加强卫生宣传教育,利用各种信息载体宣传本病的防治知识。加强理发店、游泳池等集体场所的卫生管理,公用毛巾要做到每用一次消毒一次。

(刘　娜)

第三节　白内障患者的护理

白内障指晶状体混浊,是主要致盲性眼病之一。临床上根据白内障发病的原因分为年龄相关性白内障、代谢性白内障、外伤性白内障、并发性白内障、药物及中毒性白内障、辐射性白内障等;根据白内障发病时间分为先天性白内障、后天获得性白内障。本节主要介绍年龄相关性白内障。

年龄相关性白内障又称老年性白内障,指随着年龄的增长,中老年所发生的晶状体混浊是晶状体老化后的退行性变,常发生在50岁以上的人群,发生率随年龄增长而升高。分为皮质性、核性和囊下性3类。

【护理评估】

(一)健康史

可能与代谢、过多的紫外线辐射、全身性疾病、外伤、营养和遗传等多种因素长期作用有关。

(二)身体状况

2103 白内障初发期(图片)

2104 白内障成熟期(图片)

2105 白内障过熟期(图片)

1. 症状 视力呈渐进性无痛性下降,下降的程度与晶状体混浊的程度和部位有关。患者常有眼前固定不动的黑点、单眼复视、屈光改变等。

2. 体征 以皮质性白内障最常见,依病程分为4期。

(1)初发期:晶状体周边部皮质呈楔形混浊,尖端指向瞳孔中央,瞳孔区透明,无视力障碍。

(2)膨胀期或未成熟期:晶状体混浊逐渐由周边向中央发展,呈不均匀的灰白色混浊,视力明显下降。此期由于皮质吸收水分肿胀,晶状体体积增大,前房变浅,可诱发闭角型青光眼急性发作。以斜照法检查,光线投照侧瞳孔区可见新月形虹膜投影。

(3)成熟期:皮质肿胀消退,前房深度恢复正常。此期晶状体呈乳白色混浊,视力下降至手动或光感。

(4)过熟期:如成熟期持续时间过长,晶状体体积缩小,囊膜皱缩,前房变深,虹膜震颤;晶状体皮质溶解液化,核下沉,患者视力有所提高。液化的皮质渗漏入房水,可引起晶状体过敏性葡萄膜炎;皮质沉积在前房角可引起晶状体溶解性青光眼;过熟期白内障因晶状体悬韧带发生退行性变,可引起晶状体脱位。

(三)实验室及其他检查

1. 光定位检查及眼科B超检查,以排除视网膜脱离等疾病。

2. 角膜曲率、眼科A超等检查,可计算术中植入人工晶状体的度数。

(四)心理-社会状况

患者因视力障碍,不能接受外界视觉信息,影响生活、社交、工作、学习,易产生孤独、焦虑心理。了解患者的家庭组成、经济状况、教育背景等基本情况;询问患者家属对患者所患疾病的认识及对患者的关怀和支持程度;明确患者医疗费用的来源或医疗负担水平及出院后继续就医的条件等。

(五)治疗要点

目前尚无疗效肯定的药物,当视力下降影响工作和生活时,可考虑手术治疗。通常行白内障囊外摘除术(包括白内障超声乳化术)联合人工晶状体(intraocular lens,IOL)植入术。

知识链接

人工晶状体

人工晶状体(IOL)是一种由高分子聚合物制成的特殊透镜。现代人工晶状体植入术自1949年英国眼科医生Ridley首次施行以来,已成为白内障摘除术后主要的光学矫正手段。人工晶状体按材料分硬质和软性(折叠式)两种,适用于不同手术方式的需要。常见人工晶状体的类型有普通硬性、单焦点折叠型、表面肝素处理、多焦点折叠型、可调节型等。普通单焦点人工晶状体只有一个焦点,缺乏调节力,术后仍需佩戴眼镜;多焦点型或可调节型人工晶状体,具备多个焦点及屈光调节力,如同正常眼能看清远、近物象,更适合人眼的视觉生理要求。

【护理诊断/问题】

1. 感觉紊乱　视力障碍与晶状体混浊有关。

2. 潜在并发症：继发性闭角型青光眼、晶状体过敏性葡萄膜炎、晶状体溶解性青光眼等。

【护理目标】

1. 患者的视力得到提高。

2. 患者无并发症发生，或并发症及时被发现并得到有效处理。

【护理措施】

1. 一般护理　向患者及家属介绍病区相关护理常识，如传呼系统的使用、物品的摆放、无障碍活动空间、厕所方便设施的使用等，使患者适应病区生活环境，预防意外损伤；指导做好个人生活卫生，洗头洗澡时，勿让脏水入眼；给予清淡易消化饮食，保持大便通畅。

2. 治疗配合

(1)用药护理：白内障发病早期，遵医嘱使用吡诺克辛滴眼液、谷胱甘肽滴眼液，口服维生素 C、维生素 B_2 等药物。

(2)白内障手术患者的护理

1)术前护理：按内眼术前常规护理。协助患者进行全身检查和眼科检查，做好术眼术野的准备；术前遵医嘱使用抗生素眼药水、镇静药、散瞳药等，注意观察瞳孔的变化和药物不良反应。

2)术后护理：按内眼术后常规护理。术后遮盖眼罩，避免术眼受伤，并遵医嘱按时点眼药，预防手术后并发症。常用药物为含激素抗炎眼药水、散瞳剂等。

3. 病情观察

(1)观察患者视力的变化，手术前如有突然眼胀、眼痛提示发生青光眼。

(2)观察术眼敷料是否干燥、固定，如术眼出现疼痛、脓性分泌物、视力下降，应警惕眼内感染。对于突然出现的术眼疼痛，视力明显减退，提示发生创口裂开。

4. 心理护理　讲解手术复明知识及预后效果，使患者保持情绪稳定，避免因情绪激动而导致并发症的发生。

【护理评价】

1. 患者视力有无继续减退或有所提高。

2. 患者是否有并发症发生，或并发症是否及时被发现并得到有效处理。

【健康教育】

1. 宣传防盲治盲知识，介绍年龄相关性白内障的病因及特点，外出时可戴太阳镜以减少紫外线的辐射。

2. 教会患者正确点眼药水，避免用力揉眼、低头弯腰、突然用力而导致伤口裂开。

3. 术后定期复诊，观察屈光变化，根据需要佩戴合适眼镜。

（刘　娜）

第四节　青光眼患者的护理

青光眼是多种原因引起的一组以视神经凹陷性萎缩和视野缺损、视功能丧失为特征的眼病，其中病理性高眼压是最危险的因素。青光眼是主要的致盲性眼病之一。

眼压是眼球内容物作用于眼球壁的压力。正常眼压范围是 10～21mmHg，双眼的眼压差值

≤5mmHg，24h 眼压波动范围≤8mmHg。正常眼压对维持视功能起着重要作用，眼压稳定性依靠房水的生成和排出之间的动态平衡来维持，青光眼多数因房水排出阻力增加而引起。

临床上根据眼压升高时前房角是否开放，将青光眼分为闭角型青光眼及开角型青光眼；依据病因机制是否明确及发病年龄，将青光眼分为原发性、继发性和先天性青光眼三大类。原发性青光眼包括急性闭角型青光眼、慢性闭角型青光眼和开角型青光眼。

一、急性闭角型青光眼患者的护理

急性闭角型青光眼是一种以眼压急剧升高并伴有相应症状和眼前段组织改变为特征的眼病，俗称“气蒙眼”。多见于 50 岁以上中老年女性，可双眼先后或同时发病。

【护理评估】

（一）健康史

1. 解剖因素　具有遗传倾向的解剖结构包括小眼球、浅前房、房角窄、晶状体较厚且位置靠前等。由于周边部虹膜堵塞房角，使房水排出阻力增加，引起眼压升高。

2. 诱因　情绪激动、疲劳、长时间阅读、瞳孔散大（暗光及药物性）、气候突变是本病发作的常见诱因。

（二）身体状况

急性闭角型青光眼按发病经过及疾病转归可分为 6 期。

1. 临床前期　有前房浅、房角窄等闭角型青光眼发作的解剖因素，但眼压正常，无自觉症状，在一定诱因下发生急性闭角型青光眼；或一眼已发生急性闭角型青光眼，另一眼虽无症状，也称为闭角型青光眼临床前期。

2. 先兆期　在急性发作之前间歇性的小发作。表现为一过性头痛、眼胀、恶心、视矇、虹视，睡眠或休息后可自行缓解。

3. 急性发作期

（1）症状：发病急。表现为剧烈的眼球胀痛及同侧头痛，伴恶心、呕吐、发热等。视力急剧下降、有虹视。

（2）体征：眼压急剧升高，多在 50mmHg 以上；眼睑水肿；混合性充血；角膜雾状混浊水肿；前房甚浅，前房角闭塞；瞳孔竖椭圆形散大，对光反应消失；虹膜节段性萎缩；晶状体前囊下有灰白色斑点状或片状混浊，称为青光眼斑。

4. 间歇期　急性发作的患者，经过治疗或未经治疗；眼压下降，视力恢复，房角重新开放。这种病情缓解是暂时的，随时有再次发作的可能。

5. 慢性期　急性大发作或反复小发作之后，房角广泛粘连，眼压中度升高，瞳孔散大，眼底视神经萎缩，视野缺损。

6. 绝对期　高眼压持续过久，视神经萎缩，视功能丧失称绝对期青光眼。

（三）实验室及其他检查

2106

非接触式眼压计测量眼压（视频）

临床前期与先兆期的患者可进行暗室试验以便早期确诊。试验前停用各种抗青光眼药物 48h。测量眼压后，被检者在清醒状态下，于暗室内静坐 1～2h 后，暗光下再测量眼压，静坐前后眼压差值 >8mmHg 为阳性。

（四）心理-社会状况

多数急性闭角型青光眼的患者，性情急躁、易怒，情绪不稳定。急性发作时，因疼痛剧烈、视力下降明显，患者常有焦虑、紧张情绪。因视功能恢复困难，又担心手术效果，患者有较严重的恐惧心理。了解患者的家庭组成、经济状况、教育背景等基本情况；询问患者家属对患者所患疾病的认识及对患者的关怀和支持程度；明确患者医疗费用的来源或医疗负担水平及出院后继续就医的条件等。

（五）治疗要点

本病的治疗原则是应用药物迅速降低眼压，再行手术治疗。常用的降眼压药：缩瞳剂、β 肾上腺素能受体阻断药、碳酸酐酶抑制剂、高渗脱水剂。常用的手术方法：①周边虹膜切除术，适用于临床前期、先兆期及房角粘连小于 1/3 周者。②滤过性手术如小梁切除术，适用于急性发作期及房角粘连大于 1/3 周者。

【护理诊断/问题】

1. 急性疼痛　与眼压升高有关。

2. 感觉紊乱：视力障碍　与眼压升高致角膜水肿及视神经受压缺血有关。

3. 焦虑　与疼痛、视力障碍及担心预后有关。

【护理目标】

1. 患者眼压降至正常，眼痛、头痛症状缓解直至消失。

2. 患者视力不再下降或有所提高。

3. 患者焦虑心理减轻或消除。

【护理措施】

1. 一般护理

（1）对急性发作的患者，提供安静舒适的环境，保证充足的睡眠。勿在暗光下长时间停留。选择清淡易消化饮食，勿食刺激性食物。鼓励患者多吃蔬菜和水果，保持大便通畅。

（2）对盲或双眼包盖的患者，协助其做好生活护理，鼓励患者寻求帮助，物品摆放位置固定以方便患者使用，活动空间无障碍物，避免患者受伤。

2. 对症护理　烦躁不安者，遵医嘱给予苯巴比妥 0.03~0.10g 口服或肌注。疼痛明显时给予吲哚美辛 25mg，3 次/d。

3. 治疗配合

（1）用药护理：遵医嘱应用以下药物。

1）缩瞳剂：缩小瞳孔，开放房角，增加房水排出。常用 1%毛果芸香碱（匹罗卡品）眼药水，对急性发作的患者，每 15min 一次，连续 1~2min，至瞳孔接近正常时，改为每天 3 次。该药有头痛、暂时性近视及胃肠道反应等副作用，每次点眼后应压迫泪囊区 3~5min。

2）β 肾上腺素能受体阻断药：减少房水生成。常用 0.25%噻吗洛尔滴眼液点眼，2 次/d。此类药物有减慢心率的副作用，有心动过缓的患者慎用。

3）碳酸酐酶抑制剂：抑制房水的生成，使眼压下降。如乙酰唑胺 250mg，口服，每天 2~3 次，首次剂量为 500mg。该药久服可引起口周及四肢麻木、低血钾、尿路结石、血尿等副作用，患者要多次少量饮水。

4）高渗脱水剂：使玻璃体脱水，减少眼内容物，可快速降低眼压。常用 20%甘露醇溶液，1.0~1.5g/kg，快速静脉滴注。对年老体弱和心血管疾病者，注意呼吸和脉搏的变化。

（2）手术护理：按内眼手术患者常规护理。

4. 病情观察　监测患者的视力、眼压、瞳孔与前房的变化；观察药物的副作用；观察手术后患者的前房深浅、瞳孔大小、伤口情况。

5. 心理护理 青光眼患者容易因情绪激动而发病，应教会患者控制情绪的方法，保持情绪稳定，消除紧张、焦虑的心理，避免过度兴奋或忧郁。给患者详细讲解青光眼的发病、危害和预防知识，使其积极配合治疗。

【护理评价】

1. 患者眼压是否降低，眼痛及头痛等症状有无减轻或消失。

2. 患者视力是否继续下降。

3. 患者焦虑心理是否缓解或消除。

【健康教育】

1. 指导患者学会自我监测，如出现眼胀、头痛、虹视，应立即就诊。有闭角型青光眼家族史者，应警惕青光眼的发生。

2. 告知患者应保持平和的心态，近距离工作不要时间过长，不宜佩戴有色眼镜，以防眼压升高。

3. 嘱手术后患者定期复查眼压、视力及视野。

4. 对于绝对期青光眼的患者应指导其多用听觉、触觉和残余视力；训练患者判断方向、距离及防止受伤的方法；告知家属给患者提供安全的生活环境。

知识链接

青光眼患者能喝茶饮酒吗？

青光眼患者不需要限制茶的饮用量，但不能在短时间内大量快用。如在几分钟内喝完5杯或普通矿泉水一瓶半后，将会使眼压升高，诱发青光眼。其他饮料也是一样。酒精对人体健康是把“双刃剑”。适量饮用可以减轻疲劳，增加愉快的感觉，但过量饮用乃至嗜酒能引起多系统的病变和生活中的意外事故。因此，控制酒精的摄入量（葡萄酒每天不超过100ml，白酒每天不超过10ml，啤酒每天不超过300ml），对他人、对自己都是有益的。青光眼患者适量饮酒不会对眼睛造成危害，还能降低眼压。如果在没有可利用的措施来控制眼压的情况下，甚至可以尝试饮酒这种方法。但不建议喝啤酒，更不能超量。

二、其他青光眼患者的护理

（一）原发性开角型青光眼患者的护理

因房水外流受阻导致眼压升高，但房角始终开放的青光眼称为原发性开角型青光眼。多为双眼发病，病因尚不明确。起病缓慢，症状隐藏，高眼压逐渐耐受，往往是患者偶然发现一只眼已失明才到医院就诊，预后不佳。临床特征为高眼压、视乳头损害、视野缺损。护理措施以药物控制眼压为主，无效时手术治疗。护士应向患者说明视野监测的重要性。

（二）继发性青光眼患者的护理

继发性青光眼是由于某些眼病或全身病，干扰或破坏了正常的房水循环，使房水出路受阻而引起眼压增高的一组青光眼。病因较为明确，如虹膜睫状体炎引起的瞳孔后粘连、膨胀期白内障推挤虹膜前移、长期滴用糖皮质激素滴眼液等。继发性青光眼多累及单眼。护士应向患者针对性地讲解引起青光眼的病因，让患者配合治疗。

（三）先天性青光眼患者的护理

先天性青光眼系胎儿发育过程中，前房角发育异常，小梁网-Schlemm管系统不能发挥有效的房水引流功能而使眼压升高的一类青光眼，分为婴幼儿型青光眼和青少年型青光眼。前者特征性症状是畏光、流泪及眼睑挛，以手术治疗为主；后者与原发性开角型青光眼基本一致，药物不能控制眼压时予以手术。

（刘　娜）

第五节　视网膜脱离患者的护理

视网膜脱离指视网膜神经上皮与色素上皮之间的脱离。根据发病原因可分为原发性视网膜脱离（孔源性视网膜脱离）、牵拉性视网膜脱离和渗出性视网膜脱离三类。

【护理评估】

（一）健康史

孔源性视网膜脱离患者应重点评估患者是否为高度近视、白内障摘除术术后的无晶状体眼、老年人和眼外伤患者。非孔源性视网膜脱离患者应评估患者有无葡萄膜炎、玻璃体积血、糖尿病视网膜病变等，了解患者有无妊娠高血压综合征、恶性高血压、糖尿病、肾炎等病史。

（二）身体状况

1. 症状

（1）眼前闪光感和眼前黑影飘动：变性的玻璃体和视网膜形成粘连，当眼球运动时，玻璃体振荡激惹视网膜，患者有眼前闪光感。

（2）视力下降：如果患者黄斑区受损，则中心视力下降。

（3）视野缺损：相应视网膜脱离区的视野缺损。

2. 体征　散瞳眼底检查见脱离的视网膜失去正常的红色反光而呈灰白色隆起，脱离范围可由局限性脱离至视网膜全脱离。大范围的视网膜脱离区呈波浪状起伏不平。严重者，视网膜表面增殖，可见固定皱褶。孔源性视网膜脱离可在脱离区发现裂孔。

2107

视网膜脱离（图片）

（三）实验室及其他检查

可以借助眼部B超检查协助疾病的诊断。

（四）心理-社会状况

通过与患者交流，了解患者对视网膜脱离的认识程度，有无紧张、焦虑等心理障碍。尤其要注意评估患者的性别、年龄和受教育程度等情况。

【护理诊断/问题】

1. 知识缺乏：缺乏此病的防治知识及围手术期护理知识。
2. 感知改变：视力下降、视野缺损　与视网膜的脱离有关。
3. 焦虑　与视功能损害及担心预后有关。
4. 疼痛：眼痛伴头痛　与术后眼压增高有关。
5. 潜在并发症：术后眼内出血、眼压升高和视网膜再脱离等。

【护理目标】

1. 患者获取视网膜脱离的预防和护理知识。
2. 患者视力不再降低或有望提高。
3. 患者焦虑心理减轻或消除。
4. 患者眼压降至正常，眼痛、头痛症状缓解。

5. 患者无并发症发生，或并发症及时被发现并得到有效处理。

【护理措施】

1. 感知改变的护理 患者卧床期间协助患者生活护理，满足患者各项生活需要。

2. 手术患者的护理 孔源性视网膜脱离目前无有效药物治疗，只能通过手术封闭裂孔。手术方法有巩膜外垫压术、巩膜环扎术，复杂病例选择玻璃体切除手术、玻璃体内气体或硅油充填术等，裂孔封闭方法可采用激光光凝、电凝、冷凝裂孔周围等。牵拉性视网膜脱离的治疗主要是通过手术解除增殖膜或机化组织对视网膜的牵拉。渗出性视网膜脱离主要是针对原发病进行治疗。

(1)手术前护理

1)术眼充分散瞳，详细查明视网膜脱离区及裂孔是关键。若病程短并且视网膜下积液较多，不易查找裂孔时，应卧床休息，戴小孔眼镜，使眼球处于绝对安静状态，2~3d后再检查眼底。

2)安静卧床休息，减少头部移动，使裂孔区处于最低位，尽量避免视网膜脱离范围再扩展。

(2)手术后护理

1)体位护理：①包扎双眼，安静卧床休息一周。②指导患者学会正确的卧位方法，玻璃体注气或注入硅油的患者为帮助视网膜复位和防止晶状体混浊应低头或给予俯卧位，让裂孔处于最高位，12~16h/d，待气体吸收后行正常卧位。③对患者做好舒适护理，指导患者适时变换体位，减少不适。

2)药物护理：术后患眼继续散瞳至少1个月。玻璃体注气或硅油的患者术后可能眼压升高出现眼痛，应及时给予镇痛药或降眼压药。

3)预防并发症：注意观察术眼创口，了解头痛、眼痛等症状；常规监测视力、眼压情况，及时发现眼内出血、眼压升高、视网膜再脱离等，及时报告医生进行处理。

(3)心理护理：术前向患者讲述手术过程及注意事项，消除患者焦虑，鼓励患者密切配合治疗，增强疾病康复的信心。

【护理评价】

1. 患者是否获取视网膜脱离的预防和护理知识。
2. 患者视力有无进一步降低。
3. 患者焦虑心理是否减轻或消除。
4. 患者眼压是否下降，眼痛、头痛症状有无缓解。
5. 患者有无并发症发生，或并发症是否及时被发现并得到有效处理。

【健康教育】

出院前指导患者继续戴小孔眼镜3个月。半年内勿剧烈运动或从事重体力劳动，玻璃体注气患者避免高空飞行，以免眼压升高。按时用药，定期复查。

（刘 娜）

第六节 屈光不正、斜视和弱视患者的护理

眼在调节静止时，5m以外平行光线经眼的屈光系统后，聚焦在视网膜黄斑中心凹处，这种屈光状态称为正视。若不能聚焦在视网膜黄斑中心凹处，称为非正视或屈光不正。屈光不正包括近视、远视、散光。屈光度用“D”表示。

一、近视患者的护理

近视指眼在调节静止时，外界平行光线经眼的屈光系统后，聚焦在视网膜之前的一种屈光状态。

根据近视程度分为轻度近视（小于-3.00D）、中度近视（-3.00D～-6.00D）、高度近视（大于-6.00D）；根据是否调节作用参与分为假性近视、真性近视、混合性近视；根据病因分为轴性近视、屈光性近视。

【护理评估】

（一）健康史

1. 近视的确切病因尚未清楚，一般认为与遗传和环境因素有关，长期近距离工作时近视的发病率高。

2. 由于眼轴偏长而角膜和晶状体曲率正常，可导致轴性近视；眼轴正常而角膜和晶状体曲率偏大，屈光力过强，可导致屈光性近视。

3. 正视眼持续用眼可引起调节痉挛，产生假性近视。

（二）身体状况

1. 视力　远视力下降，近视力正常。

2. 视疲劳　患者常有眼胀痛、头痛及视物重影等视疲劳症状，适当休息后可缓解。

3. 外斜视　斜视眼为近视度数较高的眼，表现为外隐斜或外斜视。

4. 眼球　高度近视眼球前后径变长，眼球向前突出。

5. 眼底　高度近视一般为病理性近视，常有玻璃体异常（液化、混浊、后脱离）、豹纹状眼底，可发生黄斑出血、视网膜脱离。

2108 高度近视眼底改变图 1（图片）

2109 高度近视眼底改变图 2（图片）

（三）实验室及其他检查

1. 综合验光　确定屈光不正的性质和程度。为了准确获得人眼在调节静止状态下屈光不正的度数，有时需要睫状肌麻痹验光，如首次进行屈光检查的儿童，需要全矫的远视者，有内斜的远视儿童、有视觉疲劳的远视成人等。常用于睫状肌麻痹的药物有1%硫酸环戊酮滴眼液及0.5%～1%阿托品眼膏。

2. 角膜曲率计检查　用于测定角膜前表面的曲率，检测角膜散光的度数和轴位。

3. 检眼镜检查或眼底照相　明确眼底有无其他病变。

（四）治疗要点

准确验光确定屈光度；选择合适的凹透镜矫正或进行屈光性手术。假性近视可使用睫状肌麻痹剂等松弛睫状肌。

（五）心理-社会状况

患者因担心戴眼镜影响个人形象，误解眼镜会导致近视度数加深而不愿佩戴；或诊疗时因睫状肌麻痹致畏光、视物模糊及对屈光手术效果的期待等，易产生焦虑心理。

【护理诊断/问题】

1. 感觉紊乱：远视力下降　与屈光力过强或眼轴偏长有关。

2. 知识缺乏：缺乏近视相关防治知识。

3. 潜在并发症：外斜视、视网膜脱离等。

【护理目标】

1. 患者的视力得到提高。

2. 患者能说出近视的防治知识。

3. 患者无并发症发生，或并发症及时被发现并得到有效处理。

【护理措施】

1. 一般护理 应均衡营养膳食,多食富含蛋白质和维生素的食物,如动物肝脏、鱼、蛋、水果、蔬菜等;保持良好的生活规律,锻炼身体,增强体质。

2. 治疗配合

(1)用药护理:如需散瞳验光,遵医嘱使用睫状肌麻痹剂,如1%阿托品眼液或眼膏、0.5%~1%托吡卡胺滴眼液等。点眼后指压泪囊区3~5min,以免引起不良反应。

(2)佩戴眼镜的护理

1)框架眼镜使用护理:①教会患者双手摘、戴眼镜。②置放眼镜应镜面竖直或朝上。③清洁镜片可先用清水冲洗,后用拭镜布擦干。

2)角膜接触镜使用护理:①戴镜前应剪短指甲,洗手并擦干,确认镜片正反面、清洁度及有无破损。②不能戴镜洗澡、游泳,睡前应取下并用护理液清洁、消毒。③如有化妆,应戴镜后化妆,取镜后卸妆。④如有眼部不适,应停戴并及时就诊。

(3)准分子激光角膜屈光手术患者的护理

1)术前1个月以上,停戴硬性透氧性角膜接触镜;术前1周以上,停戴软性角膜接触镜;术前3d,停用眼部化妆品。

2)指导术前固视训练:嘱术中始终注视激光机正上方固视灯,避免用力挤眼和眼球移动。

3)术后遵医嘱点抗生素滴眼液、非甾体抗炎药滴眼液、糖皮质激素滴眼液等,注意用药的时间和方法。

3. 病情观察

(1)观察视力和屈光度的变化,戴镜后有无眼胀、眼痛等视疲劳症状。

(2)佩戴角膜接触镜有无角膜损伤和感染发生。

(3)角膜屈光手术后视力是否稳定,有无并发症;术后使用糖皮质激素滴眼液是否影响角膜上皮愈合、眼压是否升高。

4. 心理护理

(1)向患者讲解近视发生的原因,解释戴镜与近视度数的加深无关,也不会影响个人形象,消除患者对眼镜的误解。

(2)解释滴用睫状肌麻痹剂可有暂时畏光、视物模糊等现象,消除患者的焦虑、紧张心理。

(3)向患者及家属讲解屈光手术相关知识,以及术中可能感觉到、看到、听到和闻到的情况,使患者情绪稳定,配合手术。

【护理评价】

1. 患者视力是否得到提高。

2. 患者能否说出近视的防治知识。

3. 患者有无并发症发生,或并发症及时被发现并得到有效处理。

【健康教育】

1. 用眼卫生。读写时距离应保持在30cm左右,光亮度、反衬度要适宜,不要在动荡的汽车上或行走时看书,用眼1h后应休息10min并看远。

2. 常做眼保健操,定期检查视力。

3. 高度近视要避免剧烈运动、外伤,以免引起眼底出血、视网膜脱离。

4. 屈光手术后要遵医嘱使用眼药,避免污水溅眼,不要揉眼和游泳,外出时可戴太阳镜以减少强光刺激,定期随访。

知识链接

准分子激光角膜屈光手术

准分子激光角膜屈光手术是在角膜上按近视、散光度数，用波长193nm氟化氩ArD准分子激光进行精确切削。相当于在角膜上切削出一个眼镜片，使光线聚焦在视网膜上，视力变得清晰。临床上根据屈光度、角膜厚度及个体差异等分别选择：①准分子激光角膜表面切削术（PRK）。②准分子激光原位角膜磨削术（LASIK）。③准分子激光角膜上皮下磨镶术（LASEK）。④机械法准分子激光角膜上皮下磨镶术（Epi-LASIK）。

自1983年美国Tlokd医生应用准分子激光进行PRK手术实验研究以来，准分子激光角膜屈光手术技术不断提高，是继框架眼镜和角膜接触镜之后，矫治近视的3种成熟方法之一。

二、远视患者的护理

远视指眼在调节静止时，外界平行光线经眼的屈光系统后，聚焦在视网膜之后的一种屈光状态。远视根据屈光成分分为轴性远视、屈光性远视；根据远视程度分为轻度远视（小于+3.00D）、中度远视（+3.00D~+6.00D）、高度远视（大于+6.00D）。

【护理评估】

（一）健康史

1. 轴性远视　婴幼儿眼球小，眼轴短，存在生理性远视。随着眼球的不断发育，眼轴延长，至学龄前生理性远视逐渐变为正视。如因眼球发育不良，眼轴较短则成为轴性远视。

2. 屈光性远视　由于先天或后天原因使角膜扁平、晶状体全脱位或无晶状体眼等，导致眼的屈光力较弱而表现为屈光性远视。

（二）身体状况

1. 视力　青少年眼的调节作用强，轻度远视眼远、近视力均正常；中至高度远视眼近视力下降或远、近视力不同程度下降。

2. 视疲劳　患者常有眼胀痛、头痛及视物重影等明显视疲劳症状，近距离工作不能持久。

3. 内斜视　远视程度较重的儿童易诱发内斜视。

4. 眼底　呈假性视盘炎表现，即视盘较正常小而红、边缘不清，类似视盘炎，但视力可矫正，视野正常。

5. 并发症　中至高度远视易发生屈光性弱视；远视眼常伴有小眼球、前房浅、房角窄，易引起闭角型青光眼。

（三）实验室及其他检查

散瞳下检影，可确定远视程度，有无合并散光等视光学问题。

（四）心理-社会状况

由于经常有视物模糊、眼胀痛、头痛、近距离工作不能持久等视疲劳表现，使个人的生活、工作、学习受到影响，患者易产生悲观、焦虑心理。

（五）治疗要点

选择合适度数的凸透镜矫正。配镜原则视患者年龄、症状、眼位、职业等情况而定。学龄前儿童轻度远视多为生理性，不需配镜；轻度远视如视力正常，无视疲劳或斜视表现，也不需配镜。否则，应予以矫正。

【护理诊断/问题】

1. 感觉紊乱:视力下降　与屈光力过弱或眼轴偏短有关。

2. 舒适改变:眼胀痛、头痛　与远视引起的视疲劳有关。

3. 知识缺乏:缺乏远视防治相关知识。

【护理目标】

1. 患者视力得到提高。

2. 患者的视疲劳减轻或消失。

3. 患者能说出远视的防治措施。

【护理措施】

1. 治疗配合

(1)用药护理:遵医嘱使用1%阿托品麻痹睫状肌,注意避免不良反应。

(2)眼镜使用护理:指导正确使用框架眼镜或角膜接触镜。

2. 病情观察　观察视力和屈光度的变化,注意有无眼位的改变,戴镜后有无眼胀、眼痛等视疲劳症状。

3. 心理护理　解释视疲劳表现及滴睫状肌麻痹剂可有暂时的畏光、视物模糊或面潮红、口干等症状,消除患者的焦虑、紧张心理。

【护理评价】

1. 患者视力是否得到提高。

2. 患者的视疲劳是否减轻或消失。

3. 患者能否说出远视的防治措施。

【健康教育】

1. 定期检查视力,注意用眼卫生,避免用眼过度导致视疲劳。

2. 戴镜矫正者,应坚持戴镜,定期验光,及时调整镜片度数。原则上青少年远视应坚持每半年一次验光,避免戴过度矫正的眼镜。

三、散光患者的护理

散光指由于眼球的屈光系统各径线(子午线)屈光力不同,外界平行光线进入眼内不能形成焦点的一种屈光状态。分为规则散光和不规则散光两种类型。

【护理评估】

(一)健康史

1. 散光可为先天性,也可为后天获得。散光对视力的影响取决于散光度数和轴位。

2. 规则散光主要是因为角膜和晶状体先天发育异常,使各径线的曲率半径大小不一致。最大屈光力和最小屈光力主径线互相垂直。

3. 不规则散光常由于后天角膜疾病如角膜溃疡、角膜瘢痕、翼状胬肉等,导致角膜屈光面凹凸不平,各条径线或同一条径线各部分的屈光力不同,两条主径线不互相垂直,无规律可循。

(二)身体状况

1. 视力　远、近视力下降,视物似有重影。

2. 视疲劳　散光患者常通过不断改变调节或眯眼等方式,进行自我矫正以提高视力。由于持续的调节紧张和努力,易引起眼胀、眼痛、头痛等视疲劳表现。

3. 眼底　偶见视盘呈垂直椭圆形，边缘清晰度不等，整个眼底不能以同一屈光度观察清楚。

(三)实验室及其他检查

1. 散瞳检影　可确定散光的性质、程度。

2. 角膜地形图及角膜曲率计　可检查角膜散光情况。

(四)心理-社会状况

因反复发生视疲劳症状，使个人的生活、工作、学习受到影响，易产生悲观、焦虑心理。

(五)治疗要点

1. 规则散光有症状，佩戴合适度数柱镜矫正，以框架眼镜最常用。

2. 不规则散光由于角膜表面凹凸不平或弯曲度高度不规则，选择角膜接触镜矫正。

3. 屈光手术治疗。

【护理诊断/问题】

感觉紊乱　与散光导致光线不能聚焦，视物模糊有关。

【护理目标】

患者视力稳定或提高，缓解视疲劳。

【护理措施】

1. 观察戴镜后视力是否提高，有无眼胀、眼痛等视疲劳症状，有无眯眼表现。

2. 重视眼的卫生保健，积极防治角膜疾病，避免因角膜疾病而导致不规则散光。

3. 较高度数的散光配镜，常需要一个适应过程或先使用较低度数镜片，逐渐予以全部矫正。应坚持戴镜，定期检查。

【护理评价】

患者是否视力提高，视疲劳是否缓解或消失。

【健康教育】

1. 家长须仔细观察儿童用眼情况，如有问题尽早至眼科检查。最好3~4岁前做一次全眼部检查。

2. 儿童及青少年的营养应均衡。多看远处绿色旷野。如需配眼镜，应由医生检查后开具处方配镜。

四、斜视患者的护理

斜视指双眼视轴不能同时注视同一目标，一眼视轴注视目标，而另一眼视轴偏离目标的现象。斜视根据病因分为共同性斜视和麻痹性斜视两大类；根据眼球偏斜方向分为内斜视、外斜视及垂直性斜视。

【护理评估】

(一)健康史

1. 共同性斜视　眼位偏斜而眼外肌及其神经支配无器质性病变。主要是调节与集合不协调(如远视、近视)、双眼屈光参差致融合功能障碍、眼外肌力量不平衡、遗传和解剖等因素所致。

2. 麻痹性斜视　由于炎症、肿瘤、外伤、感染等因素，使眼外肌或支配眼外肌运动的神经核或神经发生病变，引起眼外肌麻痹而发生的眼位偏斜。

(二)身体状况

1. 共同性斜视

(1)单眼或双眼交替性眼位偏斜，常伴有屈光不正或弱视而有视力下降。

(2)眼球运动正常,无复视及代偿头位。

(3)第一斜视角(健眼固视时斜视眼偏斜的角度)等于第二斜视角(斜视眼固视时健眼的偏斜角度)。

2. 麻痹性斜视

(1)多为单眼眼位偏斜,可伴有头痛、眩晕、恶心、呕吐、步态不稳等症状。遮盖一眼,症状可消失。

(2)眼球运动障碍,眼位向麻痹肌作用相反方向偏斜,有复视及代偿头位。

(3)第二斜视角大于第一斜视角。

(三)实验室及其他检查

1. 视力与屈光检查　分别检查远近视力与矫正视力。屈光检查为斜视检查的常规内容,对于首次进行屈光检查的儿童无论是否需要佩戴眼镜,都需睫状肌麻痹验光。

2. 眼球运动功能检查　用遮盖-去遮盖试验鉴别隐斜与显斜,交替遮盖试验发现是否存在眼位偏斜。用角膜映光法,遮盖加三棱镜试验,同视机法检查斜视角度。

3. 其他检查　包括立体视觉检查、复视像检查等。

(四)心理-社会状况

因眼位偏斜影响个人外观形象,患者易产生自卑、焦虑心理。

(五)治疗要点

1. 共同性斜视　针对不同病因采取矫正屈光不正、弱视治疗或手术矫正等措施。

2. 麻痹性斜视　病因及辅助治疗、对症处理等。病因去除后经药物保守治疗 6 个月以上无效时,可行手术矫正。

【护理诊断/问题】

1. 自我形象紊乱　与眼位偏斜有关。

2. 知识缺乏:缺乏斜视相关防治知识。

【护理目标】

1. 患者恢复正常眼位,改善外观。

2. 患者了解斜视预防、康复等相关知识。

【护理措施】

1. 一般护理　患儿床上方应避免安装照明光源及挂固定的玩具,以防患儿长时间注视。

2. 治疗配合

(1)如需散瞳验光,遵医嘱使用睫状肌麻痹剂。

(2)遵医嘱指导儿童患者及家属坚持弱视治疗,力争双眼达到正常视力平衡,恢复融像功能。

(3)遵医嘱给予病因及支持治疗,按时给药。

(4)对于复视引起全身不适者,可告知其暂时遮盖一眼,以消除症状。

3. 手术护理

(1)需全麻手术的患儿,按外科全麻手术进行护理;局麻手术的患者,按外眼手术常规护理。

(2)术后双眼包扎,使术眼充分休息,避免因眼球转动撕脱肌肉缝线,并嘱患者及家属不可自行去除眼垫及自行观察眼位矫正情况。

(3)术眼如有感染症状,应遵医嘱及时去除眼垫,戴针孔镜,并嘱患者注意控制眼球运动。

4. 病情观察　由于斜视手术牵拉眼肌,患者术后可有恶心、呕吐症状,需注意观察。

5. 心理护理　与患者及家属进行沟通交流,增强治疗信心,消除其自卑心理。成人的共同性斜视，手术只能改善外观，应详细解释，消除患者的疑虑。

【护理评价】

1. 患者是否恢复正常眼位，改善外观。

2. 患者是否了解斜视预防、康复等相关知识。

【健康教育】

1. 要重视儿童的眼保健，定期检查视力，及时发现和矫正屈光不正。

2. 斜视戴镜治疗的疗程长，应坚持持续戴镜，不可时戴时脱。

3. 积极治疗脑炎、高血压、糖尿病、肿瘤、外伤等疾病，消除可能导致麻痹性斜视的病因。

4. 术后患者要遵医嘱定期随访。

五、弱视患者的护理

弱视的定义尚未完全一致，指眼在视觉发育期间，由于各种因素导致视觉细胞的有效刺激不足，使矫正视力低于同龄正常儿童，一般眼科检查黄斑中心凹未见异常。弱视通常为单眼，也有双眼发生。在青少年人群中的发生率为2%~4%。

【护理评估】

（一）健康史

1. 斜视性弱视　由于双眼不能同时注视同一目标，视中枢主动抑制斜视眼传入的模糊图像视觉冲动，使斜视眼黄斑功能长期被抑制而形成弱视。多见于儿童共同性斜视，是最常见的类型。

2. 屈光参差性弱视　当双眼屈光差别在2.50D以上时，视网膜成像大小不等，融合困难。屈光不正度数高的一眼，因成像模糊受到抑制而形成弱视。

3. 屈光不正性弱视　未能及时矫正的较高度数屈光不正，因外界物像不能在黄斑中心凹聚焦，视觉细胞得不到充分刺激而引起弱视，多双眼发生。

4. 形觉剥夺性弱视　由于眼的屈光间质混浊或不透明，或眼被遮盖过久，致视觉功能发育不良而发生弱视。多由于婴幼儿期白内障、角膜混浊、上睑下垂等。

（二）身体状况

1. 视力低下。

2. 拥挤现象　对排列成行的视标分辨率较单个差。

3. 眼位偏斜或眼球震颤。

4. 对比敏感度下降。

（三）实验室及其他检查

弱视伴斜视者，可用同视机检查、棱镜片角膜映光法检查来确定斜视度数及融合功能。

（四）心理-社会状况

由于视力差，治疗时间长，患者及家属担心视力不能恢复，易产生焦虑心理。

（五）治疗要点

目前主要而有效的治疗方法：及时矫正屈光不正，治疗斜视，消除形觉剥夺性因素和遮盖疗法；还可综合采用压抑疗法、视觉刺激疗法（光栅疗法）、红色滤光片疗法等。弱视治疗的关键及疗效取决于年龄、弱视程度和对治疗的依从性等。年龄越小，疗效越好。一般6岁以前疗效佳、易巩固。

【护理诊断/问题】

1. 感觉紊乱：视力低下　与视觉细胞的有效刺激不足有关。

2. 焦虑　与担心视力能否恢复有关。

3. 知识缺乏：缺乏弱视相关防治知识。

【护理目标】

1. 患者视力得到提高。

2. 患者焦虑得到减轻或缓解。

3. 患者及家属了解弱视相关知识。

【护理措施】

1. 一般护理　婴幼儿视力检查较困难，应注意观察日常生活中其追随、注视目标的敏感性，以了解婴幼儿的视觉发育状况是否正常；应多食富含蛋白质和维生素的食物，如动物肝脏、鱼、蛋、水果、蔬菜等；锻炼身体，增强体质。

2. 治疗配合　遵医嘱指导患者及家属进行戴镜治疗、遮盖疗法及其他综合疗法。遮盖疗法的具体方法：遮盖优势眼（视力较好眼）强迫弱视眼注视，鼓励患者用弱视眼进行精细目力工作，并警惕遮盖性弱视的发生。

3. 病情观察

（1）观察眼的遮盖是否严密，遮盖的先后顺序、时间长短是否恰当。

（2）矫正屈光不正及视功能训练后，视力和屈光度是否有改变。

4. 心理护理　向患者及家属讲解弱视的相关防治知识，告知弱视治疗的疗程较长及注意事项，取得其信任与合作。

【护理评价】

1. 患者视力是否得到提高。

2. 患者焦虑是否得到减轻或缓解。

3. 患者及家属是否了解弱视相关知识。

【健康教育】

1. 宣传眼保健知识，定期检查视力，及早发现弱视。

2. 告知患者家属弱视的疗效与年龄相关，早治疗，效果好。

3. 婴幼儿存在视觉发育过程，2~4 岁的儿童，视力可能达不到 1.0，如在 0.5 以上，双眼视力均等，视力呈逐渐上升趋势，视力的生长发育仍正常。

2110 案例思路解析

2111 扫一扫，看总结

2112 扫一扫，测一测

2113 教学课件

案例

一患者晚上右眼突然出现眼胀，看日光灯出现红绿圈，同时伴有恶心、呕吐，前来就医。检查发现远视力：右 0.1，左 1.2，右眼球表层血管扩张，瞳孔散大达 6mm，对光反应迟钝，测眼压：左 5.5/4＝2.6kPa，右 7.5/6＝4.80kPa。

请问：

1. 该患者患有何种眼病？

2. 该患者目前存在哪些护理诊断/问题？

3. 为保住患者右眼 0.1 视力，应采取哪种抢救措施？

（刘　娜）

第二十二章　耳部疾病患者的护理

第一节　概　　述

扫一扫，自学汇

学习目标

1. 掌握耳部疾病患者的评估方法和内容、常用诊疗技术的护理配合。
2. 熟悉耳部检查和常用诊疗技术的操作方法。
3. 了解耳部疾病患者常见心理-社会问题。
4. 能对耳部疾病患者进行护理评估并书写护理文书，能配合医生实施常用诊疗技术。
5. 具有严谨求实的工作态度，尊重耳部疾病患者的身心需求，体现出护士的爱伤精神和人文关怀。

一、耳部疾病患者的评估

（一）健康史

详细询问患者的职业、患病经历及诱因，患病后的诊断及治疗过程，了解患者的健康状况，有无相关疾病病史、家族史、过敏史等，了解女性患者的月经和生育史。

（二）身体状况

对患者身体状况的评估重点在于耳部结构和功能的异常表现，包括患者的主观症状、客观体征以及健康状况的评估。

1. 耳痛　为耳部炎症病变的常见症状。约95%的耳痛由炎症及外伤引起，5%为牵涉性痛。耳痛可导致患者烦躁、恐惧，影响工作、学习及睡眠，婴幼儿耳痛常哭闹并扭动头部和抓耳挠腮。

2. 耳漏　指经外耳道流出或在外耳道积聚异常分泌物。分泌性中耳炎常见黏液性耳漏；化脓性中耳炎和外耳道疖常见脓性耳漏等。长期耳漏的患者可能出现自卑心理。

3. 耳聋　临床上将听力下降称为耳聋。目前临床上将耳聋分为传导性聋、感音神经性聋和混合性聋。病变部位发生在外耳、中耳的为传导性聋；发生在内耳及内耳以后的为感音神经性聋；既有传导性又有感音神经性表现为混合性聋。严重耳聋会导致患者社交困难，影响社交和日常生活。小儿耳聋可导致语言功能发育障碍，严重时致哑。

4. 耳鸣 患者主观地感到耳内有鸣音。一些耳部相邻组织病变或全身病变均可引起耳鸣。传导性聋患者的耳鸣为低音调机器轰鸣音，感音神经性聋患者的耳鸣多为高音调如蝉鸣音。耳鸣会使患者烦躁、头晕、失眠。

5. 眩晕 是自身与周围物体的位置关系改变的主观上的运动错觉，70%以上的眩晕为前庭病变所致，患者一般表现为睁眼时周围物体旋转，闭眼时自身旋转。周围性眩晕的患者多伴有恶心、呕吐、出冷汗等自主神经功能紊乱现象。眩晕可引起患者恐惧、焦虑，并可影响其日常生活。

（三）辅助检查

1. 耳部的一般检查

（1）耳郭及耳周检查：主要以望诊和触诊观察耳郭的形态，有无囊肿、炎症等症状，有无先天性畸形，如猿耳、小耳等。

（2）外耳道及鼓膜检查：用单手或双手将患者的耳郭向后、上、外牵拉，使耳道变直，小儿外耳道呈裂隙状，检查时应向后、下、外牵拉耳郭，使耳道变直。检查时应观察患者有无牵拉痛、皮肤有无红肿、分泌物的性状和量，有无脓液及脓液性状等。

2. 咽鼓管功能检查 咽鼓管功能障碍与许多中耳疾病有关，检查咽鼓管的目的主要是查明咽鼓管的通气功能。常用的方法有以下几种：

（1）吞咽试验法：将听诊器两端的橄榄头分别置于受检者和检查者的外耳道口，嘱患者做捏鼻吞咽动作，注意听“扑”的声音。

（2）波氏球吹张法：适用于小儿。嘱受试者含水一口，检查者将波氏球前端的橄榄头塞于受试者一侧的前鼻孔，同时捏紧另一侧前鼻孔，受试者吞咽之际，迅速挤压皮球，将气流压入鼓室，检查者从听诊器内可听到鼓膜振动声（图 22-1）。

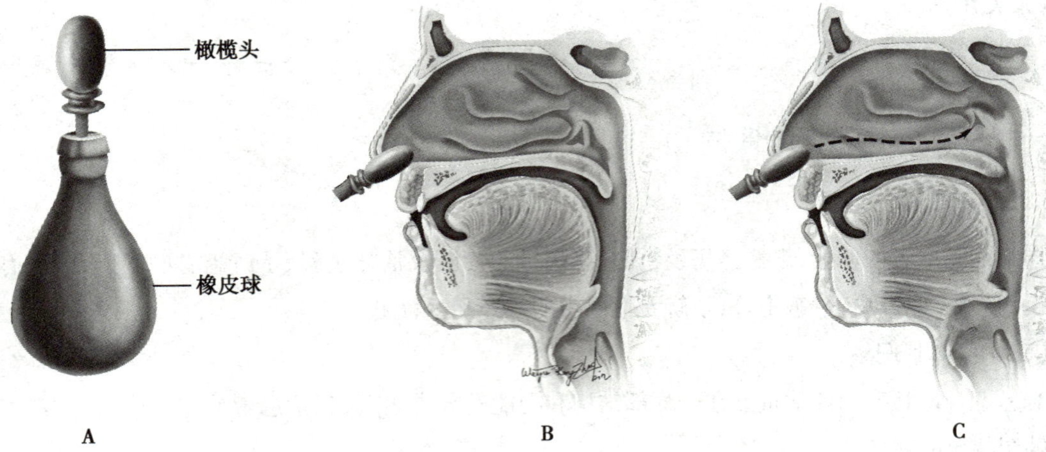

图 22-1 波氏球吹张法

（3）导管吹张法：用 1%麻黄碱和 1%丁卡因溶液收缩、麻醉鼻腔黏膜，检查者将咽鼓管导管沿鼻底缓缓深入鼻咽部，并将原向下的导管口向受检侧旋 90°，然后慢慢向后退出，不久即感觉有阻力，表示已达鼻中隔后缘，继续向上旋转 45°，并使导管前端尽量伸抵受试侧，进入咽鼓管咽口。用橡皮球向导管内鼓气，用力要适当，避免压力过大将鼓膜爆破。如采用双连球鼓气，可以控制鼓气的压力。

3. 听功能检查

（1）音叉试验：是门诊最常用的基本听力检查法。用于初步判定耳聋，鉴别传导性和感音神经性聋，但不能判断听力损失的程度。音叉由钢质或合金材料所制，由两个振动臂和一个叉柄组成。每套音叉由 5 个倍频程频率音叉 C_{128}、C_{256}、C_{512}、C_{1024}、C_{2048} 组成。检查气导听力时，检查者手持叉柄，用皮锤敲击叉臂。将振动的两叉臂末端置于耳道口 2cm 处，呈三点一线。检查骨导时，应将叉柄末端的底部压置于颅面骨或乳突部。

1）林纳试验：即气导骨导比较试验。通过比较同侧耳气导和骨导听觉时间，判断耳聋的性质。先测试骨导听力，当听不到音叉声时，立即测同侧气导听力。气导听力时间大于骨导时间为阳性（+），表示正常或感音神经性聋或轻度传导性聋。骨导时间大于气导时间为阴性（-），表示中度以上传导性聋。气导与骨导相等，以（±）表示，示传导性聋或混合性聋。

2）韦伯试验：即骨导偏向试验。用于比较受试者两耳的骨导听力。取 C_{256} 或 C_{512} 音叉，敲击后将叉柄底部紧压于颅面中线上任何一点，以"→"标明受试者判断的骨导声偏向侧，以"="示两侧相等。传导性聋，音响偏向患侧，感音神经性聋，音响偏向于健侧。

3）施瓦巴赫试验：即骨导比较试验。用于比较受试者与正常人的骨导听力。受试者骨导较正常人延长为（+），示传导性聋；缩短为（-），示感音神经性聋；（±）为两者相似，表示正常。

（2）纯音听力计检查法：纯音听力计可通过音频振荡发生不同频率的纯音，其强度可以调节。用于测试听觉范围内不同频率的听敏度，判断有无听觉障碍，估计听觉损害的程度，对耳聋的类型和病变部位做出初步诊断。由受试者自己判断是否听到耳机发出的声音，以每个频率能听到的最小声音为听阈。将各频率的听阈在听力坐标图上连线，绘制成听力曲线。

（3）声导抗测试法：是一种临床上最常用的客观听力测试方法。通过改变外耳道压力，测量鼓膜被压入或拉出时声导抗的动态变化，同时用记录仪以压力声顺函数曲线记录下来，称声导抗图。

4. 前庭功能检查

（1）平衡功能检查：门诊最常用的方法是闭目直立检查法。受试者直立，两脚并拢，两手手指互扣于胸前，观察受试者睁眼及闭眼时躯干有无倾倒。迷路病变偏倒向眼震慢相侧，小脑病变者偏倒向患侧或向后倒。

（2）眼震检查：检查者在受试者前方 40~60cm 处用手指引导其向左、右、上、下及正前方注视，观察其眼球运动，按自发性眼震的不同，可初步鉴别眼震属周围性、中枢性或眼性。

（四）心理-社会状况

护士应重视评估患者的自我观念、认知能力、情绪和情感、角色适应状态、压力应对方式以及家庭、社会关系等。此外，护士还应注意患者的职业、生活习惯、特殊嗜好，以提供预防相关疾病的知识和技能。

考点提示： 耳部疾病患者的评估

听觉产生原理（视频）

二、耳部疾病常见诊疗技术与护理

（一）外耳道清洁法

【适应证】

冲出外耳道分泌物，清洁患者外耳道分泌物、脓液、耵聍。

【用物准备】

装有细塑料管的橡皮球，温生理盐水，弯盘，治疗碗，纱布，棉签，额镜。

【操作过程】

1. 患者取坐位，解释操作目的和方法，取得配合。

2. 嘱患者将弯盘置于患侧耳垂下方，紧贴皮肤，头稍向患侧倾斜。

3. 左手向后上方牵拉耳郭（小儿向后下方），右手将吸满生理盐水装有细塑料管的橡皮球对准外耳道后上壁方向冲洗，使水沿外耳道后上壁进入耳道深部，借回流力量冲出耵聍或异物（图 22-2）。

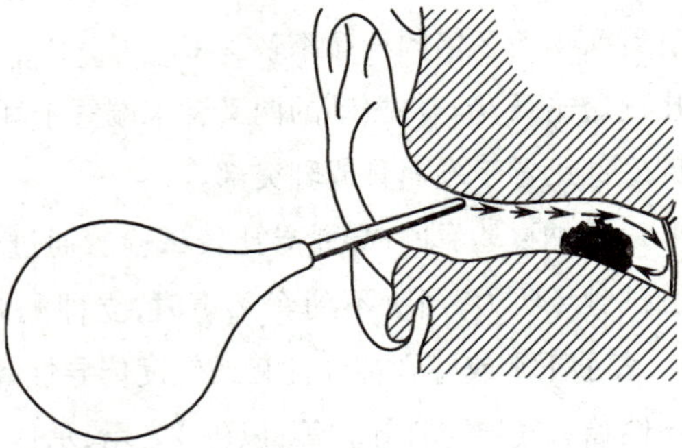

图 22-2 外耳道冲洗法

4. 用纱布擦干耳郭，用棉签擦干外耳道内残留的水，额镜下检查外耳道内是否清洁，如有残留耵聍，可再次冲洗至清洁为止。

【护理】

1. 整个操作应在明视下进行，动作应轻柔，不可损伤外耳道皮肤和鼓膜。坚硬而大的耵聍、尖锐的异物、中耳炎鼓膜穿孔、急性中耳炎、急性外耳道炎、不宜冲洗。

2. 冲洗液应接近体温，不宜过热或过冷，以免引起迷路刺激症状。

3. 冲洗时不可对准鼓膜，用力不可过大，以免损伤鼓膜，也不可对准耵聍或异物，以免将其冲至外耳道深部，更不利于取出。

4. 若耵聍未软化，可用耵聍钩钩出，或嘱患者再滴 3%碳酸氢钠溶液 2~3d 后再冲洗。

5. 操作过程中，患者出现头晕、恶心、呕吐或突然耳部疼痛，应立即停止冲洗并检查外耳道，必要时请医生共同处理。

（二）外耳道滴药法

【适应证】

软化耵聍，外耳道炎，中耳炎的局部用药。

【用物准备】

滴耳液，消毒干棉球。

【操作步骤】

1. 患者取侧卧或坐位，头偏向健侧，患耳朝上。

2. 向后上方牵拉耳郭（小儿向后下方），将外耳道拉直。沿外耳道后壁将药液滴入 3~5 滴，轻压耳屏数下，使药液流入耳道四壁及中耳腔，并保持体位 5min。

3. 外耳道口塞入消毒干棉签，以免药液流出。

外耳道滴药法（视频）

【护理】

1. 滴药前，必须将外耳道内脓液洗净。

2. 药液温度应与体温相近，不宜太热太凉，以免刺激迷路，引起眩晕、恶心呕吐等不适。

（三）鼓膜穿刺法

【适应证】

1. 抽出鼓室内积液，减轻耳闷感，提高听力。

2. 用于诊断和治疗中耳积液或鼓室内给药。

【用物准备】

2%丁卡因溶液，苯扎氯铵酊溶液，酒精棉球，无菌纱布，2ml 注射器，鼓膜穿刺针头，额镜，耳镜。

【操作过程】

1. 向患者解释操作目的和方法,取得配合。

2. 患者取侧卧位,患耳朝上。

3. 向患耳内滴入2%丁卡因溶液一次行鼓膜表面麻醉,然后滴入苯扎氯铵酊溶液消毒鼓膜或外耳道,清洁、消毒耳周及外耳道皮肤,用纱布擦干外耳道口。

4. 患者坐起,患耳对着操作者。

5. 操作者用酒精棉球消毒耳镜,并置入外耳道。连接鼓膜穿孔针头和空针,调节额镜聚光于外耳道。

6. 操作者左手固定耳镜,右手持穿刺针沿耳镜底壁缓慢进入外耳道,刺入鼓膜紧张部的前下象限或后下象限,一手固定针筒,一手抽吸积液(彩图22-3)。

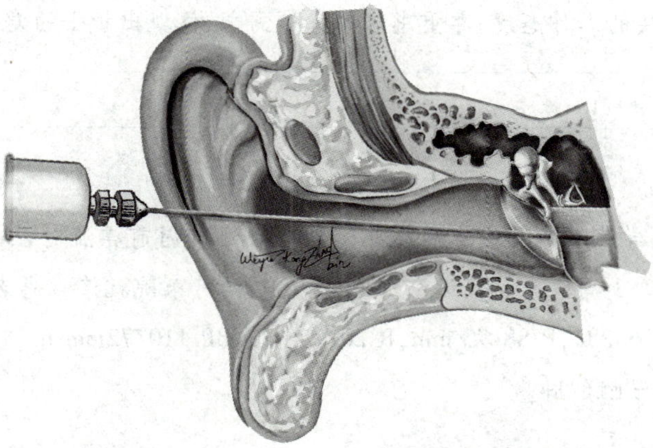

图22-3 鼓膜穿刺抽液术位置示意图

7. 抽吸完毕,缓慢将针头拔出,退出外耳道,用挤干的酒精棉球塞于外耳道口。

【护理】

1. 操作时应固定患者头部,勿摆动,以免损伤中耳及其他部位。

> **考点提示:** 耳部疾病常见诊疗技术的护理

2. 滴耳液的温度应适宜。

3. 严格无菌操作,以防细菌感染,刺入鼓膜深度不宜过深,位置在最低部位,以便抽尽积液。

4. 指导患者2d后将棉球自行取出;1周内勿洗头,以免脏水进入外耳道。

案例

耳鼻喉科诊室。患者陈某说被摩托车撞伤头面部。"我耳朵嗡嗡响,还很痛,鼻子出血,不能咽东西,咽唾液耳朵就痛,嗓子也痛。"护士说:"你一个人来的诊室?"陈某回答说:"我媳妇在家坐月子,我出去给她买吃的,刚出门就被撞伤了,赶快给我看看,要紧不?我还得快点回去照顾她们。"

请问:

1. 如何对患者进行心理护理?

2. 如何协助医生做好辅助检查?

(黄笑燕)

2204 案例思路解析

2205 扫一扫,看总结

2206 扫一扫,测一测

第二节 外耳道炎患者的护理

扫一扫，自学汇

学习目标

1. 掌握外耳道炎患者的主要身体状况、护理诊断/问题、护理措施。
2. 熟悉外耳道炎的病因。
3. 了解外耳道炎的主要实验室及其他检查、治疗要点。
4. 能按护理程序对外耳道炎患者实施正确的护理措施。
5. 具有严谨求实的工作态度，尊重患者的身心需求，体现出护士的爱伤精神和人文关怀。

导入情景

患者男性，9岁，学生。左耳进水后疼痛1周。自述1周前漂流时左耳有水溅入，随后出现耳部疼痛，未治疗。1周以来疼痛逐渐加重，今为求治疗来院就诊。患者神志清，精神一般，表情痛苦。查体：T 36.2℃，P 88次/min，R 20次/min，BP 110/72mmHg，查体可见左侧外耳道皮肤充血，耳道口局限性红肿。

工作任务：

1. 如何对患者进行护理评估？
2. 治疗期间，护士应采取哪些护理措施？

外耳道炎(external otitis)分为弥漫性外耳道炎(diffuse external otitis)和局限性外耳道炎。弥漫性外耳道炎系外耳道皮肤或皮下组织的弥漫性炎症，分急性、慢性两种。局限性外耳道炎系外耳道皮肤或皮下组织的局限性炎症，又称外耳道疖(furunculosis of externa auditoq meatus)，为外耳道软骨部毛囊或皮脂腺的急性化脓性炎症。

外耳道炎为外耳道弥漫性炎症。病原菌以葡萄球菌为主，其次为链球菌、铜绿假单胞菌和变形杆菌等。引起感染的主要原因有挖耳或异物损伤皮肤、中耳炎脓液刺激、糖尿病机体抵抗力下降，洗澡、游泳时不洁水进入，高温、高湿等环境因素可为本病的诱因。外耳道疖为外耳道局限性炎症。常见的感染诱因是外耳道皮肤擦伤或挖耳，也可为弥漫性外耳道炎症局限化而形成，糖尿病、慢性便秘和身体衰弱者易患此病。

【护理评估】

(一)健康史

评估患者是否有无慢性中耳炎和有无挖耳等不良习惯，洗澡、游泳时耳内是否进水以及是否有其他全身性疾病，如糖尿病、慢性便秘等。

(二)身体状况

1. 弥漫性外耳道炎　分急、慢性两种。

(1)急性期：外耳道灼热，疼痛，可流出少量分泌物。如皮肤肿胀和分泌物堆积堵塞外耳道，产生传导性聋及耳鸣。重者可伴随全身不适症状。检查有耳郭牵拉痛及耳屏压痛为本病的重要特征，检查见外耳道皮肤弥漫性充血、肿胀，肿胀明显者可使外耳道狭窄或闭塞，分泌物增多，或有糜烂、少许渗出物，耳周淋巴结肿大、压痛。

（2）慢性期：主要表现为耳部不适或痒感，少量渗出物。检查见外耳道皮肤增厚、结痂、脱屑、破裂、分泌物积存，可致外耳道狭窄。

2. 外耳道疖　主要为剧烈耳痛，伴张口咀嚼时加重，并放射至同侧头部引起头痛，常伴全身不适，体温升高，疖肿较大堵塞外耳道时，可有听力减退、耳鸣及耳闷。检查有耳郭牵拉痛及耳屏压痛，外耳道软骨部局限性红肿，触痛明显，成熟疖肿局部皮肤变软，溃破后流出少量脓液。

考点提示：外耳道炎患者的身体状况

（三）实验室及其他检查

实验室检查排除全身性疾病，如糖尿病、慢性消耗性疾病等。脓液细胞培养和药物敏感试验可确定针对性治疗用药。

（四）心理-社会状况

患者因为耳痛、发热等症状影响食欲及睡眠，导致烦躁不安或焦虑、恐惧心理。因此，应评估患者的心理状况、对疾病的认知程度以及对疼痛的耐受力等。

（五）治疗要点

消除诱因，控制感染，清洁外耳道，外耳道疖成熟后切开引流。

【护理诊断/问题】

1. 急性疼痛　与外耳道炎症刺激和皮肤张力增大有关。
2. 体温过高　与外耳道急性炎症引起全身反应有关。
3. 有感染的危险　与炎症扩散有关。
4. 焦虑　与耳痛、发热以及缺乏相关知识有关。
5. 知识缺乏：缺乏外耳道炎及疖的防治知识。

【护理目标】

1. 患者主诉疼痛程度减轻或消失。
2. 患者体温逐渐恢复正常。
3. 患者未发生感染，或感染得到及时的发现和处理。
4. 焦虑程度减轻，生理和心理上舒适感有所增加。
5. 患者及家属了解外耳道炎及疖的防治知识。

【护理措施】

1. 一般护理　遵医嘱应用抗生素控制感染。早期可局部热敷或做超短波透热等理疗，促使炎症消退，疼痛缓解必要时服用镇静、止痛剂。

2. 治疗配合

（1）局部尚未化脓时，用1%~3%酚甘油滴耳或10%鱼石脂甘油纱条敷于患处，每天更换1~2次。

（2）外耳道炎急性期用过氧化氢清洗外耳道分泌物，并放置无菌纱条，污染后随时更换。

（3）耳疖成熟后应切开排脓，用3%过氧化氢清洁外耳道脓液及分泌物，每天换药。

（4）慢性者可用抗生素与糖皮质激素类合剂、糊剂或霜剂局部涂敷，不宜太厚。

考点提示：外耳道炎患者的护理措施

3. 病情观察　密切观察患者体温有无变化、耳痛有无缓解，有无耳聋、耳鸣的表现，外耳道分泌物的量、性质、气味等。如使用抗生素进行治疗应注意观察使用后的疗效及可能出现的不良反应。

4. 心理护理　向患者介绍本病相关知识，消除紧张、焦虑情绪。

【护理评价】

1. 患者是否能正确运用减轻疼痛的技术和方法，主动配合休息、药物等治疗。

2. 患者是否能自觉配合物理降温方法，体温降至正常。

3. 患者是否能陈述预防感染的措施，是否发生感染。

4. 患者是否能认识到焦虑所引起的不良影响，运用适当的应对技术，焦虑是否减轻，舒适感是否有所增加。

5. 患者是否能说出外耳道炎及疖的防治知识。

【健康教育】

1. 加强健康知识宣传教育，纠正挖耳习惯。

2. 保持外耳道清洁、干燥，及时清除或取出外耳道异物或耵聍，操作时注意勿损伤外耳道。

3. 疾病急性期和治疗恢复期禁止游泳。游泳、洗头时，污水入耳后应及时拭净。

4. 对反复发作病例，应注意寻找可能存在的全身疾病，如糖尿病、贫血、内分泌功能紊乱、维生素缺乏等。

2208 案例思路解析

2209 扫一扫，看总结

2210 扫一扫，测一测

案例

患者女性，19 岁，学生。右耳疼痛 1d，加重 1h。患者自述昨日吃烧烤后出现右耳疼痛，因疼痛较轻，未检查未治疗，2h 前疼痛逐渐加重，为求减轻疼痛前来就诊。体格检查：T 36.3℃，P 70 次/min，R 18 次/min，BP 120/80mmHg，患者表情痛苦，神志清楚，右耳未见异常分泌物流出。电子耳内镜：双侧外耳道未见异常分泌物，右侧外耳道皮肤充血，双耳鼓膜未见异常。初步诊断：急性外耳道炎（右）。

请问：

1. 该患者的临床表现有何特点？
2. 该患者存在哪些护理问题？

（黄笑燕）

第三节　化脓性中耳炎患者的护理

2211 扫一扫，自学汇

学习目标

1. 掌握化脓性中耳炎患者的身体状况、护理诊断/问题、护理措施。
2. 熟悉化脓性中耳炎的病因、诱因。
3. 了解化脓性中耳炎的主要实验室及其他检查、治疗要点。
4. 能按护理程序对化脓性中耳炎患者实施正确的护理措施。
5. 具有严谨求实的工作态度，尊重患者的身心需求，体现出护士的爱伤精神和人文关怀。

导入情景

小王,22岁。12年前感冒后出现右耳间断性流脓,听力下降。当地诊所诊断为"中耳炎",经治疗好转,之后反复发作。为寻求根治方法,小王来到医院。

工作任务:

1. 提出该患者主要的护理诊断/问题。
2. 如需手术,如何做好围术期护理?

一、急性化脓性中耳炎患者的护理

急性化脓性中耳炎(acute suppurative otitis media)是由细菌感染所引起的中耳黏膜急性化脓性炎症。儿童多见,常继发于上呼吸道感染,冬春季多见。主要致病菌为肺炎双球菌、流感嗜血杆菌、溶血性链球菌、葡萄球菌等。常见诱因为急性上呼吸道感染、急性传染病。咽鼓管途径感染最常见,在污水中游泳或跳水及不适当的擤鼻、咽鼓管吹张等,使细菌经咽鼓管侵入中耳;婴幼儿哺乳位置错误,如平卧吮奶,乳汁可经咽鼓管流入中耳;鼓膜外伤亦可导致中耳继发性感染。外耳道鼓膜途径如鼓膜外伤致病菌可由外耳道直接进入中耳,血行感染途径极少见。

【护理评估】

(一)健康史

评估患者是否有上呼吸道感染、传染病史。近期是否进行过鼓膜穿刺或置管、咽鼓管吹张等治疗。了解是否有污水入耳、擤鼻习惯以及婴幼儿吮乳姿势等情况发生。

(二)身体状况

1. 症状

(1)全身症状轻重不一,可有畏寒、发热、食欲减退,儿童更甚,高热、惊厥,常伴呕吐、腹泻等消化道症状。鼓膜穿孔后,体温逐渐下降,全身症状明显减轻。

(2)耳痛:耳深部搏动性痛或刺痛,向同侧头部或牙齿放射;小儿深夜哭闹不休,抓耳。穿孔后耳痛顿减。

(3)听力减退及耳鸣:初期耳闷、耳鸣及听力减退,穿孔后耳聋减轻。

(4)耳漏:鼓膜穿孔后,中耳腔内液体流出,初期血水样,以后变为黏脓性乃至脓性。

2. 体征

(1)耳镜检查:早期鼓膜松弛部、锤骨柄及紧张部周边充血。继之鼓膜弥漫性充血、肿胀、向外膨出,鼓膜标志不清。鼓膜穿孔后外耳道有脓,鼓膜紧张部有小穿孔,脓液呈搏动涌出(小穿孔可见脓液搏动的亮点,即灯塔征)。

(2)耳部触诊:乳突部可有轻微压痛。

3. 并发症 急性乳突炎、耳源性脑脓肿等。

> **考点提示:** 急性化脓性中耳炎患者的身体状况

(三)实验室及其他检查

血常规检查为白细胞总数和多形核白细胞增加,听力检查呈传导性聋。

（四）心理-社会状况

患者常因剧烈耳痛、耳流脓、听力下降而烦躁、焦虑不安。

（五）治疗要点

本病以控制感染、通畅引流、去除病因为主要治疗原则。

【护理诊断/问题】

1. 急性疼痛　与中耳急性化脓性炎症有关。
2. 体温过高　与中耳急性化脓性炎症有关。
3. 知识缺乏：缺乏急性化脓性中耳炎的治疗和护理方面的知识。

【护理目标】

1. 患者主诉疼痛程度减轻或消失。
2. 患者体温逐渐恢复正常。
3. 患者及家属了解急性化脓性中耳炎的治疗和护理方面的知识。

【护理措施】

1. 一般护理　嘱咐患者注意休息，多饮水，进食易消化富含营养的食物，保持大便通畅。

2. 治疗配合

（1）对症护理：持续高热者采用物理方法或药物降温；耳痛剧烈者，遵医嘱予以镇痛药。重症者给予补液等支持疗法。

（2）遵医嘱尽早全身使用足量有效的广谱抗生素控制感染，务求彻底治愈，以免复发或转为慢性。常选用青霉素类和头孢菌素类药物，鼓膜穿孔后可行细菌培养和药敏试验，改用敏感抗生素，抗生素须使用10d左右。

（3）遵医嘱使用1%麻黄碱滴鼻，减轻咽鼓管咽口肿胀，以利咽鼓管通畅引流。

（4）鼓膜穿孔前可用2%酚甘油滴耳，以消炎止痛，但鼓膜穿孔后应立即停用。

（5）如鼓膜膨隆明显、耳痛严重、全身症状重，虽经治疗亦无明显减轻者，或已穿孔但穿孔太小引流不畅者，可配合医生行鼓膜切开术，以利通畅引流。

（6）鼓膜穿孔后，用3%过氧化氢清洗并拭净外耳道脓液后，局部使用抗生素液如0.3%氧氟沙星、0.25%～1%氯霉素滴耳液等滴耳，控制感染。脓液减少后，可用3%硼酸酒精甘油滴耳，但禁用粉剂入耳，以免与脓液结块，阻碍引流。

> **考点提示：**急性化脓性中耳炎患者的护理措施

3. 病情观察　观察患者体温及耳痛有无缓解，外耳道分泌物的量、性质、气味等；注意耳后是否有红肿、压痛，如出现恶心、呕吐、剧烈头痛、烦躁不安等症状时，应警惕颅内并发症的发生；注意使用抗生素后的效果及可能出现的不良反应。

4. 心理护理　多向患者及家属做好解释工作，减轻患者的思想顾虑、增强信心，使其积极配合治疗。

【护理评价】

1. 患者是否能正确运用减轻疼痛的技术和方法，主动配合休息、药物等治疗。
2. 患者是否能配合物理降温方法，体温是否降至正常。
3. 患者是否能说出急性化脓性中耳炎的治疗和护理方面的知识。

【健康教育】

1. 教会患者正确擤鼻以及使用滴耳液的方法。
2. 指导正确的喂奶方法，喂养后应抱起婴儿，轻拍背部排出吸入胃内的气体，防止发生溢奶进入咽鼓管。

3. 指导患者注意锻炼身体，提高身体素质，积极预防和治疗上呼吸道感染。

4. 做好各种传染病的预防接种工作。

5. 鼓膜穿孔及置管者禁止游泳。

二、慢性化脓性中耳炎患者的护理

慢性化脓性中耳炎（chronic suppurative otitis media）是中耳黏膜、骨膜至骨质的慢性化脓性炎症，是常见耳科疾病之一。常与慢性乳突炎合并存在，以反复中耳流脓、鼓膜穿孔和听力下降为主要临床特征，重者可引起颅内外并发症而危及生命。主要由急性化脓性中耳炎反复发作，迁延未愈，病程累计达8周以上所致。发生原因多为急性化脓性中耳未获得及时有效彻底治疗迁延所致；身体抵抗力差或致病菌毒性过强、鼻部及咽部存在慢性病灶和咽鼓管功能障碍等，也是重要原因之一。致病菌常为金黄色葡萄球菌、铜绿假单胞菌、大肠杆菌、变形杆菌，其中主要是革兰氏阴性杆菌，且为两种以上细菌混合感染，无芽孢厌氧菌的感染或其与需氧菌的混合感染逐渐多见。

【护理评估】

（一）健康史

评估患者是否曾患急性化脓性中耳炎，是否有鼻咽部慢性疾病，是否有免疫功能低下等情况。

（二）身体状况

1. 症状与体征　根据临床症状与体征，分为单纯型、骨疡型、胆脂瘤型。

（1）单纯型：最常见。病变主要位于鼓室黏膜层，反复间歇性耳流脓，量多少不等，呈黏液性或黏脓性，一般不臭；鼓膜紧张部呈中央性穿孔，大小、位置不一，听觉损伤为轻度传导性聋。

（2）骨疡型：病变超出黏膜深达骨质，引起听小骨、鼓环、鼓窦、乳突骨质坏死及肉芽组织形成，又称肉芽型。患耳持续性流黏稠脓液，常有臭味，可伴有血丝或耳内出血。鼓膜紧张部大穿孔、边缘性穿孔或完全缺失。鼓室内有肉芽或息肉，可脱出穿孔，堵塞外耳道。患者多有较重的传导性聋。此型中耳炎可引起并发症。

（3）胆脂瘤型：胆脂瘤非真性肿瘤，是因鼓膜、外耳道上皮经穿孔处向中耳腔生长堆积成的囊性结构，囊内充满脱落上皮、角化物质和胆固醇结晶，故称为胆脂瘤。长期持续耳流脓，量多少不等，有特殊恶臭。鼓膜松弛部穿孔或紧张部后上方边缘性穿孔，从穿孔处或可见鼓室内有胆脂瘤样物。听觉检查一般有不同程度的传导性聋，晚期感音神经性聋或混合性聋。胆脂瘤型中耳炎常导致严重的颅内、外并发症。

2. 颅内、外并发症　患者可出现高热、头痛、恶心、呕吐、神志改变等症状，表明炎症已由骨质破坏处向颅内外扩散。以胆脂瘤型慢性化脓性中耳炎最多见。

> 考点提示：慢性化脓性中耳炎患者的身体状况

（三）实验室及其他检查

1. 听力检查　纯音听力测试显示传导性或混合性聋，程度轻重不一，少数可为重度感音神经性聋。

2. 乳突X线摄片、颞骨高分辨率CT　有助于诊断。单纯型无骨质破坏征。骨疡型有骨质破坏征象。胆脂瘤型可见圆形或椭圆形透亮区。

（四）心理-社会状况

评估患者的性格特征、文化层次、对疾病的认知程度等。有的患者因为长期流脓或担心手术效果而焦躁不安；有的患者不知其危险性，常不予重视。

（五）治疗要点

清除病灶，通畅引流，控制感染，消除病因，恢复听觉。积极治疗上呼吸道病灶性疾病，局部抗生素滴耳、清除中耳肉芽，对长期药物治疗无效，反复发作或胆脂瘤型中耳炎应行手术治疗，预防与治疗并发症。

【护理诊断/问题】

1. 舒适度减弱：耳流脓　与中耳长期慢性炎症有关。

2. 感知觉紊乱：听觉下降　与慢性化脓性中耳炎所致鼓膜穿孔、鼓室肉芽或胆脂瘤破坏听小骨有关。

3. 患者潜在并发症：颅内、外感染。

4. 知识缺乏：缺乏与本病有关的治疗和自我保健知识。

【护理目标】

1. 患者不适感减轻，耳流脓与中耳长期慢性炎症改善。

2. 患者听力逐步恢复。

3. 患者能列举常见并发症并能识别主要早期征象，主动避免诱因，配合治疗、护理，住院期间无颅内、外感染发生。

4. 患者及家属了解慢性化脓性中耳炎的治疗和自我保健知识。

【护理措施】

1. 一般护理　嘱患者注意休息，多饮水，进食易消化富含营养的食物，保持大便通畅。

2. 治疗配合

（1）单纯型：遵医嘱以局部使用抗生素滴耳液治疗为主，炎症急性发作时，宜配合全身应用抗生素，可根据细菌培养和药敏试验结果选用抗生素耳液，常用0.3%的氧氟沙星、复方利福平0.25%、氯霉素等，禁用庆大霉素、复方新霉素等氨基糖苷类抗生素，以免引起内耳中毒损害听力。炎症消退后，中耳仍潮湿者，可用3%硼酸酒精或3%硼酸甘油滴耳。滴药前先用3%过氧化氢和生理盐水清洗外耳道和鼓室腔，并用棉签拭干后，方可滴药。患耳停止流脓1个月后，如咽鼓管通畅，可协助医生行鼓膜修补术。单纯型者，若中耳炎症控制、耳流脓停止1~3个月、穿孔不愈者，应及时行鼓室成形术，改善听力。

（2）骨疡型：引流通畅者，以局部用药为主（同单纯型）。小的肉芽可用10%~20%硝酸银烧灼，较大的肉芽可用刮匙刮除，或用圈套器摘除。引流不畅，保守治疗无效，或疑有并发症者，应协助医生进行鼓室探查和鼓室成形术。

（3）胆脂瘤型：一旦确诊，宜尽早施行乳突根治手术，彻底清除病变组织，防止并发症。应根据病变范围、咽鼓管功能状况、患者年龄和能否定期复查及术者的技术条件等综合考虑，选择手术方式。积极做好手术前后护理。

> **考点提示：**慢性化脓性中耳炎患者的护理措施

3. 病情观察

（1）密切观察分泌物有无减少或停止、听力有无改善等。如出现发热、头痛、恶心、呕吐或神志改变等情况，应警惕颅内并发症的发生，并及时报告医生。

（2）术后注意观察入耳辅料是否干燥、固定，患者体温、疼痛变化情况及有无脓性分泌物，注意观察有无周围性面瘫征象。

（3）对有颅内并发症者，应密切观察生命体征的变化；遵医嘱及时、准确的使用降颅压药物，全身使用足量抗生素；嘱咐患者休息，进食易消化富含营养的食物，保持大便通畅。禁用止痛、镇静类药物，以免掩盖症状，延误诊断和治疗。

4. 心理护理　对患者及家属介绍手术治疗知识、预后效果及可能出现的问题，使患者能顺利接受手术并保持情绪稳定，避免因过度担心而延误治疗，导致并发症的发生。

【护理评价】

1. 患者不适感是否减轻，耳流脓与中耳长期慢性炎症是否改善。
2. 患者听力是否恢复。
3. 患者是否能列举常见并发症的诱因、征象，积极配合治疗和护理，有无发生颅内、外感染。
4. 患者是否能说出慢性化脓性中耳炎的治疗和自我保健知识。

【健康教育】

1. 广泛宣传慢性化脓性中耳炎的危害，特别是引起颅内、外并发症的严重性，一旦患病，应及时治疗。
2. 指导患者掌握正确的滴耳药和洗耳方法。清除耳道内脓液后再滴入抗生素药水是提高疗效的关键。
3. 嘱患者术后避免打喷嚏和用力擤鼻，以防修补的鼓膜重新裂开。告知鼓膜穿孔或鼓室成形术后患者不宜游泳，洗头时需用干棉球堵塞外耳道口，以免进水导致中耳炎反复发作。
4. 指导患者合理用药，避免使用有耳毒性的药物。
5. 告知患者注意保持外耳道清洁，并定期随访。

2212 案例思路解析

案例

患者女性，64岁。主诉"右耳反复流脓1个月，听力下降40年"。1个月前自觉右耳内瘙痒，伴流少量黄脓性分泌物，无耳鸣头晕，无眩晕、呕吐，无视物旋转，无耳道流血性或豆腐渣样分泌物。

请问：

1. 该患者可能的临床诊断是什么？
2. 该患者可能会出现什么并发症？

2213 扫一扫，看总结

2214 扫一扫，测一测

（黄笑燕）

第四节　梅尼埃病患者的护理

学习目标

1. 掌握梅尼埃病患者的身体状况、护理诊断/问题、护理措施。
2. 熟悉梅尼埃病的病因。
3. 了解梅尼埃病的主要实验室及其他检查、治疗要点。
4. 能按护理程序对梅尼埃病患者实施正确的护理措施。
5. 具有严谨求实的工作态度，尊重患者的身心需求，体现出护士的爱伤精神和人文关怀。

2215 扫一扫，自学汇

导入情景

患者，男性，42 岁。数月前突然出现眩晕，以后每 3~4d 发作一次，发作时头晕目眩，视物旋转，不能站立。不能睁目，伴有恶心呕吐，约 3~4h 后逐渐好转。

工作任务：

1. 如何协助医生做好辅助检查？
2. 患者主要的护理诊断/问题是什么？
3. 观察患者的病情变化应注意哪些方面？

梅尼埃病(Ménière's disease)是以膜迷路积水为基本病理特征的一种内耳疾病。临床主要症状是发作性眩晕、波动性听力下降，耳鸣伴耳内胀满感。一般为青壮年发病，单耳多见。首次发病年龄多为 30~50 岁，一般单耳发病，双耳受累者常在 3 年内先后患病。

病因尚未完全明确，可能与内耳微循环功能障碍、自主神经功能紊乱、病毒感染、变态反应、内分泌功能异常、膜迷路破裂、膜迷路机械性阻塞、内淋巴吸收障碍等有关。主要病理改变为膜迷路积水膨大，前庭膜可破裂，裂孔小可自愈，反复发作可形成永久性瘘管。

【护理评估】

（一）健康史

仔细询问患者是否曾患过各种耳病，家族中有无类似病例，有无反复发作的眩晕、耳鸣和听力障碍等情况。

（二）身体状况

眩晕多呈突发性旋转性眩晕、无先兆，患者感到自身或周围物体沿一定方向平面旋转，或感摇晃、浮沉，持续数分钟至数小时，伴有恶心呕吐、面色苍白、出冷汗、血压下降等自主神经症状，睁眼与转动头部时加剧，闭目静卧时略微减轻。患者神志清醒，数十分钟或数小时后症状可缓解，转入间歇期，眩晕常反复发作，发作间歇期可为数日或数年不等，甚至终生只发作一次；耳鸣多出现于眩晕发作前。起初为持续性低音调吹风声或流水声，久之转为高音调蝉鸣或汽笛声。在眩晕发作时加剧，间歇期缓解，但不消失。多次发作可转为永久性，令患者烦躁不安；耳聋常为单侧性，偶呈双侧性，呈明显波动性变化。在眩晕发作期加重，间歇期好转，多次发作后听力明显下降，耳聋逐渐加重可转为不可逆的永久性感音神经性聋；耳胀满感发作时患耳闷胀感、压迫感或有头胀满感。

> **考点提示：**梅尼埃病患者的身体状况

（三）实验室及其他检查

1. 耳镜检查　鼓膜正常，咽鼓管功能良好。
2. 平衡试验　闭目直立试验多倒向患侧。闭目行走试验多向患侧倾斜。动静平衡功能多有紊乱。
3. 前庭功能检查　发作期可看到节律整齐、强度不等的眼球震颤。
4. 听力检查　呈感音神经性聋。
5. 甘油试验　试验前进行纯音测听，确定基准听阈。患者禁食 2h 后，一次顿服 50%甘油 2.4~3.0ml/kg，每隔 1h 测听 1 次，共测 3 次。若患耳在服用甘油后平均听阈提高 15dB 以上，则为阳性。可诊断听力下降系膜迷路积水引起，但阴性者尚不能否定诊断。

6. 颞骨影像检查　可排除听神经瘤，脑干或小脑肿瘤、脑部血管病变，颈椎疾病等。

（四）心理-社会状况

由于该病可致眩晕，发作时异常痛苦、惊恐。有的患者因为反复发作、病程长影响生活与工作而产生焦虑与烦躁不安。

（五）治疗要点

以调节自主神经功能、改善内耳微循环、减轻迷路积水为原则，采用药物综合治疗和手术治疗。

1. 一般治疗　发作期间卧床休息，低盐限水饮食。

2. 药物治疗　选用脱水药物、扩张血管、前庭神经抑制药物及能量制剂。

3. 手术治疗　眩晕发作频繁、剧烈，药物治疗无效，耳鸣和耳聋严重者选用内耳手术。

【护理诊断/问题】

1. 舒适度减弱：眩晕、恶心、呕吐　与膜迷路积水有关。

2. 感知觉紊乱：听力下降　与膜迷路积水有关。

3. 有外伤的危险　与眩晕有关。

4. 焦虑　与眩晕反复发作影响生活、工作有关。

5. 知识缺乏：缺乏本病的预防保健知识。

【护理目标】

1. 患者不适感减轻，眩晕、恶心、呕吐缓解。

2. 患者听力逐步恢复。

3. 患者能描述预防外伤发生的措施，不发生外伤。

4. 患者焦虑程度减轻，生理和心理上舒适感有所增加。

5. 患者及家属了解梅尼埃病的预防保健知识。

【护理措施】

1. 一般护理　发作期患者卧床休息，环境安静舒适，室内光线宜稍暗。限制水、钠摄入量，忌烟、酒和浓茶。症状缓解后宜尽早下床活动。

2. 治疗配合

（1）遵医嘱给予镇静剂或自主神经调整药物，如地西泮、谷维素、氯丙嗪等；血管扩张剂如倍他司汀、尼莫地平等；脱水剂如50%葡萄糖注射液40ml加维生素B_2注射液100mg静脉注射，以及钙离子拮抗剂、抗组胺药物等，以达到镇静、改善微循环、减轻膜迷路积水的作用，同时观察药物疗效及副作用。

（2）对症状重或服用镇静剂者，加床栏保护，下床活动时注意搀扶，防止跌倒。

（3）对发作频繁，症状重、保守治疗无效而需手术治疗者，根据病情选择术式，如内淋巴囊减压术、前庭神经切断术等。协助医生做好术前准备。

3. 病情观察

（1）注意观察患者各项生命体征的变化情况。

（2）注意观察患者眩晕发作的次数、持续时间、患者的自我感觉以及神志、面色等情况。

4. 心理护理　向患者和家属讲解本病的有关知识，消除其紧张、恐惧心理，使之心情愉快，精神放松。对久病、频繁发作伴神经衰弱者多做解释工作，以增强其战胜疾病的信心。指导患者平时保持良好心态，生活和工作有规律，劳逸适当，有充足睡眠，禁烟酒和浓茶。

考点提示：梅尼埃病患者的护理措施

【护理评价】

1. 患者眩晕、恶心、呕吐是否缓解，不适感有无减轻。

2. 患者听力是否恢复。

3. 患者是否能描述预防外伤发生的措施，有无发生外伤。

4. 患者焦虑程度有无减轻，生理和心理上舒适感有无增加。

5. 患者及家属是否了解梅尼埃病的预防保健知识。

【健康教育】

1. 指导患者出院后仍要低盐饮食，心情愉快，精神放松，合理地安排工作和休息，做到劳逸结合，增强体质，避免复发。

2. 指导患者复发时应静卧休息，且应有人陪伴，以防意外。

2216 案例思路解析

2217 扫一扫，看总结

2218 扫一扫，测一测

2219 教学课件

案例

患者，男性。因眩晕、耳鸣 2d 入院。2d 前晨起时突然出现耳鸣，继而出现剧烈的旋转性晕，自觉周围物体绕自身旋转，闭目时觉自身在空间旋转，卧床不敢稍动，动则症状加重，发作时伴有恶心呕吐、出冷汗、颜面苍白等症状。

请问：

1. 如何协助医生做好辅助检查？

2. 诊疗后如何对该患者进行护理？

（黄笑燕）

第二十三章　鼻咽喉部疾病患者的护理

第一节　概　述

扫一扫，自学汇

学习目标

1. 掌握鼻咽喉部疾病患者的评估方法和内容、常用诊疗技术的护理配合。
2. 熟悉鼻咽喉部检查和常用诊疗技术的操作方法。
3. 了解鼻咽喉部疾病患者的常见心理-社会问题。
4. 能对鼻咽喉部疾病患者进行护理评估并书写护理文书，能配合医生实施常用诊疗技术。
5. 具有严谨求实的工作态度，尊重患者的身心需求，体现出护士的爱伤精神和人文关怀。

一、鼻咽喉部疾病患者的评估

（一）健康史

鼻咽喉疾病发生有其自身特点，解剖结构直接或间接与外界相通；耳鼻咽喉解剖相通，黏膜延续，各部病变可以相互蔓延；鼻咽喉疾病与全身疾病相关联。因此要详细询问患者的职业、患病经历及诱因、患病后的诊断及治疗过程，了解患者的健康状况；有无相关疾病病史、家族史、过敏史等；了解女性患者的月经和生育史。

（二）身体状况

评估重点在于鼻、咽、喉、头颈部结构和功能的异常表现。包括患者的主观症状、客观体征以及健康状况的评估。

1. 鼻塞　是鼻及鼻窦疾病的常见症状，也可见于某些全身性疾病。鼻塞可表现为间歇性、交替性、阵发性、进行性或持续性，可为单侧，也可为双侧。如腺样体肥大、鼻窦炎、变应性鼻炎、肿瘤、鼻中隔偏曲等均可引起鼻塞。鼻塞可导致患者烦躁、焦虑以及影响睡眠等。

2. 鼻音　病理性鼻音可分为闭塞性鼻音和开放性鼻音。上呼吸道感染、慢性肥厚性鼻炎、鼻腔或鼻咽腔肿瘤等阻塞鼻呼吸道时，鼻腔和鼻窦不能起到共鸣作用，即出现闭塞性鼻音；腭裂、腭咽闭合不全等患者，发声时软腭不能关闭鼻咽部，可形成开放性鼻音。鼻音严重者通常影响社交活动。

3. 鼻漏　指鼻内分泌物外溢。根据分泌物的性质不同，鼻漏可分为水样鼻漏、黏脓性鼻漏、脓性鼻漏、血性鼻漏和脑脊液鼻漏。如变应性鼻炎发作期出现水样鼻漏；鼻黏膜慢性炎症时发生黏液性鼻漏；慢性鼻炎及鼻窦炎时多出现黏液脓性鼻漏；鼻窦炎时常出现脓性鼻漏；外伤、异物、肿瘤时可出现血性鼻漏；颅中窝骨折、手术外伤等可出现脑脊液鼻漏。

4. 嗅觉障碍　按原因可分为嗅觉减退、丧失、过敏、倒错等，最常见的为嗅觉减退或消失。因鼻腔通气功能障碍者多引起呼吸性嗅觉减退；因外伤、肿瘤、化学刺激者多引起神经性嗅觉障碍。嗅觉障碍可导致食欲减退和心理症状。

5. 鼻出血　是耳鼻咽喉科最常见的临床症状。可由局部原因，如炎症、外伤、肿瘤、畸形引起，也可由全身因素，如循环系统疾病、血液系统疾病、维生素缺乏、内分泌失调等引起。鼻出血可使患者感到恐惧、烦躁、紧张，经常反复鼻出血可影响患者社交、工作、学习等。

6. 咽痛　是咽部疾病中最常见的症状。咽部感染、创伤、溃疡、异物、恶性肿瘤等均有不同程度的咽痛，但剧烈疼痛多见于急性炎症、喉咽癌晚期等。咽痛常影响患者进食，剧烈咽痛可使患者感到恐惧和焦虑。

7. 咽异常感觉　患者咽部有异物、阻塞、贴附、瘙痒、干燥等异常感觉。

8. 声嘶　是喉部疾病最常见的症状，表明病变已影响到声带。常见的原因是支配声带运动神经受损、喉部本身病变和癔症性声嘶。

9. 吸气性呼吸困难　主要表现为吸气时间延长，由于吸气时空气不易进入肺内，此时胸廓周围软组织凹陷，如胸骨上窝、锁骨上窝、剑突下出现凹陷，临床上称为三凹征。患者常因呼吸困难而恐惧、烦躁。

10. 喉喘鸣　是由于喉或气管发生阻塞而狭窄，患者用力吸气，气流通过喉或气管狭窄处反折振动声带发出的声音。

11. 吞咽困难　引起吞咽困难的疾病主要有急性会厌炎、喉脓肿、喉结核、喉癌晚期、喉神经麻痹等。患者常因进食困难而烦躁不安。

（三）辅助检查

1. 鼻部检查法

（1）外鼻及鼻腔检查

1）外鼻检查：观察外鼻有无畸形，皮肤有无肿胀、缺损，色泽是否正常，触诊有无压痛、增厚、变硬，鼻骨有无骨折、移位、骨擦音。

2）鼻腔检查：根据检查部位，应用前鼻镜和后鼻镜，观察鼻腔底、鼻甲、鼻道有无外伤、囊肿、黏膜有无红肿，有无分泌物及分泌物性状。观察鼻中隔有无偏曲或新生物。

（2）鼻窦检查

1）前鼻镜及后鼻镜检查法：观察鼻道中分泌物的颜色、性状、量、引流方向等。注意各鼻道内有无息肉或新生物，鼻甲黏膜有无肿胀或息肉样变（彩图 23-1、彩图 23-2）。

2）体位引流法：通过鼻腔脓性分泌物的来源，确定患者是否有鼻窦炎及发病部位。

3）上颌窦穿刺冲洗法：具有诊断和治疗的双重作用。

2302
上颌窦穿刺术（视频）

（3）鼻腔及鼻窦内镜检查：此方法与传统前、后鼻镜检查最大的区别在于照明好、分辨率高、视野清晰、便于移动，可以观察到许多细微结构，资料即刻显示和保存。

（4）鼻功能检查

1）呼吸功能检查法：主要检查患者的鼻腔通气功能。除常规前、后鼻镜检查外，还可借助仪器

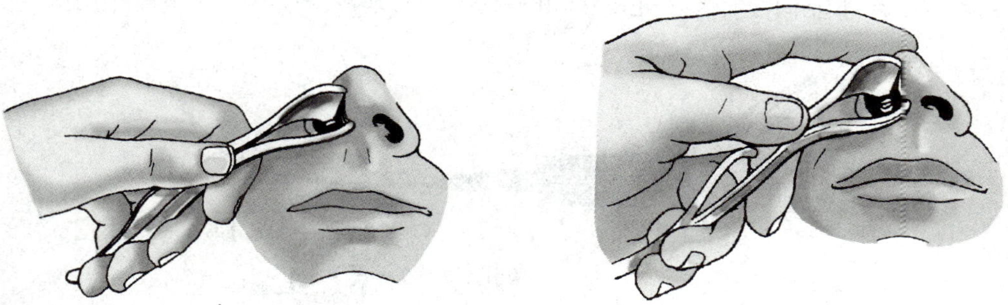

图 23-1 前鼻镜检查法

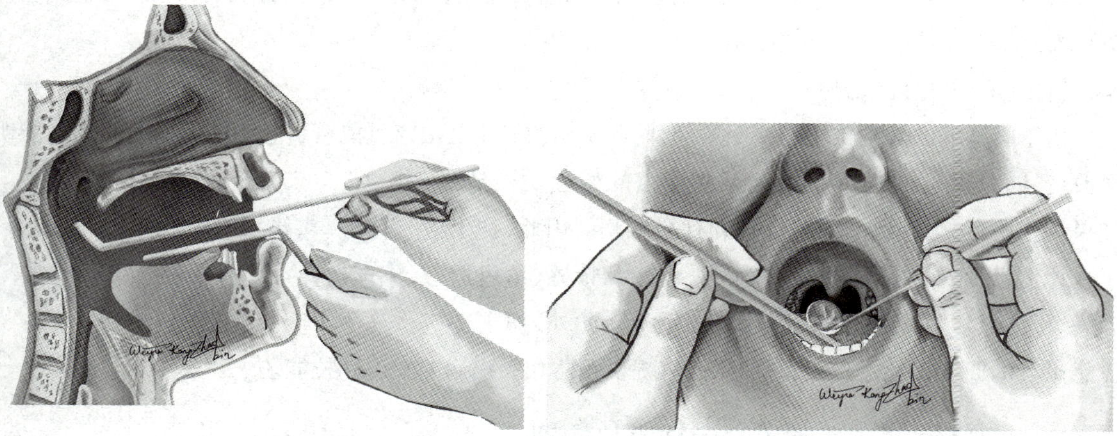

图 23-2 后鼻镜检查法

检查。

2)嗅觉检查法:分为主观检查法和客观检查法。主观检查时,将不同嗅剂分别装于同一颜色的小瓶中,令患者选取其中任一瓶,用手指堵住一侧鼻孔,以另一侧鼻孔嗅小瓶,并说明气味的性质。客观检查法通常是用气味剂或电脉冲刺激嗅黏膜,在头皮特定部位记录到特异性电位。该检查已在临床用于嗅觉障碍的诊断、嗅觉水平的检测和评估。

(5)鼻腔及鼻窦影像学检查:包括X线检查、计算机断层摄影术(CT)、磁共振(MRI)等。

2. 咽部检查法

(1)口咽检查:受检者端坐、放松、自然张口,检查者用压舌板轻压其舌前2/3处,观察口咽黏膜有无充血、溃疡或新生物;软腭、悬雍垂、扁桃体有无异常;咽后壁有无淋巴滤泡增生、肿胀和隆起等。

(2)鼻咽检查:常用间接鼻咽镜检查。咽反射较敏感者,可经口喷入1%丁卡因,麻醉咽部表面黏膜后再进行检查。受检者端坐,用鼻呼吸使软腭松弛。检查者用压舌板下压受检者舌前2/3,右手持加温而不烫的鼻咽镜,置于软腭和咽后壁之间,依次观察鼻咽各壁、软腭背面、鼻中隔后缘、后鼻孔、咽鼓管咽口、咽鼓管圆枕、咽隐窝及腺样体。观察鼻咽黏膜有无充血、粗糙、出血、溃疡、隆起及新生物等。

(3)咽部影像学检查:要诊断咽部侧壁和后壁深部结构病变时,需进行影像学检查。

3. 喉部检查法

(1)喉的外部检查:主要是视诊和触诊。观察甲状软骨是否在颈正中,是否对称。触诊甲状软骨、环状软骨、环甲间隙,注意颈部有无肿大的淋巴结。

(2)喉镜检查:包括间接喉镜、纤维喉镜、电子喉镜、直接喉镜、动态喉镜检查等(图 23-3)。

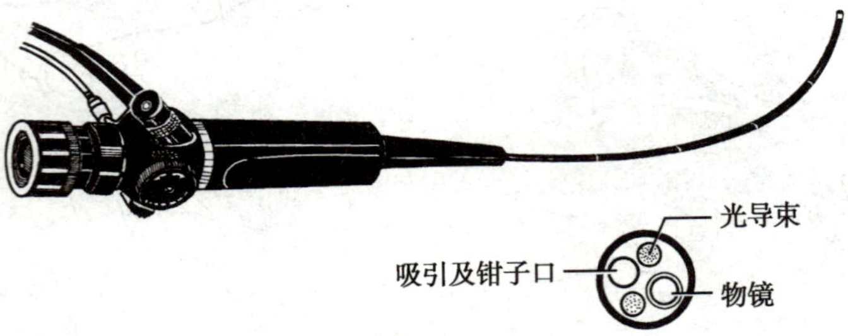

图 23-3 纤维喉镜

(3)喉的影像学检查:在喉部疾病的诊断中有重要作用,目前所采用的方法有常规 X 线检查、计算机断层摄影术(CT)和磁共振(MRI)等。

(四)心理-社会状况

由于鼻咽喉的解剖位置均在头颈部,因此疾病的发生及治疗可能会引起头面部的结构和功能明显改变,同时会不同程度地引起某些器官的生理功能缺失。如果调整不良,会导致严重的心理和社会疾病。因此,护士应重视评估患者的自我观念、认知能力、情绪和情感、角色适应状态、压力应对方式以及家庭、社会关系等。此外,护士还应注意患者的职业、生活习惯、特殊嗜好,以提供预防相关疾病的知识和技能。

考点提示:鼻咽喉部疾病患者的评估

二、鼻咽喉部疾病常见诊疗技术与护理

(一)鼻腔滴药及鼻喷雾法

【适应证】

1. 治疗鼻炎、鼻窦炎,或鼻腔、鼻窦手术后用药。

2. 收缩或湿润,鼻腔黏膜,达到引流通气的作用。

【用物准备】

滴鼻药,清洁棉球或纸巾。

【操作过程】

1. 向患者解释操作目的及方法,取得患者合作。

2. 取仰卧垂头位,肩下垫枕或头伸出床缘下垂,使头部与身体呈直角,头低肩高,使鼻腔低于喉腔,避免药液流入咽部。

3. 一手轻推患者鼻尖,以充分暴露鼻腔,另一手持滴鼻药,药瓶距患者鼻孔约 2cm 处,轻滴药液 3~5 滴。轻捏鼻翼,使药液均匀分布于鼻腔黏膜上。鼻腔喷药时勿对准鼻中隔,应采用左手喷右侧鼻腔,右手喷左侧鼻腔。

4. 保持原体位 2~3min 后患者坐起,或行患侧卧位,使药液能进入患侧的前组鼻窦内。用棉球或纸巾擦去外流的药液。

5. 对鼻侧切开的患者,为防止鼻腔或术腔干燥,滴鼻后嘱患者向患侧卧位,使药液进入术腔。

【护理】

1. 滴药时,瓶口或滴管口勿触及鼻孔,以免污染药液。

2. 体位正确,滴药时勿吞咽,以免药液进入咽部引起不适。

2303
鼻腔滴药法
(视频)

（二）鼻腔冲洗法

【适应证】

清洁鼻腔，湿润黏膜，减轻臭味，促进黏膜功能恢复。

【用物准备】

灌洗桶，橡皮管一根，洗鼻用橄榄头一个，脸盆，纱布，500~1 000ml 温生理盐水。

【操作过程】

1. 向患者解释操作目的及方法，取得患者合作。
2. 将温生理盐水置于一次性鼻腔冲洗器内挂在距患者头部高 50cm 处关闭输液夹。
3. 患者取坐位，稍低头，张口呼吸，下接脸盆。
4. 橄榄头与橡皮管连接，嘱患者将橄榄头塞入患侧前鼻孔内，张口呼吸，头偏向另一侧，打开输液夹，使温盐水缓缓流入鼻腔，盐水经另一侧鼻腔流出，即可将鼻腔分泌物冲出。
5. 一侧鼻腔冲洗后，可按此法冲洗对侧鼻腔，然后用纱布擦干面部。

【护理】

1. 鼻腔有炎症及出血时不宜冲洗。
2. 冲洗时压力不要过大，否则会使分泌物冲入咽鼓管，导致中耳炎。
3. 冲洗不宜做吞咽动作。冲洗时勿讲话，以免发生呛咳。
4. 冲洗液温度适宜。

鼻腔冲洗法（视频）

（三）咽部涂药法

【适应证】

用于咽部表面麻醉和治疗各种类型咽炎、咽部溃疡及黏膜损伤。

【用物准备】

额镜、压舌板、咽喉卷棉子或长棉签及各种治疗用药。

【操作过程】

1. 患者取坐位，张口，用力呼吸，使舌部和腭部完全放松。
2. 操作者左手持压舌板轻轻压低舌背或舌前 2/3，充分暴露口咽部，右手持卷棉子或长棉签蘸上药液，直接涂于咽部黏膜病变处。

【护理】

1. 棉签上的棉花必须缠紧，避免涂药时脱落，导致咽部异物。
2. 棉签上所蘸药液不宜过多，涂药范围不宜过大，以免损伤正常组织。
3. 长期或需反复用药（非腐蚀性药物）者，应教会患者或家属在家里自行用药。

（四）咽、喉部喷雾法

【适应证】

内镜检查、咽喉部手术前喷表面麻醉药，慢性咽炎的治疗。

【用物准备】

喷雾器、纱布、1% 丁卡因及各种治疗用药。

【操作过程】

1. 口咽部喷雾患者取坐位，将舌自然平放口底并张口发“啊”长音，自上而下对准悬雍垂、软腭、咽后壁、舌根，反复喷药 3~4 次，每次 3~4 喷。
2. 口咽部喷雾 2~3 次后，嘱患者伸舌并用纱布将舌前 1/3 包裹好将舌拉出，尽量张大口并做深呼吸，将喷雾器头弯折向下对准喉部，趁患者深吸气时将药液喷入，每次 3~4 喷，共 3~4 次。声带息肉摘除或纤维支气管镜检时需加下咽和喉部滴药。

【护理】

1. 3岁以下幼儿禁用，5岁以下及不合作小儿一般不用或慎用。

2. 嘱患者每次喷入的药液均不能下咽，含服3～4min后再吐出。

3. 喷药前应先将咽喉分泌物或残余药液吐出，以利于喷入的药液与黏膜直接接触。

考点提示：鼻咽喉部疾病常见诊疗技术的护理

2305 案例思路解析

2306 扫一扫，看总结

2307 扫一扫，测一测

案例

患者男性，47岁。在家人陪同下到专科门诊就诊，主诉间断性鼻塞、流脓血性鼻涕半年多，发现有面部包块3个月，伴疼痛及皮肤麻木感10d。精神较差，语言表达欠清晰。专科检查：右侧颜部、颊部触诊疼痛，局部明显隆起，约3cm×4cm大小，右侧下鼻道外侧壁肿胀，表面光滑。

请问：

1. 该患者目前需要做哪些辅助检查？

2. 应如何对该患者进行心理护理？

（黄笑燕）

第二节 慢性鼻窦炎患者的护理

2308 扫一扫，自学汇

学习目标

1. 掌握慢性鼻窦炎患者的身体状况、护理诊断/问题、护理措施。

2. 熟悉慢性鼻窦炎的病因。

3. 了解慢性鼻窦炎的实验室及其他检查。

4. 学会正确运用护理程序，对慢性鼻窦炎患者进行护理评估，制订护理计划，实施护理措施。

5. 具有以患者为中心的护理理念，关心爱护患者。

导入情景

王某，男，19岁，在校学生。半年前感冒后经常出现鼻塞，有脓性鼻涕，感觉擤不干净，伴有头痛、头闷胀感，头痛白天重、夜间轻。最近出现注意力不集中、经常困倦现象。家长担心影响学习成绩前来就医。

工作任务：

1. 治疗期间，护士应采取哪些护理措施？
2. 如何对患者及家属进行健康教育。

慢性鼻窦炎多因急性鼻窦炎反复发作未彻底治愈迁延所致，可单侧或单窦发病，也可双侧或多窦发病。本病亦可慢性起病，如牙源性上颌窦炎。

引起慢性鼻窦炎的病因如下：

1. 局部因素

(1)鼻腔疾病：如急慢性鼻炎、鼻中隔偏曲、鼻甲肥大、变应性鼻炎等，均可阻塞窦口鼻道复合体，阻碍鼻窦的通气和引流而致鼻窦炎的发生。

(2)邻近器官的感染病灶：如扁桃体炎、腺样体肥大等。

(3)创伤性：如鼻窦外伤骨折或异物，跳水不当或游泳后用力擤鼻致污水进入鼻窦。

(4)医源性：如鼻腔内填塞物留置时间过久。

(5)气压伤：如高空飞行迅速下降致窦腔负压，使鼻腔内炎性物或污物被吸入鼻窦，引起非阻塞性气压创伤性鼻窦炎。

2. 全身因素　过度疲劳、受凉潮湿、营养不良、维生素缺乏等引起全身抵抗力下降。此外，特应性体质、全身性疾病，如贫血、糖尿病、上呼吸道感染、急性传染病等均可诱发本病。

【护理评估】

（一）健康史

评估患者有无急性鼻窦炎反复发作，急性鼻窦炎、鼻炎治疗不当或牙源性上颌窦炎病史，是否为特应性体质。询问患者鼻腔有无分泌物及分泌物的性质和量。

（二）身体状况

1. 局部症状　流脓涕，黏脓性或脓性，牙源性上颌窦炎的鼻涕常有腐臭味；鼻塞，多为鼻甲黏膜肿胀或脓涕阻塞；头痛，常表现为钝痛和闷痛，多为白天重，夜间轻。前组鼻窦炎者多在前额部痛，后组鼻窦炎者多在枕部痛；嗅觉减退或消失；视功能障碍。

2. 全身症状　常表现为精神不振、易疲倦、头晕头痛、记忆力减退、注意力不集中等。

> **考点提示：**慢性鼻窦炎患者的身体状况

（三）实验室及其他检查

1. 前鼻镜检查　鼻黏膜慢性充血、肿胀或肥厚，中鼻甲肥大或息肉样变，中鼻道变窄、黏膜水肿或有息肉。

2. 鼻内镜检查　可准确判断上述各种病变及其部位，并可发现前鼻镜不能窥视到的其他病变。

3. 口腔和咽部检查　牙源性上颌窦炎者可见牙齿病变。后组鼻窦炎者咽后壁可见到脓液或干痂附着。

4. 影像学检查　鼻窦CT扫描可显示窦腔大小、形态及窦内黏膜不同程度增厚等。鼻窦CT冠状位对于精确判断各窦病变范围、鉴别鼻窦占位性或破坏性病变有重要价值。鼻窦X线检查对本病诊断亦有参考价值。

5. 鼻窦A型超声波检查　适用于上颌窦和额窦检查，可发现窦内积液、息肉和肿瘤。

（四）心理-社会状况

因病程长且反复发作，鼻塞、流脓涕、头痛、记忆力减退等而影响正常的工作、生活，并且导致患者学习成绩及工作效率下降，产生焦虑、自卑心理。

（五）治疗要点

1. 保守疗法

(1)局部糖皮质激素，利于鼻腔鼻窦通气和引流。

(2)黏液促排剂，与抗生素配合使用。

(3)鼻腔冲洗，每天1~2次，可用生理盐水冲洗。

(4)负压置换法，可用于慢性额窦炎、筛窦炎、蝶窦炎。尤其是儿童和后组鼻窦效果较好。

2. 手术治疗

(1)上颌窦穿刺冲洗术，还可灌入抗生素、酶类及激素等药物进行联合治疗。

(2)鼻腔手术鼻中隔偏曲，中鼻甲泡、息肉或息肉样变，肥厚性鼻炎等是窦口鼻道复合体区域阻塞的原因，须手术矫正或切除。

(3)鼻窦手术，经规范的保守治疗无效后选择鼻窦手术。手术方式有传统手术和鼻内镜手术。目前，功能性内镜鼻窦手术(FESS)已成为慢性鼻窦炎治疗的主要手术方式。

考点提示：慢性鼻窦炎患者的治疗要点

【护理诊断/问题】

1. 感知觉紊乱：嗅觉减退　与鼻腔鼻窦黏膜病变肿胀及窦口阻塞等导致嗅觉不能到达嗅区黏膜或因嗅区黏膜、嗅神经及末梢的病变不能感知嗅觉有关。

2. 清理呼吸道无效　与多脓涕、鼻塞有关。

3. 焦虑　与记忆力减退有关。

4. 潜在并发症：手术相关并发症，如出血、眶内并发症、颅内并发症、鼻内并发症。

5. 知识缺乏：缺乏鼻窦炎相关知识及相关护理知识。

【护理目标】

1. 患者嗅觉基本恢复正常。

2. 患者脓涕减少，鼻塞减轻，气道通畅。

3. 患者焦虑程度减轻，生理和心理上舒适感有所增加。

4. 患者能列举常见并发症并能识别主要早期征象，主动避免诱因，配合治疗、护理，手术无出血、眶内并发症、颅内并发症、鼻内并发症发生。

5. 患者及家属了解鼻窦炎相关知识及相关护理知识。

【护理措施】

1. 鼻腔冲洗，每天1~2次。上颌窦穿刺冲洗，每周1次。负压置换法，用负压吸引的作用吸净鼻腔分泌物，同时使药液进入鼻窦，达到治疗的目的。

2. 遵医嘱使用抗生素，鼻腔内使用减充血剂和糖皮质激素，改善鼻腔通气和引流。

3. 术后注意观察有无鼻腔、口咽渗血，头痛及视物模糊等，若有特殊情况，及时通知医生给予处理。

4. 鼓励患者摄入营养丰富、易消化的软食，多饮水；保持口腔清洁、湿润；进食后漱口，必要时行口腔护理；配合超声雾化吸入治疗。

【护理评价】

1. 患者嗅觉是否恢复正常。

2. 患者是否脓涕减少，鼻塞减轻，气道通畅。

3. 患者焦虑程度是否减轻，生理和心理上舒适感有无增加。

4. 患者是否能列举常见并发症的诱因、征象，积极配合治疗和护理，手术有无出血、眶内并发症、颅内并发症、鼻内并发症发生。

5. 患者及家属是否了解鼻窦炎相关护理知识。

【健康教育】

1. 生活有规律，避免过度劳累，戒除烟、酒嗜好。

2. 指导患者正确使用滴鼻剂及鼻腔冲洗方法。

3. 术后遵医嘱定期复查。

案例

患者男性，36岁，独自到门诊就诊。自述反复鼻塞，流黏脓性鼻涕，头面部闷胀沉重感3年多，嗅觉减退半年。鼻内镜检查：双侧鼻腔黏膜慢性充血、中鼻道脓性分泌物附着。鼻部CT：双侧上颌窦、筛窦、蝶窦内病变，多系炎症。

请问：

1. 该患者的主要症状有哪些？

2. 应该如何对患者进行健康指导？

2309 案例思路解析

2310 扫一扫，看总结

2311 扫一扫，测一测

（黄笑燕）

第三节　喉阻塞患者的护理

2312 扫一扫，自学汇

学习目标

1. 掌握喉阻塞患者的身体状况、护理诊断/问题、护理措施。

2. 熟悉喉阻塞的病因。

3. 了解喉阻塞的分度。

4. 学会正确运用护理程序，对喉阻塞患者进行护理评估，制订护理计划，实施护理措施。

5. 具有以患者为中心的护理理念，关心爱护患者。

导入情景

患者男，52岁。因进行性吞咽痛、呼吸困难3d，不能进食1d，呼吸困难突然加重20min，急转入院。查体：患者呈高度吸气性呼吸困难，伴高调吸气性喉鸣、烦躁、神志恍惚、不能平卧。间接喉镜：会厌充血、水肿呈球形，表面光滑无脓点。诊断：急性会厌脓肿，4度喉阻塞。

工作任务：

1. 护士如何做好患者的评估？
2. 提出患者主要的护理诊断/问题。

喉阻塞是指喉部或邻近组织的病变，引起喉腔通气功能发生障碍而出现的以吸气性呼吸困难为主的综合征。常因喉部急性炎症、喉外伤、异物、肿瘤等引起。亦可见于先天性喉畸形，两侧声带外展瘫痪及各种原因引起的喉头水肿和喉痉挛等。

【护理评估】

（一）健康史

了解患者近期有无上呼吸道感染史，有无声音嘶哑或有害粉尘物质接触史，并注意患者声音嘶哑、呼吸困难的程度及特征。

（二）身体状况

吸气性呼吸困难是喉阻塞的主要症状，表现为吸气运动加强，时间延长，吸气深而慢，但呼吸频率不变，吸气性喉喘鸣，为吸入的气流超过狭窄的声门裂时，形成气流反折振动声带，声带颤动发出的一种尖锐的喘鸣声，吸气性软组织凹陷，吸气困难，胸腔内负压增加，使胸壁及其周围组织如胸骨上窝、锁骨上窝、胸骨剑突下或上腹部，吸气时向内凹陷，称此为四凹症。因儿童肌张力软弱，此凹陷更为明显，声嘶，甚至失声，因缺氧而面色青紫、发绀，吸气时头后仰，烦躁不安，出现心、肺、肾等重要脏器衰竭的表现，最终发生昏迷而死亡。

临床上为了便于评估病情，将喉阻塞分为四度。

1 度：安静时无呼吸困难。活动或哭闹时有轻度吸气性呼吸困难。吸气时喉喘鸣及胸廓周围软组织凹陷。

2 度：安静时有轻度呼吸困难，吸气期喉喘鸣和软组织凹陷，活动时加重，但不影响睡眠和进食，无烦躁不安等缺氧症状，脉搏正常。

3 度：呼吸困难明显，喉喘鸣声明显，吸气期胸廓周围软组织凹陷明显，并出现发绀、烦躁不安、脉搏细速等缺氧表现。

4 度：呼吸极度困难。患者坐卧不安，手足乱动、烦躁、出冷汗、面色苍白或发绀，心律不齐、脉搏细速、昏迷。

考点提示：喉阻塞患者的身体状况

（三）心理-社会状况

患者因喉阻塞导致呼吸困难，产生情绪紧张、焦虑、恐惧。求生欲望迫切。

（四）治疗要点

迅速解除呼吸困难，防止窒息。根据引起喉阻塞的病因、呼吸困难的程度和全身情况，采用药物或手术治疗。

【护理诊断/问题】

1. 有窒息的危险　与喉阻塞有关。
2. 低效性呼吸型态　与吸气性呼吸困难有关。
3. 语言沟通障碍：声嘶或失声　与喉阻塞有关。

【护理目标】

1. 患者能描述预防窒息发生的措施，不发生窒息。

2. 患者能保持气道通畅。

3. 患者能保持有效的沟通。

【护理措施】

1. 保持患者安静，绝对卧床休息，以减少氧的消耗，减轻呼吸困难。

2. 严密观察和记录呼吸、脉搏、血压、神志及缺氧状况。必要时吸氧或超声雾化吸入，以减轻喉头水肿，改善呼吸。

3. 根据喉阻塞程度选择治疗方案，1、2 度呼吸困难积极进行病因治疗，使用足量抗生素和糖皮质激素，大多可避免气管切开术（图 23-4、图 23-5），若为异物应迅速行异物取出术。3、4 度呼吸困难的患者，立即急性气管切开，以免造成窒息或心力衰竭。

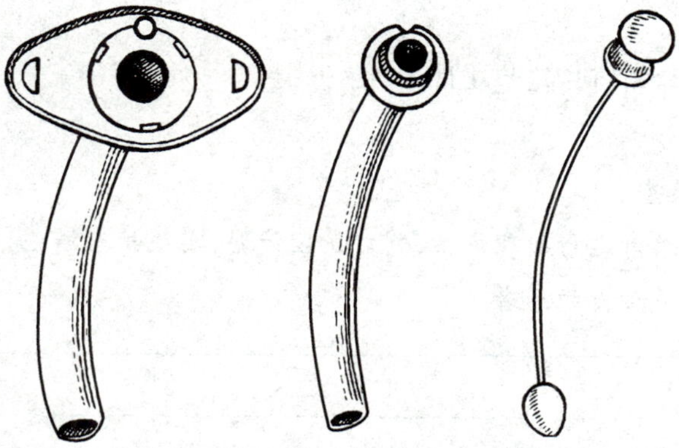

图 23-4　金属气管套管

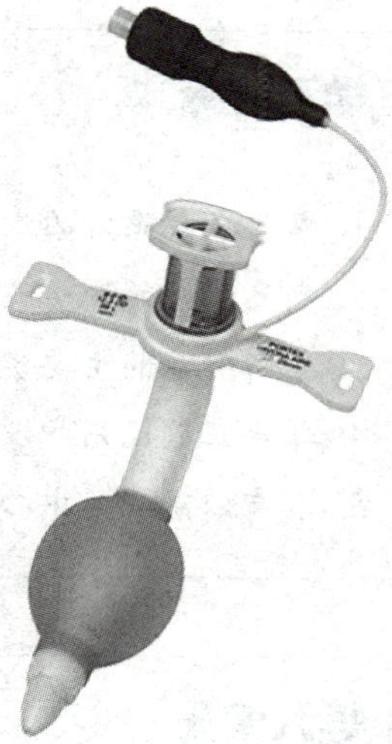

图 23-5　硅胶气管套管

气管切开术（视频）

4. 关心体贴患者，给予精神安慰和生活上的照顾，解除患者的紧张和恐惧心理。

【护理评价】

1. 患者是否能陈述预防窒息发生的措施，有无发生窒息。

2. 患者气道是否通畅，是否能有效进行通气和换气。

3. 患者是否能通过语言及非语言方式保持有效的沟通。

> **考点提示：**喉阻塞患者的护理措施

【健康教育】

1. 指导患者加强身体锻炼，提高机体抵抗力，预防上呼吸道感染。

2. 戒烟、酒，避免进食刺激性食物。

3. 介绍喉阻塞的常见病因和预防知识，避免喉外伤及呼吸道异物。

4. 注意职业防护，避免接触有害粉尘等物质。

案例思路解析

扫一扫，看总结

扫一扫，测一测

扫一扫，自学汇

案例

一位年轻的妈妈抱着3岁的孩子急匆匆来到医院，非常着急地哭着说"快救救我宝宝吧，他憋得出不来气了，脸都变青了。"问起原因，其子2d前感冒，出现发热、咳嗽，嗓子哑。

请问：

1. 如何对患儿进行护理评估？
2. 如何提供正确的抢救措施？

（黄笑燕）

第四节　喉癌患者的护理

学习目标

1. 掌握喉癌患者的身体状况、护理诊断/问题、护理措施。
2. 熟悉喉癌的分类及病因。
3. 了解喉癌的主要实验室及其他检查。
4. 学会正确运用护理程序，对喉癌患者进行护理评估，制订护理计划，实施护理措施。
5. 具有以患者为中心的护理理念，关心爱护患者。

导入情景

患者男性，72岁。声音嘶哑半年，自服"清咽滴丸、黄氏响声丸"等药物，未见缓解。当地医院声带组织活检报告示：鳞状细胞癌，即入院。要求手术。

工作任务：

1. 该患者手术后可能有哪些护理问题？
2. 出院前护士应为该患者提供哪些健康宣教？

喉癌（carcinoma of larynx）是喉部最常见的恶性肿瘤，发病率有日益增高的趋势，占耳鼻咽喉恶性肿瘤的7.9%～35%，居第3位。我国东北地区发病率最高。喉癌好发年龄为50～70岁，男性发病率显著高于女性，城市发病率高于农村，空气污染重的重工业城市高于污染轻的轻工业城市。

喉癌的病因尚不明确，可能是多种因素综合作用而致。

1. 烟酒刺激　因烟草燃烧时所产生的苯并芘具有强烈的致癌作用，使喉黏膜上皮化生和恶变。90%的喉癌患者有长期吸烟史。声门上喉癌和下咽癌可能与饮酒有关。

2. 空气污染　长期接触生产性粉尘和废气，如二氧化硫、石棉、砷、芥子气、木材粉尘，喉癌发生率高。

3. 病毒感染 人类乳头状瘤病毒可引起乳头状瘤，自发或诱发恶变。研究表明，喉癌的发生与单纯疱疹病毒感染有关。

4. 癌前期病变 喉角化症、喉乳头状瘤、喉白斑等，声带黏膜上皮角化不良的病变，在长期接触吸烟、炎症、有害气体刺激后可发生恶变。

5. 其他 体内微量元素缺乏、免疫功能障碍、性激素代谢紊乱、遗传等因素。

考点提示：喉癌的病因

在喉部恶性肿瘤中，鳞状细胞癌占93%~99%，腺癌、未分化癌、淋巴肉瘤和纤维肉瘤等较少见。根据发生部位，喉癌可分为3种类型。①声门上型：多为细胞分化差，病程发展快，多发于会厌基底部或室带部，由于该区淋巴管丰富，常发生早期颈淋巴结转移，约占喉癌的30%。②声门型：多发生于声带的前中1/3处，细胞分化好，病程发展缓慢，早期很少发生颈淋巴结转移，最为多见，约占60%。③声门下型：即位于声带以下、环状软骨下缘以上部位的癌肿，易发生淋巴结转移，较为少见。

【护理评估】

（一）健康史

询问患者发病前的健康状况，有无长期慢性喉炎或其他喉部疾病如喉乳头状瘤、喉白斑、喉角化症等，还要重点了解患者发病的危险因素，如有无长期吸烟、喝酒、接触工业废气、肿瘤家族史等。

（二）身体状况

1. 症状与体征

（1）声音嘶哑：为喉癌的主要症状，常为进行性加重，重者可失声。声门型喉癌早期即出现声嘶，而声门上和声门下喉癌，声嘶则为晚期症状。

（2）疼痛：声门上喉癌如会厌癌，常出现喉痛，可经迷走神经反射至耳部，吞咽时疼痛加重。

（3）吞咽困难：声门上喉癌早期常出现咽喉部不适和异物感，晚期侵犯舌根，可引起吞咽困难。当累及喉咽部或声门下喉癌，向后侵及食管时，也可出现吞咽障碍。

（4）咳嗽、咯血：多为喉癌中、晚期表现。咯血则可见于各种类型喉癌的晚期。

（5）喉阻塞：随着肿瘤的增大，可出现吸气性呼吸困难，并呈进行性加重，伴吸气期喉喘鸣。若喉癌继发水肿、出血、感染等，则可致急性喉阻塞，常需急诊处理。

（6）颈部转移性肿块：多见于声门上和声门下喉癌，晚期声门型喉癌亦可发生。肿块一个或多个不等，单侧或双侧，质较硬，晚期时则活动度差。

2. 扩散转移 喉癌的扩散转移与肿瘤原发部位、肿瘤细胞分化程度、癌肿大小及患者对肿瘤的免疫力等密切相关。

（1）直接扩散：喉癌易沿黏膜表面，或黏膜下浸润，扩大其病变。

（2）淋巴转移：常见于颈深上组的颈总动脉分叉处淋巴结，循颈内静脉向上、下淋巴结，颈前及气管旁淋巴结转移。

（3）血行转移：循血循环向全身转移至肺、肝、骨、肾、脑垂体等。

考点提示：喉癌患者的身体状况

（三）实验室及其他检查

1. 间接喉镜检查 为最实用的检查方法，借此了解癌肿的部位、形态、范围和喉的各部分情况，观察声带运动和声门大小情况等。癌肿的形态有菜花型、溃疡型、结节型和包块型。

2. 直接喉镜或喉窥镜检查 能进一步观察癌肿大小和基底部。

喉癌内镜检查(视频)

3. 影像学检查　常用颈X线侧位片了解声门下区或气管上端有无浸润。颈部和喉部CT和MRI能增加喉癌的诊断准确性和颈淋巴结转移诊断的准确率,协助确定手术范围。

4. 病理组织活检　是确诊喉癌的有效手段。有呼吸困难者,常须先行气管切开,再行活检。

(四)心理-社会状况

喉癌的确诊会给患者和家属带来极大的精神打击,喉癌的手术治疗又将会使患者丧失发音功能以及颈部遗留永久性造口,给患者的形象和心理上造成双重恶性刺激,患者和家庭成员都需要重新适应,如果适应不良,患者易产生恐惧、悲观、抑郁、社会退缩等心理社会障碍,家庭则易产生应对能力失调等障碍。

应了解患者的年龄、性别、文化层次、职业、社会职位、压力应对方式、对疾病的认知程度、经济收入、家庭人员、关系及功能等。年龄越轻,社会地位和文化层次越高的患者对术后失音和形象改变可能越难以接受。因此,应根据患者的具体情况评估患者的心态,以便协助患者选择有效的、能够接受的治疗方案,同时有利于术后心理问题的解决。

(五)治疗原则

根据喉癌的范围及扩散情况,选择合适的治疗方案,包括手术、放疗、化疗及免疫治疗等,可以根据患者的肿瘤部位、范围、分化程度和全身状况单独使用,也可联合应用综合治疗。目前多选用手术加放疗的综合治疗。

【护理诊断/问题】

1. 焦虑　与被诊断为癌症和缺乏治疗及预后的知识有关。
2. 清理呼吸道无效　与痰液黏稠、咳嗽无力和气管套管护理不当等因素有关。
3. 有窒息的危险　与肿瘤逐渐增大或并发感染出血引起喉阻塞有关。
4. 疼痛　与手术引起局部组织机械性损伤有关。
5. 语言沟通障碍:声音嘶哑或失音　与肿瘤侵犯声带致声嘶或失声有关。
6. 进食自理缺陷　与喉切除术后短期需经鼻饲管进食有关。
7. 营养失调:低于机体需要量　与营养需要量增加、机体消化功能降低、鼻饲饮食摄入不足等有关。
8. 潜在并发症:出血、感染。
9. 知识缺乏:缺乏出院后自我护理知识和技能。

【护理目标】

1. 患者焦虑程度减轻,生理和心理上舒适感增加。
2. 患者能有效咳嗽,咳出痰液。
3. 患者能描述预防窒息发生的措施,有无发生窒息。
4. 疼痛减轻或消失。
5. 患者能保持有效的沟通。
6. 患者喉切除术后能经鼻饲管进食。
7. 患者食欲、营养状况改善。
8. 患者能列举常见并发症并能识别主要早期征象,主动避免诱因,配合治疗、护理,住院期间有无出血、感染发生。
9. 患者及家属了解出院后自我护理知识和技能。

【护理措施】

手术治疗为治疗喉癌的主要手段。原则是在彻底切除癌肿的前提下，尽可能保留或重建喉的功能，提高患者的生存质量。主要分喉部分切除术及全喉切除术，喉全切除术后喉功能重建、颈淋巴结清扫术等。对于声带癌且声带运动正常者、病变<1cm 的声门上癌可行放射治疗。

1. 术前护理

(1)一般护理：指导患者做好全麻术前的准备工作，配合手术顺利进行；做好口腔的清洁和准备工作。教会患者放松技巧，如肌肉放松、缓慢深呼吸等。

(2)治疗配合：根据医嘱全身使用抗生素，增加营养摄入，提高自身免疫力。

(3)病情观察：注意观察呼吸情况；避免剧烈运动；防止上呼吸道感染；限制活动范围；必要时备好床旁气管切开包。

(4)心理护理：正确判断患者的心理承受能力，或将喉癌的诊断委婉地告诉患者，或暂时保密，以减轻或消除其恐癌心理。如需施行全喉切除术，术前应向患者和家属说明手术的必要性及术后语言沟通的替代方法，消除患者术后难以沟通和表达的疑虑，帮助患者树立战胜疾病的信心，使其接受和配合手术及其护理。

2. 术后护理

(1)一般护理

1)体位：床头抬高 30°~45°，利于术后患者呼吸和减轻水肿，同时可使头颈部轻度前倾，以减轻颈部皮肤切口缝合的张力。教会患者起床时保护头部的方法；防止剧烈咳嗽而引起疼痛加剧。

2)饮食：术中置入鼻饲管，保证鼻饲量，鼓励少量多餐。术后 24~48h 内鼻饲管用于胃肠减压，患者依靠静脉供给营养。此后，胃肠功能多恢复正常，可开始经鼻饲管注入营养。注意鼻饲饮食中各种营养的供给，包括热量、蛋白质、维生素、纤维素等。

3)语言交流障碍的护理：评估患者读写能力，术前教会患者用简单的手语与医护人员沟通，表达个体需要；对于不能读写的患者可用图片。

(2)治疗配合

1)鼻饲管末端夹紧，用无菌纱布包裹，以防污染致消化道感染。保持鼻饲管通畅，防止堵塞。

2)鼻饲管护理：①每次鼻饲前应首先确认胃饲管下端是否位于胃内，有无堵塞，如不能抽出胃液，则应调整鼻饲管的位置或注入 5~10ml 生理盐水冲洗，确认无堵塞后再给流食。②为防止堵塞，注入的流食不宜太黏稠，且每次鼻饲后应注入少量水冲洗管腔。③鼻饲管应牢固固定，防止脱出最为关键，要注意避免鼻饲管一旦脱出，重新插管时损伤喉部伤口，引起伤口出血、感染。④如伤口愈合良好，未发生咽瘘或下咽狭窄，术后 10d 可拔除鼻饲管，恢复经口进食，若发生咽瘘，鼻饲应保留至咽瘘愈合。在拔管前均要进行饮水试验，在证实无呛咳、无咽漏的情况下才能拔管。

3)疼痛的护理：评估疼痛的部位、程度，告知疼痛的原因和可能持续的时间；必要时按医嘱使用镇痛药或镇痛泵；教会患者起床时保护头部的方法；防止剧烈咳嗽而引起疼痛加剧。

4)防止呼吸道阻塞：按气管切开术后护理做好套管护理，同时帮助患者运用新的呼吸方式，使气体不从鼻进出而从颈部气管造口进出，防止遮盖或堵塞颈部造口。室内湿度保持在 55%~65%，防止气道干燥结痂。鼓励患者深呼吸和咳嗽，排出气道分泌物，保持呼吸道通畅。定时湿化吸痰，防止痰液阻塞气道。

5)防止切口感染：换药或吸痰注意无菌操作；气管内定时滴入抗生素药水；气管纱布垫潮湿或受污染后应及时更换。做好口腔护理，一周内不做吞咽动作，嘱患者有唾液及时吐出；根据医嘱全身使用抗生素，增加营养摄入，提高自身免疫力。

6）防止切口出血：切口加压包扎；吸痰动作要轻柔仔细观察敷料渗透情况、痰液性状、口腔有无大量血性分泌物、负压引流量及颜色。如有大量出血，应立即让患者平卧，迅速测量生命体征，用吸引器吸出血液，防止误吸，根据医嘱使用止血药或重新止血，必要时准备输血。

7）必要时按医嘱使用镇痛药或镇痛泵。

（3）病情观察

1）应注意观察鼻饲后反应，发生不适如腹胀、腹泻等应及时处理。

2）密切观察生命体征。术后1~2d内，伤口有发生出血的可能，气管内分泌物也较多，存在感染的危险，因此须密切观察血压、脉搏、体温和呼吸，发现情况变化，立即告知医生，及时处理。

3. 放射治疗患者的护理　喉癌放疗后容易导致呼吸困难，皮肤红肿、糜烂等，应做好患者的相应护理。

（1）呼吸困难的护理：放射治疗能使喉黏膜肿胀，使喉阻塞加重。有呼吸困难的患者应先行气管切开，然后施行放疗。已做部分喉切除术者最好在结束放疗后再行拔除气管套管，已做气管切开术患者放疗前需更换非金属性套管。

（2）皮肤护理：颈部皮肤经放疗后若有红肿、糜烂等放疗反应，应清洁后涂布抗生素油膏加以保护。

（3）心理护理：早期喉癌患者经放疗可达到治愈的目的，晚期喉癌放疗配合手术治疗能降低癌肿复发率和颈淋巴结转移率，鼓励患者树立信心，克服放疗反应，坚持完成疗程。

> 考点提示：喉癌患者的护理措施

【护理评价】

1. 患者焦虑程度有无减轻，生理和心理上舒适感有无增加。
2. 患者是否了解有效咳嗽的方式，咳出痰液。
3. 患者是否能描述预防窒息发生的措施，有无发生窒息。
4. 患者是否能正确运用减轻疼痛的技术和方法，主动配合休息、药物等治疗。
5. 患者是否能通过语言及非语言方式保持有效的沟通。
6. 患者喉切除术后是否能经鼻饲管进食，并逐步恢复正常进食。
7. 患者食欲、营养状况是否得到改善。
8. 患者是否能列举常见并发症的诱因、征象，积极配合治疗和护理，有无发生出血、感染。
9. 患者及家属是否能说出出院后自我护理知识和及掌握相关自我护理的技能。

【健康教育】

1. 禁烟酒和刺激性食物，保持大便通畅。
2. 指导患者加强身体锻炼，提高身体素质，增强机体免疫力，防止上呼吸道感染，避免剧烈运动，不去人群密集的地方；注意劳逸结合。
3. 积极治疗喉部邻近部位病变。
4. 避免接触有害粉尘等物质。
5. 加强营养，多进高蛋白、高热量、富含维生素和纤维素的食物。
6. 对患者介绍喉癌的有关知识，增强其战胜疾病的信心，保持定期随访。

案例

患者，男性，59岁。因声嘶逐渐加重1年，反复抗感染治疗无好转入院。近1个月来感声嘶进一步加重，几乎不能发音，并伴呼吸费力、吞咽困难、喉痛。近几天咳嗽时吐血性痰液。间接喉镜检查：会厌喉面根部有直径0.4cm的淡粉色肿块，表面光滑无破溃，左声带固定于近中线位。有烟酒嗜好，吸烟四十余年，每天1包，每天酒量半斤以上。颈部可扪及肿大的淋巴结。MRI检查：喉部有一肿块。患者出现恐惧、紧张心理，思想负担重，失眠、易激动和恼怒，心事重重，压抑感明显。

请问：

1. 写出该患者主要的护理诊断/问题？
2. 如何做好该患者的心理护理？

（黄笑燕）

2319 案例思路解析

2320 扫一扫，看总结

2321 扫一扫，测一测

2322 教学课件

第二十四章　口腔疾病患者的护理

第一节　概　　述

扫一扫，自学汇

学习目标

1. 掌握口腔疾病患者的评估方法和内容、常用诊疗技术的护理配合。
2. 熟悉口腔检查和常用诊疗技术的操作方法。
3. 了解口腔疾病患者的常见心理-社会问题。
4. 能对口腔疾病患者进行护理评估并书写护理文书，能配合医生实施常用诊疗技术。
5. 具有严谨求实的工作态度，尊重患者的身心需求，体现出护士的爱伤精神和人文关怀。

一、口腔疾病患者的评估

口腔科护理工作的主要对象是口腔科患者，护理工作首先应从整体上了解患者情况，掌握口腔疾病的基本特征，才能更好地开展口腔护理工作。评估时，不仅要了解患者的身体状况，还要关心患者的心理、社会、文化、经济等情况，并通过系统的专科检查，掌握患者口腔卫生及健康状况，收集到完整、可靠的临床资料，对患者进行全面、整体、系统和动态的评估，才能为护理活动提供可靠的依据。

（一）健康史

详细询问患者吸烟史、过敏史、遗传史，口腔局部健康情况如有无口腔溃疡、牙龈出血、龋齿，牙外伤史等，了解患者过去的健康状况。

（二）身体状况

1. 口腔检查

（1）唇：检查唇部皮肤及黏膜的色泽、形态、运动，有无肿胀、疱疹、脱屑、皲裂、色素沉着、白斑及增生物，口角有无糜烂等。

（2）颊：检查颊部的色泽、对称性，有无肿胀、压痛、感觉障碍、过敏及瘘管；颊黏膜色、形、质改变；腮腺导管乳头有无充血、水肿、溢脓及触痛等。

（3）牙龈：注意牙龈组织色、形、质的改变及有无出血、红肿、增生、萎缩、溃疡、坏死、窦道等。

(4)系带:检查系带数目、形状、位置及附着情况,对牙位置及口腔功能有无影响。

(5)腭:观察有无畸形、缺损、肿块、充血、溃疡、假膜及黏膜角化等异常变化。

(6)舌:注意舌苔颜色、舌乳头有无充血、舌背有无裂纹、舌的运动及感觉功能有无异常。

(7)口底:主要检查舌系带是否过短、颌下腺和舌下腺导管口有无红肿、异常分泌物,口底有无肿胀及包块。

(8)涎腺:重点检查腮腺、颌下腺和舌下腺,查看腺体形态、大小、分泌物情况,两侧是否对称、有无肿块、结石、红肿溢脓等。

2. 牙齿检查

(1)视诊:检查牙齿的数目、形态、排列、牙体牙周及上下牙列咬合关系等。

(2)探诊:用牙科探针或镊子探查有无龋齿、牙髓的反应、充填体密合度;牙周袋深度、牙龈出血及龈下牙石的分布、瘘管的方向。

(3)叩诊:用口镜或镊子柄叩击牙齿,检查牙周膜的炎症反应程度。

(4)触诊:可用手指按压牙龈,观察有无压痛、波动感、溢脓等。

(5)牙齿松动度的检查:前牙用牙科镊子夹住牙冠做唇舌向摇动,后牙可用镊子尖并起后放于𬌗面的中央窝作颊舌向就近远中向摇动。松动程度可分为3度。

Ⅰ度松动:牙齿唇(颊)舌向松动,松动度<1mm。

Ⅱ度松动:牙齿唇(颊)舌向及近远中向均松动,松动度1~2mm。

Ⅲ度松动:牙齿唇(颊)舌向、近远中向及垂直向均松动,松动度>2mm。

3. 颌面部检查　主要观察患者的表情、意识、神态、面部外形与色泽、有无缺损或畸形及其部位、范围等。此外,应检查张口度,即测量最大张口时上、下切牙切缘间距离,或用手指宽度表示。

(1)轻度张口受限:上、下切牙切缘间距离可置入二横指,为2~3cm。

(2)中度张口受限:上、下切牙切缘间距离可置入一横指,为1~2cm。

(3)重度张口受限:上、下切牙切缘间距离不足一横指,小于1cm。

(4)张口过大:张口度超过4.5cm。

4. 颞下颌关节检查　观察颌面部两侧的颞下颌关节对称性、协调性。关节活动度、咀嚼肌、下颌运动情况和关系。

5. 口腔科患者常见症状、体征评估

(1)牙痛:牙痛是口腔科最常见的症状之一,疼痛特点主要是自发性疼痛、激发痛和咬合痛。引起牙痛的原因如下:

1)牙源性疼痛:牙体、牙髓疾病,牙周组织疾病。

2)非牙源性疼痛:邻近组织炎症,颌骨肿瘤侵犯或压迫神经。

3)全身疾病:神经精神性疾病、某些全身疾病的影响。如心绞痛引起的心源性牙痛。

(2)口臭:是指口腔内有异常的气味,很多疾病均可出现该症状。常见原因如下。

1)口腔卫生不良:牙垢、牙石过多。

2)口腔疾病:患有龋齿、牙龈炎、牙周炎、口腔黏膜病等。

3)鼻咽部疾病:如萎缩性鼻炎、鼻旁窦炎、化脓性扁桃体炎。

4)全身性疾病:如消化系统疾病、呼吸系统疾病、糖尿病、尿毒症等。

5)其他:如金属铅、汞和有机物中毒的患者。吸烟、饮酒、喝咖啡以及经常吃葱、蒜、韭菜等辛辣刺激食品。

(3)牙龈出血。

1)全身性原因:如维生素 C 缺乏症(坏血病)、过敏性紫癜、血小板减少症、白血病、血友病、脾功能亢进及慢性肝脏疾病等。

2)局部原因:是牙龈出血的最常见原因,如牙龈炎、牙周病、牙龈肿瘤、牙龈损伤等。

(4)牙齿松动:正常情况下,牙齿有约 1mm 以内的生理活动度,超出此范围为病理性,常见原因有牙周病、根尖周炎、牙外伤和𬌗创伤、颌骨骨髓炎和恶性肿瘤。

(5)张口受限:正常张口度 3.7~4.5cm,不能达到正常张口度者,均可称为张口受限。凡能累及颞下颌关节或闭口肌群炎症、恶性肿瘤和破伤风等都可引起张口受限;颌骨骨折、颞下颌关节损伤或强直也可引起张口受限。

(6)牙齿着色和变色:正常牙齿呈黄白色或灰白色,有光泽。

1)牙齿着色:外源性的色素沉着于牙体表面,如黑色、褐色等。

2)牙齿变色:个别牙变色多由牙外伤致牙髓坏死或牙髓使用失活剂治疗后,牙体内源性着色引起。全口牙齿变色多由牙齿发育期间全身疾病和环境的影响而致,如四环素牙、氟斑牙。

> **考点提示:** 口腔疾病患者的评估

(三)辅助检查

1. 牙髓活力检查 测定牙髓生活状况,常用方法有温度和电流测试。在正常情况下,牙髓对 20~50℃的温度刺激不发生反应。当牙髓炎症时反应敏感,而牙髓变性或坏死时,反应迟钝或消失。温度试验法是以冷、热刺激检查牙髓反应。冷试验时多用氯乙烷或冰,热试验可用烤热的牙胶或蘸以 50~60℃热水的棉球接触牙面,观察反应。电流测试法是用电活力试验器对牙齿进行电刺激,检查牙髓反应。总之,无论温度试验或电流试验,只能说明牙髓活力状况,不能反映牙髓的病变性质。

2. X 线检查 主要用于牙体、牙周、关节、涎腺等疾病的检查,对牙齿和颌骨病变的诊断和疗效的观察有重要意义。有透视和照片两种方式。照片法有口内片、口外片及造影等。口内片多用于牙体、牙周和颌骨局限性病变的检查,如龋坏、尖周和牙周病变、根尖周囊肿、阻生牙及先天缺牙等;口外片多用于颌骨肿瘤、骨折、大的囊肿及骨髓炎等病变的检查;造影多用于涎腺疾病的检查。根据病情的需要,可行口腔曲面断层全景摄影、口腔颌面 CT 检查等。

3. 局部麻醉检查法 用 2%利多卡因阻滞麻醉以确定三叉神经痛是哪一支,以协助牙髓炎患牙的定位。

4. 其他 穿刺检查、活体组织检查、细胞学检查、𬌗力测定、实验室检查、超声检查等。

(四)心理-社会状况

口腔常见病多为慢性进行性疾病,如龋病、牙周病等,早期无明显的自觉症状,往往被忽视而未能及时就诊,从而加重了咀嚼器官的损害。随着人们生活水平的提高,保健意识增强,患者对口腔健康的要求不仅是牙体结构和功能的完好,还要有外形美观与社交的自信等。口腔颌面部损伤、先天性唇腭裂患者常会有自卑感、社交障碍,易造成患者性格内向、孤僻。正畸治疗过程的不适及美观上的不足会对患者的社交活动及心理造成影响。

二、口腔疾病常见诊疗技术与护理

(一)牙龈按摩法

【适应证】

患有牙龈及牙周病等患者。

【用物准备】

无菌乳胶手套或锥形橡皮尖按摩器。

【操作过程】

1. 操作前洗手，并核对患者，准确无误后方可执行。

2. 患者刷牙或漱口后，在治疗椅上取仰卧位。

3. 口外按摩　用右手示指放在牙龈相应的面部皮肤，按于每个牙龈的部位，轻轻上下按摩，也可小圆旋转地按摩大约5min。

4. 口内按摩　操作者戴无菌乳胶手套，用拇、示指分别置于牙齿的唇（颊）、舌（腭）侧牙龈上，稍用力按摩，并慢慢地由牙根方向移向牙冠，再由牙龈水平方向前后按摩大约5min。

5. 工具按摩　使用锥形橡皮尖按摩器，将橡皮尖以45°角放入牙间隙，尖端朝向牙合面，顺着牙龈乳头正常的外形，做旋转运动，反复按摩数次。

6. 操作后洗手，处理用物。

【护理】

未做牙周洁治术的牙龈炎和牙周炎的患者，建议暂不做牙龈按摩。

（二）粘固粉调拌技术

【适应证】

窝洞垫底或充填、修复体粘固时使用。

【用物准备】

调拌板、调拌刀、充填器、治疗巾，相应的调拌材料、75%酒精棉球。

【操作过程】

1. 检查材料的有效期、颜色、品质。

2. 根据需要按粉液比例取出并放置在调拌板上，两者距离3~4cm。

3. 一手固定调拌板，另一手握持调拌刀，将粉末逐次加入液体中，以同一方向匀速旋转推开、材料收拢再次旋转推开至调成所需性状。

4. 收拢材料，用合适的器械取适量传递给医生。

5. 操作后整理用物　回收可复用器械、分类放置，密闭保湿暂存。

【护理】

1. 取粉前应将装粉剂的瓶摇松。

2. 液剂宜充分排气后垂直滴出。

3. 粉液比例恰当，注意调拌方法、时间、质量。

4. 操作过程遵循无菌原则。

（三）四手操作法

【适应证】

接受口腔治疗的患者。

【用物准备】

1. 治疗单位需要有一定空间，面积约$9m^2$。

2. 牙科综合治疗椅。

3. 医生、护士专用座椅。

4. 多层四轮活动平台车。

【操作过程】

1. 医生体位 医生的眼与患者口腔距离为36~46cm。眼睛与患者口腔的连线与纵轴垂直线呈20°~30°。工作区位于时钟7~12点。

2. 护士体位 护士面对医生，座位比医生高10~15cm，双脚放在座椅底盘脚踏上，座椅扶手位于肋下区，维持舒适的平衡工作位置。髋部与患者肩部平齐，大腿与地面平行。左腿靠近综合治疗椅并与其边缘平行，座椅前缘应位于患者口腔的水平线上，并尽可能靠近患者，以便与医生传递及交换器械和材料，减少其在精神、身体上的疲劳。工作区位于时钟2~4点，通常多选时钟3点。

3. 患者体位 患者采用舒适的仰卧位，综合治疗椅的靠背呈水平位或抬高7°~15°，脊柱完全放松，头部位置舒适。当医生的头部和眼睛向前倾斜时，患者的口腔应在医生眼睛的正下方，患者的上颌牙合平面平行于医生的身体，下颌牙合平面与医生的面部相对，头部与心脏平位，下肢完全放松，头部必须靠于头托端部。

4. 器械的传递 临床上最常用的方法是握笔式直接传递法，护士以左手的拇指、示指、中指握持器械的非工作末端传递器械，医生的拇指和示指以握笔方式接过器械。医生从患者口中拿出器械时，护士左手保持在传递区，准备接过用完器械的非工作端。

5. 器械的交换 临床上最常用的方法是平行器械交换法，即护士以左手拇指、示指及中指递送消毒好的器械，握持非工作端。在传递区传递时，确保器械与医生手中待交换的器械平行，用左手无名指和小指接过使用后的器械，将其勾回手掌中。使用过的器械放回原处。

6. 吸引器的使用 护士应根据对抗阻力的大小选择合适的握持方式，吸净口腔内的水雾、碎屑及唾液，保持术野清晰，可辅助牵拉、推开口内软组织，减少高速牙科手机、超声波等产生的细菌气溶胶。

7. 操作后，按要求处理用物和消毒综合治疗椅。

【护理】

1. 传递过程注意事项

(1)禁止在患者头面部传递器械，以确保患者安全。

(2)传递器械时要注意器械握持的部位和方法，准确无误，保证无污染，无碰撞。

(3)器械的传递尽可能靠近患者的口腔。

(4)传递时注意勿被锐利部位，如刀锋、针尖等刺伤。

2. 交换过程注意事项

(1)护士应提前了解病情和治疗程序，准确、及时交换医生所需器械。

(2)当医生治疗结束后，器械离开患者口腔2cm左右时，护士应及时准备交换下一步治疗所需器械。

(3)器械的交换应平行进行，握持部位及方法正确，尤其对锐利器械要格外注意，防止划伤患者面部。

3. 使用吸引器时注意事项

(1)掌握口腔内不同部位治疗时吸引器放置的位置和操作要领。

(2)注意规范性操作，勿紧贴黏膜，避免损伤黏膜和封闭管口。

(3)牵拉软组织时动作轻柔。

(4)吸引器应避免放入患者口内敏感区如软腭、咽部等，以免引起患者恶心。

（四）口腔冲洗法

【适应证】

清醒、有一定的吞咽功能、能够合作与耐受的术后患者。

【用物准备】

吸痰盅1~2个,吸痰管1根,输液器1个,口镜1个,棉签数根,手电筒,治疗巾,口腔冲洗液1瓶,输液装置1套,负压吸引装置1套等。

【操作过程】

1. 携用物至患者床旁,核对后向患者解释口腔冲洗目的。
2. 检查负压吸引装置是否通畅,并调节好压力,一般为0.04~0.06MPa。
3. 抬高床头30°,协助患者仰卧,头偏向一侧,面向护士,便于分泌物及多余漱口液流出。
4. 取治疗巾围于患者颈下,口角旁置弯盘。
5. 口唇干燥者,应先用温水湿润患者嘴唇。
6. 用口镜轻轻拉开患者口角,护士一手开手电筒,一手用口镜,观察口腔卫生状况和黏膜情况。
7. 漱口液瓶标注患者名字、床号、用途、开瓶日期和时间,开瓶后24h更换,以免被污染。
8. 漱口液瓶上套网兜,插输液器于漱口液瓶中,挂输液架上,关闭输液开关。
9. 剪去输液器过滤器,去除输液器头皮针,保证冲洗水流量和防止头皮针误伤患者。
10. 吸痰管连接负压吸引装置。
11. 嘱患者张口,操作者打开输液管开关,一手持输液管,并将输液管出水端靠近口腔冲洗的部位,另一手持吸痰管配合冲洗,边冲边吸。
12. 具体操作程序与口腔护理同。冲洗完毕,观察口腔状况。
13. 根据口唇情况,将液状石蜡、金霉素眼膏或唇膏轻轻涂在口唇上。
14. 操作完毕后,按照要求整理用物,并及时处理。

【护理】

1. 冲洗出的污水或分泌物及时吸出,避免患者发生误吸。
2. 同时保持口腔外敷料不被浸湿。
3. 对于有血液传染性疾病的患者,必要时护士戴PE手套。
4. 操作过程中动作应轻柔,防止损伤黏膜及牙龈。
5. 根据冲洗部位调整冲洗力量。
6. 冲洗力量的大小可通过升降输液架高低或控制输液开关进行调节。每次冲洗液不能低于250ml,冲洗次数一般每天2~3次。

考点提示: 口腔疾病常见诊疗技术的护理

2402
案例思路解析

案例

患者,男性,37岁。在家照镜子时,发现左下后牙有一小洞,于是到医院就诊。喝冷饮时,牙齿感酸痛不适。辅助检查:牙髓活力测试,冷热测试无异常;X线检查可见深及牙本质中层的龋损。

请问:

1. 如何做好该患者的护理评估?
2. 如何协助医生做好辅助检查?

2403
扫一扫,看总结

2404
扫一扫,测一测

(黄笑燕)

扫一扫，自学汇

第二节　牙龈炎患者的护理

学习目标

1. 掌握牙龈炎患者的身体状况、护理诊断/问题、护理措施。
2. 熟悉牙龈炎的病因。
3. 了解牙龈炎的主要实验室及其他检查、治疗要点。
4. 能按护理程序对牙龈炎患者实施正确的护理措施。
5. 具有严谨求实的工作态度，尊重患者的身心需求，体现出护士的爱伤精神和人文关怀。

导入情景

患者，女性，25岁。独自走进诊室，用手遮掩口腔，稍远离医生，诉刷牙及咬苹果时牙龈有出血，家人及周围朋友都说她口气重，口腔有异味，遂来医院就诊。

工作任务：

1. 刘女士可能的临床诊断和护理诊断/问题是什么？
2. 护士应为刘女士提供哪些护理措施？

牙龈炎（gingivitis）是指炎症只局限于牙龈，包括龈乳头和龈缘，严重时可累及附着龈。牙龈炎如病因不能及时去除，炎症不能得到控制，可发展为牙周炎。

局部因素如牙菌斑、牙石、牙垢、食物嵌塞、不良修复体和牙颈部龋的刺激等是发病的常见原因。另外，还与患者全身易感因素有关，如遗传、吞噬细胞数目减少或功能缺陷、营养代谢障碍、内分泌失调、精神因素等。其菌斑微生物是始动因子。

【护理评估】

（一）健康史

1. 了解患者口腔卫生及饮食不良习惯，如有无按时刷牙、刷牙方法是否正确、是否喜食甜食等情况。

2. 了解患者有无牙齿排列不齐、有无不良修复体等。

3. 了解患者有无营养不良、内分泌疾病、糖尿病、家族史，女性有无妊娠等。

（二）身体状况

早期症状一般不明显，刷牙或咀嚼时牙龈易出血。口腔检查发现患牙颈部有多量牙垢、牙石沉积，伴有口臭，牙龈充血、肿胀，呈暗红色，质地松软，局部点彩消失，探诊时易出血。严重时牙龈增生形成假性牙周袋，袋内可有炎性分泌物，但无附着丧失、牙槽骨吸收、牙齿松动（彩图24-1）。

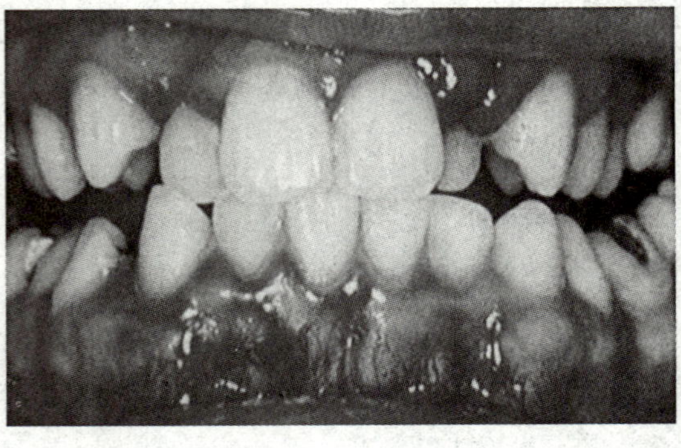

图 24-1　慢性龈炎

（三）实验室及其他检查

X线检查无牙槽骨吸引。

考点提示：牙龈炎患者的身体状况

（四）心理-社会状况

牙龈炎患者平时无明显症状，因此一般不太重视，常不及时就诊，延误治疗。也有部分患者因牙龈出血，担心自己患有白血病等。由于有牙石、口臭，影响患者的社交活动而产生自卑感。

（五）治疗要点

去除病因；局部放药或含漱；保持口腔卫生，养成良好习惯；龈上洁治术和龈下刮治术。增生明显，经上述治疗无效可手术切除增生牙龈。

【护理诊断/问题】

1. 口腔黏膜受损　与牙龈组织炎症有关。
2. 体象紊乱　与牙石、口臭等有关。
3. 知识缺乏：缺乏口腔卫生保健知识及牙周病防治知识。

【护理目标】

1. 患者牙龈炎症消退，受损牙龈得到预期修复。
2. 患者无牙石、口臭等情况，恢复自信，有良好的社交形象。
3. 患者及家属了解口腔卫生保健知识及牙周病防治知识。

【护理措施】

1. 一般护理　饮食中应注意增加营养，多食新鲜蔬菜和水果以补充维生素A和维生素C，尽量少吃糖果和甜食，避免进食辛辣食物。保持口腔卫生，每天坚持刷牙，进食完应立即漱口，也可用淡盐水漱口，每天3次。定期进行口腔检查，约半年1次。尽早矫正牙齿排列不齐，改善咬合关系。有不良修复体者要尽早去除，重新做修复治疗。

2. 病情观察　注意观察口腔卫生状况，有无牙石、软垢，有无牙龈红肿、出血等。

3. 用药护理　嘱患者局部可用3%过氧化氢液含漱，也可用氯己定等漱口剂含漱，每天3次，炎症局部用干棉棒吸干后内放碘甘油，每天1次。

4. 治疗配合　龈上洁治术和龈下刮治术为彻底刮除龈上、龈下的牙石和菌斑，是治疗牙周病的基本手段，是清除牙石、牙垢及菌斑的最有效方法，一般约3个月或半年洁牙一次。在操作中应积极协助医生，做好以下工作：

（1）术前准备：常规检查血常规和出、凝血时间等，了解患者全身情况，如有异常，应及时通知医生；准备好洁治术所需器械和用物（超声波洁牙机、消毒好的洁治器、低速手机、橡皮杯等），注意无菌操作；嘱患者用0.1%氯己定溶液含漱1min。

（2）术中配合：①调好椅位和灯光。②在操作过程中应及时传递和整理手术器械。③协助牵拉口角、吸引冲洗液、止血等操作。④牙石去净后用橡皮杯蘸磨光粉打磨牙面，完毕后用3%过氧化氢和生理盐水交替冲洗口腔，并擦干局部，再向龈沟内涂碘甘油。

5. 心理护理　详细解释治疗目的和方法，消除患者对洁治术的一些错误认识，争取患者积极配合治疗。

考点提示：牙龈炎患者的护理措施

【护理评价】

1. 患者牙龈炎症是否消退，受损牙龈是否得到预期修复，患者口腔黏膜有无受损。
2. 患者有无牙石、口臭等情况，是否恢复自信。

3. 患者是否能说出口腔卫生保健知识及牙周病防治知识。

【健康教育】

1. 加强口腔保健的卫生宣教，使患者认识到口腔卫生状况与牙龈炎关系密切。指导患者正确合理的刷牙和漱口方法，以及牙线及牙签的正确使用。宣传早、晚刷牙和饭后漱口的重要性，养成良好的卫生习惯。

2406
案例思路解析

2. 让患者了解牙龈炎是可以预防的，关键是要彻底清洁牙菌斑。牙龈炎要及时合理治疗，如不重视可发展为牙周炎。

3. 告知患者经过合理的治疗、护理，牙龈炎症和出血可渐消退，口臭症状可得到改善。

2407
扫一扫，看总结

案例

患者，男性。5个月前发现牙龈边缘逐渐红肿，最近晨起刷牙出血。检查可见患者牙龈红肿，探诊出血。

请问：

1. 对患有该类疾病的患者，护士应该实施哪些护理措施？
2. 应如何向该患者宣教疾病防治知识？

2408
扫一扫，测一测

（黄笑燕）

第三节 牙周炎患者的护理

2409
扫一扫，自学汇

学习目标

1. 掌握牙周炎患者的身体状况、护理诊断/问题及护理措施。
2. 熟悉牙周炎的病因。
3. 了解牙周炎的实验室及其他检查、治疗要点。
4. 能按护理程序对牙周炎患者实施正确的护理措施。
5. 具有严谨求实的工作态度，尊重患者的身心需求，体现出护士的爱伤精神和人文关怀。

导入情景

患者，女性，54岁。诉近2个月刷牙进食时牙龈出血，自觉口臭，牙肉水肿，牙齿松动，咬东西无力，影响进食，遂来口腔科就诊。X片显示：牙槽呈水平式吸收，牙周膜间隙增宽，硬骨板模糊，骨小梁疏松等。

工作任务：

1. 该患者可能的临床诊断是什么？
2. 护士应提供哪些主要护理措施？

牙周炎(periodontitis)是由牙菌斑中的微生物所引起的牙周支持组织的慢性感染性疾病,导致牙周组织的炎症、牙周袋形成、进行性附着丧失和牙槽骨吸收,最后可致牙松动至脱落。

牙周病的病因与牙龈炎病因基本相同。菌斑中的微生物是引发牙周炎的始动因子,凡是能加重菌斑滞留的因素,如牙石、不良修复体、食物嵌塞、牙排列不齐、牙齿解剖形态异常等,均可成为牙周炎的局部促发因素,加速和加重牙周炎的进展。某些全身性疾病也对牙周炎造成负面影响,如糖尿病、遗传等。牙周炎是多因素疾病,宿主对细菌攻击的反应是决定牙周炎发生与发展的必要因素。

考点提示:牙周炎的病因

【护理评估】

(一)健康史

1. 了解患者有无局部因素　如有无按时刷牙、刷牙方法不当、有无牙齿排列不齐、有无不良修复体等。

2. 了解全身状况　患者有无营养不良、内分泌疾病、糖尿病、女性是否妊娠等。

(二)身体状况

牙周炎时,除有牙龈红肿、出血外,由于牙周膜被破坏和牙槽骨吸收,有牙周袋形成,牙周袋内的炎症渗出物排不出不畅,则会有牙周脓肿形成,轻压可有脓液溢出。若牙周膜破坏,牙槽骨吸收,牙齿失去支持组织,牙齿松动,咀嚼无力或疼痛,最终造成牙齿脱落。X 线摄片检查可见牙槽骨破坏和吸收(彩图 24-2)。

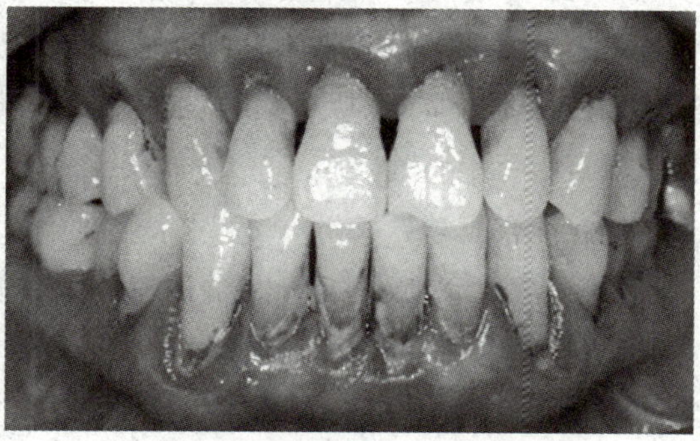

图 24-2　慢性牙周炎

(三)实验室及其他检查

X 线片显示牙槽骨呈水平式吸收,牙周膜间隙增宽,硬骨板模糊,骨小梁疏松等。

考点提示:牙周炎患者的身体状况

(四)心理-社会状况

牙周炎患者当出现牙齿松动、牙周溢脓,严重影响咀嚼能力时,患者会出现焦虑,担心会有牙齿脱离和需要拔牙。由于有严重口臭、牙齿松动、脱落,影响患者的社交活动而产生自卑感。

(五)治疗要点

保持口腔卫生,养成良好习惯;全身、局部使用抗生素;消除局部致病因素,定期行龈上洁治术和龈下刮治术;牙周袋的处理包括局部冲洗、上药,脓肿切开引流,必要时行牙龈切除术或牙龈翻瓣术(牙龈切除术是用外科手术切除增生肥大的牙龈组织,重新建立新的龈缘和正常龈沟;牙龈翻瓣术是把黏膜与其下层组织分离,暴露病变区,彻底消除病理组织至根面光滑后,再将龈瓣复位缝合)。牙周夹板固定松牙,无保留价值者可拔除。

考点提示:牙周炎患者的治疗要点

【护理诊断/问题】

1. 口腔黏膜受损　与牙龈红肿、牙周袋形成有关。

2. 体象紊乱　与牙石、口臭、牙齿松动、脱落有关。

3. 知识缺乏:缺乏口腔卫生保健知识及牙周病防治知识。

4. 焦虑 与担心牙齿脱落或需要拔牙有关。

【护理目标】

1. 患者牙龈炎症消退,受损牙周组织得到预期修复。

2. 患者无牙石、口臭等,恢复自信,有良好的社交形象。

3. 患者及家属了解口腔卫生保健知识及牙周病防治知识。

4. 患者焦虑程度减轻,生理和心理上舒适感有所增加。

【护理措施】

1. 一般护理 除同牙龈炎的护理外,注意避免咬硬物加重牙周损害。

2. 病情观察 观察患者有无牙龈红肿、出血,口臭、牙石、软垢,有无牙周袋形成、牙周袋溢脓等。

3. 用药护理 按时服用抗生素或其他药物,全身用药首选甲硝唑250mg,每天4次,口服,也可选用螺旋霉素。维生素C 0.2g,每天3次,口服。注意观察副作用及疗效。局部可用3%过氧化氢液冲洗牙周袋,吸干后再在袋内涂以碘甘油,每天1次,也可用氯己定等漱口剂含漱,每天3次。

4. 治疗配合

(1)龈上洁治术和龈下刮治术的护理:同牙龈炎。

(2)消除牙周袋手术护理:牙周炎患者经保守疗法无效者,可手术消除牙周袋,施行牙龈切除术或牙龈翻瓣术。

1)术前准备:备好手术器械,包括牙周探针、手术刀、骨膜分离器、刮治器、小骨锉、弯头尖剪刀、缝针和缝线、持针器、消毒药品、无菌包、注射器、麻醉药等。

2)术中护理:①嘱患者用0.1%氯己定液漱口,用75%酒精消毒口周皮肤,铺消毒巾。②备局麻药。③协助医生保持视野清晰,如牵拉口角、协助止血,及时传递手术器械,用生理盐水冲洗创面,用吸引器吸去冲洗液,用纱球拭干术区等。④协助剪线,调拌牙周塞制剂,将其搓成长条形,置于创面,用棉签蘸水轻轻加压,保护创面。

3)术后护理:嘱患者注意保护创面,24h不能漱口刷牙,进软食,术后5~7d拆线,6周内勿探测牙周袋。

(3)松动牙齿的护理:协助医生固定松动牙齿,但对于Ⅲ度松动、无保留价值的牙齿应予以拔除。

> **考点提示:** 牙周炎患者的护理措施

5. 心理护理 耐心做好解释工作,消除焦虑情绪,使患者能正确对待此病,积极配合治疗。

【护理评价】

1. 患者牙龈炎症消退,受损牙周组织得到预期修复,患者口腔黏膜无受损。

2. 患者无牙石、口臭等情况,主诉自我形象良好。

3. 患者能说出口腔卫生保健知识及牙周病防治知识。

4. 患者能认识到焦虑所引起的不良影响,并能够运用适当的应对技术,焦虑程度减轻,舒适感有所增加。

【健康教育】

1. 对牙周病患者要特别强调保持口腔卫生清洁的重要性,患者要坚持良好的自我菌斑控制,除早晚刷牙外，午饭后应增加一次，每次不得少于3min。

2. 让患者了解牙周病的危害性，定期检查和及时治疗，争取早发现、早治疗，及早恢复健康，提高生活质量。

3. 经常进行牙龈按摩，每日做叩齿运动。

案例

一位55岁的男性患者因发现左上后牙松动明显，前来就诊。自述有30年的吸烟史，曾有2颗牙齿不明原因松动、脱落，脱落时牙体无破损，形态完整。

请问：

1. 分析该患者牙齿松动的原因。
2. 提供正确的护理措施。

（黄笑燕）

第四节　牙髓炎患者的护理

学习目标

1. 掌握牙髓炎的护理评估、护理诊断/问题和护理措施。
2. 熟悉牙髓炎的病因。
3. 了解牙髓炎的实验室及其他检查、治疗要点。
4. 能按护理程序对牙髓炎患者实施正确的护理措施。
5. 具有严谨求实的工作态度，尊重患者的身心需求，体现出护士的爱伤精神和人文关怀。

导入情景

患者，男性。2个月前发现右上倒数第二颗后牙面有个小洞，遇冷热刺激或嵌塞食物时，疼痛逐渐加重，疼痛时间逐渐延长。2d前，突然出现右上后牙阵发性、自发性剧烈疼痛，疼痛向一侧面部放射性扩散，夜间疼痛加重，无法入睡，患者不能确定具体是哪颗牙痛。

工作任务：

1. 分析患者牙齿疼痛的原因。
2. 提供正确的护理措施。

牙髓炎（pulpitis）是指发生在牙髓组织的炎症，以血管扩张、充血为主要病理表现，相关病因有细菌感染、物理和化学因素的刺激及免疫反应等。临床上细菌感染是最主要的致病因素，主要致病菌为厌氧菌；主要感染途径有牙本质小管或牙髓暴露、牙周途径和血源性感染。

2410 案例思路解析

2411 扫一扫，看总结

2412 扫一扫，测一测

2413 扫一扫，自学汇

【护理评估】

(一)健康史

询问患者有无全身性系统疾病(心血管疾病、血液病、内分泌系统疾病、传染性疾病等),有无家族性遗传病史和过敏史;询问发病疼痛时的症状特点和诊疗经过,了解有无其他并发症。

(二)身体状况

1. 急性牙髓炎　发病急,疼痛剧烈。疼痛特点为自发性、阵发性、放射性剧痛,疼痛不能定位,夜间痛明显,温度刺激疼痛加剧。患牙常有深的龋洞或其他牙体硬组织疾患,探痛明显。

2. 慢性牙髓炎　疼痛常为隐痛、钝痛或胀痛。疼痛特点为间歇发作,无自发性剧痛,疼痛能定位,温度刺激或食物嵌入龋洞可产生较剧烈疼痛,叩痛(+)。患牙常有深的龋洞或已穿髓,有时可见龋洞内有增生型牙髓息肉。

> 考点提示:牙髓炎患者的身体状况

(三)实验室及其他检查

1. X线检查　协助了解髓腔形态和根管治疗情况。

2. 温度刺激试验、牙髓活力测试　协助患牙定位。

(四)心理-社会状况

牙髓炎发作时,出现不同程度的疼痛,尤其是夜间痛明显,难以入睡,影响进食和睡眠而产生烦躁、恐惧、焦虑等心理,求治及根治愿望迫切。护士应考虑患者的感受,合理安排时间,尽早缓解疼痛。

(五)治疗要点

应急处理包括局麻下开髓减压、药物止痛以及针灸止痛等,开髓减压是止痛最有效的方法;保存牙髓治疗包括直接盖髓术和活髓切断术;保存牙体治疗包括干髓术、塑化治疗术和根管治疗术。

【护理诊断/问题】

1. 疼痛　与牙髓感染引起血管扩张和渗出物增多,髓腔内压力增大有关。

> 考点提示:牙髓炎患者的治疗要点

2. 睡眠型态紊乱　与疼痛有关。

3. 焦虑　与疼痛反复发作有关。

4. 知识缺乏:缺乏有关急性牙髓炎早期防治的知识。

【护理目标】

1. 患者主诉疼痛程度减轻或消失。

2. 患者疼痛缓解,睡眠恢复正常。

3. 患者焦虑程度减轻,生理和心理上舒适感有所增加。

4. 患者及家属了解有关急性牙髓炎早期防治的知识。

【护理措施】

1. 一般护理　协助患者坐于综合治疗椅上,根据患牙情况调整椅位及灯光,打开一次性治疗盘,系好治疗巾。

2. 病情观察　观察有无龋坏以及龋坏的位置、深浅、是否漏髓;观察有无牙周袋;有无充填体,以及患者的疼痛情况等。

3. 治疗配合

(1)开髓减压:根据医嘱备好麻醉药、温热生理盐水、丁香油、棉球、快速涡轮钻手机、车针等,协助医生在局麻下开髓后，用温热生理盐水冲洗髓腔，将丁香油棉球置于龋洞内。嘱患者 3～5d 后复诊。

（2）药物止痛：协助医生用丁香油、樟脑酚、牙痛水棉球置于龋洞，同时嘱患者口服镇痛类药物，可暂时止痛。

4. 保存牙髓治疗的护理　牙痛缓解后，应行专科治疗。对年轻恒牙或炎症只波及部分冠髓，常做直接盖髓术（保留全部活髓）或活髓切断术（只保留根髓）。术前护士应准备好各种开髓器械、挖器、消毒剂、棉球、氢氧化钙糊剂，抽取温热生理盐水，调拌氧化锌丁香油作暂封剂。嘱患者 10～14d 后复诊。

5. 保存牙体治疗的护理　无条件保存活髓的牙齿可视不同情况行干髓术、塑化治疗术或根管治疗术。若治疗效果不良或病牙无保留价值者可予以拔除。术前护士向患者说明治疗方式，备好器械及药物，准备失活剂。

> **考点提示：**牙髓炎患者的护理措施

6. 心理护理　稳定患者情绪，解释钻牙的目的，消除患者的紧张情绪以取得患者的合作。

【护理评价】

1. 患者是否能正确运用减轻疼痛的技术和方法，主动配合休息、药物等治疗。
2. 患者疼痛是否缓解，睡眠是否恢复正常。
3. 患者是否能认识到焦虑所引起的不良影响，焦虑有无减轻，舒适感有无增加。
4. 患者是否能说出有关急性牙髓炎早期防治的知识。

【健康教育】

1. 向患者及家属介绍急性牙髓炎止痛方法、防治方法等相关知识。
2. 让患者了解急性牙髓炎若不及时治疗，可发展为根尖周炎，可致牙齿松动脱落。如果及时发现并给予正确处理，则可保留牙体或活髓。
3. 养成早晚刷牙的良好习惯，以保持口腔卫生，预防为主，做到早发现、早治疗。
4. 给予干髓术、塑化治疗术或根管治疗术的牙齿会变脆易折，后牙建议做冠修复。

案例

患者，男，42 岁。一大早捂着脸急匆匆走进口腔科，表情痛苦，主诉这几天牙痛，每天痛两三次，每次持续数分钟。昨晚因牙痛难以入眠，从睡眠中痛醒。牙髓活力测试冷热测试疼痛剧烈且持续时间较长。

请问：

1. 该患者可能的护理诊断/问题是什么？
2. 护士应为该患者提供哪些护理措施？

（黄笑燕）

2414 案例思路解析

2415 扫一扫，看总结

2416 扫一扫，测一测

2417 教学课件

第二十五章　皮肤疾病患者的护理

第一节　概　　述

扫一扫，自学汇

学习目标

1. 掌握皮肤疾病患者的评估方法和内容、常用诊疗技术的护理配合。

2. 熟悉皮肤科检查和常用诊疗技术的操作方法。

3. 了解皮肤疾病患者的常见心理-社会问题。

4. 能对皮肤疾病患者进行护理评估并书写护理文书，能配合医生实施常用诊疗技术。

5. 具有严谨求实的工作态度，尊重皮肤疾病患者的身心需求，体现出护士的爱伤精神和人文关怀。

一、皮肤疾病患者的评估

（一）健康史

1. 一般资料　询问患者的姓名、年龄、职业、出生地、民族、籍贯、婚姻状况等，这些资料对疾病分析具有重要的意义。

2. 既往史　询问过去曾患的与现有皮肤疾病相关的疾病，有无药物过敏史及其他过敏史。

3. 家族史　询问家族中有无类似疾病及其他遗传病的患病情况，以了解有无遗传性皮肤病。

4. 药物使用情况　详细询问患者使用药物的情况，包括注射、口服、外用等方式的用药，这些因素可能会诱发药疹。

5. 接触史和职业史　详细询问患者在生活和工作环境（日光、炎热、干燥等），是否接触过食物、吸入物（花粉、尘螨等）、动物毛皮、各种化学物质（化妆品、肥皂、合成纤维、酸、碱、有机溶剂等）、金属等，这些因素可能会诱发或加重湿疹、接触性皮炎。

（二）身体状况

身体状况是认识和诊断皮肤病的重要依据，可分为自觉症状和客观体征。

1. 自觉症状　包括全身和局部症状。常见的全身症状有畏寒、发热、乏力、食欲减退和关节疼痛等，局部症状有瘙痒、疼痛、烧灼及麻木感等。瘙痒是皮肤病最常见的症状，轻重程度不一，时间上可为持续性、阵发性或间断性，范围上可为局限性或泛发性。常见于荨麻疹、湿疹等。疼痛最常见于带状疱疹，性质可为刀割样、针刺样或烧灼样，多局限于患处。

2. 客观体征　根据发病特点，皮损可分为原发性和继发性两大类。

(1)原发性损害：是皮肤疾病组织病理变化直接产生的损害，具有诊断价值。

1)斑疹(macule)：指局限性的皮肤颜色改变，皮损与皮肤平齐，无凸起或凹陷，边界清楚，大小不一，形状多样的损害；一般直径小于1cm，如直径大于1cm的斑疹称斑片(patch)。

2)丘疹(papule)：指局限、实质性和隆起的浅表损害，一般为针头至直径小于1cm，其病变位于表皮或真皮浅层，形状呈圆形、类圆形或多角形，可呈不同颜色。

3)斑块(plaque)：是丘疹扩大或融合而成，直径>1cm的浅表性损害，多见于银屑病。

4)风团(wheal)：为真皮浅层水肿引起的局限性、隆起性、暂时性、水肿性的皮肤损害。大小不一，边缘不规则，呈淡红或苍白色。常突然发作，持续时间短，消退后不留痕迹。多见于荨麻疹。

5)水疱(blister)和大疱(bulla)：为内含液体，高出平面的有腔隙的局限性损害。直径小于1cm时称为水疱，超过1cm者称为大疱。疱内液体可为浆液性或血性。

6)脓疱(pustule)：为含有脓液的疱，可原发，亦可继发于水疱。脓液混浊，可黏稠或稀薄，周围常有红晕或水肿。

7)结节(nodule)：为局限性、实质性、深在性损害，病变常深达真皮及皮下组织；可由代谢产物沉积、炎症浸润及肿瘤等引起，直径超过2cm的结节称肿块。

8)囊肿(cyst)：是含有液体或黏稠分泌物及细胞成分的囊样损害。多位于真皮及皮下组织，触诊有囊性感。

(2)继发性损害(secondary lesion)：可由原发性损害转变而来，也可因治疗及机械性搔抓所引起。

1)糜烂(erosion)：局限性表皮或黏膜上皮缺损而形成的红色湿润面，愈后不留瘢痕。

2)浸渍(maceration)：为皮肤长时间置于水中或处于潮湿状态使角质层变软变白、起皱，常浸渍处表皮容易剥落，形成糜烂。

3)鳞屑(scale)：为已脱落或即将脱落的表皮角质层细胞，常由于角化过度或角化不全而引起。鳞屑的大小、厚薄及形状各异，可呈大片状(如剥脱性皮炎)、糠秕状(如花斑癣)或多层银白色鳞屑(如银屑病)。

4)溃疡(ulceration)：为局限性表皮或黏膜上皮缺损而形成创面，可深达真皮或更深，愈后可留瘢痕。

5)皲裂(fissure)：系皮肤的线条状裂口，深度常达真皮。常因局部皮肤干燥或慢性炎症等致皮肤弹性减弱，加之外力牵拉形成。常见于掌跖、口角等处。

6)抓痕(excoriation)：为搔抓或摩擦所致的表皮或真皮浅层的缺损。呈线状或点状，可有血痂，愈后一般不留瘢痕。

7)痂(crust)：是由创面上的浆液、脓液、血清、脱落组织及细菌等混合干涸而成的附着物。一般分为浆液痂、脓痂和血痂。

8)苔藓样变(lichenification)：常由搔抓或皮肤慢性炎症使皮肤局限性肥厚粗糙，皮沟加深，皮嵴隆起，可有色素沉着。

9)萎缩(atrophy):是皮肤退行性改变所引起的皮肤变薄或凹陷,可发生于表皮、真皮或皮下组织。

10)瘢痕(scar):为真皮或深部组织受损后新生结缔组织修复而成。表面光滑、无皮纹,无毛发等皮肤附属器。

考点提示:常见的皮损特征

(三)实验室及其他检查

包括真菌检查、变应原检测、滤过紫外线检查等。对诊断不明,特别是慢性或怀疑为恶性肿瘤的皮肤病可行组织病理学检查。

(四)心理-社会状况

瘙痒、疼痛会导致患者的不舒适,疾病进展可能会导致功能障碍。有些皮肤疾病发生在暴露部位,影响外观,可能会引起患者的自我形象紊乱。有些皮肤疾病病程长、反复发作、难以治愈,患者甚至会产生自卑、焦虑、抑郁等不良心理反应。

二、皮肤疾病常见诊疗技术与护理

(一)擦药

擦药是皮肤疾病局部用药治疗的重要方法,包括薄涂和封包。

【适应证】

各种皮肤损害。

【禁忌证】

有感染的创面禁用含糖皮质激素的外用药。

【操作前准备】

1. 患者准备　取舒适体位。

2. 用物准备　治疗盘、擦药板、外用药(根据医嘱备药)、敷料、手消毒液无菌手套或薄膜手套、消毒空针、消毒剪刀、污物桶。

【操作过程】

1. 擦药前创面感染者,用1∶5 000高锰酸钾溶液或0.1%新霉素溶液湿敷或浸泡;原涂有粉剂并已干燥硬结者,先用温水清洗;原涂有糊剂者可用液状石蜡擦去;创面已有较厚的痂皮,可用植物油或凡士林软膏外涂,包扎24h,等痂皮软化后除去;大疱可用消毒空针抽去疱液;脓疱可用消毒剪刀剪破疱壁,引流脓液;头部器官如口腔、眼睛、鼻孔周围可用3%硼酸溶液清洁;外耳道分泌物多时可用过氧化氢溶液清洁。

2. 按照头面部、上肢、躯干、下肢、足部的顺序,用擦药板将外用药均匀涂于患者皮损处,逐一进行擦药。

【护理】

1. 协助患者穿脱衣物,擦药过程中注意保暖。

2. 观察皮损变化,及时报告医生,根据皮损性质及时更换剂型。

3. 患处皮损有大量渗出、脱屑等或因外用药物治疗,污染衣服和被褥者,需及时更换,保持病床清洁。

知识链接

皮肤病外用药物封包法

封包治疗是将药物涂在皮损上，用保鲜膜包裹的一种治疗方法，具有软化皮损、有利于药物吸收作用，主要适用于慢性湿疹、慢性皮炎、银屑病等皮损肥厚及治疗效果不佳的皮损。使用方法为每晚睡前将外用药物（大多是强效激素类药膏、抗真菌药膏）外擦于皮损处，剂量可稍多于平时，用保鲜膜包裹2周，再用胶布粘好，次日晨打开即可。

（二）湿敷

湿敷的作用是散热、消炎、止痒、止痛、引流及清洁。

【适应证】

急性炎症红肿明显、大量渗液性损害。

【禁忌证】

全身大面积皮损者，避免全身同时湿敷或湿敷时间过长，导致受凉或药物过量吸收中毒。

【操作前准备】

1. 患者准备　取舒适体位。

2. 用物准备　治疗盘、湿敷溶液（根据医嘱准备）、换药碗、一次性镊子、无菌纱布、手消毒液、无菌手套或薄膜手套、污物桶。

3. 床单位准备　湿敷前患处床上铺一次性防水治疗巾，必要时加支被架，以免药液弄湿被褥。

【操作过程】

1. 蘸取药液　将溶液倒入换药碗，用6~8层无菌纱布浸入溶液，取出后用一次性镊子拧至不滴水为度。

2. 湿敷　将纱布敷贴于患处并轻轻压迫，与创面密切接触。湿敷面积不宜过大，一般不可超过体表面积的1/3，以免药物过量吸收中毒或受凉感冒。一般皮损，每天湿敷2~3次，每次30min。重度渗出性皮损可做持续性湿敷，纱布变干后要及时加药液或更换以保证湿敷效果。

【护理】

1. 湿敷期间注意保暖。

2. 观察皮损变化，渗出减少后及时更换剂型。

3. 保持纱布紧贴于创面上，湿敷垫上不可加盖塑料布、油纸等，以免阻止水分蒸发，使局部温度增高及皮肤浸软而加重病情。

4. 湿敷液的温度，夏季以室温或略低为宜，冬季应稍加温。冬季不宜大面积冷湿敷。

外用药物的剂型（拓展阅读）

（三）皮肤组织病理学检查

皮肤组织病理学检查对诊断皮肤疾病，了解疾病的发生、发展、转归、选择治疗方法有重要意义。

【适应证】

1. 皮肤肿瘤、癌前期病变。

2. 病毒性皮肤病、角化性皮肤病、某些红斑性皮肤病等。

3. 大疱性皮肤病、肉芽肿性皮肤病、代谢性皮肤病等。

4. 某些深部真菌病。

5. 血管炎类皮肤病。

【禁忌证】

尽量避免在腹股沟、腋窝、关节和面部等部位切取标本。

【操作前准备】

1. 患者准备 取舒适体位。

2. 物品准备 灭菌手术器械。

【操作过程】

1. 局部麻醉。

2. 选择未经治疗的成熟皮损。大疱性皮肤病及感染性皮肤病应选择新鲜皮损，环状损害应选择活动边缘部分。

3. 应用手术切取法或环钻法切取标本。结节性损害切取标本时应达到足够深度。取材时应包括一部分正常组织，以便与病变组织对照。

4. 消毒、包扎伤口。

【护理】

1. 向患者解释检查的目的及意义，安慰患者，消除其紧张、焦虑心理。

2. 伤口要避免接触水和大范围的活动，以防感染和出血。

3. 切下的标本立即放入10%甲醛溶液固定，特殊情况下可采用95%酒精溶液固定。若需做免疫病理，应立即将组织于4℃条件下保存，尽快送检。

（四）斑贴试验

斑贴试验（patch test）根据受试物的性质配制适当浓度的浸液、溶液、软膏或原物作为试剂，以适当的方法将其贴于皮肤，一定时间后观察机体是否对其产生超敏反应。斑贴试验是目前临床用于检测Ⅳ型变态反应的主要方法。

【适应证】

接触性皮炎、职业性皮炎、湿疹、化妆品皮炎等。

【禁忌证】

皮肤病急性发作期。

【操作前准备】

1. 患者准备 取舒适体位。

2. 物品准备 根据受试物的性质配制成适当浓度的浸液、溶液、软膏或原物作为试剂，应做到浓度精确、质地纯净。备1cm×1cm的四层厚的纱布块。

【操作过程】

1. 将受试物置于4层1cm×1cm的纱布上。

2. 贴于患者的背部或前臂屈侧健康皮肤处，用稍大透明的玻璃纸覆盖并在边缘处固定。若同时做多个不同试验物时，每两个受试点之间距离应大于4cm，同时设阴性对照。

【护理】

1. 告知患者受试前至少一周及受试期间避免使用糖皮质激素或免疫抑制剂，受试前3d和受试期间避免使用抗组胺类药物，以免出现假阴性。

2. 告知患者斑贴试验后，如感到试验处剧痒或剧痛，应随时将试验物去除，用清水洗净并及时报告医生。

3. 24~48h后观察结果，并详细记录。

> **考点提示：**皮肤疾病常见诊疗技术的护理

2503 案例思路解析

2504 扫一扫，看总结

2505 扫一扫，测一测

2506 扫一扫，自学汇

案例

患者，女性，29岁。近1年来经常不明原因突然出现暂时性、隆起性红斑，呈淡红色或苍白色，周围有红晕。常在数小时内消失，消退后不留痕迹，伴有剧痒。无药物过敏史。

请问：

1. 根据患者表现，判断是哪种皮损？
2. 如需做斑贴试验应什么时间进行？
3. 试验前后要告知该患者哪些注意事项？

（张海燕）

第二节　常见皮肤病患者的护理

学习目标

1. 掌握皮炎、带状疱疹、银屑病患者的护理措施。
2. 熟悉皮炎、带状疱疹、银屑病患者的身体状况、护理诊断/问题、治疗要点。
3. 了解皮炎、带状疱疹、银屑病的病因、实验室及其他检查。
4. 能按护理程序对皮炎、带状疱疹、银屑病患者实施正确的护理措施。
5. 具有敏锐的观察能力及解决问题的能力，体现出护士的爱伤精神和人文关怀。

导入情景

患者，女性，28岁。2d前染发后自觉头皮发痒，面部潮红，自服氯苯那敏未见明显好转，并出现丘疹、水疱，头皮及面部瘙痒加重，即到医院皮肤科就诊。诊断为接触性皮炎。

工作任务：

1. 该患者发生接触性皮炎的原因可能是什么？
2. 为明确接触物应做哪些检查？
3. 护士应采取哪些护理措施？

一、皮炎患者的护理

皮炎（dermatitis）是指皮肤对化学制剂、蛋白、细菌和真菌等各种物质发生的变应性反应，是一种常见的皮肤病。好发于暴露部位。根据原因不同分为接触性皮炎、药物性皮炎、神经性皮炎、脂溢性皮炎、日光性皮炎、激素依赖性皮炎、特应性皮炎等。本节重点介绍接触性皮炎。

接触性皮炎（contact dermatitis）是由于接触某种外源性物质后，在皮肤、黏膜接触部位发生的急性或慢性炎症反应。能引起接触性皮炎的物质很多，可分为原发性刺激物和接触性致敏物两大类。

有些物质在低浓度时可以为致敏物，在高浓度时则为刺激物或毒性物质。

1. 原发性刺激反应　接触物质本身具有强烈的刺激性或毒性，任何人接触后均可发生皮炎，如强酸、强碱等化学物质所引起的皮炎。某些物质刺激性小，但一定浓度下接触一定时间也可致病。本类接触性皮炎的共同特点：任何人接触后均可发病；无一定潜伏期；皮肤损害多限于直接接触部位，境界清楚；停止接触后皮肤损害可消退。

2. 接触性致敏反应　为典型的迟发型Ⅳ型变态反应。接触物质为致敏因子，本身并无刺激性或毒性，大多数人接触后不发病，仅有少数人在接触后经过一定时间的潜伏期，在接触部位的皮肤、黏膜发生变态反应性炎症。这类物质多为小分子化学物质，属于半抗原。一般首次接触致敏物质后，需经4~5d或以上的潜伏期才发生过敏反应。再次接触一般只需24~48h即可发病。引起接触性皮炎的物质有许多种类，可分为动物性、植物性和化学性三大类。

（1）动物性：如动物的皮、毛和羽毛；斑蝥、毛虫等动物的毒素。

（2）植物性：漆树、生漆、荨麻、除虫菊、银杏等。

（3）化学性：①金属制品与化工原料，镍盐、铬酸盐、柏油、对苯二胺、甲醛。②某些外用药，汞溴红、清凉油、中药药膏、磺胺制剂、抗生素软膏、橡皮膏及某些合成药内的赋形剂、防腐剂、抗氧化剂等。③化妆品某些香料、香脂、染发液、唇膏、剃须膏、油彩等，尤其染发液中的对苯二胺有较强的致敏性。④农药，敌敌畏、乐果等杀虫剂。⑤其他化工制品，橡胶、塑料、化纤制品、洗衣粉、洗涤剂等。

本类接触性皮炎的共同特点：①有一定潜伏期，首次接触后不发生反应。②皮肤损害往往呈广泛性、对称性分布。③易反复发作。④皮肤贴斑试验阳性。

【护理评估】

（一）健康史

应重点评估患者有无致敏物质接触史，工作、生活环境及饮食情况，嗜好与习惯；了解患者有无过敏性疾病；平时用药情况，服用药物后有无出现过敏症状。

（二）身体状况

一般起病较急，在接触部位发生境界清楚的红斑、丘疹、丘疱疹，严重时红肿明显并出现水疱或大疱，疱内容物澄清，水疱破溃后为糜烂面，偶尔发生组织坏死。若接触物为挥发性物或粉尘时，皮疹常发生于暴露部分，并易泛发全身。自觉症状常有剧烈瘙痒、烧灼及胀痛感。皮疹泛发时可伴有发热、畏寒、恶心及头痛等全身不适。本病的病程有自限性，去除接触物及治疗适当，一般于1~2周内痊愈，若又接触变应原可再发。若反复接触变应原或处理不当，可复发或转为慢性皮炎，出现暗红色斑丘疹、苔藓样变等。

皮损性质、疹形、范围和严重程度等取决于机体的反应，接触物的理化性质、浓度、接触方式和接触时间长短等。

> **考点提示：**接触性皮炎患者的身体状况

应重点评估皮疹的程度、部位及分布情况，有无合并感染。

（三）实验室及其他检查

皮肤贴斑试验是诊断接触性皮炎最简单、最可靠的方法。

（四）心理-社会状况

评估患者对暴露部位皮损及对外表影响的心理承受程度，对疾病相关知识的认知程度。

（五）治疗要点

1. 去除病因　脱离刺激物是治疗的关键。多数接触性皮炎能确定致敏物质，应防止再次接触；

若患者不能确定致敏物质，应寻找过敏原，对可疑物质做斑贴试验。

2. 外用药物治疗　①急性期红肿明显者外用炉甘石洗剂，如有糜烂、渗液时用3%硼酸溶液冷湿敷，继发感染时用0.1%依沙吖啶溶液、1∶5 000高锰酸钾溶液或抗生素溶液湿敷，若有大疱可将疱液抽出再冷湿敷。②亚急性期有少量渗出时外用糖皮质激素糊剂或氧化锌油。③慢性期皮损，应选取糖皮质激素类软膏外涂或硬膏贴敷。

3. 内用药物治疗　①病变广泛或瘙痒剧烈者可服抗组胺药物、维生素C及静脉注射钙剂等。②重症患者可应用糖皮质激素，并使用抗生素预防感染。

【护理诊断/问题】

1. 急性疼痛　与原发性刺激物如强酸、强碱刺激有关。

2. 皮肤完整性受损　与病变所致皮肤水疱破溃、糜烂、搔抓等有关。

3. 睡眠型态紊乱　与病变部位瘙痒有关。

4. 体象紊乱　与皮损在暴露部位，影响自身形象有关。

【护理目标】

1. 患者局部疼痛减轻或缓解。

2. 患者皮肤病变消退，皮肤破溃、糜烂面修复。

3. 患者睡眠质量良好。

4. 患者能够接受或适应身体形象变化。

【护理措施】

1. 一般护理　注意休息，不要过度疲劳；饮食清淡、易消化，多吃蔬菜、水果，预防便秘；避免食用易过敏的食物，忌酒及辛辣等刺激性食物，避免再次接触致敏物质。

2. 病情观察　观察皮损的变化，瘙痒和灼痛的程度，有无全身症状等。

3. 皮肤护理

（1）保持皮肤清洁：避免接触刺激物或致敏物质；若接触了刺激物或致敏物质应立刻以温水冲洗；避免涂擦化妆品；勤清洗患部，避免分泌物感染邻近皮肤。

（2）尽量避免各种外界刺激：避免使用刺激性较强的外用药或易致敏的药物。

（3）间歇性冷湿敷：在皮肤炎症部位给予冷湿敷，可使皮肤凉爽，感觉较舒适，同时降低瘙痒、灼热感，使发红和干燥情况得以减轻，也可有效地去除病灶上的坏死组织或痂皮。

4. 瘙痒的护理　维持凉爽的环境，减少被盖与衣物，进行温水或凉水浴，局部使用冷湿敷等使微血管收缩；分散患者对痒的注意力，必要时安排一些有兴趣的活动；使用止痒的药水、乳霜或油膏，施行治疗性药浴，以减轻瘙痒。

5. 预防继发性感染　保护皮肤，注意皮肤清洁，避免用手抓伤或其他损伤；遵医嘱使用全身抗生素或局部涂擦抗生素软膏。

> 考点提示：皮炎患者的护理措施

6. 心理护理　关心和同情患者，了解患者的感受和要求，消除患者因疾病引起的各种顾虑和焦虑心理。

【护理评价】

1. 患者局部疼痛是否减轻或缓解。

2. 患者皮肤病变是否消退，皮肤破溃、糜烂面是否修复。

3. 患者睡眠质量是否良好。

4. 患者是否能够接受或适应身体形象变化。

【健康教育】

1. 注意个人卫生，经常保持皮肤清洁与干燥，勿与他人任意共用鞋袜或衣服等，以避免交叉感染。

2. 尽量避免皮肤接触已知的有刺激性的物质，慎用各种容易致敏的外用药及浓度高的化学物质。

3. 应避免食用刺激性食物。

4. 指导瘙痒时自护，可以轻轻拍打，勿用指甲搔痒。

5. 指导选用质地柔软的棉质衣物。

6. 正确使用外用药，预防复发或转为慢性皮炎。

二、带状疱疹患者的护理

带状疱疹（herpes zoster）是由水痘-带状病毒感染引起的，以某一神经痛及该神经支配区域皮肤上群集疱疹为特征的病毒性皮肤病。中医称“缠腰火丹”。带状疱疹好发于春秋两季，成人多见，发病前常有发热及上呼吸道感染症状。

本病的病原体是水痘-带状疱疹病毒，有亲神经和亲皮肤的特性。该病毒在免疫功能低下或无免疫力的人群被感染后，经呼吸道黏膜侵入体内，经血行传播，首先发生水痘或隐性感染。病毒沿神经纤维向中心移动，长期潜伏于脊髓神经后根或神经节的神经元内。当机体抵抗力降低时，病毒被激活，受累的神经节发炎或坏死，产生神经痛，同时在该神经支配区域内发生特有的节段性疱疹。

【护理评估】

（一）健康史

应重点评估患者发病前有无呼吸道感染史，应用免疫抑制剂等导致免疫功能下降的药物，以及过度疲劳等诱发因素。

（二）身体状况

本病好发肋间神经或三叉神经第一分支区域，亦可见于耳部、四肢、腰部等。发疹前多数先有患部皮肤感觉过敏和剧烈神经痛，也可突然发病，数日后患部皮肤发生红斑，继而在红斑的基础上出现簇集性且不融合的粟粒至绿豆大小的红色丘疹，迅速变为水疱，疱液澄清，壁紧张发亮如珍珠状，周围有红晕，严重者可有血疱，皮疹陆续出现，常沿神经支配区域单侧分布，呈带状排列，常不超过体表正中线，各簇水疱群之间皮肤正常。数日后水疱干涸、结痂，愈后遗留暂时性淡红色斑或色素沉着。全病程2~3周，老年人需3~4周，治愈后可获终身免疫。

> 考点提示：带状疱疹患者的身体状况

应重点评估患者疼痛程度、部位、性质，皮疹的程度、部位及分布情况，有无合并感染。

（三）实验室及其他检查

水疱基底部刮取物涂片查找多核巨细胞和核内包涵体。

（四）心理-社会状况

评估患者对疼痛等症状以及皮损对外观影响的反应及适应情况，是否出现焦虑、忧郁和恐惧不安等心理反应。

（五）治疗要点

一般无并发症者以抗病毒、止痛、消炎、缩短病程、促进神经复原、保护局部、预防继发性感染为主。采用左旋咪唑、乌洛托品、阿昔洛韦、吗啉胍（病毒灵）、氧化镁口服，亦可采用聚肌胞、转移因子、胸腺肽、丙种球蛋白等肌注，干扰素皮下注射。

【护理诊断/问题】

1. 急性疼痛　与病毒侵犯神经，引起神经炎症、水肿有关。
2. 皮肤完整性受损　与病毒感染引起皮肤损害有关。
3. 睡眠型态紊乱　与剧烈疼痛有关。

【护理目标】

1. 患者病变处疼痛减轻或消失。
2. 患者皮肤水疱干燥结痂，皮肤损害修复。
3. 患者睡眠质量良好。

【护理措施】

1. 一般护理　患者取保护性体位，穿宽松衣裤，防止衣服摩擦患处增加疼痛；保持病室内空气清新，温、湿度适宜；加强营养，增强机体抵抗力；遵医嘱使用抗生素预防细菌感染。

2. 观察病情　观察皮损的变化，患者视力变化，观察有无发热、头痛、呕吐等全身症状。

3. 用药护理及理疗　带状疱疹水疱未破时可用抗生素软膏外用，渗液多时可用3%硼酸溶液或1%醋酸铝液湿敷，无明显渗液者可外搽0.5%新霉素软膏。带状疱疹亦可采用物理疗法，氦氖激光照射、紫外线照射、频谱电疗均有一定的消炎止痛效果。

4. 疼痛护理　伴有剧烈神经痛可用镇痛药，常用阿司匹林、吲哚美辛、卡马西平、双氯芬酸钠等，必要时采用神经阻滞疗法。

5. 心理护理　关心体贴患者，分散其注意力减轻疼痛，做好心理支持和疏导，减轻焦虑。

> 考点提示：带状疱疹患者的护理措施

【护理评价】

1. 患者病变处疼痛是否减轻或消失。
2. 患者病变处皮肤水疱是否干燥结痂，皮肤损害是否修复。
3. 患者睡眠质量是否良好。

【健康教育】

清淡饮食，不要吃过烫及刺激性食物。内衣不要过紧，最好为棉织物。注意卫生，加强锻炼，增强体质，提高机体免疫力。

三、银屑病患者的护理

银屑病（psoriasis）又称牛皮癣，是一种常见的慢性复发性炎症性皮肤病。此病好发于青壮年，春冬季节易复发或加重，而夏秋季节多缓解，由于不是真菌感染所引起，因而没有传染性。

银屑病的病因尚未完全明确，目前认为与下列因素有关：

1. 遗传因素　银屑病具有明显的遗传倾向。有关报道指出10%～30%的银屑病患者有家族史。银屑病患者中人类白细胞抗原（HLA）中某些基因的表达率高于正常人。

2. 免疫因素　银屑病患者存在多种局部或系统性免疫功能异常，关于免疫发病机制尚未完全清楚。

3. 感染因素　链球菌感染可能是本病的重要诱发因素和加重因素，部分银屑病患者发病前常有急性扁桃体炎或咽部急性链球菌感染。

4. 精神因素　情绪紧张和精神创伤可诱发本病或使病情加重。

5. 其他　感染、外伤、手术、环境、气候、刺激性食物及某些药物等因素均可诱发和加重本病。

【护理评估】

（一）健康史

应重点评估患者家族中有无患银屑病的成员；发病前有无咽部急性链球菌感染或其他感染史；有无细胞免疫功能低下；近期内是否经历应激事件、精神紧张、外伤、手术、妊娠等；有无吸烟或使用一些药物等。

（二）身体状况

根据临床特征，银屑病一般可分为寻常性、脓疱性、红皮病性及关节病性 4 种。

1. 寻常性银屑病　是临床上最常见的一种类型，以青壮年最为常见。本型愈后易复发，可持续数十年或终身患病。好发于四肢伸侧、头皮、躯干、腰骶部，也可泛发全身。皮损特征，初起为绿豆大小红色斑丘疹，逐渐融合成斑片，边缘整齐，表面覆盖多层银白色鳞屑，周围有炎性红晕。刮去鳞屑后可露出半透明薄膜，称薄膜现象。再刮去薄膜出现小的出血点，称点状出血现象（Auspitz 征）。皮损形态有点滴状、钱币状及地图状。发生在头皮的皮疹鳞屑厚积，头发呈束状但无脱落，基底呈淡红色，因常超出发际而称银屑病冠。

按病情发展可分为进行期、稳定期和退行期。进行期时新的皮损不断出现，旧的皮损不断扩大，鳞屑厚积，炎症明显，此时正常皮肤若受针刺、外伤、虫咬等机械性刺激，发生与原发皮疹相同的皮损，称同形反应，或称 Kobner 征。静止期时病情稳定，无新皮疹出现，炎症减轻。退行期皮损数减少，鳞屑减少，皮损变薄缩小，可遗留色素沉着斑或色素脱失斑。

2. 脓疱性银屑病　本型比较少见，分为泛发型和局限型。

（1）泛发型脓疱性银屑病：是最严重的一类银屑病。多在寻常性银屑病损害的基础上发生，在红斑表面出现成群的米粒大小的黄白色浅表的无菌性脓疱，部分脓疱彼此融合形成脓湖，脓疱于数日后干涸脱屑。发病时，常伴有畏寒、高热、关节肿痛、白细胞计数增高等全身症状。

（2）局限型脓疱性银屑病：脓疱仅局限在手掌或足跖，其特点为粟粒大小的无菌性脓疱，1～2 周脓疱自行干涸、结痂形成鳞屑，继之鳞屑下出现新脓疱。周期性发作，慢性病程经久不愈，自觉痒痛，一般无全身性症状。

3. 红皮病性银屑病　占银屑病患者的 1%，为一种少见而严重的银屑病。多因外用烈性药物或长期内服糖皮质激素突然停药或减量太快而诱发，少数由寻常性银屑病自行演变而来。表现为原有银屑病皮损明显发红，迅速扩大成片，呈弥漫性潮红，浸润肿胀，表面覆有大量糠状鳞屑不断脱落，其间可有片状正常皮肤的皮岛。浅表淋巴结肿大，常伴有发热、头痛、关节痛等全身不适，白细胞计数增高。病情顽固，易复发，预后不良。

2507

银屑病的临床表现特征（微课）

4. 关节病性银屑病　多数病例继发于寻常性银屑病。患者除有银屑病皮损外，还伴有大小关节病变，表现为关节红肿、疼痛、畸形及严重的功能障碍。以手腕、足部小关节多见，特别是指（趾）末端关节易受侵犯，类似类风湿关节炎。

考点提示：银屑病患者的身体状况

应重点评估银屑病的分型，皮损的情况。

（三）实验室及其他检查

1. 实验室检查　银屑病如继发感染，血常规检查示白细胞和中性粒细胞比例升高。脓疱性银屑病的脓疱细菌培养呈阴性。红皮病性银屑病可有白细胞计数升高，血沉加快。关节病性银屑病类风湿因子多为阴性。

2. X线检查　关节病性银屑病患者可见骨、关节的改变，软骨消失，关节间隙变窄，骨质溶解疏松。

（四）心理-社会状况

因病程迁延，疗效欠佳，易使患者产生焦虑、悲观、抑郁等不良心理状态。了解患者的家庭组成、经济状况、教育背景等基本情况；询问患者家属对患者所患疾病的认识及对患者的关怀和支持程度等。

（五）治疗要点

本病目前尚无根治疗法。临床上轻者以局部治疗为主，重症患者结合其他疗法以调节机体及提高抗病能力来控制发病。

1. 药物治疗

（1）外用药物：包括角质促成剂、水杨酸制剂、糖皮质激素等，对控制皮损有明显疗效。大面积用药时将皮损分区，按区依次用药；激素药物与其他药物交替使用。

（2）内用药物：维A酸类药物适用于各种银屑病；免疫抑制剂主要用于红皮病性、关节病性、脓疱性银屑病；感染明显或泛发性脓疱性可使用抗生素；糖皮质激素、免疫抑制剂和维A酸类药物联合应用可减少用药剂量，应短期应用并逐渐减量以防止病情反跳。

2. 物理治疗　包括光化学疗法、UVB光疗、浴疗等。光疗可促进血液循环、促进维生素D合成、抑制细胞过度生长，促进上皮再生。

【护理诊断/问题】

1. 皮肤完整性受损　与皮损发生有关。

2. 自我形象紊乱　与皮损及关节畸形有关。

【护理目标】

1. 患者皮损减轻或消退。

2. 患者能够接受或适应身体形象变化。

【护理措施】

1. 一般护理　病情较重者卧床休息，不要过度疲劳；饮食清淡、易消化，鼓励患者多吃蔬菜、水果，忌酒及辛辣等刺激性食物。

2. 用药护理　外用药物使用前最好洗澡，尽量除去表面鳞屑，以促进药物吸收。大面积用药时进行分区依次涂药，以免药物吸收过量而中毒。应用内用药物要定期检测血、尿常规及肝、肾功能。观察用药反应和副作用。维A酸类药物有致畸作用，孕妇和哺乳期妇女禁用，服药期间以及停药2年内应避孕。

3. 物理疗法护理　光疗过程中患者和工作人员均需戴保护眼镜，皮损周围组织应遮盖保护。

4. 病情观察　观察皮损的颜色、鳞屑的薄厚、有无新皮损出现。红皮病性和泛发性脓疱性银屑病者应观察生命体征的变化及全身反应，对关节病性银屑病者应观察关节肿胀、疼痛程度。

考点提示：银屑病患者的护理措施

5. 关节功能锻炼　关节病性银屑病患者进行关节活动度的锻炼，维持关节功能。

6. 心理护理　关心体贴患者，做好心理支持和疏导，减轻或缓解焦虑等负性情绪，鼓励患者树立治疗的信心。

【护理评价】

1. 患者皮损是否减轻或消退。

2. 患者是否能够接受或适应身体形象变化。

【健康教育】

嘱患者注意休息，避免劳累、精神紧张和感染；进食低脂、高热量、高蛋白、富含维生素的饮食，不宜饮酒，禁食浓茶、咖啡及辛辣刺激性食物；避免搔抓皮肤及外伤等，以免发生同形反应现象。

2508
案例思路解析

案例

1. 患者，男，28岁。1周前感冒，自感周身乏力，食欲减退。3d前感左腰背部针刺样疼痛，夜间加重，严重影响睡眠，自服镇痛药效果不明显。继而在疼痛部位出现群集红色丘疹、小水疱，呈带状分布，局部烧灼样疼痛，衣物摩擦疼痛加重。

请问：

(1)该患者的临床表现有何特点？初步评估为何种疾病？

(2)该患者存在哪些护理问题？

2509
扫一扫，看总结

2. 患者，女，36岁。头皮、双小腿反复出现鳞屑性红斑伴轻度瘙痒1年，可见薄膜现象及Auspitz征。近1周来皮损增多，腰部、面部亦见同样皮损。

2510
扫一扫，测一测

请问：

(1)该患者的临床表现有何特点？初步评估为何种疾病？处于该疾病哪一阶段？

(2)该患者存在哪些护理问题？

（张海燕）

第三节　性传播疾病患者的护理

2511
扫一扫，自学汇

学习目标

1. 掌握淋病、尖锐湿疣、梅毒患者的护理措施。
2. 熟悉淋病、尖锐湿疣、梅毒患者的身体状况、护理诊断/问题、治疗要点。
3. 了解淋病、尖锐湿疣、梅毒的病因、辅助检查。
4. 能按护理程序对淋病、尖锐湿疣、梅毒患者实施正确的护理措施。
5. 具有敏锐的观察能力及解决问题的能力，体现出护士的爱伤精神和人文关怀。

导入情景

患者，女性，21岁，已婚。以剧烈下腹痛、高热为主诉急诊入院。体格检查：T 39℃，P 110次/min。下腹部压痛、反跳痛及肌紧张。妇科检查：宫颈充血、举痛明显，宫颈管流出大量脓性臭味分泌物。分泌物涂片检查：可见革兰氏阴性双球菌。

工作任务：

1. 该患者可能患有哪种疾病？
2. 该患者主要的护理诊断/问题有哪些？
3. 护士应采取哪些护理措施？

一、淋病患者的护理

淋病(gonorrhea)是由淋病奈瑟球菌感染所引起的泌尿生殖系统的化脓性传染性疾病。它是发病率较高的性传播疾病之一，也是当前性传播疾病防治的重点。主要引起泌尿生殖道的炎症，也可以经血行播散引起眼、咽、直肠感染和菌血症。

淋病奈瑟球菌又称淋球菌，革兰氏染色阴性，对干燥、高热、一般消毒剂敏感，生长适宜温度为37~38℃，完全干燥环境存活1~2h即死亡，55℃时5min立即死亡，在潮湿环境中可存活数天，一般消毒剂即能使其迅速死亡。淋病奈瑟球菌只侵犯人类，通常侵袭生殖泌尿系统黏膜，主要通过性行为直接传染，也可以通过间接接触传染(如接触被淋球菌污染的毛巾、浴盆、坐便器等)，淋病产妇经产道生产可将淋病传给新生儿。

【护理评估】

(一)健康史

应重点评估患者有无不洁性接触史及接触被淋球菌污染的用物史。

(二)身体状况

淋病可发生于任何年龄，多见于性活跃的中青年。潜伏期一般为2~10d，平均3~5d。潜伏期患者无临床症状，但具有传染性。根据临床表现通常分为单纯性淋病、有并发症的淋病和播散性淋球菌感染3种。

1. 单纯性淋病

(1)男性急性淋病：临床上最为常见的一种类型，以急性尿道炎为主，早期症状有尿频、尿急、尿痛，后为尿道口红肿、发痒，并有稀薄透明黏液流出，约24h后，症状体征迅速加剧，分泌物变为深黄色或黄绿色黏稠脓液，量多，可伴发腹股沟淋巴结炎、包皮炎、包皮龟头炎或嵌顿性包茎。2周后炎症蔓延至后尿道，会阴部有轻度坠胀感，偶尔出现终末血尿，夜间常有阴茎痛性勃起。一般全身症状较轻，少数患者可有发热、食欲缺乏等。

(2)女性淋球性宫颈炎：子宫颈是最常受累的部位，表现为阴道分泌物异常和增多，初期分泌物为黏液性，后转为脓性，外阴及阴道内有刺痒及烧灼感，同时有不正常的经期出血及中下腹的疼痛及不适感，妇科检查可见宫颈红肿、触痛，有脓性分泌物，约60%感染者无症状。

(3)女性淋菌性尿道炎：尿道也是最常受累的部位，常于性交后出现尿急、尿频、尿痛，妇科检查见尿道口红肿，压痛及脓性分泌物。

(4)幼女淋病：表现为外阴红肿，阴道口黏膜有黄绿色脓性分泌物，可有糜烂、渗液和淋菌性尿道炎表现。多为间接感染，如与患淋病的双亲或保姆同床睡觉，共用浴巾、浴盆、便器，污染的手为小孩洗外阴而感染，但亦有因性虐待而感染。

(5)非性器官淋病

1)淋病性肛门直肠炎：见于男同性恋者，表现为排便疼痛、肛门瘙痒、有黏液和脓性分泌物。

2)淋球菌性咽炎：见于口交者，表现为咽部疼痛、吞咽困难和咽部有脓性分泌物。

3)淋球菌性结膜炎：多见于新生儿，出生时通过患淋病母亲的产道而感染，表现为眼结膜充血水肿，角膜呈云雾状，重者可角膜穿孔，甚至失明。

2. 有并发症的淋病　包括男性淋病并发症、女性淋病并发症。

(1)男性淋病并发症：淋病治疗不彻底或酗酒、性交等影响，炎症上行扩散，常会导致下列并发症：

1)前列腺炎：发病前1d尿道常忽然停止排脓或脓液减少，排尿次数增多并有疼痛和发热。慢性淋菌性前列腺炎一般症状不严重，每天清晨第一次排尿时尿道口有很多分泌物，出现糊口现象，挤压阴茎时可有少量白色分泌物流出。分泌物涂片镜检可查出淋球菌。

2)精囊炎：急性期患者有终末尿混浊并带血，发热、尿频和疼痛，直肠检查可摸到肿大的精囊并有剧烈疼痛。慢性时患者没有自觉症状，直肠检查可见精囊纤维化。

3)附睾炎：多因精囊的病变逆行感染而致。阴囊可有红肿，但很少破溃，常伴有疼痛及发热，经过2周后炎症消退，可留硬结。多发生于一侧，也可两侧相继发生，妨碍生育。

4)其他：炎症反复发作的患者可引起尿道狭窄，少数患者可发生输精管狭窄或梗阻。

(2)女性淋病并发症：表现为淋菌性盆腔炎，包括子宫内膜炎、输卵管炎、输卵管卵巢囊肿、盆腔脓肿、腹膜炎、前庭大腺炎等。炎症反复发作可造成输卵管狭窄或闭塞。

1)子宫内膜炎：患者有腹痛、白带增多、子宫肿大疼痛，急性期患者体温可升高。

2)输卵管炎：常在月经后2~3d发病，患者有畏寒发热、呕吐、全身不适、下腹部和腰部有阵痛，可向会阴部放射，白带多且带脓血。触诊时子宫有压痛，下腹两侧有触痛，可摸到有压痛的小肿块。如治疗不及时可转变为慢性输卵管炎，可引起宫外孕，输卵管发炎后可致粘连、积水或积脓，两侧均发生者可导致不孕。

女性患淋病以后极易导致上述并发症，一旦附件炎严重会引起不孕，即使怀孕分娩，也会给胎儿造成危害。

3. 播散性淋球菌感染　少见，由淋病奈瑟球菌侵入血液所引起，占淋病患者的1%~3%，常见于月经期妇女。轻者有低热或不发热，无皮肤损害，伴轻微的关节疼痛；严重者可有高热、寒战甚至虚脱等症状，并可出现淋菌性皮炎、淋菌性关节炎、淋菌性心内膜炎、淋菌性腱鞘炎、淋菌性脑膜炎、淋菌性肝炎等。

> **考点提示：**淋病患者的身体状况

应重点评估患者有无相应的单纯性淋病、有并发症的淋病、播散性淋球菌感染的典型症状，并了解其病情病变的严重程度等。

(三)实验室及其他检查

1. 分泌物涂片检查　是淋球菌感染急性期最常用的检查方法。取尿道或宫颈脓性分泌物涂片检查发现革兰氏阴性双球菌。涂片检查对女性检出率低，会出现假阴性，必要时应做细菌培养。

2. 细菌培养　淋球菌培养是淋病实验室检查的“金标准”。

（四）心理-社会状况

评估患者有无因有不洁性交史而感内疚、自责、担心被歧视等心理问题；已婚者担心由此失去家庭和睦、传染家人，表现出焦虑不安等情绪。

（五）治疗要点

早期诊断，早期治疗，及时、足量、规律地应用抗生素，对性伴侣追踪同时治疗。目前常用的药物有头孢曲松、大观霉素、环丙沙星或氧氟沙星；预防新生儿淋球菌性结膜炎，可用1%硝酸银眼药水滴眼或0.5%红霉素软膏外用。

【护理诊断/问题】

1. 排尿障碍　与泌尿系感染有关。
2. 舒适度减弱　与异常分泌物增多，局部刺激有关。
3. 情境性低自尊　与社会对性病患者的不认同和患者自责心理有关。
4. 焦虑　与担心预后、影响夫妻关系及传染家人有关。

【护理目标】

1. 患者尿急、尿频、尿痛等症状消失。
2. 患者自觉舒适度增加。
3. 患者自尊水平提高，积极配合治疗。
4. 患者能说出疾病相关知识，焦虑减轻。

【护理措施】

1. 一般护理　急性期卧床休息，取半卧位。给予高蛋白、高维生素、易消化饮食，多饮水，禁止饮酒。患者用过的内裤、浴巾、外阴清洗盆煮沸消毒5~10min，也可用1%苯酚溶液浸泡消毒。对患者进行床边隔离，防止交叉感染。

2. 病情观察　密切观察淋病的症状和体征有无改善，定期复查分泌物。

3. 心理护理　倾听患者的诉说，劝慰家属和其他亲人探视患者，给予精神安慰，促进和改善家庭成员之间的信任关系，建立患者与医护人员的信任关系，维护患者的隐私，克服患者的自责和自卑心理，帮助建立正确的人生观和价值观。避免私下议论患者及其家人，鼓励患者与他人交流。

4. 用药护理　询问患者有无药物过敏史，熟悉药物治疗方案，密切观察病情及不良反应等情况。如应用头孢曲松治疗时，该药容易发生配伍禁忌，应单独使用，使用该药期间，嘱咐患者避免进含酒精的药物和饮酒，出现药物反应及时报告医生，以便及时处理。

5. 提供相关知识　患病期间严禁性生活；向患者宣传清洁用品应专用，不与家人共用浴盆，以防传染性病；用适当的方法指出性的严肃性，洁身自爱可防止传染性病；淋病患者在未治愈前应自觉不去公共场所，如公共浴室、公共厕所、餐厅等，患者治愈后被污染的衣物、澡盆等用具应及时清洗消毒后再用，患病的家长应与儿童分床睡觉；告诫患者忌烟酒、浓茶及食用一些辛辣刺激性食物；鼓励患者多饮水，增加尿量，促进淋球菌及分泌物的排出。

> **考点提示：**淋病患者的护理措施

【护理评价】

1. 患者尿急、尿频、尿痛等症状是否消失。
2. 患者自觉舒适度是否增加。
3. 患者自尊水平是否提高，是否积极配合治疗。
4. 患者是否能说出疾病相关知识，焦虑是否减轻。

【健康教育】

1. 加强疾病防治知识的宣传，进行性健康教育和性道德观念教育，坚持一夫一妻性关系。

2. 夫妇一方感染性病，应及时治疗，治愈后才能性生活并劝说使用避孕套。

3. 告知患者早期诊断、早期治疗的重要性，向患者解释性伴侣同治的必要性。

4. 对治愈患者要定期进行追踪复查，以免复发。

二、尖锐湿疣患者的护理

尖锐湿疣（condyloma acuminatum，CA）又称生殖器疣，是由人乳头瘤病毒（HPV）感染引起的一种皮肤黏膜良性增生性病变。主要通过性接触传染，与肛门生殖器癌的发生密切相关。发病率仅次于淋病，占第 2 位。

引起尖锐湿疣的病原体是人乳头瘤病毒，主要感染上皮组织，人是 HPV 唯一的宿主。迄今发现 HPV 有 100 余种亚型，引起尖锐湿疣的主要是 HPV-6、HPV-11、HPV-16、HPV-18 型。多数人因与尖锐湿疣患者性接触后发病，少数人因接触被 HPV 污染的日常生活用品如内裤、浴巾等而被传染。

【护理评估】

（一）健康史

应重点评估患者有无不洁性接触史或配偶有无感染史或间接接触史。

（二）身体状况

尖锐湿疣潜伏期一般为 1~8 个月，平均 3 个月。最适宜生长的部位是外生殖器及肛门附近的皮肤黏膜湿润区，男性多见于龟头、冠状沟、包皮系带、尿道口及阴茎部；女性多见于大小阴唇、阴道、尿道、宫颈、会阴、阴阜、腹股沟等。

皮损初起为单个或多个散在的、小而柔软的淡红色顶端稍尖的赘生物，逐渐增大增多，互相融合形成乳头状、菜花状及鸡冠状疣状物，根部多半有蒂，易发生糜烂，疣体表面呈白色、暗灰色或红色，易出血。宫颈的尖锐湿疣一般较小，边界清楚，表面光滑或呈颗粒状、沟回状；肛门直肠的尖锐湿疣，则引起疼痛和里急后重感；少数尖锐湿疣因过度增生成为巨型尖锐湿疣、癌样尖锐湿疣。若为孕妇，由于胎盘激素影响疣体增生更为迅速，可融合成鸡冠样，甚至大团块；大多数尖锐湿疣患者无明显临床症状，仅少部分有瘙痒、灼痛、白带增多或性交不适。

> 考点提示：尖锐湿疣患者的身体状况

应重点评估赘生物的大小、形状、颜色、部位，是否发生糜烂、出血；是否伴瘙痒、灼痛、白带增多等。

（三）实验室及其他检查

1. 醋酸白试验　用 5%醋酸液涂抹皮损处，若是尖锐湿疣则 3~5min 后皮损处变白色。

2. 组织病理学检查　有 HPV 感染的患者，病理学检查可见乳头瘤样增生，颗粒层和棘层上部细胞有空泡形成。

（四）心理-社会状况

评估患者对疾病的认识及了解程度、心理反应、应对措施及效果；家庭及亲友对患者的态度、对疾病的认识程度等。

（五）治疗原则

1. 局部处理　使用 0.5%足叶草酯毒素酊、20%足叶草酯酊、50%三氯醋酸溶液等药物，引起疣体坏死、脱落。

2. 物理疗法　有 CO_2 激光治疗、液氮冷冻、电灼等方法，可酌情使用。

3. 手术治疗　手术切除适用于单发或巨大尖锐湿疣。

4. 全身疗法　多用于顽固性、复发性尖锐湿疣。可用干扰素和抗病毒药物配合局部治疗。

【护理诊断/问题】

1. 皮肤完整性受损　与感染 HPV 有关。

2. 情境性低自尊　与社会对性病患者的不认同和患者自责心理有关。

3. 焦虑　与担心治疗后复发及传染他人有关。

【护理目标】

1. 患者皮肤受损情况得以修复。

2. 患者自尊水平提高，积极配合治疗。

3. 患者能说出疾病相关知识，焦虑减轻。

【护理措施】

1. 一般护理　注意休息，给予高蛋白、高维生素、易消化饮食，多饮水，禁止吸烟、饮酒及刺激性饮食。患者接触过的衣物、床上用品、便盆、坐便器等必须严格消毒灭菌，防止交叉感染。

2. 病情观察　注意观察创面变化，有无感染征象和新生的疣体，如发现有新发皮损或创面出血、渗出物增多等，应随时就诊。

3. 预防感染

(1)嘱患者避免搔抓、摩擦患处，涂抹药物后应勤换内裤，必要时用无菌纱布覆盖，保持局部清洁、干燥。

(2)物理及手术治疗后 2~3d 内不要洗澡，创面有渗出者可用 0.2%碘伏棉球擦拭，涂抹抗生素软膏(如莫匹罗星软膏)每天 2 次，也可用红外线灯照射，每天 2 次，每次 15~20min，促进创面愈合。

4. 预防术后并发症　男性尿道口激光手术后，嘱患者多喝水、多排尿，避免尿道口的粘连狭窄；包皮处激光手术后，应经常翻动包皮，以防水肿及嵌顿。

5. 心理护理　护士应热情、诚恳的对待患者，并为患者提供独立的就医环境，维护其隐私和自尊，耐心了解患者所担心的问题，并给予相应的指导，提供精神心理支持，使患者解除思想顾虑，积极配合治疗。

> **考点提示：**尖锐湿疣患者的护理措施

【护理评价】

1. 患者皮肤受损情况是否得以修复。

2. 患者自尊水平是否提高，是否积极配合治疗。

3. 患者是否能说出疾病相关知识，焦虑是否减轻。

【健康教育】

1. 生活指导　注意补充营养，加强锻炼，增强体质，提高机体免疫力。注意个人卫生，勤洗手，尤其是大小便前后要用肥皂洗手。每天清洁外阴，穿透气性好的棉质内裤，衣裤宜宽松。内衣裤应与家人分开清洗，坐便器、浴盆可用 84 消毒液。

2. 疾病知识指导　提倡安全性行为，避免不良的性行为，阻断传播途径；彻底治愈之前要禁忌性生活，同时要求性伴侣进行尖锐湿疣的检查；坚持正确治疗，直至疣体消失痊愈；对反复发作的顽固性患者，应及时活检，排除恶性变。

3. 随访指导　由于尖锐湿疣易复发，治疗后应坚持随访，每 2 周随访 1 次，至 3~6 个月。

三、梅毒患者的护理

梅毒(syphilis)是由梅毒螺旋体引起的一种慢性传染性疾病,主要通过性接触和血液传播。本病几乎可以侵犯人体所有的器官,造成多器官损伤,也可经胎盘将梅毒传给胎儿。

梅毒患者中 90%以上是通过性接触而传染,其次通过间接接触、输血感染、母婴传播等途径感染。梅毒的病原体为梅毒螺旋体,也称苍白螺旋体,梅毒螺旋体离开人体不易存活,干燥、阳光、肥皂水很容易就将其杀死,但其耐寒力超强。梅毒螺旋体可进入血液,从而将梅毒传播至全身。人是梅毒唯一的宿主。

【护理评估】

(一)健康史

应重点评估患者有无不洁性接触史、感染史、与梅毒患者皮损接触史、与梅毒患者共用物品史或其母亲有感染史等。

(二)身体状况

根据传播途径的不同,将梅毒分为后天梅毒(获得性梅毒)和先天梅毒(母婴传播梅毒)。根据病程的长短可分为早期梅毒(一、二期梅毒)和晚期梅毒(三期梅毒)。

1. 后天梅毒

(1)一期梅毒:主要表现为硬下疳和硬化性淋巴结炎。硬下疳为梅毒螺旋体侵入部位发生的无痛性炎症反应。典型的硬下疳为一圆形或椭圆形的直径为 1~2cm 的无痛性溃疡,溃疡面有少量渗出物,其中含有大量梅毒螺旋体,故传染性极强。硬下疳通常于 3~4 周自行愈合,遗留轻度萎缩性瘢痕、色素沉着或无瘢痕。硬下疳出现 1~2 周后,腹股沟区的淋巴结肿大变硬,一般无疼痛,多为单侧,可持续数个月。硬下疳愈合后,肿大的淋巴结也可消退。

(2)二期梅毒:一期梅毒未治疗或治疗不彻底,梅毒螺旋体可通过血液循环扩散到全身,引起全身皮肤黏膜及系统性损害。早期先有发热、头痛、全身不适等类感冒症状,继而出现全身皮肤黏膜损害,如出现斑疹、丘疹、脓疱疹等,也可累及骨、内脏、眼和神经系统。

(3)三期梅毒:40%的梅毒患者在感染 2 年后发展为三期梅毒。该期梅毒传染性较弱甚至无传染性,但对重要器官危害极大,除侵犯皮肤黏膜、骨骼、内脏等处,还可累及心血管及神经系统。

2. 先天梅毒　梅毒孕妇的梅毒螺旋体经胎盘进入胎儿体内所致。

(1)早期先天梅毒:为 2 岁内的患儿,往往是早产儿、发育不良和营养不良患儿。与后天梅毒的二期皮损大致相同,出现斑疹、丘疹、脓疱疹等。皮肤皱褶部位和肛周出现湿丘疹和扁平湿疣损害;黏膜损害常见于鼻炎,表现为鼻塞和大量血性分泌物,重者可累及鼻骨,引起鼻中隔穿孔;患者可有四肢活动受限,疼痛,出现梅毒性假瘫;可见全身淋巴结及肝脾大;部分患者可出现不同程度的脑水肿,以脑膜炎多见。

(2)晚期先天梅毒:一般在 2 岁后,相继出现皮肤、黏膜、骨、内脏和神经系统的损害,相当于后天三期梅毒。

> 考点提示:梅毒患者的身体状况

妊娠合并梅毒能生出健康宝宝吗?(拓展阅读)

应重点评估患者皮肤、黏膜损害的表现及程度,是否伴有淋巴结肿大,有无其他组织及内脏的损害及神经系统受损的表现。

(三)实验室及其他检查

1. 梅毒螺旋体检查　是最简单、最可靠的检查方法。适用于早期梅毒皮肤黏膜的损害,皮损标本检查可见梅毒螺旋体。

2. 梅毒血清学检查　用于梅毒筛查和疗效判定。

3. 脑脊液检查　用于神经梅毒的诊断、治疗及预后的判断，包括白细胞计数、总蛋白测定、性病研究实验室试验（VDRL 试验）和胶体金试验。

（四）心理-社会状况

了解患者对疾病的认识及了解程度、心理反应、应对措施及效果。

（五）治疗要点

早期梅毒要消灭传染源，彻底治疗；晚期梅毒要控制梅毒症状，保证器官功能；心血管梅毒患者若伴有心力衰竭，首先治疗心力衰竭。治疗要遵循及时、正规、足量，性伴侣同时治疗的原则。通常采用全身药物治疗，青霉素是治疗梅毒的首选药物，头孢菌素类是高效的抗梅毒螺旋体药物，是青霉素过敏者优先选择的替代产品。

【护理诊断/问题】

1. 皮肤完整性受损　与感染梅毒螺旋体有关。

2. 情境性低自尊　与社会对性病患者的不认同和患者自责心理有关。

3. 焦虑　与担心预后有关。

【护理目标】

1. 患者皮肤受损部位部分或全部修复。

2. 患者自尊水平提高，能积极配合治疗。

3. 患者能说出疾病相关知识，焦虑减轻。

【护理措施】

1. 一般护理　注意休息，减少剧烈活动，防止病理性骨折。给予高蛋白、高维生素、易消化饮食，忌饮酒、浓茶及咖啡等刺激食物。注意个人卫生，勤洗手、勤洗澡、勤换衣裤。内裤、浴巾、外阴清洗盆等物品煮沸消毒 5~10min，或用 1%苯酚溶液浸泡消毒，防止交叉感染。

2. 防止感染　保持病灶处清洁、干燥，避免摩擦、搔抓。有渗出、溃疡者可用 0.2%碘伏棉球擦拭。护士接触患者时，应戴无菌手套且严格遵守操作规程，操作后用消毒液浸泡双手，注意自我防护，阻断医源性传播。

3. 用药护理　密切观察用药后反应，如发现吉海反应即首次大剂量使用青霉素时，于用药数小时出现高热、头痛、肌肉痛等，立即通知医生。治疗前 1d 给患者口服泼尼松防止发生吉海反应。

> 考点提示：梅毒患者的护理措施

4. 心理护理　关心、尊重患者，保护患者隐私。多与患者进行沟通，列举有显著疗效的病例，增强治疗的信心和生活的勇气。

> **知识链接**
>
> **吉 海 反 应**
>
> 梅毒患者接受强有力驱梅药物治疗时，由于血液中大量梅毒螺旋体死亡，释放出大量异种蛋白，引起急性变态反应，机体产生强烈反应，患者出现病情突然加重现象，称为吉海反应。表现为治疗后数小时出现发热、寒战、头痛、肌痛、心动过速、轻度低血压；皮损或骨膜炎疼痛加重；心血管梅毒患者可发生心绞痛或主动脉瘤破裂，甚至死亡。

【护理评价】

1. 患者皮肤受损部位是否部分或全部修复。

2. 患者自尊水平是否提高，是否能积极配合治疗。

3. 患者是否能说出疾病相关知识，焦虑是否减轻。

【健康教育】

1. 重视社会宣传教育 建议做婚前检查、产前检查，对献血者，嫖娼、卖淫、吸毒等高危人群及妊娠20周后发生死胎且原因不明者，均应做梅毒血清学筛查，以便早发现、早治疗，防止疾病传播。

2. 加强性道德教育 提高自我保护意识，避免不洁性行为，提倡安全性行为，推荐使用避孕套及一次性注射器，以减少性行为传播和血液途径传播。

3. 治疗指导 应到正规医院接受规范治疗，以免延误病情。性伴侣也应进行梅毒检查治疗，治疗期间禁止性生活。

4. 随访指导 随访时间为2~3年。第1年每3个月随访1次，以后每半年随访1次。随访内容包括临床症状和非梅毒螺旋体抗原血清试验。

2513 案例思路解析

2514 扫一扫，看总结

2515 扫一扫，测一测

2516 教学课件

案例

患者，男，40岁。发病前1个月有过多次不洁性史，之后在躯干、四肢出现不痛不痒的红色皮疹。查体：胸、背、腹、臀及四肢泛发红斑及红色斑丘疹，其表面有少许皮屑，皮疹排列无规律。梅毒血清学检查阳性。

请问：

1. 该患者为梅毒的哪一期？是否有传染性？
2. 治疗应首选什么药物，用药后可能会出现什么不良反应？应如何护理？

（张海燕）

实训三十二　密闭式膀胱冲洗技术

【实训目的】

1. 掌握密闭式膀胱冲洗技术的操作步骤和注意事项。
2. 熟悉密闭式膀胱冲洗技术的目的。
3. 了解密闭式膀胱冲洗技术的实训准备。
4. 遵守无菌观念，关心患者，体现人文关怀。

【实训准备】

1. 护士准备　修剪指甲，衣帽整洁，洗手，戴口罩。
2. 物品准备　无菌手套、无菌棉签、碘伏、无菌纱布、治疗巾、冲洗液、引流袋、弯盘、医疗垃圾桶。
3. 环境准备　关门窗，置屏风，室内干净、整洁，光线明亮，温度适宜。
4. 患者准备　了解操作目的和注意事项，能够配合护士操作。

【实训学时】

1学时。

【实训方法】

1. 核对与解释　护士备齐用物，携至床旁，核对床号、姓名、腕带，介绍操作目的及配合要点。
2. 悬挂与连接　将膀胱冲洗液悬挂在输液架上，连接冲洗管与冲洗液，排气。
3. 夹闭　夹闭导尿管，在导尿管接头下方铺无菌治疗巾，置弯盘，戴手套。
4. 分离　用无菌纱布分离导尿管与引流袋的接口，将换下的引流袋置于医疗垃圾桶内。
5. 消毒　消毒导尿管与冲洗管连接部，并连接。
6. 观察　打开导尿管和冲洗管开关，根据冲洗液颜色和性质调节冲洗速度。引流管是否通畅，观察引流液的颜色、性质和量。
7. 冲洗　如需间断冲洗，则先夹闭一侧尿袋开关，再打开冲洗管开关，根据医嘱和患者耐受度，调节冲洗速度和每次冲洗量（一般每次100~200ml），然后打开尿袋开关，放出尿液和冲洗液，如此反复。
8. 固定　冲洗完毕，取下冲洗管，消毒导尿管口和接尿袋连接处，妥善固定，位置低于膀胱，保持通畅，防止引流装置受压、打折、扭曲。
9. 整理　脱手套，洗手；协助患者取舒适卧位；遵医嘱调整引流管高度，整理床单元，整理用物。
10. 观察记录　观察记录冲洗液的量、尿量、引流液颜色和性质以及患者反应。
11. 拔管　遵医嘱拔管，拔管时夹闭引流管，防止感染。

【注意事项】

1. 严格执行无菌操作，防止医源性感染。

2. 冲洗时若患者感觉不适，应当减缓冲洗速度及量，必要时停止冲洗，密切观察，若患者感到剧痛或者引流液中有鲜血时，应当停止冲洗，通知医生处理。

3. 冲洗液液面距床面约 60cm，以便产生一定的压力，利于液体流入，冲洗速度根据流出液的颜色进行调节，一般为 80~100 滴/min；如果滴入药液，须在膀胱内保留 15~30min 后再引流出体外，或者根据需要延长保留时间。

4. 气候寒冷时，冲洗液应加温至 35℃左右，以防冷水刺激膀胱，引起膀胱痉挛。

5. 冲洗过程中注意观察引流管是否通畅。

（戢美英）

实训三十三　血液透析技术

【实训目的】

1. 掌握血液透析技术的操作步骤和注意事项。

2. 熟悉血液透析技术的目的。

3. 了解血液透析技术的实训准备。

4. 遵守无菌观念，关心患者，体现人文关怀。

【实训准备】

1. 护士准备　修剪指甲，衣帽整洁，洗手，戴口罩。

2. 物品准备　血液透析机、血液透析器、血液透析管路、透析液、穿刺针、无菌治疗巾、生理盐水、碘伏和棉签等消毒物品、止血带、一次性手套等。

3. 环境准备　关门窗，置屏风，室内干净、整洁，光线明亮，温度适宜。

4. 患者准备　了解操作目的和注意事项，能够配合护士操作。

【实训学时】

1 学时。

【实训方法】

1. 核对与解释　护士备齐用物，携至床旁，核对床号、姓名、腕带，介绍操作目的及配合要点。

2. 仪器准备　检查透析机及透析管路，设定透析参数。

3. 开机调试　打开透析机自检，正确连接透析液，调试机器备用。严格无菌操作，按照体外的血流方向依次安装管路。

4. 密闭式预冲　调节泵速 80~100ml/min，用生理盐水按血流方向排净管路及透析器血室（膜内）气体，预冲量不少于 400ml；连接透析液接头与透析液旁路，排净透析器透析液室（膜外）气体。连接动静脉端，调节泵速 200~300ml/min，设置超滤 400ml，机器温度 39℃，时间 10min，进行密闭式预冲。

5. 血管通路的建立　患者取仰卧位，戴无菌手套。在穿刺部位铺无菌巾，选择穿刺点，用碘伏消毒，直径在 5cm 以上。先穿刺静脉，再穿刺动脉，动脉穿刺点距内瘘 3cm 以上，动静脉穿刺点的距离在 10cm 以上。一体化胶贴固定针眼和穿刺针穿刺针。根据医嘱推注首剂肝素，调节泵速 50~100ml/min。

6. 连接体外循环　连接动脉穿刺针、固定，开夹、开泵，血液通过透析器至静脉壶时，关泵，使用止血钳将静脉管夹住。连接静脉穿刺针，开夹、固定，打开监测器，开泵。调节血液流速（由小到大），设置治疗数据，核对机器参数，透析开始。

7. 透析监测　询问患者感受，告知注意事项；每 15~30min 观察一次，测量并记录生命体征；及时发现并处理并发症和意外情况。

8. 密闭式回血　打开动脉端预冲侧管，用生理盐水回输动脉壶；关闭血泵，回输动脉侧管血液，夹闭动脉管路；打开血泵，用生理盐水全程回血；夹闭静脉管路，先拔出动脉穿刺针，再拔出静脉穿刺针，加压包扎 10~20min；排空废液。

9. 拔针　透析针拔除后指导患者按压针眼处 20~30min，针眼处覆盖无菌敷料。询问患者反应，再次测量生命体征及体重，交代注意事项。

10. 整理床单位，收拾用物，进行机器消毒处理。

【注意事项】

1. 相对禁忌证　①老年高危患者，不合作的婴幼儿或精神病患者。②严重心肌病变，心律失常不能耐受体外循环者。③大手术后 3d 内或严重活动性出血。④恶性肿瘤晚期导致肾衰竭者。⑤低血压或休克。⑥脑血管意外。

2. 穿刺部位要轮流更换，每个穿刺点相距 1cm 左右，以免形成假性动脉瘤及血栓。

3. 透析中如果出现头晕、乏力、冷汗、头痛、呕吐等不适，及时通知医生。

（戢美英）

实训三十四　腹膜透析技术

【实训目的】

1. 掌握腹膜透析技术的操作步骤和注意事项。
2. 熟悉腹膜透析技术的目的。
3. 了解腹膜透析技术的实训准备。
4. 遵守无菌观念，关心患者，体现人文关怀。

【实训准备】

1. 护士准备　修剪指甲，衣帽整洁，洗手，戴口罩。
2. 物品准备　腹膜透析液、恒温箱、透析导管、蓝夹子、碘伏、帽子、口罩。
3. 环境准备　关门窗，置屏风，室内干净、整洁，光线明亮，温度适宜。
4. 患者准备　了解操作目的和注意事项，能够配合护士操作。

【实训学时】

1 学时。

【实训方法】

1. 核对与解释　护士备齐用物，携至床旁，核对床号、姓名、腕带，介绍操作目的及配合要点。

2. 连接管道　将 Y 形管道的二个分支分别与透析液袋和引流袋相连接，Y 形管的主干与延伸短管上的接头相连接。

3. 换液操作　①清洁工作台面，取出腹透液，检查质量。②确认腹膜透析导管的延伸短管上滑轮是否关紧。③连接 Y 形管主干与延伸短管。④关闭 Y 形管分支，折断透析液袋输液管内的易折阀门杆。⑤引流出患者腹腔内的液体；打开 Y 形管分支上的管夹，进行灌入前冲洗，冲洗时间 5s，冲洗液 30~50ml。⑥关闭管夹，打开滑轮，灌入腹膜透析液，关闭滑轮和 Y 形管分支。分离 Y 形管主干末端接头与延伸短管接头，将小帽拧在延伸管接头上。⑦观察引流袋内引流液情况，称重记录后弃去。

【注意事项】

1. 连接和分离各种管道时要注意严格无菌操作。

2. 透析液输入腹膜腔前应加热至37℃。

3. 注意观察患者病情、生命体征,观察透析液灌入和排出情况并定期送检。

4. 观察透析管处皮肤。

5. 腹膜有缺陷者,各种腹部病变导致腹膜清除率降低者;严重的慢性呼吸衰竭患者,禁忌腹膜透析。

(戢美英)

实训三十五 骨髓穿刺术的护理

【实训目的】

1. 掌握骨髓穿刺术护理的操作步骤,协助医生进行操作。

2. 熟悉骨髓穿刺术的目的和注意事项。

3. 了解骨髓穿刺术的实训准备。

4. 护理中树立无菌观念,做到关心患者,体现人文关怀,培养团结合作的能力。

【实训准备】

1. 护士准备 修剪指甲,衣服、帽子穿戴整齐,洗手,戴口罩。

2. 物品准备 常规消毒治疗盘、无菌骨髓穿刺包、棉签、2%利多卡因、无菌手套、载玻片、培养基、酒精灯、火柴、胶布等。

3. 环境准备 关闭门窗,屏风遮挡,室内干净、整洁,光线明亮、温度适宜。

4. 患者准备 向患者解释本次操作的目的和注意事项,取得患者配合。

【实训学时】

1学时。

【实训方法】

1. 核对与解释 护士备齐用物(按使用顺序摆放在护理车上),携至床旁,核对床号、姓名,告知骨髓穿刺术护理的目的、注意事项及配合事宜。

2. 患者准备 协助患者采取适宜的体位,选用髂前上棘穿刺者取仰卧位,暴露髂前上棘,穿刺点位于髂前上棘后1~2cm。

3. 消毒、铺巾 协助医生常规皮肤消毒、铺巾,用2%的利多卡因溶液进行局部皮肤、皮下及骨膜麻醉。

4. 穿刺 医生以左手拇指和示指固定局部皮肤,右手持针垂直刺入,当针尖接触骨膜后则将穿刺针左右旋转,缓慢钻刺骨质(进针深度约1.5cm)。

5. 抽吸 医生抽吸骨髓液0.1~0.2ml滴于载玻片上,制成骨髓涂片,协助及时送检。如需做细菌培养,应再抽吸1~2ml。

6. 拔针 抽吸完毕,医生右手将穿刺针一起拔出。

7. 固定 医生穿刺针拔出后,协助将无菌纱布置于针孔处,随即盖于针孔上,并按压1~2min,再用胶布将纱布加压固定。

8. 整理用物 协助患者取舒适卧位,整理床单元,清理用物。

9. 观察记录 观察患者的一般情况,记录抽取骨髓液的量。

【注意事项】

1. 拔针后局部加压,有出血倾向者要延长压迫时间。

2. 注意观察穿刺处有无出血,如有渗血,立即换无菌纱布。

3. 穿刺局部会有轻微疼痛。患者可卧床休息一天,限制肢体活动。

4. 穿刺后 3d 内禁止弄湿穿刺部位,禁止沐浴,以免污染伤口。

(刘 丽)

实训三十六 成分输血技术

【实训目的】

1. 掌握成分输血技术的操作步骤。

2. 熟悉成分输血的目的和注意事项。

3. 了解成分输血的实训准备。

4. 护理中树立无菌观念,做到关心患者,体现人文关怀,培养团结合作的能力。

【实训准备】

1. 护士准备 修剪指甲,衣服、帽子穿戴整齐,洗手,戴口罩。

2. 物品准备 常规消毒治疗盘、生理盐水、输血装置、过滤器、棉签、酒精等。

3. 环境准备 关闭门窗,屏风遮挡,室内干净、整洁,光线明亮、温度适宜。

4. 患者准备 向患者解释本次操作的目的和注意事项,取得患者配合。

【实训学时】

1 学时。

【实训方法】

1. 核对与解释 两名护士核对医嘱,严格执行“三查八对”制度,备齐用物(按使用顺序摆放在护理车上),携至床旁。

2. 签署知情同意书 告知输血的目的、注意事项及配合事宜,并签署知情同意书。

3. 患者准备 协助患者采取适宜的体位,取得患者配合。

4. 消毒 常规皮肤消毒。

5. 穿刺 一般选用上肢静脉血管作为穿刺部位,选择粗、直、弹性好,且易于固定的血管。

6. 冲管 先输入少量生理盐水,冲洗输血器管道后,再连接血袋进行输血。

7. 输血 开始输血时速度宜慢,在输血初期 15min 左右或开始输注的 30~50ml 时,护士应密切观察受血者的反应及有无输血反应(发热反应、过敏反应、溶血反应等)。如无输血反应,可根据病情及年龄调节滴速。若发生输血反应,应立即减慢或停止输血。

8. 冲管 输血完毕后,将针头从储血袋中拔出,插入生理盐水瓶中输入生理盐水,直到将输血器内的血液全部输入体内再拔针,拔针后用无菌纱布按压穿刺点至无出血。

9. 核对 操作完毕后,两位护士再次核对医嘱、输血记录单、患者信息等。

10. 整理用物 协助患者取舒适卧位,整理床单元,清理用物。

11. 观察记录 观察并记录患者的生命体征,注意有无输血反应。

【注意事项】

1. 血液输注过程中不能添加任何药物。

2. 输血过程中合理控制滴速，特别注意输血反应。

3. 每4h更换一个过滤器和输血装置。

4. 输完的血袋送回输血科保留24h，以备患者在输血后发生输血反应时检查、分析原因。

（刘　丽）

实训三十七　中心静脉导管置管术的护理——以锁骨下静脉穿刺置管输液为例

【实训目的】

1. 掌握中心静脉导管置管术护理的操作步骤，协助医生进行操作。

2. 熟悉中心静脉导管置管术的目的和注意事项。

3. 了解中心静脉导管置管术护理的实训准备。

4. 护理中树立无菌观念，做到关心患者，体现人文关怀。

【实训准备】

1. 护士准备　着装整洁，洗手，戴口罩。

2. 物品准备　①无菌穿刺包：内置穿刺针（20号）2枚、硅胶管2条、射管水枪1个、平针头（8~9号）2个、5ml注射器、镊子、结扎线、无菌纱布2块、洞巾2块、弯盘。②另备2%利多卡因注射液、无菌手套、无菌敷贴、0.4%枸橼酸钠生理盐水或肝素稀释液、无菌静脉帽、1%甲紫。

3. 环境准备　整洁、安静、安全、舒适，光线充足。

4. 患者准备　解释输液器的目的、方法、注意事项及配合要点；排空大小便；取舒适卧位；穿刺部位局部皮肤清洁。

【实训学时】

1学时。

【实训方法】

1. 核对与解释　两名护士核对医嘱，严格执行“三查八对”制度，备齐用物（按使用顺序摆放在护理车上），携至床旁。

2. 签署知情同意书　告知患者置管的目的、注意事项及配合事宜，并签署知情同意书。

3. 选择合适的静脉　协助医生在预期穿刺部位以上扎止血带，评估患者的血管状况，选择合适的穿刺静脉，松开止血带。

4. 测定定位　协助医生测量导管尖端所在的位置，测量时手臂外展90°。

5. 安置体位　协助患者维持去枕平卧，头偏向一侧，肩下垫一小薄枕，使患者头低肩高。

6. 选穿刺点　医生立于床头，选择穿刺点并用1%甲紫标记进针点及胸锁关节。

7. 消毒皮肤　协助医生常规消毒局部皮肤。

8. 开包铺巾　医生打开无菌穿刺包，戴上无菌手套，铺洞巾。

9. 备好枪、管　协助准备好射管水枪及硅胶管，并抽吸0.4%枸橼酸钠生理盐水，连接穿刺针头准备穿刺射管用。

10. 局部麻醉　用5ml注射器抽吸2%利多卡因，协助医生在穿刺部位进行局部麻醉。

11. 再次核对　再次核对床号、姓名、药液。

12. 穿刺静脉　医生将针头指向胸锁关节，与皮肤成30°~40°角进针，边进针边抽回血，通过胸锁筋膜有落空感时，继续进针，直至穿刺成功。

13. 穿刺射管

(1)医生持射管水枪，接试穿方向刺入锁骨下静脉，同时抽回血，如抽出暗红色血液，表明进入锁骨下静脉。

(2)嘱患者屏气，医生一手按住水枪的圆孔及硅胶管末端，另一手快速推动活塞，硅胶管即随液体进入锁骨下静脉。

(3)协助压住穿刺针顶端，医生将针退出。

(4)医生将针头退出患者皮肤后，将硅胶管轻轻从水枪中抽出。

14. 接输液器　将备好的输液器导管连接平针头，插入硅胶管内进行输液。

15. 固定调速

(1)用无菌敷贴覆盖穿刺点，并固定硅胶管。

(2)在距离穿刺点约1cm处，将硅胶管缝合固定在皮肤上，覆盖无菌纱布，并用胶布固定。

(3)根据患者的年龄、病情、药物的性质，调节滴速。

16. 暂停封管

(1)暂停输液时，用0.4%枸橼酸钠生理盐水1~2ml或肝素稀释液2ml注入硅胶管进行封管。

(2)用无菌静脉帽塞住针栓孔，再用安全别针固定在敷料上。

17. 再行输液　再行输液时，取下静脉帽，消毒针栓孔，接上输液装置即可。

18. 拔管整理

(1)停止留置输液时，在硅胶管末端接注射器，边抽吸边拔硅胶管。

(2)拔管后，局部加压数分钟，用75%酒精消毒穿刺部位，并覆盖无菌纱布。

19. 整理记录

(1)协助患者取舒适卧位。

(2)整理床单位及用物。

(3)洗手，记录。

【注意事项】

1. 操作前应先叩患者两侧背部肺下界，并听诊两侧呼吸音，以便在术后不适时作为对照。

2. 严格执行无菌技术操作及查对制度，预防感染及差错事故的发生。

3. 正确选择穿刺点，在铺洞巾前将确定好的穿刺点及穿刺方向进行标记，避免因进针方向过度向外偏移而刺破胸膜，产生气胸。

4. 射管时，一定要用手压住水枪的圆孔处及硅胶管末端，以免硅胶管全部射入体内。另外，射管时推注水枪活塞应迅速，使水枪内的压力猛增而射出硅胶管，如果缓慢推注，即使水枪内的液体注完，仍不能射出硅胶管。

5. 退针时，切勿来回转动针头，以防针头斜面割断硅胶管。并且在穿刺针未退出血管时，不可放开按压圆孔处的手指，防止硅胶管吸入。

6. 每天输液前要先检查导管是否在静脉内。

7. 输液过程中应加强巡视，如发现硅胶管内有回血，应及时用0.4%枸橼酸钠生理盐水冲注，以免血块堵塞硅胶管。如溶液点滴不畅，可用急速负压抽吸，不能用力推注液体，以免将管内的凝血块冲入血管形成栓子。及时检查硅胶管是否滑出血管外或弯曲、头部位置是否不当、固定硅胶管的线结扎是否过紧，出现上述情况应及时处理。

8. 每天停止输液时，要进行封管。若发现硅胶管内有凝血，应用注射器将血块抽出，切忌将凝血块推入血管造成栓塞。

9. 每天常规消毒穿刺点及周围皮肤并更换敷料。更换敷料时应注意观察局部皮肤情况，一旦出现红、肿、热、痛等炎症表现，应做相应的抗炎处理。

（李劲峰）

实训三十八　会 阴 擦 洗

【实训目的】

1. 掌握会阴擦洗的操作步骤和注意事项，能准确操作。

2. 熟悉会阴擦洗的目的。

3. 护理中遵守无菌原则，做到关心、体贴患者，态度亲切。

【实训准备】

1. 护士准备　穿戴整齐，剪指甲，洗手，戴口罩。

2. 物品准备　妇科检查床、屏风、橡胶中单、一次性会阴垫或臀垫、便盆、一次性手套、会阴擦洗包（内有无菌弯盘 2 个、无菌镊子 2 把、无菌干纱布、无菌干棉球若干）、常用药物（0.02%碘伏溶液或 1∶5 000 高锰酸钾溶液）。

3. 环境准备　室内光线明亮、安静整洁，调节室温至 24～26℃及湿度 50%～60%，请室内探视人员回避，必要时屏风或隔帘遮挡患者。

4. 患者准备　了解操作目的和注意事项，能够配合护士操作。

【实训学时】

1 学时。

【实训方法】

1. 核对与解释　备齐用物后（按使用顺序摆放在护理车上）携至床旁，核对床号、姓名，屏风遮挡。向患者说明会阴擦洗的目的、方法，取得患者的理解和配合。

2. 患者准备　患者排空膀胱后脱下一条裤腿，上妇科检查床，取屈膝仰卧位，双腿略外展，暴露会阴部。护士站在患者两腿之间，铺橡胶中单及一次性臀垫于患者臀下。

3. 会阴擦洗　操作者戴一次性手套，将会阴擦洗包打开后置于患者两腿间，倒药液浸湿干棉球，擦洗会阴部 3 遍。每擦洗一个部位更换一个棉球，以防止伤口、尿道口、阴道口被污染，擦洗时均应注意最后擦洗肛门。

（1）第 1 遍擦洗：按自上而下、由外向内、先对侧后近侧的顺序进行，阴阜→大腿内上 1/3→大阴唇→小阴唇→会阴、肛周及肛门，初步擦净污垢、分泌物和血迹。

（2）第 2 遍擦洗：按自上而下、由内向外、先对侧后近侧的顺序进行，如无会阴伤口，则擦洗顺序依次为小阴唇→大阴唇→阴阜→大腿内上 1/3→会阴、肛周及肛门。如有会阴伤口，则以伤口为中心向外擦洗。

（3）第 3 遍擦洗：顺序同第 2 遍，必要时可增加擦洗次数直至擦净为止。

4. 擦洗后整理　擦洗完毕，护士用无菌干纱布由内向外擦干患者会阴部。撤去一次性臀垫及橡胶中单，协助患者穿好衣裤，下妇科检查床，整理床铺。

5. 记录整理及宣教　告知产后及会阴部手术的患者，为预防感染，每次排便后均应擦洗会阴。告知会阴切开患者，为避免恶露浸润伤口，应取健侧卧位休息。

【注意事项】

1. 操作前注意请室内无关人员暂时回避,以减轻患者心理负担,并为患者保暖,屏风遮挡。

2. 注意观察会阴部及会阴伤口有无红肿、分泌物及其愈合情况,发现异常及时报告医生并记录。

3. 对有留置尿管者要注意观察尿道口有无损伤,尿管是否通畅,有无脱落、扭曲等。

4. 遵守无菌原则,按顺序擦洗,不留空隙。最后擦洗有感染伤口的患者,以防交叉感染。

5. 操作后注意物归原处,清洁消毒,补齐消耗品。会阴擦洗后,需再次洗净双手。

(何可人)

实训三十九　阴道冲洗灌洗技术

【实训目的】

1. 掌握阴道冲洗灌洗的操作步骤和注意事项,能准确操作。

2. 熟悉阴道冲洗灌洗的目的。

3. 护理中遵守无菌原则,做到关心、体贴患者,态度亲切。

【实训准备】

1. 护士准备　穿戴整齐,剪指甲,洗手,戴口罩。

2. 物品准备　妇科检查床、屏风、橡胶中单、一次性会阴垫或臀垫、便盆、治疗车、输液架、无菌手套、一次性妇科阴道冲洗器1个(带有控制冲洗压力和流量的调节开关)、阴道窥器、弯盘、温度计、干纱布若干、常用药物(0.02%碘伏溶液、0.1%苯扎溴铵溶液、41~43℃的生理盐水、2%~4%碳酸氢钠溶液、1%乳酸溶液、4%硼酸溶液、0.5%醋酸溶液、1:5 000高锰酸钾溶液等)。

3. 环境准备　室内光线明亮、安静整洁,调节室温至24~26℃及湿度50%~60%,请室内探视人员回避,必要时屏风或隔帘遮挡患者。

4. 患者准备　了解操作目的和注意事项,能够配合护士操作。

【实训学时】

1学时。

【实训方法】

1. 核对与解释　备齐用物后(按使用顺序摆放在护理车上)携至床旁,核对床号、姓名,屏风遮挡。向患者说明阴道冲洗灌洗的目的、方法,取得患者的理解和配合。

2. 患者准备　患者排空膀胱后脱下一条裤腿,上妇科检查床,取屈膝仰卧位,双腿略外展,暴露会阴部。护士站在患者两腿之间,铺橡胶中单及一次性臀垫于患者臀下。

3. 阴道冲洗灌洗　根据患者病情配制灌洗液500~1 000ml,将装有灌洗液的一次性妇科阴道冲洗器挂于床旁输液架上,其高度距离床沿60~70cm,排去管内空气,试水温(41~43℃)适宜后备用。操作者戴一次性手套,右手持冲洗器,打开开关,先用灌洗液先冲洗外阴部,然后用左手将小阴唇分开,将冲洗器的灌洗头沿阴道壁方向缓缓插入阴道至后穹隆处,边冲洗边将灌洗头围绕子宫颈上下左右轻轻地移动。当灌洗液剩100ml左右时,关上开关,拔出灌洗头,使用阴道窥器者应取出阴道窥器。再次冲洗外阴部,然后扶患者坐于便盆上,使阴道内残留的液体流出。也可用阴道窥器暴露宫颈后再冲洗,边冲洗边转动阴道窥器,将整个阴道穹隆及阴道壁冲洗干净后,再将阴道窥器轻轻下压,以使阴道内的残留液体完全流出。

4. 阴道冲洗灌洗后整理　擦洗完毕后,用无菌干纱布擦干外阴部。撤去便盆、一次性臀垫及橡胶中单,协助患者穿好衣裤,下妇科检查床。

5. 记录、整理及宣教　整理用物，向患者宣教会阴护理的知识，告知患者下次治疗时间。

【注意事项】

1. 操作前应核对患者病情，对无性生活女性、月经期、妊娠期、产后或人工流产术后子宫颈口未闭、阴道流血及宫颈活动性出血者，禁忌行阴道冲洗，以免引起逆行性感染或大出血，必要时可行外阴擦洗。

2. 冲洗溶液的选择应根据病情决定，滴虫性阴道炎应用酸性溶液；念珠菌性阴道炎应用碱性溶液；非特异性阴道炎用一般消毒液或生理盐水；术前阴道准备或阴道清洁可选用聚维酮碘溶液、1∶5 000 高锰酸钾溶液等。

3. 冲洗液温度以 41~43℃ 为宜，温度过低可引起患者不适，温度过高会造成阴道黏膜烫伤。

4. 擦洗、冲洗时，应轻轻转动阴道窥器，使阴道各侧壁均被擦洗及消毒，在冲洗过程中动作要轻柔，冲洗头不宜插入过深以免损伤阴道壁或宫颈组织。

5. 冲洗筒与床沿的距离不得超过 70cm，以免压力过大，使灌洗液或污物进入子宫腔或灌洗液流速太快与局部作用时间不足，影响治疗效果。

6. 产后 10d 妇产科手术 2 周后的患者，若合并阴道分泌物混浊、有异味或阴道伤口愈合不良、黏膜感染坏死等，可行低位阴道灌洗，冲洗筒的高度不得超过床沿 30cm，避免污物进入宫腔或损伤阴道残端伤口。

7. 操作后注意物归原处，清洁消毒，补齐消耗品。阴道冲洗灌洗后，需再次洗净双手。

（何可人）

实训四十　阴道或宫颈上药技术

【实训目的】

1. 掌握阴道或宫颈上药的操作步骤和注意事项，能准确操作。

2. 熟悉阴道或宫颈上药的目的。

3. 护理中遵守无菌原则，做到关心、体贴患者，态度亲切。

【实训准备】

1. 护士准备　穿戴整齐，剪指甲，洗手，戴口罩。

2. 物品准备　妇科检查床、屏风、橡胶中单、一次性会阴垫或臀垫、便盆、无菌手套、阴道灌洗用物、阴道窥器、长镊子、无菌干棉球、无菌长棉签、带尾线大棉球或纱布若干、常用药物（0.5%碘伏浓度、1∶5 000 高锰酸钾溶液、50%硫酸镁、95%酒精或各种喷雾剂及阴道栓剂、片剂等）。

3. 环境准备　室内光线明亮、安静整洁，调节室温至 24~26℃ 及湿度 50%~60%，请室内探视人员回避，必要时屏风或隔帘遮挡患者。

4. 患者准备　了解操作目的和注意事项，能够配合护士操作。

【实训学时】

1 学时。

【实训方法】

1. 核对与解释　备齐用物后（按使用顺序摆放在护理车上）携至床旁，核对床号、姓名，屏风遮挡。向患者说明给阴道或宫颈上药的目的、方法，取得患者的理解和配合。

2. 患者准备　患者排空膀胱后脱下一条裤腿，上妇科检查床，取屈膝仰卧位，双腿略外展，暴露会阴部。护士站在患者两腿之间，铺橡胶中单及一次性臀垫于患者臀下。

3. 行阴道灌洗后，用阴道窥器暴露阴道、宫颈，用无菌干棉球擦拭宫颈、阴道后穹隆、阴道内的灌洗液、黏液或炎性分泌物，使药物直接接触炎性组织而提高疗效。根据病情和药物性状不同选择不同的阴道或宫颈上药方法。

(1)阴道后穹隆塞药：当用栓剂、片剂、丸剂药物治疗各种阴道炎、慢性宫颈炎时使用此法。操作者用阴道窥器暴露阴道、宫颈后，用长镊子夹取药物放置于阴道后穹隆，退出窥器和镊子时应注意动作轻柔，避免药物位置移动。也可教会导患者自行放置，嘱患者临睡前洗净双手，戴指套，用一手示指将药片或栓剂沿阴道后壁推进至示指完全伸入为止。

(2)阴道或宫颈局部用药：当用药液治疗阴道或宫颈局部病变时使用此法。操作者用长棉签蘸取药液，均匀涂抹在阴道或宫颈病变处，当涂抹宫颈病变时，还应插入宫颈管内约 0.5cm，稍后用生理盐水棉球擦去表面残余的药液，最后用干棉球擦干。当使用腐蚀性药物时，例如用 50%三氯醋酸治疗尖锐湿疣，注意只涂抹病灶局部。上药前先将纱布或干棉球垫于阴道后壁及阴道后穹隆，预防药液下流灼伤正常组织。顺序依次为宫颈上唇、宫颈下唇、宫颈外口。

(3)宫颈棉球上药：当用药粉或者药液治疗子宫颈急性或亚急性炎症伴有出血者使用此法。操作者将药粉撒于带线大棉球上，或者用药液浸蘸带线大棉球，再用阴道窥器暴露阴道、宫颈后，用长镊子夹取带有尾线的宫颈棉球塞压至宫颈患处。为防止退出窥器和镊子时棉球位置移动，应先将窥器轻轻退出阴道，然后再取出镊子，将线尾露出于阴道口外，再用胶布固定于大腿内侧。放药 12~24h 后，患者自行牵引尾线取出阴道内的棉球。

(4)喷洒法：各种阴道用药的药粉均可用喷雾器喷射。将药粉放置于喷雾器内，用阴道窥器暴露阴道壁，用喷雾器将药物粉末喷于炎性组织表面。

4. 阴道或宫颈上药后整理　擦洗完毕，用无菌干纱布擦干，顺序由内向外。撤去一次性臀垫及橡胶中单，协助患者穿好衣裤，下妇科检查床，整理床铺。

5. 记录、整理及宣教　记录上药时间、患者有无不适。告知患者用药期间禁止性生活，注意外阴清洁以及下次治疗时间。

【注意事项】

1. 操作前注意请室内无关人员暂时回避，以减轻患者心理负担，并为患者保暖，屏风遮挡。

2. 使用窥器时动作轻柔，避免夹伤阴道壁及宫颈。给未婚妇女上药不用窥器，可用长棉棍涂抹或者用手指将药片推入阴道。

3. 经期或子宫出血者停止阴道上药。

4. 腐蚀性药物上药时间应选择在月经干净后 3~7d 内，应用时应注意保护好阴道壁和正常的宫颈组织。

5. 应用非腐蚀性药物时，应转动阴道窥器，使阴道四壁炎性组织均能涂抹上药物。

6. 操作后注意物归原处，清洁消毒，补齐消耗品。阴道或宫颈上药后，需再次洗净双手。

（何可人）

实训四十一　坐浴技术

【实训目的】

1. 掌握坐浴的操作步骤和注意事项，能准确操作。

2. 熟悉坐浴的目的。

3. 护理中遵守无菌原则，做到关心、体贴患者，态度亲切。

【实训准备】

1. 护士准备　穿戴整齐，剪指甲，洗手，戴口罩。

2. 物品准备　屏风、30cm 高坐浴架、坐浴盆、无菌纱布数块、水温计、常用坐浴溶液(1∶1 000 苯扎溴铵溶液、0.02%碘伏溶液、0.5%～1%乳酸溶液、2%～4%碳酸氢钠溶液、中成药液等)。

3. 环境准备　室内光线明亮、安静整洁，调节室温至 24～26℃及湿度 50%～60%，请室内探视人员回避，必要时屏风或隔帘遮挡病。

4. 患者准备　了解操作目的和注意事项，能够配合护士操作。

【实训学时】

1 学时。

【实训方法】

1. 核对与解释　备齐用物后(按使用顺序摆放在护理车上)携至床旁，核对床号、姓名，屏风遮挡。向患者说明坐浴的目的、方法，取得患者的理解和配合。

2. 患者准备　排空膀胱，脱去裤子，充分暴露臀部和全部外阴。

3. 配制坐浴溶液　护士根据患者病情(遵医嘱)按比例配制好温度适宜(41～43℃)、总量 1 000～2 000ml 的坐浴溶液，将坐浴盆放于坐浴架上，放置稳妥。

4. 会阴擦洗　坐浴前会阴擦洗，擦净外阴局部、肛周的分泌物和污物。

5. 坐浴　检查水温后协助患者全臀及全部外阴部浸泡于坐浴液中。溶液水温根据病情调制，可分为以下三种：

(1)热浴：水温 39～41℃，适用于渗出性病变及急性炎性浸润，可先熏洗后坐浴，持续 20min 左右，可适当加入热液以维持水温。

(2)温浴：水温 35～37℃，适用于慢性盆腔炎、术前准备。

(3)冷浴：水温在 14～15℃，能刺激肌肉神经，改善局部血液循环。用于膀胱阴道松弛、功能性无月经及性无能等，持续 2～5min 即可，同时注意保暖，防止受凉。

6. 坐浴后整理　坐浴完毕后用无菌纱布蘸干外阴，协助患者穿好衣裤，整理用物，告知患者保持会阴清洁卫生，预防感染。

7. 记录、整理和宣教　记录坐浴时间、坐浴过程中有无不适、操作护士姓名。器械清洗、擦干、打包送高压灭菌。

【注意事项】

1. 操作前应核对患者病情，对月经期妇女、有阴道流血者、处于妊娠期及产后 7d 内者，禁止坐浴。

2. 根据病情选用不同类别溶液。萎缩性阴道炎常用 0.5%～1%乳酸溶液；滴虫性阴道炎常用 1%乳酸溶液、0.5%醋酸溶液或 1∶5 000 高锰酸钾溶液；阴道念珠菌病常用 2%～4%碳酸氢钠溶液；外阴炎及其他非特异性阴道炎、外阴阴道手术前准备常用 1∶5 000 高锰酸钾溶液、1∶1 000 苯扎溴铵溶液、0.02%碘伏溶液、中成药液等。

3. 坐浴溶液严格按比例配制，以免浓度过高造成皮肤黏膜灼伤，或浓度过低影响治疗效果。

4. 水温应适中，不能过高，以免造成皮肤黏膜烫伤。

5. 注意保暖，以防受凉。

6. 操作后注意物归原处，清洁消毒，补齐消耗品。操作完毕，需再次洗净双手。

（何可人）

实训四十二　腰椎穿刺术的护理

【实训目的】

1. 掌握腰椎穿刺术的操作步骤,协助医生进行操作。

2. 熟悉腰椎穿刺术的目的,注意事项。

3. 了解腰椎穿刺术护理的实训准备。

4. 护理中树立无菌观念,做到关心患者,体现人文关怀。

【实训准备】

1. 护士准备　修剪指甲,衣服、帽子穿戴整齐,戴口罩,洗手。

2. 物品准备　无菌手套、治疗巾、血管钳、无菌棉签、碘伏、无菌纱布、引流袋、弯盘、医疗垃圾桶。常规消毒治疗盘1套、无菌腰椎穿刺包1个(腰穿针、5ml注射器、50ml注射器、试管、测压管、三通管、洞巾、纱布、弯盘、镊子、棉球)、1%普鲁卡因2ml、无菌手套、标本采集瓶、胶布等。

3. 环境准备　关门窗,置屏风,室内干净、整洁。

4. 患者准备　了解操作目的和注意事项,能够配合医生、护士操作。

【实训学时】

1学时。

【实训方法】

1. 核对与解释　护士备齐用物(按使用顺序摆放在护理车上),携至床旁,核对床号、姓名。

2. 患者准备　协助患者取舒适体位,暴露穿刺部位。一般嘱患者去枕取侧卧位,头前屈、背靠床边,双腿屈曲以手抱膝,使腰椎后突间隙增大,便于穿刺。

3. 选择穿刺点　穿刺点常选取第3~4或第4~5腰椎棘突间隙(双髂棘最高点连线与背中线交点为第4腰椎棘突,向上为第3~4腰椎间隙,向下为第4~5腰椎间隙),必要时可选取其上、下各一间隙。

4. 消毒皮肤　以穿刺点为中心,对穿刺点进行螺旋式消毒,范围10cm×10cm,铺洞巾,协助医生以1%普鲁卡因或0.5%~2%利多卡因1~2ml,在穿刺点做皮内、皮下至韧带的浸润麻醉。

5. 穿刺测压　协助医生将腰椎穿刺针(套上针芯)沿腰椎间隙垂直进针(针尖斜面向上),推进4~6cm(儿童2~3cm)深度或感到阻力突然降低时,提示针尖已进入蛛网膜下腔,可拔出针芯,让脑脊液自动滴出,随后可接上测压管进行测压,后让患者放松身体,缓慢伸直头及下肢,脑脊液在压力管内随呼吸轻微波动,上升到一定高度而停止上升,此时的即为处压数值。正常成人压力为70~200mmH_2O,>200mmH_2O为颅内压增高,<70mmH_2O为颅内压降低。

6. 放液　协助医生进行测压及动力学检测后视需要缓慢放出CSF,送检查。若需做细菌培养,试管口及棉塞应用酒精灯火焰灭菌。

7. 观察　在协助穿刺和放液过程中,注意观察患者有无异常表现,如意识状态改变、面色变化、下肢疼痛等。如穿刺过程中出现脑疝征象时,应立即停止放液,并向椎管内注入生理盐水10~20ml,或静脉快速滴注20%甘露醇250ml。如脑疝不能复位,或疑有颅后窝血肿者,可行脑室穿刺减压。

8. 拔针　术毕拔出穿刺针,针孔用碘酒消毒后覆盖无菌纱布,并稍加压迫防止出血,再用胶布固定。

9. 整理用物　协助患者取舒适卧位,整理床单元,清理用物。

10. 观察记录　注意观察记录穿刺情况。

【注意事项】

1. 术中严格遵循无菌操作原则,正确测量脑脊液压力。

2. 术中密切观察患者的呼吸、脉搏、脸色等异常情况，有异常时立即停止操作，并采取相应的处理措施。

3. 术中正确留取脑脊液标本并及时送检。鞘内给药时需先放出等量脑脊液再注入药物。

4. 术后嘱患者去枕平卧位4~6h，24h内不宜下床活动。

5. 术后颅内压减低应多饮水，并且延长休息时间。颅内压增高者不宜多饮水，注意观察有无脑疝形成的前驱症状，如意识障碍、头痛剧烈、呕吐、血压上升、体温升高等，一旦发现应及时报告给医生。

（王荣俊）

实训四十三　脑室引流的护理

【实训目的】

1. 掌握脑室引流护理的操作步骤。
2. 熟悉脑室引流的目的和注意事项。
3. 了解脑室引流护理的实训准备。
4. 护理中树立无菌观念，做到关心患者，体现人文关怀。

【实训准备】

1. 护士准备　修剪指甲，衣服、帽子穿戴整齐，戴口罩，洗手。
2. 物品准备　无菌手套、治疗巾、血管钳、无菌棉签、碘伏、无菌纱布、引流袋、弯盘、医疗垃圾桶等。
3. 环境准备　关门窗，置屏风，室内干净、整洁，光线明亮、温度适宜。
4. 患者准备　了解操作目的和注意事项，能够配合护士操作。

【实训学时】

1学时。

【实训方法】

1. 核对与解释　护士备齐用物（按使用顺序摆放在护理车上），携至床旁，核对床号、姓名，告知脑室引流护理的目的、注意事项及配合事宜。
2. 患者准备　取舒适体位，暴露引流管和伤口，了解伤口情况。
3. 夹管　铺治疗巾于引流管接口处下方的床单上，置弯盘，用血管钳夹闭引流管。
4. 分离　戴好手套，用无菌纱布分离引流管与引流袋的接口，将换下的引流袋置于医疗垃圾桶内。
5. 消毒　取无菌棉签蘸碘伏，消毒引流管口内面、管口边缘及周围，用无菌纱布环盖已消毒的引流管口。
6. 更换引流袋　扭紧引流袋底部活塞，取下接口处盖帽，将引流袋接头插入引流管内（注意不要污染接头），松开血管钳，从上至下挤压引流管。
7. 观察　引流管是否通畅，观察引流液的颜色、性质和量。
8. 固定　妥善固定引流管和引流袋，保持通畅，防止引流装置受压、打折、扭曲。
9. 整理用物　协助患者取舒适卧位，遵医嘱调整引流管高度，整理床单元，清理用物。
10. 观察记录　观察记录引流液的颜色、性质和量。
11. 拔管　遵医嘱拔管，拔管时夹闭引流管，防止感染。

【注意事项】

1. 脑室引流管拔管前遵医嘱先夹闭引流管24~48h，观察患者有无头痛、呕吐等颅内高压症状。
2. 引流管的开口高于侧脑室平面10~15cm。
3. 引流早期（1~2h）特别注意引流速度，切忌引流过快、过多。
4. 观察脑室引流管波动情况，注意检查管路是否堵塞。

5. 翻身时，避免引流管牵拉、滑脱、扭曲、受压；搬运患者时将引流管夹闭、妥善固定。

6. 拔管前先夹闭引流管 24h，无异常情况发生，方可拔管。

（王荣俊）

实训四十四　小夹板固定的护理

【实训目的】

1. 掌握小夹板固定患者的护理。学会独立观察和协助医生处理小夹板固定的并发症。

2. 熟悉小夹板固定的操作步骤，并能协助医生进行操作。

3. 了解小夹板固定的实训准备。

4. 护理中具有与患者换位思考的意识，动作轻巧，做到关心患者，体现人文关怀。

【实训准备】

1. 护士准备　修剪指甲，衣服、帽子穿戴整齐，戴口罩，洗手。

2. 物品准备　小夹板、捆扎带、衬垫。

3. 环境准备　环境清洁，光线明亮，温度适宜。

4. 患者准备　了解操作目的和注意事项，能够配合护士操作。

【实训学时】

0.5 学时。

【实训方法】

1. 体位　协助医生正确摆放伤肢体位，将 1~2 层棉纸或纱套准确地放在肢体骨折的适当位置，用胶布固定在绷带外，以免滑动。

2. 捆扎夹板　协助医生按规定顺序依次安放夹板。放妥后，以双手把持夹板。术者用布带或绷带捆扎夹板。先捆中间两道，最后捆近端一道。捆扎时，绕夹板两周后在肢体外侧打结，所有结应打在一条线上，以便调整。

3. 检查布带松紧度　以能不费力上、下移动 1cm 为宜。

【注意事项】

1. 术后应抬高患肢，以减轻肿胀。

2. 注意观察患者患肢末梢血液循环及感觉情况。如出现肿胀、青紫、苍白、麻木、剧痛等，应检查布带松紧度，及时报告医生处理。

3. 防止骨折面移位，上肢固定后用三角巾托起，悬吊于胸前；下肢固定后，搬动时应给予支托。尤其是麻醉未失效时，搬动患者应注意患肢位置，防止骨折移位。

4. 注意观察骨折愈合情况，每周行 X 线检查，及时调整捆扎布带松紧度至临床愈合。

5. 指导患者进行适当的功能锻炼。

（刘娜　张海燕）

实训四十五　石膏固定的护理

【实训目的】

1. 掌握石膏固定患者的护理，学会独立观察和协助医生处理石膏固定的并发症。

2. 熟悉石膏固定的操作步骤，并能协助医生进行操作。

3. 了解石膏固定的实训准备。

4. 护理中具有与患者换位思考的意识，保护患肢，减轻或消除患部的负重，做到关心患者，体现人文关怀。

【实训准备】

1. 护士准备　修剪指甲，衣服、帽子穿戴整齐，戴口罩，洗手。

2. 物品准备　卷轴石膏、卷轴绷带、脱脂棉、一盆温水、平整的木板。

3. 环境准备　环境清洁，光线明亮，温度适宜。

4. 患者准备　了解操作目的和注意事项，能够配合医生、护士操作。

【实训学时】

0.5 学时。

【实训方法】

1. 体位　协助医生摆好患者体位，一般取关节功能位，特殊情况根据需要摆放。

2. 浸透石膏　水桶内盛水（水温 40℃），协助医生将石膏卷平放并完全浸没在水中。等石膏卷浸透后，两手持石膏卷两头取出，挤出过多水分。

3. 石膏包扎　协助医生使石膏卷贴着躯体向前推动，并边推边在绷带上抚摩以使绷带各层贴合紧密，无缝隙且平滑无褶。推时应以肢体近侧向远侧推，每一圈绷带盖住上一圈绷带的下 1/3。一般包 5~7 层，绷带边缘、关节部及骨折部要多包 2~3 层。切勿将石膏绷带卷翻转扭曲包扎；石膏不可过紧或过松。曲线明显、粗细不匀之处要用来回打折的方法，使绷带贴合体表。

4. 捏塑　石膏未定型前，根据局部解剖特点适当捏塑，使石膏在干固过程中固定牢稳而不移动位置。

5. 包边　协助医生将衬垫从内面向外拉出一些，包在石膏边缘，若无衬垫，可用一宽胶布沿石膏边包起来。在石膏表面涂上石膏糊，使表面平滑。

6. 标记　用红记号笔在石膏外标记打石膏的日期及预定拆石膏的日期。

7. 干燥　可将石膏暴露在空气中使石膏自然风干；天气较冷时可用热风机吹干，注意经常移动以吹及整个石膏；勿用灯烤，易致局部温度过高。注意若石膏未干燥时应用衬垫垫好，以防对骨突部位产生压迫及石膏折断、变形；不可用手指压迫石膏表面，托起时应用手掌而非手指。

8. 开窗　需行局部减压、局部检查或伤口引流、换药时，可协助医生在石膏上开窗，已经开窗的石膏须用棉花填塞后包好，以防软组织向外突出。

【注意事项】

1. 浸泡石膏挤水时从两边向中央。

2. 托扶石膏时用手掌不能用手指。

3. 石膏自然晾干，未干前减少活动，以免折断。

4. 打完石膏后，抬高患肢至高于心脏的水平面，以利于静脉血液回流。并在 48~72h 内尽量维持此位置。

5. 如果患者手指、足趾出现肿胀、青紫、疼痛或僵硬，应将患者患肢抬高，利于血液回流。若半小时后上述情况仍未好转，应告知医生或指导患者立即返回医院及时进行处理。

6. 指导患者活动其他所有未被固定的关节，尤其是手指、足趾关节，防止关节僵硬、肌肉萎缩。

7. 石膏固定期间，应提醒患者注意保护石膏，避免被水浸湿，折断等。

8. 若石膏出现松动或裂开，应告知医生或指导患者立即返回医院及时进行处理。

（刘娜　张海燕）

实训四十六　牵引的护理

【实训目的】

1. 掌握皮肤牵引、兜带牵引、骨牵引患者的护理，学会独立观察和协助医生处理各种牵引的并发症。

2. 熟悉皮肤牵引、兜带牵引、骨牵引的操作步骤，并能协助医生进行操作。

3. 了解牵引的实训准备。

4. 护理中具有与患者换位思考的意识，保护患肢，减轻或消除患部的负重，做到关心患者，体现人文关怀。

【实训准备】

1. 护士准备　修剪指甲，衣服、帽子穿戴整齐，戴口罩，洗手。

2. 物品准备

(1)皮肤牵引：骨科病床、保安刀、滑石粉、10cm 宽胶带、卷轴绷带、牵引套、扩张板、牵引架、牵引绳、滑轮装置、牵引重锤、安息香酊酸，各种牵引带。

(2)兜带牵引：大小合适的兜带，如颌枕带、骨盆牵引带或骨盆兜带，棉垫等。

(3)骨牵引：骨科病床、模型人、消毒盘(包括 2%碘酒、酒精、无菌棉签等用物)、牵引架、牵引绳、牵引重锤、带盖的青霉素瓶 2 个、无菌牵引包(手术刀、骨锤、骨圆针、骨钻、无菌敷料数块、无菌巾、颅骨牵引弓 1 个)、局麻药品(包括 10ml、20ml 注射器 1~2 个，2%利多卡因 10~20ml)、无菌手套等。

3. 环境准备　环境清洁，光线明亮，温度适宜。

4. 患者准备　了解操作目的和注意事项，能够配合医生、护士操作。

【实训学时】

0.5 学时。

【实训方法】

1. 皮肤牵引

(1)护士协助患者取平卧位，撤去被子，暴露患肢。

(2)医护一人用双手牵拉固定患肢轻轻抬离床面约 10cm，另一人将皮肤牵引套平铺于床上，并调节好长度，暴露膝关节。

(3)协助医生包裹患者牵引的肢体，轻轻放下患肢。

(4)协助医生将患者骨突出部位用棉签或棉花包绕、垫好，系皮肤牵引套上的尼龙搭扣。

(5)协助医生安装牵引架，系好牵引绳。

(6)协助医生挂上重锤，悬离地面。

(7)全面检查牵引情况，包括牵引架的位置角度、高度及牵引绳有无阻力等，确保牵引符合要求，牵引有效。

(8)操作完毕，整理床单，促进患者患肢保暖。

(9)观察患者患肢皮肤牵引位置、末梢血运情况。

2. 兜带牵引

(1)颌枕带牵引：协助医生用颌枕带托住下颌和后枕部，系牵引绳置于床头滑轮上，全面检查牵引情况。

(2)骨盆牵引：协助医生将骨盆牵引带宽度的 2/3 缚在髂嵴以上的腰部，保持牵引带在骨盆两侧对称，在足侧方向系于滑轮上牵引。

(3)骨盆兜带悬吊牵引:协助医生将兜带包住患者骨盆,两侧各系一牵引绳,交叉至对侧上方滑轮上悬吊牵引。

3. 骨牵引

(1)配合医生消毒皮肤,选择进针点并做标记,铺无菌巾。

(2)配合医生用2%利多卡因进行局部麻醉。

(3)协助医生将牵引针穿好后,安装牵引弓和牵引绳、滑轮、牵引支架进行持续牵引。

(4)协助医生全面检查牵引架的位置、角度、高度及牵引绳有无阻力等,确保牵引符合要求,牵引有效。

(5)操作完毕,整理床单,促进患者患肢保暖。

(6)观察患者患肢骨牵引位置、末梢血运情况,做好护理记录。

【注意事项】

1. 抬高牵引肢体,高于心脏。

2. 下肢牵引,肢体呈外展中立位。

3. 牵引重锤高于地面10~15cm,不可接触地面,不可随意去除。

4. 骨牵引针孔,每天滴75%乙醇2次,或按换药处理,以预防感染。

5. 牵引肢体制动,避免大幅度活动引起移位。

6. 骨牵引针的两端各套一密封瓶,保护患者健侧皮体的皮肤不被划伤和衣物、被服不被挂破。

7. 下肢牵引,足跟部加垫软毛巾,以保护皮肤。

8. 按功能锻炼原则进行恰当的康复锻炼,以减少并发症。

(刘娜　张海燕)

中英文名词对照索引

W

X

Y

Z

参考文献

[1] 席淑新,赵佛容. 眼耳鼻咽喉口腔科护理学[M]. 4 版. 北京:人民卫生出版社,2017.

[2] 桂平,张爱芳. 眼耳鼻咽喉口腔科护理学[M]. 北京:人民卫生出版社,2017.

[3] 郭爱敏,周兰姝. 成人护理学[M]. 3 版. 北京:人民卫生出版社,2017.

[4] 李乐之,路潜. 外科护理学[M]. 6 版. 北京:人民卫生出版社,2017.

[5] 熊云新,叶国英. 外科护理学[M]. 4 版. 北京:人民卫生出版社,2018.

[6] 尤黎明,吴瑛. 内科护理学[M]. 6 版. 北京:人民卫生出版社,2017.

[7] 李小寒,尚少梅. 基础护理学[M]. 6 版. 北京:人民卫生出版社,2017.

[8] 赵青,赵娟珍,郑秀峰. 护理操作考核细则及标准[M]. 北京:军事医学科学出版社,2013.

[9] 葛均波,徐永健,王辰. 内科学[M]. 9 版. 北京:人民卫生出版社,2018.

[10] 侯振江,杨晓斌. 血液学检验[M]. 4 版. 北京:人民卫生出版社,2015.

[11] 万学红,卢雪峰. 诊断学[M]. 9 版. 北京:人民卫生出版社,2018.

[12] 唐四元. 生理学[M]. 4 版. 北京:人民卫生出版社,2017.

[13] 陈孝平,汪建平. 外科学[M]. 8 版. 北京:人民卫生出版社,2013.

[14] 迟家敏. 实用糖尿病学[M]. 4 版. 北京:人民卫生出版社,2015.

[15] 余学锋. 内分泌代谢疾病诊疗指南[M]. 3 版. 北京:科学出版社,2013.

[16] 中国营养学会. 中国居民膳食指南[M]. 北京:人民卫生出版社,2016.

[17] 赵远怀,向际兵,罗乐平,等. 乙肝两对半检测的临床意义和影响因素[J]. 中国当代医药,2011,1(3):18.

[18] WILBURN S Q, EIJKCMANS G. Preventing needle Stick injuries among healthcare workers: A WHO-ICN collaboration [J]. Int J Occup Environ Health. 2017,8 (3):457-465.

[19] 中华医学会内分泌学分会. 妊娠和产后甲状腺疾病诊治指南(第 2 版)[J]. 中华内分泌代谢杂志,2019,35(08):636-665.

[20] 《中国糖尿病防控专家共识》专家组. 中国糖尿病防控专家共识[J]. 中华预防医学杂志,2017,51(01):12.

[21] 郭韵,王晓非. 痛风的诊治现状及展望[J]. 中国实用内科杂志,2018,38(12):1127-1130.

[22] 《中国组织工程研究与临床康复》杂志社学术部. 肾移植的国内外历史记录[J]. 中国组织工程研究与临床康复,2011,15(5):882-883.

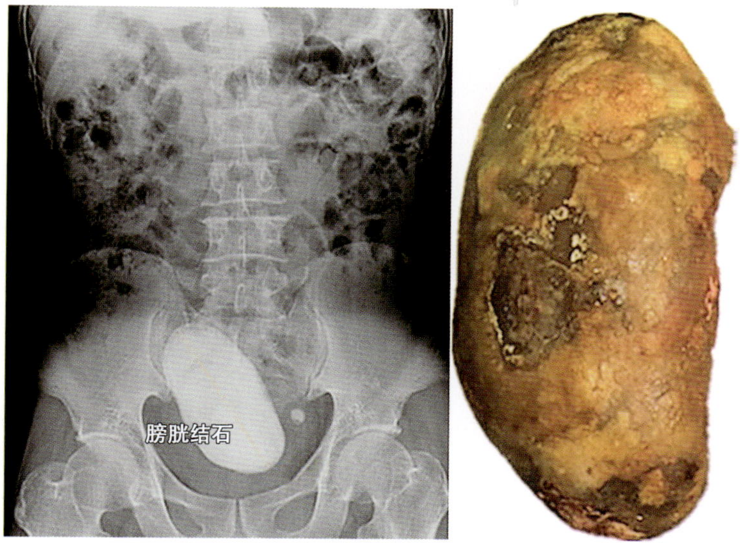

彩图 14-5　膀胱结石

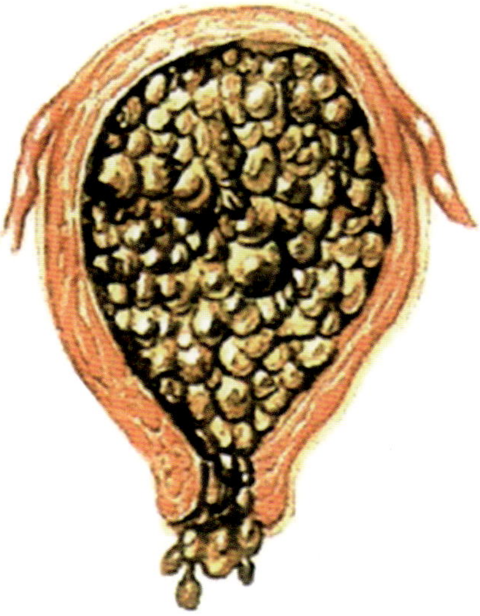

彩图 15-19　完全性葡萄胎

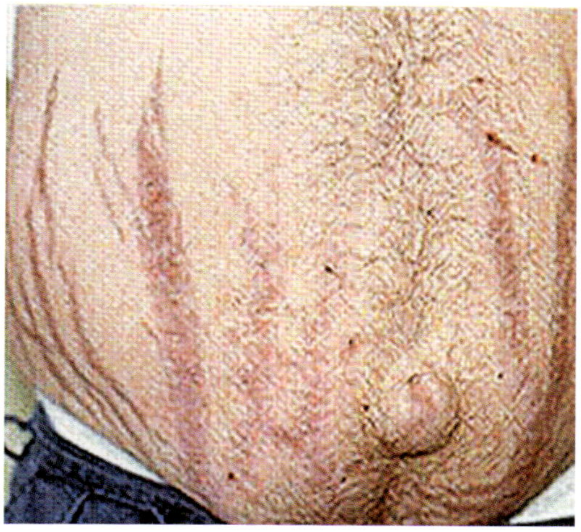

彩图 17-1　皮肤紫纹

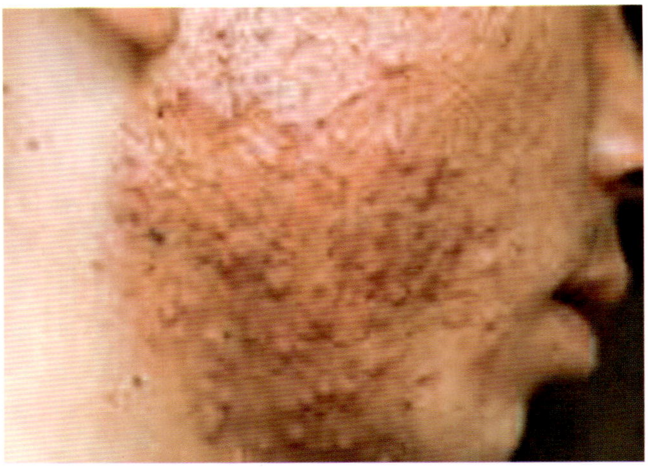

彩图 17-2　皮肤痤疮

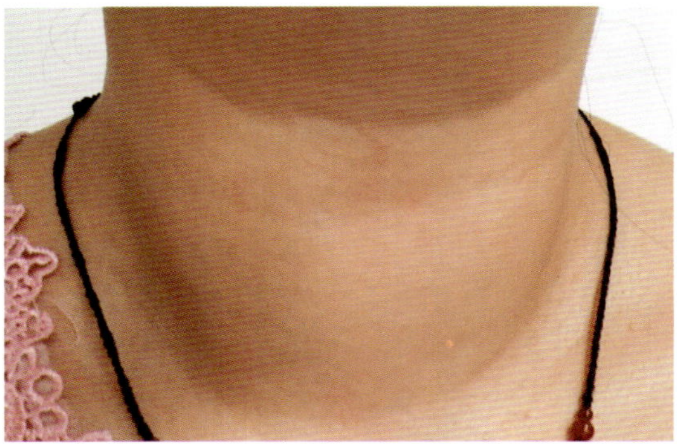

彩图 17-6　甲状腺肿

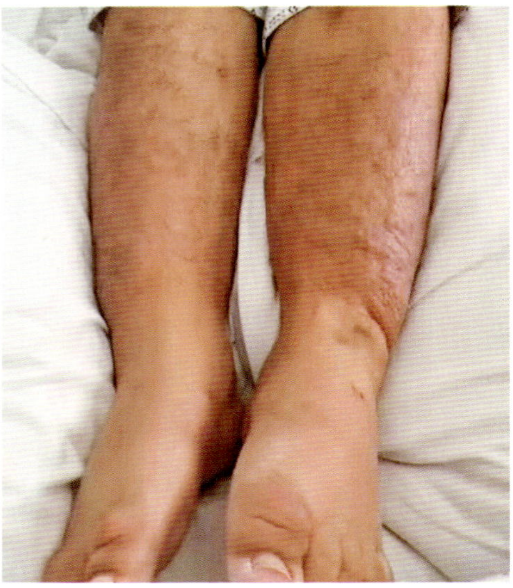

彩图 17-7　下肢黏液性水肿

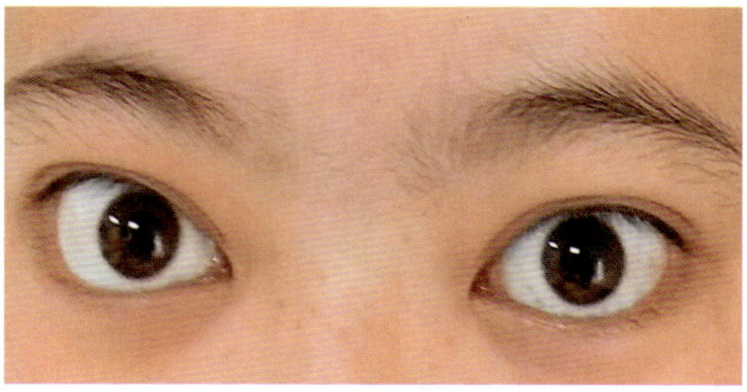

彩图 17-8　单纯性突眼

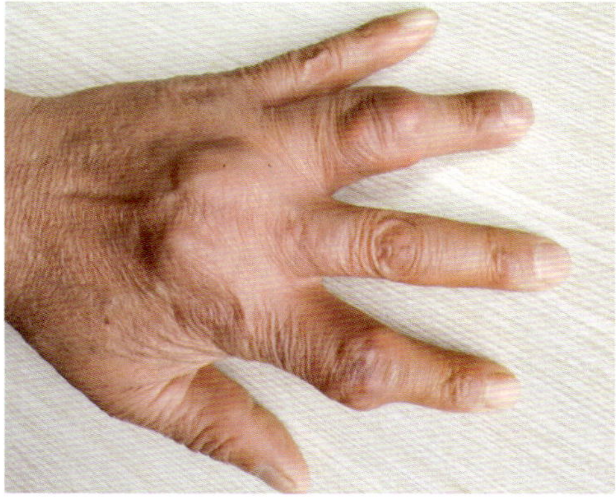

彩图 17-9　痛风石

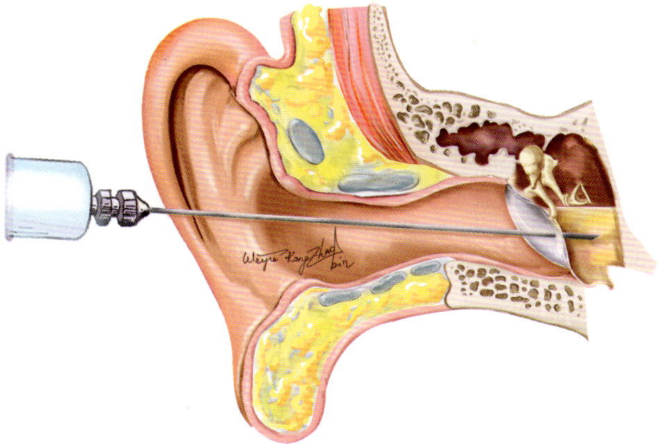

彩图 22-3　鼓膜穿刺抽液术位置示意图

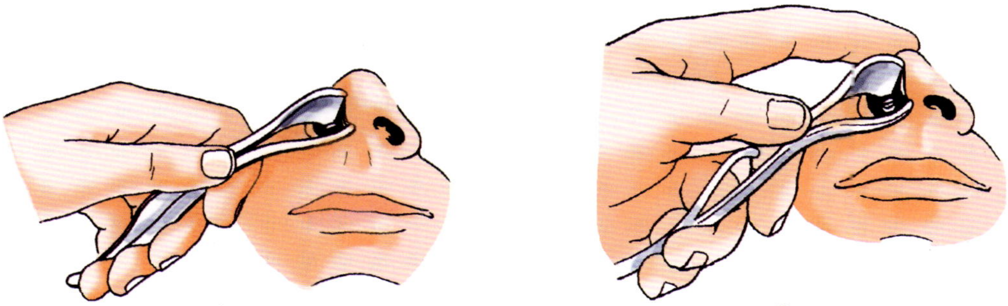

A　　B

彩图 23-1　前鼻镜检查法

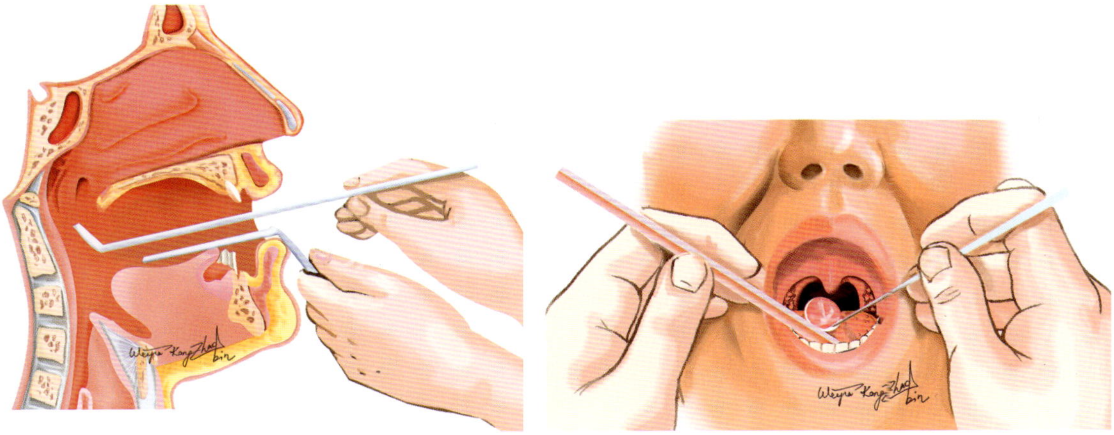

彩图 23-2　后鼻镜检查法

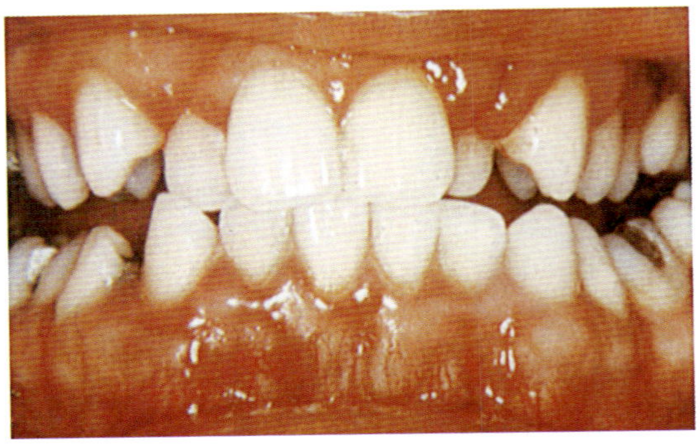

彩图 24-1　慢性龈炎

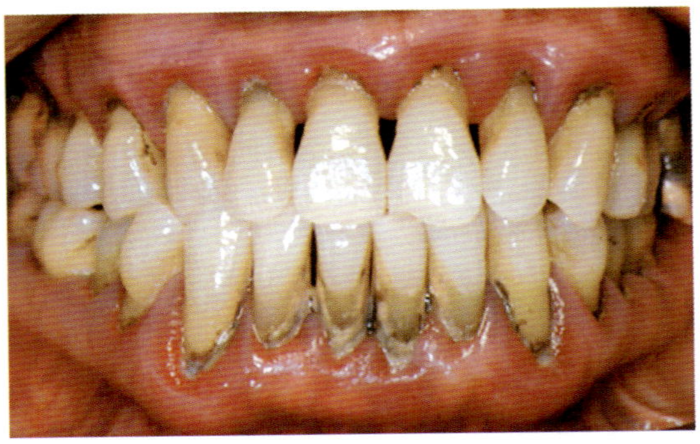

彩图 24-2　慢性牙周炎